W0185859

S. Weilemann

J. Lorenz

T. Voigtländer

(Hrsg.)

Internistische Intensivmedizin und Notfallmedizin

S. Weilemann
J. Lorenz
T. Voigtländer
(Hrsg.)

Internistische Intensivmedizin und Notfallmedizin

Mit 65 Abbildungen und 108 Tabellen

Springer

Univ. Prof. Dr. Sacha Weilemann
Medizinische Klinik II der Universitätsklinik Mainz
Leiter der Intensivtherapie u. Entgiftungszentrale
Langenbeckstr. 1, 55131 Mainz

Prof. Dr. Joachim Lorenz
Direktor der II. Medizinischen Klinik
(Pneumologie, Internistische Intensivmedizin)
Klinikum Lüdenscheid,
Paulmannhöher Str. 14, 58515 Lüdenscheid

PD Dr. Thomas Voigtländer
Frankfurter Diakonie-Kliniken gGmbH,
Cardioangiologisches Centrum Bethanien (CCB)
Im Prüfling 23, 60389 Frankfurt/Main

ISBN-10 3-540-21486-0 Springer Medizin Verlag Heidelberg
ISBN-13 978-3-540-21486-1 Springer Medizin Verlag Heidelberg

Bibliografische Information der Deutschen Nationalbibliothek
Die Deutsche Bibliothek verzeichnet diese Publikation in der Deutschen Nationalbibliografie;
detaillierte bibliografische Daten sind im Internet über http://dnb.d-nb.de abrufbar.

Dieses Werk ist urheberrechtlich geschützt. Die dadurch begründeten Rechte, insbesondere die der Übersetzung, des Nachdrucks, des Vortrags, der Entnahme von Abbildungen und Tabellen, der Funksendung, der Mikroverfilmung oder der Vervielfältigung auf anderen Wegen und der Speicherung in Datenverarbeitungsanlagen, bleiben, auch bei nur auszugsweiser Verwertung, vorbehalten. Eine Vervielfältigung dieses Werkes oder von Teilen dieses Werkes ist auch im Einzelfall nur in den Grenzen der gesetzlichen Bestimmungen des Urheberrechtsgesetzes der Bundesrepublik Deutschland vom 9. September 1965 in der jeweils geltenden Fassung zulässig. Sie ist grundsätzlich vergütungspflichtig. Zuwiderhandlungen unterliegen den Strafbestimmungen des Urheberrechtsgesetzes.

Springer Medizin Verlag.
springer.de
© Springer Medizin Verlag Heidelberg 2007

Printed in Germany

Die Wiedergabe von Gebrauchsnamen, Warenbezeichnungen usw. in diesem Werk berechtigt auch ohne besondere Kennzeichnung nicht zu der Annahme, dass solche Namen im Sinne der Warenzeichen- und Markenschutzgesetzgebung als frei zu betrachten wären und daher von jedermann benutzt werden dürften.

Produkthaftung: Für Angaben über Dosierungsanweisungen und Applikationsformen kann vom Verlag keine Gewähr übernommen werden. Derartige Angaben müssen vom jeweiligen Anwender im Einzelfall anhand anderer Literaturstellen auf ihre Richtigkeit überprüft werden.

Planung: Ulrike Hartmann, Dr. Anna Krätz, Heidelberg
Projektmanagement: Gisela Schmitt, Heidelberg
Design: deblik Berlin
Lektorat: mpm Fachmedien, Pohlheim

SPIN 1081 8659
Satz: TypoStudio Tobias Schaedla, Heidelberg
Druck: Stürtz GmbH, Würzburg

Gedruckt auf säurefreiem Papier 22/2122 – 5 4 3 2 1 0

Vorwort

Die Versorgung des Notfall- und Intensivpatienten in der Inneren Medizin erfordert eine strenge Systematisierung der diagnostischen und therapeutischen Maßnahmen, die initial oft nur symptombezogen und nicht kausal orientiert sein können. Das vorliegende Buch greift diese notwendige Herangehensweise auf, indem es zum einen pathophysiologische Grundlagen bietet, zum anderen Therapievorschläge, die der individuellen und aktuellen Situation des Patienten angepasst sind. So ist auch die Gliederung des Buches zu verstehen, die sich in einer Dreiteilung in die Abschnitte »Überwachungstechniken und Methoden«, »Behandlungstechniken und Konzepte« sowie »Krankheitsbilder« widerspiegelt.

Herausgeber und Autoren, alle Intensivmediziner mit langjähriger Erfahrung, haben sich dabei an der derzeitigen Datenlage und der Anwendung im praktischen Alltag orientiert. Bewusst wird zu diagnostischen und therapeutischen Strategien Stellung genommen; Hinweise zur Praxis repräsentieren das konkrete Vorgehen.

Wir danken besonders den Autoren für Ihre tatkräftige Unterstützung bei der Realisierung des Buches und dem Springer Verlag und seinen Mitarbeitern für die Umsetzung.

So bleibt zu hoffen, dass es uns gelungen ist, mit dem vorliegenden Buch lebendiges und praxisnahes Wissen zu vermitteln. Wir freuen uns über eine weite Verbreitung und über Anregungen und Kritik seitens des aufmerksamen Lesers.

Prof. Dr. med. Sacha Weilemann im August 2006
für die Herausgeber und Autoren

Inhaltsverzeichnis

Autorenverzeichnis

PD Dr. Christine Espinola-Klein
Medizinische Klinik II
Universitätsklinikum Mainz
Langenbeckstr. 1
55131 Mainz

Dr. Markus Huntemann
II. Medizinische Klinik
Klinikum Lüdenscheid
Paulmannshöher Str. 14
58515 Lüdenscheid

Dr. Clemens Kelbel
II. Medizinische Klinik
Klinikum Lüdenscheid
Paulmannshöher Str. 14
58515 Lüdenscheid

PD Dr. Thorsten Lewalter
Medizinische Klinik und Poliklinik II
Universitätsklinikum Bonn
Innere Medizin
Sigmund-Freud-Str. 25
53127 Bonn

Prof. Dr. Joachim Lorenz
II. Medizinische Klinik
Klinikum Lüdenscheid
Paulmannshöher Str. 14
58515 Lüdenscheid

PD Dr. Bernd Nowak
Cardioangiologisches Centrum
Bethanien (CCB)
Im Prüfling 23
60389 Frankfurt

Dr. Oliver Sauer
Klinische Toxikologie u. Intensivtherapie
Universitätsklinikum Mainz
Langenbeckstr. 1
55131 Mainz

PD Dr. Thomas Voigtländer
Cardioangiologisches Centrum
Bethanien (CCB)
Im Prüfling 23
60389 Frankfurt/Main

Dr. Marc Alexander von Mach
Klinische Toxikologie u. Intensivtherapie
Universitätsklinikum Mainz
Langenbeckstr. 1
55131 Mainz

Prof. Dr. Sacha Weilemann
Medizinische Klinik II
Klinische Toxikologie u. Intensivtherapie
Universitätsklinikum Mainz
Langenbeckstr. 1
55131 Mainz

Teil I Überwachungstechniken und Methoden

Grenzen der Intensivmedizin und Patientenverfügung

Sacha Weilemann

▪▪▪ Grundlagen

Seit ihren Anfängen befasst sich die Medizin mit Fragen der Verantwortung und der Ethik, die sich gerade im Hinblick auf die Individualentscheidungen stellen. Nicht zuletzt die Fülle neuer Möglichkeiten an ärztlicher Hilfe verstärkt den Zwang zur ethischen Legitimation ärztlichen Handelns. Per defintionem hat die Intensivmedizin nicht die Aufgabe, unvermeidliches Sterben zu verlängern, sondern vielmehr das vorübergehende Versagen vitaler Grund- und Organfunktionen zu überbrücken. Jedoch muss Intensivmedizin häufig erst begonnen werden, um zu erkennen, ob sie indiziert ist.

Hier liegt die eigentliche Problematik. Ärztliches Handeln erfordert immer ein Streben nach Optimieren von Diagnostik und Therapie. Dies gilt selbstverständlich auch für die Intensivmedizin. Andererseits war es stets Sinn ärztlichen Handelns, Leiden zu nehmen oder zumindest zu lindern, Krankheitsgeschehen zu heilen, zu bessern oder aufzuhalten. Aus diesen beiden Maximen ergibt sich nahezu der Zwang zur sinnvollen Begrenzung der Intensivtherapie. Somit heißt intensivmedizinisch tätig sein auch mit Konsequenzen ambivalenter Art fertig zu werden. Diese Konsequenzen sind:

1. Streben nach Optimierung der Intensivbehandlung inklusive Technisierung
2. Sinnvolle Begrenzung des technisch Möglichen im Interesse des Patienten

Die Möglichkeiten zur Begrenzung der Intensivtherapie im Einzelfall sind derzeit:

- Therapieverzicht
- Therapieabbruch
- Therapiereduktion

Beim **Therapieverzicht** kann zwischen *primärem* und *sekundärem* Therapieverzicht unterschieden werden. Von Beginn an galt für intensivmedizinisches Handeln die Regel, nur solche Patienten in die Intensiveinheit aufzunehmen, bei denen eine begründete Aussicht besteht, dass die lebensbedrohlichen Entgleisungen der Vitalfunktionen beherrschbar und die Entlassung aus der Klinik erreichbar sind. Ein primärer Therapieverzicht soll also Intensiveinheiten davor schützen, zu Sterbestationen zu werden und den Patienten vor einer sinnlosen Lebensverlängerung bewahren.

Die Entscheidung zum sekundären Therapieverzicht ist in jeder Hinsicht – auch juristisch – problematisch und geschieht ohne starre Regeln. Dennoch gibt es hierzu beispielsweise für den Bereich der kardiopulmonalen Reanimation auf Intensivstation eine Reihe gut fundierter Untersuchungen, die belegen, dass bei Patienten mit fortschreitender respiratorischer Insuffizienz, Azidose und Kreislaufversagen ein Versuch der kardiopulmonalen Reanimation in allen Fällen erfolglos war. So bedeutet sekundärer Therapieverzicht beispielsweise auch den Verzicht auf weitere aggressive Maßnahmen wie Hämodialyse bei Aussichtslosigkeit des Leidens. Ein sekundärer Therapieverzicht setzt selbstverständlich immer eine umfassende Interaktion zwischen allen Beteiligten, die Angehörigen eingeschlossen, voraus.

Der **Therapieabbruch** bei dissoziiertem Hirntod (▶ Kap. 17) ist klar definiert, und die Kriterien hierzu sind festgelegt. Während der Therapieabbruch nur bei irreversiblem Funktionsverlust des Gehirns statthaft ist, kann bei Patienten mit hoffnungslosem Krankheitsverlauf, bei denen Hirnfunktionen noch nachweisbar sind, als Alternative eine **Therapiereduktion** erwogen werden. Diese Entscheidung ist besonders schwierig, und es muss stets eine ausreichend lange Phase der Beobachtung des Patienten unter adäquater Intensivbehandlung vorausgehen. Eingebettet in die Beobachtungsphase sind auch das Gespräch mit den Angehörigen, das Begleiten der Angehörigen und das Gespräch im Team. Im Zusammenhang mit der Begrenzung in der Intensivmedizin bekommen die unterschiedlichen Arten der Patientenverfügung ihre Relevanz, daher sollen sie hier kurz definiert werden:

▪▪▪ Patientenverfügung
Hierbei handelt es sich um eine **vorsorgliche schriftliche Erklärung** des einwilligungsfähigen Menschen, dass er in bestimmten Krankheitssituationen keine Behandlung mehr wünscht. Die Patientenverfügung bezieht sich ausschließlich auf medizinische Belange. Sie sollte einmal pro Jahr erneuert werden und sie ist für den Arzt verbindlich.

▪▪▪ Vorsorgevollmacht
In der Vorsorgevollmacht wird eine **Person des Vertrauens** benannt, die die **Aufgaben eines Bevollmächtigten** übernimmt. Die Vorsorgevollmacht bezieht sich ausschließlich auf medizinische Belange und sollte stets zusammen mit der Patientenverfügung erstellt werden, muss jedoch unabhängig davon unterschrieben werden.

▪▪▪ Betreuungsverfügung
Bei der Betreuungsverfügung wird eine **Person des Vertrauens** benannt, die im Falle der Unfähigkeit **ermächtigt** ist, **persönliche Angelegenheiten zu regeln**. Die Betreuungsverfügung bezieht sich auf alle Belange. Sie sollte notariell beglaubigt werden, und sie erlaubt Einfluss auf die Entscheidung des Gerichtes, wer letztlich Betreuer wird.

▪▪▪ Organspendeverfügung
Die Organspendeverfügung erlaubt in der Regel die Entnahme und Übertragung von Organen nach dem Tod. Das Vorgehen ist im Transplantationsgesetz festgelegt.

Monitoring

Ref. 213008

filofax

© 2006.

Klinische Überwachung und Monitoring

Thomas Voigtländer, Bernd Nowak, Thorsten Lewalter

▪▪▪ Allgemeine Grundlagen

Die kontinuierliche Überwachung eines Intensivpatienten dient der zeitnahen Erfassung von Änderungen der klinischen, hämodynamischen und elektrokardiographischen Parameter. Durch diese Maßnahmen ist es möglich, Komplikationen frühzeitig zu erkennen und den Therapieerfolg einzuschätzen. Da auch bei in ihrer Schwere und ihrem Verlauf gut bekannten Krankheitsbildern ungewöhnliche Verläufe eintreten können, sind bei jedem Intensivpatienten eine in weiten Teilen standardisierte klinische Überwachung und ein apparatives Monitoring erforderlich.

Die klinische Überwachung beinhaltet eine morgens und abends durchzuführende körperliche Untersuchung. Diese kann in Grenzen und abhängig vom zugrunde liegenden Krankheitsbild variieren. Obligat sind die körperliche Untersuchung von Cor, Pulmo, Abdomen, die Erhebung eines neurologischen Status und die Messung der Körpertemperatur. Auch *die tägliche Körpergewichtsmessung* ist bis auf wenige Ausnahmen obligat. Die Ergebnisse dieser Untersuchungen werden in einem Protokoll schriftlich fixiert, um auch bei sehr langen Krankheitsverläufen Zugriff auf diese Informationen zu haben.

Mit den genannten Untersuchungen kann jedoch nur ein Basisrahmen der Überwachung geschaffen werden und es müssen weitere spezielle Monitoringsysteme – insbesondere zur Überwachung des Herz-Kreislauf-Systems, der Atemfunktion (► Kap. 11) und des Stoffwechsels – eingesetzt werden. Neben der EKG-Diagnostik ist besonders für die Evaluation der Herz-Kreislauf-Parameter ein invasives Monitoring mit Kathetersystemen erforderlich, die eine Bestimmung des arteriellen Druckes, des zentralvenösen Druckes und der Drücke im kleinen Kreislauf ermöglichen.

1.1 Kathetertechniken

Thomas Voigtländer

1.1.1 Invasive arterielle Druckmessung

▪▪▪ Durchführung

Die Kathetersysteme werden nach der **Seldinger-Technik** eingeführt. Die Punktion der Arterie erfolgt mit der Seldinger-Nadel (Punktionsnadel mit Innenlumen). Wenn ein pulsierender arterieller Rückstrom (helles Blut) sichtbar ist, wird sehr vorsichtig ein Seldinger-Draht vorgeführt. Hierbei ist zu beachten, dass immer die weiche Spitze in die Arterie vorgeführt wird. Der Draht muss sich ohne Widerstand vorführen lassen. Bei liegendem Seldinger-Draht wird die Seldinger-Nadel entfernt und über den liegenden Draht der Katheter vorgeführt. Sodann wird der Katheter an das vorbreitete Messsystem angeschlossen. Hierbei wird der Katheter über ein mit Kochsalz gefülltes Schlauchsystem mit einem so genannten Druckwandler verbunden. Der Druckwandler bewirkt die Umwandlung der über die Flüssigkeitssäule vermittelten mechanischen Druckwellen in elektrische Signale. Nach Verstärkung dieser Signale wird die Darstellung am Monitor möglich.

Zugang: Typischerweise wird die **A. radialis** punktiert. Gute Komprimierbarkeit und eine geringe Infektionsgefahr favorisieren diesen Zugang. Vor der Punktion sollte der Allen-Test durchgeführt werden, um die Integrität der A. ulnaris zu überprüfen: Bei erhobener Hand werden sowohl die A. radialis als auch die A. ulnaris so komprimiert, dass die Hand abblasst. Danach wird nur die A. ulnaris dekomprimiert. Eine rasche Reperfusion signalisiert eine ausreichende Kompensation der arteriellen Versorgung der Hand, wenn Verletzungen oder Thrombosen der A. radialis auftreten. Bei Schocksituationen mit sehr niedrigen systemarteriellen Drücken kann die Punktion der **A. femoralis** erforderlich werden. Die Arterie wird wenig unterhalb des Leistenbandes getastet. Dort (1–2 Querfinger unterhalb des Leistenbandes) erfolgt mit leicht geneigter Seldinger-Nadel die Punktion. Auch im schweren Schock zeigt sich pulsierendes rücklaufendes Blut. Die Arterie liegt medial des N. femoralis und lateral der V. femoralis. Bei zu medialer Punktion kann es zur Punktion der V. femoralis kommen. Bei kompetenter Gerinnungssituation kann nach ca. 1- bis 2-minütiger Kompression der V. femoralis ein erneuter Punktionsversuch zur Positionierung eines Kathetersystems in der A. femoralis unternommen werden. Wenn die A. femoralis zwar getroffen wurde, aber ein Draht nicht leicht vorgeführt werden kann, sollte nach einer ca. 4- bis 5-minütigen Kompressionsphase die A. femoralis erneut punktiert werden. Häufig ist die Punktion der Femoralisgabel (Aufzweigung der A. femoralis com. in die A. femoralis profunda und A. femoralis superficialis) mit Schwierigkeiten beim Vorführen des Seldinger-Drahtes verbunden. In dieser Situation sollte versucht werden, weiter kranial direkt unterhalb des Leistenbandes zu punktieren. Eine zu laterale Punktion kann zur meist passageren Reizung des N. femoralis führen und ein elektrisierendes Gefühl im Versorgungsgebiet auslösen.

1.1.2 Invasive Messung des zentralvenösen Druckes, zentraler Venenkatheter

▪▪▪ Grundlagen und Indikationen

Die Anlage eines zentralvenösen Katheters wird häufig als sicherer Zugangsweg eines kritisch kranken Patienten erforderlich. Des Weiteren kann die Gabe von hyperosmolaren Lösungen (z. B. höherprozentige Glukoselösungen) notwendig werden, die eine zentralvenöse Applikation erforderlich machen, da es sonst zur Reizung peripherer Venenwände kommen kann.

Mit einem Katheter, der in einer zentralen Vene (V. subclavia, V. jugularis interna, V. femoralis, V. cava superior, V. cava inferior) liegt, kann der zentrale Venendruck gemessen werden. Dieser Druck entspricht auch dem mittleren rechtsatrialen Druck und – sofern kein Trikuspidalklappenproblem vorliegt – dem enddiastolischen Druck im rechten Ventrikel.

Die genannten Drücke sind der Spiegel der venösen Gefäßfüllung. Eine sehr große Hilfe ist dieser Parameter bei der Einschätzung von Volumenverlusten. So ist beispielsweise bei einem diabetischen Koma der zentrale Venendruck kritisch erniedrigt und das Ausmaß der notwendigen Volumengabe (in aller Regel mehrere Liter) kann mittels dieses hämodynamischen Parameters sehr gut festgelegt werden. Dennoch ist der zentrale Venendruck einer Reihe von Einflussfaktoren ausgesetzt, die eine Interpretation der Messwerte häufig erschweren. Bei einem akuten Volumenverlust kann beispielsweise der zentrale Venendruck initial falsch normal sein, sodass in dieser Situation dem zentralen Venendruck eher der Status eines Verlaufsparameters zukommt. Auch eine eingeschränkte linksventrikuläre Funktion kann zu Schwierigkeiten bei der Wertung der Messergebnisse führen. Als Grundregel gilt in diesem Zusammenhang, dass mittels des zentralen Venendruckes keine genaue Einschätzung der linksventrikulären Funktion respektive des Vorliegens einer Lungenstauung erfolgen kann. So kann beispielsweise ein normaler zentraler Venendruck vorliegen und dennoch ein erhöhter Füllungsdruck im linken Ventrikel bestehen. Bei der Einschätzung der Messergebnisse ist auch die Berücksichtigung von Beatmungsparametern erforderlich. Zum Beispiel führt der positive endexspiratorische Druck (PEEP) zur Erhöhung des zentralen Venendruckes.

Die Messung des zentralen Venendruckes erfolgt entweder mit der Steigrohrmethode oder mit einem Druckwandler (s. arterielle Druckmessung). Bei der Steigrohrmethode wird das Konzept der kommunizierenden Röhren genutzt. Das Drucksystem wird auf den rechten Vorhof geeicht. In Rückenlage ist der Nullpunkt die Grenze zwischen 2. und 3. Fünftel des anterior-posterioren Thoraxdurchmessers. Es wird dann ein Schlauchsystem an den zentralen Venenkatheter angeschlossen und der durch den zentralen Venendruck verursachte Anstieg einer Wassersäule im Steigrohr gemessen. Hierbei werden cm Wassersäule angegeben (1 cm Wassersäule entspricht 0,74 mmHg).

▪▪▪ Durchführung

V. basilica: Nach optimaler Stauung erfolgt die Punktion der medialen Vene im Bereich der Ellenbeuge. Wenn dort keine Punktionsmöglichkeit besteht, kann auch weiter distal oder seltener proximal eine mediale Vene punktiert werden. Die Punktion einer lateralen Vene ist nur selten sinnvoll, da es häufig nicht gelingt, den Katheter in die V. subclavia vorzubringen (ungünstiger Verlauf der V. cephalica). Vorteile dieses Zuganges sind, dass auch bei kritisch eingeschränkter Gerinnungssituation eine Punktion möglich ist und dass keine Pneumothoraxgefahr besteht. Von Nachteil ist die gelegentlich schwierige zentrale Positionierung (allerdings selten bei Einführen des Kathetersystems über eine mediale Vene).

V. jugularis interna: Die Punktion erfolgt immer in Oberkörpertieflage, um eine bessere Füllung des Jugularvenensystems zu erreichen. Prinzipiell ist sowohl eine rechtsseitige als auch eine linksseitige Punktion möglich, wobei die rechtsseitige Punktion zu bevorzugen ist, da linksseitig die Gefahr der Verletzung des Ductus thoracicus besteht. Eine Stenose der A. carotis ist keine Kontraindikation. Es bestehen 2 Möglichkeiten, die V. jugularis interna zu erreichen. Beim anterioren Zugang wird auf Höhe des Krikoids am medialen Rand des M. sternocleidomastoideus lateral der A. carotis punktiert und parallel zur Wirbelsäule in einem Winkel von 30° zur Haut die Punktionsnadel vorgeführt. Beim so genannten posterioren Zugang erfolgt die Punktion auf Höhe des Schildknorpels. Es wird hierbei die Kreuzungsstelle von M. sternocleidomastoideus und V. jugularis externa aufgesucht und 1 cm posterior punktiert. Die Punktionsnadel wird in einem Winkel von 30° zur Haut in Richtung Sternoklavikulargelenk vorgeführt. Nach Punktion wird in 2–5 cm Tiefe die V. jugularis erreicht. Das Einführen des Kathetersystems erfolgt dann wie oben beschrieben nach Seldinger-Technik (▪ Abb. 1.1 und 1.2).

V. subclavia: Die Punktion erfolgt in Oberkörpertieflage und 2 cm unterhalb der Klavikula am Übergang des lateralen zum mittleren Drittel der Klavikula. Die Punktionsrichtung ist das Jugulum bzw. das ipsilaterale Sternoklavikulargelenk. Im Verlaufe dieser Punktionsrichtung wird der kaudale Rand der Klavikula erreicht. Die Punktionsnadel wird – Kontakt mit der Klavikula haltend – weiter in der genannten Richtung vorgeführt.

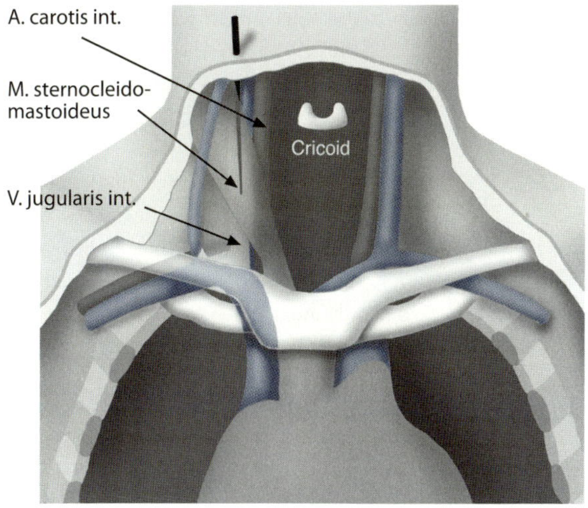

▪ **Abb. 1.1.** Punktion der V. jugularis interna – anteriorer Zugang

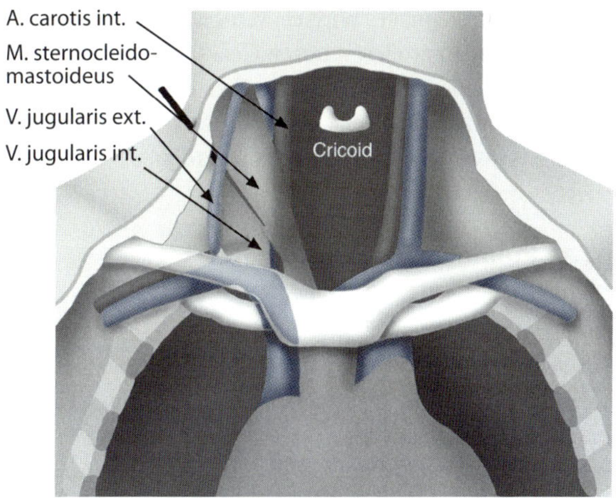

▪ **Abb. 1.2.** Punktion der V. jugularis interna – posteriorer Zugang

Nach Erreichen der V. subclavia wird das Kathetersystem in Seldinger-Technik vorgeführt (▪ Abb. 1.3).

V. femoralis: Dieser Zugang sollte gewählt werden, wenn andere zentrale Zugangswege nicht möglich sind. Häufig ist dieser Zugang bei Schockpatienten initial sinnvoll einzusetzen. Wenn jedoch der zentrale Zugang länger als 24 h erforderlich ist, sollte dieser durch einen konventionellen zentralen Zugang ersetzt werden.

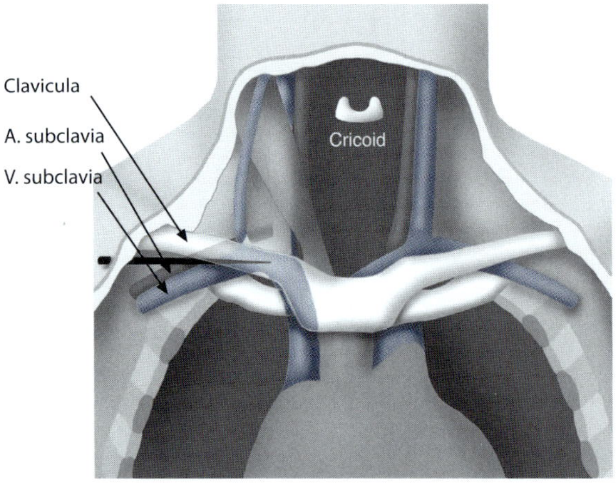

Abb. 1.3. Punktion der V. subclavia

V. jugularis externa: Dieser ist als zentraler Zugang nicht zu empfehlen, da häufig die V. cava nicht erreicht werden kann (spitzer Winkel V. jugularis externa am Übergang zu den großen venösen Gefäßen). Insbesondere in Reanimationssituationen kann aber durch Positionierung einer Braunüle in der V. jugularis externa ein erster sicherer intravenöser Zugang gelegt werden.

1.1.3 Pulmonalarterienkatheter

Grundlagen

Ein Synonym für dieses Kathetersystem ist Swan-Ganz-Katheter, da die Drs. Swan und Ganz 1970 dieses Kathetersystem in die klinische Praxis einführten. Ein weiteres Synonym ist Einschwemmkatheter, da an der Spitze des Kathetersystems ein Ballon angebracht ist, der das Einschwemmen in das pulmonalarterielle System ermöglicht. Ziele des Einsatzes des Pulmonalarterienkatheters sind sowohl die Druckmessung im kleinen Kreislauf als auch die Bestimmung des Herzzeitvolumens.

Der Pulmonalarterienkatheter hat zwei Lumina für die Druckmessung. Ein Lumen führt nach distal und ermöglicht die Bestimmung des pulmonalarteriellen Druckes. Ein zweites Lumen endet weiter proximal und dient der Bestimmung des rechtsatrialen Druckes. Ein drittes Lumen führt zu einem Ballon am Ende des Katheters. Dieser kann mit 1–2 ml Raumluft geblockt werden und ermöglicht das Einschwemmen in das pulmonalarterielle System. Ein weiteres Lumen führt das Thermistorfilament. Dieses endet am Thermistor ca. 4 cm proximal der Katheterspitze. Mit ihm kann das Herzzeitvolumen über die Kälteverdünnungsmethode bestimmt werden.

Durchführung

Das Kathetersystem wird über einen zentralen Zugang (▶ Kap. 1.1.2, zentraler Venenkatheter) vorgeschoben. Nur beim Vorschieben über den Zugang der V. femoralis wird häufig eine Röntgenkontrolle erforderlich (sowohl beim Vorschieben von RA nach RV als auch beim Vorschieben von RV nach PA). Bei den übrigen Zugängen, bei denen ein Vorschieben über die V. cava superior erfolgt, ist eine Röntgenkontrolle meist nicht erforderlich. Das Kathetersystem ist beim Vorschieben an den Druckwandler angeschlossen. Nach Erreichen der V. cava erfolgt das Blocken des Ballons. Unter permanenter Beobachtung der auf dem Monitor angezeigten Druckkurven (Abb. 1.4) erfolgt das weitere Vorschieben des Katheters.

Zunächst wird das rechte Atrium (RA) erreicht. Entscheidende Messgröße ist der Mitteldruck (RAM). Bei schwerer relativer Trikuspidalklappeninsuffizienz bei pulmonalarterieller Hypertonie oder auch bei Trikuspidalerkrankung besteht eine Ventrikularisierung der Druckkurve. Die Messungen erfolgen in allen Positionen (RA, RV, PA, PCW) in Exspiration (Normwerte Tab. 1.1). Der rechtsatriale Druck wird sowohl in Exspiration als auch in Inspiration bestimmt. Kommt es bei Inspiration zur Erhöhung des Druckwertes (= positives Kussmaul-Zeichen), muss das Vorliegen einer restriktiven Ventrikelfunktionsstörung bedacht werden. Beim weiteren Vorschieben wird der rechte Ventrikel (RV) erreicht. Der systolische rechtsventrikuläre Druck zeigt eine im Vergleich zum rechten Vorhof deutlich geänderte Druckkurvenmorphologie und dadurch ist die Position des Katheters im rechten Ventrikel zweifelsfrei auch ohne Röntgenkontrolle zu bestimmen. Der Katheter wird dann über die Pulmonalklappe in das pulmonalarterielle System vorgeschoben. Der pulmonalarterielle Druck (PA) lässt sich durch das höhere diastolische Druckniveau vom rechten Ventrikel abgrenzen. Wenn eine ausgeprägte Dilatation des rechten Ventrikels vorliegt, kann das Erreichen des pulmonalarteriellen Systems auch bei Vorschieben des Kathetersystems über die V. cava superior schwierig sein. Der Katheter wird dann bei entblocktem Ballon zurückgezogen und danach mit wiederum geblocktem Ballon das Erreichen des PA-Systems versucht. Gelegentlich wir auch ein Vorschieben unter Röntgendurchleuchtung erforderlich. Mit geblocktem Ballon erfolgt das weitere Vorschieben in die so genannte Wedge-Position (PCW). Hierbei kommt es durch den Ballon zur isolierten Druckmessung des pulmonalkapillären Druckes, ohne dass dieser durch pulmonalarteriellen Druck überlagert ist. Das besondere dieses Druckes ist, dass hiermit die Möglichkeit besteht (wenn keine Mitralklappenstenose vorliegt), den enddiastolischen linksventrikulären Druck zu bestimmen und somit auch die Hämodynamik des arteriellen Systems zu erfassen. Die Druckkurvenmorphologie des PCW-Druckes unterscheidet sich von der PA-Druckkurvenmorphologie

Tab. 1.1. Hämodynamische Parameter und Normwerte

Hämodynamische Parameter		
Druckmessung: arterielles System (LV, Aorta), pulmonalkapilläre Wedge-Position, pulmonalarterielles System, rechter Ventrikel, rechter Vorhof Herzfrequenz Pulmonalarterielle und systemarterielle O_2-Sättigung Gefäßwiderstände: Systemischer und pulmonalarterieller Gefäßwiderstand Herzzeitvolumen (Cardiac index)		
Druck-Normwerte [mmHg]		
Linker Ventrikel	systolisch enddiastolisch	100–140 3–12
Aorta	systolisch diastolisch mittel	100–140 60–90 70–105
Rechter Ventrikel	systolisch enddiastolisch	15–30 2–8
Pulmonalarterie	systolisch diastolisch mittel	15–30 4–12 9–18
Pulmonalkapillär		2–12
Rechter Vorhof	mittel	2–8
Herzfrequenz		**60–100/min**
Widerstände [dynes × s × cm^{-5}]		
	systemarteriell	700–1600
	totaler pulmonaler Widerstand:	100–300
	pulmonaler Gefäßwiderstand	20–130
Herzzeitvolumen/ Cardiac Index		**2,6–4,2 l/min/m^2**

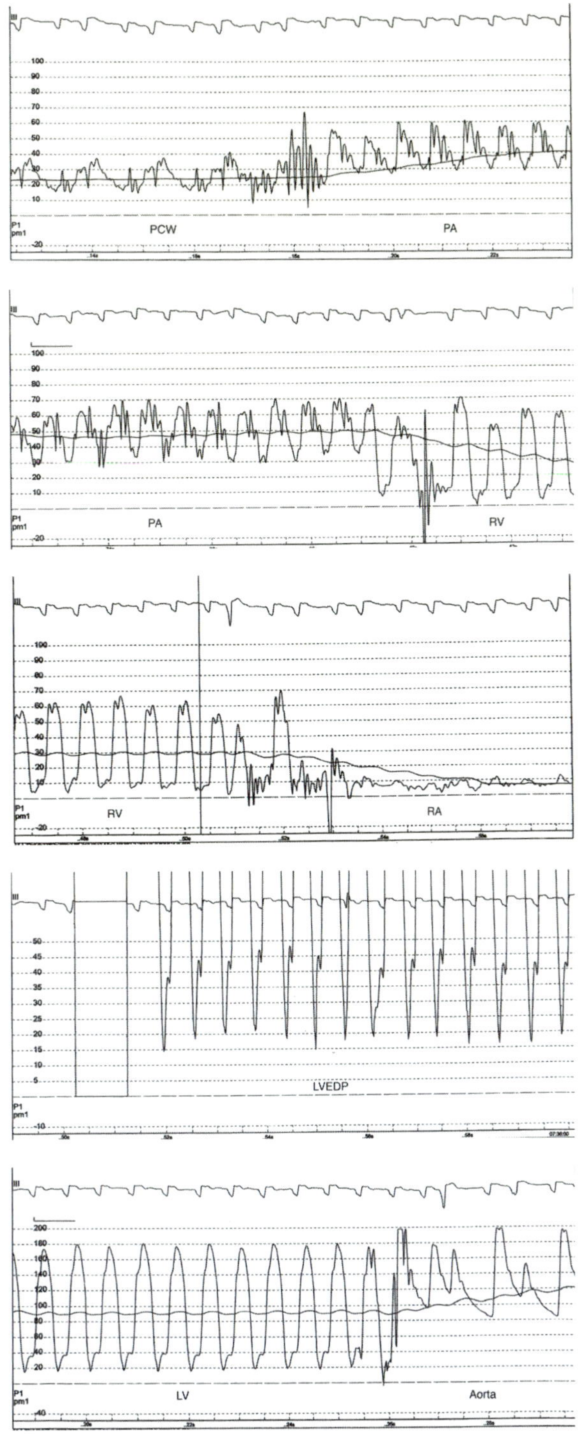

Abb. 1.4. Druckkurven des großen und des kleinen Kreislaufs eines Patienten mit global dekompensierter Herzinsuffizenz, erhöhten Drücken im kleinen Kreislauf und erhöhten LVEDP. Erläuterungen im Text

insofern, als kein systolischer Druckkurvenanteil besteht (durch den Ballon kommt es zur Ausschaltung des Einflusses des rechtsventrikulären systolischen Druckes auf die PCW-Druckkurve).

1.2 Hämodynamisches Monitoring

Thomas Voigtländer

Die kontinuierliche Überwachung des Herz-Kreislauf-Systems beinhaltet eine Rhythmusanalyse mittels kontinuierlicher EKG-Dokumentation und die Messung hämodynamischer Parameter.

1.2.1 Hämodynamische Parameter

Der für den Intensivpatienten zentrale hämodynamische Parameter ist das **Herzzeitvolumen** (HZV). Eine kritische Kreislaufsituation kann mit diesem Parameter zuverlässig erkannt werden. Das Herzzeitvolumen ist jedoch von einer großen Zahl von hämodynamischen Einzelparametern (◘ Tab. 1.1) abhängig. Vor einer Verschlechterung des Herzzeitvolumens treten häufig Änderungen hämodynamischer Einzelparameter auf, und es kann eine frühzeitige therapeutische Intervention erfolgen.

1.2.2 Druckwerte im arteriellen System

Bei allen Patienten, bei denen eine kritische hämodynamische Situation besteht, sollte eine intravasale arterielle Druckmessung erfolgen. Diese erfolgt in aller Regel über einen A.-radialis-Katheter (s. o.). Nur durch die intravasale Druckmessung ist ein zuverlässiges kontinuierliches Monitoring der arteriellen Blutdrucksituation möglich. Wenn eine nichtinvasive Blutdruckmessung erfolgt, sollte diese stündlich durchgeführt werden und entsprechend dokumentiert werden. Eine Druckmessung im linken Ventrikel wird nur während einer Herzkatheteruntersuchung durchgeführt. Der systolische linksventrikuläre Druck entspricht dann, wenn keine Aortenklappenstenose vorliegt, dem systolischen Druck im Systemkreislauf. Der enddiastolische linksventrikuläre Druck entspricht dann, wenn keine Mitralklappenstenose oder seltene kongenitale kardiovaskuläre Veränderungen vorliegen, dem pulmonalkapillären Wedge-Druck (PCW).

1.2.3 Drücke im kleinen Kreislauf (pulmonalkapillärer Wedge-Druck, pulmonalarterielle Drücke)

Diese Parameter werden durch den so genannten pulmonalarteriellen Einschwemmkatheter (s. o.) ermittelt. Der pulmonalkapilläre Wedge-Druck ist sehr entscheidend für die Einschätzung der linksventrikulären Funktion, da er dem linksventrikulären enddiastolischen Druck entspricht und somit den Füllungszustand des linken Ventrikels angibt. Bei allen Situationen einer systolischen oder diastolischen linksventrikulären – selten auch einer rechtsventrikulären – Funktionsstörung kann die Steuerung der Volumengabe über diesen Parameter erfolgen. Mittels des zentralen Venendruckes alleine gelingt eine zuverlässige Steuerung nicht. Darüber hinaus gelingt mit Hilfe dieses Parameters im Vergleich zum diastolischen pulmonalarteriellen Druck die Differenzierung einer präkapillären von einer kapillären pulmonalarterielle Hypertonie. Sowohl im kardiogenen als auch beim septischen Schock kann häufig auf diese Druckmessung im kleinen Kreislauf nicht verzichtet werden (► Kap. 18).

1.2.4 Herzzeitvolumen

Im klinischen Alltag haben sich zwei Methoden bewährt: Bei der **Thermodilutionsmethode** (Kälteverdünnungsverfahren) wird im rechten Vorhof ein Bolus einer kalten Flüssigkeit (NaCl) mit definierter Temperatur via Pulmonaliskatheter appliziert. Ein Thermistor am Ende des Pulmonaliskatheters, der in einem Gefäß des pulmonalarteriellen Systems positioniert ist (nicht in pulmonalkapillärer Wedge-Position), misst die durch die kalte Flüssigkeit erfolgende Abkühlung und die darauf erfolgende Wiedererwärmung des Blutes am Messort. Durch die Thermodilutionskurve (Ausmaß der Abkühlung und der Wiedererwärmung vs. Zeit) kann dann das Herzzeitvolumen bestimmt werden. Eine große Fläche unter der Kurve ist hinweisend für ein schlechtes Herzzeitvolumen.

Die so genannte **Methode nach Fick** arbeitet mit der systemarteriellen (Norm: 93–98%) und der pulmonalarteriellen (Norm: 72–76%) Sauerstoffsättigung. In Abhängigkeit von weiteren Variablen ist die Differenz der Sauerstoffsättigungen (arteriovenöse O_2-Differenz) umgekehrt proportional zum Herzzeitvolumen. Eine niedrige Sauerstoffsättigung im pulmonalarteriellen System ist bei normaler arterieller Sättigung im systemarteriellen

System Zeichen eines herabgesetzten Herzzeitvolumens. Die Bestimmung der Sauerstoffsättigung wird als **Oxymetrie** bezeichnet und spielt neben der Bestimmung des Herzzeitvolumens auch eine entscheidende Rolle bei der Diagnostik von Shuntvitien. Hierbei werden die Sauerstoffsättigungen in der Pulmonalarterie, dem rechten Ventrikel, dem rechten Vorhof, der V. cava superior und V. cava inferior und auch im arteriellen System bestimmt. Aus diesen Werten wird ein Herzzeitvolumen des Systemkreislaufs (arteriovenöse Sauerstoffdifferenz wird aus arterieller Sauerstoffsättigung und aus einem errechnetem Wert der Sauerstoffsättigungen der V. cava inferior [2/3] und V. cava superior [1/3] bestimmt) und des Lungenkreislaufes (arteriovenöse Sauerstoffdifferenz wird aus arterieller Sauerstoffsättigung und aus der Sauerstoffsättigung im pulmonalarteriellen System bestimmt) ermittelt.

1.2.5 Kreislaufwiderstände

Mit den Variablen **Herzzeitvolumen** und den **Messwerten im kleinen und großen Kreislauf** lässt sich der **arterielle Systemwiderstand** bestimmen. Er ist besonders wichtig bei kardiogenem und septischem Schock, um einen zuverlässigen Parameter für die Therapiesteuerung bei der Gabe von Katecholaminen und Vasodilatanzien zu haben. Die Widerstandsbestimmung im kleinen Kreislauf spielt eine Rolle bei allen Formen der kapillären und präkapillären Hypertonie.

Mit den vorgenannten Messparametern kann eine sehr genaue Analyse der hämodynamischen Situation auch komplexer Erkrankungen erfolgen. Die einzelnen Messparameter werden in ein Messprotokoll eingegeben, computergestützt können dann z. B auch die peripheren Widerstände und das Herzzeitvolumen nach Fick berechnet werden.

1.3 Rhythmus-Monitoring

Bernd Nowak, Thorsten Lewalter, Thomas Voigtländer

1.3.1 EKG-Analyse

▪▪▪ Grundlagen und Indikationen

Die kontinuierliche Überwachung der Herzfrequenz und des Herzrhythmus gehören zu den Basismaßnahmen bei allen Intensivpatienten. Hierzu dient das Rhythmus- oder EKG-Monitoring mittels kontinuierlicher Ableitung des Oberflächen-EKGs.

Für das Rhythmus-Monitoring kommen in der Regel Multifunktionsmonitore zum Einsatz, die neben der EKG-Überwachung andere Parameter wie Blutdruck, invasiv gemessenen Druck, Sauerstoffsättigung, Atemfrequenz und Temperatur erfassen können.

▪▪▪ Durchführung

Zum Rhythmus-Monitoring werden fast ausschließlich selbstklebende **Einweg-Hautelektroden** eingesetzt. Bei diesen ist das Elektrodengel bereits aufgetragen. In seltenen Fällen, z. B. bei schweren, ausgedehnten Verbrennungen, können auch Nadelelektroden zum Einsatz kommen.

Die Elektroden sollten auf einer flachen, nicht zu muskulösen Stelle platziert werden. Damit kann ein optimaler Hautkontakt erreicht werden. Gleichzeitig können eventuelle Muskelartefakte gering gehalten werden. Ungeeignete Positionen für die Elektroden sind hervorstehende Knochen oder Gelenke. Vor dem Anbringen der Klebeelektroden muss die Haut vorbereitet werden: Haare müssen durch Rasur entfernt werden, dann sollte eine Reinigung mit fettlösenden Mitteln (z. B. Alkohol) durchgeführt werden, anschließend muss die Haut getrocknet werden.

Ziel der EKG-Ableitung ist die gute Erkennung von P-Welle und QRS-Komplex. Diese müssen eine ausreichende Amplitude aufweisen. Oft können auch Veränderungen der ST-Strecke erkannt werden.

Zum Rhythmus-Monitoring werden meist Ableitungen mit 2 oder 5 Elektroden eingesetzt. Hiermit sollten 2 oder besser 3 EKG-Ableitungen registriert werden. Beim Einsatz von 3 Elektroden werden diese bevorzugt rechts und links unterhalb des Schlüsselbeins platziert. Die dritte Elektrode wird in der linken Medioklavikularlinie über die unterste Rippe geklebt. Hiermit können die Ableitungen I, II und III angezeigt werden. Die Ableitung II ermöglicht dabei meist die beste Erkennung der P-Welle.

Kommen 5 Elektroden zum Einsatz, werden 2 davon ebenfalls rechts und links unterhalb des Schlüsselbeins positioniert. 2 weitere Elektroden werden links und rechts im Bereich der vorderen Axillarlinie über der untersten Rippe platziert. Die fünfte Elektrode wird auf Höhe der 5. Rippe links parasternal angebracht. Mit dieser Elektrodenkonfiguration können dann auch Brustwandableitungen, insbesondere die Ableitung V_5, überwacht werden. Diese Ableitung ist für die Erkennung von Ischämien im Vorderseitenwandbereich besonders geeignet.

Generell muss aber die Diagnose von Endteilveränderungen durch ein 12-Kanal-EKG bestätigt werden. Lageänderungen der Patienten oder eine neu positionierte EKG-Elektrode können hier häufig Veränderungen vortäuschen.

> Bei Patienten mit Herzschrittmachern können Probleme mit der EKG-Erkennung durch den Monitor auftreten. Bipolare Stimulationsimpulse werden teilweise nicht dargestellt. Unipolare Stimulationsimpulse können mit dem stimulierten QRS-Komplex doppelt gezählt werden und damit Tachykardie-Alarm auslösen.

▪▪▪ Störfaktoren des EKG-Monitorings

Das EKG-Monitoring kann durch eine Vielzahl von Störfaktoren beeinflusst werden. In der täglichen Routine wird die Mehrzahl der Monitoralarme durch EKG-Artefakte und nicht durch Arrhythmien verursacht. Werden Kammerflimmern, Tachykardien oder Asystolien angezeigt, muss sofort der Zustand des Patienten überprüft werden, um Artefakte von tatsächlichen Arrhythmien zu unterscheiden und ggf. eine entsprechende Therapie einzuleiten.

Die häufigsten Artefakte werden durch Patientenbewegungen, lose Klebeelektroden und lockere Verbindungen zwischen Elektrode und EKG-Kabel verursacht. Daneben können elektromagnetische Interferenzen, insbesondere Wechselstrom, die EKG-Ableitung beeinträchtigen. Weitere Ursachen für eine fehlende bzw. fehlerhafte EKG-Darstellung, z. B. mit wandernder Grundlinie, können Klebeelektroden mit ausgetrocknetem Elektrodengel, defekte Elektrodenkabel, sowie lose oder beschädigte Steckerverbindungen am Monitor sein. Ebenso kann eine ungünstig gewählte Ableitung oder eine am Monitor zu niedrig eingestellte Empfindlichkeit das Rhythmus-Monitoring ungünstig beeinflussen.

▪▪▪ Befunde

Die modernen EKG-Überwachungssysteme ermöglichen eine kontinuierliche Mehrkanalanalyse. Bei den eingesetzten Speicheroszilloskopen werden die EKG-Daten kontinuierlich und lückenlos gespeichert, dadurch können die EKG-Daten z.B. der letzten 24 h retrospektiv analysiert werden. Insbesondere Rhythmusereignisse können so im Sinne eines echten Holter-EKG gewertet werden. Das aktuelle Monitor-EKG kann im Monitorbild ‚eingefroren' und detailliert analysiert werden. Neben dieser EKG-Dokumentation wird ein bis zweimal täglich (KHK-Patienten) ein konventionelles 12-Kanal-EKG abgeleitet.

Anhand des Monitor EKGs erfolgt stündlich die Dokumentation der Herzfrequenz. Die übrigen in der Übersicht aufgeführten Ziele der EKG-Diagnostik werden kontinuierlich verfolgt.

Ziele der EKG-Diagnostik

- Zugrunde liegender Herzrhythmus (z. B. regelmäßiger Sinusrhythmus, absolute Arrhythmie bei Vorhofflimmern)
- Tachykarde Herzrhythmusstörungen (supraventrikulär, ventrikulär)
- Bradykarde Herzrhythmusstörungen
- Kontrolle der Herzschrittmacherfunktion (permanenter und temporärer Schrittmacher)
- Hinweise für eine Myokardischämie (ST-Streckenveränderungen, neu aufgetretenes Blockbild)
- Änderungen der QT-Zeit (z. B. bei Antiarrhythmikatherapie)

Mikrobiologisch-hygienische Überwachung

Sacha Weilemann

▪▪▪ Grundlagen und Indikationen

Die mikrobiologische und hygienische Überwachung im Intensivbereich erfasst und differenziert

- pathogene Keime (einschließlich der Prüfung der Antibiotikaresistenz bei manifesten Infektionen und Verdacht auf Infektionen),
- Veränderungen und Verschiebungen des Keimspektrums (intraindividuell sowie im Hinblick auf mögliche Kreuzinfektionen innerhalb der Station),
- stationsspezifische Erreger (Kleinraumepidemiologie) sowie
- fakultativ pathogene Keime und insbesondere eine saprophytäre Begleitflora.

Zusätzlich dient die mikrobiologisch-hygienische Überwachung der Hygienekontrolle des Personals und der Geräte auf der Intensivtherapiestation.

Intensiveinheiten haben ihre spezielle mikrobiologische und hygienische Problematik, da hier **Infektionskrankheiten als Zweiterkrankung** besonders häufig auftreten. Eine klinisch relevante Infektion kann zum einen aus dem patienteneigenen Keimreservoir (endogene oder Autoinfektion), zum anderen aus Keimquellen der Umgebung des Patienten entstehen.

> Hauptkeimreservoir auf einer Intensivstation ist der schwerkranke und abwehrgeschwächte Patient und Hauptinfektionsüberträger ist das Personal.

▪▪▪ Durchführung

Grundregeln zur Vermeidung infektiöser Komplikationen

- Strikte Disziplin des Personals
- Regelmäßige Kontrollen des Hygienezustandes der Station und einzelner Geräte in Absprache mit dem Krankenhaushygieniker
- Verhüten von Gefäßkatheter- und Blasenkatheterinfektionen durch strenge Indikation, adäquate Pflege der Katheter durch klinisch einwandfreie Handhabung der Infusionstherapie, regelmäßiger Wechsel der Infusionssysteme (24-stündlich)
- Regelmäßiger Wechsel der Schlauchsysteme und Befeuchter bei Beatmungspatienten, mindestens einmal pro 24 h
- Verwendung von Einmalartikeln (auch aufgrund der Kosten-Nutzen-Analyse gerechtfertigt)
- Gezielte Desinfektion
- Zusammenarbeit von Klinikern, Mikrobiologen und Hygienikern

▪▪ Technik – Materialentnahme

Das Vorgehen für die verschiedenen Untersuchungsmaterialien zeigt ◘ Tab. 2.1.

Die Proben sind der Untersuchungsstelle unmittelbar zuzuleiten. Zeitverzögerungen verfälschen das Ergebnis.

2

Tab. 2.1. Entnahme von mikrobiologischen Untersuchungsmaterialien

Probenmaterial	Vorgehensweise
Trachealsekret	Steriler endotrachealer Absaugvorgang in speziellen Entnahmeröhrchen, die beim Absaugvorgang zwischengeschaltet werden.
Urin	Punktion der dafür am Urinbeutelsystem vorgesehenen Stelle nach vorheriger Desinfektion. *Abnehmen in ein steriles Röhrchen.*
Wundsekrete und Drainagen	Abnahme unter sterilen Bedingungen, spezielle Entnahmeröhrchen mit Transportmedium verwenden.
Blutkulturen aerob und anaerob	Sterile Entnahme in Fertigflaschen mit *vorgegebener Kultur.*

Bei Verdacht auf anaerobe Infektion müssen spezielle Entnahmesets verwendet werden.

Abnahmehäufigkeit: Zur Routineüberwachung bei Beatmungspatienten und Patienten mit Blasenkathetern erfolgt die Untersuchung von Urin und Trachealsekret bei Aufnahme in die Intensivstation und dann mindestens einmal, besser zwei- bis dreimal pro Woche nach Keimart und Resistenz.

> Jedes mikrobiologische Untersuchungsergebnis muss stets im Zusammenhang mit der Gesamtsituation und den klinischen Zeichen einer Infektion interpretiert werden.

Eine chronologische Dokumentation der Befunde muss für jeden einzelnen Patienten erfolgen. Zusätzlich wünschenswert und für größere Zentren obligat ist die Erfassung und Auswertung des Keimspektrums der Gesamtstation. Nur so lassen sich »Hauskeime« und »Hausresistenzen« rechtzeitig erfassen.

Literatur

▶ Kap. 12.3

Sonographie

Clemens Kelbel

Die diagnostische Abklärung bei kritisch kranken Patienten durch bildgebende Verfahren auf der Intensivstation ist häufig schwierig, da aufwändige apparative Diagnosemethoden (CT, MRT, Szintigraphie, Angiographie) einen großen organisatorischen und personellen Aufwand erfordern und für die Patienten meist sehr belastend sind. Die Sonographie bietet dagegen den entscheidenden Vorteil einer zeitunabhängigen, sofort durchführbaren, bettseitigen Untersuchung ohne Transportnotwendigkeit. Die Methode ist jederzeit wiederholbar und daher besonders bei Verlaufskontrollen gut geeignet. Eine sichere Unterstützung kann die Sonographie bei Interventionen oder Punktionen geben. Zusätzlich ist die Sonographie kostengünstig. Schädliche Wirkungen (z. B. Strahlenbelastung) entfallen.

Cave

Bei der bettseitigen Untersuchung ist eine Desinfektion von Schallkopf und Gerät nach jeder Untersuchung durchzuführen, um eine Keimverschleppung zu vermeiden.

3.1 Abdomensonographie

Indikationen

Die Indikation zur Abdomensonographie kann organ- oder symptombezogen sein. Da bei beatmeten Intensivpatienten häufig anamnestische Angaben lückenhaft sind, ist es empfehlenswert, die körperliche Untersuchung frühzeitig mit der Sonographie zu kombinieren.

Besondere Indikationen mit dem Ziel einer frühzeitigen Sonographie sind das akute Abdomen, stumpfe Traumata und unklare Schockzustände (z. B. Fragestellung: Milzruptur?). Während des Aufenthaltes auf der Intensivstation sollte eine Abdomensonographie unter besonderer Berücksichtigung der Gallenblase erfolgen. Hier ist besonders bei parenteraler Ernährung eine zunehmende Sludge-Bildung mit einer Gallenblasenwandverdickung zu beobachten. Klinisch können aber auch Zeichen einer akuten Cholezystitis entgehen, ein häufiges Problem bei Intensivpatienten, welches gut sonographisch zu erfassen ist.

Durchführung

Bei der Sonographie der Abdominalorgane ist ein Schallkopf mit einer niedrigen Schallfrequenz (3,5–5,0 MHz) zu bevorzugen. Diese Frequenz ermöglicht eine Eindringtiefe von bis zu ca. 12 cm bei gutem Auflösungsvermögen. Als Schallkopf eignet sich ein Konvex-, Sektor- oder Linearschallkopf. Pathologische Befunde sind in 2 Ebenen, mit Einblendung von Piktogrammen, zu dokumentieren. Gerade bei Intensivpatienten ist eine Beeinträchtigung durch Meteorismus nicht immer zu vermeiden. Die rechtzeitige Unterbrechung der enteralen Ernährung und/oder die Applikation von Polysiloxanen (z. B. Simeticon (Sab simplex, Lefax) kann die diagnostische Aussagekraft verbessern.

3.2 Thoraxsonographie

▪▪▪ Grundlagen

Die Röntgenaufnahme des Thorax im Liegen erbringt bei Intensivpatienten vergleichsweise wenig Information. Die Thoraxsonographie hat sich als eine Methode mit hoher diagnostischer Aussagekraft etabliert und das sowohl bei beatmeten Intensivpatienten als auch bei mobilen Patienten. Wegen der methodischen Schwächen der Röntgenaufnahme des Thorax beim liegenden Intensivpatienten ist es wünschenswert, dass jede thoraxradiologische Diagnostik durch die Thoraxsonographie ergänzt wird. In der Sensitivität und Spezifität ist die Computertomographie für eine Reihe von Fragestellungen zu thorakalen Befunden geeigneter, jedoch sind der logistische Aufwand und das durch den notwendigen Transport Risiko deutlich höher als bei der Thoraxsonographie.

▪▪▪ Indikationen

Die Indikation zur Thoraxsonographie beim Intensivpatienten kann großzügig gestellt werden, da sie eine nicht belastende Untersuchungsmethode ist und schnell und sicher krankheitsrelevante Diagnosen liefern kann. So ist z. B. die Detektion von Pleuraergüssen, Atelektasen, infiltrativen Veränderungen bei Pneumonien, Lungeninfarkten und Pneumothoraces (► Kap. 26) zuverlässig möglich.

Indikationen zur Thoraxsonographie beim Intensivpatienten

- Dyspnoe unklarer Ätiologie
- Gasaustauschstörungen beim beatmeten Patienten (*Detektion* von Atelektasen)
- Pleuraerkrankungen wie z. B.
  - V.a. Pleuraerguss
  - V.a. Pleuraempyem
- Sonographisch gesteuerte Punktionen von *Pleuraerkrankungen*
- Pneumothorax
- Lungenembolie
- Pneumonische Infiltrate
- Zwerchfell-Läsionen und -paresen (Nachweis einer paradoxen Beweglichkeit im *Schnupfversuch* [Phrenikusparese])
- Rippenfrakturen (höhere diagnostische Sicherheit als Röntgenaufnahmen im Liegen)

▪▪▪ Durchführung

Eine spezielle Patientenvorbereitung ist bei der Thoraxsonographie nicht notwendig. Für eine erste Übersicht ist es sinnvoll, die Sonographie des Thorax mit einem niederfrequenten Schallkopf (3,5 MHz) zu beginnen, um dann gezielt im Nahbereich mit höheren Frequenzen (7,5–10 MHz) die Diagnostik zu komplettieren. Als guter Kompromiss zwischen einem Sektor- und einem Linearschallkopf hat sich der Konvexschallkopf erwiesen, da er die für eine interkostale Sonographie notwendige, kleinere Ankopplungsfläche als der Linearschallkopf hat, bei einer gleichzeitig guten Darstellung von tieferen Gewebearealen.

▪▪▪ Befunde

Ein Pneumothorax ist gekennzeichnet durch Totalreflexion im Bereich der Lunge (wie beim gesunden Organ) und ein Fehlen des »Gleitzeichens« während der Atemexkursionen. Lungenarterienembolien stellen sich oft schon früh als deltaförmige pleuraständige Lungenverdichtungen dar, ohne dass Röntgenveränderungen bestehen.

Bei der Beschreibung der Echogenität von pathologischen Veränderungen im Thorax kann man sich an der Echogenität der Leber orientieren. Bei unklaren pleuralen und thorakalen Befundkonstellationen kann eine seitenvergleichende Diagnostik hilfreich sein. Pathologische Befunde sind in 2 Ebenen, mit Einblendung von Piktogrammen, zu dokumentieren.

▪▪▪ Durchführung der Pleuraergussvolumetrie

Die Thoraxsonographie ist ein einfaches und sicheres Verfahren, um pleurale Flüssigkeitsansammlungen nachzuweisen und in ihrer Konsistenz gegenüber soliden Veränderungen zu differenzieren. Beurteilungskriterien sind die Echogenität (Eiweiß- und Zellreichtum führen zu erhöhter Echogenität), der Organisationsgrad (Fibringerinnsel, Septenbildung, verdickte Pleurablätter) und das Ergussvolumen. Mittels Näherungsformeln lässt sich eine hinreichend sichere Volumetrie erzielen.

Im Querschnitt bei der interkostalen Schallkopfankopplung stellt sich der Pleuraerguss als sichelförmige bzw. halbmondförmige Scheibe zwischen der dorsalen Thoraxwand und der nach ventral abgedrängten Lunge dar. Als Messparameter wird die Ergussfläche »Fq« im Körperquerschnitt ca. 2–3 Interkostalräume kranial der Zwerchfellkuppe planimetriert. Die Strecke »Ls« wird auf derselben Körperseite vom Klavikulaunterrand in der Medioklavikularlinie bis zur Zwerchfellkuppe, die sonographisch bestimmt wird, als Näherungswert für die kraniokaudale Ausdehnung des Pleuraergusses ermittelt (◘ Abb. 3.1). Es ergibt sich die Formel:

> Bestimmung des Pleuraergussvolumens V = 2/3 × Fq × Ls [Börner et al. 1987].

Eine Abschätzung des Pleuraergussvolumens ist auch beim sitzenden Patienten gegeben. Zur Volumetrie stehen Näherungsformeln und Nomogramme zur Verfügung. ◘ Abb. 3.2 zeigt die Kennlinie zur Volumenbestimmung

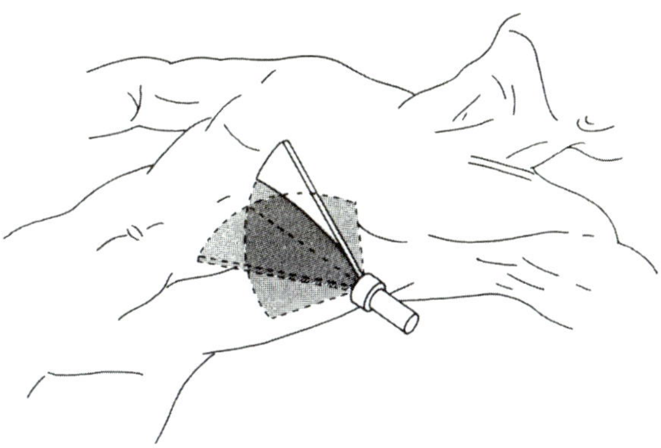

◘ **Abb. 3.1.** Schallkopfführung zur sonographischen Volumenbestimmung von Pleuraergüssen beim liegenden Patienten. Zur Quer- und Längsdarstellung des Ergusses wird der Schallkopf an der hinteren Axillarlinie zwischen Zwerchfellkuppe und Achselhöhle angekoppelt. Anschließend werden Fq und Ls ermittelt (siehe Text)

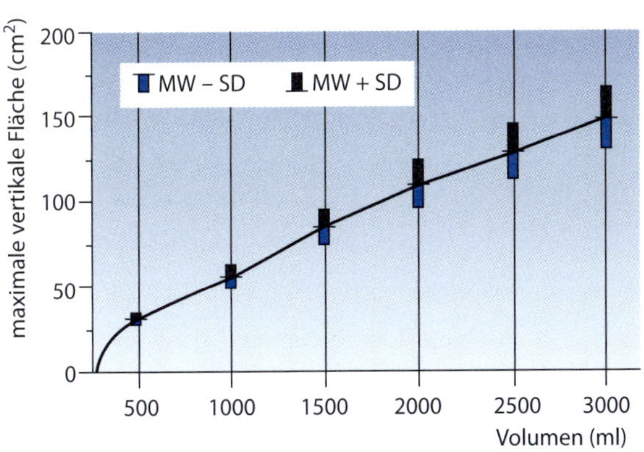

◘ **Abb. 3.2.** Kennlinie zur Bestimmung des Pleuraergussvolumens am sitzenden Patienten nach Planimetrie der maximalen Ergussfläche in Längsschnittdarstellung

am sitzenden Patienten nach Planimetrie der maximalen Ergussfläche in vertikaler Ebene, die meist dorsolateral in maximaler Ausdehnung vorliegt (Lorenz et al. 1988).

3.3 Gefäßsonographie

Grundlagen

Zur Anwendung kommen 5–7,5-MHz-Schallsonden, evtl. in Kombination mit einer farbkodierten Duplex-Sonographie. Die Darstellung des exakten Gefäßverlaufes mittels Sonographie erhöht die Sicherheit einer Gefäßpunktion und minimiert die Komplikationsrate, besonders wenn der Patient keine optimale Position einnehmen kann oder z. B. Gerinnungsstörungen vorliegen.

Indikationen

Die Zuhilfenahme der Sonographie vor Punktionen zur Anlage von zentralen Venenzugängen (z. B. V. jugularis interna oder V. subclavia) ist eine einfachere Methode, mit der derartige Interventionen sicherer gemacht werden können. Für weniger routinierte Punkteure empfiehlt sich vor Gefäßpunktionen immer eine Sonographie, um das Risiko von Fehlpunktionen zu verringern.

Bei Thromboseverdacht kann bettseitig die Lokalisation und Ausdehnung einer Thrombose sicher erfasst werden. Dabei kann sowohl die Kompressionssonographie als auch die farbkodierte Duplex-Sonographie zur Anwendung kommen.

3.4 Schilddrüsensonographie

Grundlagen

Mit einem 5–7,5-MHz-Schallkopf ist nach Reklination des Kopfes die Schilddrüse gut darstellbar. Zur Anwendung kommen Linear- oder Konvexschallköpfe. In Kombination mit der Farbdoppler-Sonographie lassen sich Gefäße darstellen.

Indikationen

Es ist sinnvoll, dass vor jeder Dilatationstracheotomie (► Kap. 15) zur Orientierung der Lokal- und Gefäßsituation eine Sonographie der Schilddrüse durchgeführt wird. Neben der Darstellung der arteriellen und venösen Halsgefäße sind die Trachea und der ventral der Trachea liegende Schilddrüsenisthmus mit möglichen Gefäßen darzustellen. Weitere Indikationen können akute Schilddrüsenerkrankungen sein (Infektionen, Entzündungen, Einblutungen).

3.5 Sonstige sonographische Untersuchungen

Die Sonographie des weiblichen Unterbauches sollte bei Frauen im fortpflanzungsfähigen Alter im Rahmen der Aufnahmeuntersuchung auf Intensivstation erfolgen, da die Feststellung einer Gravidität gegebenenfalls bei therapeutischen Entscheidungen berücksichtigt werden muss. Bei besonderen gynäkologischen Fragestellungen wie Komplikationen in der Schwangerschaft (z. B. Extrauteringravidität) oder entzündlichen Veränderungen (Adnexitis) oder Unterbauchtumoren ist eine gynäkologische Sonographie (abdominell oder transvaginal) anzustreben.

3.6 Wertung der Sonographie auf der Intensivstation

Bei fehlender Vorbereitung des Intensivpatienten oder bei Hautemphysem kann die Sonographie artefaktüberlagert sein. Bei subtiler Untersuchung können jedoch wegweisende diagnostische Befunde erhoben werden. Es besteht eine Dokumentationspflicht für alle pathologischen Befunde mit Angabe der Patientenidentifikation, Schnittebene und der Darstellung in zwei Ebenen. Besonders die Thoraxsonographie füllt bei Intensivpatienten eine diagnostische Lücke. Die Sonographie auf der Intensivstation ist eine wichtige diagnostische Methode der modernen Intensivmedizin.

Literatur

Beaulieu, Y, Marik, PE (2005) Bedsite ultrasonography in the ICU, part 1. Chest 128: 881–895

Beaulieu, Y, Marik, PE (2005) Bedsite ultrasonography in the ICU, part 2. Chest 128: 1766–1781

Beckh S, Boelskei PL, Lessnau KD (2002) Real-time chest ultrasonography: a comprehensive review for the pulmonologist. Chest 122 1759–1773

Börner N, Kelbel C, Lorenz J et al. (1987) Sonographische Volumenbestimmung und Drainage von Pleuraergüssen. Ultraschall Klin. Prax. 2: 148–152

Helbich TH, Mallek R, Madl C et al. (1997) Sonomorphyology of the gallbladder in critically ill patients. Value of a scoring system and follow-up examinations. Acta Radiol. 38: 129–134

Kelbel C, Börner N, Schadmand S et al. (1991) Diagnostik von Pleuraergüssen und Atelektasen: Sonographie und Radiologie im Vergleich. Fortschr. Röntgenstr. 154,2: 159–163

Kocijancic I, Vidmar K, Ivanovi-Herceg Z (2003) Chest sonography versus lateral decubitus radiography in the diagnosis of small pleural effusions. J Clin Ultrasound 31: 69–74

Lorenz J, Börner N, Nikolaus HP (1988) Sonographische Volumetrie von Pleuraergüssen. Ultraschall 9: 212–215

Yu CJ, Yang PC, Chang DB, Luh KT (1992) Diagnostic and therapeutic use of chest sonography: value in critcally ill patients. Am J Roentgenol. 159: 695–701

Yuan A, Yang PC, Chang YC et al. (2001) Value of chest sonography in the diagnosis and managment of acute chest disease. J Clin Ultrasound 29: 78–86

Echokardiographie

Thomas Voigtländer

▪▪▪ Grundlagen

Die Echokardiographie hat einen wesentlichen Stellenwert bei der Diagnostik von Intensivpatienten. Grundlage der **2-DE-** und **M-Mode-Echokardiographie** sind Schallwellen von 50–20.000 Hz. Im Rahmen einer Ultraschalluntersuchung wird durch einen Piezokristall ein gerichteter Ultraschallimpuls (2–5 MHz) generiert. Ein großer Teil der abgegebenen Schallenergie wird im Körper absorbiert und ist für die Bildgebung nicht nutzbar. Ein Teil der Ultraschallenergie wird jedoch an Grenzflächen (z. B. der freien rechtsventrikulären Wand, dem interventrikulären Septum) reflektiert. In Abhängigkeit vom gewählten Frequenzbereich können auch Grenzflächen erreicht werden, die eine größere Distanz zur Ultraschallquelle haben (z. B. posteriore Hinterwand). Von diesen Grenzflächen werden entsprechende Anteile der ursprünglichen Ultraschallenergie reflektiert. Für die Ultraschallbildgebung werden die unterschiedlichen Laufzeiten der reflektierten Ultraschallwellen und die Stärke des reflektierten Ultraschallsignals ausgewertet.

Bei der zweidimensionalen Echokardiographie werden Ultraschallimpulse auf 120 Bildzeilen in einem Sektor von 90° 20–30-mal pro Sekunde abgegeben. Im Gegensatz dazu wird bei der M-Mode-Echokardiographie ein Ultraschallimpuls auf nur einer Zeile gesendet und der reflektierte Anteil wieder empfangen. Diese M-Mode-Darstellung wird mit Hilfe eines zweidimensionalen Bildes geplant und hat den Vorteil, dass zeitliche Abläufe visualisiert und kardiale Dimensionen gemessen werden können (◘ Abb. 4.1, 4.2, 4.3; ◘ Tab. 4.1).

Bei der **Dopplerechokardiographie** wird als Konzept der Dopplereffekt eingesetzt. Der Dopplereffekt kommt dadurch zustande, dass die Distanz zwischen Ultraschallquelle und Reflexionsebene nicht konstant ist. Dies geschieht bei Schallreflexionen an sich bewegenden Blutzellen. Bewegen sich die Blutzellen auf die Schallquelle zu, kommt es zur Verkürzung/Stauchung der Wellenlänge und

◘ Tab. 4.1. Normwerte Echokardiographie (M-Mode)

Parameter	Normwert [mm]
Durchmesser Aorta	20–38
Durchmesser linker Vorhof	20–40
Enddiastolischer Durchmesser des linken Ventrikels	37–56
Endsystolischer Durchmesser des linken Ventrikels	25–38
Interventrikularseptum (enddiastolisch)	7–11
Enddiastolischer Durchmesser des rechten Ventrikels	<30

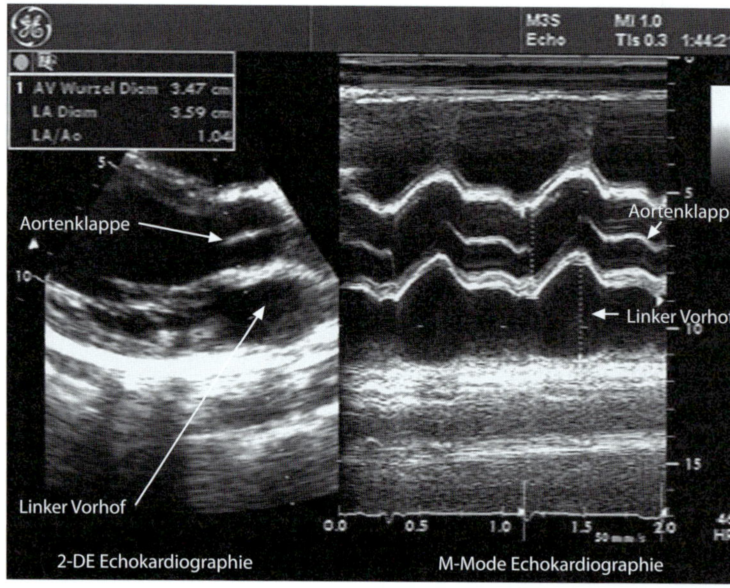

Abb. 4.1. Transthorakale Echokardiographie. 2-DE und M-Mode-Darstellung der Aortenklappe und des linken Vorhofs

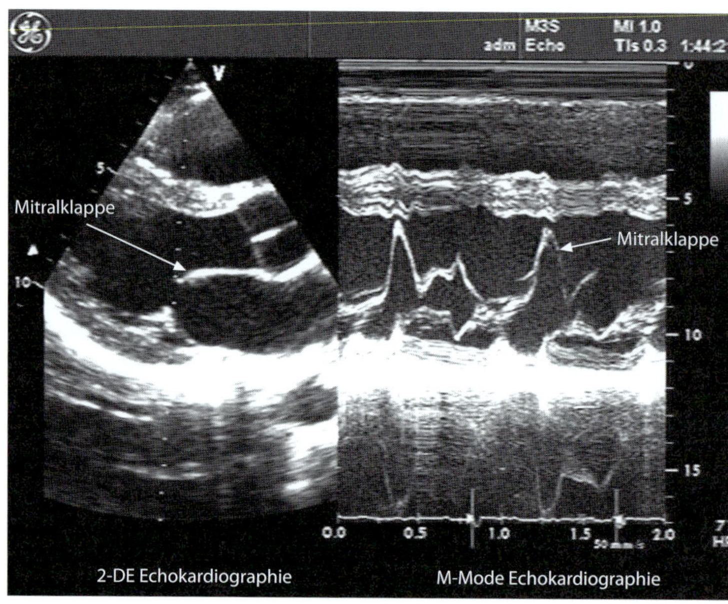

Abb. 4.2. Transthorakale Echokardiographie. 2-DE und M-Mode-Darstellung des Mitralklappenapparates

damit zur Frequenzerhöhung. Man spricht vom *positivem Dopplershift*. Bewegen sich die Blutkörperchen von der Schallquelle weg, kommt es zur Verlängerung/Dehnung der Wellenlänge, damit zu einer niedrigeren Frequenz und man spricht von einem *negativen Dopplershift*.

Auf der Grundlage der Dopplergleichung kann die Strömungsgeschwindigkeit der Blutkörperchen, die den Ultraschallstrahl passieren, bestimmt werden. Mit dem Ergebnis der Berechnung der Blutströmungsgeschwindigkeit lassen sich dann mit Hilfe der Bernoulli-Formel Druckgradienten über den Herzklappen berechnen.

Proportional zur Anzahl der erfassten Blutkörperchen ist die Amplitude des Dopplersignals. Diese ist eine densitometrische Komponente und wird mit Hilfe einer Grauskala dargestellt. Bei den Dopplertechniken werden die Continuous-Wave(CW)-Technik und die Pulsed-

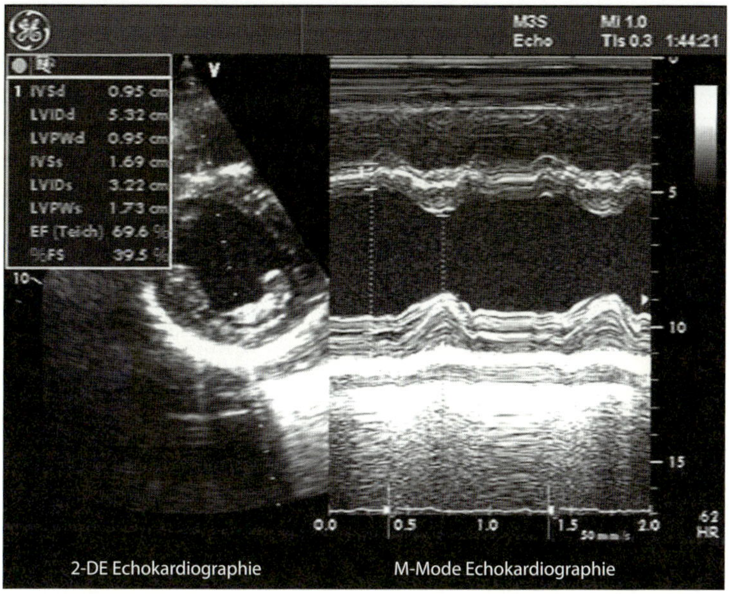

Abb. 4.3. Transthorakale Echokardiographie. 2-DE und M-Mode-Darstellung des linken Ventrikels

Wave(PW)-Technik unterschieden. Bei der CW-Technik wird kontinuierlich Schall ausgesendet und empfangen. So werden alle Strömungsgeschwindigkeiten in der Schallrichtung erfasst. Mit der PW-Technik wird durch Vorgabe eines Intervalls zwischen Senden und Empfangen eine Reflexionsebene festgelegt und so eine lokale Strömungsgeschwindigkeit bestimmt.

Mit der PW-Dopplertechnik können jedoch keine hohen Frequenzen respektive Geschwindigkeiten bestimmt werden. Durch die im Vergleich zur CW-Dopplertechnik geringere Sende- und Empfangsrate können bei der PW-Dopplertechnik nur reflektierte Schallwellen niedrigerer Frequenz korrekt erfasst werden. Diese Limitation wird als **Aliasingphänomen** bezeichnet. Die Grenze der noch korrekt erfassten Frequenzen wird als **Nyquistzahl** beschrieben (Pulsrepetitionsrate >2 × Frequenz des Dopplershifts).

Eine Weiterentwicklung stellt die **Farbdopplerechokardiographie** dar. Es erfolgt eine Farbkodierung der Blutströme, wobei der Fluss vom Schallkopf weg blau und der zum Schallkopf hin rot kodiert ist. An stenosierten Klappen ergibt sich das typische ‚Mosaik flow pattern' mit einem bunten Farbmuster.

Eine wichtige Weiterentwicklung ist die **transösophageale Echokardiographie.** Durch diesen Zugang kann eine obligat gute Bildqualität, unabhängig von Limitationen der transthorakalen Echokardiographie (Schallfenster) erreicht werden. Nur mit diesem Schallzugang gelingt eine zuverlässige Darstellung des interatrialen Septums zur Klärung der Frage Shunt oder offenes Foramen ovale. Auch die zuverlässige Beurteilung der Aorta ascendens und descendens gelingt mit diesem Zugang.

▪▪▪ Indikationen bei Intensivpatienten

Die Echokardiographie ist bei allen Situationen mit unklarer Hämodynamik ein zentrales Diagnostikum. Aus diesem Grunde ist eine Logistik erforderlich, die eine sehr zeitnahe echokardiographische Untersuchung bettseitig ermöglicht. Häufigste Fragestellung bei internistischen Krankheitsbildern ist die nach der Funktion des linken Ventrikels. Auch wenn durch das Röntgenthorax-Bild erste Hinweise bestehen, können die systolische, aber insbesondere auch die diastolische linksventrikuläre Funktionsstörung zuverlässig nur durch die Echokardiographie erfasst werden. Im eigenen klinischen Vorgehen wird bei jedem Intensivpatienten auf der Überwachungskurve die Kompetenz der linksventrikulären Funktion angegeben. Bei unerwartet auftretender klinischer Verschlechterung kann dann eine wesentlich fundiertere Therapie erfolgen (z. B. Volumengabe). Davon unabhängig ergeben sich als diagnostische Maßnahme und als Verlaufsuntersuchung zahlreiche Indikationen für die Echokardiographie.

▪▪▪ Diagnostik

Beim akuten Thoraxschmerz ist die **koronare Herzerkrankung** das bei weitem häufigste Krankheitsbild von

Patienten, die auf Intensivstationen überwacht und behandelt werden. Neben der Herzinsuffizienz sind die akuten Koronarsyndrome Hauptmanifestationen der koronaren Herzerkrankung. Die Echokardiographie sollte bei jedem akuten Infarkt durchgeführt werden. Ziele der Diagnostik sind neben der Bestimmung der linksventrikulären Funktion die Diagnostik von Infarktkomplikationen wie beispielsweise die rechtsventrikuläre Beteiligung, der akute Ventrikelseptumdefekt oder das Auftreten einer akuten Mitralklappeninsuffizienz. Die Echokardiographie ist zur Klärung weiterer Ursachen des akuten Thoraxschmerzes erforderlich. Mit der transthorakalen und häufig auch mit dem zusätzlichen Einsatz der transösophagealen Echokardiographie können die **wesentlichen Differenzialdiagnosen Dissektion der Aorta thoracalis** und **hämodynamisch bedeutsame Lungenembolie** ausgeschlossen werden (dilatierter rechter Ventrikel, erhöhter systolischer pulmonalarterieller Druck).

Bei **Herzklappenerkrankungen** können hämodynamische Komplikationen aufgrund von degenerativen oder entzündlichen Kappenerkrankungen auftreten. Entzündliche Herzklappenerkrankungen können Ursache einer kritischen Sepsiserkrankung sein. Bei diesen Erkrankungen ist die Echokardiographie die Diagnostikmethode der Wahl. Auch der **Perikarderguss** kann Ursache einer hämodynamischen Problematik sein. Die Echokardiographie kann neben der Hauptdiagnose auch für eine notwendige Punktion wichtige Hinweise geben (Lokalisation des maximalen Ergusses; ungünstige z. B. posteriore Lokalisation für eine Punktion). In manchen Situationen wird eine notfallmäßige **Kardioversion** bei Vorhofflimmern oder Vorhofflattern erforderlich. Zum Ausschluss von Thromben im linken Vorhof und im linken Vorhofohr wird eine transösophageale Untersuchung vor Kardioversion erforderlich, um kardembolischen Ereignissen vorzubeugen (◘ Abb. 4.4).

Literatur

ACC/AHA/ASE 2003 Guideline Update for the Clinical Application of Cchocardiography

Harloff A, Handke M, Reinhard M, Geibel A, Hetzel A. Therapeutic strategies after examinatioyn by transesophageal echocardiography in 503 patients with ischemic stroke. 1: Stroke. 2006 Mar;37(3):859–64. Epub 2006 Jan 26

Kuhl HP, Hanrath P. The impact of transesophageal echocardiography on daily clinical practice. 1: Eur J Echocardiogr. 2004 Dec;5(6):455–68

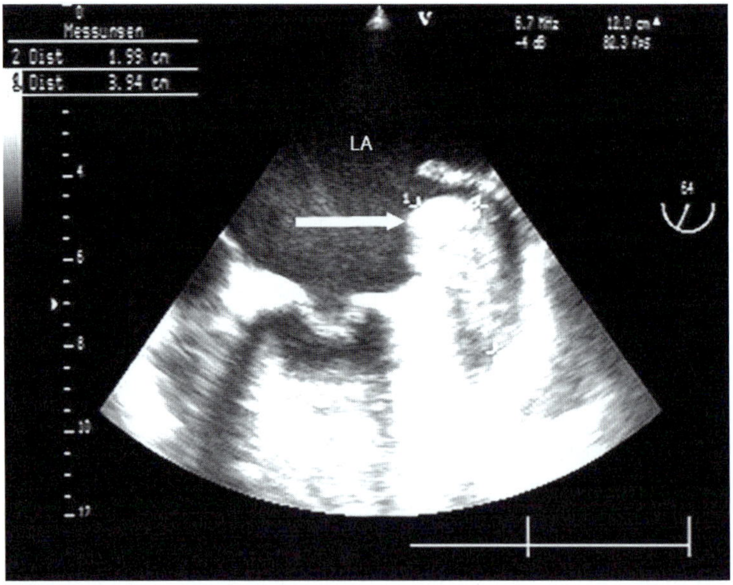

◘ **Abb. 4.4.** Thrombus im linken Vorhofohr (TEE Untersuchung)

Röntgendiagnostik

Clemens Kelbel

5.1 Röntgendiagnostik auf der Intensivstation

▪▪▪ Grundlagen

Röntgenaufnahmen im Krankenbett sind generell als Behelfsmaßnahmen anzusehen. Anders ist dies in der Intensivmedizin. Bei dem nur mit Aufwand transportfähigen Intensivpatienten, der nicht in der Lage ist zu stehen, hat die Röntgenaufnahme im Liegen eine wichtige Kontrollfunktion. Im Vordergrund der radiologischen Diagnostik auf der Intensivstation steht die Thoraxaufnahme im Liegen. Bei den Indikationen zur Röntgendiagnostik sowie bei der Auswertung und bei der Befundung muss die individuelle klinische Situation des Intensivpatienten Berücksichtigung finden.

▪▪▪ Indikationen

Eine routinemäßige röntgenologische Diagnostik sollte nicht durchgeführt werden. Es kommen die in der Übersicht dargestellten Indikationen in Frage.

Im Rahmen einer Respiratortherapie werden oft täglich oder jeden zweiten Tag Thoraxaufnahmen zur Verlaufsbeurteilung durchgeführt. Bei einem Vergleich zwischen täglicher, routinemäßiger Röntgenuntersuchung im Vergleich zu einer gezielten Untersuchung, die sich an klinischen Parametern orientiert, findet sich kein Unterschied hinsichtlich der Aufenthaltsdauer auf Intensivstation bzw. der Gesamtaufenthaltsdauer und der Mortalität. Somit sollte die Praxis der routinemäßigen, täglichen Röntgenaufnahme des Thorax verlassen werden.

Indikationen zum Rö-Thorax im Liegen (a.p.-Aufnahmen)

- Alveoläre und interstitielle Lungenveränderungen, insbesondere Frühzeichen bei Überwässerung und Schockzuständen
- Unklare Dyspnoezustände
- Entzündliche Infiltrate (einschl. Verlaufskontrollen)
- Komplikationen wie Pneumothorax, Hämatothorax und Atelektasen
- Links- und Rechtsherzdekompensationen
- Z.n. Thoraxinterventionen (z. B. Punktionen oder Drainagen)
- Respiratortherapie (siehe Text)
- Kontrolle eines zentralen Gefäßkatheters (sofern nicht EKG-kontrolliert)
- Lagekontrolle von eingebrachten medizinischen Fremdkörpern

Als relative Indikationen zur Durchführung einer Thoraxaufnahme können die Tubuskontrolle und die Diagnostik sowie die Verlaufskontrolle von Pleuraergüssen und Pneumothoraces gelten:

- Die korrekte Lage eines Tubus ist neben der Auskultation sicher mittels der Bronchoskopie zu verifizieren.
- Pleuraergüsse können der radiologischen Methode im Liegen komplett entgehen, besonders, wenn beidseitige, größere, frei auslaufende Pleuraergüsse vorliegen.

Der Einfluss der Schwerkraft erlaubt dem nicht gefangenen Erguss beim liegenden Patienten ein gleichmäßiges dorsales Auslaufen, was die radiologische Detektion erschwert. Ebenso können Kompressionsatelektasen der radiologischen Methode entgehen. Bei Pleuraergüssen und Atelektasen ist die Methode der Wahl die Sonographie (▶ Kap. 3).

- Bei einem Pneumothorax steigt die Luft beim liegenden Patienten nach ventral und erschwert so ebenfalls eine sichere radiologische Diagnostik. Vorteile bietet hier ebenfalls die Sonographie (▶ Kap. 3 u. 26).

5

Kontraindikationen

Aufgrund der eingeschränkten Aussagekraft der bettseitigen Röntgenuntersuchung gilt es – besonders bei graviden Intensivpatienten – die Strahlenexposition des Patienten sehr genau zu überdenken, zumal häufig Alternativen zur Verfügung stehen (Sonographie, EKG-kontrollierte ZVK-Anlage etc.).

Durchführung

Eine standardisierte Methode zur Durchführung von Röntgenaufnahmen auf der Intensivstation gibt es nicht, da die technische Ausrüstung in den einzelnen Intensiveinheiten sehr unterschiedlich ist. Grundvoraussetzung ist das Vorhandensein einer mobilen Röntgeneinheit.

Dabei stehen Geräte mit der Möglichkeit von Weichstrahlaufnahmen ohne Raster (60–80 kV) zur Verfügung. Bei Geräten mit 120–130 kV ist im Thoraxbereich der Einsatz der Hartstrahltechnik und – damit verbunden – der Rastertechnik möglich. Diese erlaubt die bessere Bewertung von Lungenaufnahmen.

Mobile Röntgeneinheiten haben in der Regel keine Belichtungsautomatiken. Probleme seitens der Belichtung eines sog. »Stationsthorax« ergeben sich aus den inter- und intraindividuellen Aufnahmebedingungen, beginnend beim individuellen Thoraxumfang des Patienten über die nicht immer optimale Lagerbarkeit des Patienten und endet bei den unterschiedlichen Film/Fokus-Abständen und den Problemen einer exakten und bei Verlaufskontrollen vergleichbaren Zentrierung des Bildes.

Mit kurzen Belichtungszeiten (z. B. unter 10 ms) können Bewegungsunschärfen verringert werden, da gerade bei Respiratorpatienten nur schwer Atemstillstandsphasen zu erreichen sind. Um optimale Bildverhältnisse zu erzielen, ist es wünschenswert, dass der Film/Fokus-Abstand von 120 cm konstant eingehalten wird, was aufgrund der Bettgestänge meist nicht möglich ist.

Vor Durchführung einer Thoraxaufnahme sollte der Patient endotracheal abgesaugt sein. Unmittelbar geplante Interventionen im Thoraxbereich sollten durchgeführt sein, um unnötige Doppelaufnahmen zu vermeiden.

Bei der Anfertigung einer Thoraxaufnahme muss der Patient in einer flachen, gleichmäßig ausgerichteten Rückenlagerung liegen. Die Aufnahme erfolgt in Inspiration. Monitorkabel und Schlauchklemmen müssen zuvor entfernt werden. Bei Verlaufskontrollen sollten die Belichtungszeit und die Spannung die gleichen Daten aufweisen wie bei der Voraufnahme. Abweichend davon erfolgt eine Abdomenübersichtsaufnahme in Seitenlage, um Spiegelbildungen besser darstellen zu können.

Jedes Röntgenbild muss neben dem Patientennamen und dem Aufnahme- und Geburtsdatum die Belichtungs- und Spannungsdaten aufweisen und schriftlich befundet werden. Röntgenbesprechungen mit Kliniker und Radiologen sollten täglich erfolgen. Bei einer derartigen Besprechung können klinische Aspekte die radiologische Differenzialdiagnostik sinnvoll ergänzen. Die Aufnahmen sollten dann in Patientennähe verbleiben und jederzeit an einem bettseitigen Bildschirm (ersatzweise am Fenster) zur Verfügung stehen.

Digitale Röntgengeräte erlauben eine Nachbearbeitung zur Verbesserung der Darstellungsqualität und zur Visualisierung interessierender Objekte (z. B. »Kantenanhebung« zur Katheterdarstellung). Sie sind grundsätzlich vorzuziehen.

Komplikationen

Je nach krankenhausspezifischen Gegebenheiten muss die Röntgenkassette gegebenenfalls direkt unter den Patienten geschoben werden. Bei den dazu erforderlichen Lagerungsmanövern besteht die Gefahr der Tubus-/Katheterdiskonnektion bis hin zur kompletten Entfernung. Durch gute Zusammenarbeit zwischen dem Pflegepersonal der Intensivstation und dem radiologischen Personal ist dieses Risiko zu minimieren.

Bei Kontrastmittelapplikationen (z. B. im Rahmen der Darstellung eines zentralen Zuganges) sind Kontrastmittelzwischenfälle und Beeinträchtigungen der Schilddrüsenfunktion zu berücksichtigen.

Befunde

Bei der Befundung der Röntgen-Liegendaufnahmen (a.p.-Aufnahmen) können nicht die Kriterien einer Röntgen-Standaufnahme (p.a.-Aufnahme) angelegt werden. So kommt bei der a.p.-Aufnahme durch die Abstandsvergrößerung das Mediastinum verbreitert zur Darstellung. Darüber hinaus ist zu beachten, dass aufgrund anderer Schwerkraftverhältnisse für Flüssigkeiten und Luft nicht eine kranio-kaudale Ausrichtung, sondern eine ventro-dorsale Verteilung vorliegt. Deshalb werden sich frei auslaufende Flüssigkeiten dorsal verteilen und Luft im Intrapleuralraum ventral ansammeln (▶ Kap. 26). Eine Beurteilung und Befundung auf einer Intensivstation angefertigter Röntgenbilder sollte gemeinsam durch Kliniker und Radiologen in einer täglichen, gemeinsamen Besprechung erfolgen.

▪▪▪ Wertung

Tägliche, routinemäßige radiologische Diagnostik des Thorax beim respiratorpflichtigen Intensivpatienten ist nicht sinnvoll. Daher sollte sich die Indikation zur radiologischen Diagnostik auf der Intensivstation an klinischen Fragestellungen orientieren.

5.2 Röntgen- und weitere bildgebende Diagnostik außerhalb der Intensivstation

▪▪▪ Grundlagen

Aufgrund der eingeschränkten Möglichkeiten der bettseitigen radiologischen Diagnostik sind Transporte mit notwendigen Umlagerungen der unter Umständen beatmeten Intensivpatienten notwendig, um z. B. eine Computertomographie oder in besonderen Fällen eine Magnetresonanztomographie durchführen zu lassen.

Die Computertomographie (CT) ist ein radiologisches Schnittbildverfahren zur Darstellung von in der Regel transversalen Körperschichten. Aufgrund der schnelleren Durchführbarkeit und der geringeren Artefaktüberlagerung durch Atemexkursionen sollte eine Spiral-CT Vorzug vor einer konventionellen CT bei Intensivpatienten finden. Beim Spiral-CT erfolgt die Erzeugung der Tomogramme in einer kontinuierlichen Spiralbewegung. Dadurch kann eine lückenlose Organdarstellung einschließlich Lymphknoten und Lungenrundherden erreicht werden.

Als weitere Möglichkeit steht die Magnetresonanztomographie (MRT) zur Verfügung. Diese ist ein Schnittbildverfahren mit frei wählbarer Schnittebene ohne Verwendung von Röntgenstrahlen unter Nutzung der Kernspin-Resonanz. Dabei richten sich die Atomkerne unter dem Einfluss starker Magnetfelder aus und verändern diese Ausrichtung durch einen Hochfrequenzimpuls.

▪▪▪ Indikationen

Bei Intensivpatienten kann die Durchführung einer Computertomographie notwendig sein. Die möglichen Indikationen zeigt die Übersicht. Mittels MRT sind weitere Aussagen in folgenden Situationen möglich:

- Differenzierung von Weichteilformationen (entzündlich/tumorös)
- Darstellung von Prozessen mit Partialvolumeneffekten im CT (z.B. Paravertebralregion, Brustwand, Mediastinum, Beurteilung der Hirnstammregion)

Für alle weiteren Fragestellungen im Thorax- und Abdomenbereich ist die CT generell gut geeignet.

Indikationen zur Computertomographie beim Intensivpatienten

Schädelaufnahmen

- Jedes Koma unklarer Genese, wenn bettseitige Untersuchungen keine Klärung herbeiführen können
- V.a. zerebrale Insulte
- Kontrolle nach Thrombolyse bei zerebralem Insult
- V.a. intrazerebrale Blutung
- V.a. Subarachnoidalblutung
- Verlaufskontrolluntersuchungen bei bereits gesicherter zerebraler Läsion (z. B. Blutung)
- Schädel-Hirn-Trauma

Thoraxaufnahmen

- Intrathorakale akute Prozesse, die sonographisch, echokardiographisch, bronchoskopisch oder konventionell radiologisch nicht eindeutig zu sichern sind und die wegen der vitalen Bedrohung therapeutischer Konsequenzen (z. B. Punktion/Drainage) bedürfen
- Mediastinaldiagnostik
- Darstellung organübergreifender Prozesse

Abdomen

- Intraabdominelle akute Prozesse, die sonographisch nicht eindeutig zu sichern sind und die wegen der vitalen Bedrohung therapeutischer Konsequenzen bedürfen, z. B.
  - nekrotisierende Pankreatitis (ggf. mit Punktion)
  - Abszedierung
  - Perforation

▪▪▪ Kontraindikationen

Bei der Indikationsstellung ist gewissenhaft zu überprüfen, ob das zu erwartende diagnostische Ergebnis und die daraus resultierenden therapeutischen Konsequenzen in einer vertretbaren Relation zu der Gefährdung des Intensivpatienten durch den notwendigen Transport und die notwendigen Umlagerungen stehen. Die Abwägung dieser Risiken kann u. U. eine radiologische Diagnostik außerhalb der Intensivstation verbieten.

▪▪▪ Durchführung

Eine gute Logistik mit genauen Zeitabsprachen über die Verfügbarkeit des CT verringert die Zeit der Abwesenheit des Intensivpatienten von der Intensivstation und minimiert damit das Komplikationsrisiko. Eine ärztliche Begleitung des Intensivpatienten ist erforderlich. Suffiziente Beatmungsmöglichkeiten, ein geeigneter transportabler Monitor (Überwachungsmöglichkeiten von Blutdruck, Puls und Sauerstoffsättigung) sowie Notfallmedikamente und Intubationsbesteck müssen der Transporteinheit jederzeit zur Verfügung stehen. Dies gilt sowohl für den Transport als auch für die Dauer der Untersuchung. Nach Beendigung der Untersuchung sollte der Intensivpatient ohne Zeitverzögerung auf die Intensivstation zurück gebracht werden.

Beim MRT sind zusätzlich ein erweiterter logistischer Aufwand sowie spezielle Apparaturen zu berücksichtigen, da in den MRT-Raum keine Metallteile eingebracht werden dürfen.

▪▪▪ Komplikationen

Direkte Komplikationen durch CT und MRT sind nicht gegeben. Jedoch besteht ein nicht unerhebliches Risiko für Komplikationen durch den Transport und das Umlagern. Hier kann es zu Diskonnektionen und Dislokalisationen von Tubus und Gefäßzugängen kommen, die zu einer vital bedrohlichen Situation führen können.

▪▪▪ Befunde

Bei der Komplexität des Krankheitsbildes eines Intensivpatienten ist es empfehlenswert, dass die Indikationsstellung, Beurteilung und Befundung der in der CT und MRT erhobenen Aufnahmen in enger Kooperation von Intensivmediziner und Radiologe erfolgen.

▪▪▪ Wertung

Bei differenzierter Indikationsstellung unter Berücksichtigung der individuellen, klinischen Situation des Intensivpatienten ist mittels CT und MRT die Erhebung von therapieentscheidenden Befunden möglich. Dabei bietet die CT eine überlagerungsfreie, hohe Auflösung. Vorteile der MRT sind das detailliertere Erkennen von entzündlichen Veränderungen oder kleineren zerebralen Läsionen (falls sie Flüssigkeit enthalten), die der CT entgehen können.

Literatur

Graa, ME et al. (2005) Can we abandon daily routine chest radiography in intensive care patients? J Intensive Care Med 20: 238–246

Kelbel C, Börner N, Schadmand S et al. (1991) Diagnostik von Pleuraergüssen und Atelektasen: Sonographie und Radiologie im Vergleich. Fortschr. Röntgendiagnostik 154,2: 159–163

Krivopal M, Shlobin OA, Schwartzstein RM (2003) Utility of daily routine portable chest radiographs in mechanically ventilated patients in the medical ICU. Chest 123: 1607–1614

Lessnau KD (2005) Is chest radiography necessary after uncomplicated insertion of a triple-lumen catheter in the right internal jugular vein, using the anterior approach? Chest 127: 220–223

Drainagen und Punktionen

Clemens Kelbel, Thomas Voigtländer

6.1 Thoraxpunktion

Clemens Kelbel

▪▪▪ Grundlagen

Mittels einer thorakalen Punktion ist die Entfernung von Flüssigkeit oder Luft aus dem Pleuraraum möglich. Um eine kontinuierliche Entfernung von Flüssigkeit oder Luft aus der Pleurahöhle zu gewährleisten, ist die Einlage eines flexiblen, transthorakalen Katheters (Drainage) notwendig. Sonographisch gesteuert können raumfordernde Prozesse der Thoraxwand und pleuraständige Veränderungen diagnostisch punktiert werden.

▪▪▪ Indikationen

1. **Diagnostische Indikationen** (P = Punktion; D = Drainage)
   - Analyse eines Pleuraergusses (P)
   - Thoraxwandnahe oder pleuraständige Raumforderungen (P)
2. **Therapeutische Indikationen** (P = Punktion; D = Drainage)
   - Pneumothorax (P, D)
   - Pleuraerguss zur Drainage (P, D)
   - Lungenabszess (D), Pleuraempyem (D)
   - Hämatothorax (D)
   - Chylothorax (D)
   - Nach Thorakotomie, Thorakoskopie (D), vor Pleurodese (D)

▪▪▪ Kontraindikationen

Ohne Einwilligung und Kooperation des Patienten ist eine Intervention am Thorax nicht durchzuführen. Akute Gerinnungsstörungen (z. B. laufende Thrombolysetherapie oder Blutungsdiathese mit Prothrombinzeit <50%, Fibrinogen <100 mg/dl), Thrombozyten <50.000/µl) sind Kontraindikationen für thorakale Interventionen. Ebenso sollte eine Drainageanlage nicht erfolgen, wenn es sich um einen »unreifen Abszess« (Blutungsgefahr bei nicht abgegrenzter Abszessmembran), tuberkulöse Kavernen, Echinokokkus-Zysten oder um Strukturen mit fehlendem Pleurakontakt handelt.

▪▪▪ Methoden

Einmal-Punktionen und Drainageanlagen sind vorzuziehen. In Kombination mit der Sonographie lässt sich bei beiden Methoden eine Risikominimierung erzielen, denn dort wo die Sonomorphologie der normalen Thoraxsituation aufgehoben bzw. verändert ist, ist das Risiko einer parenchymatösen Verletzung von normalen Lungenstrukturen geringer.

▪▪▪ Therapieplanung

Sofern nicht eine notfallmäßige Intervention durchgeführt wird, muss eine Einverständniserklärung vorliegen. Darüber hinaus sollten aktuelle Gerinnungsparameter vorliegen (Quick, PTT, Thrombozyten). Der Patient muss entsprechend dem Interventionsort gelagert werden, die Intervention erfolgt unter sterilen Kautelen, entsprechende Assistenz sollte zur Verfügung stehen. Hilfreich ist die präinterventionelle Untersuchung des Interventionsortes mittels Sonographie.

Technik

Nach sonographischer Inspektion und Festlegung des Punktionsortes und -richtung erfolgt die thorakale Punktion unter Lokalanästhesie und sterilen Kautelen am Oberrand der Rippe (Gefäßband am Unterrand der Rippe: Vene/Arterie/Nerv). Die Punktionsnadel wird unter Aspiration vorgeschoben.

In der Notfallsituation bei einem Spannungspneumothorax kommt eine großlumige Venen-Dauerverweilkanüle zum Einsatz. Der Kunststoffteil verbleibt, die Gefahr einer Lungenverletzung durch liegendes, starres Material wird dadurch geringer.

Abb. 6.1 zeigt zum Einsatz kommende Pleuradrainagen, in der Übersicht ist die Vorgehensweise zusammengestellt.

Technik der thorakalen Drainageanlage

- Größe der Drainage: Eine Größe von 14 Charriere (Ch) sollte bei längerer Liegedauer nicht unterschritten werden. Bei hämorrhagischem Pleuraerguss oder Pleuraempyem mindestens 18 Ch
- Bei Pleuraempyem ggf. Spül-Saugdrainage oder 2 Trokardrainagen (mind. 20 Ch, zur Spül-Saugtherapie; Abb. 6.1)
- Dünnlumiger Katheter (Matthys-Katheter) bei absehbarer Verweildauer <24 h (z. B. Pneumothorax)
- Technik der Vorbereitung, Lokalanästhesie und Probepunktion wie bei o. g. Punktion
- Steriles Einführen mittels des Trokars am Oberrand der Rippe nach Stichinzision
  - bei Pneumothorax z. B. in der hinteren Axillarlinie im 4.-5. ICR, alternativ im 2. ICR in der Medioklavikularlinie
  - bei Pleuraerguss tiefsten Punkt mit Flüssigkeitsmaximum (Sonographie) aufsuchen
  - bei Pleuraempyem nach sonographischem Befund.
- Nach Penetration der Pleura parietalis Trokar zurückziehen und Drainagespitze nach dorsal vorschieben
- Trokar entfernen und gleichzeitig Drainage abklemmen
- Sorgfältige Fixation der Drainage, z. B. mit U-Naht
- Sterilen Verband anlegen
- Sogvorrichtung anschließen
  - Sogeinstellung: Initial ca. 5–10 cm Wassersäule. Je nach Befundsituation (z. B. Fistelung) Erhöhen oder Erniedrigen des Sogs (Austitrieren der minimalen Fistelung)
- Kontrolle der korrekten Drainageanlage (atemabhängige Flüssigkeitsbewegung im Drain, Röntgenaufnahme des Thorax)

Komplikationen

- Lungenverletzungen
- Pneumothorax bei Ergusspunktion
- Interkostalgefäßverletzungen
- Verletzungen benachbarter Organe (z. B. Herz, Leber, Milz, Darm)
- Infektionen
- Pleuraempyem
- Reexpansionslungenödem nach rascher Entfernung großer Ergussmengen
- Hämatothorax nach Gefäßverletzungen
- Vasovagale Reaktion mit Blutdruckabfall und Bradykardie

Ergebnisse

Die Entfernung eines symptomatischen Pleuraergusses führt zu einer Verbesserung der Gasaustauschfläche mit Abnahme der Dyspnoesymptomatik und Verbesserung des Allgemeinbefindens. Bei weiterbestehender Exsudation sind erneute Punktionen oder die Einlage einer Pleuradrainage notwendig. Bei therapieresistenten Pleuraergüssen

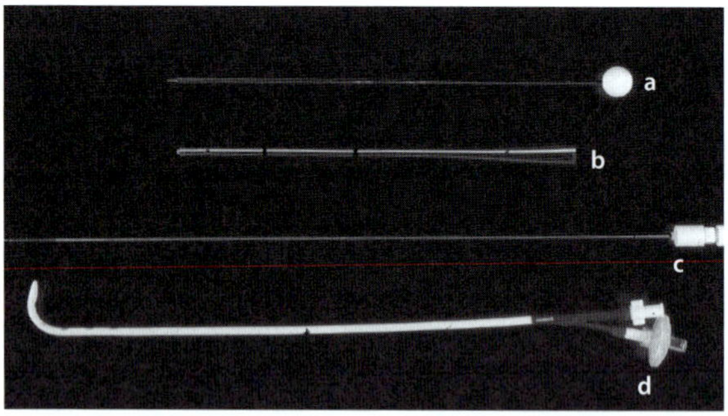

Abb. 6.1. Pleuradrainagen: *Trokardrainage* mit Einführungstrokar (a) und kleinlumiger Drainage (b). Doppellumige Spüldrainage mit Einführungstrokar (c) und Drainage nach von Sonnenberg (d)

muss u. U. eine Pleurodese diskutiert werden. Bei Pleura-Abszessen und -Empyemen sind Drainagen bzw. Spül-Saug-Drainagen erfolgreiche Methoden, mit denen eine operative Intervention meist vermieden werden kann.

▪▪▪ Wertung

Mittels sonographischer Kontrolle sind thorakale Punktionen bzw. Drainageanlagen mit einer geringeren Komplikationsrate verbunden, bei einem hohen diagnostischen und therapeutischen Nutzen.

Literatur

Baumann MH et al. (2003) Comparison of function of commercially available pleural drainage units and catheters. Chest 123: 1878–1886

Colice GL, Curtis A, Deslauriers J et al. (2000) ACCP consensus statement: Medical and surgical treatment of parapneumonic effusions. Chest 18: 1158–1171

Davies CWH, Gleeson FV, Davies RJO (2003) BTS guidelines for the management of pleural infection. Thorax 58 (Suppl II): 18–28

Frey DJM, Klapa J, Kaiser D. (1999) Spüldrainage und Fibrinolyse zur Behandlung des metapneumonischen Pleuraempyems. Pneumologie 53: 596–604

Hamm H (2005) Die Behandlung des parapneumonischen Ergusses und des Pleuraempyems. Pneumologie 59: 696–703

Light RW (2002) Pleural effusion. N Engl J Med 346: 1971–1977

Mathis G et al. (1999) Ultraschallgeführte transthorakale Punktion Ultraschall in Med 20: 226–235

Soni N, Riley B (1993) Insertion of chest drain. Curr Anaesth Crit Care 4: 46–52

6.2 Perikardpunktion

Thomas Voigtländer

▪▪▪ Grundlagen

▪▪ Pathogenese

Der Perikarderguss hat eine vielfältige Ätiologie. Häufige Ursachen sind entzündliche Veränderungen des Perikards, entweder isoliert oder im Rahmen einer Perimyokarditis (häufiger Erreger Parvovirus B 19). Tumorerkrankungen (z. B. Bronchialkarzinom) können ebenfalls zu sehr ausgedehnten Perikardergüssen führen. Eine häufigere Ursache eines Perikardergusses sind herzchirurgische Eingriffe. Postoperativ tritt sowohl der akute Perikarderguss im Sinne einer Nachblutung in das Perikard auf als auch später der Perikarderguss im Rahmen des so genannten Postkardiotomiesyndromes. Weitere Ursachen zeigt die Übersicht.

Ursachen von Perikarditis und Perikarderguss

- Idiopathisch
- Tumor
- Infektionen (viral, bakteriell, TBC)
- Autoimmunerkrankungen
- Aortendissektion
- Trauma
- Herzchirurgie (Nachblutung, Postkardiotomiesyndrom)
- Urämie (Perikarditis bei 5–13% der Patienten)
- Akuter Myokardinfarkt (5–10% der Patienten entwickeln eine Pericarditis epistenocardiaca)

Die hämodynamischen Konsequenzen eines Perikardergusses sind variabel. Sehr entscheidend ist die Dynamik der Ergussbildung. Die Compliance des Perikards ist sehr gering, wenn es zu einer raschen Ergussbildung kommt. So wird beispielsweise bei einer akuten postoperativen Blutung nur eine geringe Ergussmenge toleriert, da es durch das nicht dehnbare Perikard rasch zu einem Anstieg des intraperikardialen Druckes kommt. Große Ergussmengen bis zu 2 l können jedoch toleriert werden, wenn die Ergussmenge langsam zunimmt, da dann die Compliance des Perikards steigt und der intraperikardiale Druck nur gering zunimmt.

▪▪▪ Klinik und Diagnostik

Klinische Zeichen und Untersuchungsbefunde eines Perikardergusses sind in Abhängigkeit vom Schweregrad Tachykardie, Halsvenenstauung, thorakale Schmerzen und systolisch diastolisches Reibegeräusch (gelegentlich trotz Perikarderguss), Hypotonie, Dyspnoe.

Echokardiographisch lässt sich ein Perikarderguss diagnostizieren, wenn Peri- und Epikard diastolisch keine Berührung zeigen. Bei größerer Flüssigkeitsmenge beginnt das Herz im Perikardsack zu schwingen, auch als ‚swinging heart' bezeichnet. Die Schwingfrequenz entspricht dann der Hälfte der Herzfrequenz. Durch die dann vorliegenden unterschiedlichen Positionierungen des Herzens im Thorax kommt es zu EKG-Veränderungen mit unterschiedlicher QRS-Amplitude, dies wird als Pulsus alternans bezeichnet.

Eine Perikardtamponade liegt vor, wenn es wegen des relativ schwächeren Myokards zur kritischen Kompression von rechtem Vorhof und Ventrikel kommt. Neben dem echokardiographischen Zeichen der paradoxen Septumbewegung (durch die Kompression des RV durch den Perikarderguss kommt es durch das Volumen in RV zur Verlagerung des interventrikulären Septums nach LV) führt die Perikardtamponade zu den oben beschriebenen klinischen Zeichen. Hämodynamisches Grundproblem ist das verringerte RV-Schlagvolumen, das in Abhängigkeit von der Schwere des Krankheitsbildes zum dadurch bedingten kardiogenen Schock führen kann (◻ Abb. 6.2).

▪▪▪ Therapie

Die wesentliche Therapie ist die Entlastung des Perikardergusses durch Perikardpunktion oder operative Maßnahmen. Häufig kann durch die Aspiration schon geringer Ergussmengen eine rasche klinische Besserung erfolgen.

Insbesondere große Perikardergüsse aufgrund eines Tumorleidens oder eines idiopathischen oder auch eines entzündlichen Geschehens (häufig viral) sind der Perikardpunktion gut zugänglich. Schwierigkeiten können bei gekammerten Ergüssen und Ergüssen nach herzchirurgischen Eingriffen auftreten. Letztere sind nicht selten teilorganisierte Hämatome und bereiten Schwierigkeiten bei der Punktion.

▪▪▪ Therapieplanung

Vor der Punktion erfolgt echokardiographisch, selten auch mit CT oder MRT die exakte Ergusslokalisation und Verteilung. Auch in Abhängigkeit von der Ergusslokalisation wird der subxiphoidale oder der apikale, subkostale Zugang gewählt (◻ Abb. 6.3).

▪▪▪ Technik

Punktionsziel beim subxiphoidalen Zugang ist ein Erguss vor dem rechten Ventrikel. In halbsitzender Position erfolgt nach einer lokalen Anästhesie paraxiphoidal die Punktion in Richtung linke Schulter. Die Führung der Punktionsnadel (Seldinger-Nadel) erfolgt in einem sehr flachen Winkel nahezu unmittelbar dorsalseits des Sternums. Nach Ergussaspiration wird über die Seldinger-Nadel ein Draht vorgeführt und über den liegenden Draht eine konventionelle Schleuse (5 French) eingeführt. Danach wird ebenfalls über den liegenden Draht ein Pigtailkatheter eingewechselt und die weitere Aspiration durchgeführt. Der subkostale Zugang bedarf vor Punktion einer genauen echokardiographischen Bestimmung der Punktionsstelle. Dieser Zugang ist eine gute Alternative bei einem hämodynamisch relevanten Erguss, wenn die Ergussmenge vor dem rechten Ventrikel gering ist und sich das Hauptvolumen des Ergusses an der Herzspitze befindet. Nach erfolgreicher Punktion kann der Pigtailkatheter zunächst belassen werden, um einen nachlaufenden Erguss erneut zu drainieren. Länger als drei Tage sollte der Katheter nur in Ausnahmefällen belassen werden.

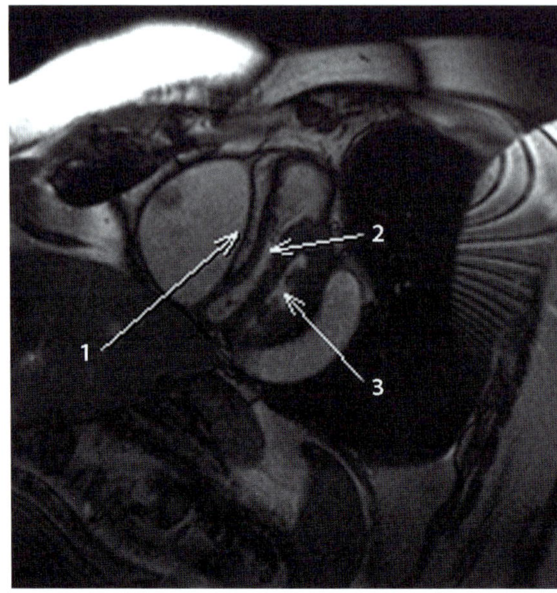

◻ **Abb. 6.2.** *1* Perikarderguss, *2* komprimierter rechter Ventrikel, *3* Höhle des linken Ventrikels

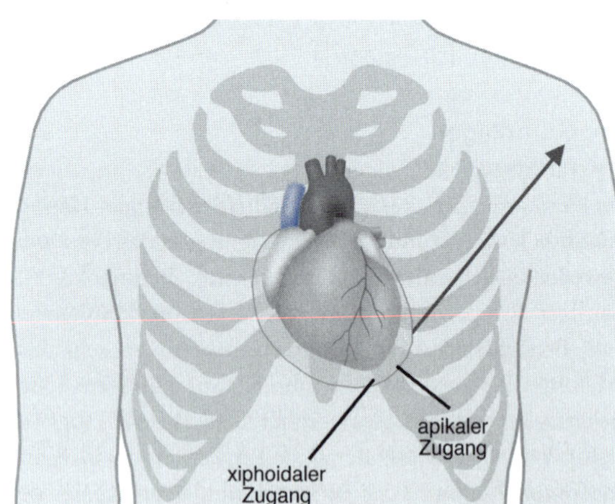

◻ **Abb. 6.3.** Perikardpunktion – Zugang

Literatur

Guidelines on the diagnosis and management of pericardial disease executive summary; The Task force on the diagnosis and management of pericardial disease of the European society of cardiology. (2004) Eur Heart J 25: 587–610

Little WC, Freeman GL (2006) Pericardial disease. Circulation 113: 1622–1632

6.3 Aszitespunktion

Clemens Kelbel

▪▪▪ Grundlagen

Aszites ist eine der häufigsten Komplikationen einer Leberzirrhose. Aszites kann jedoch auch bei einer schweren kardialen Dekompensation, im Rahmen von neoplastischen Erkrankungen oder bei einer Peritonitis auftreten. Nach Ausschöpfung der medikamentösen Stufentherapie ist die Aszitespunktion eine schnelle, effektive und sichere Therapiemöglichkeit.

▪▪▪ Indikationen

Bei unklarer abdomineller Flüssigkeitsansammlung kann eine diagnostische Punktion durchgeführt werden. Am häufigsten wird die therapeutische Indikation beim Aszites als Komplikation einer Leberzirrhose sein (therapierefraktärer Aszites). Aus intensivmedizinischer, respiratorischer Sicht kann es notwendig sein, den massiven Aszites, der noch nicht als therapierefraktär einzustufen ist, zügig zu entlasten. Weitere Indikationen zur Intervention sind Abszedierungen oder die eitrige Peritonitis. Dabei ist auch der Nachweis einer spontan bakteriellen Peritonitis möglich.

▪▪▪ Kontraindikationen

Bei klinisch relevanten Gerinnungsstörungen sollten abdominelle Punktionen oder Drainageanlagen nicht durchgeführt werden. Der kritische Bereich, bei dem eine Punktion genau abgewogen werden sollte, beginnt bei einer Prothrombinzeit unter 50% und/oder einer Thrombozytenzahl von unter 100.000/μl. Abdominelle Verwachsungen können die Intervention erschweren und das Komplikationsrisiko erhöhen. Eine Punktion sollte daher bei bekannten oder zu erwartenden Verwachsungen nur bei dringender Indikation und unter sonographischer Kontrolle durchgeführt werden.

▪▪▪ Methoden

Mittels Sonographie kann die Diagnose eines Aszites leicht und früh gestellt werden. Durch Punktion oder Drainage kann sodann eine diagnostische oder auch therapeutische Intervention erfolgen.

▪▪▪ Therapieplanung

Bei einem Aszites unklarer Ätiologie wird man in der Regel zunächst eine diagnostische Punktion durchführen. Selbst kleine Aszitesmengen (<50 ml) können sonographisch gut erfasst werden und sonographisch gesteuert sicher punktiert werden. Therapeutisch stehen die totale Aszitespunktion (komplette Entfernung des Aszites in einer Sitzung) oder wiederholte großvolumige Punktionen zur Verfügung. Die totale Aszitespunktion hat ein geringeres Risiko im Hinblick auf lokale Komplikationen.

▪▪▪ Technik

Zunächst erfolgt eine Lokalanästhesie. Stumpfe Kanülenspitzen (Schnappmechanismus nach Überwindung der Bauchwand), mit Seitenlöchern sind vorzuziehen. Entsprechende Punktionssets sind kommerziell erhältlich.

Unter sonographischer Kontrolle wird ein Punktionsfenster definiert und sodann unter sterilen Bedingungen eine Nadel, ein Trokar oder das Einmalpunktionsset eingeführt. Bei einer Drainage ist auf eine sorgfältige Fixation zu achten.

▪▪▪ Komplikationen

Bei korrekter Durchführung unter sterilen Kautelen sind Komplikationen selten. Eine sonographische Kontrolle der Intervention vermindert das Organverletzungsrisiko benachbarter Organe (Lunge, Leber, Milz, Nieren, Darm). Weitere Komplikationen sind Infektionen, Eiweiß- und Elektrolytverlust mit klinischer Relevanz, Auftreten eines Aszites-Lecks sowie eine mögliche kardiale Verschlechterung ca. 12 Stunden nach Parazentese (▶ Ergebnisse) mit Entwicklung eines hepatorenalen Syndroms und ein Verlust von Immunglobulinen und Komplementfaktoren mit dem Risiko einer spontanen bakteriellen Peritonitis.

▪▪▪ Ergebnisse

Die Mobilisation von Aszites durch eine Parazentese hat Veränderungen der Kreislaufverhältnisse zur Folge. Unmittelbar nach der Parazentese kommt es zu einer Verbesserung des Herzindexes und des Schlagvolumens sowie zu einer Reduktion des pulmonalarteriellen Drucks und zu einem Abfall des Renin-Angiotensin-Spiegels im

Serum. Dieser Effekt ist auf die Entlastung des Aszites mit Reduktion des intrathorakalen Drucks und verbessertem venösen Rückfluss zurückzuführen. Etwa 12 h nach Punktion kann es dann zu einer Verschlechterung der kardialen Funktion kommen. Im weiteren Verlauf (24–48 h) ist zusätzlich eine Verschlechterung der renalen Funktion möglich.

Die späte kardiale und renale Verschlechterung ist abhängig vom entfernten Aszitesvolumen und vom Volumenersatz. Ursächlich für die kardiale Verschlechterung werden eine Vasodilatation und der Abfall der Plasma-Renin-Aktivität diskutiert. Vergleichende Arbeiten haben zeigen können, dass es möglich ist, dieser späten kardialen Verschlechterung entgegenzuwirken: Die Verschlechterung der kardialen Funktion tritt bei 60–70% der Patienten auf, die mit einer Parazentese ohne Plasmavolumenersatz behandelt wurden, bei 30–40% der Patienten, die postinterventionell mit synthetischen Plasmavolumenexpandern (z. B. Dextran) behandelt wurden und lediglich bei 18% der Patienten nach einer Parazentese, die einen Plasmavolumenersatz mit Albumin (8 g Albumin/l Aszitesvolumenentzug) erhielten.

▪▪▪ Wertung

Die Punktion eines Aszites auf der Intensivstation ist, sonographisch gesteuert, einfach und sicher. Dies gilt besonders für den massiven Aszites, der durch den Zwerchfellhochstand zu einer erheblichen Einschränkung der pulmonalen Funktion führt. Hier kann eine Entlastung mit gleichzeitiger Albuminsubstitution sehr effizient sein. Eine enge Kooperation mit dem Hepatologen ist erstrebenswert.

Literatur

Arroyo V, Colmenero J (2003) Ascites and hepatorenal syndrome in cirrhosis: pathophysiological basis of therapy and current management. Journal of Hepatology 38: S69–S89

Ginès A, Fernández-Esparrach G, Monescillo A et al. (1996) Randomized trial comparing albumin, dextran 70 and polygeline in cirrhotic patients with ascites treated by paracentesis. Gastroenterology 111: 1002–1010

Ginès A, Titó L, Arroyo V et al. (1988) Randomized comparative study of therapeutic paracentesis with and without intravenous albumin in cirrhosis. Gastroenterology 94: 1493–1502

Sonden

Oliver Sauer

7.1 Gastrointestinale Sonden

▪▪▪ Grundlagen

Gastrointestinale Verweilsonden haben bei der Behandlung eines Intensivpatienten eine Vielzahl von Funktionen hinsichtlich Diagnostik, Therapie, Bilanzierung und Überwachung (◘ Tab. 7.1). Sowohl bei bewusstseinsgetrübten als auch bei intubierten und analgosedierten Patienten sind sie deshalb ein obligater Bestandteil des Behandlungskonzeptes. Zur Verwendung kommen dabei nasogastrale und nasoduodenale Sonden verschiedener Art sowie die perkutane endoskopische Gastrostomie (PEG). Die Anlage eines orogastralen Magenspülschlauches zur Durchführung einer primären Gifteliminationstellt einen Sonderfall dar und wird im Rahmen der Therapie von Intoxikationen näher erläutert (▶ Kap. 40.2).

▪▪▪ Indikationen

Die Verwendungsmöglichkeiten und daraus resultierenden Indikationen zur Anlage einer nasogastralen oder auch nasoduodenalen Sonde beim Intensivpatienten sind in ◘ Tab. 7.1 dargestellt. Im Regelfall ist eine nasogastrale Sonde für die genannten Indikationen ausreichend, beim vorliegen einer isolierten Gastroparese sollte eine zweilumige nasoduodenale Sonde bevorzugt werden. Ist bei Patienten mit funktionsfähigem Gastrointestinaltrakt eine längerfristige Notwendigkeit (>4 Wochen) eines enteralen Sondenzuganges abzusehen, sollte im Intervall zur Vermeidung von Druckulzera und einer sekundären Refluxösophagitis die Anlage einer perkutanen endoskopischen Gastrostomie (PEG) erwogen werden.

◘ Tab. 7.1. Indikationen und Verwendungsmöglichkeiten gastrointestinaler Verweilsonden

Diagnostik	Früherfassung von gastrointestinalen Blutungen Toxikologische Analysen aus dem Magensaft pH-Wert-Bestimmung des Magensaftes
Therapie	Applikation einer enteralen Sondenkost Enterale Applikation von Medikamenten Spülung bei gastrointestinalen Blutungen Druckentlastung des Magens Aspiration von Mageninhalt
Überwachung	Kontrolle und Bilanzierung von Magensaftproduktion/Reflux Bilanzierung des Elektrolytverlustes über den Magensaft Aspirationsvorbeugung Verlaufskontrolle bei gastrointestinalen Blutungen

▪▪▪ Kontraindikationen

Bei schweren Verletzungen des oberen Gastrointestinaltrakts (z. B. Verätzungen) oder bei bestehenden Passagehindernissen (z. B. Tumore) sollten die Sonden wegen einer erhöhten Perforationsgefahr erst nach bzw. unter gastroskopischer Kontrolle gelegt werden.

Kontraindikationen für eine PEG sind vorbestehende pathologische Magenwandveränderungen, schwere Blutgerinnungsstörungen, bestehende Peritonitis, Wundinfektionen der Bauchwand sowie fehlende Diaphanie oder Fehlpunktionen bei der PEG-Anlage.

▪▪▪ Durchführung

Es stehen **nasogastrale Sonden** aus Polyurethan oder Silikonkautschuk mit verschiedenen Lumina und Längen zur Verfügung. PVC-Material sollte bei Liegedauern von mehr als 2 Tagen vermieden werden, da nach Verlust der Weichmacher das dann unelastische und verhärtete Sondenmaterial Verletzungen und Ulzera verursachen kann. Für primär diagnostische Zwecke sollte mindestens ein Lumen Charrière 16 (Ch 16) gewählt werden, bei längeren Liegedauern und vornehmlich enteraler Ernährung sollten nasogastrale oder auch gastroduodenale Sonden mit dünnerem Lumen und anhaltender Elastizität (z. B. Polyurethan) eingesetzt werden. Nasoduodenale Sonden sind teilweise zweilumig mit einem gastralen und einem duodenalen Schenkel und haben zur Positionierungserleichterung eine beschwerte Spitze.

Bei der **Sondenanlage** sollten diese zur Verbesserung der Gleitfähigkeit gekühlt sein und ein Gleitmittel (z. B. Xylocain-Gel) verwendet werden. Die Einführung erfolgt durch den unteren Nasengang quasi senkrecht zur Körperachse mit leichtem Druck, ein Anheben des Kopfes erleichtert dabei die Passage in den Ösophagus (ggf. Vorschieben unter Sicht mit der Magill-Zange bei intubierten Patienten). Nasoduodenale Sonden können oft schon durch den »natürlichen Weitertransport« im Duodenum positioniert werden, bei Schwierigkeiten sollte eine endoskopisch kontrollierte Anlage erfolgen. Die Fixierung der Sonde an der Nasenöffnung muss zur Vermeidung von Druckulzera und Schleimhautverletzungen der Sonde eine kleine Mobilität belassen. Abschließend sollte täglich eine auskultatorische und initial auch eine radiologische Lagekontrolle erfolgen, ggf. ist eine Lagekorrektur durchzuführen.

Die Anlage einer **perkutanen endoskopischen Gastrostomie (PEG)** erfolgt mittels der Fadendurchzugmethode unter Verwendung spezieller Lege-Sets. Mittels endoskopischer Diaphanie durch die Magenkorpusvorderwand wird von außen an der Bauchdecke eine Punktionsstelle markiert (mindestens 2 Querfinger unterhalb des Rippenbogens und links der Medianlinie). Nach Stichinzision (ca. 15 mm) unter sterilen Kautelen wird hier die Punktionskanüle unter endoskopischer Sicht bis in das Magenlumen eingeführt. Nach Entfernung der Punktionsnadel wird durch die verbleibende Plastikkanüle von außen ein Faden in den Magen geführt, dort mit einer Biopsiezange gefasst und anschließend unter Zurückziehen des Endoskops nach oral ausgeführt. Dieser orale Teil des Fadens wird mit dem äußeren Ende der PEG-Sonde durch eine Schlaufe verbunden, anschließend wird mittels Zug am anderen Ende des Fadens die Sonde durch Ösophagus und Magen bis durch den Stichkanal nach außen gezogen, bis die innere Halteplatte der Sonde an der Magenwand für Widerstand sorgt. Zur Vermeidung von Drucknekrosen sollte die Sonde abschließend wieder ca. 1–2 cm in den Magen zurückgeschoben werden, danach wird die Sonde mit der äußeren Halteplatte fixiert und ein steriler Wundverband angebracht. Eine erste Verwendung der Sonde sollte erst nach einem Intervall von 12 h und bei unauffälligen postinterventionellen Verhältnissen erfolgen.

Komplikationen gastrointestinaler Sonden

Bei Anlage
- Schleimhautverletzungen und Perforationen (insbesondere bei Vorschädigung)
- Sondenfehllage in der Trachea mit Aspirationsgefahr (Lagekontrollen!)
- Sondenfehllage im Duodenum bei nasogastralen Sonden
- Sondenfehllage im Magen bei nasoduodenalen Sonden
- Fehlpunktionen, Blutungen, Infektionen und Organverletzungen (PEG)

Bei langer Liegedauer
- Schleimhautverletzungen und Druckulzera (nasal, ösophageal und gastral)
- Ösophagitis
- Abknicken oder Verstopfen der Sonde
- Druckulzera, Blutungen, Wundinfektionen, Peritonitis (PEG)

7.2 Ösophaguskompressionssonden

▪▪▪ Grundlagen

Ösophaguskompressionssonden dienen der symptomatischen Initialtherapie anderweitig primär nicht beherrschbarer Blutungen des oberen Gastrointestinaltrakts. Hierzu stehen zwei Sondentypen zur Verfügung:

- **Sengstaken-Blakemore-Sonde:** 2 Ballons (Magen und Ösophagus) und 3 Lumina (Magen, Magenballon, Ösophagusballon)
- **Linton-Nachlas-Sonde:** 1 Ballon (zur Behandlung von Fundusvarizen am ösophagogastralen Übergang) und 3 Lumina (Magen, Ösophagus, Ballon)

▪▪▪ Indikationen

Ösophagus- oder Fundusvarizenblutungen, falls eine endoskopische Sklerosierung oder Blutstillung nicht möglich oder nicht erfolgreich.

Schwere obere gastrointestinale Blutung mit hypovolämischem Schock, falls eine Gastroskopie nicht möglich oder als Bridging-Maßnahme wenn Gastroskopie erst zu einem späteren Zeitpunkt verfügbar.

▪▪▪ Durchführung

> Bei der Durchführung sind unbedingt auch die Angaben der jeweiligen Hersteller zu beachten.

Sengstaken-Blakemore-Sonde. Vor der Sondenanlage sollten die Ballons auf ihre Funktion und Dichtigkeit hin geprüft werden (insbesondere den Magenballon mit 200 ml Luft aufblasen und dann den bestehenden Druck manometrisch messen). Zur Verbesserung der Gleitfähigkeit sollte ein Gleitmittel (z. B. Xylocain-Gel) verwendet werden, anschließend eine Rachenanästhesie mit Xylocain-Spray durchführen. Zur Aspirationsprophylaxe oder bei bewusstlosen Patienten muss ggf. zuvor eine endotracheale Intubation erfolgen. Die Einführung der Sonde erfolgt durch den unteren Nasengang quasi senkrecht zur Körperachse mit leichtem Druck, ein Anheben des Kopfes oder auch schluckweises Trinken von Wasser erleichtert dabei die Passage in den Ösophagus. Die Sonde bis ca. 50 cm vorschieben, anschließend auskultatorische Lagekontrolle und ggf. Absaugen von Mageninhalt über das gastrale Lumen. Danach den Magenballon unter Manometerkontrolle mit 200 ml Luft aufblasen (sollte der Druck weit über dem zuvor kontrollierten Druck bei gleicher Füllmenge liegen, deutet dies auf eine Fehllage im Ösophagus mit Rupturgefahr hin, eine Repositionierung ist dann erforderlich) und Sonde bis zu einem federnden Widerstand zurückziehen. Nun den Ösophagusballon mit ca. 50 ml Luft unter manometrischer Kontrolle aufblasen (bis ca. 30–40 mmHg), das Sondenende an der Nasenöffnung locker fixieren und beim Vorhandensein von Fundusvarizen mittels einer angebundenen und frei hängenden Infusionsflasche (250–500 ml) einen leichten dauerhaften Zug ausüben. Anschließend wird der Magen über das gastrale Lumen gespült, bis die Spülflüssigkeit klar zurückkommt. In kurzen Intervallen den Magen erneut anspülen, bei erneuter Aspiration von Blut zuerst den Ösophagusballondruck erhöhen (max. 45 mmHg), bei persistierendem Blutungsnachweis ggf. das Zuggewicht an der Sonde erhöhen. Bei stehender Blutung die Tamponade für 12 h belassen und anschließend beide Ballons entleeren. Die weitere Blutungskontrolle mittels wiederholten Magensaftaspirationen für einige Stunden fortführen, bei Rezidivblutung erneutes Aufblasen. Bei längerem Belassen der Sonde (maximal 24 h in aufgeblasenem Zustand!) zur Vermeidung von Drucknekrosen alle 6 h den Ösophagusballon für einige Minuten entleeren. Die endgültige Entfernung der Sonde nach vorangegangenem Absaugen des Mageninhaltes nur bei stabilem Stillstand der Blutung (mehrere Stunden bei entleerten Ballons) bzw. bei sofortiger Verfügbarkeit einer Gastroskopie.

Linton-Nachlas-Sonde. Die Einführung der Sonde erfolgt nach dem gleichen Prinzip (s.o.): Vorschieben bis ca. 70 cm und anschließend auskultatorische Lagekontrolle. Nach Insufflation von ca. 600 ml Luft wird die Sonde langsam bis zu einem leicht federndem Widerstand zurückgezogen (Lage nun im ösophagogastralen Übergang). Anschließend das Extensionsseil mit einem Gewicht von ca. 500–1000 ml beschweren (Infusionsflasche). Die insufflierte Sonde kann bis zu 36 h verbleiben. Regelmäßig über gastrales und ösophageales Lumen absaugen zur Kontrolle der Blutstillung bzw. Lokalisation. Die Entfernung geschieht gemäß den oben genannten Kautelen.

Blasenkatheter

Oliver Sauer

▪▪▪ Grundlagen

Harnblasenkatheter dienen zur Ableitung des Harns aus der Harnblase, der Urin- und Flüssigkeitsbilanzierung des Patienten, außerdem einer eventuell notwendigen Spülung der Harnblase bei Blutungen. Als Verfahren stehen zwei verschiedene Zugangswege zur Verfügung: die **transurethrale** und die **suprapubische** Katheterisierung. Die transurethrale Katheterisierung ist technisch einfacher, hat aber auch ein höheres Risiko für Schleimhautläsionen insbesondere der Harnröhre und katheterassoziierte, aufsteigende Infektionen. Das suprapubische Verfahren ist technisch etwas aufwändiger und erfordert eine Bauchdeckenpunktion, demgegenüber steht als Vorteil ein geringeres Risiko für Schleimhautverletzungen und Infektionen bei sterilem Wundverband.

▪▪▪ Indikationen

Harnblasenverweilkatheter dienen beim Intensivpatienten neben anderen Aspekten hauptsächlich zur Kontrolle der Urinausscheidung und damit der Flüssigkeitsbilanzierung (▶ Kap. 10). Jeder bewusstseinsgetrübte oder analgosedierte und beatmete Patient auf der Intensivstation sollte deshalb mit einem Harnblasenkatheter versorgt werden. Auch bei wachen und orientierten Patienten kann jedoch ein Harnblasenkatheter indiziert sein, wenn die Flüssigkeitsbilanzierung in der Behandlung des Patienten eine herausragende Rolle spielt wie z. B. beim drohenden akuten Nierenversagen. Darüber hinaus stellen noch die Verhütung von Komplikationen der Harninkontinenz bzw. des Harnverhaltes (Infektionsgefahr) und die therapeutische Harnblasenspülung bei Blutungen (Anlage eines doppellumigen Spülkatheters) Indikationen zur Katheteranlage dar. Für die genannten Indikationen reicht die Anlage eines transurethralen Katheters aus; ist jedoch eine sehr langfristige Notwendigkeit für einen Blasenkatheter abzusehen, so kann der Wechsel auf einen suprapubischen Katheter erwogen werden.

▪▪▪ Kontraindikationen

Pathologische Organveränderungen wie Harnröhrenobstruktionen oder schwere Blutgerinnungsstörungen stellen nur relative Kontraindikationen dar. Unter Berücksichtigung der Risiken sollte dabei der für den jeweiligen Fall günstigere und praktikablere Zugangsweg gewählt werden. Die Hauptkontraindikation bildet somit letztendlich nur die fehlende oder falsche Indikation.

▪▪▪ Durchführung

Harnblasenkatheter werden mittels entsprechender Lege-Sets unter sterilen Kautelen gelegt. Bei der **transurethralen** Anlage ist dabei zur Vermeidung von Druckläsionen darauf zu achten, dass eine dem Harnröhrenlumen entsprechende richtige Kathetergröße gewählt wird (14, 16 oder 18 Charrière). Bei größeren Widerständen während des Vorschiebens sollte zur Vermeidung von Verletzungen mit späterer Strikturgefahr keinesfalls mit übermäßigem Druck versucht werden, eine Passage zu erzwingen. Gegebenenfalls muss eine kleinere Kathetergröße oder letztendlich sogar ein suprapubischer Zugang gewählt werden. Abschließend wird bei korrekter Katheterlage (Urinfluss) der Ballon mit 5–10 ml Aqua dest. gefüllt und der Katheter bis zu einem federnden Widerstand zurückgezogen.

Beim **suprapubischen** Zugang (Zystostomie-Set) sollte die Harnblase gefüllt sein und die optimale Punktionsstelle – am besten sonographisch – gewählt werden (in der Regel ca. 2–3 cm kranial der Symphyse in der Medianlinie). Nach Stichinzision der Haut wird das Punktionsbesteck in die Blase eingeführt und der Katheter vorgeschoben, anschließend Zurückziehen und Entfernen der Nadel, Katheter mit Naht fixieren und mit sterilem Verband versorgen.

Die Harnableitung sollte für die gesamte Liegedauer des Katheters immer unter sterilen Bedingungen mittels eines geschlossenen Systems erfolgen, da ansonsten das Infektionsrisiko um ein Vielfaches ansteigt. Zur besseren Bilanzierung der stündlichen Urinausscheidung sollte im Weiteren ein zweikammeriger Urinbeutel mit »Stundenglas« verwendet werden, eine 24-Stundensammlung in einem gesonderten Gefäß ist zur Durchführung laborchemischer Analysen (Kreatinin-Clearance u. ä.) notwendig.

▪▪▪ Komplikationen

Bei Katheteranlage kann es zu entsprechenden Verletzungen, Blutungen oder auch Infektionen kommen. Bei längerer Liegedauer oder mangelnder Katheterhygiene können lokale oder auch aszendierende Infektionen (Urosepsis, Peritonitis) auftreten. Als Spätfolgen von Verletzungen und Infektionen der Harnröhre kann es nach Entfernung des Harnblasenkatheters zu Harnröhrenstrikturen mit Obstruktionen kommen, andere funktionelle Harnblasenentleerungsstörungen nach Katheterentfernung sind meist nur temporär.

> **Verstopfung des Harnblasenkatheters:** Bei Auftreten einer Anurie vor Einleitung weiterer therapeutischer Maßnahmen unbedingt Katheter auf Durchgängigkeit prüfen und ggf. sonographisch die Harnblasenfüllung kontrollieren!

Teil II Behandlungstechniken und Konzepte

Künstliche Ernährung

Sacha Weilemann

▪▪▪ Grundlagen

Wesentliches Charakteristikum des kritisch Kranken ist seine **katabole Stoffwechsellage**, d. h. der Substanz- und Reserveabbau des Organismus zu Gunsten der Aufrechterhaltung vitaler Stoffwechselfunktionen. Der Katabolismus gehört primär zu den sinnvollen metabolischen Regulationsmechanismen und wird erst dann destruktiv, wenn er einziges Regulativ bleibt und keine Gegenregulation erfährt. Abbau von Körpersubstanz über den Bedarf hinaus wird durch Energiezufuhr aufgehalten. Es herrscht ein dynamisches Gleichgewicht aus Energie liefernden und Energie verbrauchenden Prozessen, wodurch konstant die Funktionsfähigkeit des Organismus gewährleistet bleibt. Katabolismus ist zunächst ein Energie liefernder Prozess und als solcher nicht im pathologischen Sinne zu interpretieren.

Katabole Vorgänge sind teleologisch als Mechanismen zu verstehen, die den Proteinbestand erhalten und Proteinverluste vermeiden. Die Mobilisierung von Energie unter Proteinschonung vollzieht sich als:

- Glykogenolyse
- Glukoneogenese
- Ketogenese
- Lipolyse

Ohne exogene Zufuhr ist dieser Regulationsmechanismus begrenzt – der primär physiologisch sinnvolle Mechanismus Katabolie wird daraufhin als **Proteinkatabolismus** zum pathologischen Prinzip. Der ungebremste Proteinkatabolismus führt unweigerlich zum Hyperkatabolismus und über den Autokannibalismus zum Tod.

Hieraus ergibt sich der Zwang zur künstlichen Ernährung des kritisch Kranken. Das Stoffwechselverhalten des kritisch Kranken nach akut auftretenden Ereignissen gleich welcher Genese wird mit dem Begriff des sog. **Postaggressionsstoffwechsels** belegt. Hierbei kommt es zu Verschiebungen im Gleichgewicht des Kohlenhydrat- und Eiweißstoffwechsels sowie zu Hormonreaktionen, die auf Energiebereitstellung ausgerichtet sind. In diesem Zusammenhang muss auf unterschiedliche Stoffwechselgesetzmäßigkeiten im Hungerstoffwechsel sowie unter bestimmten Bedingungen auch bei chronischen oder malignen Erkrankungen einerseits und der Stoffwechselumschaltung nach einem akuten Ereignis andererseits hingewiesen werden. Die wesentlichen Unterschiede sind in ◘ Tab. 9.1 dargestellt.

Ziel einer künstlichen Ernährung des kritisch Kranken ist es, **Malnutrition** und deren Folgen zu verhüten oder zu beseitigen. Erreicht wird dieses Ziel durch die intravenöse oder gastrointestinale Substratzufuhr, wobei Kalorienmenge, Fett-Eiweiß-Kohlenhydrat-Verhältnis, Aminosäurezusammensetzung sowie Vitamin-, Spurenelement- und Elektrolytzufuhr dem jeweiligen metabolischen Zustand des Patienten angepasst sein müssen. Prinzipiell sollte insbesondere die komplette parenterale Ernährung nur dann zum Einsatz kommen, wenn eine gastrointestinale Nahrungszufuhr (Sondenkost) nicht möglich ist.

▪▪▪ Indikationen

Die Indikation zur künstlichen Ernährung ist dann gegeben, wenn eine natürliche Nahrungszufuhr nicht möglich ist. Die Indikation zur alleinigen intravenösen Ernährung

Tab. 9.1. Unterschiede zwischen Hunger- und Postaggressionsstoffwechsel

Parameter	Hunger	Postaggression
Respiratorischer Quotient	niedrig (0,7)	hoch (0,85)
Mediatorenaktivierung	–	+++
Regulatorische Ansprechbarkeit	++++	+
Bevorzugte Energiequelle	Fett	Gemisch aus KH, Eiweiß, Fett
Proteolyse	+	+++
Oxidation verzweigtkettiger Aminosäuren	+	+++
Hepatische Proteinsynthese	+	+++
Ureagenese	+	+++
Stickstoff im Urin	+	+++
Glukoneogenese	+	+++
Ketonkörperbildung	++++	+
Fortschreiten der Mangelerscheinung	+	+++

ist nur dann gegeben, wenn eine gastrointestinale Nahrungszufuhr nicht möglich ist und/oder Digestion und Resorption schwer gestört sind. Die Indikation zur künstlichen Ernährung ergibt sich weniger durch die Grunderkrankung als vielmehr durch Schweregrad und Verlaufskomplikationen. Nach heutigen Erkenntnissen und Empfehlungen sollte immer an einen möglichst frühen Einsatz der gastrointestinalen Nahrungszufuhr gedacht werden bzw. eine möglichst frühzeitige Kombination von parenteraler und enteraler Nahrungszufuhr angestrebt werden.

9.1 Parenterale Ernährung

▪▪ Methoden

Grundsätzlich unterscheidet man zwischen periphervenöser Ernährungstherapie und zentralvenöser Ernährungstherapie.

Periphervenöse Ernährungstherapie

Insbesondere in Verbindung mit gastrointestinaler Ernährung, aber auch in selteneren Fällen bei leichter bis mittelschwerer Katabolie sowie begrenzter Nahrungskarenz von bis zu 3(–4) Tagen, ist eine periphervenöse Ernährungstherapie möglich. Für die Substratzufuhr über periphere Venen ist die **Osmolaritätsgrenze** von <800 mosm/l zu beachten. Hierdurch ergeben sich Einschränkungen bei der Substratkonzentration.

Es stehen so genannte **Komplettlösungen** zur Verfügung, die im Allgemeinen einen Standard-Aminosäureanteil einer 2,5–3,5%igen Aminosäurelösung zusammen mit einem ca. 5%igen Kohlenhydratanteil enthalten. Die darin enthaltenen Elektrolyte sind am Basisbedarf orientiert.

Soll das kalorische Angebot darüber hinaus erweitert werden, so kann dies durch die Applikation von Fettemulsionen erreicht werden, ohne dass die periphervenöse Verträglichkeit beeinträchtigt wird. Die Fettemulsion wird dabei parallel im Nebenschluss verabreicht. Ein solches Ernährungskonzept ist auch mit Mischbeuteln möglich, deren Einsatz jedoch an bestimmte hygienische und logistische Voraussetzungen gebunden ist.

Zentralvenöse Ernährungstherapie

Patienten mit ausgeprägter Katabolie, schlechtem Ernährungszustand und zu erwartender längerfristiger Nahrungskarenz bedürfen der kompletten bilanzierten zentralvenösen Ernährung, sofern nicht die Möglichkeit der künstlichen Ernährung über Sonde in den Gastrointestinaltrakt ganz oder teilweise möglich ist.

Die Erstellung des Infusionsplans zur totalen parenteralen Ernährung erfordert exakte Bilanzierung und erfolgt zweckmäßigerweise in drei Schritten:

1. Festlegung des Kalorienbedarfs und Verteilung auf die Kalorienträger unter Berücksichtigung von Kohlenhydrat- und Fettintoleranzen.
2. Festlegung des Aminosäurebedarfs unter Berücksichtigung von Eiweißtoleranz und speziellem Eiweißbedarf.
3. Festlegung des Elektrolyt-, Vitamin- und Spurenelementbedarfs.

In den ersten 24–48 h nach einem akuten Ereignis bis zur Stabilisierung der Vitalfunktionen sollte ausschließlich eine bilanzierte Infusion von Flüssigkeit und Elektrolyten wie beschrieben erfolgen. Bei besonders schweren Postaggressionszuständen wie z. B. bei Sepsis oder Verbrennungen kann dann vor der totalen parenteralen Ernährung eine ein- bis zweitägige Substratzufuhr in der Quantifizierung periphervenöser Ernährung erfolgen. Hierdurch kann die Verträglichkeit der infundierten Substrate überprüft werden.

Unabhängig davon erfordert die parenterale Ernährung eine **exakte Bilanzierung von Flüssigkeitszufuhr**

und -ausfuhr unter Einbeziehen der Perspiratio insensibilis (▶ Kap. 10). Laborkontrollen zur Überwachung von Elektrolytstatus, Stoffwechsel, Gerinnung und Organfunktionen sind regelmäßig durchzuführen.

Quantifizierung und Auswahl der Nährsubstrate

Diese erfolgen individuell in Abhängigkeit von
- Katabolismus
- Stoffwechselverhalten
- Organfunktion

Kalorienbedarf und Wahl der Kalorienträger

Quantitativ beträgt die Zufuhr bei einfacher intravenöser Ernährung oder in der Aufbauphase 25–30 kcal/kgKG/Tag. Für die komplette intravenöse Ernährung sind 35–40 kcal/kgKG/Tag erforderlich.

60–70% des Kalorienbedarfs werden durch Kohlenhydrate gedeckt, wobei Glukose die Basislösung darstellt. Infolge Glukoseintoleranz im Postaggressionsstoffwechsel des kritisch kranken Patienten ist häufig die Zugabe von Insulin erforderlich. Neuere Untersuchungen belegen, dass hierbei Spiegel um 100 mg% angestrebt werden sollten. Dies gilt insbesondere im Rahmen der Sepsisbehandlung.

40% des Kalorienbedarfs können in Form von Fettemulsionen zugeführt werden. Bis auf schwere Fettstoffwechselstörungen gibt es hierfür keine Kontraindikationen; allerdings erfordert die Zufuhr von Fett Kontrollen des Cholesterin- und Triglyzeridspiegels.

Aminosäurebedarf und Auswahl der Aminosäurelösungen

Der Bedarf an Aminosäuren liegt bei einfacher intravenöser Ernährung oder in der Zwischenphase vor der totalen parenteralen Ernährung bei 0,5–0,8 g Aminosäuren/kgKG/Tag. Bei kompletter intravenöser Ernährung des kritisch kranken Patienten beträgt der Aminosäurenbedarf 1 – max. 2 g/kgKG/Tag.

Grundsätzlich sind Standardlösungen hierfür geeignet. Ausnahmen bilden organbezogene Eiweißintoleranzen und spezielle Aminosäurendysbalanzen. Für Patienten mit schwerer Leberinsuffizienz und/oder Coma hepaticum stehen so genannte **leberadaptierte Lösungen** mit einem erhöhten Anteil verzweigtkettiger Aminosäuren zur Verfügung. Kriterien für den Einsatz solcher Aminosäuregemische sind zum einen das Vorliegen eines Coma hepaticum und/oder Nachweis von Synthesestörungen der Leber (z. B. erniedrigte Cholinesterase oder erniedrigter Quick-Wert) zum anderen eine hepatisch bedingte Hyperbilirubinämie.

Nach Erkenntnissen der letzten Jahre ist das **Fehlen von Glutamin in handelsüblichen Aminosäurelösungen** ein relevantes Problem. Glutamin ist ein wichtiger Stickstoffcarrier. Das Kohlenstoffskelett von Glutamin dient Geweben mit besonders hoher Zellteilungsrate als Energiequelle. Sowohl aufgrund theoretischer Überlegungen wie auch auf Basis der bisherigen klinischen Untersuchungen und der Grundlagenforschung scheint durch die Zufuhr von Glutamin in Form von Dipeptidlösungen eine weitere Optimierung im Konzept der parenteralen Ernährung möglich.

Elektrolyte, Vitamine

Die Zufuhr von Elektrolyten muss bilanziert erfolgen. Zu beachten ist, dass bei verstärkter Eiweißsynthese ein zusätzlicher Kaliumbedarf besteht. Für die Zufuhr von Natrium ist insbesondere bei kritisch Kranken von Relevanz, dass Antibiotika häufig einen hohen Natriumanteil haben. Besonderer Sorgfalt bedarf auch die Überwachung des Phosphathaushalts durch die Analyse des Serumphosphatspiegels.

Spätestens nach einer Woche ausschließlich parenteraler Ernährung müssen Vitamine zugeführt werden. Für den Vitaminbedarf des kritisch kranken Patienten liegen spezielle Bedarfszahlen vor (◘ Tab. 9.2).

◘ Tab. 9.2. Empfohlene tägliche Vitaminzufuhr

Vitamin	Tägliche Zufuhr
Thiamin (B_1)	3–4 mg
Riboflavin (B_2)	3–5 mg
Pyridoxin (B_6)	4–6 mg
Niacin	40–50 mg
Pantothensäure	10–20 mg
Biotin	60–120 µg
Folsäure (als freie Folsäure)	160–400 µg
Ascorbinsäure (C)	100–300 mg
Hydroxocobalamin (B_{12})	alle 3 Monate 1 mg i.m.
Vitamin A als Retinylpalmitat	1800 µg
Vitamin E (alpha-Tocopherol-Äquivalente)	20–40 mg
Vitamin D	5 µg
Vitamin K	100–150 µg

9.2 Gastroenterale Ernährung

▪▪▪ Grundlagen

Der Einsatz der Sondenernährung in der Intensivmedizin hat sich in den letzten 3 Dekaden sukzessive etabliert und verdrängt zunehmend die noch weit verbreitete parenterale Ernährung.

Vorteile der Sondenernährung

- physiologisch
- komplikationsarm
- risikoarm
- kostengünstig
- überwachungsreduziert

▪▪▪ Indikationen und Kontraindikationen

Die Indikation zur enteralen Ernährung ist nach den aktuellen Leitlinien der DGEM weit gefasst: Demnach sollten alle Intensivpatienten, die innerhalb von 7 Tagen nicht oral ernährt werden können – unabhängig vom Ausgangsernährungszustand – eine enterale Ernährung erhalten. Empfohlen wird zudem der frühe enterale Nahrungsaufbau innerhalb von 24 h nach Aufnahme auf die Intensivstation. Dabei gelten auch Situationen, die ehemals als absolute Kontraindikation zur enteralen Ernährung definiert waren, nur noch relative Kontraindikationen (s. Übersicht).

Relative Kontraindikationen der enteralen Ernährung

- inkomplette Darmobstruktion/Subileus
- schwere anhaltende Diarrhö
- enterokutane Fisteln (>500 ml/d)
- akute Pankreatitis

Bei diesen Erkrankungen und Komplikationen ist zumindest initial allenfalls eine partielle enterale Ernährung durchführbar. Kontinuierliche Infusionsraten von initial 10–20 ml/h sollten zur Vermeidung von Komplikationen (v. a. Diarrhö) gewählt werden. Der systemisch nutritive Effekt ist hier vernachlässigbar. Allerdings wird ein durch die enterale Ernährung bedingter deutlich protektiver Effekt auf den Erhalt der Darmschleimhaut postuliert. Dieser soll zu einer geringeren Infektrate aufgrund bakterieller Translokation aus dem Darm führen.

▪▪▪ Durchführung

▪▪ Sondenkostformen

Als **Standardnahrungen** sind die sog. hochmolekularen Kostformen definiert. Sie sind durch eine »physiologische« Zusammensetzung gekennzeichnet: Als Kohlenhydrate kommen Polysaccharide, als Eiweiße Polypeptide zum Einsatz. Sie sind ballaststoffreich und bedarfsdeckend, d. h. ab einer Menge von 1,5–2 l (je nach Präparat) enthalten sie auch die Mikronährstoffe (z. B. Vitamine, Spurenelemente) in einer Zusammensetzung, die dem täglichen Bedarf des menschlichen Organismus entspricht. Diesen Standardnahrungen sollten bei gastraler und ggf. auch bei duodenaler kontinuierlicher Applikation der Vorzug gegeben werden.

Niedermolekulare Sondenkostformen sollten bei Malassimilation oder -digestion und bei jejunaler/duodenaler Sondenlage zum Einsatz kommen. Diese enthalten »vorverdaute« Nahrung: Als Kohlenhydrate kommen Oligosaccharide, als Eiweiße Oligopeptide und als Fette mittelkettige Fettsäuren zum Einsatz.

Spezialnahrungen wie z. B. hochkalorische Sondenkost oder hepatologische/nephrologische Sondenkost sollten nur bei entsprechender Indikation unter Abwägung des Kosten-Nutzen-Effekts eingesetzt werden. Der Benefit ist im Vergleich zu Standardnahrungen bis heute nicht erwiesen.

▪▪ Sondenformen und Applikationsort

Standardsondenform ist die **nasogastrale Sonde**, deren Lage kontrolliert werden muss (radiologisch/Insufflation/Aspiration).

Bei den nasogastralen Sonden bedarf das **Sondenmaterial** einer besonderen Beachtung. Zum längeren Einsatz für Ernährungszwecke sind nur spezielle Ernährungssonden aus Polyurethan oder Silikon geeignet. Einmalsonden bestehen aus PVC, sie werden bei einer Liegedauer von >1 Woche hart und können so zu Schleimhautverletzungen führen (▶ Kap. 8). Bei mutmaßlichem Einsatz der enteralen Ernährung länger als 4 Wochen besteht prinzipiell die Indikation zur Anlage einer PEG (**p**erkutane **e**ndoskopische **G**astrostomie).

Besteht bereits initial eine Regurgitation und/oder eine Magenmotilitätsstörung, ist die Anlage einer postpylorischen Sonde indiziert. Nasoduodenale oder nasojejunale Sonden können »blind« per continuitatem (zusätzlich Erythromycin i.v., Metoclopramid) oder endoskopisch angelegt werden. **Doppelläufige Sonden** mit einem gastralen und einem intestinalen Schenkel haben den

Vorteil der gastralen Entlastung bei zeitgleicher intestinaler Ernährung. Die FKJ (**F**einnadel**k**atheter-**J**ejunostomie) ist eine operativ anzulegende Sonde, die in der ersten Jejunumschlinge angebracht wird. Alternativ können transkutane Jejunalsonden endoskopisch oder laparoskopisch angelegt werden (PEJ).

Für den gastrointestinalen Applikationsort (Sondenende) gilt der Grundsatz:

> So proximal wie möglich, so distal wie nötig.

Die enterale Ernährung (z. B. bei akuter Pankreatitis) sollte via Jejunalkatheter, der hinter der Papillenregion platziert ist, durchgeführt werden. Der weitere Nahrungsaufbau sollte nach klinischen Gesichtspunkten gesteigert werden. Nebenwirkungen wie z. B. Regurgigationen und/oder zunehmende Diarrhö müssen hierbei berücksichtigt werden.

Bei gastraler Sondenlage ist das Regurgitationsrisiko, das nach Literatur bis zu 38% betragen kann, zu berücksichtigen. Der Vorteil einer gastralen Applikation ist die physiologische Reservoirfunktion des Magens, die Pufferung von Salzsäure (indirekte Ulkusprophylaxe) und über den Dehnungsreiz die Ausschüttung von trophischen Hormonen. Die enterale Ernährung kann hier als Bolus (pumpenassistiert!) und auch kontinuierlich per Pumpe erfolgen. Bei duodenaler oder jejunaler Applikation sind das geringere Aspirationsrisiko und die frühere posttraumatische/-operative Motilität des Dünndarms vorteilhaft. Die Applikation muss hier kontinuierlich per Pumpe stattfinden, da sonst die Gefahr eines iatrogenen Dumpings besteht.

Komplikationen

Die **lokal-mechanischen Komplikationen** bei nasogastralen oder -intestinalen Sondenformen sind:
- Knotenbildungen der Sonde
- Drucknekrosen an der Nase
- Parotitis, gerissener Mandrin

Gastrointestinale Komplikationen sind häufiger und betragen laut Literatur bis ~63%. Magenentleerungsstörungen mit der Gefahr der stillen Aspiration sind hier ebenso wie Distensionen und Vomitus zu nennen. Die mit Abstand **häufigste Komplikation ist die Diarrhö**, die jedoch in vielen Fällen therapeutisch zumindest zu mildern ist. Neben der differenzialdiagnostischen Abklärung (Antibiotika-assoziiert, Clostridium diff., Antazida, Hypalbuminämie, Hyponatriämie) ist eine 1-tägige Teepause, gefolgt von einem langsamen Kostaufbau, ggf. mit NaCl-Substitution (ein gestrichener Esslöffel/500 ml Sondenkost) anzuraten. Bei Persistenz der Beschwerden kann auch ein Wechsel der Sondennahrung z. B. auf eine niedermolekulare Sondenkost zu überlegen sein.

9.3 Immunonutrition

In den letzten Jahren sind spezielle Sondenkostformen vermehrt zum Einsatz gekommen, deren Zusammensetzung einen immunmodulierenden Effekt haben und hierdurch v. a. für die Behandlung der Sepsis Vorteile mit sich bringen soll. Die Studienergebnisse der letzten Jahre sind diesbezüglich widersprüchlich, sodass gemäß den Leitlinien der DGEM folgendes Vorgehen zu empfehlen ist:
- Nicht chirurgische Patienten mit einer leichten Sepsis (APACHE <15) sollen mit einer immunmodulierenden Sondenkostform ernährt werden.
- Patienten mit einer schweren Sepsis sollten hingegen mit einer Standardsondenkostform ernährt werden, die im Vergleich zur Immunonutrition hier Vorteile mit sich bringt.
- Von einem unbedachten Einsatz einer Immunonutrition ist an dieser Stelle ausdrücklich abzuraten.

Abb. 9.1 zeigt das Vorgehen bei der Kostauswahl des kritisch Kranken.

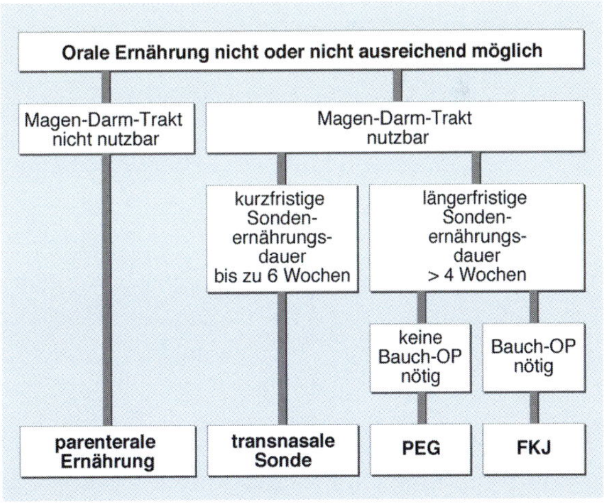

Abb. 9.1. Kostauswahl bei kritisch kranken Patienten. *PEG* perkutane endoskopische Gastrostomie, *FKJ* Feinnadelkatheter-Jejunostomie

Literatur

Braunschweig CL et al. (2001) Enteral compared with parenteral nutrition: a meta-analysis. Am J Clin Nutr 74: 534–542

Freund HR, Hanani M (2002) The metabolic role of branched-chain amino acids. Nutrition 18: 287–288

Hoffer LJ (2003) Protein and energy provision in critical illness. Am J Clin Nutr 78: 906–911

Leitlinien der Deutschen Gesellschaft für Ernährungsmedizin DGEM: www.dgem.de

Novak F et al. (2002) Glutamine supplementation in serious illness: a systemic review of the evidence. Crit Care Med 30: 2022–2029

Woodcock NP et al. (2001) Enteral versus parenteral nutrition: a pragmatic study. Nutrition 17: 1–12

Bilanzierung

Sacha Weilemann

10.1 Elektrolyt- und Wasserhaushalt

▪▪▪ Grundlagen

Als Bilanz bezeichnet man das Verhältnis der aufgenommenen zur ausgeschiedenen Menge einer Substanz pro Zeiteinheit. Die Bilanzierung des Wasser- und Elektrolythaushalts als Maßnahme im Rahmen der parenteralen Ernährung dient der Aufrechterhaltung eines ausgeglichenen Wasser- und Elektrolyt-Haushalts und der Wiederherstellung des Wasser/Elektrolyt-Gleichgewichtes bei eingetretenen Störungen.

Der Wasser- und Elektrolythaushalt ist dann ausgeglichen, wenn Gehalt und Verteilung von Wasser und Elektrolyten im extrazellulären und intrazellulären Raum den physiologischen Anforderungen genügen. Praktisch bedeutet **Bilanzierung** die **Berechnung der parenteral oder enteral zuzuführenden Mengen** von Wasser, Natrium und Kalium zum Erreichen dieses Ziels.

Die **Bilanzierungsrechnung** ergibt als Basisbedarf einen

- **Erhaltungsbedarf** zur Aufrechterhaltung der Homöostase im individuellen Krankheitsfall und ggf. einen
- **Ersatzbedarf** bei enormen Verlusten sowie einen
- **Korrekturbedarf** zur Wiederherstellung der Homöostase durch Korrektur eingetretener Störungen.

Aus Basisbedarf, Ersatzbedarf und Korrekturbedarf ergibt sich der **Gesamtbedarf**.

▪▪▪ Indikationen

Die Bilanzierung ist bei allen Krankheitszuständen indiziert, bei denen die Homöostase bedroht oder das Wasser-Elektrolyt-Gleichgewicht bereits gestört ist. Somit ist sie indiziert bei allen Erkrankungen, Traumen und Operationen, bei denen die physiologischen Aufnahme- und Ausscheidungsregulationsmechanismen des Wasser-Elektrolyt-Haushalts in einem Maße beeinträchtigt sind, dass gravierende Störungen des Gleichgewichtes eingetreten sind oder einzutreten drohen.

Besondere Bilanzprobleme bilden erfahrungsgemäß Erkrankungen, die mit Schockzuständen und akutem Lungenversagen oder mit zusätzlicher Niereninsuffizienz und Nierenversagen einhergehen. Hier sind die pathophysiologischen Zusammenhänge äußerst komplex. Es können jederzeit unvorhersehbare Volumenprobleme auftreten und relativ geringe Unter- oder Überbilanzierungen zu erheblicher Kreislaufinstabilität oder Abfall der arteriellen Sauerstoffsättigung führen. Die im Hinblick auf die Bilanzierung praktisch bedeutungsvollen Störungen des Wasser-Elektrolyt-Haushalts lassen sich auf wenige Grundmechanismen zurückführen, die in ◘ Abb. 10.1 dargestellt sind.

Gesteigerte Ausfuhr durch abnorme Verluste führt **bei lediglich gleich bleibender Zufuhr** zu Mangelzuständen.

Mangelhafte Zufuhr bei gleich bleibender Ausfuhr führt ebenfalls zu Mangelzuständen.

Gesteigerte Zufuhr bei unzureichend vermehrter Ausfuhr führt zu Störungen durch Überschüsse. Beispiel hierfür ist eine fehlbilanzierte Infusionstherapie.

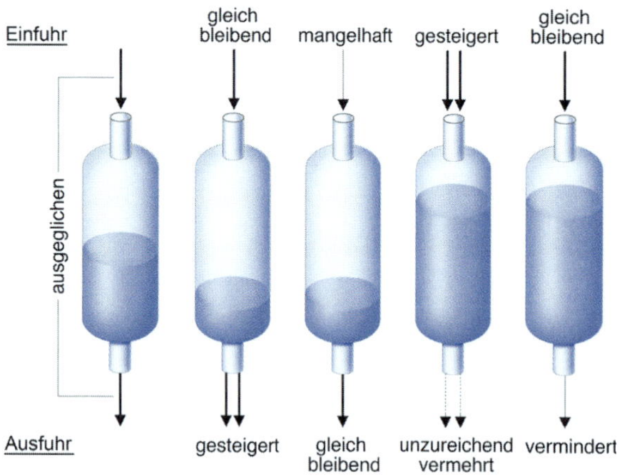

Abb. 10.1. Grundmechanismen des Elektrolyt- und des Wasserhaushalts. Erläuterungen im Text

Verminderte Ausfuhr infolge gestörter Ausscheidungsfunktion **bei gleich bleibender Zufuhr**. Typisches Beispiel hierfür ist das oligoanurische Nierenversagen.

Somit beruht die Bilanzierung aus der Kenntnis von **Basisbedarf, Bilanzbedarf** und **Korrekturbedarf**.

▪▪▪ Durchführung

Der **Normalbedarf** bzw. Basisbedarf beschreibt den durchschnittlichen Erhaltungsbedarf unter normalen Ruhebedingungen bei regelrechter Nierenfunktion und intaktem Wasser- und Elektrolythaushalt. Bei der Mehrzahl der künstlich zu ernährenden Patienten muss der Basisbedarf an das Grundleiden adaptiert werden und um einen **Ersatzbedarf** ergänzt oder um einen **Korrekturbedarf** korrigiert werden, um Ausscheidungsstörungen als Folge des Grundleidens zu berücksichtigen, laufende Abnahmeverluste zu ersetzen und eine Störung des Wasser-Elektrolyt-Haushalts auszugleichen.

Die Korrektur und Ergänzung des Basisbedarfs erfolgen somit auf den Grundlagen der

- Pathophysiologie des Grundleidens, der
- Bilanz der vorangegangenen Zeitspanne sowie der
- Beurteilung der aktuellen Situation des Wasser-Elektrolyt-Haushalts.

Die Pathophysiologie des Grundleidens kann zu einer Adaptation des normalen Basisbedarfs führen. Dies ist der Fall bei gestörter renaler Ausscheidung von Natrium, Wasser oder Kalium oder beispielsweise bei Herz- oder Niereninsuffizienz mit erforderlicher Natrium- und Wasserrestriktion oder bei Erkrankungen mit erhöhtem Flüssigkeitsbedarf, z. B. bei der Pankreasnekrose.

Deckt die Bilanz der vorangegangenen Zeitspanne laufende abnorme Verluste auf, so müssen diese zusätzlich zum normalen Basisbedarf als Ersatzbedarf zugeführt werden. Basisbedarf oder adaptierter Basisersatzbedarf stellen erst dann den adäquaten Erhaltungsbedarf dar. Bestehen zum Zeitpunkt der Bilanzierung Störungen des Wasser-Elektrolyt-Gleichgewichtes in Form von Defiziten, Überschüssen oder Fehlverteilung innerhalb der einzelnen Komponenten, so muss ein entsprechender Korrekturbedarf berücksichtigt werden, der dazu dient, die Verhältnisse im Wasser-Elektrolyt-Haushalt wieder zur Norm zurückzuführen. Aus dem normalen bzw. adaptierten Basisbedarf als Erhaltungsbedarf plus einem evtl. Ersatzbedarf und Korrekturbedarf ergibt sich somit schließlich der Gesamtbedarf als faktischer Tagesbedarf.

Eine Differenzierung der Störung des Wasser- und Natriumhaushaltes mit einer Unterscheidung in Euhydratation, Dehydratation und Hyperhydratation zeigt Tab. 10.1.

Angaben zum Basisbedarf an Wasser und Elektrolyten sind in der Übersicht zusammengestellt. Die Erstellung der Bilanz beruht auf der Berechnung von Zufuhr und Ausfuhr. Dabei sind als Zufuhr zu berücksichtigen:

- Enterale Zufuhr
- Parenterale Zufuhr
- Endogenes Körperwasser
- Resorption aus Inhalationsaerosolen

Gewichtsbezogener Wasser- und Elektrolytbedarf pro kgKG und Tag

Wasser
- normal: 30–35 mg/kgKG/Tag
- reduziert: 20–25 mg/kgKG/Tag (z. B. bei Nieren- und/oder Herzinsuffizienz)
- erhöht: 35–45 mg/kgKG/Tag (z. B. bei Pankreasnekrose)

Natrium
- 1,23,6 mval (mmol)/kgKG/Tag

Kalium
- 0,7–2,1 mval (mmol)/kgKG/Tag

Das enterale und parenterale Angebot von Natrium, Kalium und Wasser kann exakt berechnet werden. Die

Tab. 10.1. Differenzierung der Störungen des Wasser-Natrium-Haushaltes nach dem Euhydratations-, Dehydratations-, Hyperhydratations(EDH)-System. *N* normal, ↑ gesteigert, ↓ vermindert, *ECF* Extrazellulärflüssigkeit

Klassifizierung im EDH-System	Volumen ECF	Osmolalität ECF	Natrium-bestand	Diagnose
Hypertone Dehydratation	↓	↑	N oder ↓	reiner oder überwiegender Wassermangel
Isotone Dehydratation	↓	N	↓	extrazelluläres Volumendefizit
Hypotone Dehydratation	↓	↓	↓	überwiegender Natriummangel
Euhydratation	N	N	N	
Hypotone Hyperhydratation	↑	↓	N oder ↑	reiner oder überwiegender Wasserüberschuss
Isotone Hyperhydratation	↑	N	↑	extrazellulärer Volumenüberschuss
Hypertone Hyperhydratation	↑	↑	↑	überwiegender Natriumüberschuss

durch Verbrennung von Kohlenhydraten, Eiweiß und Fett aus der Nahrung und aus körpereigenem Gewebe im Intermediärstoffwechsel entstehende Wassermenge wird beim Erwachsenen mit 200–300 mg/24 h angegeben. Sie ist abhängig vom Kalorienumsatz und beträgt 10–15 ml/100 kcal. Bei hyperkatabolen Zuständen kann sie erheblich ansteigen. Wird körpereigene Substanz abgebaut, so wird neben dem aus dem Oxidationsprozess entstehenden Wasser auch das ursprünglich in der Zellmasse als intrazelluläre Flüssigkeit gebundene Wasser dem extrazellulären Raum zugeführt. Bei akutem Nierenversagen kann die endogene Wasserproduktion aus Oxidationswasser und freigesetztem Zellwasser bis zu 700 ml/24 h betragen. Bei schweren Traumen und Infektionen wurde eine endogene Wasserproduktion bis 1000 ml pro 24 h ermittelt.

Die **Ausfuhr** von Wasser und Elektrolyten erfolgt als

- Urin
- Perspiratio insensibilis
- Schweiß
- Stuhl
- Sekret des Verdauungstraktes
- Tracheobronchialsekret
- Exsudat oder Transsudat

Die **renale Ausscheidung** von Wasser, Natrium und Kalium kann exakt gemessen werden. Der Flüssigkeitsverlust durch **Perspiratio insensibilis** und **Schweiß** wird nach den in der Übersicht zusammengestellten Richtlinien errechnet. Die Perspiratio insensibilis ist ein obligatorischer Wasserverlust und weitgehend unabhängig von der übrigen Wasserbilanz.

Flüssigkeitsverluste pro kgKG und Tag

Perspiratio insensibilis
- 12 ml/kgKG (minus 300 ml beim beatmeten Patienten)

Perspiratio insensibilis bei Fieber
- pro Grad Temperaturerhöhung 10% zusätzlich zum errechneten Verlust

Perspiratio sensibilis durch Schwitzen
- geringgradiges zeitweises Schwitzen: 300 ml
- mittleres zeitweises Schwitzen: 600 ml
- starkes zeitweises Schwitzen: 1000 ml

Der **pulmonale Anteil der Flüssigkeitsabgabe** durch Perspiration beträgt normalerweise 400 ml/24 h, bei künstlicher Dauerbeatmung wird die pulmonale Wasserbilanz verändert. Durch die künstliche Anfeuchtung der Atemluft kann der pulmonale Flüssigkeitsverlust reduziert werden.

Die Messung der **Flüssigkeits- und Elektrolytausscheidung über den Stuhl** ist mit einigen Unsicherheitsfaktoren behaftet, selbst wenn der abgesetzte Stuhl gewogen wird, muss noch immer der Wassergehalt geschätzt werden. Dieser wird normalerweise mit 70–80% angegeben. Gastrointestinale Wasser- und Elektrolytverluste können ein erhebliches Ausmaß annehmen.

Die **Ausscheidung von Körpersekreten, Exsudaten und Transsudaten** kann exakt gemessen werden, wenn diese durch Sondendrainagen oder Fisteln abgeleitet werden. Ist ein exaktes Sammeln nicht möglich, so kann das Verbandmaterial gewogen werden. Der Elektrolytgehalt der gesammelten Sekrete kann gemessen werden. Anhaltswerte über den durchschnittlichen Elektrolytgehalt von Körpersäften können ◘ Tab. 10.2 entnommen werden.

Störungen des Kaliumhaushalts entstehen durch Verminderung bzw. Steigerung des Kaliumbestandes oder Störungen der Kaliumverteilung zwischen intrazellulärem und extrazellulärem Raum. Praktisch wichtige Ursachen der Kaliumverteilungsstörung sind Veränderungen des Blut-pH-Wertes. Alkalose führt zu keinem Einstrom in die Zelle, Azidose führt zum Austreten von Kalium aus der Zelle. Ursachen für Störungen des Kaliumbedarfes sind:

- Kaliummangel
- Enterale Verluste (z. B. Erbrechen/Durchfälle)
- Kaliumsequestration in dritte Räume (z. B. Ileus/Pankreatitis)
- Renale Verluste (z. B. durch Diuretika, Polyurie)
- Mangelhafte Zufuhr bei künstlicher Ernährung

Kaliumüberschuss kann verursacht werden durch

- Störung der Elimination (z. B. akute Niereninsuffizienz)
- Übersteigerte Zufuhr in der Infusionstherapie
- Massive Gewebetraumatisierung
- Nebennierenrindeninsuffizienz

Kaliumverteilungsstörungen treten auf bei

- Hyperkaliämie bei metabolischer Azidose
- Hypokaliämie bei metabolischer Alkalose
- Hyperkaliämie
- Massiver intravasale Hämolyse
- Hyperkaliämie im Initialstadium der akuten Digitalis-Intoxikation

◘ Tab. 10.2. Anhaltswerte für Elektrolytverluste durch Sekrete und Ausscheidungen

	Na^+ [mval/l]	K^+ [mval/l]	Cl^- [mval/l]
Magensaft	60	20	85
Dünndarm	100	5	100
Durchfälle	80–100	≥20	50–100
Schweiß	60	10	45

Praktische Durchführung der Bilanzierung

Bei der praktischen Durchführung der Bilanzierung sind zu unterscheiden:

Beginn der Bilanzierung (de novo assessment): Die exakte Zufuhrmenge wird erstmals richtig berechnet. Die Bilanz des Vortages ist nicht bekannt. Die benötigte Zufuhrmenge wird auf der Basis der aktuellen Hämodynamik bestimmt.

Fortführung der Bilanzierung (day-by-day assessment): Die Bilanz des Vortages ist bekannt und wird in die Berechnung der adäquaten Zufuhr mit einbezogen. Das Flussschema ◘ Abb. 10.2 fasst die praktische Durchführung zusammen.

Diagnostik und Überwachung

Die Überwachung des Flüssigkeitshaushalts erfolgt durch klinische Untersuchung, regelmäßige Messung des Körpergewichts und des zentralen Venendrucks bzw. Pulmonalarteriendrucks sowie der Erstellung bestimmter klinisch-chemischer Analysen. Klinische und klinisch-chemische Parameter zur Beurteilung des Flüssigkeitshaushaltes sind in ◘ Tab. 10.3 zusammengefasst.

Klinische Symptome des Kaliummangels entstehen durch Störungen der neuromuskulären Erregbarkeit. Die **klinischen Symptome des Kaliumüberschusses** betreffen überwiegend die Reizbildung und Reizleitung am Herzen. Klinische Störungen des Kaliumbedarfs können unspezifisch sein.

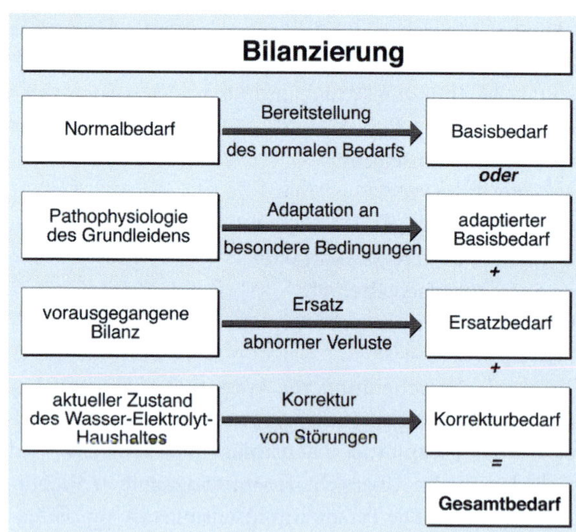

◘ Abb. 10.2. Ablaufschema der Bilanzierung

Tab. 10.3. Parameter zur Beurteilung des Flüssigkeitshaushalts

	Dehydratation	Hyperhydratation
Anamnese	Z. B. gastrointestinale Verluste, Polyurie, Fieber, Durst	z. B. Nierenversagen mit Oligurie, vorangegangene Infusionstherapie
Klinische Befunde		
Feuchtigkeitsgehalt der Haut und Schleimhäute	Trocken	Uncharakteristisch
Gewebeturgor, Ödeme	Vermindert	Gesteigert
Änderungen des Körpergewichts	Rasche Abnahme	Rasche Zunahme
Harnzeitvolumen	Vermindert*	Uncharakteristisch
Zentraler Venendruck	Erniedrigt	erhöht
Arterieller Blutkreislauf	Tachykardie, Vasokonstriktion, Blutdruckabfall	Blutdruckanstieg
Lungenbefund	Uncharakteristisch	Lungenödem
Laborchemische Befunde		
Eiweißkonzentration im Plasma	↓	↑
Hämoglobinkonzentration, Hämatokritwert	↓	↑
Urin-Osmolarität	↓	↑

* Unter der Voraussetzung, dass die Nierenfunktion normal ist und keine osmotische Diurese besteht. Bei oligoanurischem Nierenversagen besteht Oligurie mit Hyperhydratation, bei osmotischer Diurese besteht Polyurie mit Dehydratation.

Der **Serumkaliumspiegel** ist ein spezifischer Messwert für das Verhältnis von Kaliumbestand zur Kapazität, sofern Kalium zwischen extrazellulärem und intrazellulärem Raum regelrecht verteilt ist. Der Serumkaliumspiegel verliert seine Spezialität als Messgröße des Kaliumbestandes, wenn die Verteilung von Kalium zwischen intrazellulärem und Extrazellulärraum gestört ist. Das bekannteste Beispiel einer Verteilungsstörung ist die Wechselwirkung zwischen intra- und extrazellulärem Kaliumquotienten und dem pH-Wert. Änderungen der H^+-Ionenkonzentration verursachen gegensinnige Veränderungen der intra- und extrazellulären Kaliumgradienten.

Die Beurteilungskriterien des Kaliumbestandes aus dem Serumkaliumspiegel unter Berücksichtigung des arteriellen pH-Werts finden sich in Tab. 10.4.

> Faustregel: Die Wechselwirkung zwischen Serumkaliumspiegel und pH-Wert beträgt durchschnittlich 0,6 mval/l. Kaliumkonzentrationsänderungen bei einer pH-Wert-Verschiebung von 0,1 unterliegen erheblichen Schwankungen, wobei das Ausmaß der Kaliumspiegelveränderungen von der Höhe des Kaliumspiegels direkt abhängig ist.

Tab. 10.4. Anhaltszahlen zur Beurteilung des Serumkaliumspiegels in Abhängigkeit vom arteriellen pH-Wert (s. Faustregel)

pH 7,0	pH 7,2	pH 7,4	pH 7,6
4,7 mval/l	3,7 mval/l	3,0 mval/l	2,3 mval/l
6,2 mval/l	4,9 mval/l	4,0 mval/l	3,2 mval/l
8,0 mval/l	6,2 mval/l	5,0 mval/l	3,8 mval/l
10,0 mval/l	7,3 mval/l	6,0 mval/l	4,5 mval/l

Therapie des Elektrolyt- und Wasserhaushalts

Ziel der bilanzierten Infusionstherapie ist es, dem Organismus den halben Tagesbedarf zur Verfügung zu stellen, laufende abnormale Verluste zu ersetzen sowie bereits eingetretene Verluste und Störungen auszugleichen. Welche Infusionslösungen verwendet werden, ist für die Bilanz des Wasser- und Elektrolythaushaltes letztlich unerheblich. Für die Infusionstherapie der kritisch kranken Patienten, bei denen eine individuelle Tagesbilanz errechnet wird, hat sich die Kombination von Grundlösungen und Elektrolytkonzentraten bewährt. Wesentlich ist dabei, dass standardisierte Lösungen – equilibrierte oder Basislösungen – Stada-Lösungen oder Ersatzlösungen bei kritisch Kranken nur nach Maßgabe der Bilanz, nicht aber routinemäßig eingesetzt werden dürfen. **Grundlösungen** sind elektrolytfreie Kohlenhydratlösungen mit einem Kohlenhydratgehalt der je nach Kalorienbedarf ausgewählt wird, ▶ Kap. 9, Abschnitt parenterale Ernährung. **Elektrolytkonzentrate** (Tab. 10.5) enthalten die für die Infusionstherapie erforderlichen Ionen, einschließlich der alkalisierenden und ansäuernden Substanzen in hochkonzentrierter Lösung. Sie werden den Grundlösungen zugesetzt, wodurch eine individuelle Dosierung und eine Feinkorrektur von Störungen möglich werden. In bestimmten Fällen sind auch **fertige Elektrolytgemische** als Infusionslösung von Vorteil.

Vollelektrolytlösungen enthalten Elektrolyte in plasmagleicher oder plasmaähnlicher Konzentration. Hierzu gehört auch die Ringer-Laktat-Lösung. Prinzipiell dienen Vollelektrolytlösungen dem Ersatz von Extrazellulärflüssigkeit.

Die **physiologische Kochsalzlösung** stellt praktisch auch eine Plasma-Infusion-Vollelektrolytlösung dar. Ihre Zusammensetzung ist jedoch **nicht plasmaisoton**. Physiologische Kochsalzlösung dient als Ersatzlösung bei Natriummangelzuständen.

Halbelektrolytlösungen enthalten Elektrolyte in der Hälfte der physiologischen Plasmakonzentration. In kohlenhydratfreier Form sind sie in Bezug auf das Plasma hypoton. Durch Zusatz von Kohlenhydraten können die Plasmen isoton gemacht werden. Sie dienen dem Ersatz von elektrolytfreiem Wasser.

Als **Ersatzlösungen** werden fertige Elektrolytgemische bezeichnet, die den Ersatz von saurem Magensaft oder alkalischem Dünndarmsekret dienen. Der Sekretverlust sollte durch gleiche Volumina von Infusionslösungen ersetzt werden.

Als **Korrekturlösungen** stehen beispielsweise **alkalisierende** Lösungen (Natriumbikarbonat, Tris-Puffer, Natriumlaktat) und **ansäuernde** Lösungen (Aminosäure-Hydrochloridlösungen, Ammoniumhydrochloridlösungen, verdünnte Salzsäurelösung) zur Verfügung.

Die Lösungen zum Ersatz von Verlusten und/oder zur Korrektur von Störungen werden auch als **korrigierende Lösungen** zusammengefasst. Diese umfassen somit Ersatzlösungen für Magensekret, Dünndarmsekret, Extrazellulärflüssigkeit, weiter Rehydratationslösungen zum Ersatz elektrolytfreien Wassers und schließlich alkalisierenden und ansäuernden Lösungen.

Basislösungen sind so zusammengesetzt, dass sie in 2,5 l Infusionsflüssigkeit den täglichen Normalbedarf an Elektrolyten zur Deckung des normalen Flüssigkeitsbedarfs und des Elektrolytverlustes über Niere, Haut, Lunge und Stuhl enthalten. Sie werden daher auch als **bilanzierende Lösungen** bezeichnet und als solche **den korrigierenden Lösungen gegenübergestellt**.

> Welche Infusionslösungen für die Infusionstherapie verwendet werden, ist für die Bilanz des Elektrolyt-Haushaltes letztlich unerheblich. Bei Intensivpatienten, bei denen eine individuelle Tagesbilanz errechnet wird, hat sich die Kombination von Grundlösung und Elektrolytkonzentraten bewährt. Wesentlich ist, dass standardisierte Lösungen bei Intensivpatienten nur nach Maßgabe und nach Überwachung der Bilanz eingesetzt werden.

Vorteil der Fertiglösungen ist die einfache und hygienisch sichere Handhabung. Vorteil der Standardlösungen mit Zusätzen ist die Anpassung an die individuelle Situation, Hauptnachteil die Gefahr der Kontamination.

Die Infusion im Rahmen der Bilanzierung erfolgt bei Intensivpatienten in der Regel als Dauerinfusion über Venenverweilkatheter, meist über zentrale Venenkatheter. Wegen der möglichen Komplikationen des zentralen Venenkatheters sollte bei weniger schwer kranken Patienten die Möglichkeit der Infusion über periphere Venenkatheter, Plastikverweilkanülen oder Flügelinfusionsbesteck mit Metallkanülen stets überprüft werden. Die Steuerung der Zufuhr erfolgt am sichersten über Infusomaten.

Tab. 10.5. Elektrolytkonzentrate mit Angabe von Molarität sowie Ionengehalt

Konzentrat	Molarität [mol/l]	1 ml enthält	
		Kation	Anion
Natriumchlorid	1	1 mval Na^+	1 mval Cl^-
Kaliumchlorid	1	1 mval Ka^+	1 mval Cl^-
Natriumbikarbonat	1	1 mval Na^+	1 mval HCO_3^-
Kaliumbikarbonat	1	1 mval K^+	1 mval HCO_3^-
Natriumlaktat	1	1 mval Na^+	1 mval $Laktat^-$
Kaliumlaktat	1	1 mval K^+	1 mval $Laktat^-$
Kaliumchlorid	1	1 mval Ca^{2+}	1 mval Cl^-
HCl	1	1 mval H^+	1 mval Cl^-

Therapie des Kaliumhaushalts

Die Kaliumsubstitution zur Deckung des Basisbedarfs, zum Ersatz laufender Verluste oder zur Korrektur bei eingetretenem Kaliummangel erfolgt im Rahmen der Infusionstherapie durch Anwendung kaliumreicher Lösung oder Zusatz von Kaliumkonzentraten:

- Basisbedarf an Kalium 60–80 mval/Tag
- Adaptierter Basisbedarf postoperativ 60 mval/Tag

Die Kaliumsubstitution zum Ersatz abnormer Verluste wird dem bilanziertem Kaliumverlust angepasst.

Dosierung

Kaliumzufuhr bei manifestem Kaliummangel

Gesamtdosis

- Bei Hypokaliämie <3 mval/l sind 200–400 mg Kalium zur Steigerung des Serumkaliumspiegels um 1 mval erforderlich.
- Bei Hypokaliämie >3 mval/l sind 100–200 mval Kalium zur Steigerung des Serumkaliumspiegels um 1 mval/l erforderlich.

Dosierung pro Zeit

- Richtdosis 20 bis max. 40 mval/h, nur bei bedrohlichen Kreislaufkomplikationen oder Kreislaufstillstand infolge Hypokaliämie ist die raschere Zufuhr angezeigt.

Therapie des Phosphathaushalts

Die Substitution von Phosphat ist indiziert bei allen Serumphosphatwerten unter 2 mg/dl und/oder überdurchschnittlicher renaler Phosphatausscheidung.

Nachfolgende Krankheitszustände machen eine routinemäßige Zufuhr von Phosphat bei Intensivpatienten erforderlich, insbesondere wenn ein vorbestehender Phosphatmangel wahrscheinlich ist:

- Gastrointestinale Erkrankungen
- Pankreatitis
- Leberzirrhose
- Alkoholismus
- Sepsis
- Ketoazidose bzw. Laktazidose

> Hypophosphatämien können zu jedem Zeitpunkt der Intensivbehandlung auftreten. Die Mehrzahl findet sich sogar in der frühen Phase der Intensivbehandlung.

Zur Substitution stehen organisches Phosphat in Form von Elektrolytlösungen und elektrolytfreie Lösungen zur Verfügung; die Auswahl richtet sich nach dem Elektrolytstatus des Patienten:

- Natriumphosphatpuffer Ampullen á 20 ml =Ü 20 mval/ml Phosphat
- Glyzerophosphat (nicht als Amp. im Handel)

Der **durchschnittliche Bedarf eines Intensivpatienten** beläuft sich auf 30–40 mval/Tag. Eine Phosphatzufuhr von 20 mval/h sollte nicht überschritten werden. Kontrolle und Steuerung der Zufuhr richten sich nach den Labordaten.

Komplikation und Fehlerquellen

Hauptkomplikation der Infusionstherapie im engeren Sinne ist die **Überinfusion**. Sie führt zur Wasserretention mit Gefahr von Herzinsuffizienz, im Extremfall zu kardialem alveolärem Lungenödem mit Gefahr der Auslösung oder Verstärkung einer akuten respiratorischen Insuffizienz, eines interstitiellen Lungenödems mit der Gefahr eines Hirnödems.

> Faustregel: Den Patienten auf der »trockenen Seite« halten.

Hauptursachen fehlerhafter Bilanzberechnung und Infusionspläne

- Labordaten werden überbewertet.
- Die prospektive Erstellung eines Zufuhrplanes wird nicht nach aktuellen Gegebenheiten vorgenommen.
- Die Produktion von endogenem Körperwasser ist im Einzelfall nicht zu berechnen.
- Der Wasserverlust durch Perspiratio wird fehlinterpretiert.
- Flüssigkeitssequestrierungen bei entzündetem oder traumatischem Gewebe sind nicht oder schlecht bilanzierbar.

Komplikationen der Infusionstherapie im weiteren Sinne sind Komplikationen des Venenkatheters.

10.2 Säure-Basen-Haushalt

Grundlagen und Indikation

Die Bilanzierung des Säure-Basen-Haushaltes dient der Verhütung metabolischer Entgleisungen des Säure-Basen-Gleichgewichts und der Aufrechterhaltung eines ausgeglichenen Säure-Basen-Status durch bilanzierte Zufuhr saurer oder alkalischer Äquivalente im Rahmen der bilanzierten Infusionstherapie.

Indikationen zur Korrektur ergeben sich bei metabolischen Azidosen und metabolischen Alkalosen sowie abnormen Verlusten von sauren oder basischen Äquivalenten. Bei dekompensierten metabolischen Azidosen und Alkalosen ist die Indikation zur Korrektur prinzipiell gegeben. Im Einzelfall muss jedoch aufgrund der Art der Erkrankung und der allgemeinen Situation entschieden werden, ob eine Korrektur indiziert ist. So wird beispielsweise die dekompensierte diabetische Ketoazidose erst bei arteriellen pH-Werten von <7,20 korrigiert, dagegen ist bei diabetischer Laktazidose bei jeder pH-Wert-Erniedrigung unter die Norm eine Korrektur indiziert. Bei Kreislaufschock liegt der kritische Grenzwert bei pH <7,30.

Bei respiratorisch kompensierten metabolischen Azidosen und Alkalosen muss im Einzelfall entschieden werden, ob eine Korrektur der metabolischen Abweichung erfolgen soll.

> Abnorme **Säureverluste** treten am häufigsten durch Magensaftverlust auf.
> Abnorme **Basenverluste** treten am häufigsten durch den Verlust alkalischer Verdauungssäfte auf.

10

Durchführung

Korrektur des Säure-Basen-Haushalts

Die Substitution alkalischer Äquivalente erfolgt zumeist durch die Zufuhr von Natriumbikarbonat oder Tris (Trometamol), die als Pufferlösungen wirken.

Natriumbikarbonat ist der ubiquitär anwendbare Puffer. Verteilungsrahmen ist der Extrazellulärraum, weshalb die Wirkung durch Messung des Säure-Basen-Status im arteriellen Blut gut zu kontrollieren ist.

Tris verteilt sich auch im intrazellulären Raum, was zum Teil als vorteilhaft angesehen wird. Die intrazelluläre Wirkung macht die Wirkungskontrolle problematisch, da der pH-Wert der intrazellulären Flüssigkeit klinisch nicht gemessen werden kann. Tris-Puffer ist daher nur indiziert, wenn bei behandlungsbedürftigen metabolischen Azidosen die Zufuhr von Natriumbikarbonat limitiert ist.

Die Substitution saurer Äquivalente erfolgt durch die Zufuhr von Aminosäurehydrochloriden oder HCl-Lösungen.

Dosierung

Die Dosierung erfolgt in der Regel aufgrund der Analyse des Säuren-Basen-Status des arteriellen Blutes. Die Berechnung der erforderlichen Dosis erfolgt aufgrund des Basenüberschusses, in der Regel nach folgender Formel:

Basenüberschuss (BE) × 0,3 × kgKG = erforderliche mmol oder ml der molaren Lösung

Die genannte Formel gibt lediglich einen Richtwert an.

Bei Verwendung des 3-molaren Tris-Konzentrats ergibt sich die Formel:

Negativer Basenüberschuss × 0,1 kgKG = ml Tris-Puffer-Konzentrat

Bei Verwendung der 1/3-molaren Flüssigkeitslösung gilt die Formel:

Negativer Basenüberschuss × kgKG = ml Tris-Lösung

Literatur

Buchardi H, Larsen R (Hrsg) (2004) Die Intensivmedizin. Springer, Berlin Heidelberg New York Tokio

Stein J, Jauch K-W (Hrsg) (2003) Praxishandbuch klinische Ernährungs- und Intensivtherapie. Springer, Berlin Heidelberg New York Tokio

Respiratortherapie

Markus Huntemann, Clemens Kelbel

11.1 Nichtinvasive Beatmung

Markus Huntemann

▪▪▪ Grundlagen

▪▪ Definition

Unter nichtinvasiver Beatmung (NIV = **n**on**i**nvasive **v**entilation) versteht man eine maschinelle Ventilation ohne endotracheale Intubation.

Der Begriff NIV subsumiert sowohl die negativ druckunterstützte Beatmung (NPV = **n**egative **p**ressure **v**entilation) als auch die positiv druckunterstützte Beatmung (NPPV = **n**oninvasive **p**ositive **p**ressure **v**entilation). Die negativ druckunterstützte Beamtung (NPV) erfolgt über Unterdruck-Beatmungssysteme, die über eine passive Thoraxausdehnung einen Lufteinstrom in die Lunge bewirken. Mit der Entwicklung von Nasen- und Nasen-Mundmasken hat sich in der Intensivmedizin die nichtinvasive positiv druckunterstützte Ventilation (NPPV) etabliert. Die NPPV kann assistierend/kontrolliert, volumen- oder druckgesteuert erfolgen.

Das wesentliche Wirkungsprinzip nichtinvasiver Beatmung besteht darin, dass die Atemarbeit teilweise oder ganz vom Beatmungsgerät übernommen wird. Dadurch wird eine Regeneration der Energiespeicher der ermüdeten Atempumpe erzielt und eine Erholung ermöglicht (► Kap. 27).

▪▪▪ Indikationen

Als gesicherte Indikationen für die NPPV bei akuter respiratorischer Insuffizienz gelten akute Dekompensationen chronisch ventilatorischer Insuffizienzen, die sich klinisch im hyperkapnischen Ventilationsversagen präsentieren:

- Akute Exazerbation der COPD
- Akute Dekompensation bei restriktiven Ventilationsstörungen wie z. B. Kyphoskoliose und das posttuberkulotische Syndrom
- Akute Dekompensation bei neuromuskulären Leiden (Amyothrophe Lateralsklerose, Duchenne-Muskeldystrophie, Post-Polio-Syndrom)

Des Weiteren hat sich die NPPV in nachfolgenden Indikationsbereichen etabliert:

- Kardiales Lungenödem, kein Myokardinfarkt und hämodynamische Stabilität
- Entwöhnungsversagen nach Extubation bei Langzeitbeatmung
- Akute respiratorische Insuffizienz nach Lungentransplantation

Als experimentelle Indikationen gelten:

- Pneumonie bzw. ARDS

Für letztere Indikationen ist die NPPV weniger geeignet, da u. a. die erforderlichen unphysiologischen Beatmungsmodi (z. B. hohe PEEP-Werte, umgekehrtes Atemzeitverhältnis) vom wachen Patienten meist schlecht toleriert werden sowie eine längerfristige Beatmungsdauer (>48 h) verlangen. Bei einem Therapieversuch unter NPPV ist auf eine strikte Überwachung der Abbruchkriterien zu achten, damit keine lebensbedrohliche Verkürzung des Zeitfensters für eine notwendige Intubation eintritt.

Voraussetzungen für die NPPV bei akuter respiratorischer Insuffizienz sind:
- Spontanatmung
- Kooperationsfähig
- stabile Hämodynamik
- erhaltener Husten- und Würgereflex

Die Indikationskriterien für die NPPV bei akuter respiratorischer Insuffizienz anhand einfacher klinischer Parameter sowie der Blutgasanalyse zeigt ◘ Tab. 11.1.

Kontraindikationen

Absolute Ausschlusskriterien für die nichtinvasive Beatmung sind:
- Atemstillstand
- Lebensbedrohliche Hypoxämie
- Katecholaminpflichtigkeit, instabile Hämodynamik
- Koma

Relative Ausschlusskriterien sind:
- Kooperationsunfähigkeit
- Maskenanpassung unmöglich (anatomische Hindernisse, Gesichts-/Schädeltrauma)
- Notwendigkeit häufiger endotrachealer Absaugung
- Fehlender Husten- und Würgereflex
- Oberbauchtrauma/Thoraxtrauma

Nach Aufnahme der nichtinvasiven Beatmung ist deren Effektivität zu dokumentieren. Dabei sollte nach Ausschluss häufiger Fehlerquellen (s. u.) wie z. B. Leckagen spätestens nach ca. 30 min klinische Parameter überprüft sowie eine Blutgasanalyse durchgeführt werden.

Als **Abbruchkriterien** für die nichtinvasive Beatmung gelten:
- Progrediente Bewusstseinstrübung
- Zunahme der Atemfrequenz (AF >35/min)
- Zunahme der Hypoxämie trotz zusätzlicher O_2-Gabe (p_aO_2 <40 mmHg, S_aO_2 <85%)
- Zunehmende respiratorische Azidose (pH-Wert <7,3)

◘ **Tab. 11.1.** Indikationskriterien für NPPV bei akuter respiratorischer Insuffizienz

Symptome	Parameter
Mittelschwere/schwere Dyspnoe Einsatz der Atemhilfsmuskulatur, paradoxe Atmung	Atemfrequenz ≥25/min pH-Wert <7,35 pCO_2 >45 mmHg p_aO_2/F_IO_2 <200

Methoden

CPAP

Der Beatmungsmodus CPAP (= **c**ontinuous **p**ositive **a**irway **p**ressure) bezeichnet eine spontane kontinuierliche Überdruckbeatmung.

Prinzip: Es besteht ein konstantes Druckniveau durch eine kontinuierlich generierte Gasströmung. Die Spontanatmung erfolgt auf einem frei wählbaren kontinuierlichen Überdruckniveau. Der effektive Therapiedruck liegt bei ca. 5–12 mbar.

Wirkung: Wiedereröffnung kollabierter Atemwege, Erhöhung der FRC (funktionelle Residualkapazität) und damit Verhinderung von Alveolarkollaps und Rekrutierung schlecht belüfteter Alveolarbezirke, Abnahme des Rechts-Links-Shunts sowie Rechtsherzentlastung durch Vorlastsenkung.

Indikation: Obstruktives Schlafapnoesyndrom, Atelektasen, kardiales Lungenödem mit normokapnischer respiratorischer Insuffizienz.

PSV

Der Beatmungsmodus PSV (= **p**ressure **s**upport **v**entilation) bezeichnet eine druckunterstützte Spontanatmung.

Prinzip: Jede spontane Inspiration wird nach Erreichen einer Triggerschwelle durch eine inspiratorische Gasströmung bis zu einem eingestellten Druckniveau unterstützt. Das erreichte Tidalvolumen ist abhängig von der eingestellten Druckdifferenz, der Gasströmung sowie der Compliance und Resistance der Lunge des Patienten. Das Umschaltkriterium von der Inspirations- in die Exspirationsphase ist in diesem Modus flussgesteuert. Das Exspirationsventil wird geöffnet, sobald der Flow auf einen definierten Anteil des inspiratorischen Spitzenflusses abgesunken ist (◘ Abb. 11.1).

PCV

Der Beatmungsmodus PCV (= **p**ressure **c**ontrolled **v**entilation) bezeichnet eine druckkontrollierte Spontanatmung.

Prinzip: Im assistierten Modus APCV (= **a**ssisted **p**ressure **c**ontrolled **v**entilation) wird wie im PSV-Modus jede spontane Inspiration nach Erreichen einer Triggerschwelle durch eine inspiratorische Gasströmung bis zu einem eingestellten Druckniveau unterstützt. Im Gegensatz zum PSV-Modus ist aber das Umschaltkriterium für die Inspirations-/Exspirationsphase die eingestellte Inspirationszeitdauer (◘ Abb. 11.2).

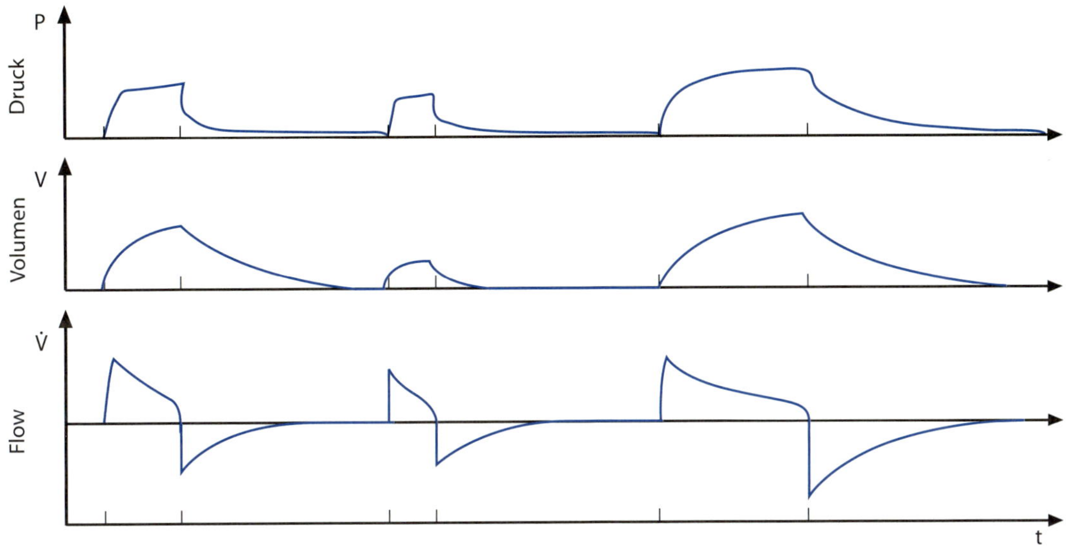

◘ **Abb. 11.1.** Der Beatmungsmodus PSV (Erläuterungen s. Text)

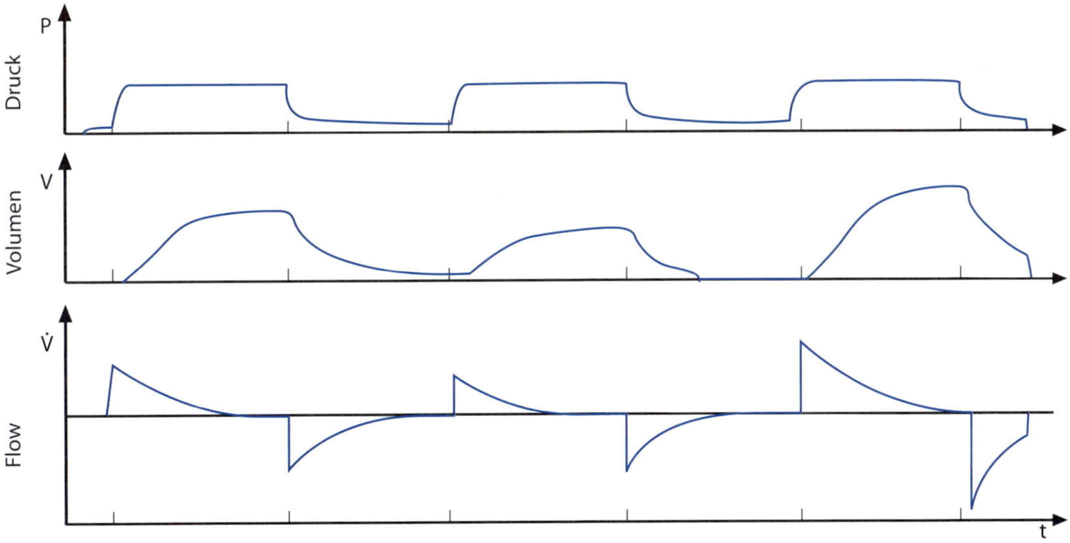

◘ **Abb. 11.2.** Der Beatmungsmodus PCV (Erläuterungen s. Text)

BiPAP

BiPAP (= **bi**level **p**ositive **a**irway **p**ressure) ist ein eingetragenes Warenzeichen der Fa. Respironics.

Prinzip: BiPAP entspricht weitgehend dem PSV-Modus. Es beinhaltet drei Optionen:

- **S- Mode:** Inspiratorische Druckunterstützung (inspiratory positive airway pressure, IPAP = PSV) mit einem exspiratorischen Druckniveau (expiratory positive airway pressure, EPAP)
- **T-Mode:** Kontrollierte Beatmung. IPAP, EPAP, Atemfrequenz und Zeitverhältnis von In- und Exspiration sind vorgegeben
- **ST-Mode:** Kombination aus inspiratorischer Druckunterstützung (S-Mode) und kontrollierter Beatmung (T-Mode). Eine gewählte Minimalatemfrequenz mit definiertem Atemzeitverhältnis wird bei Apnoe- oder Hypopnoephasen als Schutzfrequenz aktiviert.

> BiPAP sollte nicht mit dem nachfolgend beschriebenen BIPAP-Modus verwechselt werden.

BIPAP

Der Beatmungsmodus BIPAP (= **bi**phasic **p**ositive **a**irway **p**ressure) beschreibt eine biphasisch druckorientierte Beatmungsform (▶ Abschnitt 11.4).

Prinzip: Durch zyklischen Wechsel zweier verschiedener CPAP-Niveaus wird ein Tidalvolumen erzeugt. Der Wechsel kann sowohl zeitgesteuert als auch in einem Erwartungszeitfenster getriggert erfolgen. Dabei ist auf in- und exspiratorischen Druckniveau Spontanatmungsaktivität möglich (Abb. 11.3)

Nachfolgende Parameter können unabhängig gewählt werden:

- Unteres Druckniveau = Exspirationsdruck
- Exspirationszeit (t1)
- Oberes Druckniveau = Inspirationsdruck
- Inspirationszeit (t2)

Indikationen: Kontrollierte Beatmung bei allen Indikationen; augmentierte Spontanatmung zum Teilersatz der Atempumpe oder zur Beamtungsentwöhnung.

VCV

Der Beatmungsmodus VCV (= **v**olume **c**ontrolled **v**entilation) bezeichnet eine volumenkontrollierte Beatmung.

Prinzip: Das Tidalvolumen ist Ziel- und Kontrollparameter. Die Beatmungsdrücke sind abhängig vom Tidalvolumen und der Atemmechanik der Lunge. Eine inspiratorische Druckbegrenzung ist zur Vermeidung von Druckspitzen erforderlich. Hierbei bietet die drucklimitierte

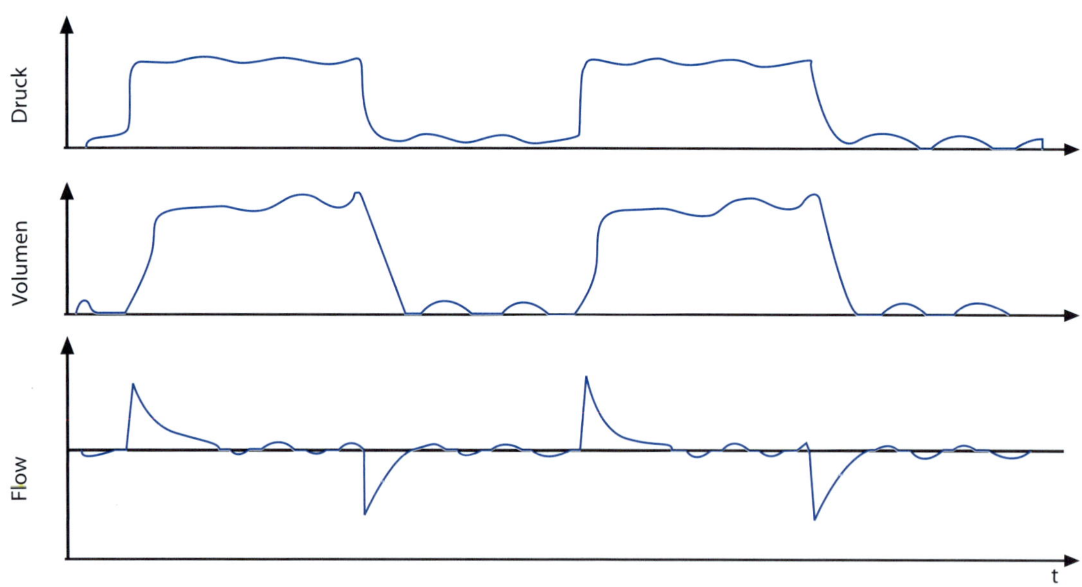

Abb. 11.3. Der Beatmungsmodus BIPAP (Erläuterungen s. Text)

Beatmung (pressure cycled ventilation, **PLV**) die Möglichkeit, bei einer Überschreitung des Begrenzungsdrucks die Inspirationsphase nicht unmittelbar zu beenden, sondern auf einen dezelerierten Flow umzustellen. Die Flowdezelerationsphase wird erst dann beendet, wenn das Zielvolumen oder die Inspirationszeit erreicht sind.

▪▪▪ Therapieplanung

Die nichtinvasive Beatmung bei akuter respiratorischer Insuffizienz sollte auf der Intensivstation durchgeführt werden. Die nichtinvasive Beatmung bereits in der Notfallaufnahme einzuleiten, erwies sich bei ausreichender Erfahrung sowie entsprechender personeller und räumlicher Logistik als vorteilhaft.

Die **apparative Ausstattung** sollte das Monitoring technischer Parameter wie Herzfrequenz, Blutdruck und Sauerstoffsättigung sowie Blutgasanalysen erlauben, um die Effektivität der NPPV zu belegen. Bei der beatmungstechnischen Ausstattung sollten Respiratoren gewählt werden, die speziell für die nichtinvasive Akutbeamtung im stationären Einsatz konzipiert wurden. Diese Geräte besitzen eine **sehr kurze Triggerlatenz** (<120 ms), die notwendig ist, um Desynchronisationen beim wachen Patienten mit hoher Atemfrequenz zu vermeiden. In der Regel ermöglichen dies eher Turbinen- und weniger Kolbenhubgeräte. Darüber hinaus besitzen diese Geräte große Displays mit paralleler Visualisierung von Atemfluss- und Druckkurven sowie Anschlüsse an die Zentralgasversorgung. Respiratoren, welche diese Eigenschaften aufweisen, sind z. B. Evita 4, Fa. Dräger sowie Vision, Fa. Respironics.

Ist eine **Fortführung der nichtinvasiven Beatmung als Langezeittherapie im häuslichen Bereich** notwendig, stehen hierfür Respiratoren mit speziellen Eigenschaften für den mobilen Einsatz zur Verfügung. Die mobilen Respiratoren sind meist kleine und leise Geräte, besitzen integrierte Akkusysteme, externe Niedervoltanschlüsse und Tastensperren.

Ein Ausrüstwagen mit dem wichtigsten Equipment wie z. B. unterschiedliche Typen und Größen von Nasen- und Nasen-Mundmasken, Haltebänder, Ersatz-Auslassventile, Verbindungsschläuche etc. sollte vorgehalten werden, um am Patientenbett einen raschen Zugriff auf das notwendige Material zu ermöglichen. Neben einer Absaug- sollte eine Bronchoskopieeinheit bestehen. Spezielle Nasen-Mundmasken mit entsprechenden Adaptern ermöglichen es, während nichtinvasiver Beatmung eine Bronchoskopie durchzuführen. Zeitdefinierte Therapieprotokolle sollten vorgehalten werden, um die Effektivität nichtinvasiver Beamtung zu belegen.

Neben der Sicherstellung der apparativen Ausstattung sollte eine ausreichende Kapazität von geschultem Pflegepersonal vorhanden sein. **Initial** sollte immer **eine Pflegeperson pro Patient** anwesend sein.

▪▪▪ Technik

Der Erfolg einer NPPV wird insbesondere durch das Ausmaß praktischer Erfahrung in den Techniken nichtinvasiver Beatmung bestimmt.

Praktische Durchführung der nichtinvasiven Beatmung

- Aufnahme auf die Intensivstation
- Kontinuierliche Überwachung der Vitalparameter: EKG, Blutdruck, Sauerstoffsättigung, engmaschige BGA-Kontrollen
- Intensive Patientenaufklärung: trotz enger Zeitfenster für die Einleitung der NPPV bei akuter respiratorischer Insuffizienz sollte die Aufklärung in Ruhe erfolgen, da die Akzeptanz der NPPV u. a. mit dem Informationsgrad des Patienten steigt!
- Kontrolle des Geräteaufbaues: Verbindungsschläuche angeschlossen? Je nach Gerät unterschiedliche Anschlüsse für Druckabnehmer, O_2-Versorgung, Ausatem-Steuerventil und Atemgasfluss. Beamtungsfilter eingesetzt?
- Überprüfung der Gerätegrundeinstellung:
  - Druckunterstützte Spontanatmung mit initial niedrigen Beamtungsdruck:
  Assistierter BiPAP/BIPAP-Modus mit IPAP/EPAP = 10/4 mbar, bei ventilatorischer Insuffizienz
  CPAP-Modus mit CPAP = 6–10 mbar bei kardiogenem Lungenödem mit respiratorischer Partialinsuffizienz (Normokapnie)
- Maskenwahl: Patienten mit akuter respiratorischer Insuffizienz atmen meist durch den Mund. Daher sollten primär Nasen-Mundmasken eingesetzt werden.
- Umgang mit der Maske: Die Nasen-Mundmaske sollte bei sitzender Position des Patienten zuerst manuell angehalten und erst bei ausreichender Toleranz fixiert werden. **Dies ist entscheidend für die Akzeptanz der NPPV!** Auf eine präzise Maskenanpassung achten (Sitz, Dichtigkeit, komfortabel und klein).

▼

- Optimierung der Geräteeinstellung: Assistierter/kontrollierter Bilevel-Modus; Druckerhöhung auf (IPAP/EPAP ≈ 20–25/4–6 mbar)
  - Frequenz: 2 Atemzüge oberhalb der Spontanatemfrequenz, wenn AF <30/min
  - Ziel: ausreichendes Atemzugvolumen (≥ 7 ml/kg KG) erreichen, keine Triggerarbeit, möglichst vollständige Entlastung der Atempumpe.
- Patientenbegleitung: Initial ständiger Patientenkontakt (Allgemeinbefinden, Luftnot, Angst, Schmerzen); Pflege (Mund, Nase Atemwege), Beruhigung des Patienten
- Bei Sekretretention: Einsatz eines Feuchtverneblers; bei Einsatz von Nasen-Mundmasken diese regelmäßig absetzen und Bronchialsekret abhusten zu lassen; bronchoskopisches Absaugen ist über Nasen-Mund-Maske möglich
- Medikation: Die Gabe von Morphium 5 mg i.v. + 5 mg s.c. vermindert die Dyspnoe- und Angstsymptomatik; dabei ist die Gefahr der Atemdepression unter NPPV und der meist hohen Atemstimulation des Atemzentrums bei akuter respiratorischer Insuffizienz von geringer klinischer Relevanz.

Komplikationen

Die Komplikationen nichtinvasiver Beatmung, deren Ursachen und Möglichkeiten zur Prävention sind in Tab. 11.2 aufgelistet.

Ergebnisse

Die Vorteile nichtinvasiver gegenüber invasiver Beatmung sind:

- Vermeidung intubationsspezifischer Komplikationen
- Analgosedierung/Relaxation unnötig
- Sprache, Schluckakt und Hustenreflex bleiben erhalten
- Verbesserung der mukoziliaren Clearance
- Verminderte Gefahr von Atemwegsinfektionen
- Verzicht auf zentralvenöse Zugänge
- Erhaltene Patientenmitarbeit
- Frühzeitigere Patientenmobilisierung

Ca. 30–50% der Patienten mit akuter Ateminsuffizienz auf der Intensivstation können nichtinvasiv beatmet werden. Die nichtinvasive Beatmung senkt die Intubationsrate, die beatmungsassoziierte Pneumonierate, die Hospitalisationsdauer sowie die Krankenhaussterblichkeit.

Tab. 11.2. NPPV – Komplikationen, mögliche Ursachen und deren Prävention

Komplikationen	Mögliche Ursachen	Präventions-/Abhilfemöglichkeiten
Leckagen Konjunktivitis Druckstellen, Hautläsionen	Ungenügende Maskenanpassung: Halteband zu fest? Fehlende Polster oder Faltenbildung am Maskenpolster? Maske undicht (zu groß)?	Einsatz von Maskenpolster Maskengröße überprüfen Maskentyp wechseln
Austrocknung der Nasen- und Mundschleimhaut	Kalte Atemgasströmung?	Einsatz von Befeuchtersystemen Applikation von Nasenölen
Atelektasen	Ungenügende Bronchialtoilette? AZV zu niedrig? IPAP zu hoch? / EPAP zu niedrig?	Regelmäßiges Abhusten, Absaugung, Bronchoskopie Einsatz von Nasenmaske möglich? IPAP senken und EPAP erhöhen (wenn AZV >7 ml/kgKG), Verlängerung des I:E-Verhältnisses auf 1:1, AZV <5 ml/kgKG
Magenüberblähung	Hoher Atemgasspitzenfluss? → verursacht reflektorischen Glottisschluss Nasen-Mundmaske?	Verlängerung des I:E-Verhältnisses auf 1:1 IPAP/EPAP senken, wenn AZV >7 ml/KG Einsatz einer Nasenmaske möglich?
Aspirationsgefahr	Nasen-Mundmaske im Einsatz?	Einsatz einer Nasenmaske möglich? Magensonde

▪▪▪ Wertung

Die nichtinvasive Beatmung hat in der Beamtungstherapie akuter respiratorischer Erkrankungen sowie in der Entwöhnung vom Respirator einen hohen Stellenwert. Sie ist kein konkurrierendes, sondern ein ergänzendes Therapieverfahren zur konventionellen invasiven Beatmung.

Differenzierte Kenntnisse über Indikationen, Kontraindikationen und Techniken sind erforderlich, um eine nichtinvasive Beatmung erfolgreich durchzuführen.

Literatur

Antonelli M, Conti G, Rocco M et al. (1998) A comparison of noninvasive positive-pressure ventilation and conventional mechanical ventilation in patients with acute respiratory failure. N Engl J Med 339: 429–435

Brochard L,Mancebo J,Wysocki M et al. (1995) Noninvasive ventilation for acute exacerbations of chronic obstructive pulmonary disease. N Engl J Med 333: 817–822

Girault C et al. (1999) Noninvasive ventilation as a systematic extubation andweaning technique in acute-on-chronic respiratory failure: a prospective, randomized controlled study. Am J Respir Crit Care Med 160: 86–92

Hoffmann B, Welte T (1999) The use of non-invasive pressure support ventilation for severe respiratory insufficiency due to pulmonary oedema. Intensive Care Med 25: 15–20

Lorenz J, Friesecke S, Huntemann M, Kelbel C (2000) Die nichtinvasive Beatmung in der Beatmungsentwöhnung. Pneumologie 54: 10–15

Meduri GU (1996) Noninvasive positive-pressure ventilation in patients with acute respiratory failure. Clin Chest Med 17 :513–553

Nava S et al. (1997) Human and financialcosts of noninvasive mechanical ventilation in patients affected by COPD and acute respiratory failure . Chest 111: 1631–1638

Schönhofer B et al. (1995) Stellenwert der intermittierenden Selbstbeatmung nach Entwöhnung vom Respirator. Pneumologie 49: 689–694

Rusterholtz T, Kempf J, Berton C et al. (1999) Noninvasive pressure support ventilation (NIPSV) with face mask in patients with acute cardiogenic pulmonary edema (ACPE). Intensive Care Med 25: 21–28

Wysocki M et al. (1995) Noninvasive pressure support ventilation in patients with acute respiratory failure. A randomized comparison with conventional therapy. Chest 107: 761–768

11.2 Intubation

Markus Huntemann

▪▪▪ Grundlagen

Unter Intubation versteht man das Einführen eines Tubus über Mund oder Nase in die Trachea. Die erste Intubation wurde im Jahr 1880 von Sir W. Mc Even durchgeführt.

Die endotracheale Intubation kann entweder auf oralem (*orotracheale Intubation*) oder auf nasalem Weg (*nasotracheale Intubation*) erfolgen. Sie ermöglicht die Sicherung der Atemwege, das Absaugen von Bronchial- und Trachealsekret und die künstliche Beatmung.

▫ Abb. 11.4 zeigt die Lage des Kehlkopfs, dessen anatomischen Besonderheiten bei der Intubation eine Rolle

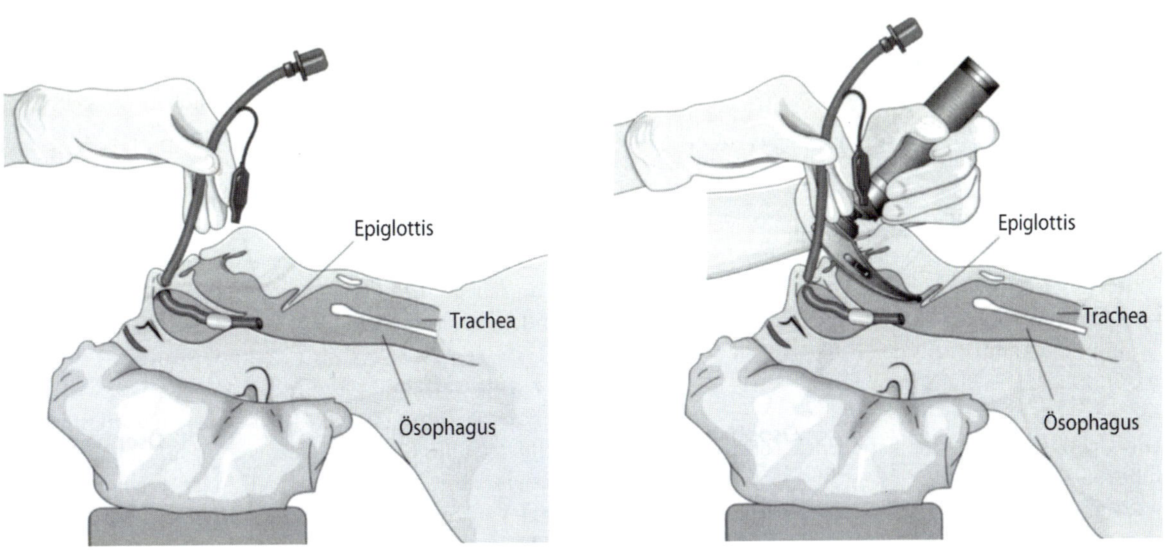

▫ **Abb. 11.4.** Kehlkopf bei nasotrachealer Intubation (Aus Larsen: [2004], 6. Aufl., Anästhesie und Intensivmedizin. Springer, Heidelberg)

spielen. Der Kehlkopf liegt in Höhe des 4.–6. Halswirbels und stellt bei einer Intubation die engste Stelle dar. Die Länge der Trachea beträgt 12–15 cm beim Erwachsenen und 6–8 cm beim Kind. Der Durchmesser beträgt 1,5–2,5 cm beim Erwachsenen und 0,5–0,8 cm beim Kind. Die Bifurkation der Trachea befindet sich in Höhe des 5.–6. Brustwirbels.

Indikationen

Indikationen zur **endotrachealen Intubation** sind:

- Atem- bzw. Herzkreislaufstillstand
- Schwere respiratorische Insuffizienz: p_aO_2 <40 mmHg; respiratorische Azidose
- Schwerer Schock
- Sicherung der freier Atemwege: z. B. bei Larynxödem, akute Epiglottitis
- Prävention vor Aspiration: schwere gastrointestinale Blutung, verminderte Schutzreflexe bei Koma, Intoxikation
- Trauma: Polytrauma, schweres Schädelhirntrauma, Gesichtsschädelverletzungen, Thoraxtrauma, instabiler Thorax, Lungenkontusion

Spezielle **Indikationen zur nasotrachealen Intubation** sind:

- Operationen, die eine orale Intubation nicht zulassen (Eingriffe im Mund-, Kiefer- und Halsbereich)
- Langzeitintubation: Diese Indikation ist heute aufgrund der Nebenwirkungen wie beispielsweise Sinusitis maxilaris als Sepsisquelle nosokomialer Infektionen, erhöhte Atemarbeit bei geringer Tubusgröße und Etablierung alternativer Methoden wie z. B die Dilatationstracheotomie (siehe ► Kap 11.3), in den Hintergrund getreten

Kontraindikationen

Die wichtigsten Kontraindikationen der nasotrachealen Intubation sind:

- Ausgedehnte Verletzungen, Entzündungen oder Tumoren in der Nase, Nebenhöhle oder im Epi- oder Hypopharynx
- Offene frontobasale Frakturen, Schädelbasisfraktur mit Liquoraustritt aus den Nasengängen
- Störungen der Blutgerinnung

Die wichtigsten Kontraindikationen der orotrachealen Intubation sind:

- Tumore oberhalb der Trachea
- Operationen im Mund, Rachen- und Halsbereich
- Larynxschäden

Methoden

Intubationsmethoden

Die **orotracheale Intubation** erfolgt über den Mund unter direkter Inspektion des Kehlkopfes.

Vorteile: Eine sichere und schnelle Methode, daher sowohl in der Notfallmedizin als auch bei Operationen als Routineverfahren angewandt.

Nachteile: Die Intubation ist bei zu geringer Mundöffnung nicht möglich. Der Tubus wird vom wachen Patienten nicht toleriert und erfordert daher eine Narkose.

Die **nasotracheale Intubation** erfolgt über eine Nasenöffnung in den Oropharynx. Der Kehlkopf wird auch hier mit einem Laryngoskop dargestellt. Der Tubus wird über den Nasengang vorgeschoben und im subglottischen Bereich mit einer Magill-Zange platziert.

Vorteile: Bessere Toleranz des Tubus beim wachen Patient, vereinfachte Möglichkeiten der Fixation und Mundpflege.

Nachteile: Diese Methode ist für Notfälle nicht geeignet. Sie erfordert größere Erfahrung und geht mit einer erhöhten Blutungsgefahr einher. Gefahr der Sinusitis maxilaris als Quelle nosokomialer Infektionen sowie Gefahr von Druckulzerationen an den Nasenwänden. Aufgrund enger Nasengänge muss häufig ein enger Tubusdurchmesser gewählt werden.

Spatelarten

Standardspatel

Beim gebogenen **Spatel nach Macintosh** (▣ Abb. 11.5 a; ▣ Tab. 11.3) wird das distale Ende vor die Epiglottis (Kehlkopfdeckel) geführt und diese durch Zug aufgerichtet.

Beim geraden **Spatel nach Miller** (▣ Abb. 11.5 b; ▣ Tab. 11.4) wird die Epiglottis angehoben (aufgeladen), die Spatelspitze liegt hinter der Epiglottis.

Spezialspatel

Der **McCoy-Spatel** (▣ Abb. 11.5 c) kommt zum Einsatz bei schwieriger Intubation, z. B. bei reduzierter Mundöffnung, wenn nur die Epiglottis oder der untere Teil der Stimmbandebene sichtbar sind.

Tubusarten

Der **Magill-Tubus** (▣ Abb. 11.6 a) ist der am häufigsten verwendete Tubus für alle operativen Eingriffe und in der Intensivmedizin. Er besteht aus PVC- oder Weichgummimaterial. Von Vorteil ist der günstige Preis. Der Tubus lässt sich abknicken und ist komprimierbar. Als Varianten für längerfristige Beatmung existieren Tuben mit Niederdruckcuffs oder Cuffs aus einem gewebeschonenden Polyurethangewebe (Kamen-Wilkinson-Tubus, Foam-Cuff-Tubus).

Der **Woodbridge-Tubus** (Abb. 11.6 b) besteht aus einer latexbeschichteten Metallspirale, wodurch ein Abnicken oder eine Kompression verhindert werden. Sein Einsatz erfolgt vorwiegend in der Neurochirurgie, bei Operationen im Gesicht, im Halsbereich und bei erschwerten Lagerungen (z. B. bei Bauchlagerungen).

Der **Oxfort-non-kinking-Tubus** ist am proximalen Ende rechtwinklig gebogen. Er knickt nicht und erlaubt eine sichere Positionierung. Aufgrund seiner kürzen Tubuslänge wird eine einseitige Intubation verhindert.

Tubusgrößen

Bei der Wahl der Tubusgröße sollte ein Tubus mit möglichst maximalem Innendurchmesser gewählt werden. Größere Tuben haben einen geringeren Strömungswiderstand und verringern signifikant die Atemarbeit bei der Entwöhnung vom Respirator. Des Weiteren werden das Absaugen und die Bronchoskopie über Tuben mit großem Innendurchmesser erleichtert. Es ist allerdings zu beachten, dass die Gefahr von Intubationsschäden mit dem Tubusmaß zunimmt. In der Regel sollten bei der endotrachealen Intubation bei Männern Tuben mit 8,0–9,0 mm und bei Frauen mit 7,5–8,0 mm Innendurchmesser verwendet werden (Tab. 11.5).

Tab. 11.3. Macintosh-Spatel

	Größe	Länge (cm)
Neugeborene	Nr. 1	9
Kinder	Nr. 2	10,8
Erwachsene	Nr. 3	13,0
Große Erwachsene	Nr. 4	15,5

Tab. 11.4. Miller-Spatel

	Größe	Länge (cm)
Neugeborene	Nr. 0	7,8
Kleinkinder	Nr. 1	10,2
Kinder	Nr. 2	15,5
Erwachsene	Nr. 3	19,5
Große Erwachse	Nr. 4	20,5

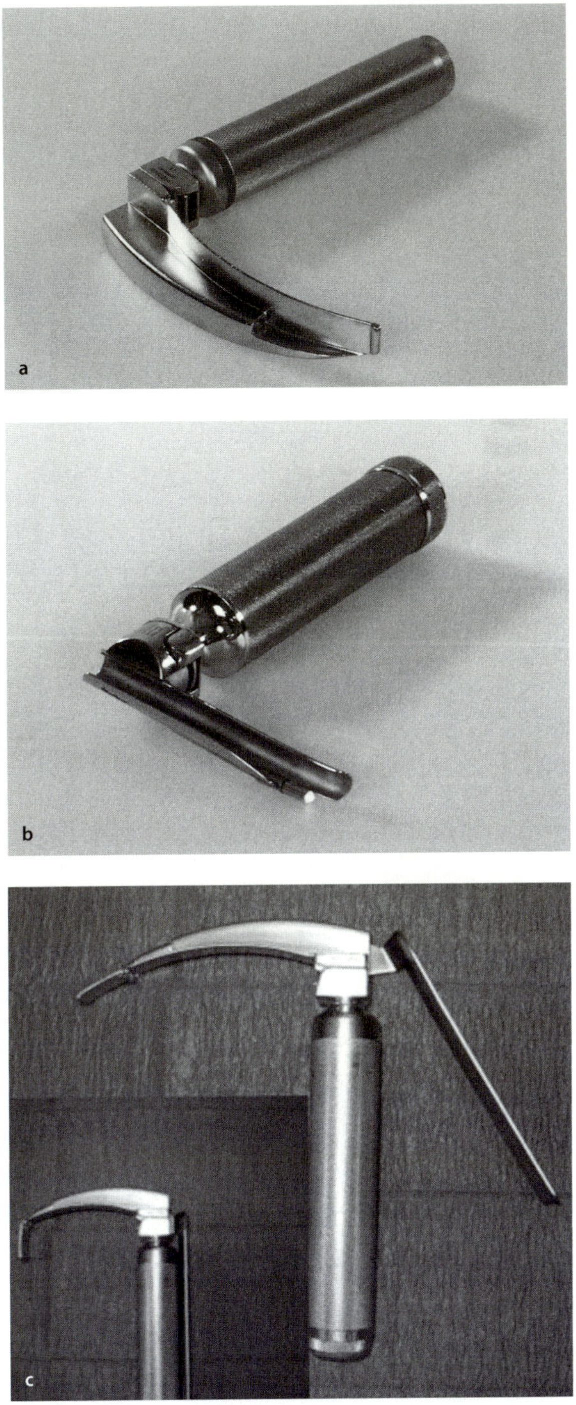

Abb. 11.5. Spatelformen. **a**) Macintosh-Spatel, **b**) Miller-Spatel, **c**) McCoy-Spatel (Aus Rossaint, Werner, Zwißler [2004] Die Anästhesiologie. Springer, Heidelberg; Aus Burchardi et al. [2004] 9. Aufl. Die Intensivmedizin. Springer, Heidelberg)

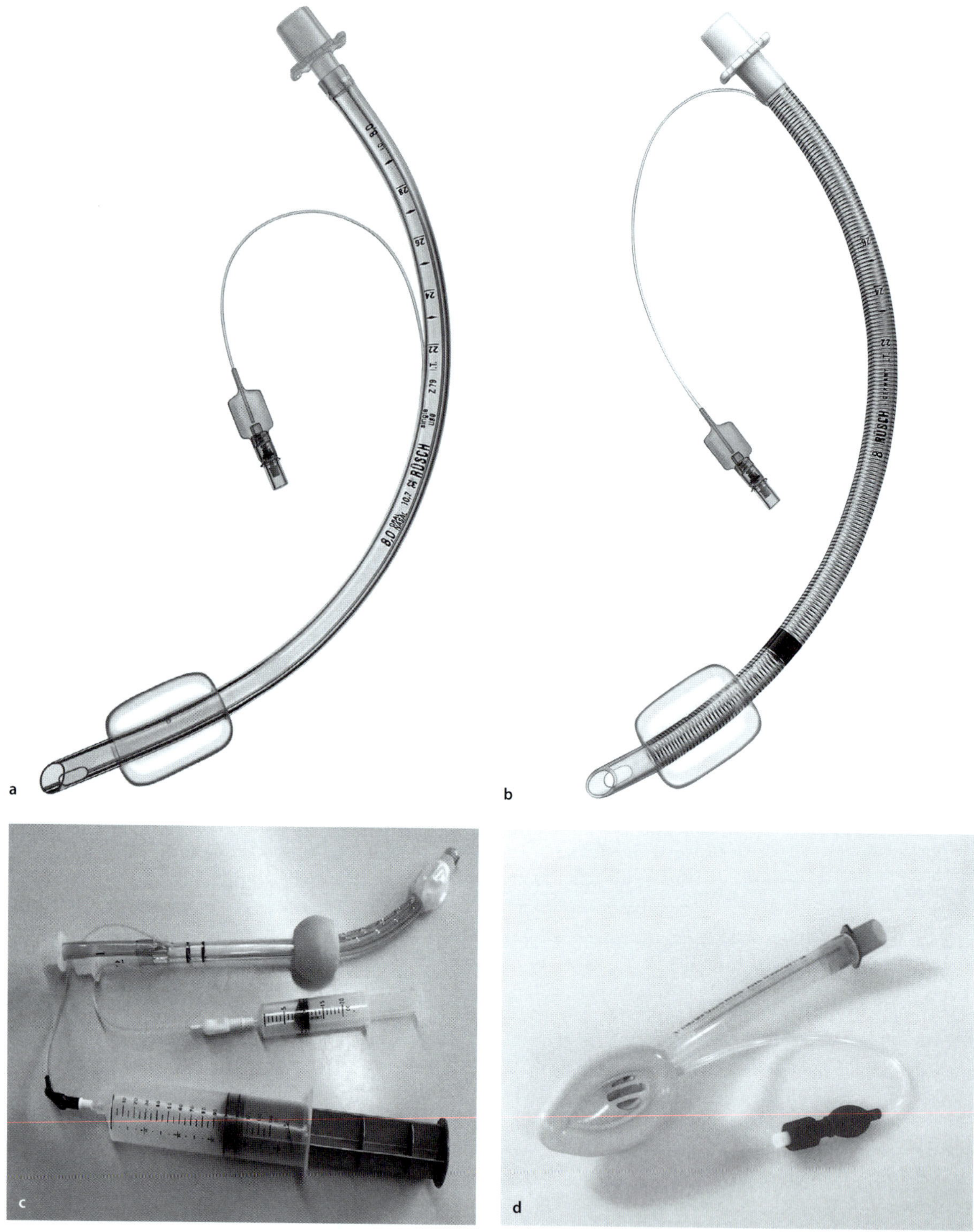

Abb. 11.6. Tubus-Arten **a** Magill-Tubus, **b** Woodbridge-Tubus, **c** Kombitubus, **d** Larynxmaske (Aus Rossaint, Werner, Zwißler [2004] Die Anästhesiologie. Springer, Heidelberg; Aus Kretz/Teufel [2006] Anästhesie und Intensivmedizin. Springer, Heidelberg)

Tab. 11.5. Alter und Tubusmaße

Alter		Innendurchmesser (mm)	Charriére
Frühgeborene (>1500 g)		2,5	12
Neugeborene		3,0	14
6 Monate		3,5	16
1 Jahr		4,0	18
2 Jahre		4,5	20
4 Jahre		5,0	22
6 Jahre		5,5	24
8 Jahre		6,0	26
10 Jahre		6,5	28
12 Jahre		7,0	30
Erwachsene	Frauen	7,0–8,0	30–34
	Männer	8,0–9,0	34–38

Bei Kindern gilt als Faustformel, dass die gewählte Tubusgröße der Größe des kleinen Fingers entsprechen sollte. Bei der nasotrachealer Intubation sollte der Innendurchmesser etwa 1 mm kleiner als der entsprechende Tubus zur endotrachealen Intubation (Männer 7,5–8 mm, Frauen 7–7,5 mm) gewählt werden.

Spezialtuben

Carlens- und **White-Tuben** sind doppellumige Tuben und ermöglichen eine seitengetrennte Beatmung der linken und/oder rechten Lungenhälfte. Über den Carlens-Tubus erfolgt die Beatmung der linken Lunge und über den White-Tubus die der rechten Lunge. Die Besonderheit beider Tuben ist ein Karinasporn.

Der **Kombitubus** (Abb. 11.6 c) ist für die schwierige Notfallintubation konzipiert worden. Er ist ein *Doppellumentubus*, kombiniert aus einem orotrachealem Tubus und einem Ösophagusverschlusstubus. Als Besonderheit im Aufbau besitzt er einen pharyngealen und einen distalen Cuff sowie je distal davon eine getrennte Ventilationsöffnung. Bei der peroralen Intubation wird der Tubus blind vorgeschoben, nach ca. 25 cm platziert und dann werden beide Cuffs aufgeblasen. Liegt bei der Ventilationsprobe der distale Cuff auskultatorisch ösophageal, wird die distale Öffnung verschlossen und über die pharyngeale Öffnung ventiliert. Liegt der distale Cuff korrekt tracheal, so erfolgt der Verschluss der distalen, ösophagealen Öffnung und die Ventilation über proximale, pharyngeale Öffnung. Der Tubus ermöglicht bei schwieriger Notfallintubation eine blinde endotracheale Intubation. Er ist einfach anzuwenden und bietet weitgehenden Schutz vor Aspiration. Bei ösophagealer Lage ist allerdings ein Absaugen nicht möglich und bei starkem Erbrechen besteht eine erhöhte Gefahr der Ösophagusruptur.

Der Aufbau der **Larynxmaske** (LM; Abb. 11.6 d) ist durch ein am distalen Tubusende befindlichen Cuff zur Abdichtung der Larynxregion gekennzeichnet. Der Einsatz der LM ist bei schwieriger Intubation indiziert und erlaubt eine sicherere Beatmung als mit einer Gesichtsmaske. Sie ermöglicht bei geringer Verletzungsgefahr eine blinde Intubation. Eine reduzierte Mundöffnung im Wachzustand bis zur kompletten Kieferklemme stellt meist kein Hindernis dar bis zu einer Mundöffnung in Narkose auf = 2 cm. Die LM ist aber kein Ersatz für die reguläre endotracheale Intubation. Sie bietet keinen Schutz vor Aspiration und gastraler Luftinsufflation. Bei periglottischer Pathologie ist eine Beatmung mit der LM nicht garantiert, weshalb pharyngeale und ösophageale Pathologien eine Kontraindikation darstellen.

Derzeit offene Fragen bei der LM sind:
- Möglichkeiten des blinden endotrachealen Absaugens,
- der Einsatz bei Reanimation, besonders durch nicht ärztliches Personal, und die
- Langzeitanwendung von mehr als einer Stunde.

Therapieplanung

Die Vorbereitung der endotrachealen Intubation entspricht beim nicht nüchternen Patienten dem des nüchternen Patienten:
- Patientenaufklärung
- Bereitstellen des Instrumentariums
  - Endotrachealtubus der Wahl sowie eine Nummer größer und kleiner, Führungsmandrin; evtl. Magill-Zange, Blockerspritze oder Cuffwächter; Beatmungsbeutel mit Sauerstoffanschluss, Beißschutz, Fixierungsmaterial
- Bereitstellen der Medikamente
  - Lokalanästhetika: z. B. Lidocainspray 10 mg pro Hub, max. Dosis 200 mg, Wirkungseintritt frühestens nach 2 min
  - Narkosemedikamente: z. B. Analgosedierung, Kombination eines Hypnotikums mit einem Analgetikum (▶ Kap. 16), z. B. Etomidat 7–10 ml = 14–20 mg

i.v. (0,2–0,3 mg/kgKG max. Dosis 80 mg) oder Dormicum 5–10 mg i.v plus Fentanyl 2–10 ml = 0,1–0,5mg i.v. bei Dosisreduktion wegen Kreislaufdepression und bei respiratorischer Erschöpfung!
  - Notfallmedikamente: Atropin 0,5–1 mg; Arterenol 1:100 verdünnt
- Monitoring der Vitalparameter
  - EKG, Blutdruckmessung und Pulsoxymetrie
- Check des Patienten
  - Zahnprothese entfernt? Vitalparameter im Normbereich?
- Check des Instrumentariums
  - Dichtigkeitsprüfung des Cuffs
  - Kontrolle des Laryngoskops mit Batterie/Akku sowie Spatel mit Lichtquelle
  - Absauganlage/Respiratorgrundeinstellung

Technik

Durchführung der orotrachealen Intubation

- Patient in Rückenlage – Kopf unterpolstern (5–10 cm)
- Präoxygenierung mit Maske
- Kopf im Okzipitalgelenk strecken, aber keine Hyperextension – Kopf nicht tief lagern!
- Laryngoskop in die linke Hand nehmen und mit der rechten Hand den Mund öffnen
- Laryngoskop am rechten Mundwinkel einführen, der Zunge entlang bis vor die Epiglottis
- Erbrochenes mit Sauger entfernen
- Darstellen der Stimmritze durch Zug in Griffrichtung – nicht hebeln!

Cave
Hebelbewegung führt zur Beschädigung der Schneidezähne!

- Einführen des Tubus mit einer Drehbewegung nach rechts, bis Cuff die Stimmbänder passiert hat
- Führungsstab entfernen, Cuff blocken (bis gerade keine Luft mehr entweicht)
- Beatmen: Belüftung beider Lungen mit dem Stethoskop prüfen
- Tubus gut und ausreichend fixieren (Pflaster, Mullbinde)

Durchführung der nasotrachealen Intubation

- Lagerung des Patienten wie bei der orotrachealen Intubation
- Schleimhautanästhesie und Vasokonstriktion in der Nase mit Lidocain plus Phenylephrin-Nasentropfen (0,5 ml je Nasenloch, 2–3 min warten) *alternativ:* Oxymetazolin-HCl
- Vorsondieren des zur Intubation vorgesehenen Nasenganges mittels kleinem Finger, der mit Xylocain-Gel benetzt wurde
- Tubus am Nasenhölenboden bis zum Oropharynx vorschieben
- Einführen des Laryngoskops und Darstellung der Epiglottis wie bei der orotrachealen Intubation
- Tubus in die Trachea vorschieben; falls erforderlich Tubus mit Magill-Zange positionieren, dabei Tubus und nicht den Cuff fassen!
- Fixierung des Tubus

Kontrolle der Tubuslage

Unmittelbar nach der Intubation sollte die Tubuslage untersucht werden. Die Inspektion zeigt eine synchrone Thoraxbewegung bei korrekter und eine Abdomen- ohne Thoraxbewegung bei fehlerhafter Tubuslage. Bei der Auskultation gibt die symmetrische Belüftung beider Lungenhälften Hinweis auf eine korrekte Lage. Blubbergeräusche im Epigastrium weisen auf eine Tubusfehllage hin. Inspektion und Auskultation werden häufig als »sicheres« Zeichen angesehen, sind aber besonders in schwierig beurteilbaren Lagen unsicher!

Die fiberoptische Inspektion erlaubt eine exakte Lagekontrolle der Tubusposition. Darüber hinaus ist gleichzeitig eine gezielte Bronchialtoilette möglich. Strahlenexposition durch routinemäßige Röntgen-Thoraxkontrollen – insbesondere nach Umintubationen – können durch fiberoptische Kontrollen vermieden werden. Die Röntgenaufnahme des Thorax zeigt bei korrekter Lage eine Projektion der Tubusspitze auf das Jugulum.

Die schwierige Intubation

Die Inzidenz der schwierigen Intubation beträgt bei der Routineanästhesie 1–3%, in der Notaufnahme 3–5% und im Rettungsdienst 11%. Die häufigsten Ursachen im Rettungsdienst sind patientenbedingt (geringe eingeschränkte Mundöffnung, HWS-Beweglichkeit und Verlegung der Atemwege durch Flüssigkeiten im Rachenraum) sowie situationsbedingt (Einklemmung, Zeitdruck und Platzmangel).

Offenkundige Faktoren für eine schwierige Intubation sind: Reduzierte Mundöffnung (<4 cm), vorstehende Zähne im Oberkiefer, kurzer Hals, reduzierte Halsbeweglichkeit (z. B. M. Bechterew), relative Zungenvergrößerung (z. B. Akromegalie, M. Down, Übergewicht, Präeklampsie), instabile HWS bei inkompletter Neurologie.

Versteckte Faktoren, die eine Risikostratifikation erlauben, werden durch Anamnese (Z.n. Intubation/Narkoseprobleme; nüchtern?) sowie die Beurteilung der Mundöffnungsweite mittels Mallampati-Klassifikation (◘ Abb. 11.7) erfasst: HWS-Beweglichkeit (Beweglichkeit <15°, Normal ca. 30° im Atlanto-Occipital-Gelenk), Größe des inframandibulären Raumes (z. B. thyreo-mentaler Abstand <6,5 cm, Normal >7 cm/ hyo-mentaler Abstand <2 Querfinger, Normal >2 Querfinger), Vorbiss, Pharynx- und Zahnstatus.

Bei der Durchführung einer schwierigen Intubation sollte **nach maximal 2–3 erfolglosen Versuchen personelle Hilfe** herbeigeholt werden. Die Verbesserung der Kopflagerung durch eine ca. 10–15 cm erhöhte Unterpolsterung und das BURP-Manöver nach Knill (**b**ackward, **u**pward, **r**ight-sided **p**ressure) mit gerichtetem Druck auf dem Kehlkopf bei Einführung des Tubus bieten eine einfache Intubationshilfe.

Als Intubationsalternativen ohne besondere Hilfsmittel können die blinde nasotracheale sowie die orale/taktile Intubation durchgeführt werden, welche aber alle eine erhebliche klinische Erfahrung voraussetzten.

Spezielle Hilfsmittel für die schwierige Intubation sind:

- McCoy-Spatel: Einsatz bei reduzierter Mundöffnung, wenn nur die Epiglottis oder der untere Teil der Stimmbandebene sichtbar (s. o.)
- Larnyxmaske: ermöglicht bei einfacher Handhabung ein rasches Einsetzen ohne Laryngoskop (s. o.)
- Kombitubus: Doppellumentubus erlaubt Beatmung sowohl bei trachealer als auch bei ösophagealer Lage (s. o.)
- Fiberoptische Intubation

▪▪ Die Fiberoptische Intubation

Eine fiberoptische Intubation wird dann durchgeführt, wenn eine konventionelle oder nasale Intubation nicht möglich bzw. mit erheblichen Intubationsschwierigkeiten zu rechnen ist. Indikationen sind

- Angeborene Missbildungen, Erkrankungen im Kopf- und Halsbereich
- Tumor oder traumatische Schäden im Gesichts- oder Halsbereich oder der oberen Luftwege
- HWS-Erkrankungen mit Bewegungseinschränkungen, bekannte Intubationsschwierigkeiten, Aspirationsgefahr, erfolglose Intubationsversuche
- Intubation bei Risikopatienten, endobronchiale Intubation in der Thoraxchirurgie, Schädelbasisfrakturen und nicht mögliche Maskenbeatmung

Zu den allgemeinen **Vorbereitungen** gehören die Größenwahl des Instrumentariums (◘ Tab. 11.6) sowie eine Funktionsprüfung des Bronchoskops. Anschließend erfolgt die Lubrikation des Bronchoskops und des Tubus mit Lidocain-Gel auf einer sterilen Kompresse.

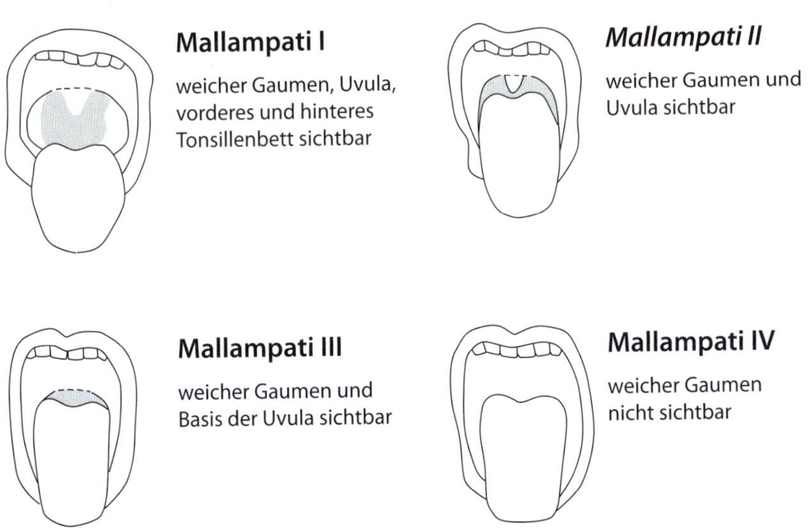

◘ **Abb. 11.7.** Mallampati-Klassifikation (Aus Kretz, Teufel [2006] Anästhesie und Intensivmedizin. Springer, Heidelberg)

Tab. 11.6. Tubusgröße und Wahl fiberoptischer Instrumentarien

	Tubusgröße (mm I.D.)	Außendurchmesser der flexiblen Fiberoptik am distalen Ende (mm)	Typen-Bezeichnung
Erwachsene	7,5 6,0	5,0 4,0	BF-P 20 D (Olympus) oder LF-2
Kinder	4,5–5,5 4,0	4,0 3,7	LF-2 BF-3 C 20
Säuglinge	3,0–3,5	2,7	PF-27 M
Neugeborene	2,5–3,0	2,2 (ohne Arbeitskanal)	BF-N 20

Cave
Kein Silikonspray direkt auf das Bronchoskop sprühen, da durch das Treibgas die gummihaltige Ummantelung des Bronchoskops Schaden nimmt.

Den Trachealtubus über den Einführungsschlauch bis zum Bedienteil der Fiberoptik vorschieben und dort mit Pflasterstreifen fixieren. Der Einführungsschlauch und der Trachealtubus werden erneut sorgfältig mit Lidocain-Gel benetzt. Zum Schluss das Objektivende mit Antibeschlagmittel benetzen.

Durchführung der fiberoptischen Intubation

- Patientenaufklärung (Grund der fiberoptischen Intubation)
- Prämedikation des Patienten (ca. 30 min vor Anästhesiebeginn: Salivationshemmung Dikaliumclorazepat 25–50 mg p.o. + Atropinsulfat 0,5–mg i.v.)
- Schleimhautanästhesie und Vasokonstriktion in der Nase Lidocain- + Phenylephrin-Nasentropfen (0,5 ml je Nasenloch, 2–3 min warten) *alternativ:* Oxymetazolin-HCl
- Schleimhautanästhesie im Rachen mit Lidocain-Pumpspray (1–2 min warten), Gabe von 0,1 mg Fentanyl i.v. zur Dämpfung der laryngealen Reflexe möglich
- Einführen des Bronchoskops mit fixiertem Tubus nasal oder oral (oral: Beißschutz verwenden!) Leitstruktur ist die Epiglottis
- Passage der Stimmbandebene mit dem Bronchoskop, falls erforderlich supra- und infraglottisch Lidocain 2% über den Arbeitskanal des Bronchoskops applizieren
- Einleiten der Narkose
- Vorschieben des Tubus über das Bronchoskop als Leitschiene, **Cave:** Peitschenphänomen!
- Indirekte Messung des Abstands zwischen Carina und Tubusspitze: Bronchoskopspitze unmittelbar oberhalb der Carina platzieren – diese Position mit dem Daumen und Zeigefinger der führenden Hand am Bronchoskop direkt oberhalb des Tubuskonnektors markieren – Bronchoskop zurückziehen ohne die Position der Finger zu verändern bis über die Optik die Tubusspitze sichtbar ist. Der Abstand, der dadurch zwischen dem Tubuskonnektor und den beiden Fingern am Bronchoskop entsteht, entspricht dem Abstand zwischen der Carina und der Tubusspitze. Er sollte 3–5 cm betragen

Die **Vorteile** der fiberoptischen Intubation sind zum einen eine hohe Erfolgrate. Die Methode ist außerdem risikoarm (geringe kardiovaskuläre Reaktionen), komplikationsarm (geringe laryngotracheale Trauma), bewirkt eine sichere Tubuslage (keine ösophageale Fehlintubation) und ist komfortabel (Möglichkeit der Intubation des Patienten in Seitenlage und in sitzender Position bei initial erhaltener Spontanatmung).

Nachteilig ist, dass diese Methode klinische Erfahrung voraussetzt.

Invasive Maßnahmen

Die **Nadelkoniotonie** ist indiziert bei akuter Verlegung der oberen Luftwege und erfolglosen Intubationsversuchen (Rescuemethode).

■ Tab. 11.7. Komplikationen endotrachealer Intubation nach Ablaufphasen

Einführungsphase	Liegephase	Extubationsphase
Blutungen Pharynxläsionen Fehllagen (einseitig im Hauptbronchus, ösophageal) Aspiration Herzrhythmusstörungen, Bradykardie	Tubusverlegung Glottisödem Trachealulzeration Trachealfistel Beamtungspneumonie erhöhte Atemarbeit beim Weaning	*Während der Extubation:* Laryngospasmus (sofort) Bronchospasmus Larynxödem (tritt bis zu 24 h später auf!) *Nach der Extubation:* Benigne subglottische Trachealstenosen

Durch das Ligamentum cricothyreoideum (**conicum**) und den ersten Trachealknorpel mit ca. 3–4 großen grauen Braunülen und aufgesetzter 10-ml-Spritze durchstechen. **Achtung:** Nur solange Vorschieben, bis in der Spritze Luft aspiriert wird!

Vorteil: Die Methode ist weniger invasiv als Koniotomie, das Zubehör befindet sich im Notfallkoffer.

Nachteil: Es ist keine Ventilation zur Oxygenierung möglich, daher ist die Nadelkoniotonie nur eine Überbrückungsmethode bis zur Tracheotomie. Eine Verletzung der Trachealhinterwand ist leicht möglich.

Die **Koniotomie** ist indiziert, wenn keine Intubation mehr durchführbar ist (Ultima-ratio-Intervention). Zur Durchführung das Ligamentum conicum zwischen Schild- und Ringknorpel sicher tasten und – wenn kein Notfall-Koniotomieset (z. B. NU-Trake) vorhanden ist – mit einem Skalpell (1–2 cm) inzidieren. Anschließend mit einem Nasenspekulum dilatieren und einen kleinen Endotrachealtubus einführen.

■■■ Komplikationen

Eine Übersicht der Komplikationen endotrachealer Intubation gibt die ■ Tab. 11.7. Komplikationen der Intubation treten während der Einführungs-, Liege- sowie während und nach der Extubationsphase auf. Die Komplikationsrate bei der Einführungsphase des Tubus ist vorwiegend von der klinischen Erfahrung abhängig. In der Einführungsphase treten hauptsächlich leichte Komplikationen auf wie z. B. spontan sistierende, leichte pharyngeale Blutungen. Schwere Komplikationen sind hingegen selten.

Bei schweren Komplikationen, z. B. Einriss der Pars membranacea der Trachea durch Vorschieben des Tubus, besteht eine hohe Letalitätsrate (z. B. nachfolgendes Mediastinalemphysem mit Mediastinitis). Prädisponierende Faktoren sind Tubusgröße und Tubusart. Die Komplikationsrate bei der Liegephase korreliert überproportional mit der Zeitdauer. So steigt die Prävalenz der Beatmungspneumonie nach 7 Tagen auf ca. 22% und nach 14 Tagen auf 47% drastisch an. Auch die Komplikationsrate nach Extubation korreliert vorwiegend mit der Liegedauer des Tubus. Im Vergleich der Komplikationsrate und Intubationsmethoden traten bei nasotrachealen Intubationen in 54% Nasenblutungen, in 7% eitrige Infektionen der Nase in 2% Ulzerationen des Nasenseptums und in 9% eine Otitis auf als auf. Demgegenüber wurden bei orotrachealen Intubationen mehr Larynx- und Zähnschädigungen gefunden.

■■■ Ergebnisse

Eine Übersicht über allgemeine und spezifische Vor- und Nachteile endotrachealer Intubationsmethoden gibt die ■ Tab. 11.8.

■■■ Wertung

Die orotracheale Intubation ist heute in der Notfall- und Intensivmedizin sowie bei Operationen eine Routinemethode. Auch wenn diese Methode bei Erfahrung ein sicheres Verfahren darstellt, gilt es angesichts der Risiken und Nebenwirkungen dennoch die Indikationskriterien streng zu überprüfen. Insbesondere sind bei akuter Dekompensation chronisch respiratorischer Insuffizienz die Indikationen zur nichtinvasiven Beatmung abzugrenzen. Die Vorteile nasotrachealer Intubation sind heute aufgrund ihrer zahlreicher Nachteile wie z. B. Sinusitis maxilaris als Sepsisquelle nosokomialer Infektionen und der Etablierung alternativer Methoden (z. B die perkutane Dilatationstracheotomie, ▶ Abschnitt 11.3) in den Hintergrund getreten. Bei schwieriger Intubation ist fiberoptische Intubation bei klinischer Erfahrung die Methode der ersten Wahl.

Tab. 11.8. Allgemeine und spezifische Vor- und Nachteile der endotrachealen Intubationsmethoden

	Orotracheal	Nasotracheal
Vorteile	Sicherer Beatmungszugang Aspirationsschutz	
	Größere Endotrachealtuben möglich Schnell durchzuführen Fiberendoskopische Technik schwieriger	Mundpflege und Fixierung einfacher Fiberendoskopische Technik unter Spontanatmung möglich Höhere Toleranz bei wachen Patienten? (Angabe wird unterschiedlich bewertet)
Nachteile	Laryngospasmus bei Intubation Drucknekrosen durch Cuff Ulzeration der Trachealschleimhaut Stridor, Heiserkeit nach Extubation Mikroaspiration auch bei geblockten Cuff möglich	
	Mundöffnung erforderlich, erschwerte Mundpflege Keine Toleranz beim wachen Patienten Schädigung der Zähne durch das Laryngoskop	Technisch schwieriger, größerer Zeitaufwand Häufige Verletzung der Nasenschleimhaut Geringere Tubusgröße, dadurch erschwerte Tracheobronchial-toilette, Bronchoskopie und Atemarbeit beim Weaning Abflussstörungen der Nasennebenhöhlen → Sinusitis maxillaris, als Gefahr der unerkannten Quelle nosokomialer Infektionen Gefahr der retropharyngealer Dissektion mit Bildung retropharyngealer Hämatome und Abszesse

Literatur

Benzer H et al. (1994) Intensivmedizin. 7. Auflage, Springer, Berlin Heidelberg New York

Biro P, Pasch T (1995) Die schwierige Intubation. Huber, Bern

Braun J, Preuss R (2005) Klinkleitfaden Intensivmedizin 5. Aufl. Urban & Fischer

Calder I, Calder J, Crockard HA (1995). Difficult direct laryngoscopy in patients with cervical spine disease. Anaesthesia 50: 756–63

Cobley M, Vaughan RS (1992) Recognition and management of difficult airway problems. Brit J Anaest 68: 90–97

Frass M et al. (19987) Ventilation via the esophageal tracheal combitube in a case of difficult intubation. J of Cardiothoracic Anaesthesia 1: 565–568

King TA, Adams AP (1990) Failed tracheal intubation. British Journal of Anaesthesia 65: 400–414

Kleemann PP (1997) Fiberoptische Intubation. Anwendung fiberoptischer Geräte in der Anästhesie und Intensivmedizin. Thieme, Stuttgart

Krier C, Georgi R (2001) Airway Management. Die Sicherung der Atemwege. Thieme, Stuttgart

Ruiz-Santana S et al. (1987) ICU pneumonias: a multi-institutional study. Crit Care Med Oct;15 (10): 930–932

Savva D (1994) Prediction of difficult tracheal intubation. Brit J Anaest 73: 149–53

Telford RJ, Liban JB (1991) Awake fibreoptic intubation. Brit J Hosp Med 46: 182–184

Wilson ME et al. (1988) Predicting difficult intubation. Brit J Anaest 61: 211–216

11.3 Tracheotomie

Clemens Kelbel

Grundlagen

Die Tracheotomie ist eine Eröffnung der Luftröhre mit Einführen einer Trachealkanüle. Unter einer **primären Tracheotomie** versteht man eine Tracheotomie ohne vorherige Intubation (z. B. bei Tumoren oder Entzündungen von Pharnyx oder Larynx). Bei einer **sekundären Tracheotomie** handelt es sich entweder um eine konventionelle, operative Tracheotomie oder um eine temporäre Maßnahme, die Dilatationstracheotomie.

Bei der operativen Tracheotomie wird die Trachea konventionell durch schneidende Technik eröffnet. Dabei wird eine dauerhafte Trachealöffnung durch Einnähen von Haut in die Wundöffnung erzielt. Hauptindikation aus intensivmedizinischer Sicht sind avisierte Langzeit- und Heimbeatmungen, bei denen ein Tracheostoma unumgänglich ist.

In der Mehrzahl der Fälle ist eine Tracheotomie nur als temporäre Maßnahme für die Dauer des Intensivaufenthaltes notwendig. Aus diesem Grund wird hier die **perkutan-dilatative Tracheotomie** vorgestellt, deren klassische Indikation die Sicherung der Atemwege bei beatmungspflichtigen Intensivpatienten ist.

Die Punktion der Trachea mit anschließender Eröffnung in einem oder mehreren Schritten in Seldinger-Technik ist das Grundprinzip aller Methoden der perkutanen Dilatationstracheotomie. Diese Methoden haben seit 1985 rasch Einzug in die Intensivmedizin gefunden. Startpunkt war die Vorstellung der ersten Punktionstracheotomie durch Ciaglia [Ciaglia et al. 1985]. Hauptvorteil der Methode ist die einfache, bettseitige Durchführbarkeit.

Indikationen

Die Hauptindikation für die Punktionstracheotomie ist die maschinelle Langzeitbeatmung. Als Zeitpunkt der Durchführung wird ein Zeitraum von 48 h bis 2 Wochen nach der Intubation angegeben. Dabei sollte eine Tracheotomie angestrebt werden, wenn eine Respiratortherapie über einen langen Zeitraum (1–2 Wochen) durchgeführt werden muss. Evidenzbasierte Erkenntnisse zum optimalen Zeitpunkt der Durchführung liegen jedoch nicht vor.

Kontraindikationen

Bei der Punktionstracheotomie unterscheidet man absolute von relativen Kontraindikationen (Übersicht). Auch hierzu liegen keine empirischen Daten vor. Die Einteilung hängt von der Erfahrung der Operationsteams ab. Eine absolute Kontraindikation ist jede Dilatationstracheotomie als Notfallmaßnahme. Die Methoden sind nicht geeignet, um in einem Notfall schnell und sicher einen Beatmungszugang zu gewährleisten. Für einen derartigen Notfall steht die **Koniotomie** (Inzision der Ligamentum conicum) zur Verfügung.

Absolute und relative Kontraindikationen der Punktionstracheotomie

Absolute Kontraindikationen
- Notfall-Tracheotomie
- Notwendigkeit einer Heimbeatmung, wahrscheinliche Unentwöhnbarkeit
- Invasive Beatmungsparameter (hoher PEEP >10 cmH_2O und/oder F_iO_2 ≥0,6)
- Klinisch relevante Gerinnungsstörungen
- Schwere Kreislaufinstabilität
- Floride Infektionen sowie maligner Prozess im OP-Gebiet
- Instabile HWS-Frakturen
- Notwendigkeit einer seitengetrennten Beatmung
- Unmöglichkeit der Trachealpunktion
- Patienten im Kindes- und Jugendalter (<16–18 Jahre)
- Voroperierte Trachea (z. B. vorangegangene operative Tracheotomie)

Relative Kontraindikationen
- Vergrößerte Schilddrüse
- Tracheomalazie
- Trachealstenosen
- Ringknorpel und/oder Trachea sind nicht palpabel
- Kurzhals, Adipositas per magna

Die Kontraindikation bei Kindern und Jugendlichen beruht auf der weicheren Beschaffenheit der nicht erwachsenen Trachea, jedoch liegen einzelne Berichte über erfolgreiche Punktionstracheotomien bei diesen Patienten vor. Möglicherweise sind Methoden ohne Druckausübung, z. B. die Schraubmethode nach Frova [Frova & Quintel 2002], hier besser geeignet, systematische Untersuchungen liegen jedoch auch hierzu nicht vor.

Wird bei einer Langzeit-/Heimbeatmung auf nicht absehbare Dauer ein Tracheostoma benötigt, so sind die Dilatationsmethoden nicht geeignet und es ist eine konventionelle, operative Tracheotomie anzustreben. Der Vorteil einer konventionellen, operativen Tracheotomie bei diesen Patienten liegt besonders in der einfacheren Handhabung bei pflegerischen Maßnahmen wie z. B. dem Kanülenwechsel. Hier besteht nach einer Dilatationstracheotomie die Gefahr, dass der Trachealkanülen-Kanal nicht sicher wieder aufgefunden werden kann, da er sich sehr rasch einengt und verschiebt.

Methoden

Derzeit stehen fünf Methoden der bettseitigen Tracheotomie zur Verfügung. Allen Methoden ist eine Tracheapunktion und anschließende Dilatation in Seldinger-Technik bis zum Einsetzen der Trachealkanüle gemeinsam. Die Unterschiede liegen im Prinzip der Tracheaeröffnung (Tab. 11.9). Die neueren Methoden mittels »Blue Rhino« und der Frova-Technik zeichnen sich dadurch aus, dass die Dilatation der Trachea in einem Arbeitsschritt erfolgen kann, womit die Operationszeit und die kritische Phase der geöffneten Trachea beim beatmeten Patienten verkürzt werden kann.

Tab. 11.9. Methoden der Punktionstracheotomie

Methode	Erstbeschreiber; Prinzip
Perkutane Dilatationstracheotomie	Ciagla 1985; Aufsteigende Dilatation mit mehreren Dilatatoren in Seldinger-Technik
Perkutane Dilatationstracheotomie	Griggs 1990; Spreizpinzette in Seldinger-Technik über den Punktionskanal
Translaryngeale Tracheotomie	Fantoni 1995; Retrograder Durchzug der Trachealkanüle
Perkutane Dilatationstracheotomie (»Blue Rhino«)	Ciaglia 2000; Dilatation mit einem nashornförmigen Dilatator in Seldinger-Technik
Perkutane Dilatationstracheotomie (»PercuTwist«)	Frova 2002; Dilatation mit einer konisch zulaufenden Dilatationsschraube in Seldinger-Technik

▪▪▪ Therapieplanung

Da es sich bei einer Punktionstracheotomie nicht um einen Notfalleingriff handelt, muss eine Einwilligung zur Intervention nach entsprechender Aufklärung vorliegen. Dies bedeutet bei der Mehrzahl der Patienten auf der Intensivstation, dass die Einrichtung einer Betreuung für Gesundheitsfürsorge (§ 1896 BGB) erforderlich ist. Es ist dann die Einverständniserklärung des rechtlich bestellten Vertreters einzuholen.

Labor- und Beatmungsparameter müssen unter Berücksichtigung der Kontraindikationen optimiert werden.

▪▪▪ Technik

Innerhalb von 12 h vor der Intervention sollte keine enterale Ernährung appliziert werden. Die **Lagerung** des Patienten erfolgt auf dem Rücken mit einer leichten Unterpolsterung des Schultergürtels, um eine ausreichende Überstreckung des Kopfes zu erzielen. Es empfiehlt sich, in der Vorbereitungsphase eine **Schilddrüsensonographie** durchzuführen, um die Topographie der Trachea, den Schilddrüsenisthmus und Gefäße zu erfassen. Die Intervention erfolgt **unter kontrollierter Beatmung** mit einer inspiratorischen Sauerstoffkonzentration (F_iO_2) von 100%. Ein **Monitoring** (Pulsoximetrie, EKG, Blutdruck) muss gegeben sein. Eine **tiefe Analgosedierung** ist erforderlich.

Die Punktionstracheotomie sollte nur **unter bronchoskopischer Kontrolle** durchgeführt werden. Die Bronchoskopie erfolgt über einen T-Adapter via Endotrachealtubus. Zunächst wird eine bronchoskopische Bronchialtoilette durchgeführt. Fortan erfolgt eine bronchoskopische Überwachung der Operation. Optimal ist der Einsatz eines Kamera-Bronchoskops, sodass der Operateur die intraluminalen Verhältnisse direkt auf dem Monitor mitverfolgen kann. Die Punktionstracheotomie muss unter sterilen Bedingungen durchgeführt werden.

Unter bronchoskopischer Kontrolle erfolgt nun zunächst das Zurückziehen des entblockten Tubus. Dabei lässt sich die Punktionsstelle mittels Diaphanoskopie festlegen. Während der Punktion, die mittelständig zwischen der 2. und 3. Trachealspange mit einer kaudalen Punktionsrichtung erfolgt, muss das Bronchoskopende ausreichend von der Punktionsstelle nach proximal entfernt sein, damit es nicht zu einer Geräteverletzung kommt. Bronchoskopisch ist der korrekte, mittelständige Durchtritt der Nadel in die Trachea zu verfolgen. Über die Nadel kann der Operateur leicht Luft aspirieren. Endoskopisch ist darauf zu achten, dass es beim Vorschieben der Nadel nicht zu einer Tracheahinterwandverletzung kommt. Das Risiko ist bei einer kaudalen Stichrichtung geringer. Anschließend erfolgt rechts und links der Punktionsstelle ein ca. 2 cm langer transversaler Hautschnitt und es kann mit den methodenspezifischen Maßnahmen der gewählten Dilatationsmethode (▫ Tab. 11.9) begonnen werden. Nach Einlage des Tracheostomas werden direkt bronchoskopisch Sekret und Blut abgesaugt sowie die Lage des Tracheostomas kontrolliert. Neuere Untersuchungen von Datta [Datta 2003] haben gezeigt, dass es nach Durchführungen einer Dilatationstracheotomie unter bronchoskopischer Kontrolle ohne intra- und postoperative Komplikationen und bei Fehlen von klinischen Symptomen nicht notwendig ist, postoperativ eine Röntgenaufnahme des Thorax zu veranlassen.

Die Dilatationstracheotomie ist kein »Rennsportverfahren« mit dem Ziel – wie in einigen Veröffentlichungen geschehen – möglichst geringe Minutenangaben zu erzielen. Die o. g. Vorbereitung und Durchführung sollen gründlich und gewissenhaft angegangen werden, der Akt der Dilatation muss dann unter sterilen Kautelen, in Ruhe und sicher durch erfahrene Operateure durchgeführt werden.

▪▪▪ Komplikationen

Metaanalysen konnten zeigen, dass die Punktionstracheotomien in der Hand eines erfahrenen Teams eine geringe Komplikationsrate haben. Unkritische Anwendungen durch Unerfahrene führen zu vermeidbaren Komplikationen. Die möglichen Komplikationen zeigt ◻ Tab. 11.10. Prinzipiell kann es zur Sekundärheilung der Tracheotomienarbe kommen, mit der Entwicklung einer Tracheastenose und/oder der Entwicklung von Granulationen. Nach der bislang vorliegenden Datenlage sind im Vergleich derartige Spätkomplikationen bei einer Langzeitbeatmung via Tubus häufiger.

▪▪▪ Ergebnisse

Evidenzbasierte Empfehlungen zur Punktionstracheotomie fehlen. Metaanalysen und Analysen von Follow-up-Untersuchungen zeigen, dass das Verfahren für den Patienten im Vergleich zur Langzeitintubation oder zur operativen Tracheotomie eine Vielfalt von Vorteilen erbringt (◻ Tab. 11.10). So treten z. B. nach Punktionstechnik keine Trachealstenosen und Granulationspolypen als Spätfolgen auf.

▪▪▪ Wertung

Die Methoden der perkutanen Punktionstracheotomie sind wenig invasive, komplikationsarme, sichere, zeitsparende, kostengünstige und elegante Verfahren zur bettseitigen Sicherung der Atemwege beim länger beatmeten Intensivpatienten.

Trotz der weiten Verbreitung dieser Methoden und der offensichtlichen Vorteile (◻ Tab. 11.10) fehlen bis heute klare evidenzbasierte Festlegungen zur Indikation und zum optimalen Zeitpunkt sowie zur optimalen Methode.

Literatur

Byhahn C et al (2000) Percutaneous tracheostomy: Ciaglia Blue Rhino versus the basic Ciaglia technique of percutaneous dilational tracheostomy. Anesth Analg 91: 882-886

Ciaglia P, Firsching R, Syniec C (195) Elective percutaneous dilatational tracheostomy. A new simple bedside procedure; preliminary report. Chest 87: 715–719

Datta D, Onyirimba F, McNamee MJ (2003) The utility of chest radiographs following percutaneous dilatational tracheostomy. Chest 123:1603–1606

Fantoni A, Ripamonti D (1995) A breakthrough in tracheotomy techniques: translaryngeal tracheotomy. Intensive Care Med 21 (Suppl. 1): 207 (Abstract)

Freemann BD et al (2000) A meta-analysis of prospective trials comparing percutaneous and surgical tracheostomy in critically ill patients. Chest 118: 1412–1418

Frova., Quintel M (2002) A new simple method for percutaneous tracheostomy: controlled rotating dilation. Intensive Care Med 28: 299–303

Griggs WM et al. (1990) A simple percutaneous tracheostomy technique. Surg Gynecol Obstet 170: 543–545

◻ Tab. 11.10. Punktionstracheotomie im Überblick

Komplikationen	Vorteile gegenüber der Langzeitintubation (nicht evidenzbasiert)	Vorteile gegenüber der konventionellen Tracheotomie (nicht evidenzbasiert)
– Intra- und postoperative Blutungen – Infektionen (lokale Infektionen bis zur Mediastinitis) – Schilddrüsengefäßverletzungen – Tracheahinterwand- und Oesophagusverletzungen – Verletzungen des N. recurrens – Hautemphysem – Pneumothorax – Tracheaknorpelfrakturen – Sekundäre Heilung der Tracheotomienarbe mit Tracheastenose	– Verkürzung der Weaning-Phase (Reduzierung des Atemwegwiderstandes und der Atemarbeit) – Reduzierter Totraum und Atemwegwiderstand – Bessere Mundpflege – Geringerer Bedarf an Analgosedierung – Verbesserung der Kommunikation – Vermeidung von nasalen und oralen Schäden – Vermeidung eines Larynxtraumas – Sprechmöglichkeit über Spezialkanüle – Höherer Patientenkomfort	– Geringere postoperative Komplikationenrate* – Weniger perioperative Blutungen* – Weniger Stomainfektionen* – Bettseitig ohne größeren Aufwand durchführbar – Vermeidung eines Transportes des intensivpflichtigen Patienten in den OP – OP-Plan-unabhängige Durchführung – Kurze Operationszeit

* Daten aus Metaanalyse Freemann et al. 2000

11.4 Beatmungstechniken

Clemens Kelbel

▪▪▪ Grundlagen

Bei der maschinellen Beatmung ist der pulmonale Gasaustausch prinzipiell vergleichbar mit dem bei spontan erfolgender Atmung. Der wesentliche Unterschied zwischen der Physiologie bei normaler Spontanventilation und der der invasiven Beatmung besteht darin, dass die invasive Beatmung den zur Belüftung notwendigen Gasfluss durch Überdruck erzeugt, wohingegen Spontanatemzüge durch Unterdruck (Sog) den erforderlichen Atemfluss erwirken. Aus dieser Druckumkehr bei der maschinellen Beatmung entstehen andere thorakale Druckniveaus, die zu nachteiligen bis schädigenden Effekten führen können, aber bei bestimmten kardiopulmonalen Problemen auch therapeutisch genutzt werden.

Mathematisch vereinfacht lassen sich alle an der (Be-) Atmung beteiligten Parameter in einer Gleichung darstellen:

$$P = (V/C) + R \times F$$

(*P* Druck, *V* Volumen, *C* Compliance, *R* Resistance, *F* Fluss)

Die bei der mechanischen Beatmung **beeinflussbaren Variablen** sind **Druck**, **Volumen** und **Fluss**. Eine Variable wird je nach Indikation als Konstante vorgegeben und **Kontrollvariable** genannt. Abhängig von den gewählten Kontrollvariablen verändern sich im Laufe eines Atemzyklus die anderen abhängigen Variablen. Je nach gewählter Kontrollvariablen nennt man die Beatmung druck-, volumen- oder flusskontrolliert. Bei bestimmten Sonderformen der Beatmung (z. B. Hochfrequenzbeatmung) kann auch die Zeit die Kontrollvariable sein.

Ein **Atemzyklus wird in 4 Phasen unterteilt**: Beginn der Inspiration, Inspiration, Ende der Inspiration und Exspiration. Der Beginn der Inspiration kann durch den Patienten oder die Maschine getriggert werden. Die der Dauer der Inspiration zugeordnete Variable nennt man **Begrenzungsvariable**. Druck, Fluss oder Volumen, die während eines Atemzuges appliziert werden, werden durch Festlegen der Begrenzungsvariablen limitiert. Das heißt, dass nach Erreichen der Grenze nicht automatisch die Exspiration beginnt, sondern dass die begrenzten Paramter den eingestellten Wert während der Inspiation nicht überschreiten. Um die Inspiration zu beenden, legt man eine Variable, die **Zyklusvariable**, fest, die den Atemzyklus steuert. Der Begriff maschinen-, patienten-, druck-, fluss- oder volumengesteuert beschreibt so den Parameter, der die Inspiration beendet. Die Exspiration lässt sich nur durch die Zeit und das endexspiratorische Druckniveau (PEEP) festlegen.

▪▪ Konventionelle Beatmungstechniken

Verschiedene Beatmungsprinzipien stehen hier zur Verfügung:

Kontrollierte mechanische Beatmung (CMV = Controlled Mechanical Ventilation)

Prinzip: Die Beatmung erfolgt volumen- oder druckkontrolliert, zeitgetriggert, volumen-, druck- oder flussbegrenzt, volumen-, druck-, fluss- oder zeitgesteuert. Alle Atemzüge sind maschinengetriggert, d. h. bei volumenkontrollierter Beatmung CMV (VC-CMV) wird nach Ablauf einer definierten Zeitspanne ein definiertes Volumen appliziert (konstantes Atemminutenvolumen). Bei druckkontrolliertem CMV (PC-CMV) wird zu einem definierten Zeitpunkt mit konstantem Druck ein Volumen appliziert.

Voraussetzungen: Tiefe Analgosedierung, denn Spontanatemmanöver unter CMV führen zu erhöhtem Sauerstoffbedarf, muskulärer Erschöpfung, Erhöhung des Atemwegsdruckes und zum Abfall des AMV.

Assistierte kontrollierte Beatmung (ACV = Assisted/Controlled Ventilation)

Synonyme: A/C, S-IPPV (synchronized intermittend positive pressure ventilation), S-CMV (synchronized controlled mandatory ventilation)

Prinzip: Dieser Beatmungsmodus entspricht der CMV, gibt jedoch dem Patienten die Möglichkeit, den Atemzug durch Atemanstrengung selbst auszulösen (zu triggern). Der Atemzug ist dann maschinell begrenzt und gesteuert. Spontane Atemzüge sind leicht möglich. Erfolgt innerhalb gewählter Grenzen keine Atemanstrengung, triggert die Maschine den Atemzug selbst. Dies ermöglicht eine bessere Anpassung des Patienten an das Beatmungsgerät.

Voraussetzungen, Komplikationen: Mäßig sedierter Patient. Bei nicht optimaler Einstellung besteht die Gefahr der Hypo-/Hyperventilation.

Intermittierende Beatmung (IMV = Intermittent Mandatory Ventilation)

Prinzip: Kombination von spontaner und maschineller Ventilation. Spontanatemzüge werden ergänzt durch maschinelle Atemzüge in fester Frequenz, unabhängig von spontanen Atembewegungen, oder synchron mit der Spontanatemtätigkeit (synchronized IMV = SIMV). IMV erlaubt bei optimaler Einstellung eine assistierte Beatmung durch intermittierenden Einsatz der Atemmuskelkraft ohne Risiko der Hyperventilation. IMV ist eine häufige (und umstrittene) Methode zur Respiratorentwöhnung.

> **Tipp**
> Die Anwendbarkeit und Toleranz von IMV sind nur bei gut angepasster Synchronisation von Patient und Maschine gegeben. In der Praxis gilt es, sich an die individuell beste Einstellung durch sukzessive Reduktion der maschinellen Atemzüge heranzutasten.

Biphasisch positive Atemdruckatmung (BIPAP = Biphasic Positive Airway Pressure Ventilation, »Dräger-BIPAP«

Das Verfahren bietet die Möglichkeit zur Spontanatmung auf zwei maschinell vorgegebenen Druckniveaus. Der zyklische Wechsel der Druckniveaus induziert einen Atemfluss und damit eine maschinelle Ventilation. Bei fehlender Spontanatmung liegt eine druckkontrollierte maschinelle Beatmung vor. Bei Spontanatmung besteht eine Druckunterstützung, die die Spontanatmung nicht beeinträchtigt.

Indikation: Beatmung bei allen Indikationen. Augmentierte Spontanatmung zum Teilersatz der Atempumpe oder zur Beatmungsentwöhnung. BIPAP ist heute im deutschen Sprachraum die Beatmungsform mit dem breitesten Einsatzfeld (invasiv und nichtinvasiv).

Bilevel positive Atemdruckatmung (BiPAP = Bilevel Positive Airway Pressure Ventilation, »Respironics-BiPAP«)

Ein zur häuslichen Maskenbeatmung entwickeltes Beatmungsverfahren (nicht zu verwechseln mit BIPAP, s. o.). Es unterstützt die Patienteneigenatmung wie bei einer druckunterstützten Beatmung (PSV). ▶ Kap. 11.1.

Druckunterstützte Beatmung (PSV = Pressure Support Ventilation)

Synonyme: IPS (Inspiratory Pressure Support), PS (Pressure Support), Druckunterstützung

Prinzip: Jeder spontane Atemzug wird durch einen vorgegebenen, extrinsischen Inspirationsdruck unterstützt bis zum Ende der spontanen Inspiration.

Voraussetzungen: Spontanatmung; der Patient bestimmt Atemfrequenz, Flussrate und Inspirationszeit. Wechselnde Atemmechanik wird vom Gerät nicht berücksichtigt. Häufig eingesetzt als Entwöhnungsmethode.

Assistierte Spontanatmung (PAV = Proportional Assisted Ventilation)

Prinzip: Die Druckunterstützung des Ventilators erfolgt proportional zur Atemanstrengung des Patienten. Das Atemmuster passt sich mit jedem Atemzug dem Bedarf des Patienten an.

▪▪ Unkonventionelle Beatmungstechniken

Hochfrequenzbeatmung (HFV = High Frequency Ventilation)

Prinzip: Maschinelle Beatmung mit hohen Atemfrequenzen (60–3.500/min) und Atemzugvolumina ≤Totraumvolumen. Mehrere physikalische Effekte spielen eine Rolle für die Wirkung. Im Vordergrund stehen die Entwicklung eines intrinsischen PEEPs, die Erhöhung des mittleren intrapulmonalen Drucks und damit die Zunahme der funktionellen Residualkapazität und des intrapulmonalen Volumens. Bei der HFOV erfolgt die Lungenexpansion durch einen kontinuierlichen hohen Distensionsdruck, wodurch die Lunge in einer Inspirationsstellung verbleibt. So können kollabierte Alveolarbereiche für den Gasaustausch rekrutiert werden. Durch die Oszillation mit Schwingungen der gesamten Gassäule zwischen 4 und 6 Hz werden verschiedene physikalische Effekte aktiviert, die den Gasaustausch gewährleisten.

Man unterscheidet die **Hochfrequenzbeatmung mit positivem Druck** (High frequency positive pressure ventilation = HFPPV) mit einer Frequenz von 60–100/min unter Einsatz von konventionellen volumengesteuerten Ventilatoren bei einem AZV von 200–300 ml, die **Hochfrequenzjetbeatmung** (High frequency jet ventilation = HFJV), bei der der Jet mit einem intratrachealen Katheter appliziert wird und die Atemfrequenz 60–600/min beträgt, sowie die **Hochfrequenzoszillationsbeatmung (High frequency oscillation ventilation = HFOV)** mit einer Atemfrequenz von 180–3.500/min sowie aktiver Inspirations- und Exspirationsphase.

Wertung: Der Anwender muss mit diesen Beatmungsformen vertraut sein. Die HFV ist der konventionellen Atemhilfe im Hinblick auf Morbidität, Letalität, Herz-Kreislauf-Funktion und Gasaustausch nicht eindeutig überlegen. Die Bronchialtoilette ist erschwert. Mögliche

Indikationen reichen vom ARDS bis zum Barotrauma und dem großen bronchopleuralen Leck (>30% des AZV).

Beatmung mit umgekehrten Atemzeitverhältnissen (IRV = Inverse ratio ventilation)

Prinzip: Die Inspirationszeit wird auf Kosten der Exspirationszeit verlängert. Ziel ist die Verlängerung der Mischung der Atemgase und Rekrutierung von minderbelüfteten Alveolarbezirken durch Erhöhung des mittleren Atemwegsdrucks ohne notwendige Erhöhung des Spitzendrucks. Mit zunehmender Exspirationsverkürzung beginnt der folgende Inspirationszyklus bei superatmosphärischem Druck im Alveolarraum (intrinsic PEEP = $PEEP_i$). Im Einzellfall kann damit eine weitere Verbesserung der Compliance, des Atemwegwiderstandes und des Gasaustauschs erreicht werden. Die hämodynamischen Folgen der Positivdruckbeatmung werden verstärkt.

Nachteile: $PEEP_i$ wird von schwach sedierten Patienten schlecht toleriert. Bei restriktiven Lungenerkrankungen sowie wenn der $PEEP_i \geq PEEP_e$ (Extrinsic PEEP) – besonders bei obstruktiven Lungenerkrankungen – kommt es zu additiven Effekten der PEEP-Werte.

Indikation: F_iO_2 >0,6, S_aO_2 <90% trotz adäquatem PEEP bei einem Atemwegsspitzendruck von ≥35 cmH_2O
Voraussetzungen: Tiefe Sedierung, engmaschige Kontrolle von AZV, BGA, mittlerem und Spitzen-Atemwegsdruck, Hämodynamik und $PEEP_i$.

▪▪ Pulmonale Zeitkonstante

Erfolgt im Rahmen einer Beatmung die Applikation eines konstanten Drucks auf ein Lungenkompartiment, so wird zunächst der Druck zur Überwindung des Atemwegwiderstandes und im weiteren Verlauf zunehmend zur Überwindung der Compliance (Lungendehnbarkeit) benötigt. Der resultierende Fluss nimmt während der Inspiration ab und wird als »dezelerierend« bezeichnet (◘ Abb. 11.8). Jedes Lungenkompartiment füllt sich entsprechend der eigenen Compliance sowie dem ihm eigenen Atemwegwiderstand (= Resistance) mit Luft.

Die resultierende Volumenkurve zeigt eine Exponentialfunktion (◘ Abb. 11.8), deren charakteristische Größe die Zeitkonstante τ ist.

> Die pulmonale Zeitkonstante ist als ein Produkt definiert:
> τ = Compliance × Resistance.
> Ihre Dimension ist die Zeit (s).

Bei der Inspiration hat sich das Lungenkompartiment nach Ablauf *einer* Zeitkonstante mit 67% des möglichen Gesamtvolumens gefüllt und nach Ablauf von *drei* Zeitkonstanten ist die Komplettfüllung fast erreicht (95% des Volumenendwertes). Bei der passiven Exspiration ergibt sich ebenfalls wieder eine Exponentialfunktion, aufgrund derer, in Analogie zur Inspiration, eine komplette Entleerung nach *drei* Zeitkonstanten erfolgt ist (◘ Abb. 11.8).

Durch Variationen von Compliance und Resistance in verschiedenen Kompartimenten können sich verschiedene Zeitkonstanten innerhalb der Lunge ergeben. Dabei brauchen Lungenkompartimente mit einer größeren Zeitkonstante mehr Zeit zur Füllung als Kompartimente mit kleinerer Zeitkonstante. So kann zwischen Lungenkompartimenten mit verschiedenen Zeitkonstanten in der späten Inspirationsphase Pendelluft auftreten, die zu Scherkräften und Barotraumatisierung führt. Ziel muss daher eine Beatmung sein, die den verschiedenen Zeitkonstanten und den daraus sich ergebenden physikalischen Gegebenheiten gerecht wird. Dies ist bei der erkrankten Lunge eher bei einer druckkonstanten Beatmung als bei einer flusskonstanten Beatmung gegeben.

▪▪ Einstellungsvariablen

Die **Inspiratorische Sauerstoffkonzentration (F_iO_2)** wird initial F_iO_2 = 1,0 eingestellt. Im weiteren Verlauf der Beatmung wird die F_iO_2 nach Maßgabe der arteriellen Blutgase (p_aO_2) reduziert.

Die Grundeinstellungen für **Atemzugvolumen (V_T)** und **Atemminutenvolumen (V_E)** zeigt ◘ Tab. 11.11. Es gilt $V_E = V_T \times$ Atemfrequenz. Das V_E muss den Bedürfnissen der CO_2-Elimination entsprechen und beträgt beim Gesunden 6–9 l/min.

Bei hohem V_T bestehen Gefahren durch Atemwegsdruck (Barotrauma) und Gewebescherkräfte (Volutrauma) Daher wird versucht, durch Reduktion des V_T

◘ Tab. 11.11. Initiale Einstellungen von Atemzugvolumen (V_T) und Atemfrequenz (AF)

Normale pulmonale Mechanik	– V_T: 12–15 ml/kgKG – AF: 8–12/min
Obstruktive Ventilationsstörung	– V_T: 8–10 ml/kgKG – AF: 6–8/min
Restriktive Ventilationsstörung	– V_T: 4–8 ml/kgKG – AF: 12–20/min

Der alveoläre Spitzendruck sollte immer <35 cmH_2O sein.

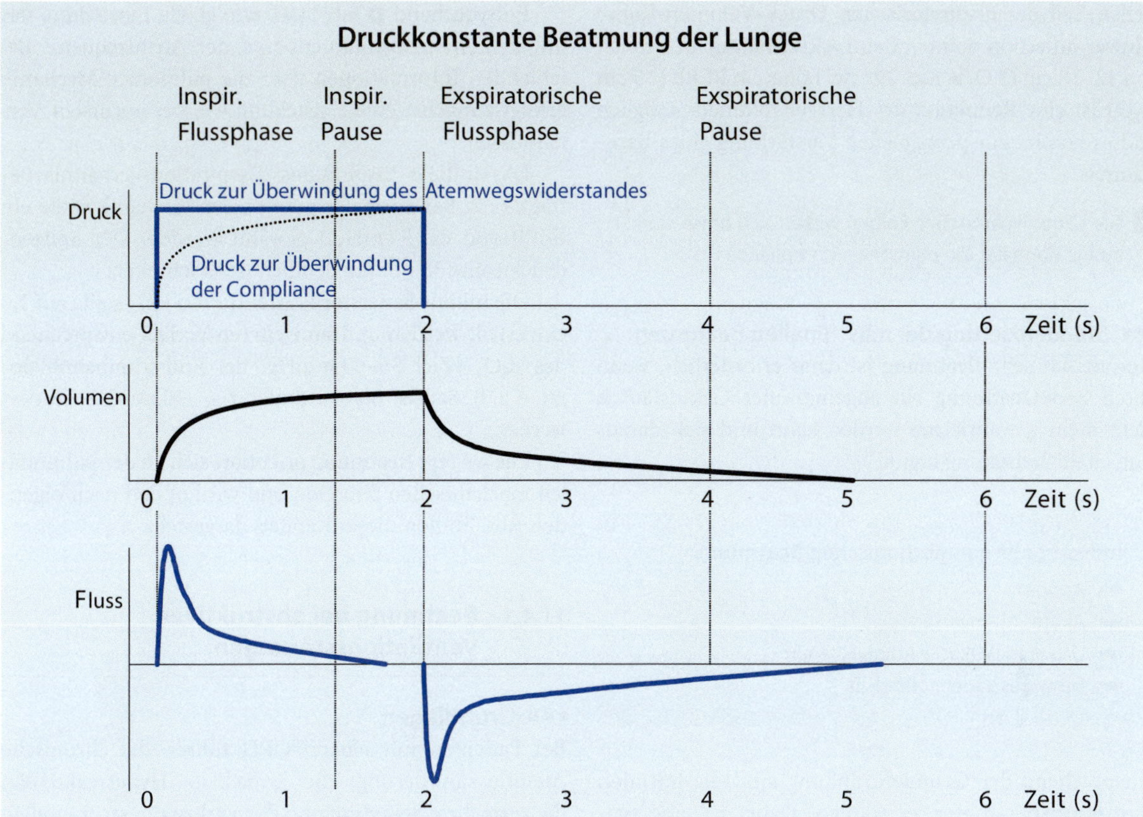

Abb. 11.8. Druck-, -Volumen- und Flusskurve bei druckkonstanter Beatmung

und Erhöhung der AF einen p_aCO_2 von 45–50 mmHg zu erzielen.

Die Grundeinstellung der **Inspirationsflussrate (IFR)** liegt bei 40–60 l/min. Höhere Flüsse führen zur ungleichmäßigen Ventilationsverteilung. Das Inspirations-/Exspirationsverhältnis sollte bei 1:2 mit einer effektiven Inspirationszeit von 1–1,5 s liegen. Eine höhere IFR bei obstruktiven Atemwegserkrankungen erlaubt eine längere Exspiration, reduziert das endexspiratorische Lungenvolumen (bzw. den intrinsischen positiven endexspiratorischen Druck = $PEEP_i$ und damit den mittleren thorakalen Druck.

Zur Begrenzung des Inspirationsdruckes zur Prophylaxe des pulmonalen Barotraumas wird der **Alarmdruck** üblicherweise bei 10 cmH_2O über dem beobachteten Spitzendruck, maximal bei 30 mmHg eingestellt. Spitzendrücke >35–40 mmHg gehen regelmäßig mit Traumatisierungen einher.

Vorgehen **bei wiederholtem Alarm:** Manuelle Ventilation und Ursachenabklärung (Tubusobstruktion?, Sekretverlegung der Bronchien?, Pneumothorax?).

Die Aufrechterhaltung eines überatmosphärischen Drucks am Ende der Exspiration = **positiver endexspiratorischer Druck (PEEP)** durch den Ventilator (extrinsischer PEEP = $PEEP_e$) dient der Wiedereröffnung kollabierter Atemwege und der Rekrutierung nicht belüfteter Alveolarbezirke. Dies bewirkt einen Anstieg der funktionellen Residualkapazität, den Abfall des Atemwegwiderstandes und den Anstieg der pulmonalen Compliance, außerdem die Reduktion des Rechts-Links-Shunts und verbesserten Gasaustausch. PEEP ist indiziert bei diffusem Lungenparenchymschaden (z. B. ARDS, kardialem Lungenödem, schwerer Pneumonie) mit einer S_aO_2 <90% bei einem F_iO_2 ≥0,5. Der atemmechanisch beste PEEP ist knapp oberhalb des Überganges vom flachen zum linearsteilen Teil der inspiratorischen Druck-Volumen-Kurve (»lower inflection point«): Beim ARDS häufig im Bereich von 12–18 cm H_2O; ► Kap. 29). Bei höherem PEEP (>5 cm H_2O) ist eine Reduktion des Herzzeitvolumens möglich und es kommt zur prinzipiellen Verstärkung eines Barotraumas.

> Die hämodynamischen Folgen wirken sich umso stärker aus, je normaler die pulmonale Compliance ist.

▪▪ Standardsetting der maschinellen Beatmung

Eine maschinelle Beatmung ist dann erforderlich, wenn durch Spontanatmung ein angemessener Gasaustausch nicht mehr gewährleistet werden kann und sich daraus eine vitale Bedrohung ergibt.

Indikationen zur mechanischen Beatmung

- Apnoe
- Akutes Atemversagen
- Drohendes akutes Atemversagen
- Schweres Sauerstoffdefizit

Entsprechend der Grunderkrankung sind die **initialen Beatmungsparameter** zu wählen. Dabei ist eine präzise Definition, wie die Parameter für jeden einzelnen Patienten zu wählen sind, nicht immer möglich. Beeinflussende Momente sind die Patienten-Ventilator-Interaktion, die zugrunde liegende individuelle Pathophysiologie sowie die aktuelle pulmonale physikalische und mechanische Situation, außerdem die aktuellen Erfordernisse an O_2-Aufnahme und CO_2-Elimination. Unter diesen Gesichtspunkten ist die initiale Beatmungseinstellung zu wählen und im weiteren Therapieverlauf zu modifizieren.

Die **initial am besten geeignete Beatmungsform** wird kontrovers diskutiert. Evidenzbasierte Grundlagen sind nicht ausreichend vorhanden. Wesentlich ist, unabhängig von der bevorzugten initialen Beatmungsform, dass ein adäquater Gasaustausch erreicht werden kann. Die Sedation soll sicherstellen, dass der Patient synchron mit dem Beatmungsgerät atmet. So kann die initiale Beatmungsform assistiert oder kontrolliert sein, entweder volumen- oder druckkontrolliert. Initial wird oft eine BIPAP-Beatmung bevorzugt, weil diese Beatmungsform ausreichende Freiheitsgrade für alle möglichen atemmechanischen Situationen bietet.

Entsprechend ◘ Tab. 11.11 erfolgt die Einstellung des initialen Atemzugvolumens und der Atemfrequenz. Bei fehlenden Informationen über die pulmonale Mechanik erfolgt zunächst eine Einstellung wie bei normalen Verhältnissen.

Das initiale Inspirations-/Exspirationsverhältnis beträgt 1 : 2. Bei normaler pulmonaler Mechanik sollte ein PEEP von ca. 5 cmH_2O gewählt werden. Der Spitzendruck sollte 35 mmHg deutlich unterschreiten.

Die initiale Sauerstoffkonzentration F_iO_2 sollte auf 1,0 eingestellt werden und im weiteren Verlauf entsprechend des p_aO_2 (Ziel 55–60 mmHg, bei Endstrombahnhypoxie – z. B. Sepsis, Myokardinfarkt – >70 mmHg) justiert werden.

Die weitere Beatmung orientiert sich an der pulmonalen mechanischen Situation und wird in den nachfolgenden Abschnitten dieses Kapitels dargestellt.

11.4.1 Beatmung bei obstruktiven Ventilationsstörungen

▪▪▪ Grundlagen

Bei Patienten mit einer COPD führen die chronische Atemflusslimitierung, die bronchiale Hyperreaktivität, die vermehrte Sekretion und der Verlust der strukturellen Integrität des Lungenparenchyms zu dem Phänomen der unvollkommenen exspiratorischen Lungenentleerung mit »gefangener Luft« (Air trapping). Auch Patienten mit einem schweren Asthmaanfall entwickeln ein Air trapping. Dabei können einige Lungenkompartimente eine derartig ausgeprägte Obstruktion mit resultierend gefangener Luft entwickeln, dass eine Ventilation dort unmöglich ist. Das Air trapping führt bei den Patienten zu einer vermehrten Atemarbeit und zur Atemmuskeldysfunktion infolge Ermüdung.

Die Entwicklung des **Air trappings** führt zum Aufbau eines positiven endexspiratorischen intrapulmonalen Drucks, der als »Auto-PEEP« oder auch als »intrinsic-PEEP ($PEEP_i$)« bezeichnet wird. Dieser $PEEP_i$ baut sich nicht homogen auf und ist in verschiedenen Lungenkompartimenten, abhängig von der strukturellen Schädigung und/oder der Obstruktion, unterschiedlich hoch. Der erhöhte Atemwegwiderstand mit Erhöhung der Lungencompliance bedingt für diese Lungenkompartimente eine längere Zeitkonstante τ. Die Zeitkonstante kann auf das Doppelte bis Dreifache erhöht sein und ist damit entscheidend für die Füllungsverhältnisse der Lungenkompartimente bei COPD (▶ Kap. 25). Dies bedeutet, dass die Ausatemdauer wesentlich verlängert werden muss, was jedoch aufgrund des erhöhten Ventilationsbedarfs und der höheren Atemfrequenz nicht möglich ist. Dies führt zu einer dynamischen Lungenüberblähung und damit zu einer Erhöhung des intrathorakalen Mitteldrucks sowie einer Beeinträchtigung der Hämodynamik, einer Abflachung des Zwerchfells mit einer unergonomischen Ausgangslage für das Zwerchfell und einer progredienten Beeinträchtigung des pulmonalen Gasaustausches.

Die pathophysiologischen Unterschiede zwischen Asthma bronchiale und der COPD sind bei der Respiratortherapie zu berücksichtigen.

Beim **Asthma bronchiale** kommt es auf einer Entzündungsbasis zu einem Bronchospasmus, der eine Flussbehinderung hervorruft, die sowohl bei der Spontanatmung als auch bei der Respiratortherapie relevant ist und die z. B. beim Status asthmaticus einer gezielten, medikamentösen Therapie bedarf, um eine Ventilation überhaupt erst zu ermöglichen.

Bei der **COPD** dagegen steht die Instabilität der zentralen Atemwege im Vordergrund, die eine dynamische Obstruktion bedingt. Die daraus resultierende Flussbehinderung ist vorwiegend bei der Spontanatmung relevant. Positiver Druck in den zentralen Atemwegen (Schienung), ob im Rahmen einer nichtinvasiven oder einer invasiven Beatmung, kann die dynamische Obstruktion aufheben. Das Therapiekonzept bei COPD-Patienten zielt daher darauf, eine frühe Entlastung der durch die dynamische Obstruktion stark beanspruchten und von Erschöpfung bedrohter Atemmuskulatur zu erreichen. Metaanalysen haben gezeigt, dass dies mit der nicht-invasiven Beatmung (NIV = non-invasive ventilation) (▶ Kap. 11.1) sehr gut gelingt.

▪▪▪ Indikationen

Generell gilt auch für Patienten mit obstruktiven Ventilationsstörungen, dass eine Indikation zur Beatmungstherapie besteht, wenn ein adäquater Gasaustausch nicht gewährleistet ist. Dies ist oft mit einer NIV erreichbar, Analysen haben jedoch zeigen können, dass mindestens 30% der Asthmapatienten im Anfall und 7–40% der COPD-Patienten bei einer akuten Exazerbation einer invasiven Beatmungstherapie bedürfen.

Wenngleich die invasive Beatmung auch bei COPD-Patienten indiziert sein kann, so sollte sie nur als ultima ratio eingesetzt werden und stattdessen frühzeitig eine NPPV angestrebt werden. Bei Versagen der NIV (▶ Kap. 11.1) ist die Intubation bei potenziell vital bedrohlicher Situation auch des COPD-Patienten erforderlich (Übersicht).

Indikationen zur invasiven Beatmungstherapie bei Patienten mit obstruktiver Atemwegserkrankung

- Schwerer klinischer Verlauf, silent chest, respiratorische Erschöpfung mit Sekretretention, zunehmende Verwirrtheit oder Bewusstseinstrübung, Herzrhythmusstörungen, Pulsus paradoxus, Blutdruckabfall, Apnoe, Reanimationspflichtigkeit
- Bedrohliche Ateminsuffizienz: p_aO_2 <40–50 mmHg, p_aCO_2 >70–80 mmHg und Blut-pH-Wert <7,2 nach Ausschöpfung der medikamentösen Therapie mit Undurchführbarkeit der NIV (Non-invasive ventilation)Versagen der NIV

▪▪▪ Kontraindikationen

Eine Kontraindikation zur invasiven Beatmung gibt es per se nicht. Aufgrund der Datenlage sollte aber – wann immer möglich – primär eine NIV angestrebt werden.

▪▪▪ Methoden

Ziel ist es, bei der maschinellen Unterstützung der Atmung eine maximale Patienten-Ventilator-Synchronisation zu erreichen, um so Atemarbeit, Stress und Angst zu vermeiden. Gerade bei Patienten mit einer akuten Exazerbation einer COPD bietet die NPPV dabei entscheidende Vorteile gegenüber einer invasiven Beatmung (▶ Kap. 11.1). Bei der invasiven Beatmungstherapie ist oft eine tiefe Sedation erforderlich. Eine Muskelrelaxierung sollte wenn möglich vermieden werden. Tiefe Sedation und Muskelrelaxierung können vor allem bei einer hoch dosierten Kortikosteroidtherapie zu schweren Myopathien mit Paralysen führen.

Bei Asthmapatienten kann bei Therapieresistenz das Narkotikum Ketamin gewählt werden, um seine bronchodilatatorischen Effekte zu nutzen.

▪▪▪ Therapieplanung

Bei der Intubation sollte ein möglichst großlumiger Tubus (Charr 7,5–8–9) gewählt werden. Von Vorteil sind der geringere Atemwegwiderstand sowie die Erleichterung der bronchoskopischen Bronchialtoilette. An eine frühzeitige Anlage eines Tracheostomas bei Notwendigkeit einer Langzeitbeatmung sollte gedacht werden (▶ Kap. 11.3).

Technik

In der Initialphase der Beatmung ist eine druckkontrollierte Beatmung von Vorteil. Der inspiratorische Spitzenfluss wird so von Atemzug zu Atemzug der individuellen Situation angepasst. Bei einer Beatmung mit dem Zielparameter Volumen kann es problematisch sein, den Spitzenfluss hoch genug zu wählen, damit ein ausreichender Fluss bei möglichst minimaler Patientenmitarbeit zu erzielen ist. Der Spitzenfluss sollte dann in einem Bereich ≥60 l/min sein, um eine kurze Inspirationszeit von 0,8–1,2 s zu erreichen. Ein zu hoher Spitzenfluss erzeugt jedoch Turbulenzen, die den Strömungswiderstand unnötig erhöhen. Ein niedrigerer Spitzenfluss erwirkt derartige Turbulenzen nicht und führt auch zu einer homogeneren Atemluftverteilung, die Patienten empfinden jedoch eine starke Atemnot. Deshalb ist u. U. eine tiefere Sedation notwendig. Eine typische initiale Parametereinstellung des Beatmungsgerätes gibt ◘ Tab. 11.12 wieder. Dabei sollte keine zu zügige Senkung des p_aCO_2 durchgeführt werden, um die Entwicklung einer metabolischen Alkalose zu vermeiden.

$PEEP_i$ ist ein wesentliches Problem bei der Beatmung von Patienten mit schwerer Obstruktion. Ziel muss es sein, den $PEEP_i$ und damit auch seinen Einfluss auf die Atemarbeit des Patienten zu minimieren (Übersicht). Deshalb sollte er routinemäßig bestimmt werden, um die dynamische Überblähung zu erfassen. Dies geschieht geräteseitig mit einer endexspiratorischen Verschlusstechnik. Sofern vorhanden, sollte am Grafikbildschirm des Beatmungsgerätes beobachtet werden, ob in der Flusskurve der Exspirationsfluss auf Null zurückgeht. Liegt am Ende der Exspirationszeit noch ein Restfluss vor, so deutet dies auf einen $PEEP_i$ hin. Dabei kann eine Hyperkapnie solange toleriert werden, wie der ph-Wert ≥7,2 ist. Bei jungen Asthmapatienten ohne Komorbidität kann kurzfristig auch ein pH-Wert-Abfall bis 7,1 akzeptiert werden, solange eine ausreichende Oxygenierung (p_aO_2 >60 mmHg/S_aO_2 >90%), keine höhergradigen Arrhythmien und keine peripheren Perfusionsstörungen auftreten. Die Folgen einer derartigen Azidose wiegen das Risiko einer Barotraumatisierung und einer beatmungsbedingten Lungenschädigung nicht auf.

◘ **Tab. 11.12.** Initiale Einstellung des Beatmungsgeräts für eine invasive Beatmung bei Patienten mit obstruktiven Ventilationsstörungen

Parameter	Empfehlung
Beatmungsform	BIPAP, A/C
Volumen-/druckkontrolliert	druckkontrolliert
Atemfrequenz	8–10(–14)/min, dynamische Überblähung und p_aCO_2 beachten
Atemzugvolumen	6–10 ml/kgKG, Atemspitzendruck beachten
Inspiratorischer Fluss	schnell ansteigender Fluss, jedoch Turbulenzen vermeiden
Inspiratorischer Spitzendruck	<35 mmHg
PEEP	≥5 cmH_2O (max. 2/3 des $PEEP_i$)
Atemzeitverhältnis I : E	1 : 2, bei ausgeprägter Obstruktion 1 : 3
F_iO_2	ausreichend mit dem Ziel p_aO_2 ≥60 mmHg

Maßnahmen zur Verringerung des $PEEP_i$
- Großlumiger Tubus und intensive Bronchialtoilette (Sekretentfernung)
- Maximale antiobstruktive Therapie (▶ Kap. 25)
- Verlängerung der Exspirationszeit zu ungunsten der Inspirationszeit
- Erhöhung des inspiratorischen Flusses
- Senkung der Atemfrequenz
- Kleine Atemzugvolumina (≤10 ml/kgKG)
- Geringer $PEEP_e$ (max. 2/3 von $PEEP_i$): verringert die Atemarbeit
- Permissive Hyperkapnie bei ph >7,2

Als **begleitende Therapiemaßnahme** kann eine **Volumentherapie** erforderlich sein. Zielparameter ist eine Anhebung des zentralvenösen Drucks (bis 15 cmH_2O) um eine hämodynamische Stabilisierung zu erreichen. Zusätzlich kann ein Monitoring, ggf. mit Pulmonaliskatheter bei drohendem Rechtsherzversagen, sinnvoll sein.

Komplikationen

Die Kombination von Überdruckbeatmung und Lungenüberblähung kann zu einer Barotraumatisierung mit Pneumothorax führen. Darüber hinaus können im Rahmen der invasiven Beatmungstherapie mit notwendiger Analgosedierung nosokomiale Infektionen, Atelektasen,

Tubuskomplikationen, Darmparalysen, gastrointestinale Blutungen und Thromboembolien auftreten.

▪▪▪ Ergebnisse

▪▪▪ Wertung

Bei einem austarierten initialen Beatmungsmodus, kombiniert mit einer möglichst geringen, jedoch ausreichenden Sedation, erholen sich die Patienten und lassen eine weitgehend kontrollierte Beatmung zu. Diese muskuläre und physische Erholung muss Ziel der Beatmung sein, denn die meisten Patienten sind in der initialen Beatmungsphase durch die erheblich gesteigerte Atemarbeit in den Tagen zuvor deutlich erschöpft. Eine komplette Erholung ist nach 24–48 h erreichbar und nach dieser Zeit kann die Entwöhnung begonnen werden. Dies kann dann ggf. mit einer NIV erfolgen (▶ Kap. 11.1).

Literatur

Blanch L, Bernabe F, Lucangelo U (2005) Measurement of air trapping, intrinsic positive end-expiratory pressure, and dynamic hyperinflation in mechanically ventilated patients. Respir Care 50: 110–123

Davidson AC (2002) The pulmonary physician in critical care. 11: Critical care managment of respiratory failure resulting from COPD. Thorax 57: 1079–1084

Glerant JC et al. (2005) Oxygen consumption and PEEPe in ventilated COPD patients. Respir Physiol Neurobiol 146: 117–124

O'Croinin et al.(2005) Bench-to-bedsite review: Permissive hypercapnia. Crit Care 9: 51–59

Oddo M et al. (2006) Managment of mechanical ventilation in acute severe asthma: practical aspects. Intensive Care Med 32: 501–510

Phipps P, Garrard CS (2003) The pulmonary physician in critical care. 12: Acute severe asthma in the intensive care unit. Thorax 58: 81–88

11.4.2 Beatmung bei restriktiven Ventilationsstörungen

▪▪▪ Grundlagen

Restriktive Ventilationsstörungen sind definiert als eine Einschränkung der ventilatorischen Volumenreserve und der Lungendehnbarkeit bei Lungenparenchymerkrankungen und Erkrankungen des Zwerchfells, der Pleura und der Thoraxwand.

Akute restriktive Ventilationsstörungen sind die Pneumonie (▶ Kap. 24) und das ARDS (▶ Kap. 29). Chronisch restriktive Ventilationsstörungen sind z. B. die Lungenfibrose, Z.n. Lungenresektion oder Kyphoskoliose, aber auch die Myasthenia gravis, Muskeldystrophie oder die amyotrophe Lateralsklerose.

Charakteristisch für restriktive Ventilationsstörungen sind ein vermehrter intrapulmonaler Rechts-Links-Shunt, ein Abfall der Diffusionskapazität mit Hypoxämie und Tachypnoe sowie eine abfallende Vitalkapazität und verminderte Lungencompliance. Diese Veränderungen bedingen eine vermehrte Atemarbeit.

▪▪▪ Indikationen

Wenn ein adäquater, den vitalen Bedürfnissen entsprechender Gasaustausch nicht mehr gewährleistet ist oder eine drohende Atemmuskelerschöpfung sich abzeichnet, ist eine Beatmung indiziert.

▪▪▪ Kontraindikationen

Aus primär ventilatorischer Sicht gibt es keine Kontraindikation zur invasiven Beatmungstherapie bei restriktiven Lungenerkrankungen. Beim Endstadium einer chronisch restriktiven Lungenerkrankung gilt es, den Nutzen einer Intubation sorgfältig individuell abzuwägen. Eine Situation ohne therapeutische Perspektive kann als Kontraindikation angesehen werden.

▪▪▪ Methoden

Mehr Bedeutung als die Wahl der Beatmungsform hat die Vermeidung hoher alveolärer Spitzendrücke. Dies gelingt mit einer druckkonstanten Beatmung besser (▶ Kap. 11.4, Grundlagen). Dadurch werden regionale Überblähungen, Pendelluft und intrapulmonale Scherkräfte weitgehend vermieden. Inwieweit in dieser Phase auch eine nichtinvasive Beatmung (NIV = non-invasive ventilation) gewählt werden kann, ist bislang noch nicht evaluiert. Die NIV kann zumindest zurzeit nicht als Routineverfahren bei restriktiven Ventilationsstörungen angesehen werden. Lediglich bei der Skoliose zeigen sich deutliche Vorteile einer NIV.

▪▪▪ Therapieplanung

Besonders bei akuten restriktiven Ventilationsstörungen kann aufgrund des interstitiellen Ödems und der Atelektasenbildung in den dorsalen Lungenanteilen des auf dem Rücken liegenden Patienten eine Lagerungsänderung (z. B. Bauchlagerung, Schaukelbett) bei der Rekrutierung von Gasaustauschfläche hilfreich sein. Bei der Indikationsstellung ist die Gesamtprognose zu beachten (vgl. ARDS, ▶ Kap. 29).

Technik

Beim Beatmungssetting muss prinzipiell unterschieden werden zwischen akuten restriktiven Ventilationsstörungen (▶ Kap. 29) und chronischen restriktiven Ventilationsstörungen.

Bei akuten restriktiven Ventilationsstörungen ist das primäre Ziel der Beatmungstherapie die Beseitigung der schweren Hypoxie und die Verbesserung des Ventilations-Perfusions-Verhältnisses. Die Beatmung bei akuten restriktiven Ventilationsstörungen wie z. B. dem ARDS muss mit niedrigem Atemzugvolumina (6 ml/kgKG), einem ausreichend hohem PEEP und einer adäquaten, nicht zu hohen inspiratorischen Sauerstoff-Konzentration erfolgen. Dabei wird eine permissive Hyperkapnie toleriert.

Bei chronisch restriktiven Ventilationsstörungen ist aufgrund der deutlich reduzierten Lungencompliance das Tidalvolumen klein zu wählen, um den alveolären Spitzendruck gering zu halten. Das Tidalvolumen sollte unter 8 ml/kgKG betragen, bei einigen Patienten ist unter Berücksichtigung der alveolären Spitzendrücke eine Reduktion des Tidalvolumens auf 4 ml/kgKG notwendig (◘ Tab. 11.13).

◘ Tab. 11.13. Initiale Einstellung für eine invasive Beatmung bei Patienten mit chronisch restriktiven Ventilationsstörungen

Parameter	Empfehlung
Beatmungsform	A/C, BIPAP, SIMV
Volumen-/Druckkontrolliert	druckkontrolliert
Atemfrequenz	12–20(–30)/min
Atemzugvolumen	4–8 ml/kgKG, bei Plateaudruck <30 cmH_2O
Inspiratorischer Spitzendruck	<35 mmHg
PEEP	5 cmH_2O
Atemzeitverhältnis I : E	1 : 1 bis 1 : 3
F_iO_2	in der Regel ≤0,5 zur Erzielung einer suffizienten O_2-Sättigung

$PEEP_i$ ist bei chronisch restriktiven Ventilationsstörungen kein Problem. Aus diesem Grund kann im Gegensatz zur Beatmung bei chronisch obstruktiven Ventilationsstörungen die Atemfrequenz höher gewählt werden, um entsprechend dem niedrigen Tidalvolumen ein adäquates Atemminutenvolumen zu erzielen. Dies entspricht auch der Spontanatmung bei Restriktion.

Bei chronisch restriktiven Ventilationsstörungen reicht im Gegensatz zu akuten restriktiven Ventilationsstörungen ein niedriges PEEP-Niveau im Bereich von 5 cmH_2O, da eine Rekrutierung von Gasaustauschfläche bei chronischen Veränderungen nicht gelingen kann und ein höheres Niveau nur das Risiko einer Baro- und Volutraumatisierung mit sich bringt.

Komplikationen

Volu- und Barotraumatisierung mit Entwicklung eines Pneumothorax sowie die Akquirierung von nosokomialen Infektionen stehen bei den Komplikationen im Vordergrund.

Ergebnisse

Besonders bei chronisch restriktiven Ventilationsstörungen ist die Prognose abhängig von der Dynamik der Grunderkrankung, die zur Intubation geführt hat. Pneumonien und beatmungsassoziierte Lungenschäden sind sehr häufig.

Wertung

Bei Patienten mit restriktiven Ventilationsstörungen ist den pathophysiologischen Besonderheiten mit niedriger Compliance und Störungen der Diffusionskapazität durch eine geeignete Beatmungstherapie Rechnung zu tragen. Der Einsatz der NIV ist zur vorübergehenden Atemhilfe plausibel, aber empirisch nicht abgesichert. (▶ Kap. 11.1).

Literatur

Kopp, R et al. (2003) Evidenzbasierte Medizin des akuten Lungenversagens. Anaesthesist 52: 195–203

Rabinstein AA, Mueller-Kronast N (2005) Risk of extubation in patients with myasthenic crisis. Neurocrit Care 3: 213–215

Saydain G et al. (2002) Uotcome of patients with idiopathic pulmonary fibrosis admitted to the intensive care unit. Am J Respir Crit Care Med 166: 839–842

The Acute Respiratory Distress Syndrome Network (2000) Ventilation with lower tidal volumes as compared with traditional tidal volumes for acute lung injury and the acute respiratory distress syndrome. N Engl J Med 342: 1301–1308

Thompson BT et al. (2001) Clinicians'approaches to mechanical ventilation in acute lung injury ans ARDS. Chest 120: 1622–1627

11.4.3 Beatmung bei kardialen Funktionsstörungen

▪▪▪ Grundlagen

Während eines Atemzyklus des spontan Atmenden entstehen in der Inspiration gegenüber der Umgebung negative intrathorakale Druckwerte. Durch den höheren Druckgradienten zwischen Extrathorakal- und Intrathorakalraum wird der venöse Rückfluss erleichtert und es baut sich so eine **Vorlast** für den rechten Ventrikel auf. Die Vorlast ist die Kraft, die die entspannte Ventrikelwand in der enddiastolischen Herzzyklusphase dehnt. Je höher der Druckgradient zwischen Extrathorakal- und Intrathorakalraum ist, desto höher ist der venöse Rückfluss, die rechtsventrikuläre Vorlast steigt.

Der negative intrathorakale Druck bei der Spontanatmung ist mitverantwortlich für die normale **Nachlast** (= Afterload) sowohl des rechten als auch des linken Ventrikels. Die Nachlast bezeichnet die kardiale Belastung durch den peripheren Gefäßwiderstand bei der Systole. Sie ist eine von der Ventrikelwand zu erbringende Kraft. Je höher der Druckgradient zwischen Extrathorakal- und Intrathorakalraum ist, desto größer ist die zu erbringende Kraft.

Bei einer Beatmung mit positivem Druck sinkt der Druckgradient zwischen Extrathorakal- und Intrathorakalraum und der intrathorakale Druck wird höher als der Umgebungsdruck. Dies bedeutet eine Verminderung des venösen Rückstroms mit einer Abnahme der rechtsventrikulären Vorlast und einer Zunahme der rechtsventrikulären Nachlast. Die linksventrikuläre Nachlast wird durch den überatmosphärischen intrathorakalen Druck bei niedrigerem extrathorakalen Druck gesenkt. Aufgrund einer Verminderung der linksventrikulären Compliance (Relaxationsstörung bei erhöhtem pulmonalem Umgebungsdruck) und des venösen Rückstroms und bei Beeinträchtigung der Myokardkontraktilität kann ein Abfall des Herzzeitvolumens registriert werden (Übersicht).

Hämodynamische Auswirkungen einer Beatmung mit positivem Druck

- Anstieg des rechten Vorhofdrucks
- Reduzierung des venösen Rückflusses nach intrathorakal
- Abnahme der rechtsventrikulären Vorlast (Preload)
- Zunahme der rechtsventrikulären Nachlast (Afterload)
- Abnahme der linksventrikulären Nachlast (Afterload)
- Reduzierung der linksventrikulären Compliance
- Abfall des Herzindex

Bei einer linksventrikulären Dysfunktion mit einem abfallenden Herzindex (z. B. im Rahmen eines Myokardinfarktes oder einer chronischen Herzinsuffizienz) entwickelt sich durch pulmonalen Rückstau mit ansteigender Vorlast des linken Ventrikels ein **Lungenödem**. Die Konsequenzen sind eine Hypoxämie, eine vermehrte Myokardbeanspruchung und eine zunehmende Atemarbeit. Die ansteigende Atemarbeit verlangt eine Umverteilung des Blutflusses zur Atemmuskulatur. Bis zu 40% des Herzzeitvolumens können während dieser Stresssituation zur Atemmuskulatur umgeleitet werden. Diese Umverteilung ist verantwortlich für die Minderperfusion anderer, vital bedeutsamer Organe.

Bei einer Myokardinsuffizienz, besonders einer linksventrikulären Dysfunktion mit resultierendem Lungenödem wird die Myokardfunktion besonders von der Nachlast beeinflusst. Die diastolische Vordehnung des linken Ventrikels nimmt zu. Dies führt zunächst zu einer Steigerung der Auswurfleistung. Bei zu starker Überdehnung nimmt diese jedoch stark ab (Frank-Starling-Mechanismus). Eine maschinelle Positivdruckbeatmung kann jetzt die pathologisch erhöhte Vor- und besonders die Nachlast reduzieren, und somit die linksventrikuläre Funktion und den Herzindex verbessern. Hypoxämie und die Atemarbeit werden reduziert. Diese positiven Effekte können ebenso mit der nasalen Maskenbeatmung (NIV) wie mit der invasiven Beatmung realisiert werden, wobei die NIV, sofern durchführbar, Vorteile bietet (▶ Kap. 11.1).

Bei einer akuten rechtsventrikulären Insuffizienz, z. B. infolge eines Rechtsherzinfarktes, ist aufgrund des Frank-Starling-Mechanismus eine höhere rechtsventrikuläre Vorlast notwendig, um eine bessere rechtsventrikuläre Funktion zu erzielen. Unter Beatmung resultiert jedoch eine Abnahme der rechtsventrikulären Vorlast und eine Zunahme der Nachlast, was zu einer kritischen Abnahme der Auswurfleistung führen kann.

▪▪▪ Indikationen

Aufgrund der günstigen hämodynamischen Effekte durch eine Überdruckbeatmung, ganz gleich ob durch invasive oder nichtinvasive Beatmung induziert, profitieren besonders Patienten mit einer linksventrikulären Dysfunktion im Rahmen der chronischen Herzinsuffizienz von einer Beatmung.

▪▪▪ Kontraindikationen

Wegen möglicher negativer hämodynamischer Effekte bei der akuten Rechtsherzinsuffizienz wie z. B. dem akuten Rechtsherzinfarkt sollte eine Indikation zur Beatmung nicht großzügig gestellt werden. Bei notwendiger Beatmung sind die zunehmenden negativen hämodynamischen Effekte bei diesem Krankheitsbild zu berücksichtigen.

▪▪▪ Methoden

Die positiven hämodynamischen Effekte einer Überdruckbeatmung können durch den Einsatz von PEEP verstärkt werden: PEEP hebt den mittleren Atemwegsdruck und den intrathorakalen Druck weiter an. Die Vorlast wird weiter reduziert. Bei linksventrikulärer Dysfunktion mit erhöhter Vorlast kann PEEP somit zusätzlich die linksventrikuläre Funktion und den Herzindex verbessern. Gleichzeitig wird durch einen Anstieg der rechtsventrikulären Nachlast mit konsekutiver Verlagerung des Kammerseptums die Compliance des linken Ventrikels reduziert. Dieser Mechanismus kann die myokardiale Funktion verbessern helfen.

Der Effekt von PEEP auf das kardiovaskuläre System hängt von der Höhe des PEEP, der Lungen-/Thoraxcompliance (Druckdifferenz im intrathorakalen System) und dem kardiovaskulärem Status ab (◻ Tab. 11.14).

▪▪▪ Therapieplanung

Der frühzeitige Einsatz einer nicht-invasiven Beatmung (NIV) kann eine invasive Beatmung ersetzen. Das Therapieziel ist die Beseitigung der Hypoxie, die Reduktion des extravasalen Lungenwassers (z. B. Flüssigkeitsrestriktion, Diuretika, Nitrate, CVVH) sowie eine Kausalbehandlung (z. B. Therapie der hypertensiven Krise oder Rhythmusstörungen) sein. Gegebenenfalls ist ein invasives Monitoring der Hämodynamik (z. B. Swan-Ganz-Katheter/PICCO) erforderlich, um Vor- und Nachlast zu optimieren.

In der Entwöhnungsphase vom Respirator sollte der PEEP nicht zu schnell reduziert werden, da sich dies negativ auswirken kann. Die PEEP-Reduktion sollte bei um 1–2 cmH_2O pro Schritt liegen und bei guten Blutgaswerten und stabiler Hämodynamik fortgeführt werden.

▪▪▪ Technik

In ◻ Tab. 11.15 ist die initiale Geräte-Einstellung gezeigt. Bei der Anfangseinstellung sowie bei Interventionen (z. B. Absaugung, Bronchoskopie) sollte die inspiratorische Sauerstoffkonzentration 100% betragen. Die S_aO_2 sollte, vor allem beim ischämischen und vulnerablen Myokard (z. B. Infarkt) ansonsten stets >95% betragen.

Aufgrund der komplexen Effekte des PEEP auf die myokardiale Funktion sollte vorsichtig mit der Titration des PEEP umgegangen werden (◻ Tab. 11.14). Die meisten Patienten mit schwerer linksventrikulärer Herzinsuffizienz profitieren von einer PEEP-Applikation im Bereich von 5–10 cmH_2O.

Bei Einsatz von PEEP ist ein entsprechendes Monitoring mit Messung der arteriellen Blutgase, Sauerstoffsättigung und dem ggf. Herzindex erforderlich.

▪▪▪ Komplikationen

Bei aggressiver Beatmung kann, neben der pulmonalen Traumatisierung, der pulmonale **Lymphabfluss beeinträchtigt** werden. Durch Erhöhung der rechtsventrikulären Nachlast kann eine **Rechtsherzbelastung** mit relativer Hypovolämie und durch den abfallenden Herzindex eine Oligurie bis zum **akuten Nierenversagen** entstehen. Bei letzterem ist ein Volumenausgleich vorzunehmen. Bei nicht ausreichender Oxygenierung können **Ischämien** induziert werden. Schließlich führt die mechanische Kompression des Herzens durch die Lunge zu Veränderungen der linksventrikulären Funktion.

Negative Effekte bei zu hohem PEEP sind zu beachten (◻ Tab. 11.14).

Im Weaning kann durch Ausschleichen der positiven Beatmungseffekte eine **erneute linksventrikuläre Dekompensation** entstehen. In dieser Situation ist der Einsatz der NIV zu erwägen.

Bei akutem Myokardinfarkt ist die NIV kontraindiziert (mangelnde Sicherheit und Kontrollen).

▪▪▪ Ergebnisse

In Zusammenarbeit mit einer pharmakologischen Therapie sind schnelle Therapieerfolge erzielbar. Aufgrund der oft raschen Reversibilität eines kardialen Lungenödems sollte, sofern möglich, der NIV der Vorzug geben werden.

▪▪▪ Wertung

Die mechanische Beatmung mit positiven Druckverhältnissen ist ein wesentliches Element in der Therapie der linksventrikulären Dysfunktion mit Lungenödem.

Tab. 11.14. Potenzielle Effekte eines moderaten und höheren PEEP

Parameter	Moderater PEEP	Höherer PEEP
Intrathorakaler Druck	↑	↑
Intrapulmonaler Druck	↑	↑
FRC	↑	↑
Rechts-Links-Shunt	↓	↓ oder ↑
Sauerstoffpartialdruck p_aO_2	↑	↓ oder ↑
Kohlendioxidpartialdruck p_aCO_2	→ oder ↓	↑
Lungencompliance	↑	↑ oder ↓
Atemarbeit	↓	↑
Arterieller Blutdruck	→, ↑ oder ↓	↓
Herzindex	↑	↓
Zentralvenöser Druck (ZVD)	→, ↑ oder ↓	→, ↑ oder ↓
Pulmonalarterieller Druck	→, ↑ oder ↓	→, ↑ oder ↓
Nierenfunktion	→ oder ↓	↓
Intrakranieller Druck	→ oder ↓	↑

→ gleich bleibend, ↑ ansteigend, ↓ abfallend gegenüber der Ausgangssituation

Tab. 11.15. Initiale Einstellung für eine invasive Beatmung bei Patienten mit kardiologischen Grunderkrankungen

Parameter	Empfehlung
Beatmungsform	A/C, BIPAP, SIMV
Volumen-/Druckkontrolliert	druck- oder volumenkontrolliert
Atemfrequenz	12–20/min
Atemzugvolumen	8–12 ml/kgKG, bei Plateaudruck <35 cmH_2O
PEEP	5–10 cmH_2O
Atemzeitverhältnis I : E	1 : 2 bis 1 : 3
F_iO_2	initial 100%

Literatur

Abrahams E, Yoshihara G (1990) Cardiorespiratory effects of pressure controlled ventilation in severe respiratory failure. Chest 98: 1445–1449

Lemaire F et al. (1988) Acute left ventricular dysfunction during unsuccessful weaning from mechanical ventilation. Anesthesiology 69: 171–179

Pinsky MR (1984) Determinants of pulmonary arterial blood flow during respiration. J Appl Physiol 56: 1237–1245

Pinsky MR (2005) Cardiovascular issues in respiratory care. Chest 128: 592S–597S

11.4.4 Beatmung bei neurologischen Grunderkrankungen

Grundlagen

Die Patienten mit neurologischen Grunderkrankungen und Ateminsuffizienz lassen sich in 3 Gruppen einteilen (Tab. 11.16). Dabei sind die Patienten der Gruppen 2 und 3 aus beatmungstechnischer Sicht nicht problematisch, zumal Störungen des Gasaustausches in der Regel nicht vorliegen. Die maschinelle Beatmung bei diesen Patienten unterscheidet sich in ihren Grundsätzen nicht von den generellen Empfehlungen zur Beatmungstherapie (▶ Kap. 11.4; Grundlagen). Bei Patienten der Gruppe 3 ist frühzeitig eine elektive Tracheotomie anzustreben (▶ Kap. 11.3). Eine besondere Herausforderung für die Beatmungstherapie stellen die Patienten der Gruppe 1 dar, bei denen aufgrund einer zerebralen Läsion ein erhöhter intrakranieller Druck (ICP) droht bzw. vorliegt.

Der durch ein Hirnödem bedingte Anstieg des ICP vermindert den zerebralen Blutfluss und resultiert in

Tab. 11.16. Gruppierung von Patienten mit neurologischer Grunderkrankung

Gruppe 1	Patienten mit intrakranieller Drucksteigerung und Hirnödem/Raumforderung (Blutung, Tumor)
Gruppe 2	Patienten mit neuromuskulärer Grunderkrankung und günstiger ventilatorischer Prognose (Reversibilität)
Gruppe 3	Patienten mit neuromuskulärer Grunderkrankung und ungünstiger ventilatorischer Prognose bei progressivem, nicht reversiblem Krankheitsverlauf

einer zerebralen Hypoxie. Bei stärkerem Anstieg des ICP besteht darüber hinaus Einklemmungsgefahr. Aus diesem Grund zielt das Management auf die **Kontrolle des ICP**.

Der **relevante zerebrale Perfusionsdruck (CPP)** ist definiert als die Differenz zwischen mittleren arteriellem Druck (MAP) und ICP (CPP = MAP–ICP). Dies bedeutet, dass Behandlungen, die den MAP senken (z. B. positive Druckbeatmung) zu einem CPP-Abfall führen, während Behandlungen, die den ICP senken, einen Anstieg des CPP bedingen. Eine differenzierte Therapie ist ohne Kenntnis von ICP und CPP nicht möglich. Es wird ein CPP von über 70 mmHg empfohlen.

Eine akute zerebrale Schädigung mit ansteigendem ICP kann zu einem **neurogenen Lungenödem** führen. Dies ist ein nicht kardiogenes Ödem, das von einem ARDS nicht zu unterscheiden ist. Die Behandlung entspricht der des ARDS (▶ Kap. 11.4.2).

▪▪▪ Indikationen

Die häufigste Beatmungsindikation ist eine zerebrale Schädigung mit Versagen der ventilatorischen Funktion. Dabei ist die **Indikation zur Beatmungstherapie großzügig** zu stellen. Parameter zur Initiierung einer Beatmungstherapie sind eine Sauerstoffsättigung unter 95%, ein Kohlendioxidpartialdruck über 40 mmHg, insuffiziente Schutzreflexe (Husten, Schlucken) und/oder ein schweres Schädel-Hirn-Trauma.

Wenn zur Therapie einer neurologischen Grunderkrankung Regime eingesetzt werden müssen, die eine Ateminsuffizienz nach sich ziehen (z. B. Sedation, Relaxation), sollte das Equipment einer Beatmungstherapie vorhanden sein. Aus Sicht der Ventilation sind Patienten mit einer Reihe von neurologischen Erkrankungen zu überwachen, bei denen aufgrund einer progredienten Atemmuskelerschöpfung eine akute Ateminsuffizienz droht. Darüber hinaus kann eine Beatmung bei einem neurogenen pulmonalen Ödem notwendig sein.

Bei der Intubation von Patienten mit erhöhtem ICP ist zur Vermeidung eines weiteren Druckanstiegs auf eine ausreichende Sedierung, eine gute Präoxygenierung und eine zügige Intubation zu achten. Darüber hinaus sollte eine Überstreckung des Halses vermieden werden.

▪▪▪ Kontraindikationen

Eine Beatmung zur prophylaktischen oder routinemäßigen Hyperventilation (p_aCO_2 <35 mm Hg) bei neurologischen Erkrankungen sollte nicht durchgeführt werden. So besteht bei ischämischem Insult das Risiko, dass durch die hypokapnische Vasokonstriktion sich das ischämische Hirnareal vergrößert. Bei finalen Krankheitsbildern (Gruppe 3, z. B. weit fortgeschrittene amyotrophe Lateralsklerose) ist die Indikation zur Beatmung im Einzelfall kritisch abzuwägen.

▪▪▪ Methoden

Der theoretische Therapieansatz für eine kontrollierte Hyperventilation bei erhöhtem ICP besteht in einer durch den Abfall des Kohlendioxidpartialdruckes bedingten Abnahme der zerebralen Durchblutung und des intrakraniellen Blutvolumens. Verantwortlich hierfür ist die hypokapnische Vasokonstriktion mit Abnahme der zerebralen Durchblutung. Zusätzlich können eine Abnahme der ischämischen Azidose und eine Blutumverteilung zugunsten maximal vasodilatierter ischämischer Areale resultieren. Aufgrund dieser Mechanismen bietet die kontrollierte Hyperventilation eine schnelle und gut vorhersehbare Wirkung, allerdings besteht diese nur kurz – bis zum Ausgleich des zerebralen pH-Wertes – was einem Zeitraum von 6 bis maximal 24 h entspricht.

Je nach Hirndruck sind unterschiedliche Ziel-Kohlendioxidpartialdrücke anzusteuern (◘ Tab. 11.17). Die forcierte Hyperventilation (p_aCO_2 <32 mmHg) ist keine Therapie der Wahl, da ihr raumgewinnender Effekt auf Dauer nur gering ist und das Risiko einer Ischämieentwicklung erhöht ist. Daher ist bei Anwendung der forcierten Hyperventilation eine Überwachung der zerebralen Durchblutung und Oxygenierung unumgänglich. So sollte eine Hyperventilation bei Patienten mit erhöhtem ICP nur kurzfristig bei einer akuten neurologischen Befundverschlechterung in Erwägung gezogen werden.

▪▪▪ Therapieplanung

Im Rahmen des intensivmedizinischen Managements eines Patienten mit erhöhtem ICP ist eine **Hirndruckmessung empfehlenswert**. Zu bevorzugen ist eine intraventrikuläre Messung, zumal bei diesem Zugangsweg ggf. eine Liquorreduktion möglich wäre. Ersatzweise ist auch eine intraparenchymatöse Hirndruckmessung durchführbar.

Eine stärker sedierende **Analgosedierung mit Oberkörperhochlagerung** von bis zu 30° kann den ICP senken. Bei erhöhtem ICP sollten pflegerische Maßnahmen und krankengymnastische Übungen auf ein Minimum reduziert werden. Mittels einer Schädel-Computertomographie ist eine chirurgisch therapierbare Raumforderung (z. B. Blutung) zu verifizieren und ggf. chirurgisch anzugehen. Zeitlich befristet kann bei einer akuten neurologi-

Tab. 11.17. Möglicher Ziel-p_aCO_2 bei erhöhtem ICP

normaler ICP	35–38 mmHg
erhöhter ICP	35–38 mmHg (30–35 mmHg – nicht gesichert)
akuter Hirndruck	30–32 mmHg kurzfristig

Cave: Induktion von zusätzlichen Ischämien!

Tab. 11.18. Initiale Einstellung bei invasiver Beatmung von Patienten mit erhöhtem Hirndruck

Parameter	Empfehlung
Beatmungsform	BIPAP, SIMV, A/C
Volumen-/Druckkontrolliert	druckkontrolliert
Atemfrequenz	10–15/min
Atemzugvolumen	12–15 ml/kgKG
Inspiratorischer Spitzendruck	<35 mm Hg
PEEP	5 cmH_2O, **cave:** hoher PEEP kann ICP erhöhen
Atemzeitverhältnis I : E	1 : 2
F_IO_2	initial 1,0
Lagerung	unter Beachtung des CPP bis zu 30° Oberkörperhochlagerung

schen Verschlechterung eine Hyperventilation erwogen werden. Medikamentös kann z. B. mit Mannitol 20%, Sorbitol 40%, TRIS-Puffer 14,7% oder Barbituraten eine Senkung des ICP erreicht werden. Barbiturate führen zu einer ICP-Senkung durch Reduktion des zerebralen Sauerstoffverbrauchs. Derzeit wird jedoch der **Barbiturateinsatz nicht generell empfohlen**. Wenn überhaupt, sollten sie nur als ultima ratio zum Einsatz kommen. Der Stellenwert der Hypothermie-Therapie ist ebenfalls noch nicht ausreichend evaluiert.

▪▪▪ Technik

Bei der Anwendung der mechanischen Beatmung ist zu berücksichtigen, dass der ICP durch die Beatmung bei Überschreiten kritischer Parametereinstellungen ansteigen kann. Dies resultiert aus einer Abnahme des venösen Rückflusses, einem Abfall des arteriellen Blutdruckes sowie einem Abfall des Herzindex durch eine Positivdruckbeatmung.

Wird ein Patient mit einer Hirndrucksymptomatik beatmungspflichtig, so ist die Analgosedation so zu titrieren, dass Stress am Beatmungsgerät mit Gegenpressen und Husten vermieden wird, da dies zu einer Erhöhung des ICP führt. Um gleichzeitig jederzeit den neurologischen Status bei Reduktion der Analgosedierung kontrollieren zu können, sollten kurzwirksame Präparate zum Einsatz kommen (z. B. Propofol, ▶ Kap. 16).

Da Patienten mit zerebralen Läsionen in der Regel keine akuten Gasaustauschstörungen haben, ist die Oxygenierung unproblematisch. Hypoxämien, die einen Anstieg des ICP bedingen können, müssen sicher vermieden werden. Dazu ist eine **Sauerstoffsättigung von mindestens 95%** empfehlenswert (Tab. 11.18).

Eine Beatmung mit Hyperventilation (Tab. 11.18) sollte **nur kurzfristig** bei einer akuten neurologischen Befundverschlechterung durchgeführt werden. Bei Schädel-Hirn-Verletzungen kann nach erfolgloser Ausschöpfung der medikamentösen Maßnahmen ggf. eine längerfristige Hyperventilationstherapie erwogen werden. Auf jeden Fall sollte eine Hyperkapnie vermieden werden, weil dabei der intrakranielle Druck erhöht wird (Vasodilatation).

Die Wahl eines **PEEP von 5 cmH_2O** ist im Hinblick auf den ICP unproblematisch. Auch PEEP-Werte bis 10 cmH_2O erhöhen in der Regel den ICP nicht, ein Monitoring des ICP ist dann jedoch empfehlenswert.

Bei Patienten mit kritisch erhöhtem ICP sollten eine **Kapnometrie oder engmaschige Blutgasanalysen** durchgeführt werden.

Bei Patienten der Gruppe 2 und 3 (Tab. 11.16) handelt sich in der Regel nicht um eine Indikation zur Beatmungstherapie, sondern um eine Beatmung bei intakter Atemregulation und gesunder Lunge zur Aufrechterhaltung der normalen alveolären Ventilation und in bestimmten Fällen zum Aspirationsschutz. Insofern ist oft eine **assistierte Beatmungsform** möglich und eine tiefe Analgosedierung in der Regel nicht notwendig.

▪▪▪ Komplikationen

Der **Kohlendioxidpartialdruck beeinflusst den zerebralen Vasotonus** und damit ICP und CPP. Abweichungen von der Normalwerten des Kohlendioxidpartialdruckes können bei Hypokapnien (p_aCO_2 <32 mmHg) zerebrale Ischämien induzieren oder bei Hyperkapnien (p_aCO_2 >44 mmHg) eine Steigerung des ICP bedingen. Ebenso führen PEEP-Werte >10cmH_2O in der Regel zu einer Steigerung des ICP.

▪▪▪ Ergebnisse

Mittels Hyperventilation kann der intrakranielle Druck gesenkt werden. Diese Therapieform sollte nur unter Monitorbedingungen des ICP durchgeführt werden und aufgrund der derzeitigen Datenlage nur bei strenger Indikationsstellung in der frühen Akutphase eines Hirnödems erfolgen, um die Induktion von zusätzlichen Ischämien zu verhindern. Das Ausmaß der zerebralen Schädigung durch eine gestörte Autoregulation ist derzeit noch nicht eindeutig geklärt.

▪▪▪ Wertung

Je nach Indikation der mechanischen Beatmung, resultierend aus der individuellen neurologischen Grunderkrankung (◘ Tab. 11.16), ist das Spektrum der Beatmung von nichtinvasivem bis invasivem Modus anzuwenden. Bei einer Beatmung eines Patienten mit zerebraler Läsion und potenzieller Erhöhung des ICP ist eine großzügige Indikation zur Beatmung zu stellen, ein invasiver Beatmungsmodus ist unumgänglich und eine Hyperventilation nicht generell zu empfehlen. Bei krisenhaftem Anstieg des ICP besteht zur kurzfristigen Intervention die Möglichkeit einer kontrollierten Hyperventilation. Bei Beendigung der Hyperventilation ist der ICP ebenfalls engmaschig zu kontrollieren.

Literatur

Davis DP et al (2006) Early ventilation and outcome in patients with moderate to severe traumatic brain injury. Crit Care Med 34: 1202–1208

Rabinstein AA (2005) Update on respiratory management of critically ill neurologic patients. Curr Neurol Neurosci Rep 5: 476–482

Pharmakotherapie

Thorsten Lewalter, Bernd Nowak, Joachim Lorenz, Oliver Sauer, Christine Espinola-Klein

12.1 Antiarrhythmika

Thorsten Lewalter, Bernd Nowak

▪▪▪ Grundlagen

Vielfältige nichtmedikamentöse antiarrhythmische Behandlungsverfahren wie die Katheterablation oder die Schrittmacher- und Defibrillatortherapie stellen inzwischen eine wichtige Säule in der Behandlung von Arrhythmien dar. Dagegen besitzt die Arzneimitteltherapie von Herzrhythmusstörungen vor allem im Bereich der Akuttherapie tachykarder hämodynamisch stabiler Herzrhythmusstörungen einen unverändert hohen Stellenwert (Lewalter 2006).

Antiarrhythmika im engeren Sinne beeinflussen direkt arrhythmogene elektrophysiologische Veränderungen des Reizbildungs- und Erregungsleitungssystems sowie des Myokards.

▪▪▪ Indikationen, Methoden und Therapieplanung

Die Einteilung der Antiarrhythmikawirkung nach Vaughan Williams anhand der Substanzeffekte auf das Aktionspotenzial – gemessen am isolierten Papillarmuskel – hat nach wie vor die größte praktische Relevanz (Vaughan-Williams 1970; ◘ Tab. 12.1). Die zurzeit gebräuchlichsten Antiarrhythmika mit Dosisangabe für die Akuttherapie, Rezidivprophylaxe, Kontraindikationen und häufigsten extrakardialen Nebenwirkungen sind in ◘ Tab. 12.2 aufgeführt.

Klasse-IA-Antiarrhythmika

Die Bedeutung der Klasse-IA-Substanzen mit der Hauptwirkung einer Repolarisationsverzögerung bei anticholinergem Begleiteffekt ist in den letzten Jahren deutlich zurückgegangen. In der Therapie ventrikulärer Arrhythmien werden Chinidin und Disopyramid praktisch nicht mehr eingesetzt. Chinidin weist dosisabhängig proarrhythmische Effekte insbesondere eine QT-Zeitverlängerung mit Neigung zu »Torsades de pointes« Tachykardien auf [Grace u. Camm 1998]. Auch bei der Rezidivprophylaxe des Vorhofflimmerns haben das proarrhythmische Potenzial wie auch eine Indikationseinschränkung durch das Bundesinstitut für Arzneimittel und Medizinprodukte dazu geführt, dass Chinidin hier nur noch Mittel der 2. oder 3. Wahl ist [Arzneimittelkommission der deutschen Ärzteschaft 1996; Coplen et al. 1990]. Einen wichtigen klinischen Stellenwert nimmt dagegen die Anwendung von i.v.-Ajmalin zur Terminierung supra- sowie ventrikulärer Tachykardien ein [Jung u. Lüderitz 1998; Manz et al. 1992].

Tab. 12.1. Einteilung der Antiarrhythmikawirkung [nach Vaughan-Williams 1970]

Klasse und Beispiele	Grundwirkung	Elektrophysiologischer Effekt	EKG
IA Chinidin Procainamid Ajmalin Disopyramid	Blockade des schnellen Na^+-Einstroms (dosisabhängig) Verzögerte Regenerierung des schnellen Na^+-Kanals Blockade des repolarisierenden K^+-Ausstroms (dosisabhängig)	Erregungsleitung mäßig verzögert Abnahme der Erregbarkeit durch Anhebung des Schwellenpotenzials ERP durch verzögerte Regenerierung des Na+-Einstromsystems verlängert Dauer des AP verlängert Abflachung der Steilheit der diastolischen Depolarisation Bei hoher Dosis Hemmung des Ca^{++}-Einstroms mit neg. Inotropie	PQ, QRS, QT verlängert
IB Lidocain Mexiletin Phenotoin	Blockade des schnellen Na^+-Einstroms (insbesondere bei erniedrigtem Ruhepotenzial und angehobener Frequenz) Aktivierung des repolarisierenden K+-Ausstroms	Abflachung der diastolischen Depolarisation und Suppression abortiver Natrium-AP bei niedrigem Ruhepotenzial, dadurch Abnahme der Erregbarkeit sowie spontaner Depolarisationen Verkürzung des AP Verkürzung der ERP, jedoch geringer als AP-Verkürzung! Erregungsleitung schwach verzögert	QT leicht verkürzt
IC Flecainid Propafenon	Ausgeprägte Blockade des schnellen Na^+-Einstroms Nur diskrete Blockade des repol. K^+-Einstroms	Deutliche Leitungsverzögerung (Phase 0) Allenfalls geringe Verlängerung von AP und ERP	PQ, QRS verlängert
II β-Rezeptor-Antagonisten	Kompetitive Hemmung von β-Rezeptoren Verstärkung des basalen K^+-Ausstroms	Verlängerung der Phase-4-Depolarisation, dadurch Frequenz der Erregungsbildung herabgesetzt (Sinusknoten) Ausgeprägte Verlängerung der ERP im AV-Knoten Leichtgradige Verkürzung der ERP im His-Purkinje-System	PP und PQ verlängert
III Amiodaron Sotalol	Ausgeprägte Hemmung des frühen K^+-Ausstroms Nur bei hoher Dosis diskrete Blockade des schnellen Na+-Einstroms	Verlängerung von ERP und AP (Hauptwirkung) Leichtgradige Reduktion der Erregbarkeit u. a. durch Anhebung des Schwellenpotenzials Nur diskrete Leitungsverzögerung	QT-Zeit verlängert
IV Kalziumkanal-Blocker Verapamil Diltiazem	Hemmung des langsamen Ca^{++}-Einstroms Hemmung des langsamen Na^+-Einstroms	Die AP von Sinus- und AV-Knoten entstehen v. a. durch Öffnung von Ca^{++}-Kanälen in Phase 0 und 4 (»slow response«-Potenziale): Ca++-Kanalblocker verlangsamen die Depolarisationsgeschwindigkeit in Phase 0 und 4 mit Reduktion der Leitungsgeschwindigkeit und heterotoper Reizbildung, Verlängerung der ERP (AV-Knoten) An schnell leitenden Fasern (z. B. His-Purkinje-System) nimmt die AP-Dauer ab, das AP-Plateau senkt sich auf ein weniger positives Potenzial ab	PQ-Zeit verlängert

ERP effektive Refraktärperiode, *AP* Aktionspotenzial

Tab. 12.2. Gebräuchliche Antiarrhythmika, Dosierung, Extrakardiale Nebenwirkungen und Kontraindikationen [nach Lüderitz 1998]

Klasse/ Substanz	Akuttherapie	Rezidivprophylaxe	Extrakardiale Nebenwirkungen	Kontraindikationen
IA				
Chinidinsulfat	–	2 × 250–500 mg tgl. p.o. bis 2,0 g tgl. p.o.	Gastrointestinale Beschwerden, allergische Hautreaktion, selten Fieber, Thrombopenie, Agranulozytose *Bei Überdosis:* Neurotoxizität mit Tinnitus, Photophobie	Herzinsuffizienz, höhergradige AV-Blockierungen, Chinidin-Unverträglichkeit, QT-Verlängerung, Hypokaliämie
Ajmalin (z. B. Gilurytmal)	25–50 mg i.v.	bis 300 mg i.v./12 h	Übelkeit, Kopfschmerzen, Hitzegefühl, Cholestase	Herzinsuffizienz, höhergradige AV-Blockierungen

Tab. 12.2. *Fortsetzung*

Klasse/ Substanz	Akuttherapie	Rezidivprophylaxe	Extrakardiale Nebenwirkungen	Kontraindikationen
Prajmalium-bitartrat (z. B. Neo-Gilurytmal)	–	2–4 × tgl. 10-20 mg p.o.	Cholestase, Übelkeit, Kopfschmerzen, Schwindel, Leberenzymanstieg, Thrombopenie	
Disopyramid (z. B. Rythmodul)	2 mg/kgKG i.v.	400–600 mg tgl. p.o. (<150 mg)	Anticholinerge Effekte: Mundtrockenheit, Seh- und Miktionsstörungen	Herzinsuffizienz!, höhergradige AV-Blockierungen
IB				
Lidocain (z. B. Xylocain)	1,5–2 mg/ kgKG i.v.	60–120 mg/h i.v. (max. 4 g/Tag)	*Bei rascher Infusion/hoher Dosis:* zentralnervöse Symptome: Schwindel, Krämpfe	Herzinsuffizienz, höhergradige AV-Blockierungen
Mexiletin (z. B. Mexitil)	100–250 mg i.v.	600–900 mg tgl. p.o.	Zentralnervöse Symptome, Geschmacksstörungen	
Phenytoin (z. B. Phenhydan)	125 mg i.v. (bis 750 mg/ 12 h)	2–3 × 100 mg tgl. p.o.	*Dosisabhängig:* Zentralnervöse Symptome, Gingiva-Hyperplasie, Hypertrichose *Dosisunabhängig:* Leukopenie, Lymphadenopathie, exfoliative Dermatitis, Osteomalazie, Polyneuropathie	Porphyrie, Leukozytopenie, SA-Block und AV-Block 2. und 3. Grades, progressive Myoklonusepilepsie
IC				
Flecainid (z. B. Tambocor)	1–2 mg/kgKG i.v.	2 × 50–100 mg tgl. p.o.	seltene NW, Schwindel, Kopfschmerzen, Doppelsehen	Herzinsuffizienz, LVEF <35%, Z.n. Myokardinfarkt (innerhalb des ersten Jahres)
Propafenon (z. B. Rytmonorm)	1–2 mg/kgKG i.v.	450–900 mg tgl. p.o.	Sehstörungen, Schwindel, gastrointestinale Beschwerden, Schlafstörungen	
II-β-Rezeptorenblocker (Auswahl)				
Esmolol (z. B. Brevibloc)	0,5 mg/kgKG über 2–3 min i.v.	0,1–0,2 mg/kgKG/ min i.v.	Synkopen, Schwäche, Sehstörung, Psychosen, Bronchospasmus	Gabe von MAO-Hemmstoffen, Leber- oder Nierenfunktionsstörung, Elektrolytentgleisung, Allergie, Psoriasis
Metoprolol (z. B. Beloc)	5–10 mg i.v. (bis 20 mg)	1 × 50–200 mg tgl. p.o.	Bradykardie, Müdigkeit, Antriebsschwäche, Schlafstörungen, Schwindel, Kopfschmerz, Claudicatio intermittens	Höhergradige AV-Blockierungen, *relativ:* COPD, Diabetes mellitus, periphere arterielle Verschlusskrankheit
III				
Sotalol (z. B. Sotalex)	20 mg i.v. über 5 min(bis 1,5 mg/kgKG)	2 × 80–160 mg tgl. p.o.	Hypotonie, Übelkeit, Mattigkeit	Siehe β-Blocker, zuätzlich Sinusknotensyndrom, Herzinsuffizienz
Amiodaron (z. B. Cordarex)	5 mg/kgKG i.v. (bis 450 mg)	*Sättigungsdosis i.v. oder p.o.:* 0,6–1,0 g tgl. über 7–10 Tage *Erhaltungsdosis:* 100-400 mg tgl. p.o.	Schilddrüsenfunktionsstörungen, Hornhautablagerungen, Photosensibilisierung *Selten:* interstitielle Lungenfibrose, toxische Neuropathie, Hepatopathie	Höhergradige AV-Blockierungen, Sinusknotensyndrom, Schilddrüsenfunktionsstörung
IV Kalziumantagonisten (Auswahl)				
Verapamil (z. B. Isoptin)	5–10 mg i.v.	3 × 80–120 mg tgl. p.o.	Hypotonie, gastrointestinale Beschwerden, Obstipation, Knöchelödeme, Kopfschmerzen	Herzinsuffizienz, höhergradige AV-Blockierungen, Sinusknotensyndrom, Vorhofflimmern bei WPW-Syndrom
Diltiazem (z. B. Dilzem)	0,3 mg/kgKG i.v.	0,2–1 mg/min i.v. 3 × 60/2 × 90–120 mg tgl. p.o.	Hypotonie, Kopfschmerzen, Schwindel, Knöchelödeme	

KG Körpergewicht, *LVEF* Linksventrikuläre Ejektionsfraktion, *MAO-Hemmstoffe* Monoaminooxidase-Hemmstoffe, *COPD* chronisch obstruktive Lungenerkrankung, *WPW-Syndrom* Wolff-Parkinson-White-Syndrom

Klasse-IB-Antiarrhythmika

Das Hauptanwendungsgebiet der Klasse-IB-Substanzen sind ventrikuläre Rhythmusstörungen. Die Verzögerung der Erregungsleitung ist innerhalb der Klasse-I-Antiarrhythmika am geringsten, was die vergleichsweise niedrigen proarrhythmischen und niedrigen negativ inotropen Effekte erklärt. Als wesentliche Wirkung wird die Terminierung ventrikulärer Kreiserregungen durch Überführung eines unidirektionalen in einen bidirektionalen Block in vorgeschädigtem Gewebe unter tachykarden Bedingungen angesehen (»use-dependence«, d. h. ein starker Effekt bei hohen Frequenzen und ein schwacher Effekt bei niedrigen Frequenzen).

Klasse-IC-Antiarrhythmika

Diese Substanzklasse weist eine deutliche Verringerung der Leitungsgeschwindigkeit auf, ohne jedoch wie die Klasse IA die effektive Refraktärzeit relevant zu verlängern. Die dadurch bedingte Verkürzung der Refraktärstrecke begünstigt Kreiserregungen und ist für das relevante proarrhythmische Potenzial dieser Substanzen verantwortlich.

Klasse-II-Antiarrhythmika

β-Rezeptorenblocker entfalten ihre antiarrhythmische Wirkung durch die Antagonisierung der elektrophysiologischen Effekte endogener Katecholamine, was zu einer Abnahme der Sinusfrequenz, Suppression von Arrhythmien vom Automatie-Typ und einer erhöhten »Siebwirkung« im AV-Knoten führt. β-1-selektive Rezeptorenblocker ohne intrinsische sympathische Aktivität, z. B. Atenolol, Bisoprolol, Betaxolol oder Metoprolol, gehören daher zur Standardtherapie nach Myokardinfarkt und gewinnen zunehmend an Bedeutung in der Kombinationsbehandlung ventrikulärer Tachyarrhythmien.

Klasse-III-Antiarrhythmika

Über eine Verzögerung des repolarisierenden Kaliumausstroms führen Sotalol und Amiodaron eine Verlängerung der Aktionspotenzialdauer herbei. Amiodaron unterscheidet sich von dem auch β-Adrenozeptoren blockierenden Sotalol durch eine vielschichtigere Rezeptor- und Membranwirkung, die antiarrhythmische Eigenschaften aller 4 Klassen aufweist. Bei Amiodaron sind die hohe antiarrhythmische Effektivität, die insgesamt geringe Proarrhythmie und fehlende negative Inotropie die klinisch wichtigsten Vorzüge. Die Indikation zur Dauertherapie mit Amiodaron muss allerdings aufgrund der extrakardialen Nebenwirkungen streng gestellt werden.

Klasse-IV-Antiarrhythmika

Verapamil, Gallopamil sowie Diltiazem wirken aufgrund einer dosisabhängigen Hemmung des Kalziumioneneinstroms im Bereich des Sinusknotens, des AV-Knotens und des Arbeitsmyokards negativ inotrop sowie negativ chronotrop und – als klinisch wichtigster Effekt – negativ dromotrop im AV-Knoten.

Adenosin

Nach rascher i.v.-Bolusapplikation von Adenosin kommt es zu einer kurzfristigen Abnahme der Sinusfrequenz bei stark negativ-dromotroper Wirkung auf den AV-Knoten [Camm u. Garratt 1991]. Reentry-Tachykardien, die den AV-Knoten einbeziehen, wie z. B. die orthodrome AV-Reentry-Tachykardie sowie Adenosin-sensitive idiopathische Kammertachykardien können terminiert werden (▣ Tab. 12.3). Üblicherweise werden initial 6 oder 12 mg Adenosin appliziert. Bei Ineffizienz ist eine mehrmalige Gabe mit steigender Dosis möglich (z. B. 18–24 mg i.v.).

Antiarrhythmische Kombinationstherapie

In Einzelfällen kann eine antiarrhythmische Kombinationstherapie erforderlich werden, die dann unter stationären Bedingungen eingeleitet werden muss. Hierbei gilt, dass **Substanzen derselben Wirkungsklasse** wegen der möglichen Verstärkung unerwünschter Effekte **nicht miteinander kombiniert** werden sollten. Bei komplexen ventrikulären Arrhythmien beispielsweise hat sich die Kombination von Amiodaron und Mexitil oder auch

▣ Tab. 12.3. Antiarrhythmische Therapie mit Adenosin (z. B. Adrekar)

Zusammensetzung und Verabreichung	2 ml Injektionslösung/Ampulle (6 mg Adenosin), sehr rasche Injektion in eine große Vene (HWZ 0,6–1,5 s) gefolgt von einem NaCl-Bolus
Anwendungsgebiete	AVNRT und AV-Reentrytachykardie bei WPW-Syndrom Adenosin-sensitive idiopathische Kammertachykardie
Gegenanzeigen	Asthma bronchiale Vorbehandlung mit Kalziumantagonisten, QT-Verlängerung, Vorhofflimmern mit akzessorischer Leitung
Kurzfristige Nebenwirkungen (<1 min)	Dyspnoe, Brustschmerzen, Flush
Dosierung	6 mg (ca. 60% Terminierung), 12 mg (ca. 90% Terminierung), 18 mg (>90% Terminierung)

AVNRT AV-Knoten-Reentry-Tachykardie

Sotalol und Mexitil bewährt [Lüderitz et al. 1991]. **Von folgenden Antiarrhythmikakombination wird abgeraten** [Schumacher u. Lüderitz 1998]:

- Chinidin oder Disopyramid mit Flecainid oder Propafenon
- Chinidin oder Disopyramid mit Amiodaron oder Sotalol
- Flecainid oder Propafenon mit Mexiletin

Komplikationen

Die extrakardialen Nebenwirkungen von Antiarrhythmika betreffen unterschiedliche Organsysteme und sind in Tab. 12.2 aufgeführt. Bezüglich der kardialen Effekte konnte z. B. in der CAST-Studie gezeigt werden, dass es unter medikamentöser antiarrhythmischer Therapie trotz effektiver Suppression ventrikulärer Arrhythmien zu einer Zunahme der plötzlichen Todesfälle sowie der Gesamtmortalität kommen kann [CAST Investigators 1989]. Die Therapiesicherheit hat sich seitdem erhöht durch eine strengere Indikationsstellung zur antiarrhythmischen Therapie wie auch durch die Etablierung differenzialtherapeutischer Empfehlungen, die das Vorliegen einer kardialen Grunderkrankung und vor allem das Ausmaß der linksventrikulären Funktionseinschränkung berücksichtigen.

Wir unterscheiden bei den kardialen Nebenwirkungen **proarrhythmische** von **negativ inotropen Effekten**. Der entscheidende hämodynamische Nettoeffekt einer antiarrhythmischen Behandlung wird neben dem direkt negativ-inotropen Einfluss der Substanz bestimmt durch

- das Ausmaß der vorbestehenden Einschränkung der linksventrikulären Funktion,
- die Dosis und Applikationsform,
- die autonomen Kompensationsmechanismen sowie durch
- die auch hämodynamisch günstige Wirkung der Arrhythmiesuppression.

Für die klinische Praxis kann man folgende **Einteilung anhand des direkt negativ inotropen Effektes** treffen [Pfeiffer u. Lüderitz 1996]:

- *Stark kardiodepressiv wirksame Substanzen* (Reduktion des Herzindex bis >25%): Disopyramid, β-Blocker, Sotalol
- *Mäßig ausgeprägte negative Inotropie* (Abnahme des Herzindex bis 17%): Chinidin, Ajmalin, Propafenon, Flecainid, Mexiletin
- *Nur minimale hämodynamische Wirkung* (Abnahme des Herzindex <10%): Amiodaron, Lidocain

Zum Nachweis einer proarrhythmischen Wirkung können die in Tab. 12.4 angeführten Kriterien dienen. Es ist zu beachten, dass einer Rhythmusstörung ihre Genese, nämlich spontan oder aber proarrhythmisch meist nicht anzusehen ist. Erst die vergleichende Betrachtung der klinischen wie elektrokardiographischen Präsentation vor und nach Antiarrhythmikaexposition kann hier eine Diagnose erbringen. Jedoch kann nicht jeder Wechsel der Arrhythmiecharakteristik als Proarrhythmie gewer-

Tab. 12.4. Kriterien einer Proarrhythmie [nach Pfeiffer u. Lüderitz 1996], *AA* Antiarrhythmika, *VES* ventrikuläre Extrasystolen

Nachweis	Ausschluss
I. Spontane Arrhythmiecharakteristik im LZ-EKG 1. Zunahme ventrikulärer Arrhythmien unter AA 1–50 VES/24h, couplets, runs — 10facher Anstieg 51–100 VES/24h — 5facher Anstieg 101–300 — 4facher Anstieg >300 — 3facher Anstieg 2. Übergang von nicht-anhaltenden in anhaltende Tachykardien 3. Frequenzanstieg einer bekannten Tachykardie 4. Grundlegende Änderung der Tachykadiecharakteristik (z. B. monomorphe Kammertachykardie in Kammerflimmern,Vorhofflimmern in Vorhofflattern) 5. Auftreten neuer Arrhythmien in zeitlichem Zusammenhang mit AA-Gabe	1. Keine zeitliche Beziehung zwischen AA-Exposition und Arrhythmieänderung 2. Toxische AA-Blutspiegel 3. Spontanvariabilität der Arrhythmie 4. Extrakardiale Nebewirkung mit sekundärer Arrhythmie (z. B. Hyperthyreose-induziertes Vorhofflimmern unter Amiodarontherapie 5. Veränderte hämodynamische oder koronare Situation 6. Elektrolyt- oder Säure-Basen-Dysbalance
II. Arrhythmiecharakteristik in der elektrophysiologischen Untersuchung 1. Erleichterte Initiierung 2. Erschwerte Terminierung 3. Induktion von Arrhythmien, die ohne AA nicht oder nicht mit einer bestimmten Stimulationssequenz auslösbar waren	
III. Reexposition Anamnestisch und durch eine retrospektive EKG-Analyse kann in Einzelfällen eine Reexposition mit proarrhythmischemEffekt nachgewiesen werden. Eine bewusste Reexposition ist meist ethisch nicht vertretbar.	

tet werden, da z. B. auch Elektrolytdysbalanzen oder ein Rückgang der Pumpfunktion bei Kardiomyopathie als auslösende Faktoren in Frage kommen.

Literatur

Arzneimittelkommission der deutschen Ärzteschaft (1996) Fixe Kombination Chinidin/Verapamil (Cordichin®). Deutsches Ärzteblatt 93: B1666–1668

Camm AJ, Garratt CJ (1991) Adenosine and supraventricular tachycardia. N Engl J Med 325: 1621–1629

CAST Investigators (1989) Preliminary report: effects of encainide and flecainide on mortality in a randomized trial of arrhythmia suppression after myocardial infarction. N Engl J Med 321: 406–411

Coplen SE, Antmann EM, Berlin JA, Hewitt P, Chalmers TC (1990) Efficacy and safety of quinidine therapy for maintenance of sinus rhythm after cardioversion. A meta-analysis of randomized trials. Circulation 82: 1106–1116

Grace AA, Camm AJ (1998) Quinidine. N Engl J Med 338:35–45

Jung W, Lüderitz B (1998) Empfehlungen für die präklinische Notfallmedizin. Internist 39: 142–151

Lewalter T, Nickenig G (2006) Pharmakotherapie der Supraventrikulären Rhythmusstörungen. Internist 47:80–88

Lüderitz B (1998) Herzrhythmusstörungen. 5. Aufl. Springer, Berlin Heidelberg New York, S.99–234

Lüderitz B, Mletzko R, Jung W, Manz M (1991) Combination of antiarrhythmic drugs. J Cardiovasc Pharmacol 17: S48–S52

Manz M, Mletzko R, Jung W, Lüderitz B (1992) Electrophysiological and hemodynamic effects of lidocaine and ajmaline in the management of sustained ventricular tachycardia. Eur Heart J 13: 1123–1128

Pfeiffer D, Lüderitz B (1996) Kardiale Nebenwirkungen von Antiarrhythmika. Internist 37: 53–59

Schumacher B, Lüderitz B (1998) Arzneimittelkombination mit Antiarrhythmika. Internist 39: 417–425

Vaughan-Williams EM (1970) Classification of antiarrhythmic drugs. In: Sandoe E, Flensted-Jensen E, Olesen KH (Hrsg) Cardiac arrhythmias. Astra Södertälje, S.449–469

12.2 Antiinfektiva

Joachim Lorenz

▪▪▪ Grundlagen

Antibiotika sind Antiinfektiva, die durch Abtötung oder Wachstumshemmung von Bakterien die körpereigene Infektionsabwehr unterstützen. Die wichtigsten Angriffsziele in der Bakterienzelle sind die Zellwandsynthese (Betalaktame, Monobaktame, Glykopeptide), die Zellkern-DNS (Fluorchinolone) und die Proteinbiosynthese in der ribosomalen RNS (Aminoglykoside, Makrolide, Lincosamide, Oxazolidinone). Aufgrund von natürlichen Resistenzen besitzt jede Substanz ein typisches, begrenztes antibakterielles Spektrum. In Antwort auf den antibakteriellen Angriff selektieren Bakterien außerdem Stämme, die Resistenzmechanismen besitzen (◘ Abb. 12.1). Die natürliche und die erworbene Resistenz müssen in die Auswahl von Antiinfektiva bei einer gegebenen Infektion mit einbezogen werden.

Antimykotika töten Pilzzellen ab. Sie wirken durch Membranschädigung (Amphotericin B), als Antimetabolit (Flucytosin) oder durch Enzymhemmung (Imidazole). Auch gegen Antimykotika kommen natürliche und erworbene Resistenzen vor.

Antivirale Medikamente wirken durch Interaktion mit viralen Nukleinsäuren. Ihr Spektrum ist schmal. Vor allem Viren der Herpes-Gruppe und humane Immunodefizienzviren sind angreifbar.

▪▪▪ Indikationen

Voraussetzung zum Einsatz von Antiinfektiva ist die klinische Diagnose einer Infektion. Für jede Erkrankung liegen empirisch gesicherte Diagnosekriterien vor. In der Regel bestehen sie aus

- *Allgemeinsymptomen und Befunden* (z. B. Fieber, Hypothermie, CRP-Erhöhung) und
- *organbezogenen Symptomen/Befunden* (z. B. purulentes respiratorisches Sekret und pulmonale Infiltrate bei der Pneumonie, Meningismus/Bewusstseinsstörung und pathologischer Liquorbefund bei der Meningoenzephalitis, Herzklappenvegetationen in der Echokardiographie bei der Endokarditis).

Die Indikationsstellung zum Einsatz von Antimykotika ist nicht einfach, da die klinische Unterscheidung von bakteriellen und Pilzinfektionen schwierig ist. Deshalb spielt der mikroskopische bzw. kulturelle Pilznachweis eine große Rolle bei der Indikationsstellung.

▪▪▪ Kontraindikationen

Die prophylaktische Antibiotikagabe ist in der Regel kontraindiziert. Ausnahmen sind z. B.:

- Perioperative Prophylaxe bei Eingriffen mit hohem Infektionsrisiko
- Eingriffe bei Patienten mit künstlicher Herzklappe oder valvulärem Herzfehler
- Die sog. selektive Darmdekontamination zur Pneumonieprophylaxe (die Methode ist umstritten, insbesondere in der internistischen Intensivmedizin)

Fieber alleine stellt keine Therapieindikation dar. Gerade in der Intensivmedizin ist die Liste von Differenzialdia-

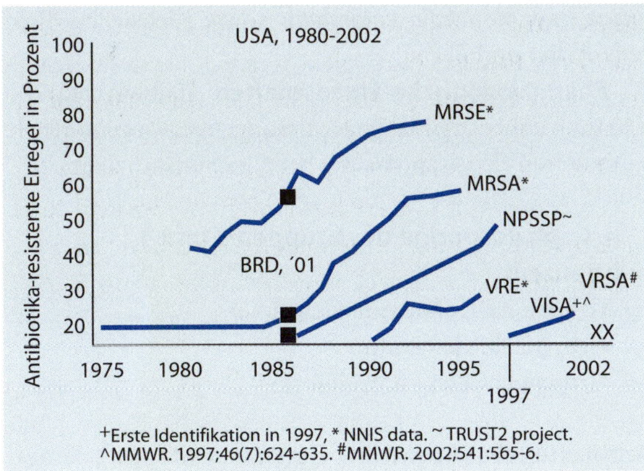

Abb. 12.1. Zunahme resistenter grampositiver Erreger in den USA und Vergleich zur BRD im Jahr 2001 (■) [verändert nach Hiramatsu 1997 und Thornsberry et al. 1998]. *MRSE* = Methicillin-resistenter Staphylococcus epidermidis, *MRSA* = Methicillin-resistenter Staphylococcus aureus, *NPSSP* = Nicht-Penicillin-sensibler Streptococcus pneumoniae, VRE = Vancomycin-resistenter Enterokokken, *VISA* = Vancomycin-intermeciärer Staphylococcus aureus, *VRSA* = Vancomycin-resistenter Staphylococcus aureus

gnosen bei Fieber lang (z. B. Medikamentenreaktionen, Immunopathien, Resorptionsfieber).

▪▪▪ Methoden und Substanzen: Antiinfektive Chemotherapeutika

Im Folgenden findet sich eine Auswahl von Antiinfektiva, die in der Intensivmedizin Verwendung finden. Nur die gebräuchlichsten und parenteral applizierbaren Substanzen einer Gruppe werden genannt.

12.2.1 Antibiotika

Parenterale Substanzen, wenn nicht anders angegeben.

▪▪ Benzylpenicilline

Substanzen: Penicillin G

Antibakterielles Spektrum: Streptokokken (Gruppe A und B), Pneumokokken, Viridans-Streptokokken, anaerobe Streptokokken, Meningokokken, Gonokokken, *Corynebaterium diphteriae*, Treponemen, Borrelien, Aktinomyzeten, Pasteurellen, Leptospiren, *Bacillus anthracis*, *Clostridium perfringens*

Pharmakologische Eigenschaften: Plasmahalbwertzeit 30–50 min, drei- bis viermal tägliche Applikation, renale Elimination (Dosisanpassung bei Niereninsuffizienz)

Besonderheiten: Hohes allergenes Potenzial (Reaktionen I–IV nach Gell und Coombs). Elektrolytgehalt der Präparate beachten.

▪▪ Aminopenicilline

Substanzen: Amoxicillin, Ampicillin

Antibakterielles Spektrum: Pneumokokken und andere Streptokokken, daneben auch *Haemophilus influenzae* und *parainfluenzae*, *E. coli* und *Proteus mirabilis*. Wegen der Betalaktamasen-Instabilität besteht eine unzureichende Wirksamkeit gegen Staphylokokken, *Moraxella catarrhalis*, *Bacteroides fragilis* und viele Enterobacteriaceae (bis zu 80% der Stämme sind resistent). In Kombination mit einem Betalaktamase-Inhibitor (Clavulansäure, Sulbactam) sind sie auch gegen die Mehrzahl der genannten Betalaktamase produzierenden Stämme wirksam.

Pharmakologische Eigenschaften: Plasmahalbwertzeit 50–60 min, dreimal tägliche Applikation; renale Elimination (Dosisanpassung bei Niereninsuffizienz).

▪▪ Acylaminopenicilline

Substanzen: Piperacillin, Mezlocillin

Antibakterielles Spektrum: Die Acylaminopenicilline wirken im Vergleich zu Aminopenicillinen zusätzlich gegen Enterobakterien und *Pseudomonas* spp. (nur Piperacillin). Ampicillin-resistente Enterobakterien sind meist auch resistent gegen Piperacillin und Mezlocillin. In Kombination mit einem Betalaktamase-Inhibitor sind sie auch gegen die Mehrzahl der Betalaktamase produzierenden Stämme wirksam, nicht jedoch bei Piperacillin-resistenten *Pseudomonas aeruginosa*, *Enterobacter* spp., *Citrobacter freundii*, *Serratia* spp. oder *Providencia* spp. Zur Verfügung stehen freie Kombinationen mit Sulbaktam oder die fixe Kombination von Tazobaktam mit Piperacillin.

Pharmakologische Eigenschaften: Plasmahalbwertzeit 50–80 min, dreimalige Dosierung; renale Elimination (Dosisanpassung bei Niereninsuffizienz).

Besonderheiten: Bei manchen Erregern Synergismus mit Aminoglykosiden.

▪▪ Isoxazolylpenicilline

Substanzen: Oxacillin, Flucloxacillin

Antibakterielles Spektrum: Schmales Wirkungsspektrum; nur wirksam bei *Staphylococcus aureus* (nicht Methicillin(Oxacillin)-resistente *Staphylococcus-aureus*-Stämme, MRSA) und anderen grampositiven Enterokokken außer Enterokokken; die Hälfte der Koagulase-negativen Staphylokokken sind heute MRSE. Haupteinsatzgebiet: Infektionen, die durch Staphylokokken verursacht werden.

Pharmakologische Eigenschaften: Plasmahalbwertzeit 45–65 min (dreimalige Dosierung); hohe (95%) Proteinbindung.

Besonderheiten: Bei nosokomialer Pneumonie ausschließlich in Kombination verwenden.

▪▪ Betalaktamase-Inhibitoren

Substanzen: Clavulansäure (feste Kombination mit Amocizillin und Ticarcillin), Sulbactam (frei erhältlich und feste Kombination mit Ampicillin), Tazobactam (feste Kombination mit Piperacillin).

Wirkungsspektrum: Keine relevante antibakterielle Eigenwirkung. Durch irreversible und kompetitive Bindung mit Betalaktamasen werden diese blockiert und das parallel verabreichte Betalaktam-Antibiotikum entgeht der Wirkhemmung durch den von Betalaktamasen induzierten Abbau. Hierdurch wird das Wirkspektrum gegenüber Staphylokokken (nicht MRSA), Anaerobiern, *Haemophilus influenzae*, *Moraxella catarrhalis* und einigen gramnegativen Enterobakterien (z. B. *E. coli*, *Klebsiella* spp., *Proteus* spp.) erweitert. Die Hemmung von *Pseudomonas-aeruginosa*-Betalaktamasen ist ungenügend.

Pharmakologische Eigenschaften: Plasmahalbwertzeit etwa 60 min. Renale Elimination, daher Dosisanpassung bei Niereninsuffizienz.

Besonderheiten: Sulbactam nur in Kombination mit zugelassenen Kombinationspartnern (Penizilline und Cephalosporine) verwenden.

▪▪ Cephalosporine

Parenterale Cephalosporine werden entsprechend ihrem Wirkungsspektrum in Gruppen eingeteilt. Die Substanzen sind stabil gegenüber den von Staphylokokken gebildeten Betalaktamasen. Auch gegenüber Plasmid-kodierten Betalaktamasen von Enterobakterien sind die Cephalosporine der Gruppen 2 und 3 weitgehend stabil, wobei die Stabilität bei Gruppe 3 am höchsten ist. Betalaktamasen mit erweitertem Spektrum (ESBL) können eine Resistenz gegenüber allen Cephalosporinen hervorrufen. Alle Cephalosporine sind unwirksam gegenüber Enterokokken. Synergismus mit Aminoglykosiden (bei manchen Erregern).

▪ Cephalosporine der Gruppe 2

Substanzen: Cefuroxim, Cefotiam

Antibakterielles Spektrum: Streptokokken, einschließlich Pneumokokken, Staphylokokken, *Haemophilus influenzae* und *Moraxella catarrhalis* sowie Klebsiellen, Proteus-Arten und *E. coli*.

Pharmakologische Eigenschaften: Halbwertzeit 70–120 min, daher dreimalige Dosierung; überwiegend renale Elimination (Dosisanpassung bei Niereninsuffizienz).

▪ Cephalosporine der Gruppen 3 und 4

Substanzen:
- Gruppe 3a: Cefotaxim, Ceftriaxon
- Gruppe 3b: Ceftazidim
- Gruppe 4: Cefepim, Cefpirom

Antibakterielles Spektrum: Gegenüber Gruppe 2 verbesserte Aktivität im gramnnegativen Bereich; Gruppe 3a hat keine ausreichende, Gruppe 3b und Gruppe 4 haben eine gute zusätzliche *Pseudomonas*-Wirksamkeit. Gruppe 4 ist sowohl gegenüber grampositiven Kokken wie gegenüber *Psudomonas aeruginosa* aktiv. Ceftazidim ist gegenüber *S. aureus* unwirksam und hat eine schwache Pneumokokken-Aktivität.

Pharmakologische Eigenschaften: Plasmahalbwertzeit 50–120 min (dreimalige Dosierung), Ceftriaxon 8 h (einmal tägliche Applikation). Elimination überwiegend renal, Dosisanpassung bei Niereninsuffizienz. Hohe Proteinbindung sowie überwiegend hepatische Elimination bei Ceftriaxon.

Besonderheiten: Ceftazidim und Cefepim gehören zu den aktivsten *Pseudomonas*-Antibiotika.

▪▪ Carbapeneme

Substanzen: Imipenem (+ Cilastatin), Meropenem

Antibakterielles Spektrum: Betalaktam-Antibiotika mit hoher Betalaktamase-Stabilität und einer guten Wirksamkeit auf grampositive und gramnegative Bakterien (einschließlich *Pseudomonas* und z. T. *Acinetobacter*) sowie Anaerobier. MRSA und *Xanthomonas maltophilia* weisen eine natürliche Resistenz auf.

> **! Cave**
> *P. aeruginosa* neigt zur raschen Resistenzentwicklung unter Therapie. Imipenem ist ein potenter Induktor von chromosomalen Typ-1-Betalaktamasen.

Pharmakologische Eigenschaften: Plasmahalbwertzeit 60 min (dreimalige Dosierung); überwiegend renale Elimination (Dosisanpassung bei Niereninsuffizienz).

Besonderheiten: Bei manchen Erregern Synergismus mit Aminoglykosiden.

▪▪ Fluorchinolone

Die Einteilung in Gruppen erfolgt auf der Grundlage des Wirkungsspektrums, der Pharmakokinetik und der Indikationen. Alle Vertreter besitzen eine gute Gewebepenetration und erreichen hohe intrazelluläre Spiegel. Aufgrund der hohen Bioverfügbarkeit ist bei leichten und mittelschweren Pneumonien eine orale Therapie bei geeigneten Patienten möglich.

▪ Fluorchinolone der Gruppe 2

Substanzen: Ciprofloxacin, Ofloxacin

Antibakterielles Spektrum: Gute Wirksamkeit gegen gramnegative Enterobakterien und *Haemophilus influenzae*, klinisch nicht ausreichende Wirkung gegen Staphylokokken und Pneumokokken, wirksam gegen Legionellen und andere atypische Bakterien. Ciprofloxacin ist von allen Fluorchinolonen die Substanz mit der höchsten In-vitro-Aktivität gegenüber *P. aeruginosa*.

Pharmakologische Eigenschaften: Plasmahalbwertzeit etwa 4–6 Stunden (Ofloxacin etwas länger als Ciprofloxacin), zwei- bis dreimalige Dosierung, Überwiegend renale Elimination, daher Dosisanpassung bei Niereninsuffizienz.

▪ Fluorchinolone der Gruppe 3

Substanzen: Levofloxacin

Antibakterielles Spektrum: Dosisbezogen doppelt so hohe In-vitro-Aktivität wie Ofloxacin, daher zusätzlich ausreichende Wirksamkeit gegenüber grampositiven Erregern.

Pharmakologische Eigenschaften: Plasmahalbwertzeit 6–8 h, renale Elimination (Dosisanpassung bei Niereninsuffizienz).

▪▪ Fluorchinolone der Gruppe 4

Substanzen: Moxifloxacin

Antibakterielles Spektrum: Im Vergleich zu Gruppe 3 weitere Wirkungsverstärkung gegenüber grampositiven Erregern und Aktivität gegen Anaerobiern. Gegenüber *Pseudomonas* spp. keine ausreichende Aktivität.

Pharmakologische Eigenschaften: Plasmahalbwertzeit von Moxifloxacin 8–12 h (einmal tägliche Dosierung), renale und hepatische Elimination (Dosisanpassung bei schwerer Nieren- oder Leberinsuffizienz).

▪▪ Fosfomycine

Substanz: Fosfomycin

Antibakterielles Spektrum: *Staphylococcus aureus* (z. T. auch Methicillin-resistente Stämme), Streptokokken, viele gramnegative Bakterien (häufiger resistent: *Klebsiella, Enterobacter* und *Acinetobacter*) und Anaerobier.

Pharmakologische Eigenschaften: Plasmahalbwertzeit 2 h, dreimalige Dosierung, renale Elimination (Dosisanpassung bei Niereninsuffizienz), gute Gewebepenetration.

Besonderheiten: Keine Kreuzresistenz gegen andere Antibiotika, Resistenzbildung unter Therapie ist häufig, daher keine Monotherapie empfehlenswert. Hoher Natriumgehalt, der in die Elektrolytbilanz mit einbezogen werden muss.

▪▪ Glykopeptide

Substanzen: Vancomycin, Teicoplanin

Antibakterielles Spektrum: Wirksam gegen Staphylokokken (einschließlich Methicillin-resistenter Stämme), Streptokokken und andere grampositive Aerobier, gegen gramnegative Erreger unwirksam.

Pharmakologische Eigenschaften: Plasmahalbwertzeit für Vancomycin 6 h, für Teicoplanin initial 4 h, später erhebliche Verlängerung der Halbwertzeit, daher einmal tägliche Applikation. Elimination nahezu vollständig renal, daher unbedingt Dosisanpassung bei Niereninsuffizienz. Schwache Gewebepenetration.

Besonderheiten: Wegen der Gefahr der Selektion Glykopeptid-resistenter Enterokokken und Staphylokokken restriktive Verwendung. Bei Vancomycin Nephro- und Ototoxizität beachten; Serumspiegelkontrollen notwendig, insbesondere bei Niereninsuffizienz.

▪▪ Ansamycine

Substanz: Rifampicin

Antibakterielles Spektrum: Grampositive Bakterien (auch Methicillin-resistente Staphylokokken und Penicillin-resistente Pneumokokken), außerdem *Haemophilus influenzae*, Bacteroides, Legionellen und Chlamydien sowie Mykobakterien.

Pharmakologische Eigenschaften: Plasmahalbwertzeit 3 h, ein- bis zweimal tägliche Dosierung, nur teilweise renale Elimination, keine Dosisreduktion bei Niereninsuffizienz. Induktion von Cytochrom-P450-Enzymen, dadurch Absenkung von vielen Medikamentenspiegeln.

Besonderheiten: Nur als Kombinationspartner verwenden bei Verdacht auf Infektionen durch grampositive Erreger oder Legionellose. Schnelle Resistenzentwicklung unter Therapie.

▪▪ Lincosamide

Substanzen: Clindamycin

Antibakterielles Spektrum: Gute Wirksamkeit gegen grampositive Kokken (Staphylokokken zu 15–20% resistent) und Anaerobier (Bacteroides fragilis zu 10–20% resistent). Gegen MRSA ist Clindamycin meist nicht wirksam.

Pharmakologische Eigenschaften: Plasmahalbwertzeit 2,5 h, 2- bis 3-malige Dosierung, nur teilweise renale Elimination, Dosisanpassung bei Niereninsuffizienz, gute Gewebegängigkeit.

Besonderheiten: Kombinationspartner bei Verdacht auf Infektionen durch grampositive oder anaerobe Erreger.

▪▪ Aminoglykoside

Substanzen: Amikacin, Gentamicin, Netilmicin, Tobramycin

Antibakterielles Spektrum: Erfasst werden Staphylokokken, Enterobacteriaceae und (unterschiedlich) *Pseudomonas* spp.; Amikacin ist teilweise wirksam gegen Gentamicin- und Tobramycin-resistente Stämme.

Pharmakologische Eigenschaften: Plasmahalbwertzeit 2–3 h. Wegen konzentrationsabhängiger Bakterizidie und zur Verringerung der Toxizität werden alle Aminoglykoside außer bei Endokarditis einmal täglich dosiert. Elimination renal, daher unbedingt Dosisanpassung bei Niereninsuffizienz. Schlechte Gewebepenetration, nur geringe Spiegel in der Lunge, unwirksam im sauren Milieu.

Besonderheiten: Bei manchen Erregern Synergismus mit Betalaktam-Antibiotika; Kontrolle der Serumspiegel indiziert. Nur in Kombination verwenden.

▪▪ Streptogramine

Substanzen: Quinupristin/Dalfopristin (als Mischung mit Anteilen von 30/70%)

Antibakterielles Spektrum: Wirksam gegen Staphylokokken einschließlich Methicillin-resistenter Stämme, Streptokokken einschließlich Penicillin-resistenter Pneumokokken, keine Wirkung gegen *E. faecalis*, empfindlich sind *E. faecium*.

Pharmakologische Eigenschaften: Plasmahalbwertzeit 60 (Quinupristin) und 30 min (Dalfopristin); dreimal tägliche Dosierung, überwiegend nichtrenale Elimination, keine Dosisanpassung bei Niereninsuffizienz, aber bei Leberinsuffizienz. Medikamenteninteraktionen beachten.

Besonderheiten: Gezielter Einsatz bei resistenten grampositiven Erregern.

▪▪ Oxazolidinone

Substanz: Linezolid

Antibakterielles Spektrum: Grampositive Kokken, einschließlich MRSA, Penicillin-resistenter Pneumokokken und Enterokokken (auch Glykopeptid-resistente).

Pharmakologische Eigenschaften: Plasmahalbwertzeit 5–7 h, zweimal tägliche Dosierung; überwiegend nichtrenale Elimination, keine Dosisänderung bei Niereninsuffizienz.

Besonderheiten: Gezielter Einsatz bei Infektionen durch resistente grampositive Erreger.

▪▪ Makrolide

Substanzen: Erythromycin, Clarithromycin, Azithromycin

Antibakterielles Spektrum: Makrolide besitzen eine gute Wirksamkeit gegenüber Legionellen. Die Resistenzrate von Pneumokokken gegenüber Makroliden liegt in Deutschland bei Blutkulturisolaten bei bis zu 20%. Empfindlich sind außerdem A-Streptokokken, *Moraxella catarrhalis*, Borrelien, Chlamydien, Mykoplasmen und Listerien.

Besonderheiten: Immunmodulierende Effekte unterstützen die klinische Wirksamkeit. Erythromycin wird in niedriger Dosis auch zur Therapie der Gastroparese eingesetzt.

▪▪ Cotrimoxazol

Substanzen: Kombination des Sulfonamids Sulfamethoxazol und des Pyrimidinderivats Trimethoprim im Massenverhältnis 5 + 1.

Antibakterielles Spektrum: Wirksam gegen A-Streptokokken, Enterokokken, Listerien, *Citrobacter* spp., *E. coli*, *Klebsiella* spp., *Proteus* spp., *Serratia* spp., *Haemophilus* spp.. Mittel der Wahl bei Infektionen durch *Pneumocystis carinii*; Ausweichpräparat bei hochresistenten Metallo-Betalaktamasebildnern (z. B. *Xanthomonas maltophilia*) und MRSA.

Pharmakologische Eigenschaften: Plasmahalbwertzeit 9–12 h. Bei starker Metabolisierung (Sulfamethoxazol) Ausscheidung der Metaboliten über die Niere. Dosisanpassung bei schwerer Niereninsuffizienz.

Besonderheiten: Zahlreiche Kontraindikationen beachten (z. B. Erythema exsudativum multiforme, Blutbildveränderungen). Medikament der Wahl gegen *Pneumocystis carinii.*

12.2.2 Antimykotika

Polyen-Antimykotika

Substanzen: Amphotericin B, liposomales Amphotericin B

Antimykotisches Spektrum: Fungizides, breit wirksames, systemisches Antimykotikum. Wirksam gegen *Candida* spp., *Torulopsis glabrata*, *Cryptococcus neoformans*, Sporothrix schenckii, *Aspergillus* spp., *Mucor* spp., *Coccidioidis immitis*, *Paracoccidioides brasiliensis*, *Histoplasma capsulatum*, *Fusaria* spp. Primär- und Sekundärresistenzen sind sehr selten. Lücken: *Candida lusitaniae*, *Pseudoallescheria*, *Paecilomyces*, *Acremonium*.

Pharmakologische Eigenschaften: Das Diffusionsvermögen in Gewebe- und Körperflüssigkeiten ist sehr unterschiedlich (gut: Lunge, Leber, Niere). Überwiegend hepatische Elimination, bei Niereninsuffizienz keine Dosisanpassung aber strenge Indikationsstellung (nephrotoxisch) und Drug-Monitoring. Bei **liposomalem Amphotericin B** ist Amphotericin B in die Doppelschichtmembran von Liposomen integriert. Die Darreichungsform beeinflusst die Pharmakokinetik, Gewebeverteilung, den Metabolismus und die Wirksamkeit von Amphotericin B. Ein Fünftel einer intravenös gegebenen Dosis findet sich in der Leber. Die Lunge (wie andere parenchymatöse Organe) nimmt wesentlich weniger Substanz auf. Die Toxizität ist deutlich geringer. Renale, hämatotoxische und zentralnervöse Wirkungen treten nicht auf. Das große Liposomenmolekül wird nicht durch die Niere ausgeschieden.

Besonderheiten: Nebenwirkungen sind häufig (30–80%): Nierenschädigung (Anstieg der harnpflichtigen Substanzen im Serum, renale tubuläre Azidose, Hyperkaliurie, Hypokaliämie, Nephrokalzinose), zum Teil irreversibel, Fieber und Schüttelfröste, Kopfschmerzen, Übelkeit, Erbrechen, normochrome, normozytäre Anämie; gelegentlich: Blutdruckabfall, Thrombophlebitis, Muskel- und Gelenkschmerzen, epigastrische Krämpfe, Hypomagnesiämie; selten: Thrombopenie, aplastische Anämie, Neurotoxizität, Allergien, Hepatopathien.

Die Kombination mit Flucytosin ist bei Kryptokokkose und Candidose bei schweren Verläufen indiziert, aber nicht mit Azolen (Antagonismus in-vitro).

Flucytosin

Antimykotisches Spektrum: *Candida*-Spezies, *Torulopsis glabrata*, *Cryptococcus neoformans*, weniger starke Wirkung auch gegen Chromomykoseerreger. Bei pulmonaler Kryptokokkose ist es allenfalls in Kombination mit Amphotericin B indiziert. Bei pulmonaler Candidiasis ist eine Kombination mit Amphotericin B grundsätzlich sinnvoll. Eine Monotherapie kann nicht empfohlen werden, da etwa 5% der *Candida-albicans*-Isolate primär resistent sind. Wichtig ist die Substanz bei den Azol-resistenten Nicht-*Candida-albicans*-Arten (*C. krusei*, *C. glabrata*). Gesicherte Indikationen sind die Candidasepsis und die Candidameningitis.

Pharmakologische Eigenschaften: Renale Elimination, daher Dosisanpassung bei Niereninsuffizienz.

Besonderheiten: Wegen schneller Resistenzbildung überwiegend Einsatz in Kombination mit Amphotericin B.

Imidazol-Antimykotika (Triazole)

Substanzen: Fluconazol, Voriconazol

Antimykotisches Spektrum: Fluconazol: *Candida* spp (*C. krusei* weniger empfindlich), *Cryptococcus neoformans*, *Torulopsis glabrata*. *Aspergillus* spp. sind resistent.

Voriconazol: *Aspergillus* spp. (fungizid), *Cryptococcus*, *Histoplasma*, *Blastomyces*, *Coccidioides*, *Sporothrix*, wirksam auch gegen Non-*Candida albicans* Species, die gegen Fluconazol resistent sind. Lücke: *Mucor* spp.

Pharmakologische Eigenschaften: Plasmahalbwertzeit 20–35 h (Fluconazol) bzw. 6–9 h (Voriconazol). Renale Ausscheidung von Fluconazol, daher Dosisanpassung bei schwerer Niereninsuffizienz. Voriconazol wird biliär ausgeschieden, daher keine Dosisanpassung bei Niereninsuffizienz, aber kontraindiziert bei schwerer Leberinsuffizienz (Stadium Child-Pugh C).

Besonderheiten: Gute Verträglichkeit, aber ausgeprägtes Interaktionspotenzial durch Metabolisierung durch Cytochrom-abhängigen Oxidasen.

Echinocandine

Substanzen: Caspofungin

Antimykotisches Spektrum: *Candida albicans* und *glabrata*, *Aspergillus* spp. Keine Wirkung gegen *Cryptococcus*, *Mucor*, Fusarium sowie *Candida parapsilosis* und *guilliermondii*. Bei *C. albicans* auch wirksam gegen Azol- und Polyen-resistente Stämme

Pharmakologische Eigenschaften: Plasmahalbwertzeit 9–11 h, enterale und renale Ausscheidung, keine Dosisanpassung bei Niereninsuffizienz. Keine Daten zur Dosierung bei schwerer Leberinsuffizienz.

Besonderheiten: In-vitro synergistisch mit Amphotericin B. Gute Verträglichkeit.

12.2.3 Virostatika

▪▪ Purinnukleoside

Substanzen: Aciclovir, Ganciclovir, Famciclovir; Vidarabin, Ribavirin

Antivirales Spektrum: Epstein-Barr-Virus (Aciclovir, Ganciclovir/Famciclovir schwächer wirksam), Herpes-simplex-Virus 1,2 (Aciclovir, Ganciclovir, Famciclovir, Vidarabin), Cytomegalievirus (Ganciclovir, Famciclovir), Varicella-Zoster-Virus (Aciclovir, Ganciclovir, Famciclovir, Vidarabin), Hepatitis-A-Virus (Ribavirin), Hepatitis-B-Virus (Famciclovir), Lassa-Fieber-Virus (Ribavirin), Masernvirus (Ribavirin), Respiratory-Syncytial-Virus (Ribavirin), Hantavirus (Ribavirin).

Pharmakologische Eigenschaften: Kurze Plasmahalbwertzeit (1,5–3 h) von Aciclovir/Ganciclovir/Famciclovir, bei Vidarabin 3–5 h. Die Substanzen werden überwiegend (Vidarabin) bis ausschließlich renal ausgeschieden, daher ist eine Dosisanpassung bei Niereninsuffizienz notwendig. Die Plasmahalbwertzeit von Ribavirin beträgt 7–11 h, mehr renale als enterale Elimination. Über die Dosierung bei Niereninsuffizienz gibt es noch keine sicheren Daten.

Besonderheiten: Kontraindiziert in Schwangerschaft und Stillzeit wegen embryotoxischer und teratogener Wirkung. Breites Nebenwirkungspotenzial (Niere, Blutbild, Leber) Zentralnervensystem. Ribavirin ist gut verträglich (Daten noch vorläufig).

12

▪▪ Proteinsyntheseblocker

Substanzen: Amantadin

Antivirales Spektrum: Influenza-A-Virus, das Influenza-B-Virus ist resistent

Pharmakologische Eigenschaften: Plasmahalbwertzeit 12 bis 17 Stunden, renale Elimination. Dosisanpassung bei Niereninsuffizienz.

Besonderheiten: Milde zentralnervöse Nebenwirkungen. Resistenzentwicklung unter Therapie wird beobachtet.

▪▪▪ Therapieplanung und Durchführung

Nach klinischer Diagnosestellung einer Infektion und vor Einleitung der antiinfektiven Therapie werden diagnostische Untersuchungen durchgeführt mit dem Ziel, die Infektion zu sichern und einen Erregernachweis zu führen. Hierzu geeignete Medien sind: Blut, Urin, Liquor, Sekrete, Ergüsse und Haut-/Schleimhaut-Effloreszenzen. Die Entnahme der diagnostischen Medien darf den Therapiebeginn nicht wesentlich (um Stunden) verzögern, da dies bei schweren Infektionen die Überlebensprognose verschlechtert. Zur antiinfektiven Ersttherapie gibt es drei Optionen:

1. Pathognomonische klinische Bilder ermöglichen eine sofortige gezielte Therapie (z. B. Erysipel, Candida-Endophtalmitis)
2. Wenn das klinische Bild eine Einschränkung des Erregerspektrums erlaubt, wird eine kalkulierte, auf das wahrscheinliche Spektrum bezogene Therapie begonnen (▫ Tab. 12.5)
3. Bei sehr breitem vermutetem Erregerspektrum oder unklarem Infektionsfokus erfolgt eine empirische Interventionstherapie (z. B. bei neutropenischem Fieber).

Ab dem dritten Tag der Therapie kann das Ansprechen beurteilt werden. Hierzu werden die Entwicklung der klinischen Organsymptome, des Allgemeinzustandes und der Laborbefunde (z. B. Leukozytenzahl, C-reaktives Protein, Gerinnungsparameter bei Verbrauchskoagulopathie, Blutgase) und ggf. bildgebende Verfahren herangezogen. Dabei liegen oft auch erregerbezogene Befunde (Direktfärbung, Antigennachweis, Polymerasekettenreaktion, Kultur) vor. Die Konstellation von Klinik und Befunden bestimmt das weitere Vorgehen (Übersicht).

Weiteres therapeutisches Vorgehen nach antiinfektiver Ersttherapie

- Bei klinischem Erfolg mit Nachweis eines sensiblen Erregers Fortführung als Step-down Therapie (Eingengung des Spektrums auf den isolierten Erreger oder Dosisverminderung im Sinne der Sequenzialtherapie gegebenenfalls mit oraler Therapie). Dabei sind Kontraindikationen der Step-down Therapie zu beachten (z.B. Endokarditis).
- Bei klinischem Erfolg ohne Erregernachweis, auch bei Nachweis eines resistenten Keims unveränderte Therapiefortführung, gegebenenfalls Sequenzialtherapie.
- Bei klinischem Misserfolg bei Nachweis eines resistenten Erregers gezielte Therapieumstellung (am besten entsprechend der Resistenzprüfung, ansonsten entsprechend den Angaben in den ▫ Tab. 12.5, 12.6 und 12.7
- Bei klinischem Misserfolg und fehlendem Erregernachweis oder Nachweis eines sensiblen Erregers erneute Erregerdiagnostik und/oder Therapieeskalation mit Einbeziehung von nicht im bisherigen Spektrum enthaltenen Mikroben.

Tab. 12.5. Empirische Initialtherapie* spezieller Infektionen in der Intensivmedizin

Erkrankung	Therapie erster Wahl	Therapie zweiter Wahl
Aktinomykose	Penicillin G 5 Mega/6–8 h	Doxycylin 100 mg/12 h, später p.o. oder Clindamycin 600 mg/8 h, später 300–600 mg/8 h p.o.
Arthritis (bakteriell)	Cefazolin 2 g/8 h	Amoxicillin/Clavulansäure 2,2 g/8 h oder Clindamycin 0,6 g/8 h i.v.
Cholangitis/Cholezystitis	Piperacillin 4 g/8h + Metronidazol 0,5g/8 h	Piperacillin/Tazobactam 4,5 g/8 h oder Imipenem 1 g/8 h
Colitis, pseudomembranös	Vancomycin 0,25 g/6 h p.o.	Metronidazol 0,4 g/8 h p.o.
Endokarditis »lenta«	Penicillin G 5 Mega/6 h + Gentamicin 1 mg/kgKG/8 h	Cefazolin 2 g/8 h + Gentamicin 1 mg/kgKG/8 h oder Vancomycin 1 g/12 h + Gentamicin (s.o.)
Endokarditis Klappenprothese	Vancomycin 1 g/12 h + Gentamycin 1 mg/kgKG/8 h + Rifampicin 300 mg/8 h	Teicoplanin 1200 mg/24 h dann 400 mg/24 h + Gentamycin 1 mg/kgKG/8 h + Rifampicin 300 mg/8 h
Endokarditis subakut, Nativklappe	Penicillin G 5 Mega/4 h + Gentamicin 1 mg/kgKG/8 h	Vancomycin 1 g/12 h + Gentamicin 1 mg/kgKG/8 h
Endokarditis akut, Nativklappe	Flucloxacillin 2 g/4-6 h + Penicillin G 5 Mega/6 h + Gentamicin (s.o)	Vancomycin 1 g/12 h + Gentamicin 1 mg/kgKG/8 h
Enteritis infectiosa	Ciprofloxacin 0,5 g/12 h p.o.	Co-trimoxazol 0,8/0,16 g/12 h p.o.
Enzephalitis (»nichtbakteriell«)	Aciclovir 10 mg/kgKG/8 h + Ceftriaxon 2 g/12 h	–
Erysipel	Peniclin 5 Mega/8 h	Cefuroxim 1,5 g/8 h oder Clindamycin 0,3–0,6 g/8 h
Fasciitis, necrotisans	Meropenem 1 g/8 h	Clindamycin 0,6 g/8 h + Levofloxacin 0,5 g/12 h
Gasbrand	Antitoxin vom Pferd 40 ml, dann 20 ml alle 3 h + Penicillin G 5Mega/6 h	–
Gastritis (Helicobacter +)	Amoxicillin 0,75 g/8 h p.o. + Metronidazol 0,5 g/8 h p.o. + Omeprazol 20 mg/12 h p.o.	Clarithromycin 0,5 g/12 h p.o. + Metronidazol 0,5 g/8 h p.o. + Omeprazol 20 mg/12 h p.o.
Herpes zoster	Aciclovir 10mg/kgKG/8h	Famciclovir 0,25g/8h p.o.
Lyme-Borreliose		
– Erythema chr. migrans	Doxycyclin 0,2 g/24 h	Amoxicillin 1 g/8 h
– Meningoradikulitis	Ceftriaxon 2 g/24 h	Erythromycin 1 g/8 h
– Arthritis	Ceftriaxon 2 g/24 h	Doxycyclin 0,2 g/24 h
Malaria, kompliziert	Chininium hydrochloricum 10 mg/kgKG/8 h (max. 1,8 g/d)	Afrika/SO-Asien: Atovaquon/Proguanil 1,4 g/Tag × über 3 Tage Indien/Pakistan: Chloroquin 1 g; 0,5 g nach 6, 24, 48 h
Bakterielle Meningitis (spontan)	Ceftriaxon 2 g/12 h	Pencillin G 5Mega/4–6 h+Ampicillin 5 g/8 h

▼

Tab. 12.5. *Fortsetzung*

Erkrankung	Therapie erster Wahl	Therapie zweiter Wahl
Bakterielle Meningitis (fortgeleitet)	Flucloxacillin 2 g/6 h + Ceftriaxon 4 g/24 h + Tobramicin 1 mg/kgKG/8 h	Fosfomycin 5 g/8 h + Ceftazidim 2 g/6 h + Ciprofloxacin 0,4 g/8 h
Bakterielle Meningitis (Ventrikeldrainage)	Vancomycin 1g/12h (+ intrathekal)	Linezolid 0,6 g/12 h
Bakterielle Meningitis (Listerienverdacht)	Penicillin G 5Mega/4–6 h + Ampicillin 5 g/8 h	Chloramphenicol 0,5 g/8 h
Osteomyelitis (hämatogen)	Flucloxacillin 2 g/8 h	Fosfomycin 3–5 g/8 h, oder Ciprofloxacin 0,5 g/12 h + Rifampicin 0,6 g/24 h
Otitis externa maligna	Ciprofloxacin 0,5 g/12 h	Piperacillin 4 g/8 h + Gentamicin 5 mg/kgKG/24 h
Pankreatitis, nekrotisierend (+ Fieber, CRP ↑)	Imipenem 1 g/8 h	Cefotaxim 2 g/8 h + Clindamycin 0,6 g/8 h
Peritonitis (bei Leberzirrhose)	Cefotaxim 2 g/6-8 h	Meropenem 1 g/8 h
Peritonitis (bei Darmperforation)	Piperacillin/Tazobactam 4,5 g/8 h (+ Gentamicin 5 mg/kgKG/24 h)	Meropenem 1 g/8 h (+ Gentamicin 5 mg/kgKG/24 h)
Peritonitis (bei Peritonealdialyse)	Vancomycin 1 g + Gentamicin 1,5 mg/kgKG +lokale Gabe	
Pneumonie (ambulant erworben)	▶ Kap. 24.1	
Pneumonie (nosokomial)	▶ Kap. 24.2	
Pyelonephritis	Ciprofloxacin 0,5 g/12 h	Co-trimoxazol 0,8/0,16 g/12 h
Sepsis	▶ Kap. 30	
Sepsis (unbekannter Fokus)	Meropenem 1 g/8 h	Ceftriaxon 2–4 g/24 h + Ciprofloxacin 0,4 g/8–12 h
Sepsis (bekannter Fokus)	Therapie der fokalen Infektion	in Maximaldosierung
Sepsis (Katheter~)	Cefazolin 2g/8h	Vancomycin 1 g/12 h
Tuberkulose	Isoniazid 5 mg/kgKG/24 h + Rifampicin 10 mg/kgKG/24 h + Pyrazinamid 2 g/24 h p.o. + Ethambutol 25 mg/kgKG/24 h	Isoniazid 5 mg/kgKG/24 h + Rifampicin 10 mg/kgKG/24 h + Pyrazinamid 2 g/24 h p.o. + Streptomycin 1 g/24 h
Tetanus	Passive Immunisierung (1000–5000 I.E Tetagam i.m.) + Beginn der aktiven Immunisierung + Clindamycin 0,6 g/8 h	-
Toxic-Shock-Syndrom	Cefazolin 2 g/8 h	Clindamycin 0,6 g/8 h

* Empfohlene Antiinfektiva vor oder ohne Erregernachweis. Bei nichtparenteraler Gabe wird die Applikationsform angegeben. Nichtmedikamentöse Maßnahmen sind im Einzelnen zu beachten (chirurgische Sanierung, Fremdkörperentfernung, Lokaltherapie).

12

Tab. 12.6. Therapie der Organmykosen

Erkrankung	Chemotherapie	Dosis	Therapiedauer (Gesamtdosis)
Candidiasis	Amphotericin B (± Flucytosin–FCS)	0,7–1,2 mg/kgKG/24 h i.v. FCS: 150 mg/kgKG/d in vier Einzeldosen	4-8 Wochen FCS etwa 4 Wochen
	Fluconazol	400 mg/24 h i.v. (initial 800 mg/24 h i.v.)	
	Voriconazol	6 mg/kgKG/12 h i.v. (Tag 1), dann 4 mg/kgKG/12 h	
Thereapierefraktäre Candidiasis	Caspofungin	70 mg/24 h i.v. (Tag 1), dann 50 mg/24 h	
Aspergillose*	Voriconazol	6 mg/kgKG/12 h i.v. (Tag 1), dann 4 mg/kgKG/12 h	
	Amphotericin B	0,7–1,2 mg/kgKG/24 h i.v.	durchschnittlich 8 Wochen
	Caspofungin	70 mg/24 h i.v. (Tag 1), dann 50 mg/24 h	
Kryptokokkose*	Amphotericin B	0,3–1 mg/kgKG/24 h i.v	durchschnittlich 8 Wochen
	Amphotericin B + Flucytosin	0,7–1,2 mg/kgKG/24 h i.v. FCS: 150 mg/kgKG/d in 4 Einzeldosen	durchschnittlich 8 Wochen FCS etwa 4 Wochen
	Fluconazol	200–400 mg/24 h i.v.	
Mukormykose*	Amphotericin B	0,7–1,2 mg/kgKG/24 h i.v.	10–12 Wochen
Histoplasmose	Itraconazol	200 mg/12 h p.o., dann 200 mg/24 h	10 Wochen
	Amphotericin B	0,5–1 mg/kgKG/24 h i.v.	2 Wochen (0,5–1 g)
Kokzidioidomykose	Amphotericin B	0,5–1 mg/kgKG/24 h i.v.	4–12 Wochen (1–5 g)
	Itraconazol	200 mg/12 h p.o., dann 200 mg/24 h	10–12 Wochen
Parakokzidioidomykose	Itraconazol	200 mg/12 h p.o., dann 200 mg/24 h	12 Monate
Blastomykose	Amphotericin B	0,5–1 mg/kgKG/24 h i.v.	6–12 Wochen (1,5–3 g)
	Itraconazol	200 mg/12 h p.o., dann 200 mg/24 h	10–12 Wochen

* Zusätzlich bei umschriebenen Prozessen chirurgische Resektion, falls möglich

Tab. 12.7. Gezielte antiinfektive Therapie* bei häufigen Erregern in der Intensivmedizin

Erreger	Erste Wahl	Alternative oder Reserve
Acinetobacter spp.	Aminopenicillin/BLI, Carbapenem	Chinolone II–IV, Cotrimoxazol
Aeromonas hydrophilia	Chinolon II–IV	Cotrimoxazol
Alcaligenes xylosoxidans	Carbapenem, Ceftazidim	Cotrimoxazol, Piperacillin
Aspergillus spp.	Amphotericin B ± Flucytosin	Voriconazol
Bacteroides fragilis	Clindamycin	Metronidazol, Aminopenicillin/BLI
Borrelia burgdorferi	Doxycyclin, Penicillin G	Cephalosporin IIIa
Burkholderia cepacia	Cotrimoxazol, Ciprofloxacin	Cephalosporin IIIb, Carbapenem
Campylobacter spp.	Makrolide	Doxycylin, Chinolon II–IV
Candida spp.	Fluconazol	Amphotericin B + Flucytosin
Chlamydia pneumoniae	Doxycyclin	Makrolide, Chinolon IV
Citrobacter spp.	Chinolon II–IV	Cephalosprin IIIa, Carbapenem

▼

Tab. 12.7. *Fortsetzung*

Erreger	Erste Wahl	Alternative oder Reserve
Clostridium difficile	Vancomycin (enteral)	Metronidazol (enteral)
Eikanella corrodens	Aminopenicillin/BLI	Chinolon II–IV
Enterobacter spp.	Meropenem	Chinolon II–IV
Enterococcus faecalis	Ampicillin (± Aminoglykosid)	Glykopeptid, Linezolid
Enterococcus faecium	Glykopeptid	Linezolid, Quinopristin/Dalfopristin
Enterococcus faecium (VR)	Linezolid	Quinopristin/Dalfopristin, Ampicillin + Imipenem
E. coli	Aminopenicillin/BLI	Cephalosporin IIIa
Haemophilus influenzae	Aminopenicillin/BLI	Cephalosporin II, Chinolon II–IV
Helicobacter pylori	Ampicillin (+ Metronidazol + PPI)	Clarithromycin (+ Metronidazol + PPI)
Klebsiella spp.	Cephalosporin IIIa	Chinolon II–IV
Legionella pneumophila	Moxifloxacin	Clarithromycin (+ Rifampicin)
Leptospiren	Penicillin G	Doxycylin
Meningokokken	Ceftriaxon	Penicillin G
Moraxella catarrhalis	Aminopenicillin/BLI	Makrolide
Morganella spp.	Cephalosporin IIIa	Aminopenicillin/BLI,ChinolonII-IV
Mycobacterium tuberculosis	Isoniazid (+Rifampicin, Ethambutol, Pyrazinamid)	Streptomycin, Fluorchinolon, Capreomycin (>2 Medikamente)
Mycoplasma pneumoniae	Doxycylin	Makrolide, Moxifloxacin
Peptostreptococcus spp.	Penicillin G	Clindamycin
Proteus mirabilis	Ampicillin	Cephalosporin II, IIIa
Proteus vulgaris	Cephalosporin IIIa	ChinolonII-IV,Aminopenicillin/BLI
Providencia spp.	Cephalosporin IIIa	Chinolon II-IV
Pseudomonas aeruginosa	Cephalosporin IIIb(+ AG)	Piperacillin, Carbapenem (+ AG)
Salmonella spp.	Chinolon II	Amoxicillin
Serratia marcescens	Cephalosporin IIIa	Carbapenem
Shigella spp.	Chinolon II	Amoxicillin
Staphylococcus aureus (MS)	Isoxazolyl-Penicillin	Cephalosporin I
Staphylococcus aureus (MR)	Glykopeptid	Linezolid, Fosfomycin, Rifampicin, Quinopristin/Dalfopristin
Staphylococcus aureus (GI)	Linezolid, Quinopristin/Dalfopristin	Vancomycin+Oxacillin
Staphylococcus epidermidis	Glykopeptide	Linezolid, Quinopristin/Dalfopristin
Streptokokken (Gruppe A)	Penicillin G	Cephalosporine, Telithromycin
Streptococcus pneumoniae	Penicillin G	Telithromycin
Xanthomonas maltophilia	Cotrimoxazol	Chinolone II-IV
Yersinia enterocolitica	Chinolone II–IV	Cotrimoxazol

*Die Empfehlungen gelten bis zum Vorliegen einer Resistenzprüfung oder bei mehreren Wahlmöglichkeiten im Antibiogramm.
AG Aminoglykosid, *BLI* Betalaktamaseinhibitor, *GI* Glykopeptid-intermediär sensibel, *MR* Methicillin-resistent, *MS* Methicillin-sensibel, *PPI* Protonenpumpeninhibitor *VR* Vancomycin-resistent

Die Therapiedauer beträgt im Allgemeinen 3–5 Tage nach klinischer Besserung (meist Entfieberung). Bei bestimmten Infektionen gelten besondere Richtlinien (z. B. Endokarditis: 4–6 Wochen; Legionellose: 3 Wochen, Empyem/Abszess ohne chirurgische Sanierung: Mindestens 3 Wochen, z. T. erheblich länger; Organmykosen: 4–10 Wochen, Meningitis: 3 Wochen, Meningokokken/Pneumokokken-Meningitis kürzer, Meningitis durch Staphylokkken/Listerien/gramnegative Stäbchen/Borrelien länger.

▪▪▪ Komplikationen

Antiinfektiva haben ein breites Spektrum von unerwünschten Wirkungen, die im Einzelnen die Substanzauswahl und Dosierung beeinflussen können. In der Intensivmedizin ist vor allem der Einfluss von Organinsuffizienzen, in erster Linie der Niereninsuffizienz, auf die Elimination der Medikamente zu beachten (◘ Tab. 12.8). Außerdem spielen Interaktionen mit anderen Medikamenten eine große Rolle. Bei jedem Einsatz müssen die bekannten Nebenwirkungen der einzelnen Substanz mit dem jeweiligen Risikoprofil des Patienten einerseits und dem zu erwartenden therapeutischen Nutzen ins Verhältnis gesetzt werden.

Angriffsorte und unerwünschte Wirkungen von Antiinfektiva

Allergie	Alle Substanzen, Penizilline, Cotrimoxazol, Vancomycin (Histaminfreisetzung)
Darm	Alle Substanzen, Penizilline, Cephalosporine, Makrolide (Motilität), Clindamycin
Blutbild	Penizilline, Cephalosporine, Cotrimoxazol, Vancomycin, Purinnukleoside, Flucytosin
Elektrolyte	Penizilline, Fosfomycin, Amphotericin B
Gerinnung	Penizilline, Cephalosprine (nicht obengenannte), Cotrimoxazol
Haut	Penizilline, Cephalosporine, Fluorchinolone (Photosensibilität), Vancomycin
Innenohr	Aminoglykoside, Vancomycin
Interaktion	mit der Elimination anderer Medikamente: Rifampicin, Imidazole, Makrolide, Fluorchinolone
Leber	Rifampicin, Fluorchinolone (Trovafloxacin),
Lunge (Infiltrate)	Cotrimoxazol, Penicilline
Niere	Aminoglykoside, Amphotericin B, Rifampicin (»Flu-like Syndrom«), Cephalosporine (Gruppe 1), Purinnukleoside
QTc-Verlängerung	Makrolide, Fluorchinolone
Tendinopathie	Fluorchinolone
Thrombophlebitis	Erythromycin, Quinopristin-Dalfopristin, Vancomycin, Fosfomycin
ZNS	Fluorchinolone, Penicilline (Krampfschwelle ↓), Amantadin, Purinnukleoside

▪▪▪ Ergebnisse

Infektionen, die zur Einleitung einer Intensivüberwachung und -therapie zwingen, weisen eine Letalität von 15–50% (in einigen Fällen – z.B. Immuninkompetenz, schwere Sepsis, Organmykosen – bis zu 80%) auf.

Mit einem Ansprechen auf die antiinfektive Therapie ist bei ambulant erworbenen, schweren Infektionen in etwa 80% der Fälle zu rechnen, bei nosokomialen Infektionen, die in der Intensivstation erworben werden, sprechen 60–70% der Erkrankungen auf eine angemessene Ersttherapie an.

Bei verzögerter Therapie oder Verwendung unangemessener Antiinfektiva (niedrige Dosierung, zu schmales oder falsches Spektrum, schwache Mikrobizidie) erhöht sich die infektionsbedingte Letalität erheblich.

▪▪▪ Wertung

Antiinfektiva sind kurativ wirkende Medikamente, und Infektionen sind häufige Indikationen und Komplikationen der Intensivmedizin. Daher ist ihre Bedeutung in der Intensivmedizin entsprechend groß. Ihre unkritische Verwendung führt jedoch bereits innerhalb von Wochen bis Monaten zur Selektion resistenter Erreger, die unmittelbar die Prognose der Intensivpatienten negativ beeinflusst. Folgende Prinzipien sollten daher beachtet werden:

- Antiinfektiva ersetzen keine mangelnde Hygiene. Jede Station benötigt ein schlüssiges Hygienekonzept
- Die Prävalenz und Epidemiologie resistenter Erreger müssen auf jeder Intensivstation erfasst, analysiert und gemeldet werden.

- Grundlage einer rationalen Antibiotikaauswahl ist die lokale Resistenzstatistik. Sie ist vom betreuenden mikrobiologischen Labor zu erheben.
- Lokale Therapiestandards sollten für jede Station entwickelt und regelmäßig angepasst werden.
- Der regelmäßige Wechsel von Standardantibiotika (»crop rotation«) ist zur Vermeidung der Resistenzselektion sinnvoll.
- Jeder in der Intensivmedizin tätige Arzt sollte nähere Kenntnisse der Mikrobiologie und Pharmakologie von Antiinfektiva haben.

Tab. 12.8. Dosierung von Antiinfektiva bei Niereninsuffizienz (Auswahl)

Substanz	Halbwertzeit bei Anurie [h]	Dosis bei GFR= 50%	Dosis bei GFR= 10-50%	Dosis bei GFR <10%	Kommentar
Amoxicillin	5–10	ND (3 ×/Tag)	ND 2–3 ×/Tag	ND 1 ×/Tag	Md
Amphotericin B	Normal (24/15 h)	ND	ND	ND	Nicht dialysabel
Cefaclor	1,5–4,7	ND (3 ×/Tag)	ND 2 ×/Tag	ND 1 ×/Tag	Md
Cefotaxim	15	ND (3 ×/Tag)	ND 2 ×/Tag	ND 1×/Tag	Md
Ceftazidim	14–30	100%	1 g/12–24 h	0,5 g/Tag	Gut dialysabel
Ceftriaxon	12–18	100%	100%	50%	Kaum dialysabel
Cefuroxim	17	100%	50%	0,75 g/24 h	Md
Clindamycin	1,6–3,4	100%	100%	50–75%	Nicht dialysabel
Ciprofloxacin	4–10	100%	100%	50%	Nicht dialysabel
Doxycyclin	18–36	100%	100%	100%	Nicht dialysabel
Erythromycin	5–6	100%	100%	50–75%	Wenig dialysabel
Ethambutol	5–15	100% alle 24 h	100% alle 36 h	100% alle 48 h	Wenig dialysabel
Fluconazol	>100	50–100%/24 h	50%/24h	50%/48 h	Gut dialysabel
Gentamicin	20–60	100mg/24 h	100mg/36 h	100mg/72 h	Dialysabel
Levofloxacin	30–40	100%	0,5 g/24 h	0,5 g/48 h	Md
Linezolid	>10	100%	100%	?	35% der Dosis dialysabel
Ofloxacin	28–37	100	200–400 mg/Tag	200mg/d	
Penicillin G	6–20	100%	75%	20-50%	Md
Piperacillin	3,5–5	4 g/8 h	4 g/8 h	4 g/12 h	Md
Rifampicin	2–11	100%	50–100%	50-100%	Nicht dialysabel
Streptomycin	100	Normal	100%/48–72 h	100%/72-96 h	Md
Sulfamethoxazol	20–50	Normal (1g/8 h)	1 g/12–24 h	1 g/24 h	Wenig dialysabel
Teicoplanin	7–20d	100	ND/48 h	ND/48 h	Nicht dialysabel
Vancomycin	7 h–9 Tage	50–100%/12 h	50–100/24 h	100%/Woche	Nicht dialysabel
Voriconazol	?	Keine Verwendung der parenteralen Form			Nicht dialysierbar

GFR Glomeruläre Filtrationsrate, *Md* mäßig dialysabel, *ND* Normaldosis
Besonderheiten der Dosierung aufgrund pathologisch veränderter Arzneimittelelimination, (auch bei Leberinsuffizienz), können im Internet unter der Adresse www.dosing.de abgefragt werden.

Literatur

Coukell AJ, Brogden RN (1998) Liposomal Amphotericin.B. Drugs 55: 585–612

Empfehlungen zur Prävention und Kontrolle von Methicillin-resistenten Staphylocooccus aureus in Krankenhäusern und anderen medizinischen Einrichtungen. Mitteilung der Kommission für Krankenhaushygiene und Infektionsprävention am Robert-Koch Institut. Bundesgesundheitsbl – Gesundheitsforsch – Gesundheitsschutz 1999; 42; 954–958

Francis P, Walsh TJ (1992) Evolving role of flucytosine in immunocompromised patients: new insights into safety, pharmacokinetics, and antifungal therapy. Clin. Infect. Dis. 15 : 1003–1018

Hiramatsu K (1997) MMWR 46: 624–636

Naber CK (2005) S2-Leitlinie zur Diagnistik und Therpaie der infektiösen Endokarditis. Intensivmed 42 : 79–95

Niederman MS, Sarosi GA, Glassroth J (eds.): Respiratory Infections. A Scientific Basis for Management. Saunders, Philadelphia 1994.

Sarosi GA., Davies SF (eds.): Fungus Diseases of the Lung. Raven, New York 1993.

Stille W et al. Antibiotikatherapie, Schattauer, Heidelberg 2005

Thornsberry C et al. (1998) 38th ICAAC Abstract, MMMWR 51: 565–566

12.3 Gerinnungsaktive Substanzen

Oliver Sauer

12.3.1 Heparin

▪▪▪ Grundlagen

Gerade kritisch kranke Intensivpatienten sind durch venöse Thrombosen aber auch durch Mikrothrombenbildungen im Rahmen der Grunderkrankung gefährdet. Ursächlich hierfür ist einerseits die Immobilisation der Patienten, eine viel maßgeblichere Rolle spielt dabei jedoch die pathologische Aktivierungen des Gerinnungssystems mit der Gefahr einer disseminierten intravasalen Gerinnung (DIC), z. B. in Folge eines septischen Krankheitsbildes. Die **Prophylaxe thromboembolischer Komplikationen erfolgt** unter anderem **durch Antikoagulation** mit Heparin. Das zweite wichtige Einsatzgebiet des Heparins ist die **Akut-Therapie und Rezidivprophylaxe thromboembolischer Gefäßverschlüsse** (Myokardinfarkt, Lungenembolie, tiefe Beinvenenthrombose, arterielle Embolien u. a.).

Eine **Antikoagulation** erfolgt somit nach 2 verschiedenen Konzepten:

- **Prophylaktische Heparinisierung (»low-dose«-Konzept):** Niedrige Dosierungen, welche lediglich eine überschießende Aktivierung des Gerinnungssystems verhindern und möglichst keine erhöhte Blutungsneigung zur Folge haben sollen (Gerinnungsparameter im Normbereich).
- **Therapeutische Antikoagulation (»high-dose«-Konzept):** Höhere Dosierungen mit folglich laborchemisch messbarer Antikoagulation und damit verbundener erhöhter Blutungsneigung.

Heparin wirkt indirekt durch Aktivierung von Antithrombin III (AT III) und ist somit für seine Wirksamkeit auf ein ausreichendes Vorhandensein von AT III angewiesen [Jaenecke 1996]. Der gebildete Heparin-AT-III-Komplex inaktiviert (neben anderen) in unterschiedlichem Ausmaß hauptsächlich den Faktor Xa in der Vorphase und Thrombin in der Endstrecke der plasmatischen Gerinnung und vermindert somit letztendlich die Bildung von Fibrin.

> Ein AT-III-Mangel vermindert die antithrombotische Wirkung von Heparin.

Heparine sind schwefelhaltige Mukopolysaccharide, sie werden nach ihrer Molekülzusammensetzung und ihrem unterschiedlichen Molekulargewicht unterteilt:

Unfraktioniertes Heparin (UFH): Molekulargewicht 3.000–50.000 Dalton; in niedriger Dosierung vornehmlich Inhibierung des Faktor Xa (Prophylaxeeffekt in der Vorphase der Gerinnungsaktivierung), in hoher Dosierung zusätzlich starke Inhibierung des Thrombins und damit antikoagulatorische Wirkung in der Endphase der plasmatischen Gerinnung (Verlängerung der konventionellen Gerinnungsparameter aPTT und TZ).

Niedermolekulares Heparin (NMH): Molekulargewicht 3.000–9.000 Dalton; in niedriger und hoher Dosierung vorwiegend Inhibierung des Faktors Xa und damit vornehmlich Prophylaxe einer überschießenden Gerinnungsaktivierung in der Vorphase. Es fehlt der der vorwiegend Thrombin-inhibitorische hochmolekulare Anteil, somit kaum Thrombin-Inaktivierung. Entsprechend können auch bei hoher Dosierung trotz erhöhter Blutungsneigung die konventionellen Gerinnungsparameter (aPTT und TZ) normal sein.

▪▪▪ Indikationen

Prophylaxe/Low-dose Antikoagulation: Generell jeder kritisch kranke Patient auf Intensivstation ohne manifeste Blutungs- und Gerinnungsstörungen als Kontraindikation (signifikante Senkung der Inzidenz von Thrombosen und Lungenembolien sowie Prophylaxe einer DIC).

Therapie/High-dose Antikoagulation: Generell alle thromboembolischen Erkrankungen (venös und arteriell), bei denen nicht aufgrund einer Blutung oder Blutungsgefährdung eine Kontraindikation besteht. Im Einzelfall muss ggf. eine Risikoabwägung erfolgen (vgl. jeweilige Kapitel).

Kontraindikationen

- Bekannte **Allergie** auf Heparin oder Bestandteile des verwendeten Präparates
- Bekannte **heparininduzierte Thrombozytopenie** vom Typ II (HIT-Typ II)
- Erkrankungen mit einer erhöhten **Blutungsgefährdung** wie z. B. hämorrhagische Diathesen, Gerinnungsfaktorenmangel (Ausnahme: Verbrauchskoagulopathie in der hyperkoagulatorischen Phase), schwere Thrombozytopenie, schwere Leberinsuffizienz u. a. (ggf. Risikoabwägung im Einzelfall)
- Erkrankungen mit **Verdacht auf eine bestehende Gefäßläsion** wie Hirnblutung, schwere Traumata, floride Magenulzera, aktuelle Operationen am Zentralnervensystem oder an den Augen u. a. (ggf. Risikoabwägung im Einzelfall)

> In der Schwangerschaft, bei älteren Patienten, bei eingeschränkter Nierenfunktion und bei gleichzeitiger Anwendung anderer Präparate mit Wirkung auf die Blutgerinnung ist eine besonders engmaschige Überwachung der Patienten und der Blutgerinnung hinsichtlich der Blutungsgefährdung erforderlich, eine absolute Kontraindikation für Heparine besteht jedoch nicht.

Methoden

Es stehen verschiedene Präparate sowohl für die prophylaktische als auch für die therapeutische Antikoagulation zur Verfügung, sie unterscheiden sich vornehmlich im Molekulargewicht der verwendeten Heparine, aber auch in ihrer Dosierung und Halbwertzeit. Gerade bei den niedermolekularen Heparinen bestehen des Weiteren zurzeit noch Unterschiede in der offiziellen Zulassung für bestimmte Anwendungsgebiete und Krankheitsbilder (vgl. jeweilige Fachinformation).

Prophylaktische Antikoagulation

Eine Übersicht der verschiedenen Präparate, ihrer Halbwertzeiten und Dosierungen gibt die ◘ Tab. 12.9 Alternativ zur subkutanen Gabe kann eine prophylaktische Antikoagulation bei entsprechender Zulassung der Präparate (z. B. Liquemin) auch durch kontinuierliche intravenöse Gabe erfolgen. Neben dem Vorteil einer Gerinnungsinhibierung mit geringeren Dosisschwankungen kann hierbei auch gleichzeitig ein »Offenhalten« von zentralvenösen Kathetern erreicht werden (niedrigere Dosierungen und Labormonitoring notwendig).

Therapeutische Antikoagulation

Für die therapeutische Antikoagulation sind wie bereits dargestellt nicht alle Präparate zugelassen. Die Applikation der Präparate sollte zur besseren Steuerbarkeit bei ansonsten bereits aktiviertem Gerinnungssystem kontinuierlich intravenös erfolgen, im Falle der Therapie von unkomplizierten Krankheitsverläufen ist auch die zweimal tägliche körpergewichtsadaptierte Subkutan-Gabe der zugelassenen niedermolekularen Heparine möglich. Eine Übersicht der zur Verfügung stehenden Präparate und ihrer Dosierungen gibt ◘ Tab. 12.10, bei vorbestehenden Gerinnungsstörungen oder anderen erhöhten Blutungsrisiken muss die Dosierung ggf. angepasst werden:

Therapieplanung

Die Überwachung des erzielten antikoagulatorischen Effekts erfolgt laborchemisch bei unfraktioniertem Heparin anhand der globalen Gerinnungsanalysen (aPTT und TZ). Bei den niedermolekularen Heparinen sollte zusätzlich der Anti-Faktor-Xa-Spiegel im Plasma als Ausdruck der vornehmlichen antikoagulatorischen Wirksamkeit gemessen werden, da die Globaltests unter Umständen auch bei wirksamer High-dose-Therapie im Normbereich bleiben können (◘ Tab. 12.11). Bei bestehender Niereninsuffizienz besteht die Möglichkeit einer Akkumulation gerade der niedermolekularen Heparine, dies sollte bei der Therapieplanung berücksichtigt werden. Gleiches gilt für andere Zustände mit erhöhtem Blutungsrisiko oder Einfluss auf das Gerinnungssystem wie Thrombopenie, erniedrigter Spontan-Quick oder gleichzeitige fibrinolytische Therapie, auch hierbei muss unter Risikoabwägung eine Anpassung der Dosierungen vorgenommen werden. Zur Erfassung weiterer komplexer Gerinnungsstörungen und zur Überwachung der Antikoagulation beim Intensivpatienten sollte deshalb bei prophylaktischer Dosierung einmal täglich und bei der therapeutischen Dosierung zweimal täglich ein entsprechendes laborchemisches Basis-Monitoring erfolgen und ggf. bei Bedarf durch weitere spezielle Parameter ergänzt werden:

- Basisprogramm: Quick, aPTT, TZ, AT III, Thrombozyten, Hb, bei NMH auch Anti-Xa
- Reptilasezeit bei begleitender Fibrinolyse oder schwerer DIC mit möglicher Hyperfibrinolyse
- D-Dimere bei Vorliegen eines komplizierten thromboembolischen Ereignisses oder zur Erfassung einer DIC

- Plasmatische Gerinnungsfaktoren zur Differenzierung anderer Gerinnungsstörungen
- Thrombozytenfunktionstest bei V.a. Thrombopathien
- Nachweis heparininduzierter Plättchen-Antikörper (HIPA-Test) bei V.a. HIT Typ II

Bei **subkutaner Applikation** der niedermolekularen Heparine ist auf ein exaktes Zeitintervall von ca. 6 h zwischen der Applikation und der Bestimmung des Anti-Faktor-Xa-Spiegels zu achten, um einen einigermaßen repräsentativen »Mittelwert« der Aktivität bei ansonsten phasischem Verlauf der Serumspiegel zu erhalten.

Bei gleichzeitiger fibrinolytischer Therapie ist darauf zu achten, dass auch Präparate wie **Urokinase** zu einer deutlichen **TZ-Verlängerung** führen können. Wie zuvor bereits erwähnt, ist ein adäquater AT-III-Spiegel für die Erzielung des therapeutischen Effekts von Heparin wichtig. Viele kritisch kranke Patienten haben einen deutlich erniedrigten (<50%) AT-III-Spiegel mit entsprechend erhöhtem Thromboserisiko. Bei therapeutischer Relevanz sollte deshalb in diesen Fällen eine Substitution mittels »fresh frozen plasma« oder sogar AT-III-Konzentrat erwogen werden. Einschränkend muss hierbei gesagt werden, dass in der Kybersept-Studie [Warren et al. 2001] die Gabe von Heparin und die gleichzeitige hoch dosierte Substitution von AT III (30.000 IE in 4 Tagen) bei Patienten mit schwerer Sepsis zu einem signifikant erhöhten Blutungsrisiko geführt hat und deshalb vermieden werden sollte.

Tab. 12.9. Übersicht über Heparin-Präparate zur prophylaktischen Antikoagulation

Wirkstoff (Beispiel)	Präparat (Beispiel)	Mittlere Halbwertzeit (s.c.)	Dosierung zur Prophylaxe (s.c.) niedriges Risiko	Dosierung zur Prophylaxe (s.c.) hohes Risiko
UF Heparin	Liquemin	2 h	2 × 7500 IE	idem
Dalteparin (NMH)	Fragmin	3–4 h	1 × 2500 IE	1 × 5000 IE
Enoxaparin (NMH)	Clexane	4–7 h	1 × 2000 IE (20 mg)	1 × 4000 IE (40 mg)
Nadroparin (NMH)	Fraxiparin	3,5 h	1 × 2850 IE	gewichtsadaptiert

Tab. 12.10. Übersicht über Heparin-Präparate mit initialen Richtdosierungen zur Erreichung einer therapeutischen Antikoagulation

Wirkstoff (Beispiel)	Präparat (Beispiel)	High-dose Dosierung subkutan	High-dose Dosierung intravenös
UF Heparin	Liquemin	2 × 10.000–12.500 IE (nur wenn i.v. unmöglich)	1.000 IE/h (Initial-Bolus 5.000 IE)
Dalteparin (NMH)	Fragmin	2–3 × 5.000 IE (nicht empfohlen)	10-15 IE/kg/h (Initialbolus 30–35 IE/kg)
Enoxaparin (NMH)	Clexane multi	2 × 1 mg/kg (2 × 100 IE/kg)	nicht vorgesehen
Nadroparin (NMH)	Fraxiparin multi	2 × 0,01 ml/kg (2 × 95 IE/kg)	nicht vorgesehen

Tab. 12.11. Zielwerte der Gerinnungsparameter für die Antikoagulation mit Heparinen

Präparat	Konzept	TZ	aPTT	Anti-Faktor Xa
UFH	low-dose	normal	normal	nicht geeignet
	high-dose	1,5- bis 3fach verlängert	1,5- bis 2,5fach verlängert	nicht geeignet
NMH	low-dose	nicht geeignet	nicht geeignet	<0,2 IE/ml
	high-dose	nicht geeignet	nicht geeignet	0,4–0,8 IE/ml

Fazit für die schwere Sepsis: prophylaktische Antikoagulation entweder nur mit Heparin oder AT-III-Substitution.

In wieweit auch eine niedriger dosierte AT-III-Substitution (Ziel AT-III 100%) oder ein kombinierter Einsatz bei Patienten ohne schwere Sepsis eine vergleichbare Auswirkung hat, bleibt dabei bisher ungeklärt.

Komplikationen

Häufigste Komplikation ist die **Blutung infolge Überdosierung**, Akkumulation bei Niereninsuffizienz oder der Nichtbeachtung einer anderweitig gesteigerten Blutungsneigung (Antagonisierung mit Protamin: bei UFH 1:1; Antagonisierung der NMH-Wirkung nur zu ca. 60% möglich; **Cave:** Blutungsneigung bei Überdosierung).

Eine **heparininduzierte Thrombozytopenie (HIT)** kann in 2 Formen auftreten:

- **Typ I:** Auftreten früh (2–10 Tage nach Therapiebeginn) und dosisabhängig, meist keine Komplikationen, da geringe Ausprägung und im Verlauf spontan reversibel, die Therapie kann meist fortgesetzt werden (Inzidenz bei UFH bis ca. 5%, bei NMH seltener).
- **Typ II:** Dosisunabhängige antikörpervermittelte Thrombozytopenie, tritt bei erstmaliger Exposition nach 4–14 Tagen auf (sog. Spätform), bei schon sensibilisierten Patienten eventuell aber auch früher (Inzidenz bei UFH bis ca. 1%, bei NMH seltener). Meist schwerer Verlauf mit raschem Abfall der Thrombozytenzahlen auf unter 50% des Ausgangswertes mit evtl. Blutungsneigung, andererseits häufiges Auftreten von AK-vermittelten venösen und arteriellen Thromben (white clot Syndrom).

Schon bei Verdacht sofort Absetzen aller heparinhaltigen Applikationen und Wechsel auf Alternativpräparate (Lepirudin; Danapariod) und Sicherung der Diagnose durch Antikörpernachweis (HIPA-Test s. o.). Ein Wechsel von UFH auf NMH ist wegen möglicher immunologischer Kreuzreaktionen nicht ausreichend.
Auch Spülbeutel der Kanülen zur arteriellen Druckmessung enthalten Heparinzusatz!

Als seltene Komplikationen treten auf:

- Unverträglichkeitserscheinungen und allergische Reaktionen (ggf. Präparat wechseln, da Allergien auf Zusatzstoffe möglich)
- Alopecia diffusa
- Osteoporose (allenfalls nach Langzeittherapie)

12.3.2 Hirudin

Grundlagen

Hirudin ist ein ursprünglich aus den Speicheldrüsen von Blutegeln isoliertes Polypeptid, welches die Blutgerinnung hemmen kann und somit auch zur Prophylaxe und Therapie thromboembolischer Erkrankungen eingesetzt werden kann. Hirudine wirken durch hochspezifische, direkte Inaktivierung von frei zirkulierendem und in Gerinnsel gebundenem Thrombin, die Wirkung ist somit AT-III-unabhängig. Heute ist Hirudin in Form zweier rekombinant hergestellter Präparate in Deutschland erhältlich: **Lepirudin** (Refludan) zur intravenösen und **Desirudin** (Revasc) zur subkutanen Applikation. Sowohl Ausscheidung als auch Metabolisierung von Lepirudin finden in der Niere statt, neben Metaboliten werden dort ca. 35% der Dosis unverändert ausgeschieden. Bei normaler Nierenfunktion beträgt die terminale Halbwertzeit ca. 1,3 h, bei eingeschränkter Nierenfunktion kann sich diese jedoch beträchtlich verlängern (bis zu Tagen!) und zu kumulativen Effekten führen. Die Therapiesteuerung erfolgt mittels der aPTT und der Ecarin clotting time (ECT).

Indikationen

Prophylaxe und Therapie thromboembolischer Erkrankungen, wenn bei dem Patienten eine heparininduzierte Thrombozytopenie vom Typ II (HIT II) vermutet wird oder gesichert vorliegt.

Kontraindikationen

- Überempfindlichkeit oder bekannte Allergie gegenüber Hirudinen
- Schwangerschaft und Stillzeit
- Bezüglich Erkrankungen mit einer erhöhten Blutungsgefährdung oder Gefäßverletzung gelten die gleichen Kautelen mit Risikoabschätzung im Einzelfall wie für Heparin (► Abschnitt 12.3.1).

Methoden

Generell sollte eine an das Körpergewicht und die Nierenfunktion adaptierte Dosierung unter engmaschiger Laborkontrolle (aPTT, ECT s. u.) erfolgen.

Prophylaktische Antikoagulation (vgl. auch aktuelle Fachinformationen)

Lepirudin (Refludan): ca. 0,05 mg/kg/h intravenös, Dosisanpassung nach Labormonitoring und bei eingeschränkter Nierenfunktion.

Desirudin (Revasc): 2 × 15 mg/Tag subkutan (Zulassung bisher nur zur perioperativen Thromboseprophylaxe bei elektiven Hüft- und Kniegelenkersatzoperationen).

▪▪ Therapeutische Antikoagulation (vgl. auch aktuelle Fachinformationen)

Lepirudin (Refludan): Bei *normaler Nierenfunktion* intravenöser Bolus von 0,4 mg/kg, anschließend 0,15 mg/kg/h. Im Falle einer *eingeschränkten Nierenfunktion* sollte der Bolus max. 0,2 mg/kg betragen, anschließend Reduktion der Dauerinfusiondosierung um 50–90% je nach Clearance (ca. 0,015–0,075 mg/kg/h) bzw. komplettes Pausieren beim akuten Nierenversagen (reines Bolusprinzip) unter engmaschigem ECT-Monitoring.

▪▪ Antikoagulation unter Dialyse

Da Lepirudin praktisch ausschließlich renal eliminiert wird, ist bei terminaler Niereninsuffizienz oder akutem Nierenversagen besondere Vorsicht bei der Dosierung geboten, vom Hersteller sind hierzu noch keine genauen Dosisrichtlinien bekannt. Besteht schon eine therapeutische Antikoagulation mit Lepirudin, so sollte eine Hämodialyse mit einem Low-flux-Dialysator benutzt werden, da es hierbei kaum zu einer Elimination von Lepirudin kommt und somit eine ausreichende Antikoagulation bestehen bleibt und auch für das extrakorporale Verfahren gegeben ist. Bei einer rein prophylaktischen Antikoagulation des Patienten muss lediglich für das extrakorporale Verfahren eine schärfere Antikoagulation erzielt werden. In solchen Fällen sollte ein High-flux-Dialysator verwendet werden, da nur so zumindest ein beträchtlicher Teil des Lepirudins auch wieder eliminiert werden kann. In solchen Fällen sollte lediglich vor Beginn des Verfahrens ein Bolus von ca. 0,025–0,05 mg/kg gegeben werden. Nach Dialyseende ist unbedingt eine ECT-Kontrolle und ggf. eine Anpassung der Bolusdosis vor dem nächsten Verfahren nötig. Bei kontinuierlichen Verfahren (z. B. CVVH) ebenfalls Bolusgabe und anschließend Perfusor mit ca. 0,005 mg/kg/h unter engmaschiger ECT-Kontrolle und ggf. erforderlicher Dosisanpassung.

▪▪▪ Therapieplanung

Die Therapiesteuerung einer Antikoagulation mittels Lepirudin erfolgt mittels der aPTT und der ECT. Für eine therapeutische Antikoagulation sollte die aPTT auf das ca. 1,5- bis 3fache verlängert sein. Gerade bei kritisch kranken Patienten liegt jedoch oft auch eine systemische Gerinnungsaktivierung vor, welche ebenfalls zu einer aPTT-Verlängerung führt, deshalb ist die aPTT als alleiniger Parameter bei Intensivpatienten zur adäquaten Therapiesteuerung nicht ausreichend. Wesentlich genauer und von einer anderweitigen Gerinnungsaktivierung unabhängiger ist die Messung der Ecarin clotting time (ECT), welche als recht neues Verfahren leider noch wenig etabliert ist [Hafner et al. 2000; Pötzsch et al. 1997]. Die ECT-Messergebnisse korrelieren im Gegensatz zur aPTT gut mit aufwändigeren direkten Messungen der Hirudinplasmaspiegel (chromogene Tests) und sind wesentlich sensitiver zur Detektion therapeutischer bzw. toxischer Hirudinspiegel. Für mittels der ECT korrelierte Hirudinspiegel gelten bisher noch Labor- und Verfahrensabhängig verschiedene Normbereiche (*Prophylaktische Antikoagulation:* 0,25–0,5 mg/l, *therapeutische Antikoagulation:* 0,5–1,5 mg/l), wobei nach eigenen Erfahrungen der jeweilige untere Grenzbereich als ausreichender und sicherer Zielbereich anzusehen ist.

▪▪▪ Komplikationen

Häufigste Komplikation ist die **Blutung infolge Überdosierung**, Akkumulation bei Niereninsuffizienz oder durch Nichtbeachtung einer anderweitig gesteigerten Blutungsneigung. In seltenen Fällen allergische Reaktionen und Unverträglichkeiten.

> **! Cave**
> Es existiert **bisher kein Antidot** zur Therapie oder Antagonisierung von Überdosierungen mit Lepirudin. Im Notfall ggf. Hämodialyse mit einem High-flux Dialysator zur beschleunigten Elimination.

12.3.3 Danaparoid

▪▪▪ Grundlagen

Danaparoid (Orgaran) ist eine heparinähnliche Substanz (Heparinoid), welche ebenfalls aus tierischer Darmmukosa gewonnen wird. Der antikoagulatorische Effekt wird durch eine Hemmung des aktivierten Faktors Xa erzielt. Danaparoid wird überwiegend renal eliminiert, die Therapiesteuerung erfolgt mittels einer auf Danaparoid abgestimmten Bestimmung des Anti-Faktor-Xa-Spiegels.

▪▪▪ Indikationen

Prophylaxe und Therapie von thromboembolischen Erkrankungen (▸ Abschnitt 12.3.1), wenn bei dem Patienten eine heparininduzierte Thrombozytopenie vom Typ II (HIT II) vermutet wird oder gesichert vorliegt (Kreuzreaktivität jedoch auch hier bis zu 5%).

▪▪▪ Kontraindikationen

- Überempfindlichkeit oder bekannte Allergie gegenüber Danaparoid
- In Schwangerschaft und Stillzeit nicht empfohlen, beim Vorliegen einer HIT Typ II jedoch keine Kontraindikation
- Bezüglich Erkrankungen mit einer erhöhten Blutungsgefährdung oder Gefäßverletzung gelten die gleichen Kautelen mit Risikoabschätzung im Einzelfall wie für Heparin.

▪▪▪ Methoden

▪▪ Prophylaktische Antikoagulation (Low-dose) (vgl. auch aktuelle Fachinformation):

2–3 × 750 IE/die subkutan (bei Körpergewicht >90 kg 2–3 × 1.250 IE/Tag subkutan)

▪▪ Therapeutische Antikoagulation (High-dose) (vgl. auch aktuelle Fachinformation):

Bolus 2500 IE intravenös (<55 kg: 1.250 IE; >90 kg: 3.750 IE), anschließend intravenöse Dauerinfusion von 400 IE/h für 4 h, dann 300 IE/h für 4 h und schließlich Erhaltungsdosis von 150–200 IE/h. Nach einigen Tagen kann der Patient mit HIT Typ II bei Bedarf auf eine subkutane High-dose-Applikation mit 2–3 × 1.500 IE/Tag umgestellt werden.

▪▪▪ Therapieplanung

Bei kritisch kranken Patienten und insbesondere bei eingeschränkter Nierenfunktion sollte eine Therapieüberwachung mittels regelmäßiger Bestimmung der auf Danaparoid abgestimmten Anti-Faktor-Xa-Spiegel erfolgen. Die Zielbereiche für den Anti-Xa-Spiegel liegen für eine prophylaktische Antikoagulation bei 0,2–0,4 IE/ml, für eine therapeutische Antikoagulation bei 0,4–0,8 IE/ml. Bei bestehender Niereninsuffizienz ist wegen kumulativer Effekte unter Umständen eine Dosisanpassung der Erhaltungsdosis notwendig. Da auch unter Danaparoid die Entwicklung einer HIT Typ II möglich ist, sollte des Weiteren eine Kontrolle der Thrombozytenzahl unter Therapie erfolgen.

▪▪▪ Komplikationen

Häufigste Komplikation ist die **Blutung infolge Überdosierung**, Akkumulation bei Niereninsuffizienz oder der Nichtbeachtung einer anderweitig gesteigerten Blutungsneigung. In seltenen Fällen allergische Reaktionen und Unverträglichkeiten. Es existiert **bisher kein Antidot** zur Therapie von Überdosierungen mit Danaparoid, eine Antagonisierung mit Protamin ist nur zum Teil wirksam und kann nicht empfohlen werden.

> **! Cave**
> Immunologische Kreuzreaktionen bei Vorliegen einer HIT Typ II sind möglich (bis zu 5%!).

12.3.4 GP IIb/IIIa Rezeptorantagonisten

▪▪▪ Grundlagen

Tirofiban (Aggrastat) und **Eptifibatid (Integrilin)** sind Antagonisten des GP IIb/IIIa-Rezeptors an der Thrombozytenoberfläche. Sie verhindern dort dosisabhängig insbesondere die Bindung von Fibrinogen an die GP IIb/IIIa-Rezeptoren und führen damit bei regelrechter Dosierung zu einer ca. 80%igen Hemmung der Thrombozytenfunktion bzw. zu einer Blockierung der Thrombozytenaggregation. Als Resultat ist eine deutliche Verlängerung der Blutungszeit zu beobachten, nach Absetzen einer regelrechten Medikamentendosierung kehrt die Thrombozytenfunktion nach ca. 4 h (Integrilin) bzw. nach ca. 8 h (Aggrastat) wieder zu ihrem Ausgangswert zurück. Die Elimination beider Substanzen erfolgt teilweise renal, bei schwerer Niereninsuffizienz muss daher eine Dosisreduktion erfolgen.

▪▪▪ Indikationen

Akutes Koronarsyndrom zusammen mit Azetylsalizysäure und Heparin entsprechend den jeweiligen Richtlinien (vgl. Akutes Koronarsyndrom, ▶ Kap. 19) sowie periinterventionell bei einer Koronarangioplastie (PTCA.)

▪▪▪ Kontraindikationen

- Überempfindlichkeit oder bekannte Allergie gegenüber GP IIa/IIIb Antagonisten
- Nur kurz zurückliegende Punktionen des Epiduralraumes oder eines nicht komprimierbaren größeren Blutgefäßes (Risikoabwägung)
- Bezüglich Erkrankungen mit einer erhöhten Blutungsgefährdung oder Gefäßverletzung (insbesondere intrakranielle Blutungen oder Ischämien) gelten die gleichen Kautelen mit Risikoabschätzung im Einzelfall wie für Heparin (▶ Abschnitt 12.3.1).

▪▪▪ Methoden

Tirofiban (Aggrastat): Intravenöser Bolus von 0,4 μg/kg/min über 30 min, anschließend Erhaltungsdosis mit 0,1 μg/

kg/min. Bei schwerer Niereninsuffizienz Dosisreduktion um jeweils 50% (vgl. auch aktuelle Fachinformationen).

Eptifibatid (Integrilin): Intravenöser Bolus von 180 µg/kg, anschließend Erhaltungsdosis mit 2 µg/kg/min. Bei schwerer Niereninsuffizienz Dosisreduktion (vgl. auch aktuelle Fachinformationen).

▪▪▪ Therapieplanung

Die Applikation sollte in Kombination mit Azetylsalizylsäure und therapeutischer Antikoagulation mit Heparin eingeleitet, die Dauerapplikation anschließend für maximal 48–72 h durchgeführt werden. Sollte im Verlauf die Notwendigkeit für eine intravenöse thrombolytische Therapie entstehen (z. B. transmuraler ST-Hebungsinfarkt), so ist die Applikation unmittelbar noch vor der geplanten Maßnahme zu beenden.

Eine **Therapieüberwachung** mittels gezielten Labormonitorings ist für die GP IIb/IIIa Rezeptorantagonisten **nicht möglich**. Es sollte jedoch eine engmaschige Verlaufskontrolle der therapeutischen Heparinisierung (aPTT) sowie der Thrombozytenzahl und des Hämoglobins als möglichen Blutungshinweisen erfolgen. Bei Hinweisen auf eine schwere Blutung oder einen drastischen Thrombozytenabfall ist die Applikation zu stoppen.

▪▪▪ Komplikationen

Häufigste Komplikation ist die **Blutung infolge Überdosierung**, Akkumulation bei Niereninsuffizienz oder der Nichtbeachtung einer anderweitig gesteigerten Blutungsneigung. **Es existiert kein Antidot** zur Therapie von Überdosierungen mit GP IIb/IIIa Rezeptorantagonisten. Sollte ein Infusionsstopp als Maßnahme nicht ausreichen, so ist theoretisch eine Hämodialyse zur beschleunigten Elimination beider Substanzen möglich.

Weitere mögliche Nebenwirkungen sind allergische Reaktionen und Thrombozytopenien.

Literatur

Hafner G et al. (2000) Methoden zur Bestimmung von Hirudin im Plasma. J Lab Med 24(4): 172–178

Jaenecke J (1996) Antikoagulanzien und Fibrinolyse. Georg Thieme Verlag, Stuttgart

Pötzsch B et al. (1997) Monitoring of recombinant hirudin: assessment of plasma-based ecarin clotting time assay. Thromb Res 86: 373–83

Warren BL et al. (2001) High-dose Antithrombin III in Severe Sepsis. JAMA 286: 1869–1878

12.4 Fibrinolyse

Christine Espinola-Klein

12.4.1 Allgemeine Grundlagen der Fibrinolyse

▪▪▪ Grundlagen

Thrombotische Verlegungen der arteriellen oder venösen Strombahn sind Auslöser akuter Ereignisse wie Myokardinfarkt, periphere arterielle Embolie und Schlaganfall auf der einen, sowie tiefer Venenthrombose und Lungenembolie auf der anderen Seite. **Fibrinolytika** sind Substanzen, die durch **Spaltung des Fibrins** einen fibrinreichen arteriellen oder venösen Thrombus (= Thrombolyse) auflösen können. Die Thrombolyse kann durch Gabe von Plasmin selbst (= direktes Fibrinolytikum) oder durch Substanzen, die körpereigenes Plasminogen zu Plasmin aktivieren (= indirekte Fibrinolytika) erreicht werden.

Die direkte Fibrinolyse durch Plasmin wird heute nicht mehr angewendet. Bei den indirekten Fibrinolytika handelt es sich in der Regel um technisch hergestellte Polypeptide. Gebräuchlich sind beispielsweise Streptokinase, Urokinase, Alteplase (= tissue Plasminogenaktivator, tPA), Reteplase (rekombinanter Plasminogenaktivator, rPA) und Tenecteplase. Die einzelnen fibrinolytischen Substanzen unterscheiden sich in ihren pharmakologischen Eigenschaften und werden daher unterschiedlich eingesetzt (◘ Tab. 12.12). Streptokinase und Anistreplase haben eine hohe Antigenität mit Bildung von Antikörpern, die bis zu 10 Jahren persistieren. Wird eine zweite Lyse notwendig, sollten daher andere Präparate verwendet werden.

▪▪▪ Indikationen

Siehe jeweilige Krankheitsbilder (► Kap. 12.4.2–12.4.6).

▪▪▪ Kontraindikationen

Alle Fibrinolytika bewirken eine **erhöhte Blutungsneigung**, daher müssen der Indikation absolute und relative Kontraindikationen gegenübergestellt werden. Zusammenfassend sind alle Pathologika, die mit einer erhöhten Blutungsneigung einhergehen, bei einer geplanten Fibrinolyse im weitesten Sinne als Kontraindikationen zu werten (Übersicht).

Tab. 12.12. Pharmakologische Daten einiger gebräuchlicher Fibrinolytika

Name	Handelsnamen (Beispiele)	$T_{1/2}$ [min]	Herkunft	Wirkungsweise	Antigenität
Streptokinase	Kabikinase Streptase	18–33	β-hämolysierende Streptokokken	Indirekter Plasminogenaktivator	Hoch
Urokinase	Rheothromb Urokinase	10–16	Humane Nierenzellen	Direkter Plasminogenaktivator	Keine
Anistreplase	Eminase	70–120	Streptokokken	Anisol-Plasminogen-Streptokinase-Aktivator-Komplex (APSAC)	Hoch
Alteplase (tPA)	Actilyse	4–6	rekombinante DNA	Direkter Plasminogenaktivator	Keine
Reteplase (rPA)	Rapilysin	10–15	rekombinante DNA	Direkter Plasminogenaktivator	Keine
Tenecteplase (TNK-tPA)	Metalyse	20–30	rekombinante DNA	Direkter Plasminogenaktivator	Keine

Wichtige Kontraindikationen bei geplanter Fibrinolyse

Absolute Kontraindikationen
- Hämorrhagischer Schlaganfall
- Ischämischer Schlaganfall in den letzten 6 Monaten
- Systemerkrankungen und Neoplasien des zentralen Nervensystems
- Hämorrhagische Diathese, manifeste oder kurz zurückliegende Blutung
- Z.n. Organpunktionen und Operationen in den letzten 3 Wochen bzw. in den letzten 2 Monaten bei zerebralen Eingriffen
- Gastrointestinale Blutung in den letzten 4 Wochen
- Aortendissektion
- Septische Thrombolyse

Relative Kontraindikationen
- Transient ischämische Attacke in den letzten 6 Monaten
- Erkrankungen der Lunge mit erhöhtem Blutungsrisiko
- Erkrankungen des Gastrointestinaltraktes mit erhöhtem Blutungsrisiko
- Leber- und Niereninsuffizienz (Probleme der Steuerbarkeit)
- Schwangerschaft, erste Woche nach Geburt
- Intraokuläre Blutungen und ausgeprägte diabetische Retinopathie
- Floride Endokarditis
- Nicht einstellbarer Bluthochdruck (Gefahr einer zerebralen Blutung)
- Hoher Antistreptolysintiter nach Streptokokkeninfektion (bei geplanter Streptokinase- und Urokinaselyse)
- Nephrolithiasis
- Pankreatitis
- Allgemeine schwere Gefäßsklerose (hohes intrakranielles Blutungsrisiko)
- Hohes Alter (>75 Jahre)
- Therapie mit oralen Antikoagulanzien

▪▪▪ Methoden allgemein

Die Wirksamkeit der Fibrinolytika setzt einen hohen Fibringehalt im Thrombus voraus; alte und damit organisierte Thromben sind daher einer medikamentösen Fibrinolyse nur schwer zugänglich. Wie lange nach Entstehung eines Thrombus eine Fibrinolyse noch sinnvoll ist, ist für verschiedene Gefäße und Krankheitsbilder unterschiedlich. In großen Gefäßen bleibt ein hoher Fibringehalt über längere Zeit erhalten, sodass beispielsweise ein Beckenarterienverschluss auch durch eine Spätlyse noch erfolgreich behandelt werden kann, während das Zeitfenster für eine Erfolg versprechende

Fibrinolyse bei einem Verschluss der Koronararterien nur kurz ist. Hinzu kommen auch Besonderheiten der jeweiligen Gefäßregionen und Organsysteme, die Indikationen zur Fibrinolyse und Zeitfenster bestimmen. Im Einzelfall müssen in Abhängigkeit von Krankheitsbild, Thrombusalter und Thrombuslokalisation zu erwartender Nutzen und Nebenwirkungen gegeneinander abgewogen werden. Die **Fibrinolyse kann** prinzipiell **systemisch**, durch Infusion des Fibrinolytikums in eine periphere Vene, **oder lokal** in die betroffene Arterie oder Vene erfolgen. Den Vorteilen einer lokalen Fibrinolyse mit niedrigerer systemischer Blutungsgefahr stehen auf der anderen Seite eine höhere Invasivität des Verfahrens und eine höhere Rate lokaler Komplikationen durch den Lysekatheter gegenüber.

12.4.2 Fibrinolyse bei Herzinfarkt

▪▪▪ Grundlagen

Eine Wiederherstellung der Koronarperfusion ist prinzipiell pharmakologisch durch Fibrinolyse oder mechanisch durch perkutane Intervention möglich [Borsma et al. 2003]. Die Effektivität einer fibrinolytischen Therapie bei einem Myokardinfarkt wurde an mehr als 150.000 Patienten in verschiedenen Studien belegt, in 70–80% der Fälle ist mit einer erfolgreichen Wiedereröffnung des Infarktgefäßes zu rechnen (TIMI II–IV Fluss).

▪▪▪ Indikationen

Wenn die Möglichkeit einer Koronarangiographie besteht, wird in der Regel eine direkte mechanische Rekanalisation mittels perkutaner transluminaler Koronarangioplastie (PTCA) versucht. Nach aktueller Studienlage und Empfehlungen der kardiologischen Fachgesellschaften wie der Deutschen Gesellschaft für Kardiologie ist eine Akut-PTCA effektiver als eine Fibrinolyse und sollte wenn möglich bevorzugt eingesetzt werden [Keeley et al. 2003; Hamm 2004].

Nach den Ergebnissen der FFT-Studie ist belegt, dass bei Durchführung einer Lyse innerhalb der ersten 6 h nach Symptombeginn bei Patienten mit ST-Streckenhebung oder neuem Linksschenkelblock 30 Todesfälle pro 1.000 behandelter Patienten verhindert werden können [Fibrinolytic Therapy Trialists' (FTT) Collaborative Group 1994]. Wird die Fibrinolyse zwischen der 7. und 12. h nach Symptombeginn durchgeführt, so können 20 Todesfälle pro 1.000 behandelter Patienten verhindert werden. Für spätere Therapiezeitpunkte konnte in dieser Untersuchung kein Vorteil der Fibrinolyse mehr nachgewiesen werden.

Wenn keine Möglichkeiten einer invasiven Diagnostik und interventionellen Therapie gegeben sind, kann bei fehlenden Kontraindikationen bei Patienten mit klinischen Symptomen eines akuten Myokardinfarkts und ST-Streckenhebung bzw. neu aufgetretenem Linksschenkelblock eine fibrinolytische Therapie sofort durchgeführt werden, wenn seit Symptombeginn weniger als 12 h vergangen sind [Thiemann 2000; Hamm 2004] (Übersicht).

Indikationen zur Fibrinolyse beim akuten Myokardinfarkt (modifiziert nach Hamm 2004)

- ST-Streckensenkung ≥0,1 mV in ≥2 zusammenhängenden Extremitätenableitungen
- Und/oder >0,2 mV in >2 zusammenhängenden Brustwandableitungen
- Oder Linksschenkelblock mit infarkttypischer Symptomatik

▪▪▪ Kontraindikationen

Siehe Übersicht in ▶ Abschnitt 12.4.1.

▪▪▪ Therapieplanung

Zusätzlich zur fibrinolytischen Therapie wird bei fehlenden Kontraindikationen **Azetylsalizylsäure (ASS)** empfohlen. Die ISIS-2-Studie konnte den Vorteil einer zusätzlichen Behandlung mit ASS belegen, wonach ca. 50 Leben pro 1.000 Patienten gerettet werden können [Second International Study of Infarction Survival Collaborative Group 1988].

Dosierung

Initialdosis: entweder 250 mg ASS i.v. oder 150–325 mg ASS oral
Langzeittherapie: 75–150 mg täglich sind ausreichend

Durch ASS kann nur eine partielle Thrombozytenaggregationshemmung erzielt werden, Glykoprotein-IIb/IIIa (GP IIb/IIIa) Rezeptorantagonisten sind diesbezüglich effektiver (▶ Abschnitt 12.3.4). Der Einsatz von GP IIb/IIIa Rezeptorantagonisten zusätzlich zu einer halb-dosierten Fibrinolyse wurde in zwei großen Studien untersucht und führte zu einer Reduktion der Reinfarktrate [Topol 2001]. Dennoch sollte dieses Therapiekonzept nur im Einzelfall eingesetzt werden, da mit einer deutlichen Zunahme zerebraler Blutungen zu rechnen ist.

Der Einsatz von **Heparin als Begleitmedikation** zu Alteplase führt zwar nicht zu einer Verbesserung der Auflösung koronarer Thromben, verbessert aber die Offenheitsrate nach einer Fibrinolyse [de Bono 1992]. In Kombination mit Streptokinase konnte kein Vorteil einer Heparinisierung nachgewiesen werden [The GUSTO Angiographic Investigators 1993]. Als Therapiedauer werden 24–48 h empfohlen, eine Verlängerung der Heparinisierung zeigte keine Vorteile. Die Heparintherapie sollte aPTT-gesteuert erfolgen (Tab. 12.13).

Der Einsatz von niedermolekularen Heparinen beim akuten Myokardinfarkt wurde in zahlreichen Studien untersucht, es gibt jedoch nur wenige Untersuchungen zur Kombination von niedermolekularen Heparinen mit Fibrinolytika. In der ASSENT-3-Studie wurde Enoxaparin in Kombination mit Tenecteplase untersucht und führte zu einer Reduktion der frühen Reinfarktrate verglichen mit Heparin [The **as**sessment of the **s**afety and **e**fficiacy of a **n**ew **t**hrombolytic regimen (ASSENT)-3 investigators 2001]. Jedoch zeigten Ergebnisse der ASSENT-3plus-Studie, dass bei prähospitaler Applikation von niedermolekularem Heparin zerebrale Blutungskomplikationen bei älteren Patienten (>75 Jahre) häufiger waren [Gore 1995]. Derzeit werden von den kardiologischen Fachgesellschaften noch keine Empfehlungen zur Kombination von Fibrinolytika mit niedermolekularen Heparinen gegeben, weitere Studien sind erforderlich.

Technik

Die Fibrinolyse wird beim Myokardinfarkt in der Mehrzahl der Fälle intravenös durchgeführt. Eine intrakoronare Fibrinolyse ist zwar technisch möglich und effektiv, wird aber nur selten durchgeführt.

Ergebnisse und Komplikationen

Unter einer Fibrinolyse nimmt die Inzidenz von vorwiegend hämorrhagischen **Schlaganfällen** signifikant zu. Es ist insgesamt mit 2 Schlaganfällen pro 1.000 behandelten Patienten zu rechnen [**F**ibrinolytic **T**herapy **T**rialists' (FTT) Collaborative Group 1994; Thiemann 2000]. Bei 4–13% der Patienten treten im Rahmen einer Fibrinolyse nichtzerebrale **Blutungskomplikationen** auf. Das Risiko für Blutungskomplikationen ist bei älteren Personen, Frauen, bei niedrigem Körpergewicht, nach früheren Schlaganfällen oder bei Hypertonie höher. Bei Gabe von Streptokinase kann es zu **hypotonen Kreislaufreaktionen** kommen, allergische Reaktionen sind sehr selten. Die Durchführung einer Fibrinolyse ist bei älteren Patienten (>75 Jahre) nicht unproblematisch, da hier mit einer höheren Blutungsrate bei niedrigerer Erfolgsrate zu rechnen ist [Van de Werft 2003; Thiemann 2000]. Dennoch konnte auch für diese Patientengruppe bei Durchführung der

Tab. 12.13. Häufig verwendete fibrinolytische Regimes beim akuten Myokardinfarkt [mod. nach Hamm 2004]

Präparat	Initiale Therapie	Heparinbegleittherapie
Streptokinase Anistreplase	1,5 Mio Einheiten (U) über 30–60 min 30 Einheiten (U) in 5 min i.v.	Keine Intialgabe Heparin nach 12–24 h
Alteplase (tPA)	15 mg i.v. Bolus, dann 0,75 mg/kgKG über 30 min i.v., dann 0,50 mg/kgKG über 60 min i.v. maximale Gesamtdosis 100 mg	i.v. Bolus: 60 U/kgKG, maximal 4.000 U i.v. Infusion: 12 U/kgKG/h über 48 h, maximal 1.000 U/h Ziel aPTT 50–70 s
Reteplase (rPA)	2 × Bolus von 10 Einheiten (U) i.v. im Abstand von 30 min	i.v. Bolus: 60 U/kgKG, maximal 5000 U i.v. Infusion: 12 U/kg/h über 48 h, maximal 1.000 U/h Ziel aPTT 50–70 s
Tenecteplase (TNK-tPA)	einzelner i.v. Bolus von 30 mg bei <60 kgKG 35 mg bei 60–70 kgKG 40 mg bei 80–90 kgKG 50 mg bei >90 kgKG	i.v. Bolus: 60 U/kgKG, maximal 5.000 U i.v. Infusion: 12 U/kg/h über 48 h, maximal 1.000 U/h Ziel aPTT 50–75 s

Lyse innerhalb der ersten 12 h eine signifikante Reduktion der Sterblichkeit erzielt werden.

Im Vergleich von Streptokinase, Alteplase und Anistreplase konnte kein signifikanter Unterschied in der Mortalität nach Myokardinfarkt festgestellt werden. Das Risiko für einen Schlaganfall war jedoch in einigen Studien unter Alteplase und Anistreplase höher als unter Streptokinase [ISIS-2-Studie 19988]. In einigen Studien konnte belegt werden, dass eine zusätzliche Therapie mit Heparin die Prognose verbessert Im Vergleich zu Alteplase zeigten Tenecteplase und Reteplase in verschiedenen Untersuchungen vergleichbare Ergebnisse für die Gesamtprognose. Insgesamt sind jedoch durch die Bolusapplikation (längere Halbwertzeit) die Handhabung der Präparate besonders in der prähospitalen Phase einfacher und Blutungskomplikationen seltener. Die Wahl des geeigneten Fibrinolytikums hängt jedoch im Einzelfall vom Risiko-Nutzen-Verhältnis und der Verfügbarkeit ab.

▪ ▪ ▪ Wertung

Die Fibrinolyse stellt eine Möglichkeit zur raschen Rekanalisation eines Koronargefäßes dar, wenn der Patient einer sofortigen Koronarangiographie und Intervention nicht zugeführt werden kann [Hamm 2004].

12.4.3 Fibrinolyse bei Lungenembolie

▪ ▪ ▪ Grundlagen

Die primäre Therapie der Lungenembolie ist eine Antikoagulation mit Heparinen und Marcumar zur Vermeidung von Appositionsthromben. Die Thrombolyse bei Lungenembolie wird nicht **in jedem Fall empfohlen** und ist bestimmten Situationen vorbehalten.

▪ ▪ ▪ Indikationen

Obwohl die Fibrinolyse seit mehr als 30 Jahren zur Therapie der Lungenembolie eingesetzt wird, ist letztlich umstritten, wann die Indikation zu einer Lysetherapie gestellt werden sollte [Hach-Wunderle 2002].

Ist die Lungenstrombahn zu mehr als 50% verlegt (Miller-Index >17), kommt es zu einem massiven Anstieg der rechtsventrikulären Nachlast. Die häufigste Todesursache bei Lungenembolie ist das Rechtsherzversagen, daher werden das **Vorliegen und das Ausmaß der rechtsventrikulären Dysfunktion** als wichtiger Parameter in die Indikationsstellung zur Fibrinolyse einbezogen. In einer prospektiven, randomisierten, multizentrischen Untersuchung (MAPPET-3) konnte gezeigt werden, dass eine frühe Fibrinolyse mit Alteplase einen günstigen Einfluss auf die Prognose auch von Patienten mit submassiver Lungenembolie hat, wenn echokardiographisch eine Rechtsherzbelastung nachgewiesen war.

Nach aktueller Datenlage besteht Konsens, dass bei **Patienten mit massiver Lungenembolie, manifestem Rechtsherzversagen und klinischer Instabilität** eine Fibrinolyse indiziert ist, da diese Patienten eine sehr hohe Mortalität haben [Konstantinides 2003]. Patienten mit Lungenembolie ohne Rechtsherzbelastung und ohne pulmonale Hypertonie haben auch unter alleiniger Heparintherapie eine gute Prognose, hier ist eine Thrombolyse nicht zu empfehlen. Umstritten ist die Indikationsstellung zur Fibrinolyse derzeit noch bei Patienten mit submassiver Lungenembolie und Rechtsherzbelastung. Laborchemische Parameter wie die kardialen Troponine I und T können wichtige Zusatzinformationen zur Risikostratifizierung bieten. Insbesondere scheint der negativ prädiktive Wert hoch zu sein, sodass bei fehlendem Troponin-T- oder -I-Anstieg ein günstiger klinischer Verlauf zu erwarten ist [Konstantinides 2003].Angesichts der aktuellen Datenlage ist demnach bei Patienten mit submassiver Lungenembolie und Rechtsherzbelastung im Einzelfall die Indikation zur Fibrinolyse unter Abwägen des individuellen Blutungsrisikos zu treffen.

▪ ▪ ▪ Kontraindikationen

Siehe Übersicht in ▶ Abschnitt 12.4.1.

▪ ▪ ▪ Therapieplanung

Die ersten Fibrinolysen bei Lungenembolie wurden mit einer 24-stündigen Infusion Streptokinase oder Urokinase durchgeführt. Inzwischen konnte gezeigt werden, dass **kürzere Infusionsdauern mit Bolusgaben bessere Ergebnisse** bei einer niedrigeren Komplikationsrate zeigten. 1990 wurde von der FDA (Food and Drug Administration) eine kontinuierliche Infusion von 100 mg Alteplase über 2 h zugelassen.

▪ ▪ ▪ Komplikationen und Ergebnisse

Die Thrombolyse ist bezogen auf hämodynamische und angiographische Parameter einer alleinigen Heparintherapie überlegen. Die hämodynamischen Vorteile einer Thrombolyse gegenüber einer kontinuierlichen Heparinisierung sind jedoch auf die ersten Stunden und Tage nach dem Akutereignis beschränkt. Demgegenüber steht ein nicht zu vernachlässigendes **Blutungsrisiko** von bis zu

20% bedeutenden Blutungen und 2% zerebrovaskulären Blutungen.

▪▪▪ Wertung

Es erscheint wichtig, vorab die Patienten zu identifizieren, die von einer Fibrinolyse profitieren und bei denen man das Blutungsrisiko in Hinblick auf die Gesamtprognose in Kauf nehmen muss.

12.4.4 Peripher venöse Fibrinolyse

▪▪▪ Grundlagen

Die Akuttherapie der tiefen Beinvenenthrombose hat einerseits eine Besserung des lokalen Befundes andererseits die Prophylaxe der Bildung von Appositionsthromben zum Ziel [Fries u. Böhm 2003]. Die Standardtherapie der tiefen Venenthrombose bildet derzeit die Antikoagulation, meist mit subkutan applizierten niedermolekularen Heparinen, gefolgt von einer überlappend eingeleiteten oralen Antikoagulation. Im Idealfall kommt es zur raschen vollständigen Rekanalisation mit Erhalt der Funktion der tiefen Venenklappen.

▪▪▪ Indikationen

In älteren Untersuchungen wurde eine Reduktion von postthrombotischen Syndromen nach Thrombolyse im Vergleich zur alleinigen Antikoagulation beobachtet. Möglicherweise kann aber durch konsequente Kompressionstherapie ein ähnlicher Effekt erzielt werden [Wells u. Forster 2001].

▪▪▪ Kontraindikationen

Siehe Übersicht in ▶ Abschnitt 12.4.1.

▪▪▪ Therapieplanung

Zur Thrombolyse bei tiefer Venenthrombose sind Streptokinase und Urokinase zugelassen [Hach-Wunderle et al. 2002].

▪▪▪ Komplikationen und Ergebnisse

Bei bis zu 15% der Patienten ist mit relevanten Blutungskomplikationen zu rechnen, bei 1,5% der Patienten treten zerebrale Blutungen auf. Blutungen sind bei älteren Patienten deutlich häufiger zu finden als bei jüngeren.

Auch bei rascher Thrombolyse nach Erstdiagnose einer tiefen Venenthrombose ist in maximal 60% der Fälle mit einer vollständigen Rekanalisation zu rechnen (◘ Tab. 12.14). Darüber hinaus kann auch bei sofortiger erfolgreicher Thrombolyse bereits eine Destruktion der tiefen Venenklappen persistieren.

◘ Tab. 12.14. Erfolgsraten der Thrombolyse in Abhängigkeit vom Alter der Thrombose

Thrombosealter	Thrombusauflösung
<7 Tage	Vollständige Thrombusauflösung bei 50–60% der Patienten Partielle Thrombusauflösung bei 20–30% der Patienten
7–14 Tage	Vollständige Thrombusauflösung bei 20–35% der Patienten Partielle Thrombusauflösung bei 30–50% der Patienten

▪▪▪ Wertung

Die Thrombolyse der tiefen Beinvenenthrombose bleibt einzelnen Indikationen vorbehalten. Insbesondere bei einer ausgedehnten Mehretagen-Thrombose, bei einem Lebensalter unter 50 Jahren und bei einem geschätzten Thrombosealter von weniger als 7 Tagen ist die Durchführung einer Thrombolyse zu überlegen [Hach-Wunderle et al. 2002].

12.4.5 Peripher arterielle Fibrinolyse

▪▪▪ Grundlagen

Siehe ▶ 12.4.1.

▪▪▪ Indikationen

Die systemische Thrombolyse kann bei akuter thrombotischer oder embolischer Extremitätenischämie überlegt werden. Die Ergebnisse sind besser bei einem Therapiebeginn in den ersten 72 h nach Symptomeintritt, aber auch deutlich ältere Läsionen können im Einzelfall erfolgreich behandelt werden.

▪▪▪ Kontraindikationen

Siehe Übersicht in ▶ Abschnitt 12.4.1.

▪▪▪ Therapieplanung

In den frühen 70er-Jahren wurden erste Untersuchungen mit systemischer Thrombolyse bei akuter thrombotischer oder embolischer Extremitätenischämie publiziert. In diesen Arbeiten wird eine Rekanalisationsrate von 40–60% angeben. Demgegenüber konnten bei einem Drittel der Patienten zum Teil schwere Blutungskomplikationen festgestellt werden [Amery et al. 1970]. 1974 wurden von Dotter und Mitarbeiter erstmals niedrig dosierte Thrombolytika (Streptokinase) lokal appliziert und die Autoren beobachteten eine gute Wirksamkeit bei verminderten Blutungskomplikationen [Dotter et al. 1974].

▪▪▪ Komplikationen und Ergebnisse

Thrombembolische Verschlüsse waren einer Thrombolyse besser zugänglich als chronische atherosklerotische Verschlüsse. In weiteren Untersuchungen konnte belegt werden, dass eine **intraarterielle Lyse sowohl mit Streptokinase, mit Urokinase als auch mit Alteplase effektiv** ist, die Erfolgsraten betrugen zwischen 50 und 85%. Ein weiterer Vorteil der lokalen Lyse ist die angiographische Darstellung lokaler Stenosen, die zusätzlich interventionell oder operativ behandelt werden können. Der Lysekatheter verbleibt oft mehrere Tage im Gefäß, was in 6–20% zu lokalen Komplikationen (meist Blutung oder Thrombembolie) führen kann. Dennoch konnte im Vergleich von Alteplase intraarteriell, Alteplase i.v. und Streptokinase intraarteriell mit intraarterieller Alteplase-Gabe die höchste Reperfusionsrate bei niedrigster Komplikationsrate erreicht werden. Ebenfalls konnte belegt werden, dass **Urokinase und Alteplase bei der lokalen Thrombolyse gleichwertig und einer Lyse mit Streptokinase überlegen** sind. Bei direktem Vergleich von intraarterieller Lyse (Alteplase oder Urokinase) und operativer Intervention musste eine multizentrische Studie wegen **Überlegenheit der Thrombektomie vorzeitig abgebrochen werden.**

In der TOPAS-Studie (Thrombolysis **or P**eripheral **A**rterial **S**urgery) wurden 3 verschiedene Urokinase-Dosierungen im Vergleich zur operativen Intervention untersucht. Der primäre Endpunkt – Überleben ohne Amputation – unterschied sich nach 6 Monaten in beiden Gruppen nicht (Urokinase 72%; Operation 75%). Patienten in der Urokinase-Gruppe hatten jedoch **signifikant mehr Blutungskomplikationen** als Patienten, die operativ behandelt wurden.

Einige Untersucher setzten intraoperativ bei einer Thrombektomie eine **lokale Lyse** ein. Die Blutungskomplikationen waren geringer als unter mehrtägiger lokaler Thrombolyse. Bisher ist jedoch nicht klar, ob diese Therapie zu einer Verminderung der Amputationsrate führt.

Keine Studie konnte belegen, dass **Heparin** oder **orale Antikoagulanzien** alleine die Prognose für die betroffene Extremität nach akutem Verschluss signifikant verbessern. Dennoch wird eine Heparinisierung im klinischen Alltag häufig vor, während und nach einer Revaskularisation eingesetzt. Die wichtigste Rolle einer Antikoagulation nach Extremitätenischämie ist die der Rezidivprophylaxe. Nach einem thrombotischen Verschluss kommt es häufig nach ca. 6–8 h zur Ausbildung von Appositionsthromben, die durch eine Antikoagulation limitiert werden können. Eine Heparinisierung oder orale Antikoagulation kann nach einem akuten arteriellen Verschluss ein Rezidiv in 75% der Fälle verhindern.

▪▪▪ Wertung

Die lokale **Thrombolyse** kann zusammenfassend **nicht als Standardtherapie bei akuter Extremitätenischämie** empfohlen werden. Dennoch ist die intraarterielle Thrombolyse im Einzelfall der Operation überlegen, beispielsweise bei hohem Operationsrisiko oder bei distalem Embolus, der einer Operation nicht zugänglich ist.

12.4.6 Zerebrale Fibrinolyse

▪▪▪ Grundlagen

Beim ischämischen Schlaganfall kommt es meist zu einem partiellen oder kompletten Gefäßverschluss, der innerhalb weniger Minuten zu einer Infarzierung in einem umschriebenen Hirnareal führt (»zentraler Infarktkern«). In der direkten Umgebung des zentralen Infarktkernes befindet sich noch funktionstüchtiges Gehirngewebe, das bei rascher Wiederherstellung der Perfusion gerettet werden kann. Dieses Hirngewebe (»ischämische Penumbra«; ▶ Kap. 38.2) ist in seiner Ausdehnung abhängig vom regionalen Blutfluss der Lokalisation des Gefäßverschlusses, der Ischämiedauer und dem Ausmaß einer Kollateralisation. Mit zunehmender Dauer der Ischämie wird das endgültige Infarktareal größer und die Penumbra kleiner (»time is brain«).

▪▪▪ Indikationen

Eine intravenöse Fibrinolyse ist bei selektionierten Patienten innerhalb der ersten 3 h nach Symptombeginn effektiv. Die Behandlung mit rtPA ist umso effektiver, je früher mit der Therapie innerhalb des 3-Stunden-Fensters begonnen wird. In Einzelfällen konnte auch nach mehr als 3 h noch ein positiver Effekt der rtPA-Lyse nachgewiesen werden. Aus einer Metaanalyse geht hervor, dass für das Zeitfenster der ersten 3 h nach Symptombeginn 7 Patienten behandelt werden müssen, um einen Todesfall bzw. Invalidität zu verhindern (»number needed to treat«). In einem Zeitfenster zwischen 3 und 6 h müssen 25 Patienten behandelt werden, um ein Ereignis zu verhindern. Der Einsatz einer Fibrinolyse außerhalb des 3-Stunden-Fensters sollte daher Einzelfällen vorbehalten bleiben.

▪▪▪ Kontraindikationen

Siehe Übersicht in ▶ Abschnitt 12.4.1.

▪▪▪ Therapieplanung

Zum Einsatz bei zerebrovaskulärer Ischämie ist seit 1996 rtPA zugelassen. Bis jetzt ist rtPA das einzige Fibrinolytikum, das bei der zerebralen Ischämie eingesetzt wird. Eine Fibrinolyse kann erst nach computertomographischem Ausschluss einer Blutung begonnen werden. Klinisch sind differenzialdiagnostisch andere Ursachen der Symptomatik (Epilepsie, Migräne etc.) auszuschließen. Die Patienten sollten während der Thrombolyse und über weitere 24 h intensivmedizinisch überwacht werden.

Dosierung

Nach aktuellen Empfehlungen sollte mit einer rtPA-Dosis von 0,9 mg/kgKG begonnen werden (Maximaldosis 90 mg). 10% der Gesamtdosis werden als intravenöser Bolus über 1–2 min, der Rest über 1 h infundiert [Aichner u. Topakian 2003].

▪▪▪ Komplikationen und Ergebnisse

Bei zerebrovaskulären Insulten ist besonders problematisch, dass eine Fibrinolyse zerebrale Blutungen auslösen kann, was letztlich zu einer Verschlechterung der neurologischen Symptomatik führt. In einer Metaanalyse verschiedener Studien betrug die Rate an großen, raumfordernden parenchymatösen Hämorrhagien 5,8% unter rtPA und 1% unter Placebo. Dennoch war **insgesamt die Prognose unter rtPA besser als unter Placebo**. Je schwerer die neurologische Symptomatik ist und je ausgedehnter das Infarktereignis, umso größer ist das Blutungsrisiko unter rtPA Lyse. Weitere Risikofaktoren für eine Hämorrhagie unter rtPA zeigt die Übersicht.

Risikofaktoren für eine intrazerebrale Blutung unter rtPA-Lyse (mod. nach Aichner u. Topakian 2003)

- Initial schwere Schlaganfallsymptomatik
- Ausgedehnte Ischämiefrühzeichen in der initialen CCT
- Erhöhter Nüchternblutzucker oder Diabetes mellitus
- Bekannte KHK
- Hoher Blutdruck
- Hohes Alter
- Vorbehandlung mit Antithrombotika

▪▪▪ Wertung

Der Einsatz einer rtPA-Lyse beim akuten ischämischen Schlaganfall ist nicht sehr verbreitet. Weltweit werden weniger als 2% aller Schlaganfallpatienten lysiert. Die wichtigsten Gründe hierfür sind das kurze Zeitfenster von weniger als 3 h, das nur selten erreicht wird, und die Befürchtung, eine zerebrale Hämorrhagie zu verursachen.

Literatur

Aichner F, Topakian R (2003) Thrombolyse bei akutem ischämischem Schlaganfall. Kardiol 10 (Suppl E): 16–19

de Bono D, Simoons ML, Tijssen J et al. (1992) Effect of early intravenous heparin on coronary patency, infarct size, bleeding complications after alteplase thrombolysis: Study Group trial. Br Heart J 67: 122–128.

Borsma E, Mercado N, Poldermans D et al. (2003) Acute myocardial infarction. Lancet 361: 847–858.

Dotter CT, Rosch J, Seaman AJ. (1974) Selective clot lysis with low-dose streptokinase. Radiology 111: 31–37

Fibrinolytic Therapy Trialists' (FTT) Collaborative Group (1994) Indications for fibrinolytic therapy in suspected acute myocardial infarction. Lancet 1994; 343: 311–322

Fries R, Böhm M. (2003) Tiefe Beinvenenthrombose-Therapie. Dtsch Med Wochenschr 128: 999–1002

Gore JM, Granger CB, Simoons ML et al. Stroke after thrombolysis. Mortality and finctional outcomes in the GUSTO-I trial. Circulation 1995; 92: 2811–2818.

Hach-Wunderle V et al. (2002) Leitlinien zur Diagnostik und Therpaie der Venenthrombose und Lungenembolie der Deutschen Gesellschaft für Angiologie, Gesellschaft für Gefäßmedizin. VASA 31: Suppl 60: 1–19

Hamm CW (2004) Leitlinien: Akutes Koronarsyndrom . Teil 2: Akutes Koronarsyndrom mit ST-Hebung. Z Kardiol 93: 324–341

ISIS-2 (Second International Study of Infarction Survival) Collaborative Group (1988) Randomised trial of intravenous streptokinase, oral aspirin, both, or neither among 17,187 cases of suspected acute myocardial infarction. Lancet ii: 349–360

Keeley EC, Boura JA and Grines CL (2003) Primary angioplasty versus intravenous thrombolytic therapy for acute myocardial infarction: a quantitative review of 23 randomized trials. Lancet 361: 13–20

Konstantinides S (2003) Thrombolyse bei akuter Lungenembolie: neue Bewegung in einer alten Diskussion. Fibrinolyse 2003; 1: 2–7

The assessment of the safety and efficiacy of a new thrombolytic regimen (ASSENT)-3 investigators (2001) Efficiacy and safety of tenecteplase in combination with enoxyparin, abciximab, or unfractionated heparin. Lancet 358: 605–613

The GUSTO Angiographic Investigators (1993) The effects of Tisssue plasminogen activator, streptokinase, or both on coronary artery patency, ventricular function and survival after acute myocardial infarction. N Engl J Med 1993; 22: 1615–1622

The international Study Group (1990) In-hospital mortality and clinical course of 20,891 patients with suspected acute myocardial infarction randomised between alteplase and streptokinase with or without heparin. Lancet 336: 71–75

Thiemann DR, Coresh J, Schulman SP et al. (2000) Lack for benefit of intravenous thrombolysis in patients with acute myocardial infarction who are older than 75 years. Circulation 101: 2239–2246

Topol EJ. The GUSTO V investigators (2001) Reperfusion therapy for acute myocardial infarction with fibrinolytic therapy or combination reduced fibrinolytic therapy and platelet glycoprotein Iib/IIIa inhibition. Lancet 357: 1905–1914

Van de Werft F, Ardissino D, Betriu A et al. (2003) The Tasc Force on the Management of acute myocardial infarction of the European Society of Cardiology. Eur Heart J 24: 28–66

Wells PS, Forster A. (2001) Thrombolysis in deep venous thrombosis; is there still an indication? Thromb Haemost 86: 499–505

Elektrotherapie

Bernd Nowak, Thorsten Lewalter

13.1 Passagere Schrittmacher

Grundlagen

Ein passagerer Schrittmacher dient entweder zur Therapie höhergradiger Bradykardien, die reversibel sind, oder – bei nicht reversiblen Bradykardien – bis zur Versorgung mit einem permanenten Schrittmacher. Außerdem ist die Terminierung oder Unterdrückung tachykarder Rhythmusstörungen möglich. Die **transvenöse Stimulation** stellt hierbei die sicherste Technik dar, insbesondere für den längeren Einsatz, während die **transkutane Stimulation** den Vorteil hat, einfach und schnell einsetzbar zu sein, wobei die Sicherheit einer effektiven Stimulation etwas geringer ist. Letztere ist daher Methode der Wahl bei Notfallsituationen und bei prophylaktischer Indikation [Altamura et al. 1990, Cummins et al. 1993, Francis et al. 1994, Zoll 1990].

Indikationen

- Alle **symptomatischen** oder **hämodynamisch wirksamen Bradykardien**, die nicht rasch auf eine medikamentöse Therapie ansprechen, wie Sinusbradykardien oder höhergradige AV-Blockierungen.
- **Akuter Myokardinfarkt**: AV-Block II (Typ-Mobitz) und AV-Block III, Wechsel zwischen Rechts- und Linksschenkelblock und neu aufgetretener bifaszikulärer Block.
- **Behandlung von Tachykardien**: Terminierung von supraventrikulären oder ventrikulären Tachykardien durch Überstimulation, Unterdrückung von bradykardie-assoziierten ventrikulären Tachykardien oder Torsade-de-Pointes-Tachykardien (Altamura).
- **Prophylaktischer Einsatz** bei: Einschwemmkatheter mit vorbestehendem Linksschenkelblock, Kardioversion bei intermittierenden Bradykardien, Einsatz bradykardisierender Pharmaka, Endokarditis mit Beteiligung des Reizleitungssystems und neu aufgetretenem Schenkelblock oder AV-Block, Schrittmacherexplantation bei schrittmacherabhängigen Patienten.

Durch eine externe Stimulation mit niedriger Amplitude unterhalb der Reizschwelle kann ein **implantierter Schrittmacher**, z. B. zu diagnostischen Zwecken, **überstimuliert** und damit inhibiert werden, da das implantierte Aggregat die externen Impulse als herzeigene Aktionen interpretiert [Francis et al. 1994].

Kontraindikationen

Eine absolute Kontraindikation besteht bei **schwerer Hypothermie**, da hier eine Stimulation therapierefraktäres Kammerflimmern auslösen kann. Relative Kontraindikationen für eine transvenöse Stimulation bestehen bei Trikuspidalprothesen, Digitalisintoxikation mit rezidivierenden ventrikulären Tachykardien und bei ausgeprägten Gerinnungsstörungen.

Methoden

Die **transvenöse Stimulation** erfolgt über passagere, überwiegend bipolare Stimulationselektroden mit einem

Durchmesser von 3–6 F. Diese werden im rechtsventrikulären Apex oder im rechten Vorhof positioniert. Der distale Pol fungiert als negativer Pol (Kathode).

Passagere Schrittmacher sind batteriebetrieben und stellen neben der **asynchronen Stimulation** (VOO/AOO), die in Notfallsituationen eingesetzt wird, die bedarfsgesteuerte **VVI/AAI-Stimulation** zur Verfügung. Die folgenden Parameter müssen eingestellt werden:

- Stimulationsfrequenz: 30–180/min
- Stimulationsamplitude: 0,1–15 V (Impulsdauer von 0,9–2,0 ms)
- Empfindlichkeit: 1–20 mV.

Zur Terminierung von Tachykardien kann eine **Hochfrequenzstimulation** mit Frequenzen bis zu 1000/min abgegeben werden.

Eine **AV-sequenzielle Stimulation** kann die Hämodynamik – insbesondere bei eingeschränkter linksventrikulärer Funktion, stark erhöhten Füllungsdrücken oder rechtsventrikulärem Infarkt – erheblich verbessern [Murphy et al. 1992]. Hierfür kann je eine passagere Schrittmacherelektrode im rechten Vorhof und Ventrikel platziert werden. Alternativ können passagere VDD-Elektroden eingesetzt werden, die eine AV-sequentielle Stimulation mit nur einer Elektrode ermöglichen. Hierbei ist neben dem Dipol an der Elektrodenspitze ein zweiter Dipol auf Höhe des rechten Vorhofs in die Elektrode integriert. Über diesen kann dann – mit und ohne Wandkontakt – eine Vorhofstimulation erfolgen [Nowak et al. 1996, Voigtländer 1997].

Passagere Zweikammerschrittmacher können im DDD-, DVI-, VDD- oder D00-Modus arbeiten. Impulsamplitude und Empfindlichkeit müssen für den atrialen und ventrikulären Kanal ebenso wie das AV-Intervall eingestellt werden.

Die **transkutane Stimulation** wird mittels großflächiger Klebeelektroden durchgeführt. Für diese Stimulation stehen sowohl Kombinationsgeräte mit einem Defibrillator als auch externe Stimulatoren zur Verfügung. Bei einer Impulsdauer von 20–40 ms werden wählbare Impulsamplituden bis zu 140 mA abgegeben. Die Stimulationsfrequenz kann in einem Bereich von 30–180/min gewählt werden. Es stehen sowohl eine bedarfsgesteuerte VVI-Stimulation als auch eine asynchrone Stimulation für Notfallsituationen zur Verfügung.

Bei der **transösophagealen Stimulation** wird eine zwei- bis vierpolige Elektrode transnasal im Ösophagus platziert. Sie dient primär der atrialen Stimulation. Eine ventrikuläre Stimulation erfordert hier eine hohe Stimulationsenergie, die beim wachen Patienten kaum eingesetzt werden kann. Neben der Überstimulation von atrialen Tachykardien kann die Ableitung des atrialen EKGs in der Diagnostik von unklaren Tachykardien eingesetzt werden.

Die epikardiale Stimulation wird bei herzchirurgischen Operationen eingesetzt.

▪▪▪ Therapieplanung

Bei prophylaktischer oder nicht dringlicher passagerer Stimulation richtet sich die Wahl der Stimulationsmodalität nach der erwarteten Einsatzdauer, der Patientenbelastung, der benötigten Sicherheit der Stimulation und dem Abwägen möglicher Komplikationen.

▪▪▪ Technik

Der **venöse Zugang** für eine passagere Schrittmacherelektrode kann über die V. jugularis interna, V. subclavia, V. brachialis oder V. femoralis gewählt werden. Hierfür ist eine Durchleuchtung erforderlich. In Notfallsituationen gelingt eine Sondierung des rechten Ventrikels meist am schnellsten über die V. jugularis interna rechts, evtl. sogar ohne Durchleuchtung.

Die punktionsbedingten Komplikationen sind bei Zugang über die V. jugularis interna und V. subclavia etwas höher, hierbei besteht aber der Vorteil einer stabileren Elektrodenlage. Bei Zugang über die V. brachialis und V. femoralis ist das Risiko einer Elektrodendislokation durch Extremitätenbewegungen erhöht. Unabhängig vom Zugang ist eine gute Fixierung der Elektrode unerlässlich. Sofern eine permanente Schrittmacherimplantation zu erwarten ist, sollten V. subclavia oder V. brachialis auf der geplanten Implantationsseite nicht für einen passageren Schrittmacher benutzt werden.

Zur Bestimmung der **Reizschwelle** wird mit einer Frequenz oberhalb der Eigenfrequenz des Patienten mit maximaler Amplitude stimuliert. Die Impulsamplitude wird dann so weit reduziert, bis ein Stimulationsverlust eintritt. Danach wird die Stimulationsamplitude mindestens auf das 2- bis 3fache der Reizschwelle eingestellt, wobei eine gute Reizschwelle <1 V liegt.

Die **Wahrnehmungsschwelle** wird im VVI- oder AAI-Modus bestimmt, indem die Stimulationsfrequenz niedriger als der Eigenrhythmus gewählt wird. Dann wird die Empfindlichkeit so lange erhöht, bis der Schrittmacher die Eigenaktionen nicht mehr wahrnimmt und mit der Stimulation beginnt. Die Empfindlichkeit wird auf etwa die Hälfte der gemessenen Wahrnehmungsschwelle eingestellt.

Die **transkutane Stimulation** erfolgt über großflächige Klebeelektroden. Der **negative Pol** wird **präkordial** platziert, der positive Pol links paravertebral unterhalb des Schulterblattes angebracht. Zur EKG-Kontrolle wird ein konventionelles dreipoliges EKG abgeleitet. Bei erfolgreicher Stimulation ist nach dem Stimulationsimpuls ein QRS-Komplex zu sehen. Die Erkennung eines stimulierten QRS-Komplexes kann manchmal schwierig sein. Entscheidend für die Therapiekontrolle ist immer die **Palpation eines zentralen Pulses**. Die Klebeelektroden sollten nach 8 h Dauerstimulation erneuert werden.

In Notfallsituationen wie z. B. bei der Reanimation wird initial die maximale Amplitude von ≥100 mA gewählt. Erst danach wird die Amplitude bei effektiver Stimulation abgesenkt, um die Stimulationsschwelle zu bestimmen. Beim wachen Patienten wird außerhalb einer Notfallsituation mit niedriger Amplitude begonnen und dann stufenweise bis zur Reizschwelle erhöht. Diese liegt meist zwischen 40 und 80 mA. Gewöhnlich wird 10% oberhalb der Reizschwelle stimuliert. Höhere Stimulationsenenergien können insbesondere bei Emphysemthorax, Adipositas oder Perikarderguss erforderlich werden.

Bei einer effektiven transkutanen Stimulation kommt es häufig zu schmerzhaftem Muskelzucken. Die Schmerzschwelle liegt bei etwa 80 mA. Oberhalb der Schmerzschwelle ist beim wachen Patienten eine adäquate Analgesie oder Sedierung erforderlich.

▪▪▪ Komplikationen

Bei der **transvenösen Stimulation** werden während der Elektrodenpositionierung im rechten Ventrikel sehr häufig ventrikuläre **Extrasystolen** und ventrikuläre **Salven** ausgelöst. Die Induktion von **Kammerflimmern** ist demgegenüber sehr selten.

Das Risiko einer **Elektrodendislokation** oder **Myokardperforation** ist bei brachialem und femoralem Zugang erhöht. Beide können sich durch einen Stimulationsverlust bemerkbar machen. Hinweisend auf eine Perforation sind eine Änderung der Morphologie des stimulierten QRS-Komplexes sowie eine Zwerchfell- oder Skelettstimulation. Die Diagnose wird echokardiographisch oder röntgenologisch gestellt. Bei etwa 1% der Eingriffe kommt es zur Perikardtamponade. Weitere Komplikationen sind **Thrombenbildung** an der Elektrode sowie **Bakteriämien** [Austin et al. 1982, Silver u. Goldschlager 1998].

Bei der **transkutanen Stimulation** sind Komplikationen selten. Rötung und Hyperämie der Haut können vorkommen. Das häufigste Problem sind Schmerzen unterschiedlicher Stärke durch Nerven- und Muskelstimulation. Verbrennungen unter der anterioren Elektrode wurden bei Patienten mit stark verminderter Hautperfusion beobachtet.

Die folgenden Ursachen können eine fehlende Stimulation des Myokards begünstigen: ungünstige Elektrodenposition, negative Elektrode posterior lokalisiert, schlechter Elektroden-Haut-Kontakt, erhöhter intrathorakaler Luftgehalt oder ein Perikarderguss.

> **! Cave**
> Das plötzliche Beenden einer Stimulation kann insbesondere bei hohen Stimulationsfrequenzen eine Asystolie verursachen.

▪▪▪ Wertung

Mit der transvenösen und der transkutanen passageren Schrittmacherstimulation stehen zwei effektive, sich ergänzende Verfahren zur Verfügung, mit denen medikamentös refraktäre Bradykardien zuverlässig therapiert werden können.

Literatur

Altamura G, Bianconi L, Tosacano S et al. (1990) Transcutaneous cardiac pacing for termination of tachyarrhythmias. PACE 13: 2017

Austin JL, Preis LK, Crampton RS et al. (1992) Analysis of pacemaker malfunction and complications of temporary pacing in the coronary care unit. Am J Cardiol 49: 301

Cummins RO, Graves JR, Larsen MP et al. (1993) Out-of-hospital transcutaneous pacing by emergency medical technicians in patients with asystolic cardiac arrest. N Engl J Med 328: 1377

Francis GS, Williams SV, Achord JL et al. (1994) ACP/ACC/AHA Task Force Statement. Clinical Competence in Insertion of a Temporary Transvenous Ventricular Pacemaker. JACC 23: 1254

Murphy P, Morton P, Murtach JG et al. (1992) Hemodynamic effects of different temporary pacing modes for the management of bradycardias complicating acute myocardial infarction. PACE 15: 391

Nowak B, Voigtländer T, Treese N (1996) Passagere Schrittmachertherapie in der Intensivmedizin – Ein Überblick unter besonderer Berücksichtigung der VDD-Stimulation. Medizin im Dialog 3–4.

Silver MD, Goldschlager N (1998) Temporary transvenous pacing in the critical care setting. Chest 93: 607

Voigtländer T, Nowak B, Bärenfänger P et al. (1997) Feasibility and sensing thresholds of temporary single-lead VDD pacing in intensive Care. Am J Cardiol 79: 1360–1363.

Wood MA. Temporary Cardiac Pacing (1995) In: Ellenbogen KA, Kay GN, Wilkoff BL (Ed.) Clinical Cardiac Pacing, WB Saunders 687–700

Zoll PM (1990) Noninvasive cardiac stimulation revisted. PACE 13: 2014

13.2 Kardioversion

▪▪▪ Grundlagen

Kardioversion ist die R-Zacken-getriggerte **Abgabe eines Elektroschocks zur Terminierung aller abnormen tachykarden kardialen Rhythmen**, mit Ausnahme von sehr schnellen ventrikulären Tachykardien und Kammerflimmern. Bei letzteren wird ein asynchroner Impuls abgegeben [Fuster et al. 2001]. Durch die elektrische Schockabgabe wird möglichst viel erregbares Myokard gleichzeitig depolarisiert [Arntz 2002, Fuster et al. 2001, Tracy et al. 2000, Walcott et al. 1997].

▪▪▪ Indikationen

Anhaltende supraventrikuläre und **ventrikuläre Tachykardien** können bei hämodynamisch instabilen Patienten durch eine externe elektrische Kardioversion beendet werden. Bei stabilen Patienten kann je nach Tachykardieform vorher ein medikamentöser Konversionsversuch durchgeführt werden.

> Zeichen einer **hämodynamischen Instabilität** sind ein systolischer Blutdruck <90 mmHg, eine Linksherzinsuffizienz oder eine koronare/zerebrale Minderperfusion.

Allgemein wird eine Kardioversion, insbesondere bei ventrikulären Tachykardien, oberhalb einer Ventrikelfrequenz von 150/min empfohlen. Allerdings kann eine hämodynamische Instabilität, besonders bei deutlich eingeschränkter linksventrikulärer Funktion, auch bereits bei niedrigeren Frequenzen auftreten und eine umgehende Kardioversion erfordern.

13

▪▪▪ Kontraindikationen

Elektrolytstörungen müssen vor einer elektiven Kardioversion ausgeschlossen werden. Besteht anhand des Ruhe-EKGs der Verdacht auf eine **Überdigitalisierung**, sollte möglichst keine Kardioversion durchgeführt werden, da in dieser Situation ein erhöhtes Risiko zur Induktion ventrikulärer Tachyarrhythmien besteht, die schwierig zu terminieren sind [Aberg u. Cullhed 1968].

▪▪▪ Methoden

Eine **synchronisierte Kardioversion** wird bei der Therapie aller Tachykardien durchgeführt, mit Ausnahme von sehr schnellen ventrikulären Tachykardien und von Kammerflimmern. Die synchronisierte Schockabgabe erfolgt hierbei durch eine EKG-Triggerung in der späten Phase des QRS-Komplexes. So kann eine Impulsabgabe in der vulnerablen Phase der T-Welle vermieden werden. Diese liegt 60–80 ms vor und 20–30 ms nach dem Gipfel der T-Welle [Hou et al. 1995]. Hierdurch wird die Effektivität der Schockabgabe gesteigert und das Risiko einer Akzeleration einer Tachykardie vermindert [Li et al. 1994].

Für die **EKG-Triggerung** ist eine Ableitung zu wählen, bei der ein möglichst großer QRS-Komplex zu sehen ist. Daher sollte das EKG immer über ein separates Patientenkabel und nicht, wie häufig bei der notfallmäßigen Defibrillation, über die Schockelektroden abgeleitet werden. Um Fehltriggerungen zu vermeiden, sollte die zugehörige T-Welle möglichst klein sein. Nach Aktivierung der Synchronisation muss die sichere Erkennung der QRS-Komplexe am Gerätemonitor überprüft werden.

Die **transvenöse intrakardiale Kardioversion** steht zur Verfügung, wenn die externe Kardioversion auch mit der höchsten Energiestufe erfolglos bleibt. Sie wird im Herzkatheter- oder Elektrophysiologielabor durchgeführt. Hierbei wird über eine großflächige Elektrode im rechten Vorhof sowie eine weitere Elektrode im Koronarsinus oder in der linken Pulmonalarterie kardiovertiert [Schmitt et al. 1996, Tracy et al. 2000].

▪▪▪ Therapieplanung

Vor einer elektiven Kardioversion muss der Patient aufgeklärt werden und eine schriftliche Einverständniserklärung eingeholt werden. Der Patient sollte 6 h vor einer elektiven Kardioversion nüchtern bleiben.

Es kann sinnvoll sein, eine antiarrhythmische Therapie 24–48 h vor der elektiven Kardioversion von Vorhofflimmern, zu beginnen. Hierdurch kann die Erfolgsrate erhöht und das Risiko von Frührezidiven gesenkt werden. Bestehen Vorhofflimmern oder Vorhofflattern länger als 48 h, ist vor der Kardioversion eine effektive Antikoagulation über mindestens 3 Wochen durchzuführen. Alternativ sind linksatriale Thromben mittels transösophagealer Echokardiographie auszuschließen. Auch nach erfolgreicher Kardioversion muss bei diesen Patienten eine effektive Antikoagulation über mindestens 4 Wochen angeschlossen werden [Fuster et al. 2001].

▪▪▪ Technik

Vor und nach einer elektiven Kardioversion muss ein **12-Kanal EKG** registriert werden. Auch bei einer notfallmäßigen Kardioversion sollte die Ableitung eines vollständigen EKGs angestrebt werden, sofern der Zustand des Patienten dies zulässt. Insbesondere bei Tachykardien unklaren

Ursprungs kann dann später in Ruhe eine Rhythmusanalyse erfolgen.

Die Durchführung einer Kardioversion erfordert einen zuverlässigen venösen Zugang sowie die kontinuierliche Überwachung von EKG, Blutdruck und Oxygenierung des Patienten. Es muss Intubationsbereitschaft bestehen. Die EKG-Registrierung und Dokumentation der Kardioversion erfolgt über den Kardioverter/Defibrillator.

Da die Kardioversion mit Schmerzen verbunden ist, wird diese in **Kurznarkose** durchgeführt.

Die Energieabgabe kann sowohl über die großflächigen Elektroden des Defibrillators oder über Klebeelektroden erfolgen. Diese dürfen keinen Kontakt zu den EKG-Kabeln haben.

Cave
Klebeelektroden müssen gut und ohne Lufteinschluss anhaften, ansonsten kann es zu Lichtbogenbildung oder Verbrennungen kommen. Sie müssen daher mit einer Kante aufgesetzt und dann abgerollt werden.

Bei Einsatz der **Handelektroden** muss die Elektrodenfläche gut mit Elektrodengel bestrichen werden, wobei wegen der Gefahr eines Stromschlages kein Gel an die Handgriffe kommen darf. Mit den Handelektroden wird ein kräftiger Druck – etwa 10–12 kg entsprechend – auf den Thorax ausgeübt. Hierdurch wird die Ankopplung zwischen Elektrode und Haut verbessert. Daneben hat die Thoraxkompression mit Verkleinerung des Lungenvolumens eine Senkung der Thoraximpedanz und somit eine erhöhte Stromstärke zur Folge [Ewy 1994].

Die Positionierung der Elektroden kann anterior-anterior oder anterior-posterior erfolgen. Bei der Position **anterior-anterior** wird eine Elektrode rechts parasternal aufgesetzt. Die andere wird über der Herzspitze (*unter* und *nicht über* Brustgewebe) in der vorderen bis mittleren Axillarlinie positioniert.

Bei der Platzierung **anterior-posterior** wird eine Elektrode links parasternal und die zweite Elektrode links paravertebral aufgesetzt. Es gibt Hinweise darauf, das diese Platzierung effektiver ist [Kirchhof et al. 2005].

Neuere Defibrillatoren ermöglichen eine **biphasische Impulskonfiguration**. Hiermit kann eine höhere Erfolgsrate bei gleichzeitig niedrigerer Energieabgabe im Vergleich zu monophasischen Impulsen erzielt werden [Mittal et al. 2000]. Ein monophasischer Impuls von 360 J bzw. 200 J entspricht etwa 200 J bzw. 120 J biphasisch.

> Während der Kardioversion darf niemand den Patienten, an den Patienten angeschlossene Geräte oder das Bett berühren.

Die elektive Kardioversion wird immer mit einer **minimal effektiven Energie** durchgeführt werden, um unnötige Gewebeschädigungen zu vermeiden. Die initiale Energieabgabe basiert auf der zugrunde liegenden Rhythmusstörung (Tab. 13.1) [Fuster et al. 2001]. Bei malignen Arrhythmien und insbesondere bei hämodynamisch instabilen Patienten sollte primär mit der maximalen Energie gearbeitet werden, da hier eine Titration der Kardioversionsenergie unnötige Zeitverluste zur Folge hat.

Bei erheblicher Adipositas oder ausgeprägter Lungenüberblähung im Rahmen eines Lungenemphysems müssen u. U. höhere Energieabgaben eingesetzt werden.

Sollte die initiale Schockabgabe nicht erfolgreich sein, wird die Energiestufe schrittweise, z. B. um jeweils 100 J, erhöht. Hierbei muss die Synchronisation ggf. erneut aktiviert werden. Nach Energieabgabe sollten die Schockelektroden zunächst weiter auf den Thorax gedrückt bleiben, bis anhand des EKGs erkennbar wird, ob bei fehlendem Erfolg eine weitere Therapieabgabe erforderlich ist. Diese sollte dann nach etwa 1 min erfolgen.

> Tritt vor einer geplanten synchronisierten Kardioversion Kammerflimmern auf, muss die Synchronisation wieder ausgeschaltet werden. Ansonsten gibt der Defibrillator u. U. keine Energie ab, da keine QRS-Komplexe zum Triggern gefunden werden.

Kardioversion von Schrittmacher- oder ICD-Patienten

Bei Patienten mit Schrittmacher oder Defibrillator (ICD) sollte vor einer externen Kardioversion geprüft werden,

Tab. 13.1. Initiale monophasische Energieabgabe zur Kardioversion

Indikation	Energie [J]
Monomorphe ventrikuläre Tachykardien	50–100
Polymorphe ventrikuläre Tachykardien	200
Vorhofflimmern	200
Vorhofflattern	50
Andere supraventrikuläre Tachykardien	50

ob eine Terminierung der jeweiligen Tachykardie nicht auch über das implantierte Aggregat, durch Überstimulation oder Schockabgabe möglich ist.

Bei externer Kardioversion müssen die Schockelektroden so weit wie möglich von den implantierten Aggregaten entfernt sein, welche keinesfalls im direkten Stromfluss liegen dürfen. Der Mindestabstand zu den Elektroden des externen Defibrillators muss 10–15 cm betragen. Die anterior-posteriore Elektrodenplatzierung ist hierfür meist gut geeignet.

Die folgenden **Komplikationen** sind nach der Kardioversion von Schrittmacher- und ICD-Patienten beschrieben worden: Aggregatbeschädigung, Änderung des Stimulationsmodus und anderer programmierter Parameter, Erhöhung der Reizschwelle bis hin zum Stimulationsverlust, Wahrnehmungsverlust. Während der Kardioversion sollte ein Programmiergerät für das jeweils implantierte Aggregat verfügbar sein. Bei Schrittmacher-abhängigen Patienten muss die Möglichkeit zur transkutanen Stimulation gegeben sein. Nach jeder Kardioversion ist eine vollständige Aggregatkontrolle erforderlich. Eine erneute Kontrolle nach 24 ist wünschenswert.

▪▪▪ Komplikationen der Kardioversion

Die Kardioversion ist eine einfach durchführbare und risikoarme Methode. Hautrötungen treten am Rand der Elektroden fast immer auf.

Harmlose supraventrikuläre und ventrikuläre Extrasystolen sind häufig zu beobachten. Ventrikuläre Tachykardien oder Kammerflimmern nach Kardioversion sind eine Rarität. Bei fehlerhafter Synchronisation kann die Schockabgabe ventrikuläre Arrhythmien bis hin zum Kammerflimmern induzieren. Nach Kardioversion können Asystolien oder Bradykardien auftreten, insbesondere wenn vorher bereits Bradykardien bekannt sind, z. B. im Rahmen eines kranken Sinusknotens. Bei diesen Patienten kann die prophylaktische Platzierung eines transvenösen Schrittmachers diskutiert werden.

Nach Kardioversion können kurzzeitige ST-Streckenhebungen auftreten, ebenso kann es zu einem geringen Anstieg der herzspezifischen Enzyme kommen [Kosior et al. 2005].

Selten kommt es nach einer Kardioversion zu einem Lungenödem aufgrund einer vorübergehenden Einschränkung der myokardialen Pumpfunktion, deren Ursache nicht sicher geklärt ist. Daher sollte jeder Patient nach Kardioversion für mindestens 8 h überwacht werden.

Bestehen Vorhofflimmern oder Vorhofflattern ohne adäquate Antikoagulation länger als 48 h, so ist das Embolierisiko erhöht.

13

Literatur

Aberg H, Cullhed I (1968) Direct current countershock complications. Acta Med Scand 183: 415–421

Arntz HR (2002) Leitlinien des European Resuscitation Council 2000 für erweiterte lebensrettende Maßnahmen beim Erwachsenen. Z Kardiol 91: 536–547

Ewy GA (1994) The optimal technique for electrical cardioversion of atrial fibrillation. Clin Cardiol 17: 79–84

Fuster V, Ryden LE, Ansinger RW et al. (2001) ACC/AHA/ESC guidelines for the management of patients with atrial fibrillation: A report of the American College of Cardiology/American Heart Association Task Force on Practice Guidelines and the European Society of Cardiology Commitee for Practice Guidelines and Policy Conferences (Commitee to Develop Guidelines for the Management of Patients with Atrial Fibrillation. J Am Coll Cardiol 38: 1266

Hou CJ, Chang-Sing P, Flynn E et al. (1995) Determination of ventricular vulnerable period and ventricular fibrillation threshold by use of T-wave shocks in patients undergoing implantation of cardioverter/defibrillators. Circulation 92: 2558–2564

Kirchhof P, Mönning G, Wasmer K, et al. (2005) A trial of self-adhesive patch electrodes and hand-held paddle electrodes for external cardioversion of atrial fibrillation (MOBIPAPA). Europ Heart J 26: 1292–1297

Kosior DA, Opolski G, Tadeusiak W, et al. (2005) Serum Troponin I and Myoglobin after monophasic versus biphasic transthoracic shocks for cardioversion of persistent atrial fibrillation. PACE 28: S128–S132

Li HG, Yee R, Mehra R et al. (1994) Effect of shock timing on efficacy and safety of inernal cardioversion for ventricular tachycardia. J Am Coll Cardiol 24: 703

Mittal S, Ayati S, Stein KM et al. (2000) Transthoracic cardioversion of atrial fibrillation: comparison of rectilinear biphasic versus damped sine wave monophasic shocks. Circulation 101: 1282–1287

Schmitt C, Alt E, Plewan A et al. (1996) Low energy intracardiac cardioversion after failed conventional external cardioversion of atrial fibrillation. J Am Coll Cardiol 28: 994–999

Tracy CM, Akhtar M, DiMarco JP et al. American College of Cardiology/American Heart Association clinical competence statement on invasive electrophysiology studies, catheter ablation, and cardioversion. J Am Coll Cardiol 36: 1725–1736

Walcott GP, Knisley SB, Zhou X et al. (1997) On the mechanism of ventricular defibrillation. PACE 20: 422

Extrakorporale Verfahren

Marc-Alexander von Mach

14.1 Hämodialyse

Grundlagen

Grundlage einer Hämodialysetherapie ist der Transport von Substanzen oder Flüssigkeit durch eine **semipermeable Membran**, der durch vier Mechanismen zustande kommt:

1. **Diffusion:** Der Transport von gelösten Teilchen durch eine Membran aufgrund eines Konzentrationsunterschiedes auf beiden Seiten der Membran wird als Diffusion bezeichnet. Gelöste Teilchen wandern von der Seite höherer zur Seite niedrigerer Konzentration, bis eine Äquilibrierung eingetreten ist. Die Diffusion ist bei der Hämodialyse der wichtigste Transportmechanismus von kleinmolekularen Substanzen bis zu einem Molekulargewicht von etwa 1000.
2. **Konvektion:** Der Kotransport von gelösten Teilchen mit der als Lösungsmittel fungierenden Flüssigkeit wird als Konvektion bezeichnet. Durch Filtration von Plasmawasser werden auch die darin gelösten Substanzen entfernt. Mittelgroße Substanzen bis zu einem Molekulargewicht von etwa 20.000 werden vor allem durch Konvektion eliminiert. Die treibende Kraft sind dabei hydrostatische Druckdifferenzen.
3. **Ultrafiltration:** Der Transport und damit die Elimination von Flüssigkeit durch eine Membran aufgrund der hydrostatischen Druckdifferenz werden als Ultrafiltration bezeichnet.
4. **Osmose:** Der Transport von Lösungsmittel durch eine Membran aufgrund von Konzentrationsgradienten wird als Osmose bezeichnet. Das Lösungsmittel wandert dabei von der Seite niedrigerer Konzentration gelöster Substanzen zur Seite mit der höheren Konzentration gelöster Substanzen.

Indikationen

Entscheidend für die Indikation zu einer Hämodialyse sind weniger die Laborwerte als die klinische Symptomatik des Patienten. So kann eine Dialyse bei nur mäßig erhöhten Retentionswerten bei gleichzeitiger Symptomatik indiziert sein. Hingegen kann bei anderen Patienten trotz deutlich erhöhter Retentionswerte jedoch fehlender Symptomatik weiter abgewartet werden, wenn Hoffnung auf eine rasche Besserung der Nierenfunktion nach Beseitigung der Ursache (z. B. prärenales Nierenversagen durch Volumenmangel) besteht. Generell sollte die Indikation zur Hämodialysetherapie erwogen werden, wenn eine akute **Oligo- oder Anurie** mit einem im Verlauf deutlichen **Anstieg von Kreatinin und Harnstoff** auftritt, obwohl der Patient adäquat mit Volumen, Katecholaminen und Schleifendiuretika behandelt wird. Es gibt allerdings zurzeit keine einheitlichen Richtlinien zur »Dialyseschwelle«. Zeigt der Patient jedoch das akute Nierenversagen, z. B. im Rahmen eines progredient septischen Zustandes mit zunehmender Multiorgandysfunktion, sodass keine rasche Besserung zu erwarten ist, wirkt sich eine möglichst frühzeitige Nierenersatztherapie günstig auf die Prognose aus.

Während auch deutlich **erhöhte Kreatininspiegel** für die Patienten untoxisch sind, können bei deutlich **erhöhten Harnstoffwerten** vermehrt Blutungen, eine Perikarditis, anhaltende Übelkeit mit Erbrechen und eine Enzephalopathie auftreten, sodass bei entsprechender Symptomatik die Indikation zur Hämodialyse besteht. Auch **akute Elektrolytstörungen** aufgrund der verminderten renalen Elimination wie z. B. eine Hyperkaliämie mit der Gefahr der Kardiodepression stellen eine Indikation zur Hämodialyse dar. Auch die **Hyperhydratation** des Patienten bei Oligo- oder Anurie mit Lungenödem und dadurch bedingter respiratorischer Verschlechterung ist eine absolute Indikation zur Nierenersatzbehandlung. Seltenere Indikationen können sich bei **akuter Intoxikation** mit gut dialysierbaren Substanzen wie z. B. Lithium oder zur Entfernung von Medikamenten wie z. B. die perioperative Elimination von Hirudin ergeben. Insbesondere bei Intoxikationen mit Substanzen, die sowohl gut dialysabel sind als auch zu einer metabolischen (Laktat-)Azidose führen, wie Ethylenglykol oder Metformin besteht bei insuffizienter Urinproduktion häufig eine vitale Indikation zur Hämodialyse in Verbindung mit Bikarbonat in der Dialyselösung.

▪▪▪ Kontraindikationen

Als **absolute Kontraindikationen** für eine Hämodialysetherapie gelten akute Nierenfunktionsstörungen aufgrund einer prärenalen oder postrenalen Ursache, die therapierbar ist. Als **relative Kontraindikationen**, die zu besonderer Aufmerksamkeit bei der Antikoagulation während der Dialyse zwingen, gelten stark erhöhte Blutungsrisiken bei Gerinnungsstörungen (z. B. von Willebrand-Jürgens-Syndrom), frische intrakranielle Blutungen unmittelbar nach fibrinolytischer Therapie oder allgemeine Blutungsneigungen. Problematisch ist die Durchführung einer intermittierenden Hämodialyse auch bei Patienten mit ausgeprägter Kreislaufinstabilität, die sehr empfindlich auf den relativ starken Volumenentzug innerhalb weniger Stunden reagieren können, weshalb in diesen Fällen ein kontinuierliches Verfahren erwogen werden sollte.

▪▪▪ Methoden

Es wird eine Vielzahl von Membranen für die Dialyse angeboten. Diese lassen sich in **biologisch nicht inerte Zellulosemembranen** und **biologisch inerte synthetische Membranen** einteilen.

Die herkömmlichen Zellulosemembranen aktivieren den alternativen Weg des Komplementsystems und führen so zu einer Freisetzung von Mediatoren. Die dadurch bewirkte Aktivierung von Granulozyten kann zu einer Degranulation und Sequestrierung der Granulozyten vor allem in der Lunge führen, was klinisch teilweise mit einer transienten Leukopenie einhergehen kann. In der Regel sind die dadurch bedingten klinischen Effekte gering. Bei kritisch kranken Patienten mit deutlich eingeschränkter pulmonaler Funktion kann hieraus jedoch eine ausgeprägte kardiopulmonale Instabilität resultieren. Zellulosemembranen werden auch als so genannte Low-flux-Membranen bezeichnet. Ihre Wandstärke beträgt 5–15 μm, sie haben eine symmetrische Struktur und eine uniforme Porengröße. Sie sind kostengünstig und verfügen über eine gute Effizienz im kleinmolekularen Bereich.

Für biologisch inerte synthetische Membranen (z. B. Polysulfon-, Polyakrylnitril- oder Polyamidmembranen) konnten trotz ihrer guten Biokompatibilität in klinischen Studien keine eindeutigen Vorteile bezüglich Letalität und schnellerer renaler Rekonvaleszenz im Vergleich zu Zellulosemembranen gezeigt werden. Synthetische Membranen werden auch als High-flux-Membranen bezeichnet, da sie eine höhere Wasserpermeabilität als Low-flux-Membranen besitzen, d. h. bei vorgegebenen Druckgradienten mehr Plasmawasser pro Zeiteinheit filtrieren. Ihre Wandstärke beträgt 40–100 μm mit einer dünnen inneren Trennmembran und schwammartiger äußerer Stützschicht, wodurch große Membranporen und ein hoher Siebkoeffizient erzielt werden. Daher können im Vergleich zu Zellulosemembranen auch Stoffe im mittleren und großmolekularen Bereich effizient eliminiert werden.

▪▪▪ Therapieplanung

Vor Beginn einer Hämodialyse müssen zunächst die **Therapieziele** festgelegt werden. Hierbei kommt es vor allem auf die gewünschte **Elimination von harnpflichtigen Substanzen und Flüssigkeit** an. Die Elimination der harnpflichtigen Substanzen steigt mit der Dauer der Hämodialyse an. Die Dauer einer Hämodialyse kann jedoch nicht unbegrenzt verlängert werden, da es mit der Zeit durch die Aktivierung des Gerinnungssystems zu einem Verstopfen der Membrankartusche kommt.

> Als ideale Dauer einer Hämodialyse werden 4 h angesehen. In Ausnahmefällen kann die Dauer auf 5 h verlängert werden.

Handelt es sich um eine Erstdialyse und liegt eine ausgeprägte Harnstofferhöhung vor, wird eine verkürzte Dialysedauer von 2 bis maximal 3 h empfohlen, um der Gefahr eines Dysäquilibrium-Syndroms wegen des Konzentrationsgefälles zum Harnstoff im Liquor vorzubeugen.

Die Effektivität der Elimination von Kalium hängt neben der Dialysedauer vor allem von der Kaliumkonzentration in der Dialyselösung (0, 1, 2, 3 oder 4 mmol/l) ab. Bei Kaliumwerten nahe dem Normbereich vor Dialyse kann mit einer Kaliumkonzentration in der Dialyselösung von 3 mmol/l gearbeitet werden. Soll bei dem Patienten, z. B. aufgrund einer kardialen Rhythmusstörung, das Kalium eher im hoch normalen Bereich gehalten werden, bietet sich der Einsatz einer Lösung mit 4 mmol/l Kalium an. Besteht eine ausgeprägte, möglicherweise vital bedrohliche Hyperkaliämie, sollte die Therapie für eine rasche Absenkung des Serumkaliums mit einer kaliumfreien oder sehr niedrig konzentrierten Dialyselösung begonnen werden und stündlich das Serumkalium kontrolliert werden, z. B. im Rahmen einer Blutgasanalyse. Sobald das Serumkalium auf einen gewünschten Wert abgesunken ist, kann während der Hämodialyse die initiale Dialyselösung gegen eine mit höherer Kaliumkonzentration ausgetauscht werden, um den Wert zu stabilisieren.

Die **Festlegung des Volumenentzuges** erfolgt anhand der klinischen Untersuchung (Ödeme?, Anasarka?, pulmonale Funktionseinschränkung?) und ggf. anhand von invasiven Messwerten (zentralvenöser Druck, pulmonalkapillärer Verschlussdruck). Hierbei ist zu beachten, dass nur soviel Volumen entzogen wird, dass der Patient hämodynamisch stabil bleibt. Während einer Dialysetherapie muss daher kontinuierlich der Kreislauf überwacht werden (Herzfrequenz, arterieller Blutdruck) und gegebenenfalls die Volumenabnahme während der Hämodialyse reduziert werden.

Die Durchführung einer Hämodialyse setzt in der Regel eine **Antikoagulation** voraus, die im Allgemeinen mit Heparin durchgeführt wird. In Abhängigkeit vom Gerinnungsstatus (aPTT, INR) wird unfraktioniertes Heparin als Bolus von etwa 500–2.000 IE bei Beginn der Behandlung verabreicht und als Dauerinfusion von etwa 500–1.500 IE/h bis zum Ende der Dialyse fortgeführt. Insgesamt sollte hierdurch während der Hämodialyse eine aPTT von etwa 60 s erzielt werden. Bei der Gabe von niedermolekularem Heparin sollte zusätzlich die anti-Faktor-Xa-Aktivität, die während der Dialyse etwa bei 0,5 U/l liegen sollte, bestimmt werden. Im Vergleich zu unfraktioniertem Heparin kann die Dosierung von niedermolekularem Heparin jeweils um etwa 10–20% reduziert werden.

Ist eine Antikoagulation wegen manifester Blutung oder Blutungsneigung kontraindiziert, kann eine Hämodialyse je nach initialem Gerinnungsstatus auch ohne jede Antikoagulation oder mit Hilfe von **Protamin** durchgeführt werden. Hierbei wird unfraktioniertes Heparin wie üblich vor der Dialysemembran dem System zugeführt und unmittelbar nach der Kartusche wird die Heparinwirkung noch vor der Zurückführung in den Blutkreislauf des Patienten mit Protamin abgepuffert. Hierbei ist zu beachten, dass die Einheiten an verabreichtem Protamin mindestens 30% unter den verabreichten Einheiten an Heparin liegen sollten, um eine ausreichende Antikoagulation während der Hämodialyse zu erzielen.

Mit der Verbesserung der diagnostischen Möglichkeiten mehren sich in letzter Zeit Verdachtsfälle von **heparininduzierter Thrombozytopenie Typ II** (HIT II). In diesen Fällen kann das kürzlich zugelassene **rekombinante Hirudin** zur Antikoagulation eingesetzt werden. Die Verwendung von Hirudin bei extrakorporalen Verfahren ist jedoch aufgrund seiner stark verlängerten Halbwertszeit bei Niereninsuffizienz problematisch. Beim anurischen Patienten kann die Halbwertzeit von Hirudin auf 6 Tage verlängert sein, weshalb regelmäßige Hirudinspiegelbestimmungen und eine entsprechende Dosisanpassung obligat sind. Eine einmalige Gabe von etwa 10 mg Hirudin vor Dialyse ist in der Regel ausreichend.

▪▪▪ Technik

Ein System für die Hämodialyse besteht aus einem Blutkreislauf und einem Dialysatkreislauf. Blut wird aus dem Gefäßzugang des Patienten durch den Dialysator gepumpt und dem Patienten wieder zugeführt. Die Dialysemaschine überwacht dabei die Drücke vor der Pumpe und hinter dem Dialysator, um Probleme der Blutzirkulation zu erkennen. Eine Luftfalle mit Luftdetektor verhindert das Auftreten von Luftembolien.

Die zentrale Stelle des Stofftransportes ist der Dialysator, in dem Blut und Dialysat im Gegenstromprinzip zirkulieren. Hier findet die Diffusion aller Substanzen, für die ein Konzentrationsgradient zwischen Blut und Dialysat besteht, durch die Membran statt. Dies betrifft bei Urämie vor allem Harnstoff und Kreatinin, die ins Dialysat diffundieren. Diffusion kann jedoch auch in der

Gegenrichtung stattfinden, etwa für Bikarbonat (z. B. zur Therapie einer Metformin-assoziierten Laktatazidose) oder für Kalziumionen, je nachdem, ob sie im Blut oder im Dialysat höhere Konzentrationen aufweisen. Es werden daher auch Substanzen entfernt, deren Elimination möglicherweise nicht erwünscht ist.

Bevor ein extrakorporales Eliminationsverfahren begonnen werden kann, muss ein entsprechender Gefäßzugang vorhanden sein. Außer bei chronisch dialysepflichtigen Patienten, die in der Regel bereits über einen Gefäßshunt (z. B. Brescia-Cimino-Shunt) verfügen, muss bei akuter Dialyseindikation die Anlage eines temporären Katheters erfolgen. Eine Vielzahl von einlumigen oder doppellumigen Venenkathetern in den Größen 6–13 French wird derzeit zur Dialyse angeboten. Nach dem Erstbeschreiber wird der so genannte Shaldon-Katheter mittels minimal invasiver Seldinger-Technik in die V. jugularis interna, V. subclavia oder V. femoralis eingebracht, wobei wegen der Ausbildung von venösen Thrombosierungen die V. jugularis interna als Zugangsort der Wahl gilt (vgl. ▶ Kap. 1.1).

▪▪▪ Komplikationen

Die frühzeitigsten Komplikationen nach Beginn einer Dialysetherapie betreffen in der Regel die **hämodynamische Stabilität** des Patienten. Durch den einsetzenden Volumenentzug kann es insbesondere bei Patienten, die wegen einer kardialen Funktionseinschränkung auf eine ausreichende Vorlast angewiesen sind, zu einem ausgeprägten **arteriellen Blutdruckabfall** begleitet von einer **Tachykardie** kommen. In diesen Fällen sollte die Volumenabnahme reduziert werden. Durch die Veränderungen der Serumelektrolyte während der Dialyse können außerdem vermehrt **Herzrhythmusstörungen** auftreten, weshalb u. U. auf eine höhere Kaliumkonzentration in der Dialyselösung gewechselt werden muss. Die Elektrolytveränderungen können außerdem mit transienten **Muskelkrämpfen** einhergehen.

Zu den ernsthaften aber seltenen Komplikationen zählen eine **Hämolyse**, eine **Luftembolie** oder das **Dysäquilibriumsyndrom**.

> Das Dysäquilibriumsyndrom resultiert aus einer zu raschen Absenkung des Serumharnstoffes vor allem bei der Erstdialyse, wodurch es zu einer Volumenverschiebung in den Liquorraum kommt. Bei entsprechender Symptomatik (Bewusstseinsveränderungen, Krampfanfälle) ist die Hämodialysetherapie unmittelbar zu beenden.

Schließlich können Dialyseflüssigkeitskomplikationen wie bakterielle Verunreinigungen durch *Moraxella*, *Pseudomonas* spec. oder Corynebakterien sowie das so genannte **Hartwassersyndrom** mit einer Hyperkalziämie durch unzureichend enthärtetes Wasser auftreten. Je nach Gefäßzugang können außerdem katheterbedingte Komplikationen wie Thrombosen oder Kathetersepsis auftreten.

▪▪▪ Ergebnisse

Die Elimination von Harnstoff und Kreatinin aus dem Blut ist nach einem einmaligen Durchfluss von Blut durch den Dialysator nahezu komplett, d. h. diese Substanzen werden zu etwa 80–90% aus dem den Dialysator durchfließenden Blut entfernt. Die Clearance von Harnstoff und Kreatinin beträgt demnach bei einem durchschnittlichen Blutfluss von 200 ml/min etwa 160–180 ml/min. Dies gilt jedoch nur für kleinmolekulare wasserlösliche Substanzen, für die die Hämodialyse das effektivste extrakorporale Eliminationsverfahren darstellt. Mit steigendem Molekulargewicht werden Substanzen zunehmend schlechter dialysiert und ab einem Molekulargewicht von etwa 5.000 ist mit keiner Membran eine nennenswerte Clearance zu erreichen.

▪▪▪ Wertung

Die Hämodialyse ist das extrakorporale Nierenersatzverfahren der Wahl bei hämodynamisch stabilen Patienten. Eine hohe Effizienz wird außerdem bei der Therapie ausgewählter Intoxikationen (z. B. mit Lithium, Metformin, Ethylenglykol) bei entsprechender klinischer Symptomatik, die den Einsatz eines sekundären Eliminationsverfahrens rechtfertigt, erreicht.

14.2 Hämofiltration

▪▪▪ Grundlagen

Bei der Hämofiltration erfolgt die Entfernung von Flüssigkeit und gelösten Substanzen auf der Grundlage der Filtration durch eine künstliche semipermeable Membran. Der Stofftransport geschieht rein konvektiv aufgrund eines hydrostatischen Druckgradienten zwischen Blut- und Filtratseite der Membran ohne eine Spüllösung auf der Filtratseite. Analog der glomerulären Filtrationsleistung der Niere werden harnpflichtige Substanzen durch Ultrafiltration eliminiert. Die Funktion der tubulären Rückresorption wird durch Zufuhr einer Ersatzflüssigkeit

(Substituat) imitiert, wobei korrigierend auf den Elektrolyt- und Wasserhaushalt eingewirkt wird.

▪▪▪ Indikationen

Die Indikation zur Durchführung einer kontinuierlichen Hämofiltration besteht bei hämodynamisch instabilen Patienten mit akutem Nierenversagen, bei denen der Einsatz einer intermittierenden Hämodialyse aufgrund der Kreislaufsituation nicht möglich ist.

▪▪▪ Kontraindikationen

Absolute und relative Kontraindikationen der Hämofiltration entsprechen den bereits erwähnten Kontraindikationen für eine Hämodialysetherapie (▶ Kap. 14.1).

▪▪▪ Methoden

Methodisch werden bei der Hämofiltration die **Postdilution** und die **Prädilution** unterschieden. Vorwiegend erfolgt die Substitution der fehlenden Flüssigkeit *hinter* dem Membranfilter (Postdilution). Im Falle von gehäuften Kartuschenthrombosierungen kann sie aber auch *vor* dem Filter (Prädilution) erfolgen, was allerdings die Effizienz der Hämofiltration bezüglich der Elimination niedermolekularer Substanzen weiter senkt, die ja im Direktvergleich zur Hämodialyse ohnehin niedriger ist.

▪▪▪ Therapieplanung

Bei der Planung einer Hämofiltration gelten im Grunde dieselben Überlegungen (wie viel Volumenabnahme? Zielkalium? Welches Antikoagulanz?) wie bei der Hämodialyse, mit dem entscheidenden Unterschied, dass die Filterkartusche nicht nur für etwa 4 h, sondern kontinuierlich bis zu 72 h lang offen gehalten werden soll. Dies setzt eine kontinuierliche Verabreichung des Antikoagulanz und in den meisten Fällen 6- bis 8-stündliche Gerinnungskontrollen voraus, während der initiale Bolus an Antikoagulanz weniger bedeutend ist als bei der Hämodialysetherapie.

▪▪▪ Technik

Die Hämofiltration kann entweder **intermittierend oder kontinuierlich** durchgeführt werden. In beiden Fällen wird durch einen Unterdruck auf der Dialysatseite der Membran Plasmawasser filtriert und verworfen, das abzüglich der erwünschten Abnahmerate hinter dem Dialysator substituiert werden muss (Postdilution). Besteht eine deutliche Neigung zu Thrombosierungen der Kartusche, kann das Substituat auch bereits vor der Filtermembran auf Kosten der Eliminationseffektivität hinzugegeben werden (Prädilution), was das Risiko erneuter Kartuschenthrombosierungen senkt.

Auf der Dialysatseite befindet sich keine Dialyselösung. Es findet daher keine Diffusion statt. Die Elimination der harnpflichtigen Substanzen wird mittels Konvektion erreicht, indem die im Plasmawasser gelösten Substanzen verworfen werden. Bei intermittierender Hämofiltration über 3–4 h 3- bis 4-mal pro Woche werden pro Minute etwa 100 ml Plasmawasser filtriert und größtenteils durch sterile Lösungen ersetzt. Hierfür eignen sich sowohl laktat- als auch bikarbonatgepufferte isotone Lösungen. Bei der kontinuierlichen Hämofiltration ist das Prinzip identisch, es werden lediglich niedrigere Filtratraten von etwa 20–30 ml/min erzielt. In beiden Fällen müssen Dialysatoren mit hoher Wasserpermeabilität (High-flux-Membranen) verwendet werden.

▪▪▪ Komplikationen

Die Komplikationen entsprechen prinzipiell denen der Hämodialyse, wobei bei der kontinuierlichen Hämofiltration hämodynamische Instabilitäten leichter zu kontrollieren sind. Dafür werden jedoch aufgrund der langen Zeitdauer des Verfahrens wiederholte Kartuschenthrombosierungen häufiger beobachtet.

▪▪▪ Ergebnisse

Die Effektivität der Hämofiltration bezüglich der Elimination von harnpflichtigen Substanzen pro Zeiteinheit ist eindeutig geringer als die der Hämodialyse. Wird jedoch während der Therapie mittels kontinuierlicher Hämofiltration der möglichst ununterbrochene Einsatz von 24 h/Tag gewährleistet (z. B. durch Kartuschenthrombosierungen), kann ein der intermittierenden Hämodialyse vergleichbares Eliminationsergebnis erzielt werden.

▪▪▪ Wertung

Der Vorteil der kontinuierlichen Hämofiltration gegenüber der intermittierenden Hämodialyse liegt in der besseren hämodynamischen Stabilität, die durch mehrere Studien belegt ist. Außerdem werden auch mittelmolekulare Substanzen gut eliminiert. Zudem kann wegen des fehlenden Dialysates keine Kontamination der Maschine durch Blut eines möglicherweise infizierten Patienten stattfinden (Hepatitis, HIV). Nachteile der Hämofiltration sind die höheren Kosten und die niedrige Clearance für kleinmolekulare Substanzen wie z. B. Harnstoff.

14.3 Hämoperfusion

▪▪▪ Grundlagen

Das Prinzip der Hämoperfusion besteht in der Elimination toxischer Substanzen via **Adsorption an Aktivkohle oder Austauscherharze**. Der physikalische Eliminationsvorgang geht also nicht in Form von Diffusion oder Konvektion vor sich.

▪▪▪ Indikationen

Die Hämoperfusion ist indiziert zur sekundären Giftelimination bei Intoxikationen mit einigen Hypnotika, Sedativa, Psychopharmaka, Insektiziden oder Herbiziden.

▪▪▪ Kontraindikationen

Kontraindikationen für eine Hämoperfusion ergeben sich im Vergleich zu anderen extrakorporalen Eliminationsverfahren insbesondere bei aktivem Blutungsgeschehen oder ausgeprägter Blutungsneigung, da die Durchführung einer Hämoperfusion in ausreichender Länge eine relativ starke Antikoagulation voraussetzt.

▪▪▪ Methoden

Durch Hämoperfusion können auch proteingebundene Substanzen mit hohem Molekulargewicht entfernt werden. Auch hier gilt, dass die Substanz in dem erreichbaren Kompartiment (Blut) in großen Mengen vorliegen muss, also kein großes Verteilungsvolumen besitzen darf. Diese Einschränkung gilt weniger, wenn der zunächst nicht erreichbare Anteil rasch mit dem Blut äquilibriert. Zudem sollte auch bei der Hämoperfusion die extrakorporale Entfernung die körpereigene Clearance erheblich ergänzen.

▪▪▪ Therapieplanung

Bei der Therapieplanung der Hämoperfusion sollte vor allem auf eine **ausreichende Antikoagulation** geachtet werden, um eine vorzeitige Kartuschenthrombosierung zu vermeiden, welche mit einer deutlichen Limitation der Effektivität des Verfahrens einhergeht.

> Prinzipiell sollte eine Dauer der Hämoperfusion von etwa 4–6 h angestrebt werden, um eine ausreichende Elimination der jeweiligen Noxe zu erzielen.

Es empfiehlt sich vor allem, eine ausreichend lange (z. B. 2 h) Spülung der Aktivkohlekartusche *vor* Anschluss an den Blutkreislauf des Patienten durchzuführen. Diese Maßnahme stellt häufig ein logistisches Problem dar, da eine Hämoperfusion meist nur in der Frühphase einer Intoxikation sinnvoll ist (innerhalb der ersten 4 bis max. 6 h), in der die höchsten Plasmaspiegel des Toxins und damit die höchste Effektivität der Hämoperfusion beobachtet werden. Daher sollte unmittelbar nach der Indikationsstellung zur Hämoperfusion mit der Spülung der Kartusche begonnen werden, sodass die Zeit, die vergeht, bis z. B. eine geeigneter Gefäßzugang gelegt und lagekontrolliert wurde, nicht unnötig verloren geht.

▪▪▪ Technik

Bei der Hämoperfusion wird Blut durch eine Kapsel gepumpt, die Aktivkohle oder Austauschharze wie Polystyrol enthält. Wie bei anderen extrakorporalen Verfahren wird das heparinisierte Blut des Patienten mittels einer Doppelrollenpumpe über die Kohlekartusche und nach Passieren der Kohlekartusche wieder zurück zum Patienten geführt. Durch eine spezielle Aufarbeitung der Aktivkohle wird ein gleichmäßiger Blutfluss durch die Kapsel erreicht. Es findet eine unspezifische Adsorption von Substanzen an der Aktivkohle statt. Die Hämoperfusion wird daher zur sekundären Giftelimination bei akuten Intoxikationen mit nicht wasserlöslichen und damit nicht dialysablen oder proteingebundenen Substanzen eingesetzt.

Die Mikrostruktur der Kohlegranula zeigt an der äußeren Oberfläche Makroporen, durch welche Substanzen in ein inneres fein verästeltes System von Kanälen eintreten können. Hier – an der inneren aktiven Oberfläche – finden die Adsorptionsvorgänge statt. Abhängig von ihrer Molekülgröße können Substanzen durch die semipermeable Beschichtungsmembran auch wieder in den Plasmastrom zurück diffundieren. Je nach Affinität werden die Substanzen an die Aktivkohle adsorbiert. Diese Bindung ist nahezu irreversibel, d. h. eine Rückfreisetzung nach Adsorption findet so gut wie nicht statt. Dies bedeutet, dass einmal adsorbierte Moleküle den Gleichgewichtsvorgängen der Verteilung entzogen sind: es entsteht eine die Elimination treibende Kraft. Hierin liegt der bedeutsame Unterschied zur Hämodialyse, bei der die treibende Kraft lediglich durch das Konzentrationsgefälle der freien, nicht gebundenen Substanzen im Plasma bestimmt wird.

▪▪▪ Komplikationen

Die derzeit verwendeten beschichteten Aktivkohlegranula zeichnen sich durch eine sehr gute Biokompatibilität und geringe Nebenwirkungen aus. Im Prinzip können jedoch ähnliche Nebenwirkungen wie unter Hämodialyse oder Hämofiltration auftreten, wobei hämodynamische Instabilitäten aufgrund der fehlenden Möglichkeit eines

Volumenentzugs seltener auftreten. Tendenziell etwas häufiger als bei anderen Eliminationsverfahren wird eine **Kartuschenthrombosierung** beobachtet, sodass auf eine ausreichende Antikoagulation während des Vorganges und eine ausreichende Spülung der Kartusche mit Heparin vor dem Vorgang geachtet werden muss. Eine Besonderheit kann in unerwünschten Wirkungen bestehen, die aufgrund der **Elimination von therapeutisch gewünschten Substanzen** entstehen (z. B. Hypotonie aufgrund des Entzugs von Katecholaminen). In diesem Fall müssen ggf. für die Dauer des Hämoperfusionsvorganges erhöhte Dosierungen appliziert werden.

▪▪▪ Ergebnisse

Die Effektivität der Hämoperfusion hängt vor allem von den physikochemischen Eigenschaften der zu eliminierenden Noxe sowie dem Beginn und der Dauer der Behandlung ab.

▪▪▪ Wertung

Sind die substanzspezifischen Eigenschaften günstig für eine Elimination mittels Adsorption an Aktivkohle und liegen aufgrund des Ingestionszeitpunktes ausreichende Blutkonzentrationen des Toxins vor, stellt die Hämoperfusion das Mittel der Wahl zur sekundären Giftelimination dar. Hierbei muss jedoch auch die Gefährlichkeit der Substanzwirkung mit entsprechender klinischer Symptomatik den Einsatz dieses invasiven Eliminationsverfahrens rechtfertigen.

14.4 Plasmazellseparation

▪▪▪ Grundlagen

Das therapeutische Prinzip der Plasmazellseparation ist die Elimination von Plasmaproteinen und proteingebundenen toxischen Substanzen. Das Plasma wird von den zellulären Blutbestandteilen separiert und durch frisches ersetzt.

▪▪▪ Indikationen

Die Indikation zur Plasmazellseparation besteht vor allem in der Entfernung von Autoantikörpern, z. B. bei der myasthenen Krise, dem Guillain-Barré-Syndrom, dem Goodpasture-Syndrom und beim hämolytisch-urämisches Syndrom bzw. bei thrombotischer thrombozytopener Purpura. Im Rahmen der sekundären Giftelimination ist die Plasmazellseparation bei Intoxikationen durch Noxen mit einem Molekulargewicht von mehr als 200 und Substanzen, die in der Niere filtriert, jedoch größtenteils wieder rückresorbiert werden, indiziert. Hieraus ergibt sich der sinnvolle Einsatz nur bei Pharmaka mit hoher Plasmaeiweiß-Bindung. In vitro sind z. B. alle trizyklischen Antidepressiva gut plasmaseparierbar. In vivo spielt das Verfahren jedoch wegen der besonderen Kinetik keine Rolle, sodass derzeit auch keine Indikationsliste für gewisse Noxen existiert.

▪▪▪ Kontraindikationen

Kontraindikationen für eine Plasmazellseparation ergeben sich vor allem bei ausgeprägten Unverträglichkeitsreaktionen auf fremdes Frischplasma (z. B. allergischer Schock). In diesen Fällen kann eine Substitution des abseparierten Plasmas des Patienten allein durch Elektrolytlösungen und Humanalbumin versucht werden, worunter jedoch ausgeprägte Störungen des Gerinnungssystems und auch der Hämodynamik auftreten können, sodass wiederholte Einsätze der Plasmazellseparation innerhalb kurzer Zeitabschnitte in der Regel nicht durchführbar sind.

▪▪▪ Methoden

Ziel der Plasmazellseparation ist die möglichst effektive Elimination von Autoantikörpern aus dem Blutkreislauf des Patienten. Hierzu können zum einen die Menge des separierten Plasmas und zum anderen die Anzahl der Plasmazellseparationszyklen variiert werden. In der Regel werden 2–4 l Plasma pro Zyklus filtriert und eine Anzahl von 4–8 Zyklen durchgeführt.

▪▪▪ Therapieplanung

Als Besonderheit bei der Therapieplanung einer Plasmazellseparation im Vergleich zu den bereits erwähnten extrakorporalen Eliminationsverfahren ergibt sich die **Festlegung der zur Substitution des abseparierten Patientenplasmas verabreichten Flüssigkeit**. Um auch nach mehreren Zyklen keinen zu hohen Entzug von wichtigen Plasmaproteinen zu riskieren (z. B. Gerinnungsfaktoren), sollte das Substituat fremdes Frischplasma enthalten. Als sehr gut verträglich hat sich ein Mischungsverhältnis von 50:50 aus fremden Frischplasma und Elektrolytlösungen mit Humanalbumin erwiesen. Sollen z. B. zwei Liter Patientenplasma filtriert werden, ergibt sich so ein Substituat bestehend aus vier frisch gefrorenen Plasmapräparaten (fresh frozen plasma, FFP) und 800 ml Elektrolytlösung (z. B. Sterofundin) mit 200 ml einer 20%-igen Humanalbuminlösung.

Technik

An Verfahren zur Plasmazellseparation stehen die Blutzellseparation mit Trennung im Schwerefeld und die so genannte Plasmafiltration, die nach dem Prinzip der Hämofiltration unter Verwendung von großporigen Membranen funktioniert, zur Verfügung. Durch die Verwendung der großporigen Plasmafilter mit einer Ausschlussgrenze bei einem Molekulargewicht von mehreren Millionen werden alle Plasmaproteine filtriert. Die treibende Kraft für den Stoffaustausch an einer Filtermembran ist der Transmembrandruck. Der Transmembrandruck und die hochmolekularen Trenneigenschaften der Filtermembran bestimmen Qualität und Quantität der zu eliminierenden Substanzen, unabhängig von ihrer Plasmakonzentration.

Komplikationen

Spezifische Komplikationen der Plasmazellseparation – neben den bereits für extrakorporale Eliminationsverfahren beschriebenen – ergeben sich durch die Zuführung von fremdem Frischplasma im Austausch gegen das abgetrennte patienteneigene Plasma. Hierbei können ausgeprägte Unverträglichkeitsreaktionen beobachtet werden, sodass sich bei betroffenen Patienten die routinemäßige Verabreichung von Glukokortikoiden (z. B. Prednison 100 mg i.v.) etwa 30 min vor Beginn der folgenden Plasmazellseparation empfiehlt.

Ergebnisse

Die Ergebnisse der Plasmazellseparation sind interindividuell sehr unterschiedlich, wobei z. B. bei Autoimmunerkrankungen auch die zugrunde liegende Ätiologie und deren Therapierbarkeit eine Rolle spielen. So hängt insgesamt viel davon ab, ob die Neusynthese von Autoantikörpern nach einer Plasmazellseparation effektiv verhindert werden kann.

14

Wertung

Die Plasmazellseparation ist die Methode der Wahl zur Elimination von Autoantikörpern nach dem Versagen konservativer Therapieansätze.

Literatur

Guerin C, Girard R, Selli JM, Ayzac L (2002) Intermittent versus continuous renal replacement therapy for acute renal failure in intensive care units: results from a multicenter prospective epidemiological survey. Intensive Care Med 28: 1411–1418

Kardiopulmonale Reanimation

Clemens Kelbel

■■■ Grundlagen

Lebensrettende Sofortmaßnahmen sind unverzüglich einzuleiten, damit ein klinischer Tod nicht nach Stabilisierung der Vitalfunktionen mit zerebralen Defekten einhergeht oder in einen biologischen Tod übergeht. Die Entscheidung für eine Reanimation muss immer individuell aufgrund der klinischen, zeitlichen und individuellen Situation erfolgen. Die Pupillengröße oder das Alter des Patienten sind – für sich alleine – keine sinnvollen Entscheidungshilfen.

■■■ Indikation

Eine kardiopulmonale Reanimation ist bei einem Herz-Kreislauf-Stillstand und/oder Atemstillstand unverzüglich einzuleiten. Entscheidend für einen Reanimationserfolg ist das **möglichst kurze Zeitintervall** zwischen Eintritt des Kreislaufstillstandes und dem Beginn einer effizienten Reanimation.

■■■ Kontraindikation

Kontraindikationen im klassischen Sinne gibt es bei der kardiopulmonalen Reanimation nicht. Im Einzelfall ist zu erwägen, ob bei einer sicher infausten Prognose (z. B. terminales Tumorleiden) eine Reanimation eingeleitet werden sollte.

■■■ Methoden

Das Hauptziel der kardiopulmonalen Reanimation ist die **Aufrechterhaltung der Vitalfunktionen Kreislauf und Atmung. Dabei liegt der Schwerpunkt in der Minimalsierung der »no-flow-time«.** Diesem Ziel müssen die angewandten Methoden gerecht werden. Für die Atmung sind dies die Atemspende, die entweder Mund-zu-Mund, Mund-zu-Nase oder via Tubus zu gewährleisten ist, und für den Herzstillstand die kardiale Kompression von außen durch Thoraxkompression (geschlossene Herzdruckmassage).

■■■ Therapieplanung

Die Reanimation sollte sich an den aktuellen Richtlinien orientieren [AHA und ERC, 2005] (■ Abb. 15.1).

Die neuen, seit 2005 gültigen Richtlinien zur kardiopulmonalen Reanimation sollen die Maßnahmen vereinfachen und konzentrieren sich auf die **Durchführung einer suffizienten Thoraxkompression**, die den passiven Notkreislauf ohne wesentliche Unterbrechungen sicherstellt (Reduktion der »no-flow-time«).

Die **Feststellung einer Bewusstlosigkeit** bei einer Person ist als Indikation zur Reanimation ausreichend. Reagiert der Patient weder auf laute Ansprache, noch auf Schütteln, soll mit der Reanimation begonnen werden, bis erfahrene Hilfe am Notfallort eintrifft oder der Patient Lebenszeichen zeigt. In der Reanimation Erfahrene und Ausgebildete sollten eine Pulskontrolle (Karotispuls) durchführen, hierfür aber nicht mehr als 10 s investieren.

Die Reanimationsmaßnahme beginnt mit dem Hilferuf, nur bei mehreren Helfern beginnt einer mit der kardiopulmonalen Reanimation, während ein anderer Hilfe beschafft.

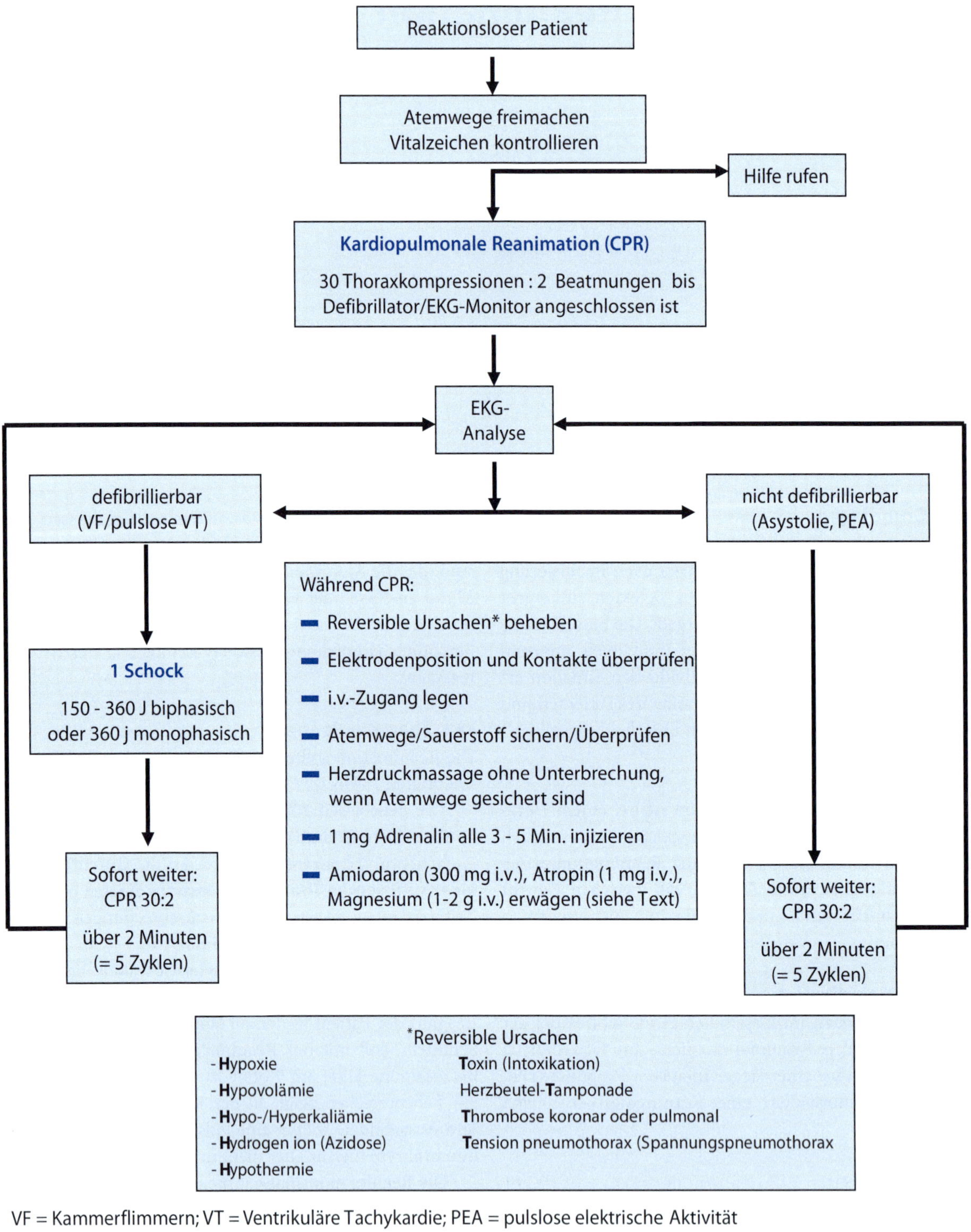

Abb. 15.1. ALS-Algorhithmus (Advanced life support) bei Erwachsenen, modifiziert nach ERC- und AHA-Guidelines 2005

15

Der Patient wird auf dem Rücken, auf einer harten, flachen Unterlage gelagert und die Atmung durch Beobachtung von Thoraxbewegungen, Atemgeräuschen und Ausatemluftstrom überprüft.

Die Überprüfung soll maximal 10 s in Anspruch nehmen. Wird dabei keine suffiziente (cave: Schnappatmung) festgestellt, erfolgt die Herzdruckmassage. Nach 30 Thoraxkompressionen erfolgen 2 Beatmungen. Ein Reanimations-Zyklus dauert 2 min und besteht aus 5 × 30 Thoraxkompressionen und 2 Beatmungen (◻ Abb. 15.1).

Sobald möglich wird mittels EKG-Gerät/Monitor oder über den angeschlossenen Defibrillator eine Rhythmusanalyse durchgeführt. Bei Auftreten von Kammerflimmern, Kammerflattern oder pulsloser ventrikulärer Tachykardie besteht die Indikation zur einmaligen Defibrillation (◻ Abb. 15.1).

Nach erfolgter Defibrillation wird die Reanimation unverzüglich wieder aufgenommen, erst danach wird der Erfolg der Defibrillationsmaßnahme überprüft.

Bestehen Kammerflimmern oder eine pulslose ventriluläre Tachykardie nach zweimaligem Defibrillieren weiter fort, erfolgt die Gabe von 1 mg Adrenalin i.v.

Nach dem 3. erfolglosen Schock erfolgt die Applikation von 300 mg Amiodaron i.v. als Bolus (aufgelöst in 20 ml Glukose 5%). Nach dem 4. erfolglosen Schock wird nach erneuter Gabe von 150 mg Amiodaron i.v. eine Dauerinfusion mit einer Infusionsgeschwindigkeit von 900 mg/24 h verabreicht.

Bei Bradykardien mit vital bedrohlichen Symptomen erfolgt das Vorgehen entsprechend dem Bradykardie-Algorithmus (◻ Abb. 15.2). Vor der Therapieeinleitung gemäß Algorithmus steht die Feststellung der hämodynamischen Instabilität im Sinne von von vital bedrohlichen Symptomen.

Entsprechend den aktuellen Guidelines stehen folgende **Medikamente zur kardiopulmonalen Reanimation** zur Verfügung:

Der Vasopressor **Adrenalin** (Epinephrin) wird seit über 40 Jahren im Rahmen der Reanimation bei Herzstillstand eingesetzt. Dabei ist zu berücksichtigen, dass zu Adrenalin keine empirischen Erkenntnisse vorliegen, sodass die internationalen Guidelines Epinephrin nur in die Klasse »unbestimmt« einordnen konnten. Trotz des Mangels an klinischen Daten wird der Einsatz von Adrenalin weiterhin empfohlen (Übersicht):

Indikationen zur Verabreichung von Adrenalin

- Kreislaufstillstand jeglicher Ätiologie 1 mg initial einschließlich einer Applikation von 1 mg alle 3–5 min entsprechend dem ALS-Algorithmus (◻ Abb. 15.1)
- Vorzugsweiser Einsatz bei der Anaphylaxie
- Therapie der 2. Wahl beim kardiogenen Schock

Der Einsatz von Adrenalin erfolgt verdünnt, vorzugsweise 1 : 1000 (1 ml Lösung enthält 1 mg Adrenalin) oder 1 : 10.000 (10 ml Lösung enthalten 1 mg Adrenalin). Ersatzweise zu der Applikation von 1 mg intravenös können als Mittel der zweiten Wahl auch 2–3 mg Adrenalin, verdünnt in 10 ml physiologischer Kochsalzlösung, über den Endotrachealtubus gegeben werden. Diese Applikationsform sollte aber aufgrund der unklaren Resorptionsverhältnisse unter Reanimation und der nicht exakt kalkulierbaren hämodynamischen Auswirkungen eine Notlösung bleiben.

Vasopressin wird in den aktuellen amerikanischen Guidelines (AHA) alternativ zu Adrenalin bei der Reanimation empfohlen. Die aktuellen europäischen Guidelines (ERC) haben Vasopressin nicht in die Empfehlungen aufgenommen, da Metaanalysen keinen Vorteil gegenüber Adrenalin ergaben. Aufgrund der derzeit ungenügenden Datenlage für Vasopressin sehen die ERC-Guidelines Adrenalin als den Standard-Vasopressor beim Herzstillstand an. Die derzeitige Datenlage, wonach **Antiarrhythmika** bei der kardioplumonalen Reanimation einen Vorteil haben könnten, ist begrenzt. Einzig bei Einsatz von Amiodaron konnte beim schockrefraktären Kammerflimmern das Kurzzeitüberleben signifikant gesteigert werden. Amiodaron ist ein membranstabilisierendes Antiarrythmikum, das die Dauer des Aktionspotenzials und der Refraktärphase im Vorhof und in der Kammer verlängert. Die atrioventrikuläre Überleitung wird verlangsamt.

Indikationen für Amiodaron entsprechend der ERC-Guidelines

- Refraktäres Kammerflimmern/Kammertachykardien
- Hämodynamisch stabile Kammertachykardie und andere refraktäre Tachyarrythmien

Dabei wird Amiodaron als Bolusgabe empfohlen, wenn Kammerflimmern oder pulslose Kammertachykardien nach 3 Defibrillationsversuchen persistieren. Bei weiterer Persistenz können nochmals 150 mg Amiodaron appliziert werden, gefolgt von einer Dauergabe von 900 mg Amiodaron über 24 h.

Lidocain hat in vergleichenden Studien mit Amiodaron eine schlechtere Effektivität im Rahmen der kardiopulmonaln Reanimation. Die Indikation für Lidocain (1–1,5 mg/kgKG; die Gesamtdosis sollte 3 mg/kgKG in der ersten Stunde nicht überschreiten) besteht nur noch bei refraktärem Kammerflimmern oder Kammerflattern, sofern Amiodaron nicht verfügbar ist.

Magnesium (2 g [4 ml = 8 mmol] einer 50% Magnesiumsulfatlösung i.v.) sollte nur dann zum Einsatz gelangen, wenn bei refraktärem Kammerflimmern oder

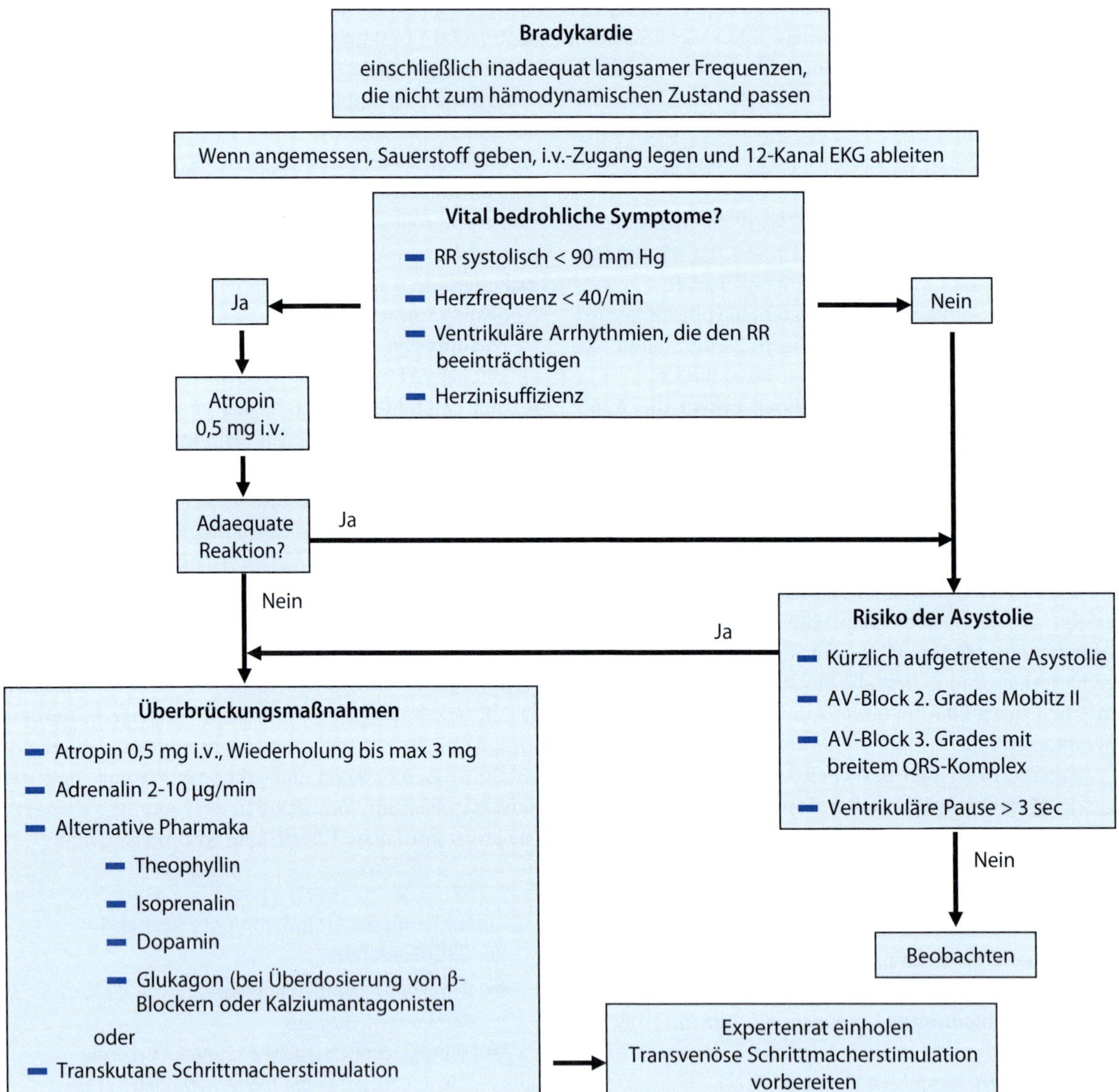

Abb. 15.2. Bradykardie-Algorithmus nach ERC- und AHA-Guidelines 2005

ventrikulären Tachyarrhythmien eine Hypomagnesämie wahrscheinlich ist, Torsades-de-pointes-Arrhythmien oder eine Digitalisintoxikation vorliegen.

Neben den Vasopressoren und den Antiarrhythmika sehen die aktuellen Empfehlungen noch die Gruppe der »anderen Medikamente« bei der kardiopulmonalen Reanimation vor. Dazu gehören Atropin, Theophyllin, Kalzium und Puffer:

Atropin blockiert die Vaguswirkung sowohl am Sinus- als auch am AV-Knoten mit Steigerung des Sinusautomatismus und der Steigerung der AV-Knoten-Überleitung.

Indikationen für Atropin

- Asystolie
- Pulslose elektrische Aktivität (PEA) mit einer Frequenz <60/min
- Sinus-, Vorhof- oder nodaler Bradykardie, wenn eine hämodynamische Instabilität vorliegt

Bei Asystolie und PEA unter <60/min werden 3 mg Atropin i.v. empfohlen. Vorteile von Atropin beim Kreislaufstillstand sind durch Studien nicht gesichert, jedoch lassen kasuistische Erfolge nach Atropininjektionen den Versuch mit Atropin gerechtfertigt erscheinen, zumal schädigende Einflüsse unwahrscheinlich sind.

Theopyllin (Aminophyllin) ist ein Phosphodiesterasehemmer, der die Gewebekonzentration von cAMP erhöht und Adrenalin im Nebennierenmark freisetzt. Theophyllin wird als Aminophyllin injiziert.

Indikationen für Theophyllin

- Asystoler Kreislaufstillstand
- Atropinrefraktäre Bradykardie

Die empfohlene Dosis für Erwachsene ist 250–500 mg (5 mg/kgKG) langsam i.v. Die wenigen vorhandenen Studien konnten keine signifikante Erfolgssteigerung bei der Reanimation des brady-asystolen Kreislaufstillstandes dokumentieren, jedoch sind schädigende Einflüsse durch die Applikation von Theophyllin bei Respektierung der optimalen Plasmakonzentration von 10–20 mg/l unwahrscheinlich

Kalzium ist essenziell für die Myokardkontraktion. Die Datenlage zum Einsatz bei einem Kreislaufstillstand ist gering.

Indikationen für Kalzium nach den aktuellen Guidelines

- Hyperkaliämie
- Hypokalziämie und
- Überdosierung mit Kalziumkanalblockern

Eine initiale Dosis von 10 ml 10%iger Kalziumchloridlösung (6,8 mmol Ca^{2+}) kann bei Bedarf wiederholt werden. **Kalzium kann Bradykardien und Arrhythmien auslösen.** Die Applikation im Kreislaufstillstand sollte schnell i.v. erfolgen, bei Vorhandensein eines Spontankreislaufs erfolgt die i.v.-Applikation langsam.

Der routinemäßige Einsatz von **Natriumbikarbonat** wird weder im Rahmen der Reanimation noch nach der Wiederherstellung eines Spontankreislaufes empfohlen.

▪▪▪ Technik

Der bewusstlose Patient wird auf den Rücken gedreht und die Atmung kontrolliert (Bewegungen von Bauch und Thorax; Atemgeräusche: inspiratorischer Stridor oder exspiratorisches Giemen, Gurgeln und Krächzen bei Laryngospasmus; Hören und Fühlen des Luftstroms an Mund und Nase). Bei Verlegung der Atemwege erfolgt das unverzügliche Freimachen der Atemwege. Für die Überprüfung der Vitalfunktion Atmung sollten nicht mehr als 10 s investiert werden. In der Reanimation Erfahrene sollten versuchen, den Karotispuls zu tasten, aber auch hierfür sollten nicht mehr als 10 s investiert werden. Vorrangig ist der unverzügliche Beginn der Reanimationsmaßnahmen entsprechend dem ALS-Algorithmus (▫ Abb. 15.1).

Das initiale Beatmen sollte mit der besten sofort verfügbaren Atemwegshilfe erfolgen.

Die **endotracheale Intubation** ist die Methode der Wahl zur Sicherung der Vitalfunktion Atmung. Sie bietet einen optimalen Ventilationszugang bei einem gleichzeitigen optimalen Aspirationsschutz. Der Tubus sollte binnen 30 s appliziert sein und die korrekte Lage mittels Kapnometrie überprüft werden.

> Sollte die Intubation nach 30 s nicht abgeschlossen sein, ist der Versuch abzubrechen und der Patient mit der Beutelmaskenbeatmung zu beatmen.

Die Tubuslage muss jedoch nach jedem Umlagern auskultatorisch kontrolliert werden, um Dislokationen sofort zu erkennen und beheben zu können. Dazu sollte die Lunge beidseitig in der mittleren Axillarlinie auskultiert werden.

Um die Gefahr von Tubus-Dislokationen zu minimieren, ist eine sichere Tubusfixation mit konventionellen Tubushaltebändern notwendig.

Bei der Beatmung sollte die **Inspirationszeit maximal 1 s** betragen und das Atemzugvolumen eine normale Thoraxhebung ermöglichen. Empfehlenswert ist eine Verwendung von 100% Sauerstoff.

> Obwohl die endotracheale Intubation die optimale Methode der Atemwegsicherung ist, kann es abhängig vom Erfahrungszustand des Helfers, Probleme mit der Intubation geben. Da durch wiederholte, erfolglose Intubationsversuche die kardiopulmonale Reanimation unnötig verzögert wird, sollte in diesen Fällen auf alternative Atemwegshilfen ausgewichen werden: In Studien erzielten die Larynxmaske, der Kombitubus und der Larynxtubus zwar keine ausreichende Aussagekraft für ein verbessertes Überleben als primärer Endpunkt, aber in Abhängigkeit von der Erfahrung und der Kompetenz des Anwenders ist so ein sicherer Atemwegszugang zu erzielen.

Im deutschen Sprachgebrauch wird für die **Thoraxkompression** im Rahmen der Reanimation häufig der Begriff **Herzdruckmassage** verwendet. Dabei kniet der Reanimierende seitlich neben dem Patienten.

> Entsprechend den aktuellen Empfehlungen wird der Ballen einer Hand in Höhe der Mamillen auf die Mitte des Brustkorbes gelegt. Anschließend wird der Ballen der anderen Hand auf die erste Hand gelegt. Dabei sollte kein Druck auf die Rippen, den Oberbauch oder das untere Ende des Brustbeins ausgeübt werden.

Die Position der Handballen auf dem Sternum bewirkt, dass die volle Kraft der Kompression auf das Sternum wirkt und somit die Gefahr von Rippenfrakturen minimiert wird (◘ Abb. 15.3).

Der Reanimierende positioniert seine Schultern direkt über seinen Händen, um mit durchgestreckten Ellenbogen eine optimale Kompression des Sternums zu erzielen. Die Kompression erfolgt senkrecht zum Boden.

Tipp

Die **Kompressionstiefe** des Thorax bei Erwachsenen soll 4–5 cm betragen.

Dabei sollte die Kompression nicht ruckartig, sondern weich massierend sein. Die effektive Thoraxkompression kann mittels Karotiden- oder Femoralispuls verifiziert werden. Nach jeder Kompression ist eine komplette Entlastung notwendig, um einen ausreichenden Blutfluss in den Thorax und damit zum Herzen zu gewährleisten. Dabei bleiben die Hände in ständigem Kontakt mit dem Patienten, damit sich die Händeposition nicht verändert. Die **Frequenz der Thoraxkompression sollte bei Erwachsenen 100/min** betragen. Es konnte gezeigt werden, dass die beste zerebrale und koronare Durchblutung dann gewährleistet ist, wenn die Kompressionsphase 50% eines Reanimationszyklus umfasst und die anderen 50% auf die Entlastungsphase verwendet werden. Die Durchführung einer korrekten Thoraxkompression ist sehr anstrengend. Deshalb wird empfohlen, die Person, die die Thoraxkompression durchführt, wenn möglich, alle 2 min abzulösen.

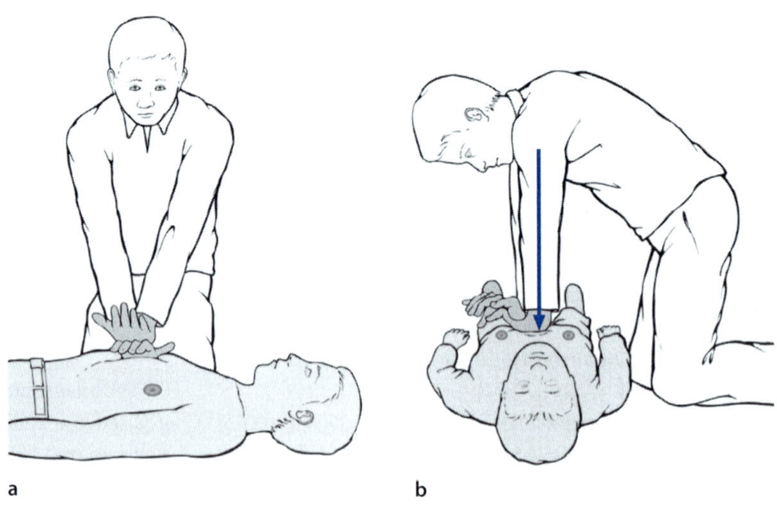

◘ **Abb. 15.3.** Thoraxkompression. **a** Position der Handballen, **b** Position der reanimierenden Person (mod: aus Burchardi et al.: [2004] 9. Aufl. Die Intensivmedizin. Springer, Heidelberg)

15

> Eine **Defibrillation** muss beim Kammerflimmern oder pulsloser Kammertachykardie so früh wie möglich erfolgen.

Es ist gesichert, dass bei Patienten mit Kammerflimmern die Wahrscheinlichkeit einer erfolgreichen Defibrillation und damit eines Überlebens umgekehrt proportional zum Zeitintervall bis zur Abgabe des ersten Defibrillationsschocks steht. Dies unterstützt die Bestrebungen der aktuellen Empfehlungen, eine Frühdefibrillation auch durch nichtmedizinisches Personal nach entsprechender Schulung ausführen zu lassen.

In den letzten Jahren hat sich gezeigt, dass die **Defibrillation mit biphasischen Stromwellen** der Defibrillation mit monophasischen Stromwellen überlegen ist. Dies ist darauf zurückzuführen, dass bei der biphasischen Defibrillation weniger Energie benötigt wird und damit auch die Schädigung der Herzmuskulatur geringer ausfällt. Die optimale Energie für den Einsatz der biphasischen Defibrillation konnte bis jetzt aber noch nicht eindeutig ermittelt werden.

Bei biphasischen Defibrillatoren ist die wirksame Energiestufe nach Angaben des Geräteherstellers zu beachten. Ist diese nicht bekannt, so wird der erste Schock traditionell mit 200 J ausgelöst. Wegen der niedrigen Wirksamkeit bei monophasischen Defibrillatoren wird bei diesen beim ersten Schock eine Energiestufe von 360 J empfohlen. Die Energieniveaus für den zweiten und weitere Schocks sollten entweder 200 J oder bis zu 360 J betragen. Hierbei sollten, wenn bei Verwendung eines monophasischen Gerätes der erste Schock mit 360 J gewählt wurde, die weiteren Schocks bei Erfolglosigkeit ebenfalls mit 360 J durchgeführt werden. Die aktuellen Empfehlungen sehen nur die Abgabe eines Schocks anstelle einer Serie von bis zu 3 Schocks vor, da es keine Effizienz für die häufigere Applikation gibt (mehr als 1 Schock pro Defibrillationsvorgang) und die Herz-Lungen-Wiederbelebung nur unnötigerweise lang unterbrochen wird.

Die **Position der beiden Defibrillations-Paddels** sollte rechts parasternal, infraklavikulär und unterhalb der Herzspitze, ca. im 5. ICR in der mittleren Axillarlinie sein, sodass die Herzachse zwischen den beiden Elektroden zu liegen kommt (Abb. 15.4). Auf reichlich Kontaktgel, Schonung der Mammillen sowie Sicherheitsaspekte für weitere Helfer bei der Schockauslösung (Sicherheitsverantwortung des defibrillierenden Helfers) ist zu achten. Falls möglich sollte vor, aber auf jeden Fall nach Schockauslösung der Herzrhythmus dokumentiert werden.

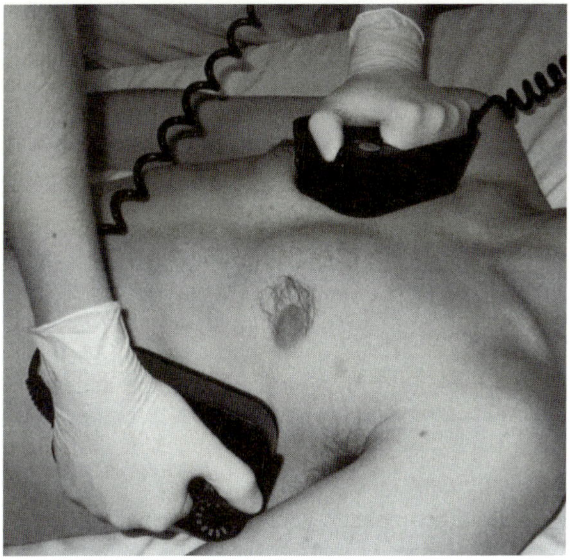

Abb. 15.4. Positionierung der Defibrillator-Paddels (Aus Larsen: [2004] 6. Aufl. Anästhesie und Intensivmedizin. Springer, Heidelberg)

Bei jeder Therapie eines Kreislaufstillstandes müssen potenziell reversible Ursachen bedacht werden. Diese werden zum besseren Erinnern nach den ERC-Guidelines in 2 Gruppen mit je 4 Einzelpunkten (4-mal H und 4-mal T) unterteilt, wobei die amerikanischen Empfehlungen durch Hinzunehmen von »Hydrogen ion (acidosis)« und »Trauma (hypovolemia, increased ICP)« jeweils 5 Einzelpunkte umfassen (Abb. 15.1).

Nach erfolgreicher Reanimation sollte der Oberkörper, sofern es der arterielle Blutdruck zulässt, zur Vermeidung einer Hirndruckentwicklung 10°–30° hoch gelagert werden. Eine routinemäßige Hyperventilation ist nicht zu empfehlen. Bei zerebraler Einklemmungsgefahr kann jedoch eine Hyperventilation erwogen werden. Nach erfolgreicher Reanimation sind die Patienten für 12–24 h auf 32–34 °C Körpertemperatur zu kühlen.

Komplikationen

Komplikationen, die im Rahmen einer Reanimation auftreten können, sind Luftinsufflation in den Magen, Aspiration von Mageninhalt sowie HWS-Verletzungen. Im Rahmen der Herzdruckmassage können Sternum- und Rippenfrakturen, Hämatothorax, Pneumothorax, Hämatoperikard, Lungenkontusion, Leber- und Milzruptur sowie Blutungen und Hämatome an der Thoraxwand entstehen.

▪▪▪ Ergebnisse

Zeichen einer erfolgreichen Reanimation sind in der Übersicht zusammengestellt. Bei der Pupillenkontrolle ist zu beachten, dass weite und lichtstarre Pupillen nicht zwingend auf eine infauste oder ungünstige Prognose hinweisen. Zur Effizienzbestimmung des unter Reanimation etablierten Kreislaufs ist die endexspiratorische CO_2-Abgabe ($ETCO_2$) geeignet: Patienten, die einen $ETCO_2$ von über 13% aufweisen, entwickeln häufiger einen eigenen spontanen Kreislauf.

Zeichen einer erfolgreichen Reanimation

- Tastbare Pulsation der großen Arterien (A. femoralis, A. carotis)
- Messbarer Blutdruck
- Einsetzende Spontanatmung
- Spontanbewegungen
- Hautkolorit
- Pupillenreaktionen (**Cave:** Bei Z.n. Epinephrin- und/oder Atropin-Gabe ist eine fehlende Pupillenreaktion ein unsicheres Zeichen)
- Bewusstsein

Ist bei Normothermie und sofern keine Intoxikation vorliegt eine Reanimationsdauer von über 30 min ohne kardiale Eigenaktivität (elektromechanische Entkopplung bzw. Asystolie) erforderlich, so sinkt die Wahrscheinlichkeit einer erfolgreichen Reanimation erheblich.

▪▪▪ Wertung

Ein wesentlicher Punkt im Rahmen der Reanimation ist eine unverzögerte Einleitung der Reanimationsbemühungen. In diesem Zusammenhang ist auch die Frühdefibrillation zu sehen. Oberstes Ziel einer Reanimation ist die rasche Etablierung eigener kardialer Aktivitäten.

15

Literatur

American Heart Association Guidelines for Cardiopulmonary Resuscitation and Emergency Cardiovascular Care (2005) Circulation 112: IV1–IV211

European Resuscitation Council Guidelines for Resuscitation (2005) Resuscitation 67S1: S1–S189

Kardiopulmonale Reanimation, Aktuelle Leitlinien des European Resuscitation Council, deutschsprachige Fassung (2006) Notfall + Rettungsmedizin 9: 4–170

Analgosedierung und Schmerztherapie

Clemens Kelbel

Im Rahmen der Intensivtherapie mit invasiven Maßnahmen (z. B. Intubation mit Respiratortherapie) ist eine angemessene Analgosedierung unumgänglich (Übersicht). Diese beinhaltet eine Schmerzausschaltung (Analgesie) und eine beruhigende Komponente (Sedierung). Im Folgenden soll vornehmlich auf die Langzeit-Analgosedierung des beatmeten Patienten eingegangen werden.

Wichtige Aufgabe der Analgosedierung beim beatmeten Patienten ist es, gerade in der Initialphase der Beatmung, eine Synchronisation mit dem Beatmungsgerät zu erzielen und den »Kampf mit dem Respirator« zu vermeiden.

Die Herausforderung bei der Analgosedierung besteht darin, dass es für die Gesamtheit der möglichen Intensivpatienten kein einzig ideales Medikament oder ein einzig ideales Konzept zur Analgosedierung gibt. Dabei konnte jedoch gezeigt werden, dass eine optimale, protokollgestützte Analgosedierung den Verlauf bei Intensivpatienten sehr günstig beeinflussen kann.

Therapieziele der Analgosedierung

- Reduzierung von Vigilanz, Angst und Stress (Anxiolyse)
- Schmerzfreiheit
- Vegetative Abschirmung
- Ermöglichen therapeutischer und pflegerischer Maßnahmen
- Verbesserung der Patientenmitarbeit

> Anhaltende Angst und Schmerz erzeugen Stress, der durch Tachykardie, Tachypnoe, Blutdruckanstieg oder -instabilität, Herzrhythmusstörungen, vermehrten kardialen Sauerstoffbedarf, Hyperkoagulabilität, Immunsuppression und persistierenden Katabolismus charakterisiert sein kann. Der kombinierte Einsatz von Analgetika und Sedativa kann diese Stresssituation des kritischen kranken Patienten optimieren. Dabei ist es eine Grundvoraussetzung der Intensivtherapie, dass jeder kritisch kranke Patient das Recht auf angemessene Analgesie und Schmerzabschirmung hat.

Der gewünschte Effekt sollte mit möglichst geringer Dosis erzielt werden. Dabei ist die **Kombination eines Analgetikums mit einem Sedativum** einer Monotherapie der jeweiligen Substanzen überlegen (Übersicht). Die einzelnen Komponenten sollten dabei nicht in fester Kombination verabreicht werden, sondern den jeweiligen Erfordernissen entsprechend variabel dosiert werden.

Da eine Kreislauf- oder Atemdepression beim Einsatz von Analgetika und/oder Sedativa zu erwarten ist, müssen entsprechende Sicherheits- und Monitormaßnahmen vorgehalten werden. Die Kenntnis und das Vorhalten spezifischer Antagonisten für Benzodiazepine (Flumazenil) und Opioide (Naloxon) sind wichtig.

Empfehlenswerte Kombinationen zur Analgosedierung sind die Kombination eines Opioids mit einem Benzodiazepin (z. B. Fentanyl und Midazolam), eines Opioids mit Propofol (z. B. Sufentanil und Propofol) oder auch die Kombination von Ketamin mit einem Benzodiazepin (z. B. Ketamin und Midazolam). Im den nächsten Abschnitten werden die Einzelkomponenten vorgestellt.

Prinzipien der Analgosedierung

- Tägliche Orientierung an Sedierungsscores
- Kombination eines Sedativums mit einem Analgetikum (Opioid)
- Respektierung des Tag-Nacht-Rhythmus
- Orientierung am Grundleiden und der zu erwartenden Analgosedierungsdauer
- Primär kontinuierliche Applikation, bei Bedarf (Interventionen) zusätzliche Bolusgaben

16.1 Sedierung

Grundlagen

Die Sedierung eines kritisch kranken Patienten sollte nur dann angestrebt werden, wenn aufgrund des Krankheitsbildes oder aufgrund der Therapiemodalität eine ausreichende Analgesie nicht möglich ist. Bei Initiierung der Analgosedierung eines beatmeten Patienten sollte immer die Kombination eines Sedativums mit einem Analgetikum gewählt werden.

Indikation

Bei der Indikation zur Sedierung stehen **Angst und Unruhe** im Vordergrund. Auch bei Patienten mit respiratorischem Versagen und Beatmung kann eine Indikation zur Sedierung bestehen. Dabei gilt es, entsprechend den verschiedenen Beatmungsstrategien individuell so wenig wie möglich und soviel wie nötig an sedierender Komponente einzusetzen: Je unphysiologischer das Beatmungsmuster ist (z. B. höherer PEEP, verändertes Inspirations-Exspirations-Verhältnis), desto tiefer muss die Sedierung sein. Zusätzlich kann beim kritisch kranken Patienten ein posttraumatisches Psychosyndrom durch die amnesiefördernde Wirkung der Sedierung vermieden werden.

Entsprechend der Zielwirkung der Sedierung, z. B. bei einer Beatmungstherapie, ist die Tiefe der Sedierung anzupassen. So werden in der Regel in der Frühphase einer invasiven Beatmungstherapie eine tiefe Sedierung, später eine flache Sedierung und bei Langzeit-Beatmung eine individuell austitrierte Sedierung angestrebt. Oft kann in der Spätphase auch auf eine Sedierung verzichtet werden.

Kontraindikation

Die Kontraindikationen und Interaktionen der Einzelsubstanzen sind zu beachten.

Bei **Benzodiazepinen** sind insbesondere die Myasthenia gravis und die hepatische Porphyrie als Kontraindikation zu berücksichtigen.

Ketamin sollte nicht angewendet werden bei arterieller Hypertonie, Angina pectoris und koronarer Herzerkrankung oder Herzinsuffizienz sowie bei Epilepsie.

Methoden

Eine sedierende Therapie kann mit einer Reihe von Präparaten erzielt werden. Hauptvertreter sind heute die Benzodiazepine und Propofol. Im Allgemeinen erzielen diese Präparate eine anxiolytische und hypnotische Wirkung sowie eine gewisse Muskelrelaxierung und retrograde Amnesie. In besonderen Situationen kommen Neuroleptika zum Einsatz.

Die **Benzodiazepine** sind die am häufigsten verwandte Substanzgruppe (z. B. Midazolam, Diazepam, Flunitrazepam). Sie wirken anxiolytisch, antikonvulsiv, zentral relaxierend und sedierend-hypnotisch. Der Abstand zwischen sedierender und narkotischer Dosis ist ausreichend groß. Sie besitzen eine große therapeutische Breite, haben jedoch auch einen Ceiling-Effekt, d. h. nach einer Dosissteigerung kann keine Effektsteigerung registriert werden. Benzodiazepine haben keine direkte analgetische Wirkung, jedoch kann ein opioidsparender Effekt beobachtet werden. Die Potenz, der Wirkungseintritt und die Dauer der Wirkung sowie das Verteilungsvolumen und der Metabolismus variieren zwischen den Substanzen. Dazu kommen patientenspezifische Faktoren wie z. B. das Alter, Grunderkrankung oder vorbestehender Alkoholabusus, die die Intensität und die Dauer der Benzodiazepinwirkung beeinflussen und eine individuelle Titration erforderlich machen.

Bei Benzodiazepin-Überdosierung steht mit Flumazenil (Anexate) ein kompetitiver Antagonist zur Verfügung. Wegen seiner kurzen Halbwertzeit (etwa 1 h) ist dieser jedoch im Rahmen des Weaning nicht geeignet. Mögliche Indikationen im Rahmen der Intensivbehandlung sind Benzodiazepin-Intoxikationen und -überdosierungen und die Differenzialdiagnose unklarer Komata.

Diazepam (z. B. Diazep, Faustan, Stesolid)

- Prototyp der Benzodiazepine mit raschem Wirkungseintritt, angesichts der Eliminationshalbwertzeit von bis zu 70 h als »lang wirkend« eingestuft.

16

- Metabolisierung ist abhängig vom Lebensalter und Leberfunktion
- Bevorzugte Anwendung in der Intensivmedizin zur Langzeittherapie der Tetanusinfektion
- **Dosierung:** 2–10 mg i.v., bei Bedarf Wiederholung nach 3–4 h (nicht mehr als 1 mg/min)
- Hauptnachteil: pharmakologisch wirksame Metabolite mit langer, unkalkulierbarer Wirkung und damit schlechte Steuerbarkeit (besonders problematisch bei der Langzeit-Anwendung)
- Diazepam wurde in der Intensivmedizin vom besser steuerbaren Midazolam verdrängt

▪▪ Flunitrazepam (z. B. Rohypnol-Lösung)

- Mittellang wirkendes Benzodiazepin
- **Dosierung:** 2–4 mg in 250 ml 5–10%iger Glukoselösung, Infusionsgeschwindigkeit in Abhängigkeit vom gewünschten Sedierungsgrad
- Kaum Bedeutung in der Intensivmedizin, es liegen nur wenige Studien vor

▪▪ Midazolam (Dormicum)

- Kurz wirkendes Benzodiazepin mit einer Eliminationshalbwertzeit von 1–3 h (je nach Dauer der Applikation).
- Vorteil: rascher Wirkungseintritt, daher in Akutsituationen gut geeignet
- Gute Amnesie-Wirkung
- **Dosierung:** Bolusgaben zum Beginn der Dosierung: 0,03–0,2 mg/kg KG (entspricht 2–15 mg Midazolam); weitere Infusionsgeschwindigkeit entsprechend dem gewünschten Sedierungsgrad mit 2–10(–20) mg/h (vgl. ◘ Tab. 16.1)
- Keine Korrelation zwischen Serumspiegel und klinischem Sedierungsgrad
- In Einzelfällen verlängerte Aufwachzeiten

▪▪▪ Bewertung der Benzodiazepine

Die Benzodiazepine haben sich seit Jahren im klinischen Alltag bewährt. Zurzeit sind alternative Substanzen, die wesentliche, objektivierbare, kosten- und therapierelevante Vorteile aufweisen, nicht vorhanden. In Kombination mit einem Opioid ergibt sich ein gut steuerbares Analgosedierungs-Management mit einem relativ geringen Nebenwirkungspotenzial. Besondere Berücksichtigung muss eine ggf. längere Weaning-Phase finden. Dieses Risiko kann bei täglich überprüfter Sedierungstiefe gering gehalten werden. In amerikanischen Leitlinien wird Lorazepam als Standard empfohlen. Lorazepam kommt in Europa kaum zum Einsatz. Hier wird in einem sehr hohen Prozentsatz Midazolam eingesetzt. Midazolam hat gegenüber Lorazepam den entscheidenden Vorteil einer deutlich kürzeren kontext-sensitiven Halbwertzeit.

◘ Tab. 16.1. Sedativa-Einsatz auf der Intensivstation

	Midazolam	Propofol
Wirkungsbeginn	ca. 2 min	ca. 1 min
Initialer Bolus	0,03 mg/kgKG	0,5 mg/kgKG
Dauermedikation	2–20 mg/h	1–4 mg/kgKG/h
Mögliche Dauerapplikation auf der Intensivstation		
Perfusor-vorbereitung	105 mg (7 Amp. a 15 mg) ad 50 ml = 2,1 mg/ml	400 mg = 40 ml = 10 mg/ml
Perfusor-applikation	1–10 ml/h	bei 60 kgKG: 6–24 ml/h bei 80 kgKG: 8–32 ml/h bei 100 kgKG: 10–40 ml/h

Barbiturate finden derzeit bei der Langzeit-Analgosedierung kaum mehr Anwendung in der Intensivmedizin. Gründe sind ihre geringe therapeutische Breite, die starke Hemmung der gastrointestinalen Motilität, die negative Beeinflussung der Thermoregulation, die Induktion mikrosomaler hepatischer Enzymsysteme und eine lange Halbwertzeit. Aufgrund des hepatischen und renalen Metabolisierungsweges ist bei Intensivpatienten – akzentuiert bei älteren Patienten – eine Akkumulation gegeben, die eine sehr prolongierte Aufwachphase nach sich zieht. Zusätzlich besitzen Barbiturate einen hyperalgetischen Effekt, der die Kombination mit einem Opioid erforderlich macht.

Etomidat (Hypnomidate) ist ein hochpotentes Hypnotikum ohne analgetische Wirkung mit großer therapeutischer Breite. Da dieses Präparat nur eine minimale Herz-Kreislauf-Wirkung hat, ist es sehr gut für die Notfallintubation und die Narkoseeinleitung geeignet. Die Einleitung erfolgt mit einer Dosierung von 0,15–0,3 mg/kgKG langsam i.v. Eine Gesamtdosis von 60 mg sollte nicht überschritten werden. Bei der Langzeitanwendung hat Etomidat keine Bedeutung, zumal bereits in geringen Dosen eine Suppression der Nebennierenrindenfunktion eintritt, die bei Patienten im Postaggressionssyndrom von erheblichem Nachteil sein kann. Weitere Nebenwirkungen können Myoklonien und Laryngospasmen sein, deren Auftretenswahrscheinlichkeit durch eine Prämedikation mit Benzodiazepinen verringert werden kann.

Propofol (Disoprivan) hat sich zum Sedativum der Wahl zur raschen Einleitung einer Anästhesie in der Intensivmedizin entwickelt. Darüber hinaus ist eine Narkosefortführung mittels Perfusor oder eine Sedierung in niedriger Dosis möglich.

Propofol ist ein intravenös applizierbares Allgemeinanästhetikum mit einer sedativ-hypnotischen Wirkung. Es kommt zu einem schnellen Wirkungseintritt, bei einer Eliminationshalbwertzeit von 30–40 min. Dabei hat besonders der sedierende Effekt eine vergleichsweise kurze Wirkdauer. Dieser sedierende Effekt ist mit dem der bekannten Benzodiazepinen vergleichbar. Der Amnesie-Effekt von Midazolam ist jedoch stärker als der von Propofol.

Propofol ist als Emulsion auf Phospholipid-Basis erhältlich. Dies ist bei der Kalorienbilanz zu berücksichtigen. Zusätzlich können höhere Dosierungen eine Laktatazidose, Bradykardien oder auch eine Hypertriglyzeridämie hervorrufen. Die Triglyzerid-Konzentration sollte nach 2-tägiger Propofolinfusion gemessen werden. Auch Pankreatitiden sind beschrieben, wenngleich der kausale Zusammenhang nicht eindeutig verifiziert ist.

Da die therapeutische Breite der Substanz sehr gering ist, sedierende und narkotische Dosis dicht beieinander liegen und kein Antagonist erhältlich ist, setzt die Anwendung von Propofol Erfahrung voraus. Zusätzlich sollte auf die Entwicklung eines Propofol-Infusionssyndroms (s. Komplikationen) geachtet werden und bei einer längerfristigen Sedierung eine Dosis von 4 mg/kg KG/h sowie eine Anwendungsdauer von sieben Tagen nicht überschritten werden. Die Dosierung sollte den individuellen Reaktionen des Patienten unter Monitoring von Blutdruck und Puls angepasst werden. Um Propfoldosis zu sparen und mögliche Komplikationen zu vermeiden, ist es empfehlenswert, Propofol mit anderen Sedative/Analgetika zu kombinieren. Die höheren Kosten von Propofol gegenüber den Benzodiazepinen sind zu berücksichtigen.

Dosierung

Propofol
- Narkoseinduktion: 1,5–2,5 mg/kgKG
- Aufrechterhaltung der Narkose: bei kontinuierlicher Infusion 4–12 mg/kg KG/h
- Sedierung auf der Intensivstation: 1–4 mg/kgKG/h (ab dem 16. Lebensjahr für max. 7 Tage)

Geriatrische Patienten bedürfen in der Regel einer geringeren Dosis.

Der Einsatz von **Neuroleptika** kann intensivmedizinisch erforderlich sein: Die Entwicklung eines Delirs ist bei Intensivpatienten häufig zu beobachten. Der Einsatz von Narkotika und Sedativa ist dann nicht indiziert, sondern kann eher zu einer Verschlechterung der Symptomatik führen. Das Medikament der Wahl in dieser Situation ist **Haloperidol** (Haldol). In der Regel kann eine Dosis von 2–10 mg i.v. mit einer Wiederholungsgabe nach 2–4 h appliziert werden. Der Wirkungseintritt beginnt nach 30–60 min. Eine Tagesgesamtdosis von 60 mg parenteral bzw. 100 mg oral sollte nicht überschritten werden. Haloperidol kann QT-Zeit-Verlängerungen induzieren.

Als weiteres Neuroleptikum steht **Promethazin** (Atosil, Prothazin) zur Verfügung. Es hat eine stark sedierende und deutliche antihistaminerge Wirkung. Indikationen sind akute Unruhe- und Erregungszustände. Dabei werden zunächst 25 mg i.v. appliziert und bei Bedarf eine Wiederholungsdosis nach 2 h verabreicht. Die Tagesdosis sollte in der Regel 100 mg nicht überschreiten. Bei ausgeprägter Symptomatik sind unter Vorsichtsmaßnahmen jedoch bis zu 200 mg Tagesdosis möglich.

Triflupromazin (Psyquil) wurde aus dem Handel genommen. Insgesamt hat Midazolam Neuroleptika in der Intensivmedizin weitgehend verdrängt.

Zentral angreifende **α_2-Adrenozeptor-Agonisten** wie das **Clonidin** (Catapresan, Paracefan) wirken sedierend und anxiolytisch. Die Eliminationshalbwertzeit beträgt 8–11 h. Sie können in allen Sedierungsphasen zum Einsatz kommen und zu einer Dosisreduktion der anderen sedierenden und analgetisch wirkenden Medikamente führen. Positive Effekte sind auch in der Weaning-Phase zu erzielen, wenn eine zentral dämpfende Wirkung erwünscht ist, die nicht gleichzeitig den muskelrelaxierenden Effekt der Benzodiazepine haben sollte. Darüber hinaus wurden gute Erfahrungen mit Clonidin in der Alkohol- und Opiat-Entzugstherapie gemacht. Bewährt hat sich eine Applikation von Clonidin kontinuierlich über Perfusor (0,75 mg/50 ml = 0,015 mg/ml) mit einer Infusionsgeschwindigkeit von 2–6 ml/h, entsprechend 0,72–2,16 mg/d unter Monitorbedingungen. Die Nebenwirkungen wie bradykarde Herzrhythmusstörungen, Blutdruckabfall und Hemmung der gastrointestinalen Motilität sind zu berücksichtigen.

Ketamin und **Esketamin** (Ketanest S) unterscheiden sich in ihren Eigenschaften von den anderen Sedativa. Es wird ein Zustand erzeugt, der als »dissoziative Anästhesie« bezeichnet wird. Dabei wirkt der Patient geistig abwesend, einen Schlafzustand erreicht er nicht. Hervorzuheben ist die starke analgetische und neuroleptische Wirkung der

Substanz. Vorteilhaft gegenüber den Opioiden ist die fehlende Hemmung der gastrointestinalen Motilität der Ketaminpräparate. Der Wirkungseintritt ist schnell, die Eliminationshalbwertzeit beträgt 2–4 h. Ketamin ist einsetzbar zur Einleitung und Durchführung einer Allgemeinanästhesie. Aufgrund der bronchodilatatorischen Effekte wird es bevorzugt im respiratorpflichtigen Status asthmaticus verwendet. Ketamin wird aufgrund der Sympathikusstimulation ein katecholaminsparender Effekt und damit ein bevorzugter Einsatz bei Herzinsuffizienz zugeschrieben.

Zu beachten sind psychomimetische Wirkungen wie unangenehme Traumerlebnisse und Halluzinationen bei Ketaminanwendung. Aus diesem Grund sollte immer eine Kombination mit einem Benzodiazepin (z. B. Midazolam) oder Propofol erfolgen. Ketamin kann die opioidbedingte Toleranzentwicklung unterdrücken. Dies ist gerade bei Intensivpatienten mit längerfristiger Opioidapplikation sehr vorteilhaft, da so die Opioidwirkung erhalten bleibt, dosisabhängige Nebenwirkungen der Opioide reduziert werden können und eine Kosteneinsparung erzielt werden kann. Bei der dafür notwendigen Dosierung von maximal 1 mg/kgKG/h Ketamin sind keine kardiovaskulären oder psychomimetischen Nebenwirkungen nachgewiesen worden.

Dosierung

Ketamin
- Einleitung einer Allgemeinanästhesie: 0,5–1 mg/kgKG i.v.
- Aufrechterhaltung: 0,5–3 mg/kgKG/h i.v.

Therapieplanung

Beim Management des gewünschten Sedierungsgrades sind **Scores** sehr empfehlenswert. Es konnte nachgewiesen werden, dass bei Therapieorientierung anhand eines entsprechenden Scores neben dem Patientenkomfort auf Intensivstation die Dauer der Beatmungszeit und die Aufenthaltsdauer auf der Intensivstation reduziert werden.

Der **Riker Sedierungs-Agitations-Score (SAS)** kann zuverlässig und nachvollziehbar bei kritisch kranken Patienten eingesetzt werden. Er orientiert sich an dem Bewusstsein und der Agitation anhand von 7 Kategorien (Tab. 16.2).

Klinisch weit verbreitet ist der **Ramsay Score**. Er unterscheidet drei Wachheits- und drei Schlafkategorien. Kritikpunkt ist die ungenaue Diskriminierung zwischen den verschiedenen Kategorien (Tab. 16.3).

Tab. 16.2. Riker Sedierungs-Agitations-Score (SAS)

7	Gefährliche Agitation	Ziehen am Endotrachealtubus, Versuch der Entfernung von zentralen Zugängen, Klettern aus dem Bett, Wehren und Schlagen gegen das Personal
6	Sehr agitiert	Beißen auf den Tubus, Notwendigkeit von Fixationsmaßnahmen, verbale Beruhigung nicht möglich
5	Agitiert	Ängstlich und geringgradig agitiert, Aufsitzversuche, verbale Beruhigung möglich
4	Ruhig und kooperativ	Ruhig, leicht zu erwecken, befolgt Anordnungen
3	Sediert	Schwerer zu erwecken, weckbar mittels gezielter Ansprache oder leichtem Schütteln, fällt jedoch direkt wieder in Schlaf, befolgt einfache Anordnungen
2	Stärker sediert	Erweckbar mit physikalischen Stimuli, befolgt keine Anordnungen, keine Kommunikation möglich, Spontanbewegungen
1	Nicht erweckbar	Sehr geringe oder nicht vorhandene Reaktionen auf unangenehme Reize, befolgt keine Anordnungen, keine Kommunikation möglich

Tab. 16.3. Ramsay-Score

0	Wach	Patient wach und voll orientiert
1		Ängstlicher und agitierter Patient und/oder unruhig
2		Kooperativer, orientierter und ruhiger Patient, mit adäquaten Reaktionen, akzeptiert ggf. die Beatmung
3		Patient schläft, leicht erweckbar und reagiert auf Kommandos; bei Manipulationen deutliche Reaktion
4	Schläfrig	Patient schläft, träge Reaktion auf leichtes Berühren der Stirn oder ein lautes Ansprechen
5		Patient schläft, äußerst träge bis keine Reaktion auf leichtes Berühren der Stirn oder lautes Ansprechen
6		Komatöser Patient ohne Reaktion auf Berühren der Stirn oder lautes Ansprechen

Beurteilung des Sedierungsgrades: *0–1* zu flach; *2–4* adäquat; *5–6* zu tief

Das **Zielniveau** der Sedierung hängt vom akuten Krankheitsprozess und den daraus resultierenden therapeutischen Interventionen ab. Ein wünschenswertes Niveau der Sedierung auf Intensivstation ist ein ruhiger, stressfreier Patient, der leicht erweckt werden kann, bei weitgehend erhaltenem Schlaf-Wach-Rhythmus. Die Erzielung eines weitgehend physiologischen Tag-Nacht-Rhythmus ist von erheblicher, positiver Bedeutung für den Intensivpatienten. Um dies zu erzielen, kann zur tagsüber bestehenden Basissedierung zur Nacht additiv ein Medikament mit kurzer kontext-sensivtiver Halbwertzeit (z. B. Propofol) zusätzlich gegeben werden. Dabei sollten aber auch die Optimierung der intensivstationären Umgebungsbedingungen (Reduktion von Licht, Lärm und Beschränkung auf die notwendigen Maßnahmen bei Nacht) Berücksichtigung finden. Bei einigen therapeutischen Maßnahmen wie z. B. bei invasiver Beatmung mit umgekehrten Atemzeitverhältnissen ist eine tiefere Sedierung unumgänglich. Das erforderliche und wünschenswerte Niveau der Sedierung sollte zu Beginn der Analgosedierung für jeden Patienten individuell festgelegt, engmaschig mittels eines adäquaten Monitorings (z. B. 8-stündlich) überprüft und dokumentiert werden.

Bei Beendigung einer längeren (>72 h) analgosedierenden Therapie sollte zur Vermeidung von Entzugssyndromen eine ausschleichende Dosisreduktion bevorzugt werden, ggf. unter zusätzlicher Applikation von zentral dämpfenden Präparaten (z. B. Clonidin).

▪▪▪ Technik

Empfehlenswert ist die Kombination eines Sedativums mit einem Analgetikum, da so mit möglichst geringer Dosis ein Maximum des therapeutischen Effektes erzielt werden kann. Dabei sollten 2 getrennte Perfusoren zum Einsatz kommen, da nur so individuell das sedative und analgetische Ziel optimal erreicht werden kann. Praktikable Kombinationen sind in der Einleitung zu diesem Kapitel dargestellt.

Für die Analgosedierung in der Intensivmedizin ist eine parenterale Dauerapplikation über Perfusoren mit täglicher Überprüfung der Sedierungstiefe anhand eines Scores empfehlenswert (effektorientierte Dosierung). Alternativ sind tägliche Pausen der Analgosedierung unter engmaschiger Kontrolle und Daueranwesenheit mindestens der betreuenden Pflegeperson möglich, um eine inadäquate zu tiefe Analgosedierung zu vermeiden. Aufgrund der klinischen Beobachtung (Aufwachlatenz) in der Perfusorenpause wird die Dosis der weiteren Analgosedierung festgelegt.

Gerade beim Einsatz von Benzodiazepinen werden bei kontinuierlicher Applikation eine **Kumulation** und damit eine unerwünscht starke Wirkung beobachtet. Daher ist es ratsam, täglich eine Unterbrechung der kontinuierlichen Benzodiazepinapplikation vorzunehmen. Dies sollte unter engmaschiger Kontrolle und Daueranwesenheit der betreuenden Pflegeperson erfolgen. Je nach Zeitdauer bis zum adäquaten Reagieren des Patienten (z. B. Ramsay 2–4) erfolgt die weitere Titration entsprechend dem festgelegten Scoreziel. Studien konnten zeigen, dass so eine deutliche Verkürzung der Beatmungsdauer mit einem schnelleren Weaning und damit auch eine Verkürzung der Intensivaufenthaltsdauer zu erzielen ist. Vor pflegerischen und medizinischen Manipulationen kann es unter Umständen erforderlich sein, kurzfristig die Sedierung zu erhöhen, z. B. durch Bolusgabe oder zusätzliche Applikation eines sehr kurz wirksamen Sedativums (z. B. Etomidat).

▪▪▪ Komplikationen

Die möglichen Komplikationen der Einzelsubstanzen sind zu beachten. Besonderes Augenmerk verlangt die **Gefahr der Kumulation** von Medikamenten- und deren Metaboliten, besonders beim multimorbiden Intensivpatienten. Hier sind tägliche Überprüfungen der Sedierungstiefe anhand eines Scores mit Titration der Dosis entsprechend dem Zielscorewert empfehlenswert.

Zu den Nachteilen der **Benzodiazepine** zählen eine mögliche Toleranzentwicklung, Entzugssymptomatik sowie »paradoxe Reaktionen«, insbesondere bei älteren Patienten.

Unter Langzeitsedierung mit **Propofol** kann es zu einer Tachyphylaxie kommen, das bedeutet, dass zur Erzielung eines gleichen Sedierungsscores bei kontinuierlicher Sedierung über Tage der Propofolplasmaspiegel bzw. die zugeführte Menge ständig erhöht werden müssen. Dies beruht wahrscheinlich auf einem pharmakodynamischen Effekt, da die Clearance konstant bleibt. Aufgrund eines negativ-inotropen Effektes und einer vasodilatierenden Wirkung kann es beim Einsatz von Propofol zu Blutdruckabfällen kommen, die bei kardiovaskulären Vorerkrankungen klinisch von Bedeutung sein können. **In seltenen Fällen** kann es unter Einsatz von Propofol zu vital bedrohlichen metabolischen Entgleisungen kommen, dem **Propofol-Infusionssyndrom**. Hierbei entwickeln sich Herz-Kreislauf-Störungen, Laktatazidose und Rhabdomyolyse. Die **Letalität kann bis zu 85% betragen**. Zur Prävention wird empfohlen, eine längere Dosierung von 4 mg/kgKG/h nicht zu überschreiten, die Anwendungsdauer auf sieben Tage zu beschränken und die besonderen Anwendungsbedingungen bei unter 16-jährigen zu beachten. Zum Monitoring beim Einsatz von Propofol empfiehlt sich eine engmaschige Kontrolle von Laktat.

> Beim Einsatz von **Haloperidol** ist die QTc-Zeit zu kontrollieren, da es zu QTc-Verlängerungen kommen kann.

Ketamin kann unangenehme Träume und Halluzinationen induzieren, die beim Patienten einen nicht vertretbaren Stress induzieren. Diese Nebenwirkungen sind bei Esketamin geringer ausgeprägt. Trotzdem sollte bei allen Medikamenten dieser Gruppe auf eine ausreichende Sedierung, z. B. eine gleichzeitige kontinuierliche Applikation von Benzodiazepinen geachtet werden.

Ergebnisse

> Bei der Sedierungsauswahl sollte die zu erwartende Sedierungsdauer Berücksichtigung finden.

Ist eine **Kurzzeitsedierung** (<24 h) geplant, so sind aufgrund der Datenlage Propofol und Midazolam in der jeweiligen Kombination mit einem Opioid klinisch vergleichbar, insbesondere in Bezug auf die Aufwachphase. Die Kostenunterschiede sind zu berücksichtigen.

Es liegen mehrere Studien für eine **mittlere Dauer der Sedierung** im Bereich von 1–3 Tagen vor. Dabei wurde die Wirkung von Propofol, Midazolam und/oder Lorazepam untersucht. Bei einem chirurgischen Patientengut wurden alle drei Präparate verglichen, kombiniert mit Morphin in vergleichbaren Dosen in allen drei Gruppen: Es ergab sich bei diesem Patientengut bezogen auf das sedative Management und die Wirkung ein leichter Vorteil für das Lorazepam. Das Sedierungslevel und die Zeit bis zum Erreichen einer adäquaten Sedierung waren vergleichbar. Mit Midazolam lies sich eine adäquate Sedierung häufiger erzielen, während bei Propofol häufiger zu niedrige Sedierungslevel registriert wurden und bei Lorazepam häufiger eine zu starke Sedierung verzeichnet wurde.

Bei einer **Langzeitsedierung** (>3 Tage) wurden die meisten Untersuchungen mit Midazolam und Propofol durchgeführt. Alle Studien schlossen eine gleichzeitige Opioidtherapie ein. Dabei imponiert, dass in der Disoprivan-Gruppe die Aufwachphase deutlich kürzer ist als in der Midazolam-Gruppe. Untersuchungen zwischen Lorazepam und Midazolam ergaben keine signifikanten Unterschiede.

Ökonomische Aspekte müssen berücksichtigt werden. Dabei ist auch zu beachten, dass eine schnellere Extubation nach einer Sedierung mit Propofol nicht zwangsläufig auch einen kürzeren Aufenthalt auf der Intensiveinheit mit sich führt. Bei Patienten mit chronisch obstruktiver Lungenerkrankung, bei denen häufig eine schnelle Extubation nicht möglich ist, hat sich als Standardsubstanz über mehr als 3 Tage Midazolam als sehr praktikabel erwiesen. Propofol kann der Vorzug bei neurologischen Patienten gegeben werden, weil so schneller nach Stoppen der Propofolapplikation ein neurologischer Verlauf erfasst werden.

Wertung

Im Rahmen eines jeden hauseigenen Sedierungsmanagements sind neben medizinischen auch ökonomische Gesichtspunkte zu berücksichtigen. Empfehlenswert ist, entsprechend den eigenen Krankenhaus- und patientenspezifischen Gegebenheiten einen Algorithmus zu erarbeiten und diesen dann patientenbezogen mit einem Score täglich zu überprüfen, den Zielscore täglich zu definieren und zu titrieren sowie ein entsprechendes Protokoll auszufüllen.

16.2 Schmerztherapie

Grundlagen

Grundvoraussetzung vor Einleitung einer Schmerztherapie sind nichtpharmakologische Maßnahmen zur Verbesserung des Patientenkomforts. Dazu sind eine angemessene Lagerung und Vermeidung unnötiger Stimuli (z. B. orale Intubation vs. Tracheostoma beim Langzeitbeatmeten) erforderlich.

> Schmerzvermeidung ist wesentlicher effektiver als die Schmerztherapie!

Sedativa sind geeignet, die emotionale Komponente des Schmerzes zu beeinflussen, jedoch beheben sie nicht seine physikalischen Komponenten. Aus diesem Grund ist der Einsatz von Analgetika in der Intensivmedizin notwendig. Schmerz ist eine individuelle, komplexe Sinneswahrnehmung mit mannigfaltigen Qualitäten (drückend, ziehend, stechend). **Unverminderter Schmerz erzeugt Stress**, der durch einen Symptomenkomplex von Tachykardie, vermehrtem kardialen Sauerstoffbedarf, Immunsuppression und persistierendem Katabolismus charakterisiert ist.

▪▪▪ Indikation

Eine Schmerztherapie ist als analgetische Komponente bei Anästhesien mit endotrachealer Intubation und mechanischer Beatmung und in der Intensivmedizin erforderlich. Dabei sind Analgetika vom Fentanyltyp eine wesentliche Komponente der Langzeit-Analgosedierung.

▪▪▪ Kontraindikation

Die Kontraindikationen der eingesetzten Einzelsubstanzen und ihre Interaktionen sind zu beachten. Darüber hinaus erwähnenswerte Kontraindikationen sind die Überempfindlichkeit gegenüber Opioiden, akute hepatische Porphyrien (Pentazocin, Sufentanil), bestehender Ileus (Morphin) und schnelle Bolusinjektionen bei erhöhtem Hirndruck (Fentanyl, Sufentanil).

Pethidin sollte nicht bei einer Tachykardie eingesetzt werden, da es einen **gesteigerten myokardialen Sauerstoffverbrauch** induziert. Aus diesem Grund sollten Pethidin und Pentazocin nicht beim Myokardinfarkt eingesetzt werden.

▪▪▪ Methode

Die Analgetika lassen sich in 2 Gruppen unterteilen:

1. **Opioidanalgetika**, die sich durch eine narkotische Komponente auszeichnen und deshalb gerne auch als zentral wirkende Analgetika bezeichnet werden,
2. **Nichtopioidanalgetika**, die ohne narkotische Komponente gerne peripher wirkende Analgetika genannt werden, was jedoch verkennt, dass auch diese Substanzen eine zentrale Wirkkomponente haben.

Die Opioidanalgetika entfalten ihre Wirkung primär im zentralen Nervensystem und im Magen-Darm-Trakt. Die im Vordergrund stehenden klinischen Wirkungen sind ein Stimmungswechsel mit euphorischer Komponente, Benommenheit bis zur Sedierung sowie eine Atemdepression.

Beim beatmungspflichtigen Intensivpatienten sind diese überwiegend zentral wirkenden Analgetika intravenös appliziert Mittel der Wahl und sollen hier vorgestellt werden. Die in der Intensivmedizin gewünschten Effekte der Opioidanalgetika sind Analgesie, Sedierung, Euphorie sowie Dämpfung des Hustenreflexes.

Vergleichende empirische Studien zur Anwendung von **Opioiden** beim kritisch kranken Patienten liegen nicht vor.

Anforderungen der Intensivmedizin an ein optimales Opioid

- Schneller Wirkungseintritt einer effektiven Schmerztherapie
- Einfache Applikation
- Geringe Akkumulationsneigung des Präparates und seiner Metaboliten
- Keine schwerwiegende kardiopulmonale Depression
- Von der Organinsuffizienz unbeeinträchtigte Metabolisierung
- Geringe Kosten

> **Morphin** (MSI) wäre ein prinzipiell gut geeignetes Opioid. Die Wirkdauer liegt bei 4–5 h. Nachteilig ist jedoch neben der Atemdepression eine Kreislaufdepression, weshalb ein routinemäßiger Einsatz in der Intensivmedizin nicht erfolgt. Induziert werden die unerwünschten Blutdruckabfälle durch eine Histaminausschüttung. Morphin kann einen Asthmaanfall induzieren. Morphin ist ein sehr wirksames Opioidanalgetikum und der Goldstandard der Therapie sehr starker Schmerzen mit einem Wirkungsmaximum bei parenteraler Applikation von 15–20 min (▫ Tab. 16.4, ▫ Tab. 16.5).

Fentanyl (Fentanyl B.Braun, Fentanyl Curamed, Fentanyl Hexal, Fentanyl-Janssen) ist besser für den Einsatz in der Intensivmedizin geeignet. Es ist ein synthetisches Opioid und hat eine hohe analgetische Potenz. Durch einen raschen analgetischen Wirkungseintritt und eine kurze Wirkung liegt eine gute Steuerbarkeit vor (▫ Tab. 16.4). Wiederholte oder kontinuierliche Applikationen führen aufgrund der Lipophilie zur Kumulation, insbesondere im Fettgewebe und zu einer verlängerten Wirkzeit.

Die Dosierung sollte individuell nach Alter, Gewicht, Allgemeinzustand, Begleiterkrankungen sowie Begleitmedikation titriert werden. Als Basis können die Daten aus ▫ Tab. 16.5 Anwendung finden.

Sufentanil (Sufenta) ist das zurzeit stärkste analgetisch wirksame Opioid auf dem Markt. Als Indikationen zum Einsatz von Sufentanil gelten Anästhesien bei allen Maßnahmen, bei denen eine endotracheale Intubation und Beatmung durchgeführt werden muss. Es hat eine bis zu 1000fach höhere Wirkstärke als Morphin und bis zu 4fach höhere Wirkstärke als Fentanyl. Dabei weist es eine vergleichsweise große therapeutische Breite auf. Eine

Tab. 16.4. Einsatz von Analgetika in der Intensivmedizin

	Morphin	Fentanyl	Sufentanil
Wirkbeginn	ca. 10 min	2–5 min	2–5 min
Initialer Bolus	0,05 mg/kgKG	0,001–0,01 mg/kgKG	0,0007–0,002 mg/kgKG
Dauermedikation	≥4–6 mg/h	≥0,001 mg/kgKG/h	0,0002–0,001 mg/kgKG/h
Mögliche Dauerapplikation auf der Intensivstation			
Perfusorvorbereitung	50 mg ad 50 ml = 1 mg/ml	2 mg ad 50 ml = 0,04 mg/ml	0,75 mg ad 50 ml = 0,015 mg/ml
Perfusorapplikation	≥4 ml/h	1,5–9 ml/h	60 kgKG: 2,4–4,0 ml/h* 80 kgKG: 3,2–5,3 ml/h* 100 kgKG: 4,0–6,7 ml/h*

*Dosierung bei Weaning: 60 kgKG: 1,0–1,4 ml/h; 80 kgKG: 1,3–1,9 ml/h; 100 kgKG: 1,7–2,3 ml/h

Tab. 16.5. Opioidanalgetika

Substanz	Potenz	Parenterale Dosis [mg/kgKG]	Wirkungsmax. nach	Wirkungsdauer
Morphin	1	0,05–0,1	15–20 min	4–5 h
Sufentanil	500–1000	0,0001–0,0002	1–3 min	25 min
Fentanyl	100–250	0,001–0,002	2–5 min	30 min
Remifentanil	200	0,0004–0,0008	1–1,5 min	0,05–0,1 h
Buprenorphin	10–60	0,002–0,004	ca. 15 min	6–8 h
Piritramid	0,8	0,07–0,2*	ca. 20 min	5–6 h
Pentazocin	0,3	0,3–0,5	ca. 15 min	2–6 h
Pethidin	0,2	0,5–1,5	1 h	3–5 h
Tramadol	0,1	0,5–1,0	ca. 30 min	2–4 h

* Kinder und ältere Patienten 0,05 – 0,1 mg/kgKG

Schmerz- und Angstfreiheit wird in ausreichendem Maße erreicht, ohne dass gleichzeitig die selbstständige Atmung unnötig eingeschränkt wird. Bei guter vegetativer Dämpfung bleibt die Hämodynamik stabil.

Ein Vorteil ist die gute Steuerbarkeit. Dabei besteht prinzipiell ein Vorteil beim Weaning: Nach einer kurzen Infusionsdauer ist die Halbwertzeit von Sufentanil mit etwa 25 min nur kurz unterhalb der von Fentanyl. Doch schon nach 8-stündiger Infusionsdauer unterscheidet sich die kontext-sensitive Halbwertzeit (tatsächliche Abklingquote der Substanz nach Dauerinfusion in einem definierten Zeitraum) von Sufentanil mit knapp 40 min von der des Fentanyl, die auf fast 5 h ansteigen kann. Dieser Effekt kann bei der Beatmungsentwöhnung von Vorteil sein, bei einem Patientengut mit z. B. einem hohen Anteil von COPD-Patienten, bei denen ein prolongiertes Weaning unter Nutzung der NPPV-Therapie durchgeführt werden muss, auch unnötig sein. Dies ist insbesondere auch aus ökonomischen Gründen zu beachten. Die Dosierung richtet sich nach dem Alter, Körpergewicht und der jeweils individuellen klinischen Situation (Tab. 16.6). Es sollte mit einem Sedativum

Tab. 16.6. Behavior Pain Scale (nach Payen et al. 2001)

Punkte	Gesichtsausdruck	Obere Extremität	Adaptation an das Beatmungsgerät
1	Entspannt	Keine Bewegung	Toleranz
2	Teilweise angespannt	Teilweise Bewegung	Seltenes Husten
3	Stark angespannt	Anziehen mit Bewegung der Finger	Kämpfen mit dem Beatmungsgerät
4	Grimmassieren	Ständiges Anziehen	Kontrollierte Beatmung unmöglich

Der Score setzt sich aus der Summe der 3 Einzelkomponenten zusammen und sollte einen Punktwert von 3 nicht überschreiten, ansonsten muss die Analgesie des Patienten angepasst werden.

kombiniert werden, kann aber u. U. aufgrund seiner sedierenden Eigenschaften auch als Monosubstanz eingesetzt werden.

Remifentanil (Ultiva) ist gut steuerbar mit einer kontrollierten Wirkdauer und damit geringem Risiko einer Akkumulation. Die Metabolisierung erfolgt nieren- und leberunabhängig durch unspezifische Esterasen. Dabei entsteht als Metabolit Remifentanilsäure, welche nur eine geringe Affinität zum Opioidrezeptor hat, sodass gerade bei Intensivpatienten mit renaler Dysfunktion keine prolongierte Wirkung beobachtet wurde. Aufgrund der pharmakologischen Vorteile ist eine zügige Extubation möglich. Dies macht den Einsatz besonders bei postoperativen Patienten, bei denen ein zügiges Weaning angestrebt ist, sinnvoll.

Alfentanil (Rapifen) ist ein kurz wirksames Opioid, welches bei einer kontinuierlichen Applikation aufgrund der langsamen Metabolisierung zur Kumulation neigt. Aus diesem Grund hat es keine Bedeutung im Rahmen der Intensivmedizin.

Piritramid (Dipidolor) ist ein synthetisches Opioid. Die analgetische Wirkung ist mit Morphin vergleichbar, bei etwas längerer Wirkdauer. Es wird als Standardanalgetikum bei postoperativen starken Schmerzen in einer Einzeldosierung von 7,5–22,5 mg parenteral eingesetzt. Die Injektionsgeschwindigkeit soll 10 mg/min nicht überschreiten.

Pethidin (Dolantin) ist das am meisten verwendete Hypnoanalgetikum. Es ist nur 1/5 so stark analgetisch wirksam und weniger spasmogen als Morphin, hat aber keinen spasmolytischen Effekt. Die parenterale Dosis beträgt für einen Patienten mit einem Körpergewicht von 70 kg (25)–50–100 mg. Bis zu 6-mal tägliche Wiederholungsgaben sind möglich.

Buprenorphin (Temgesic) gehört zu den partiellen Agonisten. Wenn der Rezeptor durch einen Agonisten besetzt ist, verdrängen die partiellen Agonisten diese Substanz und wirken antagonistisch. Bei alleiniger Applikation und Bindung an den Rezeptor entfalten sie jedoch eine Opioidwirkung. Dies bedeutet, dass sich im Rahmen einer analgetischen Therapie, bei der ein Opioid-Agonist, z. B. Fentanyl, eingesetzt wird, der Einsatz eines partiellen Agonisten verbietet.

Buprenorphin wird bei starken bis sehr starken Schmerzen eingesetzt. Die Substanz hat eine starke analgetische Wirkung. Dabei entsprechen bei parenteraler Applikation 0,3 mg Buprenorphin etwa 12 mg Morphin. Die Wirkdauer ist mit ca. 6–8 h etwa doppelt so lang wie die vergleichbar starker Analgetika. Bei Erwachsenen können 0,3 mg langsam parenteral appliziert werden. Bei geriatrischen Patienten oder bei Patienten mit Leberfunktionsstörungen ist eine Dosisreduktion erforderlich.

Pentazocin (Fortral) ist der Prototyp der Opiat-Agonisten/Antagonisten.Die partiell antagonistische Wirkung der Substanz macht die gleichzeitige Gabe eines anderen, stärkeren Opioids sinnlos (vgl. Buprenorphin). Der Wirkungseintritt ist nach 4–10 min, das Maximum nach 15 min erreicht. Die Eliminationshalbwertzeit beträgt 2–3 h. Pentazocin hat 1/3 der analgetischen Wirkung des Morphins und erhöht im Gegensatz zu Morphin den Blutdruck und steigert die Herzfrequenz. Indikationen sind mittelstarke Schmerzen und Kolikschmerzen. Beim Erwachsenen (70 kg) können 15–30 mg langsam i.v. appliziert werden. Dabei sollten 0,5 mg/kgKG nicht überschritten werden. Die Einzeldosis kann nach 3–4 h wiederholt werden. Die maximale parenterale Tagesdosis beträgt 360 mg.

Tramadol (z. B.: Tramal, Tramadoc, Tramadolor, Tramadura, Tramagit) gehört zu der Gruppe der partiellen Agonisten (vgl. Buprenorphin). Das synthetische Opioidanalgetikum hat etwa 1/10–1/5 der Wirkstärke von Morphin. Die Wirkung hält 4–6 h an und die Applikation erfolgt bei mäßig starken bis starken Schmerzen. Die parenterale Applikation kann mit 50–100 mg mit bis zu 6-mal täglichen Wiederholungen erfolgen. Wegen des relativ späten Wirkungsmaximums und der häufig auftretenden Übelkeit wird der Einsatz in der Intensivmedizin zurückhaltend gesehen, zumal bessere Alternativen vorhanden sind.

Nichtopioide Analgetika (nonsteroidal anti-inflammatory drugs = NSAIDs) können den Opioidbedarf prinzipiell reduzieren. Jedoch ist dieser Benefit bislang nicht systematisch beim kritisch kranken Patienten nachgewiesen worden. NSAIDs können eine Reihe von Nebenwirkungen induzieren, wie z. B. gastrointestinale Blutungen, Blutungen durch die Thrombozyteninhibierung und die Entwicklung einer Niereninsuffizienz.

Paracetamol ist zum Einsatz bei milden oder moderaten Schmerz geeignet. Es konnte nachgewiesen werden, dass in Kombination mit einem Opioid der analgetische Effekt größer ist, als der des Opioids alleine. Die Rolle des Paracetamols in der Intensivmedizin ist beschränkt auf den geringgradigen Schmerz, Beschwerden aufgrund einer längeren Immobilisation oder als antipyretisches Agens. Berücksichtigung muss beim kritisch kranken Patienten die potenziell hepatotoxische Wirkung von Paracetamol bei hohen Dosen (bei Erwachsenen >7,5 g) finden.

▪▪▪ Therapieplanung

Das Management der analgetischen Komponente bei der Analgosedierung des kritisch kranken Patienten ist schwierig, da die beste Möglichkeit in Form einer Selbsteinschätzung duch den Patienten nicht möglich ist. Hilfreich sind vielmehr subjektive Parameter wie Bewegungen, Mimik sowie physiologische Parameter wie Herzfrequenz, Atemfrequenz und Blutdruck sowie deren Änderung nach analgetischer Therapie, um ein patientenindividuelles, bedarfsadaptiertes Konzept zu besitzen. Dabei gibt der von Payen et al. publizierte Behavior Pain Scale (BPS) (▫ Tab. 16.6) auch bei tiefer sedierten Intensivpatienten eine gute Hilfestellung.

Die individuelle, regelmäßige Erfassung der Schmerzsituation des Patienten (mindestens 8-stündlich), die Überprüfung der therapiebedingten Nebenwirkungen im Rahmen der Langzeittherapie mit Opioiden (z. B. Obstipation) sowie die Festlegung des sich daraus ergebenden Analgesiezieles und die Überprüfung des Therapieeffektes sollten Standard sein. Dabei muss auch der Einsatz adjuvanter Substanzen wie Clonidin, Ketamin und Nicht-Opioid-Analgetika unter dem Aspekt einer Opioideinsparung berücksichtigt werden.

▪▪▪ Technik

Verschiedene Krankheitszustände wie z. B. renale oder hepatische Insuffizienz können die Elimination der Opioide und ihrer Metabolite verändern. Ältere Patienten können einen reduzierten Opioidbedarf haben. Aus diesen Gründen sind individuelle Titrationen bis zum gewünschten Effekt erforderlich.

Eine vorteilhafte Applikation in der Intensivmedizin gerade im Rahmen der Initialphase der Therapie ist die **kontinuierliche Zuführung**, ersatzweise eine Applikation in einem festgelegten Zeitraster. Die kontinuierliche Zufuhr sollte bei speziellen, schmerzhaften Manipulationen um einen bedarfsadaptierten Bolus ergänzt werden. Die intramuskuläre Applikation ist bei hämodynamisch instabilen Patienten nicht geeignet, da aufgrund der pathologischen Perfusionsverhältnisse eine unsichere und sehr variable Absorption zu erwarten ist. Bei der kontinuierlichen Applikation (Perfusor) von Opioiden kommen **Fentanyl**, **Sufentanil** und **Morphin** als empfohlene Medikamente in Frage. **Fentanyl** hat den Vorzug einer schnellen Wirksamkeit und kann auch bei hämodynamisch instabilen Patienten oder bei Patienten mit Niereninsuffizienz eingesetzt werden. Im Falle der kontinuierlichen Applikation der Opioide ist es empfehlenswert, täglich eine Kontrolle der analgetischen und sedativen Potenz der Applikation durchzuführen. Dazu sollte die Medikation unter engmaschiger Kontrolle unterbrochen werden. Je nach Zeitdauer des Verlustes der analgetischen und sedativen Wirkung ist dann bei weiter bestehender Indikation zur analgetischen und sedativen Therapie mit einer angepassten Dosierung fortzufahren. Studien haben belegt, dass bei einem derartigen Management eine geringere Dosis von Analgetika das Resultat ist und dass dieses Management zu einer Verkürzung der Beatmungszeit und damit auch zu einem kürzeren Aufenthalt auf Intensivstation führt.

Der Einsatz von **Naloxon**, um im Weaning die Aufwachphase zu verkürzen, kann nicht empfohlen werden, da es zu Entzugssymptomatik, Übelkeit und Herzrhythmusstörungen führen kann.

Bei postoperativen Patienten haben regionale Analgesieverfahren Vorteile in Form einer Reduktion der systemischen Opiattherapie und einer geringeren Beeinträchtigung der Darmmotilität, neben einer Reduktion von möglichen pulmonalen Beatmungskomplikationen und einer verbesserten Mobilisierung. Für multimorbide internistische Patienten bietet sich die Therapieoption der regionalen Analgesie nur sehr selten, da zumeist absolute Kontraindikationen vorliegen. Im Einzelfall können unter Berücksichtigung einer Risiko-Nutzen-Abwägung auch regionale Analgesieverfahren in der Hand von qualifizierten Erfahrenen in der Durchführung der Katheteranlage Anwendung finden.

■■■ Komplikationen

> Unerwünschte Wirkungen der Opioide bei Einsatz in der Intensivmedizin sind in erster Linie die Atemdepression, aber auch hämodynamische, zentralnervöse und gastrointestinale Effekte (Übersicht). Die Atemdepression ist bei den Spontanatmungsformen, besonders der nichtinvasiven Beatmung zu berücksichtigen.

Magen-Darmtrakt-Paresen bis hin zum Ileus sind bei kritisch kranken Patienten ein häufiges Problem, besonders, wenn eine enterale Ernährung angestrebt wird. Opioide können die bei Intensivpatienten häufig bestehende intestinale Hypomotilität verstärken. Als therapeutische Gegensteuerung kommen hohe Einläufe und parenterale Applikationen von Prostigmin, Cerelutid oder Metoclopramid infrage.

Nach längerer Opioidmedikation können Entzugssymptome entstehen. Diese manifestieren sich in Unruhe, anfallsweisen Tachykardien, Fieber, Hyperhydrosis, Mydriasis und Tachypnoe. Diese Abstinenzsymptome entwickeln sich etwa 4–6 h nach Absetzen eines wirkstarken Opioids vom Fentanyltyp. Ein Ausschleichen kann dies verhindern. In Einzelfällen kann es sinnvoll sein, eine überlappende Therapie mit niedrigen Dosen eines Neuroleptikums (z. B. Haloperidol 5–10 mg alle 8 h) oder parenteral kontinuierlich Clonidin in der Entwöhnungsphase einzusetzen (Dosierung ▶ Kap. 16.1). Die notwendigen Clonidindosen bei Abstinenzsymptomen liegen oft über denjenigen, die zu einer Hypertensionstherapie notwendig sind. Sie sind der jeweiligen klinischen Situation anzupassen. Hilfreiche Parameter bei der Dosisfindung sind die Herzfrequenz und der Blutdruck. Diese zeigen an, wann eine ausreichende Konzentration des α-Agonisten am Rezeptor erreicht ist, sodass die Dosierung gut individuell erfolgen kann.

Komplikationen bei Opioidanalgetikagabe

- Atemdepression
- Vagusstimulation: Bradykardie, Obstipation, Spasmen der intraabdominellen Hohlorgane und Tonuserhöhung der Gallenwege und Ureteren
- Stimulation der chemorezeptiven Triggerzone: emetische Wirkung
- Toleranzentwicklung und Gewöhnung (notwendige Dosiserhöhung)
- Entzugssymptome nach Absetzen einer Langzeitanwendung
- Histaminausschüttung mit potenziellem Auslösen von Asthmaanfällen oder anaphylaktoide Reaktionen bei Prädisposition (Morphin)
- Potenzielle Hirndruckerhöhung durch zu schnelle Injektion (Fentanyl)

Pethidin kann eine Histaminliberation induzieren, häufig mit einer Entwicklung von Quaddeln an der Injektionsstelle; selten treten allergische Reaktionen mit Schock auf.

Pentazocin kann eine psychoseähnliche Symptomatik hervorrufen, besonders wenn eine Dosierung von 60 mg überschritten wird. Außerdem kann es zur Erhöhung des pulmonalarteriellen Füllungsdruckes und des myokardialen Sauerstoffverbrauches kommen, weswegen es **nicht** (entgegen früherer Praxis) **beim Myokardinfarkt** eingesetzt werden sollte.

Als parenteraler Opiatantagonist steht **Naloxon** (Narcanti) zur Verfügung. Der Wirkungseintritt erfolgt sofort, die klinische Wirkdauer ist abhängig von der Leberfunktion und üblicherweise im Bereich von 45–60 min. Bei der Dosierung ist eine individuelle Titration erforderlich, mit einer Anfangdosis bei Erwachsenen von 0,05–1 mg (0,001 mg/kgKG) mit ggf. Wiederholungsgaben nach 2–3 min in Abhängigkeit von der klinischen Wirkung. Eine langsame Titration und engmaschige Überwachung ist bei Abhängigen erforderlich, da gefährliche Entzugssyndrome entstehen können.

Partielle Agonisten (Buprenorphin, Pentazocin, Tramadol) können atemdepressiv wirken. Bei diesen Substanzen sind reine Opioid-Antagonisten wie Naloxon nicht in der Lage, die Atemdepression aufzuheben.

■■■ Ergebnisse

Bei kritisch kranken Patienten auf der Intensivstation ist eine individuelle Analgesie erforderlich. Im klinischen

Alltag haben sich verschiedene Regime etabliert. Sie sollten sowohl den Grundsätzen der ständigen Evaluierung neuerer Erkenntnisse folgen, als auch der patientenindividuellen Analgosie und Sedation mit Aufrechterhaltung einer Tag-Nacht-Rhythmik. Ein bewährtes Therapieschema mit adäquater Analgesie beim eigenen Patientengut sollte nicht ohne zwingende Gründe geändert werden.

▪▪▪ Wertung

Im Rahmen der Analgesie ist eine unnötige **Polypragmasie** zu vermeiden. Pflegerische und medizinische Ursachen der Schmerz- und Stresssymptomatik des Patienten sollten vermieden oder so gut es geht vermindert werden. Schemata, Algorithmen oder Guidelines können immer nur Anhaltspunkte liefern. Das Monitoring der Analgesie sollte mittels eines geeigneten Scores (z. B. Behaviour Pale Scale) engmaschig (z. B. 8-stündlich) durchgeführt werden.

16.3 Muskelrelaxation

Da **Muskelrelaxanzien** keine sedierende und keine analgesierende Wirkung haben, ist Grundvoraussetzung einer Muskelrelaxierung eine ausreichende Analgosedierung. Muskelrelaxanzien wirken als nicht depolarisierende Substanzen über eine kompetitive Hemmung des Azetylcholins (Pancuronium, Pipecuronium, Vecuronium, Atracurium) oder als depolarisierende Substanzen über eine verlängerte Depolarisation der postsynaptischen Rezeptoren (Succinylcholin).

Depolarisierende Substanzen sind aufgrund ihrer kurzen Wirkungsdauer (ca. 5 min) nur für kurzzeitige Anwendungen anzuwenden, z. B. im Rahmen einer Intubation. Aufgrund möglicher vital bedrohlicher Hyperkaliämien bei längerer Anwendung, sollte der Einsatz zur Langzeitrelaxierung unterbleiben.

Nicht depolarisierende Substanzen sind zum Einsatz beim Intensivpatienten besser geeignet. Nachteilig sind die Entwicklung von Polyneuropathien oder Myopathien, eine prolongierte neuromuskuläre Blockade mit entsprechenden, prolongierten Problemen in der Entwöhnungsphase und eine Toleranzentwicklung. Polyneuropathien nach Einsatz von Muskelrelaxanzien entwickeln sich vornehmlich bei Patienten mit Diabetes mellitus oder bei hoch dosierter Kortikosteroidgabe.

Empfehlungen zum Einsatz von Muskelrelaxanzien bei kritisch kranken Patienten auf der Intensivstation gibt es nicht. Wenn möglich, sollte der Einsatz von Muskelrelaxanzien in der Intensivmedizin vermieden werden. Je schonender und angepasster die Beatmungsform sowie die Analgosedierung sind, desto unwahrscheinlicher ist eine zusätzliche Muskelrelaxation erforderlich. Typische Indikationen sind ein starker Muskelrigor, z. B. bei Tetanus, und nicht beherrschbare negative Patienten-/Ventilatorinteraktionen bei schwerer Ateminsuffizienz. Die Bolusgabe ist vor der kontinuierlichen Applikation zu bevorzugen.

▪▪▪ Wertung der Analgosedierung

Jeder Patient, der einer invasiven Beatmungstherapie bedarf, bedarf auch einer adäquaten Analgosedierung. Dabei ist das Konzept mit Benzodiazepinen, alternativ Propofol, kombiniert mit einem zentral wirkenden Analgetikum bewährt. Mittels Titration entlang geeigneter Scores für die Sedation und die Analgesie (8-stündlich) sind ein stressfreier Patientenkomfort und eine Übereinstimmung mit dem gewählten Beatmungsmodus zu erzielen. Die Dosis der Analgosedierung ist täglich neu zu evaluieren. Dabei ist zu berücksichtigen, dass sich die bekannten pharmakologischen Daten oftmals nur auf die Einmalgabe der jeweiligen Substanz beziehen und sich das Eliminationsverhalten nach einer Dauerapplikation deutlich verändern kann. Die tatsächliche Abklingquote einer Substanz nach einer Dauerapplikation in einem definierten Zeitraum beschrieben Hughes und Mitarbeiter als die »kontext-sensitive Halbwertzeit« [Hughes et al. 1992].

Die Nachahmung eines Tag-Nacht-Rhythmus mit einer tieferen Sedierung nachts ist empfehlenswert.

Lediglich in seltenen Ausnahmefällen, z. B. bei problematischer Gasaustauschsituation, kann eine Therapie mit neuromuskulären Blockern erwogen werden. Aufgrund der möglichen Nachteile und Komplikationen sollte der Einsatz streng zeitlich limitiert bleiben. In fast allen Situationen ist das Management der Analgosedierung bei Intensivpatienten ohne neuromuskuläre Blocker sehr gut möglich.

Literatur

Hughes MA, Glass PSA, Jacobs JR (1992) Context-sensitive Half-time in Multicompartment Pharmacokinetic Models for Intravenous Anaesthetic Drugs. Anesthesiology 76: 334–341

Jacobi J, Fraser GL, Coursin DB et al. (2002) Clinical practice guidelines for the sustained use of sedatives and analgesics in the critically ill adult. Crit Care Med Vol. 30 No.1: 119–141

Kress JP, Pohlmann AS, O'Connor MF, Hall JB (2000) Daily interruption of sedative infusions in critically ill patients undergoing mechanical ventilation. N Engl J Med 18; 342: 1471–1477

Leitlinien zur sedierenden und analgetischen Therapie im Rahmen der Intensivmedizin (2005) Anästhesiologie & Intensivmedizin, Suppl. Nr. 1/2005, S1–20

Payen JF et al. (2001) Assessing pain in critically ill sedated patients by using a behavioral pain scale. Crit Care Med. 29: 2258–2263

Ramsay MA, Savege TM, Simpson BR, Goodwin R (1974) Controlled sedation with alphaxalone-alphadolone. Br Med J 22: 656–659

Riker RR, Picard JT, Fraser GL, (1999) Prospective evaluation of the Sedation-Agitation Scale for adult critically ill patients. Crit Care Med 27: 1325–1329

Sharpiro BA, Warren J, Egol AB et al. (1995) Practice parameters for intravenous analgesia and sedation for adult patients in the intensive care unit: An executive summary. Crit Care Med 23: 1596–1600

Hirntoddiagnostik

Markus Huntemann

▪▪▪ Grundlagen

Der Hirntod (HTD) wird definiert als der **endgültige**, nicht behebbare **Ausfall der Gesamtfunktion** des Großhirns, des Kleinhirns und des Hirnstamms bei (i. d. R. intensivmedizinisch) erhaltener Funktion der restlichen Organe und wird nahezu weltweit medizinisch, ethisch und gesetzlich dem Individualtod gleichgesetzt. **Vollständiger Funktionsverlust** und **Irreversibilität** sind durch eine Hirntoddiagnostik(HTD) zu verifizieren und zu dokumentieren. Der Ablauf ist gemäß den Vorgaben der Bundesärztekammer vorzunehmen. Für Kinder gelten gesonderte Richtlinien.

Aufgrund der diagnostischen Relevanz muss zum einen zwischen einer *primären* und einer *sekundären* Hirnschädigung unterschieden werden. *Primäre* Hirnschädigungen werden durch Hirnverletzungen, intrakranielle Blutungen, Hirninfarkte, Hirntumoren, Enzephalitiden, Subarachnoidalblutungen oder einem akuten Verschluss-Hydrozephalus verursacht. *Sekundäre* Hirnschädigungen entstehen z. B. durch zerebrale Hypoxie nach Herz-Kreislauf-Stillstand, schwere Intoxikation oder Sepsis mit Multiorganversagen. Zum anderen muss bei einer *primären Hirnschädigung* mittels bildgebender Verfahren (CT, MRT) eine *supratentorielle* von einer *infratentoriellen* Läsion abgegrenzt werden.

In der HTD kann der vollständige Funktionsausfall des Gehirns *prinzipiell allein* durch die *klinische Verlaufsuntersuchungen* festgestellt werden. *Ergänzend* aber kann eine *apparative Zusatzdiagnostik* die klinischen Zeichen des Hirntodes bestätigen, außerdem aufgrund ihrer *Zeitunabhängigkeit* die ansonsten erforderliche Wartezeit zwischen den Verlaufsuntersuchungen verkürzen.

▪▪▪ Indikationen

Voraussetzung einer HTD ist die eindeutige Diagnose einer **schweren Hirnschädigung** in Kombination mit den **Kardinalsymptomen** eines **Hirnfunktionsausfalles:**

- Koma
- Hirnstamm-Areflexie
- Apnoe

▪▪▪ Kontraindikationen

- Komata anderer Genese, z. B. infolge endokriner oder metabolischen Entgleisungen
- Hypothermie (initial ≤ 32,0°C, aktuell <34,0°C rektal)
- Intoxikationen
- Neuromuskuläre Blockaden
- Hypokaliämie (≤2,5 mmol/l)
- Kreislaufschock
- Einsatz von zentral sedierenden Substanzen

▪▪▪ Methoden

Zu nennen sind **klinische Verlaufsuntersuchungen** sowie **apparative Zusatzuntersuchungen**, die entweder den bioelektrischen Ausfall des Gehirns oder einen zerebralen Zirkulationsstillstand nachweisen können. Als Verfahren stehen hierfür EEG, Doppleruntersuchung hirnversorgender Gefäße, Hirnszintigraphie und die selektive intraarterielle Angiographie zu Verfügung.

Planung der Maßnahmen

- Überprüfung der diagnostischen Voraussetzungen für eine Hirntodfeststellung, z. B. Ausschluss von reversiblen Syndromen, welche einen Hirntod vortäuschen können
- Nachweis sowie Evaluierung der klinischen Ausfallsymptome des Gehirns
- Nachweis ihrer Irreversibilität

Technik

Überprüfung der Hirnstammreflexe

Hierzu zählen Pupillenweite und Pupillenreaktion, Kornealreflex, vestibulo-okulärer sowie okulo-zephaler Reflex, pharyngealer und trachealer Reflex, Masseterreflex und Muskeltonus. Vorab ist die rektale Körpertemperatur zu dokumentieren, da bei einer Temperatur <32°C die Hirnstammreflexe teilweise und bei <27°C vollständig erlöschen.

Apnoe-Testung (obligatorisch!)

Herbeiführung einer **Hyperkapnie** entweder durch Diskonnektion oder Hypoventilation unter Gewährleistung einer ausreichenden O_2-Versorgung bis Anstieg des **pCO_2 ≥60 mmHg** bzw. **>20 mmHg** vom Ausgangswert (*bei bisher gesunden* Menschen) nach folgender Verfahrensweise:

- Arterielle Blutgasanalyse (fakultativ)
- 10-minütige Hyperoxygenierung mit 100% Sauerstoff
- Arterielle BGA (obligat): **Soll pCO_2 Wert 35–45 mmHg bzw. pO_2 >200 mmHg**
- Diskonnektion vom Respirator
- Tiefe tracheale O_2-Zufuhr (2–6 l/Min)
- Arterielle Blutgasanalyse (obligat) → Kontrolle des pCO_2-Anstiegs
- Beobachtung einer möglichen Atemtätigkeit über 5–8 min

Wegen der physiologischen Hyperkapniewirkung sollte der Test erst als *letzte* klinische Untersuchung durchgeführt werden. Ein systolischer RR von ≥90 mmHg wird empfohlen.

Klinische Verlaufsuntersuchungen

Die Länge der geforderten **Beobachtungszeit** ist abhängig vom Patientenalter sowie von der Hirnschadenklassifikation. Nach Verstreichen der Beobachtungszeit, d. h.

nach 12 h bei Erwachsenen (Kindern >2 Jahre) mit *primär supratentorieller* Hirnschädigung
nach 72 h bei Patienten mit *sekundärer* Hirnschädigung

müssen zwei qualifizierte unabhängige Untersucher, **die keinem Transplantationsteam angehören dürfen**, erneut den klinischen Befund erheben.

Apparative Zusatzdiagnostik

Für alle Untersuchungen gelten von den entsprechenden Fachverbänden klar definierte Durchführungs- sowie Bewertungsbestimmungen. **Kontrolle und Auswertung** der Untersuchungen sollte **nur durch einen darin erfahrenen Arzt** erfolgen.

EEG

Die Ableitung soll nach den Richtlinien der deutschen Gesellschaft für Klinische Neurophysiologie durchgeführt werden. Gefordert wird u. a. eine **mindestens 30-minütige, kontinuierliche, artefaktarme Registrierung**, die einwandfrei auswertbar sein muss. Die Elektrodenübergangswiderstände zu Aufzeichnungsbeginn bzw. -ende sind zu dokumentieren.

Multimodal evozierte Potenziale

Die Ableitung soll nach den Richtlinien der deutschen Gesellschaft für Klinische Neurophysiologie durchgeführt werden. FAEP (frühe akustisch evozierten Potenziale) sowie der SSEP (somatosensorisch evozierte Potenziale) mit Medianusstimulation.

Dopplersonographie

Transkranielle Beschallung der Hirnbasisarterien sowie die Untersuchung extrakraniellen hirnversorgenden Arterien von einem in dieser Methode speziell erfahrenen Untersucher unter der Voraussetzung, dass **derselbe Untersucher zuvor (!)** eindeutig ableitbare intrakranielle Strömungssignale dokumentiert hat und ein systolischer Blutdruck >100 mmHg besteht. Die Untersuchung ist in 30-minütigem Abstand zu wiederholen.

Zerebrale Perfusionsszintigraphie

Durchführung mit validierten Radiopharmaka wie Tc-99m-**H**exa**M**ethyl**P**ropylen**A**min**O**xim (HMPAO).

Selektive intraarterielle Angiographie

Es muss eine Darstellung beider Karotiden sowie des vertebrobasilären Kreislaufs erfolgen sowie die Katheterlage dokumentiert werden. Nach 20 min ist die Kontrastmittelgabe zu wiederholen. Untersuchungsvoraussetzung ist ein arterieller Mitteldruck >80 mmHg.

▪▪▪ Komplikationen

Es fehlen personelle und apparative Ressourcen, um den speziellen und dezidierten Anforderungen der HTD zu entsprechen in dem Sinne, dass beispielsweise ein zweiter erfahrener Untersucher nicht vorhanden ist, das schwierige Ausgangsbedingungen herrschen (z. B. Kinder), keine EEG-Diagnostik verfügbar ist, inkongruente Befunde bestehen (klinische Zeichen vs. apparative Verfahren). Entsprechende Hilfestellungen können neuerdings durch mobile Konsiliarteams geleistet werden.

Häufig können **spinale Reflexe/Automatismen** in Form von Rumpf- oder Extremitätenbewegungen **über 4–5 Tage** erhalten bleiben bzw. wiederkehren und die Diagnostik erschweren. Hierbei ist das »*Lazarus sign*« (Beugen und Verkreuzen der Arme vor der Brust) hervorzuheben, da es gehäuft bei der Apnoe-Testung auftreten kann.

Der **Ausschluss einer primären Intoxikation als Mitursache eines Hirnfunktionsausfalles** ist selbstverständlich. Problematisch ist allerdings die Frage, welche Bedeutung die während der Intensivbehandlung gegebenen zentral dämpfenden Medikamente für den neurologischen Befund haben. Da es für diese keine gesicherten Dosis-Wirkungsbeziehungen bei Patienten mit schweren akuten Hirnschäden gibt, existieren keine normierten Grenzwerte der einzelnen Substanzen als Bedingung für eine HTD. Barbiturate, Etomidat und Propofol können Ursache einer **reversibel fehlenden EEG-Aktivität** sein.

Eine primäre infratentorielle Hirnstammläsion kann klinisch ein **Hirntodsyndrom** bei **partiell erhaltener Großhirnfunktion** imitieren, während eine primär supratentorielle (hemisphärielle) Läsion infolge des Hirnödems zu einer intrakranialen Massenverschiebung mit transtentorieller und foraminaler Hernisation (»Einklemmung«) zum Hirnstammtod führen kann. Zudem ist bei infratentoriellen Prozessen oder Schwerhörigkeit eine Ableitung von EHP nicht möglich.

Trotz irreversiblem Hirnausfall kann die **Zirkulation teilweise erhalten** sein, wenn der intrakranielle Druck nicht stark genug angestiegen ist, z. B. bei offenen Schädel-Hirnverletzungen oder auch bei sekundären Hirnschäden.

Die **EEG Untersuchung unter intensivstationären Bedingungen** ist besonders störanfällig und setzt demzufolge eine besondere Erfahrung des Untersuchers in der EEG-Diagnostik voraus.

▪▪▪ Ergebnisse

Der Hirntod ist dann nachgewiesen, wenn
- **in der neurologischen Untersuchung** ein Koma Grad IV besteht, Kornealreflex, okulozephaler sowie vestibulookulärer Reflex sowie Pharyngeal- und Trachealreflex negativ ausfallen, im Trigeminusbereich keine Reaktion auf Schmerzreize erfolgt und keine Lichtreaktion beider (mittel- bis maximal weiten) Pupillen nachweisbar ist; in den überwiegenden Fällen sind die Pupillen mittelweit mit negativer Lichtreaktion; enge Pupillen sind mit einem Hirntodsyndrom nicht kompatibel.
- **in der klinischen Verlaufsbeobachtung** die Ausfallssymptomatik erneut übereinstimmend von zwei unabhängigen Gutachtern festgestellt worden ist,
- **im Apnoe-Test** bei einem p_aCO_2 ≥60 mmHg oder >20 mmHg über dem Ausgangswert keine Spontanatmung einsetzt (= zentraler Atemstillstand),
- **dopplersonographisch** in der transkraniellen Untersuchung kein Flusssignal nachgewiesen werden kann und im Bereich der extrakraniellen Abschnitte typische Strömungssignale bestehen,
- **im EEG** ein Null-Linien-EEG besteht sowie evozierte Potenziale erloschen sind,
- **szintigraphisch** weder zerebrale Gefäße bzw. Perfusion noch eine Anreicherung im Hirngewebe dargestellt werden kann,
- **in der selektiven intraarteriellen Angiographie** ein eindeutiger Kontrastmittelstillstand an der Hirnbasis oder im Anfangsteil der großen Hirnarterien besteht,
- **bei primären infratentoriellen Hirnschädigungen** ein Null-Linien-EEG oder ein zerebraler Zirkulationsstillstand vorliegt (obligat!)
- **bei primär supratentoriellen oder sekundären Hirnschädigungen** die Irreversibilität der klinischen Ausfallssymptome entweder durch die Verlaufsuntersuchungen oder durch Zusatzbefunde bewiesen ist.

Die Ergebnisdokumentation hat in einem **Hirntodprotokoll** (◻ Abb. 17.1) zu erfolgen: Hier wird der Zustand des **bereits eingetretenen** Todes festgestellt. Als Todeszeit wird die Uhrzeit registriert, zu der Diagnose und Dokumentation des Hirntodes abgeschlossen sind. Gemäß der Bundesärztekammer muss je Untersucher 1 Protokoll ausgefüllt werden.

Protokoll zur Feststellung des Hirntodes

Name ______________________ Vorname ____________ geb.: ____________ Alter: ________

Klinik: ____

Untersuchungsdatum: ____________ Uhrzeit: ______________ Protokollbogen-Nr.: ________

1. Voraussetzungen:

1.1 Diagnose: ____

Primäre Hirnschädigung: _____ supratentoriell ____________ infratentoriell ____________

Sekundäre Hirnschädigung: ____

Zeitpunkt des Unfalls/Krankheitsbeginns: ____

1.2 Folgende Feststellungen und Befunde bitte beantworten mit ja oder nein

Intoxination ausgeschlossen: ____________

Relaxation ausgeschlossen: ____________

Primäre Hypothermie ausgeschlossen: ____________

Metabolisches oder endokrines Koma ausgeschlossen: ____________

Schock ausgeschlossen: ____________

Systolischer Blutdruck ____________ mmHg

Zeitpunkt des Unfalls/Krankheitsbeginns: ____

2. Klinische Symptome des Ausfalls der Hirnfunktion

2.1 Koma ____

2.2 Pupillen weit / mittelweit

Lichtreflex beidseits fehlt ____________

2.3 Okulo-zephaler Reflex (Puppenkopf-Phänomen) beidseits fehlt ____________

2.4 Korneal-Reflex beidseits fehlt ____________

2.5 Trigeminus-Schmerz-Reaktion beidseits fehlt ____________

2.6 Phyryngeal-/Tracheal-Reflex fehlt ____________

2.7 Apnoe-Test bei art. p_aCO_2 _______ mmHg erfüllt ____________

3. Irreversibilitätsnachweis durch 3.1 oder 3.2

3.1 Beobachtungszeit: ____

Zum Zeitpunkt der hier protokollierten Untersuchungen bestehen die obengenannten Symptome seit _______ Std.

Weitere Beobachtung ist erforderlich ja ____________ nein ____________

mindestens 12 / 24 / 72 Stunden

3.2 Ergänzende Untersuchungen:

3.2.1 Isoelektrisches (Null-Linien-) EEG, 30 Min. abgeleitet: ______ ja ______ nein ______ Datum ______ Uhrzeit ______ Arzt

3.2.2 Frühe akustisch evozierte Hirnstamm-potentiale Welle III-V beidseits erloschen ______ ja ______ nein ______ Datum ______ Uhrzeit ______ Arzt

Medianus-SEP beidseits erloschen ______ ja ______ nein ______ Datum ______ Uhrzeit ______ Arzt

3.2.3 Zerebraler Zirkulationsstillstand beidseits festgestellt durch:

Doppler-Sonographie: ________ Perfusionsszintigraphie: ________ Zerebrale Angiographie: ________

Datum ________ Uhrzeit ________ untersuchender Arzt ________

Abschließende Diagnose:

Aufgrund obiger Befunde, zusammen mit den Befunden der Protokollbögen Nr. ________, wird der Hirntod und somit der **Tod des Patienten** festgestellt am: ________ um ________ Uhr

Untersuchender Arzt: ______________________ ______________________

Name Unterschrift

Abb. 17.1. Protokoll zur Feststellung des Hirntodes

▪▪▪ Wertung

Qualitätsanforderung an die Untersucher

Angesichts der Komplexität einer exakten Hirntoddiagnose ist eine mehrjährige Erfahrung in der Intensivbehandlung von Patienten mit schweren Hirnschädigungen (gemäß Rili-BÄK) obligat!

Zeitfenster

Trotz der grundsätzlichen Möglichkeit, den Hirntod allein aufgrund der Verlaufsuntersuchung im vorgegebenen Beobachtungszeitraum festzustellen, sollte aufgrund der möglichen Spenderinstabilität in der Regel auch die apparative Zusatzdiagnostik angestrebt werden, da diese die erforderliche Wartezeit bis zu der Diagnosestellung verkürzen kann. Dabei sind die Einschränkungen der Untersuchungsverfahren zu beachten!

Hirnstammreflexe

Die Pupillenform oder eine Pupillendifferenz beeinflusst die Hirntoddiagnostik nicht, solange eine negative Lichtreaktion besteht. Eine intravenöse Atropingabe in üblicher Dosierung sowie Muskelrelaxanzien verändern die Pupillenweite nicht signifikant. Ein Bulbustrauma hingegen muss in der Beurteilung berücksichtigt werden, da dies zu einer Veränderung der Pupillenweite/Lichtreaktion führen kann. Alle Hirnstammreflexe sind bei schweren Gesichtstraumen sowie Schädelbasisfrakturen nur erschwert beurteilbar, ebenso der Würgreflex bei intubierten Patienten. Ein Überhang muskelrelaxierender Substanzen kann zu einem schlaffen Muskeltonus und fehlender Schmerzreaktion führen, weswegen zusätzlich eine periphere Nervenstimulation durchgeführt werden muss.

Apnoe-Test

Für Patienten, deren Eigenatmung infolge kardiopulmonaler Erkrankungen an einen p_aCO_2 >45 mmHg adaptiert ist sowie bei Vorliegen testlimitierender Thoraxverletzungen, ist der Hirnstammfunktionsausfall obligat durch zusätzliche apparative Untersuchungen zu beweisen. Der Apnoe-Test setzt eine regelrechte neuromuskuläre Funktion voraus und ist bei neuromuskulärer Blockade, atemdepressiver Medikation sowie bei einem hohen spinalen Querschnittsyndrom nicht anwendbar.

EEG

Das EEG beschreibt die elektrische Kortexaktivität, aber nicht die elektrophysiologische Hirnstammfunktion. Dementsprechend müssen bei einem Null-Linien-EEG zusätzlich die klinischen Kardinalsymptome eines Hirnfunktionsausfalles bestehen, um mit einem Hirntodsyndrom kompatibel zu sein. Da das EEG aber am besten die kortikale Aktivität wiedergibt und eine nichtinvasive Methode darstellt, ist es vorrangig einzusetzen.

Evozierte zerebrale Potenziale

Diese können zwar nur bei primär supratentoriellen bzw. sekundären Hirnschädigungen eingesetzt werden, stellen aber ein weitgehend Artefakt- und medikamentenunabhängiges Untersuchungsverfahren dar. Allerdings können eine Destruktion des Zervikalmarks, des Innenohres oder des peripheren Reizleitungssystems zu einem falsch positiven Ergebnis führen. Demzufolge können primär vollständig fehlende Evozierte Potenziale nicht zu einer Hirntoddiagnose verwertet werden.

Transkranielle Dopplersonographie

Sie hat sich neben dem EEG und Tc-99m-HMPAO-Szintigraphie zum Nachweis einer fehlenden Hirnperfusion etabliert.

Magnetresonanzspektroskopie/HMPAO-SPECT

Beide sind aufgrund des hohen technischen und finanziellen Aufwandes keine Routineverfahren. Allerdings wird die Szintigraphie im Gegensatz zum EEG nicht durch Medikamente oder Stoffwechselstörungen beeinflusst.

Zerebrale Angiographie

Ihr kommt wegen der potenziellen Nebenwirkungen (Anaphylaxie, Blutung, Kontrastmittelbelastung) nicht mehr die Rolle des Goldstandards zum Nachweis des zerebralen Kreislaufstillstandes zu und sie wird nur dann akzeptiert, wenn sich aus dem Untersuchungsergebnis therapeutische Konsequenzen ableiten könnten.

Vorbehandlung mit sedierenden Medikamenten

Sie gilt nicht als Ausschlusskriterium für eine HTD. Einzelne Substanzen können den klinischen sowie den EEG-Befund beeinflussen, aber nicht die erloschenen evozierten Potenziale und den Hirnperfusionsstopp aufheben. Die Wirkung auch hoch dosierter Opioide und Benzodiazepine kann durch die spezifischen Antidota in ausreichender Dosierung (Naloxon bis 10 mg, Flumazenil bis 1 mg) vorübergehend aufgehoben werden.

Obwohl die Hirntoddiagnostik einerseits die Voraussetzung für eine Organspende schafft, ist die Diagnosestellung des Hirntodes nicht als für die Organentnahme zweckgerichtet aufzufassen. Denn andererseits ermöglicht sie in einer ärztlich schwierigen Lage eine Hilfestellung bezüglich eines Therapieabbruchs. Abschließend ist noch darauf hinzuweisen, dass Krankenhäuser nach § 11 des Transplantationsgesetzes verpflichtet sind, als hirntot diagnostizierte Patienten der zentralen Koordinierungsstelle für Organtransplantation als potentielle Spender mitzuteilen.

Literatur

Buchardi H et al. (2000) Intensivmedizin. Springer, Berlin Heidelberg New York Tokio

Bueri J, Saposnik G et al. (2000) Lazarus' sign in brain death. Movement Disorders, 15: 583–585

Chern CH et al. (1995) Complete and partial response to flumazenil in patientswith suspected benzodiazepine overdose. Am J Emerg Med 13(3): 372–375

Ducrocq X et al. (1998) Consensus opinion ondiagnosis of cerebral circulatory arrest using Doppler-sonography: Task Force Group on cerebral death ofthe Neurosonology Research Group of the World Federation of Neurology. J Neurol Sci 159(2): 145ff

Empfehlungen der Deutschen Gesellschaft für klinische Neurophysiologie (Deutsche EEG-Gesellschaft)zur Bestimmung des Hirntodes (2001). Klin Neurophysiol 32: 39–41

Goudreau JL, Wijdicks EFM, Emery SF (2000) Complication during apnoe testing in the determination of brain death: Predisposing factors. Neurolgy, 55: 1045–1048

Haupt WF, Rudolf J (1999) European brain death codes: a comparison of national guidelines. J Neurol, 246: 432–437

Report of the Quality Standards Subcommittee of the American Academy of Neurology (1995) Practice parameters for determining brain death in adults. Neurology, 45: 1012–1014

Rudolf J, Haupt WF, Neveling M, Grond M (1998) Potential pitfalls in apnea testing. Acta Neurochir (Wien), 140: 659-663

Schwab S et al. (1999) Neurologische Intensivmedizin. Springer, Berlin Heidelberg New York Tokio

Swiss Academy of Medical Sciences (SAMS) (1999) Medical-ethical guidelines on the definition and determination of death with a view to organ transplantation. Schweiz med Wschr 129: 334–344

Wissenschaftlicher Beirat der Bundesärztekammer (1998) Richtlinien zur Feststellung des Hirntods. Dtsch Ärztebl 95:B 1509–1516

Teil III Krankheitsbilder

Schock

Thomas Voigtländer

▪▪▪ Grundlagen

▪▪ Allgemeine Definition

Ein Schockgeschehen ist definiert durch die Folgen einer inadäquaten Sauerstoffversorgung der Organe. In Abhängigkeit von der zugrunde liegenden Schockform kann dies durch ein inadäquates Herzzeitvolumen mit der Folge einer reduzierten Mikrozirkulation auf Organniveau ausgelöst werden oder durch schockbedingte Veränderungen der Organmikrozirkulation selbst, außerdem durch Störungen des Stoffwechsels der Parenchymzellen.

In Abhängigkeit von den verschiedenen Auslösern eines Schocks werden der *kardiogene*, der *hypovolämische* und der *septische Schock* unterschieden.

▪▪ Allgemeine Pathophysiologie

Mit Ausnahme des septischen Schocks ist den anderen Schockformen der **Abfall des Herzzeitvolumens** gemeinsam. Dieser wird durch die Zentralisation kompensiert. Dadurch erfolgt eine Stabilisierung der Blutdrucksituation. Die Zentralisation wird ermöglicht, indem der periphere Widerstand ansteigt. Auf Organniveau kommt es zur Störung der Mikrozirkulation. Durch Störung der Integrität der Kapillarwand kommt es zur Transsudation von Flüssigkeit in das perivaskuläre Organgewebe und zur intrakapillären Viskositätserhöhung. Letztere bewirkt eine Zunahme der Mikrozirkulationsstörung: eine kritische Hypoperfusion des Organparenchyms ist die Folge. Die Folgen für verschiedene Organ(system)e werden nachstehend kurz besprochen.

Die Makro- und Mikrozirkulationsstörung führt in der **Lunge** zur Inanspruchnahme arteriovenöser Shunts und zur Ausbildung von Atelektasen mit der Folge der Hypoxie. Die Minderperfusion des Lungenparenchyms führt zu strukturellen Lungenveränderungen, die in Abhängigkeit vom Ausmaß, der Dauer und des Schweregrades der Mikrozirkulationsstörung Ursache des Lungenversagens (ARDS) sind.

Abhängig von der Schockursache führen verschiedene Mechanismen zu Problemen der **Blutgerinnung**. Insbesondere beim septischen Schock können bedeutsame Gerinnungsstörungen auftreten. Besondere Bedeutung hat die disseminierte intravasale Gerinnung. Es kommt einerseits zur diffusen Thrombosierung der Mikrozirkulation verschiedener Organe, andererseits durch den Verbrauch von Gerinnungsfaktoren zur diffusen Blutung.

Die Minderperfusion und die kompensatorische Zentralisation im Schock führen zu einer frühen Funktionsstörung der **Niere** mit Oligo- bzw. Anurie.

Bei länger bestehenden Schockzuständen zeigen sich Funktionsstörungen der **Leber**. Die reduzierte Synthese von Gerinnungsfaktoren spielt beim protrahierten Schockgeschehen eine wesentliche Rolle. Laborchemisch findet sich neben der pathologischen Gerinnungskonstellation ein nahezu gleichmäßiger Anstieg aller Leberenzyme (GPT, GOT, GLDH, AP, GGT). Häufig besteht auch ein begleitender symptomloser Anstieg von Lipase und α-Amylase als Ausdruck der **Pankreas**minderperfusion.

Ebenfalls beim protrahierten Schockgeschehen kommt es im **Darm** durch die Makrozirkulationsproblematik zu häufig unterschätzten Symptomen einer hämorrhagischen Colitis. Begleitend kann ein paralytischer Ileus bestehen.

▪▪▪ Allgemeine Klinik

Insbesondere frühe Schockstadien können häufig symptomatologisch nur schwer erfasst werden. Die Zeichen der zerebralen Hypoperfusion stehen im Vordergrund. Reduzierte Vigilanz ist ein frühes Symptom. Auch die eingeschränkte Leistungsfähigkeit (Bettlägerigkeit) als Effekt der Hypotonie kann ein Frühsymptom darstellen. Das Integument ist beim kardiogenen Schock blass und kalt, beim septischen Schock feucht und warm.

Die klassische Schockhämodynamik geht einher mit Hypotonie und Tachykardie, es bestehen Tachypnoe und Hyperventilation sowie eine Oligurie. Diese sind Zeichen eines schweren Volumenmangelschocks und vieler Verlaufsformen des kardiogenen Schocks. Beim septischen Schock kann die Hämodynamik abweichen. Der septische Schock geht zumindest initial klassischerweise mit einer Hyperzirkulation einher und eine Hypotonie besteht initial häufig nicht.

18.1 Kardiogener Schock

▪▪▪ Grundlagen

▪▪ Definition

Der kardiogene Schock ist gekennzeichnet durch ein kritisch herabgesetztes Herzzeitvolumen (Cardiac Index <2,0 l/min/m^2) mit konsekutiver Organminderdurchblutung.

▪▪ Epidemiologie

Der kardiogene Schock ist die häufigste Schockform. Die wiederum häufigste Ursache des kardiogenen Schocks ist der Schock im Rahmen eines großen Myokardinfarktes mit kritischer Einschränkung der linksventrikulären Funktion. Die Häufigkeit beträgt 5% aller Myokardinfarkte. Die Krankenhaussterblichkeit auch bei optimaler Therapie mit erfolgreicher Rekanalisationtherapie liegt bei 50%. Unterschätzt wird die Bedeutsamkeit des kardiogenen Schocks im Rahmen einer Lungenembolie. Durch die kritische Einschränkung der rechtsventrikulären Funktion (akutes Cor pulmonale) besteht bei diesen Patienten eine Letalität von 50%.

▪▪ Ätiologie und Pathogenese

Eine Vielzahl kardialer Krankheitsbilder ist ursächlich (▣ Tab. 18.1). Es werden myokardiale, mechanische und rhythmogene Ursachen unterschieden.

Die **koronare Herzkrankheit** ist die häufigste zugrunde liegende Erkrankung und den *myokardialen Ursachen* zuzuordnen. Der akute Herzinfarkt führt zum Schock, wenn bei einem proximalen Koronargefäßverschluss ein großes Myokardareal (>35% des linksventrikulären Myokards) akinetisch ist. Der Verschluss des Hauptstammes der linken Koronararteie führt fast immer zum akuten kardiogenen Schock. Auch ein proximaler Verschluss der LAD ist in Abhängigkeit vom koronaren Versorgungstyp häufig mit einem Schockgeschehen verbunden. Häufig tritt dieser jedoch verzögert nach 12–24 h auf. Bei einem proximalen Verschluss der rechten Kranzarterie kann eine bedeutsame rechtsventrikuläre Beteiligung im Rahmen des Infarktgeschehens auftreten. Der Schock mit kritischer Einschränkung des Herzzeitvolumens ist dann überwiegend durch die bedeutsam eingeschränkte rechtsventrikuläre Funktion bedingt.

Im Vergleich zur koronaren Herzkrankheit sind die übrigen myokardialen Erkrankungen seltenere Ursachen eines akuten Schockgeschehens. Vom akuten Schockgeschehen müssen myokardiale Erkrankungen abgegrenzt werden, die chronisch mit einem erniedrigten Blutdruck und einem eingeschränkten Herzzeitvolumen einhergehen. Die Schwelle zur Entwicklung eines kritischen Schockgeschehens ist allerdings bei diesen Patienten sehr niedrig.

Kardiale Erkrankungen, die in der Tabelle als *mechanische Ursachen* eines kardiogenen Schocks zusammengefasst sind, werden dann ursächlich für einen Schock, wenn sie plötzlich auftreten und keine Phase der Kom-

▣ Tab. 18.1. Ursachen des kardiogenen Schocks

Myokardiale Ursachen	Myokardinfarkt (links- und rechtsventrikulär) Myokardischämie Kardiomyopathien Myokarditis Hypertensive Herzerkrankung
Mechanische Ursachen	Herzklappenerkrankungen Infarktkomplikationen (VSD, Herzwandruptur, Papillarmuskelabriss) Perikardtamponade Lungenembolie
Rhythmogene Ursachen	Bradykarde Herzrhythmusstörungen Tachykarde Herzrhythmusstörungen

pensationsmöglichkeit besteht. Ein typisches Beispiel ist der akute VSD im Rahmen eines akuten Myokardinfarktes. Aber auch die akute schwere Aortenklappeninsuffizienz als Komplikation einer Endokardits kann Ursache eines kardiogenen Schocks sein.

Rhythmogene Probleme führen zu hämodynamischen Komplikationen bis hin zum Schock insbesondere dann, wenn eine kardiale Vorschädigung besteht. So kann eine Tachykardie bei Fehlen einer kardialen Grunderkrankung lange symptomlos toleriert werden und bei Vorliegen einer kardialen Grunderkrankung, z. B. mit eingeschränkter linksventrikulärer Funktion, rasch zum kardiogenen Schock führen.

▪▪▪ Klinik

▪▪ Symptome

Abhängig von der den Schock verursachenden kardialen Grunderkrankung stehen unterschiedliche Symptome im Vordergrund (▣ Tab. 18.2). Neben den allgemeinen durch das eingeschränkte Herzzeitvolumen bedingten Schocksymptomen – Hautzeichen der Zentralisation (blasse, kühle Haut) sowie eingeschränkte Vigilanz – sind weitere Symptome zu berücksichtigen. Bei der koronaren Herzkrankheit als Schockursache besteht überwiegend eine typische Angina pectoris. Nicht selten besteht zusätzlich oder auch als isoliertes Anginaäquivalent eine ausgeprägte Übelkeit oder ein interscapulärer Schmerz. Bei akuten Herzklappenfehlern dominiert in aller Regel die Dyspnoesymptomatik, häufig als Orthopnoe. Rhythmogen bedingte Schocksituationen gehen mit Palpitationen und Herzrasen einher. Auch eine Synkope kann ein wesentliches Symptom sein. Bei einer Lungenembolie liegt diese neben der häufigen Dyspnoe bei 17% als initiales Symptom vor (akutes rechtsventrikuläres Low-output-Syndrom mit zerebraler Minderperfusion).

▣ **Tab. 18.2.** Schocksymptome

Allgemeine Symptome	Spezielle Symptome
blasse kalte Haut, verminderte Vigilanz	KHK: typische Angina pectoris, Übelkeit, Rückenschmerzen, evtl. Dyspnoe
	Akute Herzklappenfehler: Dyspnoe
	Lungenembolie: Dyspnoe, Synkope
	Rhythmogene Ursachen: Palpitationen, Herzrasen

▪▪ Befunde

Der Blutdruck ist definitionsgemäß <90 mmHg. Überwiegend besteht eine Tachykardie (Ausnahme z. B. AV Block III. Grades bei Hinterwandinfarkt). Die kardiale Auskultation kann in Abhängigkeit von der zugrunde liegenden Erkrankung wegweisend sein (z. B. hochfrequentes Systolikum bei akuter Mitralklappeninsuffizienz). Die Lungenauskultation kann bei Dyspnoesymptomatik wichtige Hinweise geben (z. B. Lungenödem vs. Lungenembolie). Eine Oligurie (<30 ml/h) ist nahezu obligat beim protrahierten Schockgeschehen.

▪▪▪ Diagnostik

▪▪ Bildgebende Diagnostik

Röntgen-Thoraxuntersuchung. Sie kommt bei unklarer Dyspnoe und Schock zur Differenzialdiagnose Pneumonie vs. Lungengefäßstauung zum Einsatz.

Thorax-CT. Bei V.a. Dissektion der Aorta ascendens und wenn eine transösophageale Echokardiographie nicht möglich oder nicht aussagefähig ist (z. B. im Arcus aortae), klärt die Thorax-CT die Situation zuverlässig. Sie ist auch ist bei erhöhten D-Dimeren und klinischem V.a. Lungenembolie das Diagnostikum der Wahl.

Magnetresonanztomographie (MRT). Selten und nur bei einem stabilisierten Patienten besteht die Indikation zum Einsatz der MRT als Alternative zur Thorax-CT, wenn beispielsweise eine schwere Niereninsuffizienz besteht.

▪▪ Labordiagnostik

Die Diagnose einer kardiogenen Ursache des Schockgeschehens kann häufig bereits ohne Labordiagnostik erfolgen. Hilfreich sind bei schwierig einzuschätzenden Situationen die Bestimmung von Troponin, CK, CK MB, D-Dimeren, die Blutgasanalyse sowie übrige Routineparameter (Blutbild, Gerinnungsanalyse, Kreatinin, Harnstoff, evtl. GPT, GOT, GLDH, CRP).

▪▪ Funktionsdiagnostik

Mit dem EKG kann bereits eine Vielzahl von Diagnosen gestellt werden. Im Vordergrund stehen die Infarktdiagnose (▶ Kap. 19) und die Rhythmusstörungen (▶ Kap. 21).

In der Ursachenklärung eines akuten Schockgeschehens hat die **Echokardiographie** eine zentrale Position. Nahezu alle Ursachen eines kardiogenen Schocks können in der Kombination EKG und Echokardiographie geklärt werden. Die globale und regionäre linksventrikuläre und rechtsventrikuläre Funktion wie auch der Klappenapparat können rasch evaluiert werden (▶ Kap. 4). Auch seltenere Ursachen wie Perikardtamponade und Aortendissektion sind echokardiographisch zu diagnostizieren. Bei einer Dissektion der thorakalen Aorta muss häufig zusätzlich die transösophageale Echokardiographie erfolgen.

Die Messergebnisse der Druckmessung mittels **Pulmonaliskatheter** im kleinen Kreislauf, die exakte Bestimmung von Herzzeitvolumen und peripheren Widerständen sowie die Bestimmung der pulmonalarteriellen Sättigung (Oxymetrie – Shuntbestimmung) sind wichtige Bausteine zur Einschätzung des Schwergrades des kardiogenen Schocks, zur hämodynamischen Analyse bei gemischten Schockformen (kardiogener Schock und septischer Schock) und zur Therapiesteuerung. ◻ Tab. 18.3 zeigt, dass die Bestimmung des zentralvenösen Druckes alleine nicht ausreichend ist.

Bei kardiogenem Schock und V.a. KHK als Ursache des Schocks ist die unmittelbare **Koronarangiographie** indiziert. Sie ist Grundlage des weiteren interventionellen oder operativen therapeutischen Vorgehens.

▪▪▪ Differenzialdiagnostik

Die wichtigsten Differenzialdiagnosen sind der Volumenmangelschock und der septische Schock bzw. die systemische inflammatorische Reaktion. Selten können auch rein zerebrale Krankheitsbilder mit eingeschränkter Vigilanz klinisch schwierig einschätzbar imponieren. Bereits durch den Untersuchungsbefund können diese jedoch in aller Regel abgegrenzt werden.

▪▪▪ Therapie

Das Ziel der Soforttherapie ist die Aufrechterhaltung eines mittleren arteriellen Blutdrucks von 60–70 mmHg und die Steigerung des Cardiac Index auf >2,0 l/min/m². Zeitgleich erfolgt das Einleiten von Maßnahmen zur kausalen Therapie.

▪▪ Medikamentöse Therapie

An **Katecholaminen** kommen im Wesentlichen **Dobutamin** als positiv inotrope Substanz und **Noradrenalin** als vasokonstriktorisches Medikament zum Einsatz (Dosierung ◻ Tab. 18.4). Problematisch kann die Einschätzung des peripheren Widerstandes sein. Durch dessen invasive Bestimmung kann die Therapiesteuerung erfolgen.

Bei normalisierten Blutdruckwerten und weiterbestehender Erhöhung des peripheren Widerstandes kann der Einsatz von **Vasodilatanzien** sinnvoll werden (Nitroprussidnatrium, ▶ Kap. 12.1). Die Steuerung erfolgt mittels des Herzzeitvolumens (ermittelt durch die Thermodilutionmethode oder nach dem Fickschen Prinzip mit Bestimmung der arteriovenösen O_2-Differenz).

▪▪ Volumentherapie

Die **Optimierung des intravasalen Volumens** ist ein entscheidender Faktor der akuten Schocktherapie. Bei

◻ Tab. 18.3. Hämodynamik im Schock

	CI	PCW	RA	SVR	p_aO_2
LV Pumpversagen	↓	↑	↑↓	↑	↓
Sepsis (SVR obligat erniedrigt)	↑↓	↑↓	↑↓	↓	↑
Lungenembolie (p_a diast. >PCW)	↓	n	↑	↑	↓
Akute MI (hohe v-Welle in PC)	↓	↑	↑	↑	↓
Akuter VSD (p_aO_2 >VC O_2)	↓	↑	↑	↑	↑
Perikardtamponade (diastolischer Druckangleich in allen Herzhöhlen)	↓	↑	↑	↑	↓

CI Cardiac Index; *n* unverändert; *p_aO_2* pulmonalarterielle Sättigung; *p_a diast.* diastolischer pulmonalarterieller Druck; *PCW* pulmonal kapillärer Wedge-Druck; *RA* rechtsatrialer Druck; *SVR* peripherer arterieller Widerstand; *VSD* Ventrikelseptumdefekt; *VC O_2* O2-Sättigung in der V. cava

linksventrikulärer Funktionsstörung ist eine Einstellung des PCW auf 14–18 mmHg optimal. Die Therapie des Myokardinfarktes mit bedeutsamer rechtsventrikulärer Beteiligung macht eine hochdosierte Volumengabe erforderlich. Teilweise wird eine Anhebung des rechtsatrialen Druckes auf 20–25 mmHg erforderlich, um ein ausreichendes Herzzeitvolumen zu erreichen.

▪▪ Indikationen zur maschinellen Beatmung (▶ Kap. 11)

▪▪ Weitere Maßnahmen

Intraaortale Ballonpumpe, linksventrikuläre Assistsysteme

Patienten, bei denen trotz hoch dosierter Gabe von Katecholaminen keine stabile Hämodynamik erreicht werden kann, profitieren von der intraaortalen Ballonpumpe. Mittels einer 8–10-French-Schleuse wird ein langer Ballon via A. femoralis bis in die thorakale Aorta vorgeführt. Die Positionierung des Ballons erfolgt distal des Abganges der linken A. subclavia und proximal der Abgänge der Nierenarterien. Diastolisch erfolgt die Balloninsufflation und dadurch kommt es zur Besserung der Koronarperfusion sowie der Perfusion der supraaortalen Äste.

In sehr seltenen Fällen kann die Indikation zur Implantation eines so genannten Assistsystemes bestehen. Insbesondere wenn bei protrahiertem kardiogenen Schock die Option der raschen Herztransplantation bedacht wird, kommen diese Systeme zum Einsatz.

▪▪ Spezielle Therapien beim kardiogenen Schock

Beim kardiogenen Schock im Rahmen eines großen **Myokardinfarkts** besteht eine klare Indikation zur raschen **Koronarangiographie** und zur **kathetergestützten koronaren Rekanalisationstherapie**. Dieses Vorgehen ist durch eine Reihe großer Studien gesichert und mittlerweile Bestandteil nationaler und internationaler Richtlinien. Nur so kann die Letalität von >70% entscheidend gesenkt werden. Die medikamentöse Therapie erfolgt mit ASS (250 mg i.v.), Clopidogrel (4 Tbl.) und Glykoprotein-IIb/IIIa-Antagonisten. Besteht eine längere Anfahrt bis zum nächsten Herzzentrum mit Herzkatheterlabor und Infarkt-PTCA-Bereitschaft, kann eine systemische Thrombolysetherapie durchgeführt werden. In dieser Situation ist eine Rekanalisation auch bei einem länger als 24 h zurückliegendem Infarktgeschehen indiziert.

Ist eine interventionelle Therapie nicht möglich, wird in seltenen Fällen auch eine operative Koronarrevaskularisation erforderlich. Kommt es im Rahmen des Infarktgeschehens zum Papillarmuskelabriss mit einer akuten schweren Mitralklappeninsuffizienz, besteht die Indikation zur raschen herzchirurgischen Therapie. Bei 2% aller Infarktpatienten kann ein akuter Ventrikelseptumdefekt auftreten. Wenn eine medikamentöse Stabilisierung erreicht werden kann, sollte versucht werden, eine zunächst konservative Therapie durchzuführen. Die Ergebnisse einer Akutoperation sind eingeschränkt, da die Versorgung mittels einer Patchplastik im septalen Infarktareal schwierig ist (häufiges Ausreißen des Patch wegen des noch nicht organisierten Infarktgewebes). Eine operative oder auch interventionelle Versorgung im Intervall hat bessere Erfolgschancen. Wenn jedoch die hämodynamische Stabilisierung mit vorlastsenkender Therapie und Katecholaminen nicht gelingt, muss die zeitnahe Operation erfolgen. Der kardiogene Schock im Rahmen eines Myokardinfarktes mit Rechtsherzbeteiligung wird mittels interventioneller Akutrekanalisation und mit Volumengabe therapiert. Häufig wird für die Steuerung der Volumengabe eine Druckmessung im kleinen Kreislauf erforderlich.

Maßnahmen bei **Lungenembolie** werden in ▶ Kap. 20 beschrieben.

Bei **Perikardtamponade** kommt die Punktion zum Einsatz (▶ Kap. 6.2).

Herzklappenerkrankungen. Ist eine hochgradige Aortenklappenstenose Ursache des kardiogenen Schocks, so ist der rasche Aortenklappenersatz die Therapie der Wahl. Bei schwerer akuter Aortenklappen- oder Mitralklappeninsuffizienz als Ursache des Schocks sollte versucht werden, eine medikamentöse Stabilisierung zu erreichen. Insbesondere wenn eine Endokarditis Ursache des Regurgitationsvitiums ist, kann dadurch Zeit für eine antibiotische Therapie gewonnen werden.

18.2 Hypovolämischer Schock

▪▪▪ Grundlagen

▪▪ Definition

Durch Dehydratation oder durch Blutverlust kommt es zur kritischen Reduktion des intravasalen Volumens mit der Folge der Reduktion der Vorlast und somit zum reduzierten rechts- und linksventrikulären enddiastolischen Druck. Dadurch bestehen ein herabgesetztes Schlagvolumen und ein reduziertes Herzzeitvolumen, was wiederum eine verminderte Organperfusion bewirkt.

Ätiologie und Pathogenese

Dehydratationszustände bei anhaltendem Erbrechen, anhaltender Diarrhö, Verbrennungsverletzungen, ketoazidotischem diabetischem Koma oder auch bei schwerem Infekt und Fieber insbesondere bei älteren Patienten können zu einem hypovolämischen Schock führen. Neben einer traumatischen Blutung kann auch eine große Zahl nichttraumatischer Blutungen mögliche Ursache eines hypovolämischen Schocks sein (Übersicht).

Nichttraumatische Ursachen eines hypovolämischen Schocks

- Obere und untere gastrointestinale Blutungen
  - Ulcera duodeni, ulcera ventriculi
  - Ösophagus- und Fundusvarizenblutung
  - Blutung bei Tumor
  - Blutung bei Divertikeln
  - Hämorrhoidalblutung
  - Intestinale Angiodysplasien
- Gynäkologische Blutungen
- Urologische Blutungen
- Blutung bei Ruptur von Aneurysmen
  - z.B. Aorta abdominalis, A. lienalis

Klinik

Symptome und Befunde

Nach Anamnese und Untersuchung ist häufig schon eine Differenzierung der zum hypovolämischen Schock führenden Krankheitsbilder möglich. Generell liegt ähnlich wie beim kardiogenen Schock neben dem kritisch erniedrigten arteriellen Druck eine Tachykardie vor. Bei einem raschen Verlust von >30% des Blutvolumens kommt es zur Ausbildung einer Organminderperfusion. Diese kann auftreten, auch wenn der systemische arterielle Druck aufgrund der Zentralisation noch niedrig normal ist. Hilfreich ist hierbei auch die Beobachtung des Blutdruckverlaufes. Fällt der systolische Blutdruckwert >40 mmHg im Vergleich zum Ausgangsdruck ab, muss ein relevanter Blutverlust angenommen werden.

Diagnostik

Bildgebende Diagnostik

Ultraschall. Die Sonographie ermöglicht den raschen Ausschluss oder Nachweis abdomineller oder gynäkologischer Ursachen eines hypovolämischen Schocks.

Endoskopie. Gastroösophagoskopie und Koloskopie mit Rektoskopie können die Hauptursachen einer nichttraumatischen Blutung nachweisen.

Labordiagnostik

Als Standarduntersuchungen sind hier Blutgruppenbestimmung, Blutbild, Blutgasanalyse, Blutzuckerbestimmung, Elektrolyte, Kreatinin, Harnstoff, GOT, GPT, GGT, AP, Lipase, Troponin, CK, CK MB, Gerinnungsstatus und Laktat zu nennen.

Therapie

Ziel ist die rasche Auffüllung des Intravasalraumes. Bei einem Hb-Wert >10 mg/dl kann dies mit Plasmaexpandersubstanzen erfolgen. Bei einem Hb-Wert <6–10 mg/dl erfolgt die Substitution mit Blutprodukten (pro Erythrozytenkonzentrat rechnet man mit einem Anstieg des Hb-Wertes um 1,0–1,5 mg/dl). Bei Massentransfusionen muss zusätzlich die Gabe von Gerinnungsfaktoren erfolgen (fresh frozen plasma, FFP).

In Abhängigkeit von der zugrunde liegenden Erkrankung kommen **spezielle Therapieformen** zum Einsatz. Insbesondere den interventionellen endoskopischen Verfahren kommt eine große Bedeutung bei der akuten oberen und unteren gastrointestinalen Blutung zu.

18.3 Septischer Schock (vgl. ▶ Kap. 30)

Grundlagen

Definition

Diese Schockform ist den so genannten **distributiven Schockformen** zuzuordnen. Es besteht eine Imbalance zwischen Gefäßvolumen und intravasaler Flüssigkeit. Die entstehenden hämodynamischen Veränderungen führen zu Störungen der Mikrozirkulation, der gemeinsamen Endstrecke aller Schockformen.

Epidemiologie

Bei Intensivpatienten beträgt die Häufigkeit des septischen Schocks ca. 8%. Die Letalität beträgt 49–60 %. Häufigste Sepsisherde sind Lunge und Abdomen.

Ätiologie und Pathogenese

Grundlage aller Mechanismen im septischen Schock ist eine überschießende Reaktion nach Stimulation des Immunsystems. Es kommt zur Exzessfreisetzung von humoralen und zellulären Mediatoren. Wesentliche Faktoren und Mediatoren der pathologischen Immunantwort sind TNF α und Interleukine. Auch dem NO-Stoffwechsel kommt eine besondere Bedeutung zu. Es bestehen makrozirkulatorische Veränderungen mit Vergrößerung des extravasalen Volumens u. a. durch die kritische Erniedrigung des peripheren Widerstandes. Dadurch kommt es zum relativen Volumenmangel und zu hämodynamischen Gegensteuerungsmechanismen. Auch der zelluläre Stoffwechsel unterliegt dramatischen Veränderungen und es besteht eine zelluläre Hypoxie.

Der schwere septische Schock führt zum Multiorganversagen, sowohl verursacht durch die Veränderungen der Makrozirkulation und nachfolgend der Mikrozirkulation als auch durch die zelluläre Hypoxie. Die kardiale Funktion kann beim fortgeschrittenen septischen Schock ebenfalls kritisch eingeschränkt sein. Der Mechanismus ist nicht vollständig geklärt, diskutiert werden direkt kardiotoxisch wirkende Substanzen des Schockstoffwechsels.

▪▪▪ Klinik

▪▪ Symptome

Wie bei den anderen Schockformen sind Agitiertheit und Bewusstseinstrübung möglich. Im Gegensatz zu den anderen Schockformen ist der septische Schock **verbunden mit heißer und geröteter Haut**. Die Hämodynamik ist initial schwierig kalkulierbar, häufig ist eine hyperzirkulatorische Kreislaufsituation mit erhöhtem Herzzeitvolumen, normalem Blutdruck und Tachykardie. Es kann aber bereits initial auch eine hypodyname Verlaufsform mit kritischer Hypotonie und erniedrigtem Herzeitvolumen vorliegen.

▪▪▪ Diagnostik

Anamnestische Angaben sind in der Übersicht zusammengestellt.

Disponierende Faktoren eines septischen Schocks

- Status post operationem
- Blasenkatheter
- Zentralvenöse Zugänge
- Leberzirrhose
- Diabetes mellitus
- Verbrennungen
- Malignome
- Knochenmarkerkrankungen
- Therapie mit Kortison
- Therapie mit Zytostatika

▪▪ Bildgebende Diagnostik

Röntgen-Thorax, bei unklaren Befunden großzügige Indikation zur CT-Diagnostik.

▪▪ Labordiagnostik

Differenzialblutbild mit u. U. Linksverschiebung und oder Thrombozythämie, CRP, bakteriologische Untersuchungen mit Blutkulturen, Urinstatus und -kultur, Sputum, bronchoskopische Untersuchung mit Lavage und Erregernachweis, Untersuchung von Katheterspitzen auf Keime, Stuhlkulturen, Liquordiagnostik, Procalcitonin (PCT), BGA, Gerinnungsdiagnostik (Hinweise auf Verbrauchskoagulopathie?) Organbezogene Labordiagnostik (Hinweise auf Organversagen der Leber oder der Niere).

▪▪▪ Differenzialdiagnostik

Ausschluss anderer Schockformen s.o.

▪▪▪ Therapie

Die **kausale Therapie** besteht in der Behandlung des Sepsiserregers (Katheterwechsel, chirurgische Sanierung, urologische Maßnahmen bei Urosepsis).

Die **systemische Antibiotikatherapie** sollte wenn möglich nach Erregernachweis erfolgen; initial ist eine eskalierte Therapie erforderlich, die nach Erregernachweis deeskaliert werden kann (Antibiotikatherapie ▶ Kap. 12.3 sowie ▶ Kap. 30)

Zur Kreislaufstabilisierung dient die **Volumengabe** mit künstlichen Kristalloiden (Hydroxyethylstärke)

Als **vasoaktive Substanz** kommt Noradrenalin ▫ Tab. 18.4 zum Einsatz. Entscheidende Ursache der gestörten Makrozirkulation ist der erniedrigte periphere Widerstand. Ziel der Volumengabe und der Therapie mit Noradrenalin ist ein mittlerer arterieller Blutdruckwert von >60 mmHg.

▫ Tab. 18.4. Dosierung vasoaktiver Substanzen

Dopamin	2–20 µg/kgKG/min i.v.
Dobutamin	2–30 µg/kgKG/min i.v.
Noradrenalin	2–20 µg/min i.v.
Adrenalin	2–20 µg/min i.v.
Nitroprussidnatrium	0,3–6 µg/kgKG/min i.v. (einschleichende Dosierung)
Nitrate	0,5–5 mg/h i.v.

Als **zusätzliche Maßnahmen** kommen **Dialyse** bei Nierenversagen und frühe **enterale Ernährung** zur Darmprotektion infrage. Bisher experimentell ist die Gabe des aktivierten Protein C.

▪▪▪ Prognose

Die Sepsis *ohne* Schocksymptome hat breits eine Letalität von 30%, der septische Schock hat eine Letalität von 49–60% und bei Multiorganversagen besteht eine Letalität von 90–100%.

Literatur

Hochman JS, Sleeper LA, Webb JG et al. (1999) Early Revascularization in Acute Myocardial Infarction Complicated by Cardiogenic Shock. N Engl J Med; 341:625–634

Nguyen HB, Rivers EP, Abrahamian FM et al. (2006). Severe sepsis and septic shock: review of the literature and emergency department management guidelines. Ann Emerg Med 2006 Jul;48(1):28–54

Warren HS, Suffredini AF, Eichacker PQ, Munford RS. Risks and benefits of activated protein C treatment for severe sepsis. N Engl J med 2002;347:1027–1030

Siegel JP. Assessing the use of activated proteein C in the treatment of severe sepsis. N Engl J med 2002;347:1030–1034

Hotchkiss RS, Karl IE. The pathophysiology and Treatment of Sepsis. N Engl J Med 2003;348:137–150

Mechanisms of Disease: The Pathogenesis of Vasodilatory Shock Landry DW, Oliver JA. N Engl J Med 2001;345:588–595

Akutes Koronarsyndrom – Myokardinfarkt

Thomas Voigtländer

▪▪▪ Grundlagen

▪▪ Definition

Das akute Koronarsyndrom ist gekennzeichnet durch den akuten Thoraxschmerz, verursacht durch eine Myokardischämie. Hierbei wird die **instabile Angina pectoris ohne Myokardzelluntergang** von den **Myokardinfarkten mit Myokardzelluntergang** unterschieden. Wenn die EKG-Veränderungen eine typische ST-Streckenhebung zeigen, spricht man vom ST-Hebungsinfarkt (STEMI), wenn diese nicht vorliegen, vom Nicht-ST-Hebungsinfarkt (NSTEMI).

▪▪ Epidemiologie

Erkrankungen des Herz-Kreislauf-Systems sind die häufigste Todesursache in Deutschland. Im Jahr 2002 starben 394.000 Menschen an Herz-Kreislauf-Erkrankungen, dies entspricht 46,8% aller Todesfälle. Einen Infarkt erleiden in Deutschland jährlich ca. 270.000 Menschen, davon 123.000 Frauen. 170.000 Menschen sterben im Rahmen des akuten Infarkts.

▪▪ Ätiologie und Pathogenese

Die wesentlichen Risikofaktoren für die Entwicklung einer Koronargefäßwandproblematik sind

- Cholesterin,
- Hypertonie,
- Diabetes,
- Nikotin und
- familiäre Disposition.

Die Erkrankungen des Koronargefäßsystems bedingen ein facettenreiches klinisches Bild. Im Gegensatz zu chronischen Veränderungen der Koronararterienwand mit dem Hauptsymptom der stabilen Angina pectoris, besteht bei den akuten Koronarsyndromen eine Veränderung der Koronarterienwand mit der so genannten instabilen Plaque, die durch einen Riss oder eine Erosion einer dünnen Plaquekappe gekennzeichnet ist. Durch diese Morphologie kommt es zur Anlagerung von Thrombozyten und in der Folge durch weitere Aggregation von Thrombozyten zur zunehmenden Einengung oder auch zum Verschluss des Koronargefäßes. In Abhängigkeit vom Ausmaß der koronarmorphologischen Veränderungen und der damit verbundenen Myokardischämie oder dem Myokardzelluntergang zeigen sich **unterschiedliche klinische Krankheitsbilder**.

Der Myokardzelluntergang kann durch erhöhte Troponin-Werte nachgewiesen werden. Kommt es zu keinem länger anhaltenden Verschluss des Koronargefäßes und liegt kein Myokardzelluntergang vor, wird von einer **instabilen Angina pectoris** gesprochen. Liegt ein Myokardzelluntergang mit erhöhten Troponin-Werten vor, besteht definitionsgemäß ein **Myokardinfarkt**. Die begleitenden EKG-Veränderungen können infarkttypisch mit ST-Hebungen sein (ST-Hebungsinfarkt, STEMI). Es kann aber auch ein Myokardzelluntergang mit erhöhten Troponin-Werten vorliegen, ohne dass eine infarkttypische ST-Streckenhebung im EKG nachzuweisen ist (Nicht-ST-Hebungsinfarkt, NSTEMI).

Größe und Lokalisation eines Infarkts werden durch die Lokalisation der Koronarläsion im Kranzgefäßsystem bestimmt. Wenn auch die meisten Infarkte die Wand des linken Ventrikels oder des interventrikulären Septums betreffen, so kann es im Rahmen von Hinterwandinfarkten auch zu einer rechtsventrikulären Infarzierung kommen.

▪▪ Besondere Infarktformen und komplizierter Myokardinfarkt

Rhythmusstörungen

Jeder Infarkt kann – insbesondere in der Akutphase, d. h. in den ersten 24 h – durch tachykarde oder bradykarde Rhythmusstörungen kompliziert werden. Das **Kammerflimmern** ist die bedeutsamste Rhythmusstörung und die häufigste Ursache für die 50%ige Letalität in der Prähospitalphase. Ein höhergradiger AV-Block kann auftreten, wenn die arterielle Versorgung des AV-Knotens gestört ist. Häufig ist der AV-Block nur passager, da der AV-Knoten durch Kollateralgefäße wieder ausreichend vaskularisiert wird. Das Auftreten eines kompletten Rechts- oder Linksschenkelblocks im EKG ist Hinweis auf einen großen Infarkt.

Linksventrikuläre Funktion

Die vor dem Infarkt bestehende linksventrikuläre Funktion und die Größe des akuten Infarkts sind die Hauptdeterminanten für hämodynamische Probleme. Das klinische Bild umfasst Hypotonie und Lungengefäßstauung bis hin zum kardiogenen Schock.

Reischämie

Ein erneutes Auftreten von Angina pectoris nach abgelaufener Akutphase eines Myokardinfarkts deutet auf eine weiter bestehende kritische Ischämie hin, in aller Regel durch eine instabile Koronarläsion mit Thromben. Ihr kann ein Reverschluss nach initialer Reperfusion zugrunde liegen. Als Folge kann es zu Infarktausdehnung, Rhythmusstörungen und hämodynamischer Verschlechterung kommen.

Perikarditis

Eine perikardiale Mitreaktion kann in der Frühphase (Pericarditis epistenocardiaca) auftreten. Davon abzugrenzen ist die Dressler-Perikarditis, die frühestens eine Woche nach Infarkt beginnt. Für sie werden immunologische Vorgänge als Ursache diskutiert.

Papillarmuskelsyndrom

Betrifft der Infarkt die arterielle Versorgung des vorderen oder hinteren Papillarmuskels, kann eine schwere Mitralinsuffizienz durch die Dysfunktion des Papillarmuskels oder auch durch den Abriss eines Papillarmuskelkopfes auftreten. Eine Mitralinsuffizienz kann jedoch auch als Folge einer infarktbedingten linksventrikulären Dilatation auftreten, ohne dass ein Papillarmuskel direkt betroffen ist.

Ventrikelseptumdefekt

Die Infarzierung des interventrikulären Septums kann in seltenen Fällen zur Perforation mit akutem Links-Rechts-Shunt führen. Eine dramatische hämodynamische Verschlechterung ist die Folge.

Ventrikelruptur

Die Ruptur der freien Wand des Ventrikels in den ersten Tagen nach Infarkt, gelegentlich im Rahmen einer Reischämie, führt zur raschen Perikardtamponade und kann nur selten erfolgreich behandelt werden.

Linksventrikuläres Aneurysma

Das Aneurysma verum zeigt im Infarktareal eine Vorwölbung des Cavums mit akinetischer oder dyskinetischer Kontraktionsstörung. Abhängig von der Lokalisation und Größe des Aneurysmas kann es zur bedeutsamen linksventrikulären Funktionseinschränkung kommen. Die Grenzzone zwischen gesundem Myokard und dem Aneurysma kann Ursache für behandlungsbedürftige ventrikuläre Rhythmusstörungen sein. Häufig kommt es zur Auskleidung mit Thromben im Aneurysmaareal mit der Gefahr der kardialen Embolie. Von einem falschen Aneurysma spricht man, wenn eine gedeckte Perforation vorliegt.

Myokardinfarkt mit Rechtsherzbeteiligung

Eine rechtsventrikuläre Beteiligung liegt bei 30–40% der Patienten mit linksventrikulärem Hinterwandinfarkt vor. Wegen der rechtsventrikulären Funktionsstörung besonders bei proximalem Verschluss einer dominanten rechten Kranzarterie kann bei dieser Infarktform das Herzzeitvolumen kritisch herabgesetzt sein. Die Letalität ist gegenüber Hinterwandinfarkten ohne Rechtsherzbeteiligung erhöht.

▪▪▪ Klinik

Zur **instabilen Angina pectoris** zählen die neu aufgetretene Angina pectoris (<6 Wochen), die an Intensität zunehmende Angina pectoris und die Angina pectoris in Ruhe.

Kennzeichnend für den **Myokardinfarkt** (nicht ST-Hebungsinfarkt und ST-Hebungsinfarkt) sind länger als 15 min anhaltende Angina-pectoris-Beschwerden. Die Schmerzcharakteristik ist variabel; bei ca. 60% der Patienten besteht ein retrosternales Druckgefühl. Weitere Schmerzlokalisationen oder eine Schmerzausstrahlung können epigastral, interscapulär, im Unterkiefer, rechtsthorakal und in beiden Armen bestehen. Dyspnoe, Schweißausbruch, Tachykardie über 100/min oder ein systolischer Blutdruck von <90 mmHg sind Hinweise für ein großes Infarktareal. Ein Infarkt kann jedoch **auch symptomarm** verlaufen.

▪▪▪ Diagnostik

Im Wesentlichen tragen die drei Säulen **Anamnese** mit körperlichem Befund, **EKG** und **Laboruntersuchungen** die Infarktdiagnostik. **Leitsymptom ist der thorakale Schmerz.** Die genaue Anamnese führt häufig schon zur Verdachtsdiagnose.

▪▪ Funktionsdiagnostik

Das **EKG** erlaubt ohne großen Aufwand in der Mehrzahl der Fälle bereits in der ersten Stunde die Infarktdiagnose. Man sieht initial T-Wellenüberhöhung (Erstickungs-T) (◘ Abb. 19.1) gefolgt von monophasischen ST-Streckenhebungen. Vorbestehende Schenkelblockbilder können die Infarktdiagnose erschweren oder unmöglich machen. Ein neu aufgetretener Schenkelblock ist Hinweis für einen großen Infarkt.

Die Diagnose eines ST-Hebungsinfarkts ist zu stellen, wenn in 2 zusammenhängenden Extremitätenableitungen die ST-Strecke ≥0,1 mV oder in in 2 zusammenhängenden Brustwandableitungen ≥0,2 mV angehoben ist. In gleicher Weise bedeutsam für weitere therapeutische Entscheidungen ist das Auftreten eines Linksschenkelblocks mit infarkttypischer Klinik. Das subakute Infarktstadium zeigt negative T-Wellen in den infarktbezogenen Ableitungen. Als Zeichen eines chronischen Infarkts können im EKG Q-Zacken und R-Verlust auftreten. ST-Streckenhebungen im EKG können auch nach der Akutphase persistieren. Dies tritt häufig bei einem linksventrikulären Aneurysma auf. Elektrokardiographische Zeichen eines Anterolateralwandinfarkts oder Hinterwandinfarkts mit Lateralwandbeteiligung (»inferoposterolateral«) sind Hinweise auf einen großen Infarkt.

In ◘ Tab. 19.1 sind infarkttypische EKG-Veränderungen zusammengestellt.

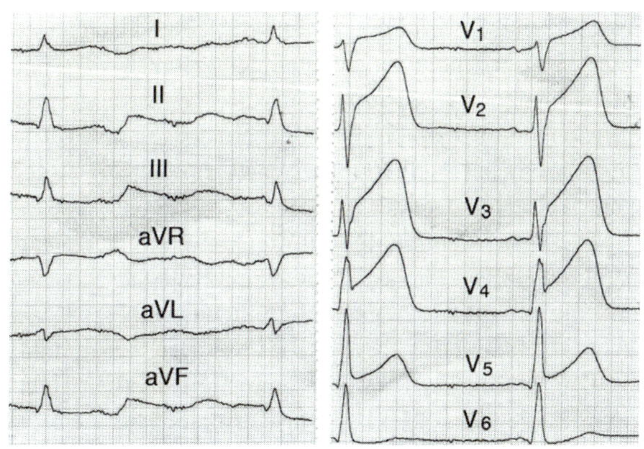

◘ **Abb. 19.1.** EKG eines akuten Vorderwandinfarkts (Erstickungs-T)

◘ **Tab. 19.1.** EKG-Diagnostik des Infarkts

Lokalisation	veränderte EKG-Ableitung
Vorderwandinfarkt	V2–V4
Lateralwandinfarkt	I, aVL, V5–V6
Vorderseitenwandinfarkt (anterolateral)	V2–V6, I, aVL
Hinterwandinfarkt (strikt inferior)	II, III, aVF
Hinterwandinfarkt (strikt posterior)	spiegelbildliche Infarktzeichen in V1–V3 (hohes R in V1–V3, ST-Senkung in V1–V3)
Rechtsherzinfarkt	Hinterwandinfarktzeichen und ST-Hebung in V1 V2

Labordiagnostik

Die dritte Säule der Infarktdiagnostik sind die **Laborparameter**. Die CK und das für Myokard sehr spezifische Isoenzym CK-MB beginnen nach etwa 4–8 h anzusteigen. Das Maximum ist nach 12–18 h erreicht. Die größte Myokardspezifität weisen Troponin-T und Troponin-I auf. Beim akuten Herzinfarkt kommt es nach 2 h zum Anstieg dieser Parameter. Der Wert der LDH steigt erst nach 24–48 h an und ist noch 7–15 Tage nach Infarkteintritt nachweisbar.

Ergänzende diagnostische Verfahren

Die Primärdiagnostik erlaubt in aller Regel die Diagnose eines ST-Hebungsinfarkts. Weitere Diagnoseverfahren werden nur bei Diskrepanz von EKG und klinischem Befund oder zur Schweregradeinschätzung erforderlich.

Die **transthorakale Echokardiographie** erlaubt es, Größe und Lokalisation eines Infarkts sowie die aktuelle linksventrikuläre Funktion schon sehr früh bettseitig und ohne den Patienten zu belasten festzustellen. Bei neu aufgetretenem Herzgeräusch kann die Echokardiographie entscheidend helfen, die Differenzialdiagnose der Mitralinsuffizienz bei Papillarmuskelsyndrom oder des akuten Ventrikelseptumdefektes zu klären.

Die **Einschwemmkatheteruntersuchung** erlaubt eine hämodynamische Stadieneinteilung mit Risikoabschätzung und die gezielte medikamentöse Differenzialtherapie. Bei Ventrikelseptumdefekt beweist die Oxymetrie den Shunt.

Durch **Röntgen-Thoraxuntersuchung** können Herzgröße sowie Hilus- und Lungengefäßstauung als die beim akuten Myokardinfarkt im Vordergrund stehenden Parameter bestimmt werden.

Die Indikation zur **Koronarangiographie** besteht bei geplanter primärer interventioneller Koronartherapie und bei unklarer diagnostischer Situation (Diskrepanz EKG und Klinik).

Differenzialdiagnose

Die klinischen Zeichen der schweren instabilen Angina pectoris können von der des akuten MyokardInfarkts nicht immer klar abgegrenzt werden. Das EKG und die herzspezifischen Enzyme (Troponin I und T, CK-MB) ermöglichen in der Regel die Differenzialdiagnose. Gelegentlich erbringen aber in der frühen Infarktphase sowohl das EKG als auch die Laboruntersuchung keinen eindeutigen Befund. Deshalb sollten bei solchen Patienten engmaschige Kontrollen von EKG und Laboruntersuchung, spätestens nach 3–6 h, erfolgen. Häufig wird zur Klärung der Situation auch die Koronarangiographie erforderlich. Die weitere Differenzialdiagnose umfasst alle Krankheitsbilder, die mit thorakaler oder epigastraler Symptomatik einhergehen:

- Mit dem D-Dimer-Test steht mittlerweile ein zuverlässiger Test zur Verfügung, der zum Ausschluss einer **Lungenembolie** geeignet ist (▶ Kap. 20).
- Das Leitsymptom einer **Dissektion der Aorta thoracalis** ist der thorakale Schmerz, der häufig auch interscapulär auftritt. Die Komplikationen können andere Krankheitsbilder imitieren. So kann ein Perikarderguss auftreten, durch die Dissektion kann es zur Verlegung eines Koronarostiums kommen und es kann initial das Bild eines akuten Myokardinfarkts dominieren. Der sichere Ausschluss einer Dissektion der Aorta thoracalis erfolgt mittels transösophagealer Echokardiographie, CT oder MRT.
- Auch bei **Peri-/Myokarditis** besteht ein thorakaler Schmerz, wobei dieser eher atem- und lageabhänghig imponiert. Geringe Troponinerhöhungen können möglich sein. Die EKG-Veränderungen wechseln rasch und entsprechen nicht einer Koronargefäßzuordnung. Die Abgrenzung zum Myokardinfarkt kann im Einzelfall dennoch schwierig sein und es sollte eine Koronarangiographie zur sicheren Diagnosestellung erfolgen.
- Die Atemabhängigkeit der Schmerzsymptomatik bei **Pleuritis** erlaubt in aller Regel eine klare Unterscheidung von der typischen Infarktsymptomatik.
- Neben ulcera ventriculi und duodeni sind die Ösophagitis und Pankreatitis differenzialdiagnostisch zu berücksichtigende **ösophagogastrale Krankheitsbilder**.

Therapie

Die Behandlung umfasst die **Primärtherapie** und die **Reperfusionstherapie**.

Medikamentöse Primärtherapie

Die Verhinderung einer weiteren Thrombozytenaggregation erfolgt mit **Azetylsalizylsäure** (250 mg i.v.) und **Clopidogrel** (300 mg oral). Zusätzlich erfolgt die Gabe von **Glykoprotein-IIb/IIIa-Antagonisten**.

Die **Nitratgabe** ist indiziert, wenn ein Lungenödem oder eine hypertensive Blutdrucksituation vorliegen. Der Nutzen der Nitratgabe beim unkomplizierten Infarkt ist nicht sicher belegt. Die **Sauerstoffgabe** sollte insbesondere bei Lungenödem und bei herabgesetzter arterieller Sauerstoffsättigung (<90%) erfolgen. Die **Analgesie** erfolgt mit Morphin (5–10 mg i.v.) oder Morphinanaloga

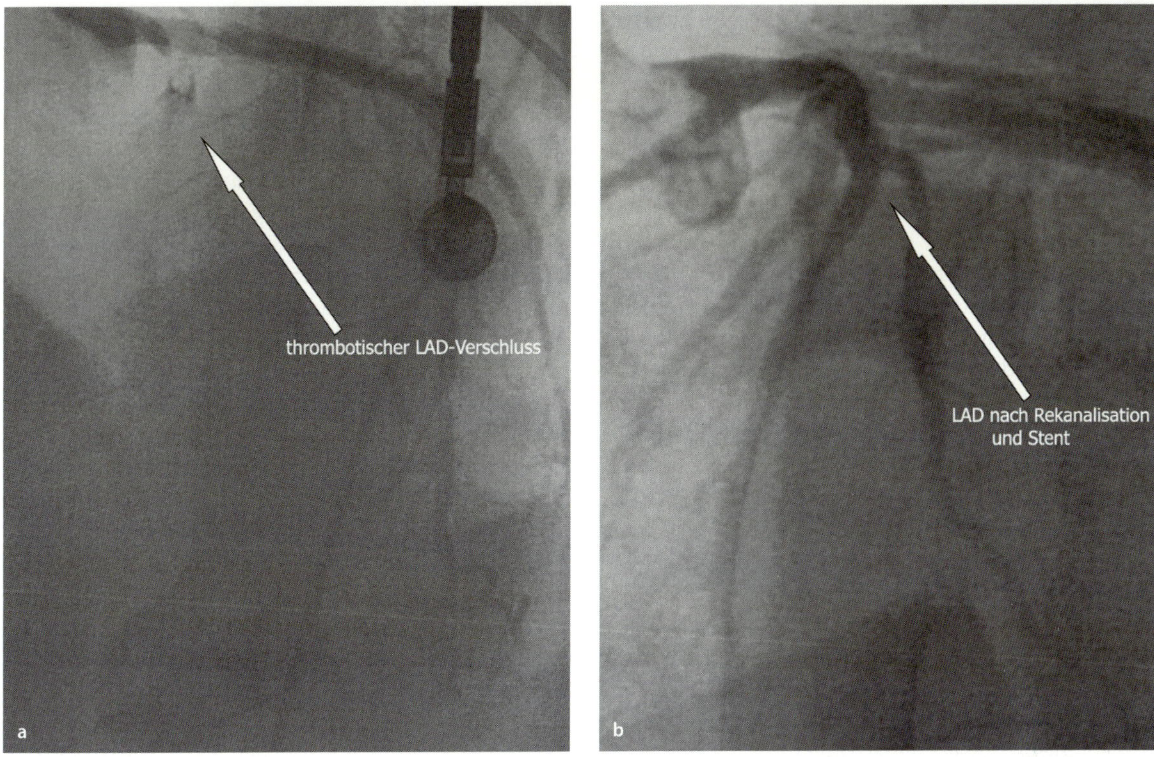

Abb. 19.2. Interventionelle Infarkttherapie zur Rekanalisation des Infarktgefäßes. **a** Akuter Infarkt mit thrombotischem, proximalen Verschluss der LAD, **b** Interventionelle Rekanalisation des LAD-Gefäßes

(z. B. Fentanyl 0,05–0,1 mg i.v.). Die zusätzliche Gabe von **Antiemetika** ist sinnvoll (z. B. Metoclopramid 10 mg i.v.). Im Rahmen der Primärtherapie kann die Gabe von unfraktioniertem oder niedermolekularem **Heparin** (z. B. 5000 IE Heparin i.v.) erfolgen. Insbesondere bei Patienten mit Reflextachykardie oder tachykarden supraventrikulären Rhythmusstörungen, mit hypertensiven Blutdruckwerten sowie mit prolongiertem Infarktschmerz oder Postinfarktangina sollten früh **Betablocker** gegeben werden (z. B. Metoprolol 5 mg i.v. unter strengem Monitoring von Blutdruck und Frequenz).

▪▪ Koronare Revaskularisationsmaßnahmen

Bei Patienten mit **Nicht-ST-Hebungsinfarkt**, d. h. mit Troponinerhöhung, sollte eine weitere invasive Abklärung innerhalb von 48 h erfolgen. Bei **erneuter Angina pectoris**, zunehmenden EKG-Veränderungen und hämodynamischer Verschlechterung wird die vorgezogene invasive Abklärung erforderlich. Eine Thrombolyseindikation besteht bei diesen Patienten nicht.

Bei Patienten ohne Troponinerhöhung (instabile Angina pectoris) besteht ebenfalls die Indikation zur raschen Abklärung. Dies insbesondere dann, wenn wiederholte Angina pectoris Anfälle auftreten, ST-Streckenveränderungen im Ruhe-EKG vorliegen, der Patient hämodynamisch oder rhythmogen instabil ist oder auch wenn ein Diabetes mellitus bekannt ist.

Bei **ST-Hebungsinfarkt** verbessert die Reperfusionstherapie mit Etablierung eines normalen Blutflusses sowohl im epikardialen Infarktgefäß als auch in der myokardialen Mikrovaskulatur eindeutig die Prognose. Es stehen sowohl medikamentöse als auch interventionelle Maßnahmen (PCI) zur Verfügung. Wenn der zu erwartende Zeitverlust durch Transport und Vorbereitung für eine kathetergestützte Therapie weniger als 90 min beträgt, ist die primäre Katheterintervention anzustreben (■ Abb. 19.2). Mehrere Studien zeigten im Vergleich zur Fibrinolysetherapie eine Reduktion der Infarktsterblichkeit und des Reinfarktrisikos. Zusätzlich bestanden eine Reduktion des Schlaganfallrisikos um absolut 1% sowie eine verbesserte linksventrikuläre Funktion im Langzeitverlauf. Die Stentimplantation im Infarktgefäß und die antiaggregatorischen Begleittherapie mit Glykoprotein-IIb-/IIIa-Antagonisten haben zu einer weiteren Steigerung des Akuterfolges der direkten mechanischen Rekanalisationsverfahren geführt (>90%).

Die medikamentöse Reperfusionstherapie sollte bei jedem Patienten mit ST-Hebungsinfarkt, bei dem keine Akutintervention durchgeführt werden kann und bei dem keine Kontraindikationen für eine Fibrinolysetherapie bestehen, durchgeführt werden. Dies gilt besonders für die ersten 6 h; allerdings sind auch bei einem Zeitraum bis zu 12 h Vorteile für Patienten mit einer Fibrinolysetherapie nachgewiesen worden.

Vier verschiedene **Fibrinolytika** werden eingesetzt: Streptokinase, Alteplase, Reteplase und Tenecteplase (◘ Tab. 19.2). Die beiden letztgenannten können als Bolus appliziert werden. Wichtiger als die Wahl des Thrombolytikums ist die rasche Durchführung einer Thrombolysetherapie (kurze »Pforte-Lyse«-Zeit). Der zu erwartende Benefit der Thrombolysetherapie muss dem Risiko dieser Therapie gegenübergestellt werden. Zu Kontraindikationen der Lysetherapie und ihrer Gewichtung vgl. ▶ Kap. 12.4.

Die **aortokoronare Bypassoperation** im akuten Infarkt ist eine Ausnahmeindikation, wenn interventionelle Maßnahmen nicht möglich oder nicht erfolgreich sind.

▪▪ Therapie des komplizierten Infarkts

Die bedeutsamen **tachykarden Rhythmusstörungen** im Rahmen des akuten Myokardinfarkts sind das Kammerflimmern und die anhaltende ventrikuläre Tachykardie (F >120/min; >30 s). Als primäre Therapie erfolgt beim Kammerflimmern die **elektrische Defibrillation** mit 300–400 Ws, bei schnellen, hämodynamisch bedeutsamen Formen der anhaltenden ventrikulären Tachykardie die **synchronisierte Kardioversion** mit 10–50 Ws. Wenn es zu rezidivierendem Kammerflimmern kommt oder die hämodynamische Situation bei der anhaltenden ventrikulären Tachykardie es erlaubt, kann die medikamentöse antiarrhythmische Therapie erfolgen. Neben der **hochdosierten Betablockertherapie** wird **Amiodarone** (Bolus 150–450 mg, Dauerinfusion 10–20 mg/kgKG/Tag) eingesetzt.

Bradykarde Rhythmusstörungen im Rahmen des akuten Myokardinfarkts sind zumeist Folge einer ischämischen Funktionsstörung des Sinusknotens oder des AV-Knotens. Bei symptomatischer Sinusbradykardie erfolgt die Gabe von **Atropin** (0,5–1,0 mg, ggf. wiederholt bis 2,0 mg). Bei fehlender Frequenzsteigerung wird eine passagere Schrittmacherstimulation notwendig. Die Indikation zur passageren Schrittmacherstimulation besteht auch bei einem AV-Block III. Grades oder II. Grades Typ 2 sowie bei einem neu aufgetretenen bifaszikulären Block oder Linksschenkelblock. Eine permanente Schrittmacherversorgung wird nur sehr selten erforderlich. Die Entscheidung hierzu sollte nicht vor dem 7. Postinfarkttag erfolgen, da auch eine späte Reetablierung der AV-Überleitung beobachtet wird.

Abhängig vom Grad der linksventrikulären Funktionseinschränkung werden bei **Herzinsuffizienz und kardiogenem Schock** unterschiedliche medikamentöse Konzepte verfolgt. Die **diuretische Therapie** mit **Furosemid** (20–40 mg i.v.) und die Gabe von **Nitroglyzerin** (3 mg/h i.v.) sind bei geringer linksventrikulärer Funktionseinschränkung häufig ausreichend. Insbesondere, wenn eine zusätzliche hypertone Kreislaufsituation mit hohen peripheren Widerständen vorliegt, kann statt des Nitroglyzerins als Vasodilatans **Nitroprussid** (0,2–10 µg/kgKG/min i.v.) gegeben werden. Bei dieser Therapie sollte zur genauen Steuerung ein invasives hämodynamisches Monitoring erfolgen. Tritt im Rahmen des akuten Myo-

◘ Tab. 19.2. Fibrinolytika

Fibrinolytikum	Wirkmechanismus	Dosierung
Streptokinase	indirekte Plasminogenaktivierung	1,5 Mio I.U. in 60 min
Alteplase (t-PA)	direkte Plasminogenaktivierung	15 mg Bolus 0,75 mg/kgKG über 30 min 0,5 mg/kgKG über 60 min
Reteplase (r-PA)	direkte Plasminogenaktivierung	2 × 10 U (2. Bolus nach 30 min)
Tenecteplase	direkte Plasminogenaktivierung	30 mg (<60 kgKG) bis 50 mg Bolus (>90 kgKG)

kardinfarkts ein kardiogener Schock auf (Cardiac Index <2,0 l/min/m^2; systolischer Blutdruck <90 mmHg; Oligurie), sind häufig Katecholamine nötig. Als erster Schritt erfolgt mit dem Ziel der Steigerung der positiven Inotropie die Gabe von **Dobutamin als Dauerinfusion** (2,0–20 μg/kg/min). Bei ungenügendem Blutdruckanstieg kann die Gabe von **Noradrenalin** (0,05–0,5 μg/kg/min) erforderlich werden. Wichtigste Maßnahme ist die rasche interventionelle Therapie mit Erreichen eines normalisierten Flusses im Infarktgefäß. Eine zusätzliche hämodynamische Stabilisierung kann durch die **intraaortale Ballon-Gegenpulsation** (IABP) erreicht werden.

Bei **Reischämie/Reinfarkt** wird eine rasche Kontrollangiographie erforderlich, wenn zuvor eine Akutintervention erfolgte. Es ist zu bedenken, dass in 1–3% der Fälle mit einer akuten Stentthrombose zu rechnen ist. Sollte eine Thrombolysetherapie initial erfolgt oder keine direkte Reperfusionstherapie durchgeführt worden sein, wird ebenfalls die umgehende Koronarangiographie mit dem Ziel der interventionellen Therapie erforderlich.

Bei starken Schmerzen bei **Perikarditis epistenocardiaca** kann ASS höherdosiert oder ein nichtsteroidales Antirheumatikum erforderlich werden.

Papillarmuskelsyndrom: Eine geringe Mitralinsuffizienz kann bei einer ischämisch bedingten Papillarmuskeldysfunktion vorliegen. Bei Abriss eines Papillarmuskelkopfes kommt es zur schweren Mitralklappeninsuffizienz, die nicht konservativ behandelt werden kann. Die rasche operative Versorgung wird erforderlich. Der Einsatz der Ballonpumpe kann als Überbrückungsmaßnahme bis zur Operation erforderlich werden.

Bei **Ventrikelseptumdefekt** sollte eine sofortige Operation angestrebt werden, wenn der Patient hämodynamisch instabil ist und die Gabe von Vasodilatanzien und Katecholaminen erforderlich wird. Eine verzögerte Operation ist dann zu vertreten, wenn der Patient hämodynamisch stabil und der Shunt gering ist.

Die Diagnose einer **Ventrikelruptur** gelingt selten intra vitam. Die sofortige Perikardpunktion gefolgt von der umgehenden kardiochirurgischen Versorgung kann in Ausnahmefällen den Patienten retten.

Das **linksventrikuläre Aneurysma** führt im akuten wie chronischen Infarktverlauf zur Einschränkung der linksventrikulären Funktion. Neben der medikamentösen Therapie (s. linksventrikuläre Funktion), die auch den frühzeitigen Einsatz eines ACE-Hemmers beinhaltet, besteht nur bei wenigen Patienten die Indikation zur isolierten Aneurysmektomie. Determinanten der Indikationsstellung zur Aneurysmektomie sind die anatomischen Voraussetzungen mit Lokalisation und Abgrenzbarkeit des Aneurysmas sowie die schwere Herzinsuffizienz. Bei bedeutsamen ventrikulären Rhythmusstörungen (anhaltende ventrikuläre Tachykardien, Kammerflimmern) sind die Katheterablation oder die Defibrillatorbehandlung, selten eine Aneurysmektomie und Bypassoperation, indiziert. Bei einem falschen Aneurysma mit gedeckter Ventrikelruptur besteht die Indikation zur operativen Therapie.

Bei **Myokardinfarkt mit Rechtsherzbeteiligung** steht neben den Reperfusionsmaßnahmen die invasiv kontrollierte Volumengabe im Vordergrund der Therapie. Es müssen erhöhte Drücke im rechten Herzen aufrechterhalten werden, um ein adäquates Herzminutenvolumen zu erzielen. Rechtsatriale Drücke von 20–25 mmHg können erforderlich werden. Die Steuerung der Volumengabe erfolgt anhand des Herzminutenvolumens, des rechtsatrialen Drucks und des Pulmonalkapillardrucks. **Kontraindiziert ist bei diesen Patienten die Gabe von Diuretika und Vasodilatanzien.**

▪▪▪ Prognose

Entsprechend den verschiedenen Ausprägungen eines akuten koronaren Syndroms ist auch die Prognose verschieden. Bei einer instabilen Angina pectoris ohne Troponinerhöhung beträgt die Mortalität im Krankenhaus 3%, bei einem Nicht-ST-Hebungsinfarkt 6% und beim ST-Hebungsinfarkt 7%.

Literatur

De Winter et al. (2005) Invasive versus Selectively Invasisve Management for Acute Coronary Syndromes. N Engl J Med 353: 1095–1104

Hamm CW (2004) Leitlinien: Akutes Koronarsyndrom (ACS) Teil 1: ACS ohne persistierende ST-Hebung. Z Kardiol 93: 72–90

Hamm CW (2004) Leitlinien: Akutes Koronarsyndrom (ACS) Teil 2: Akutes Koronarsyndrom mit ST-Hebung. Z Kardiol 2004; 93: 324–341

Lagerquist B et al. (2002) A long-term perspective on the protective effects of an early invasive strategy in unstable coronary artery disease: two-year follow-up of the FRISC-II invasive study. J Am Coll Cardiol 40: 1902–1914

Silber et al. (2005) Guidelines for percutaneous coronary interventions. The Task Force fpr Percutaneous Coronary Interventions of the European Society of Cardiology. Eur Heart J 26(8) 804–847

van de Werf F et al. (2003) Management of acute myocardial infarction in patients presenting with ST-segment elevation. European heart journal 24: 28–66

Lungenembolie

Thomas Voigtländer

■■■ Grundlagen

■■ Definition

Eine Lungenembolie ist gekennzeichnet durch eine akute Verlegung des pulmonalarteriellen Systems zumeist durch Thrombusembolisation aus dem tiefen Venensystem der Becken und Beine.

■■ Epidemiologie

Nur bei etwa einem Drittel der Patienten wird die Diagnose intra vitam gestellt. Dies gilt auch für Patienten, bei denen die Lungenembolie die entscheidende Todesursache oder zumindest wesentliche Mitursache ist. Schätzungen liegen für die USA vor. Unter Einrechnung einer Dunkelziffer wird von 60.000 Todesfällen pro Jahr durch akute Lungenembolie ausgegangen. Nach 3 Monaten sind 15% der Patienten verstorben. Etwa 50% aller Patienten mit einer tiefen Venenthrombose erleiden eine akute Lungenembolie allerdings sehr unterschiedlichen Ausmaßes.

■■ Ätiologie und Pathogenese

Die tiefe Venenthrombose und die akute Lungenembolie sind eine pathophysiologische Entität. Zur Ätiologie der tiefen Bein- und Beckenvenenthrombose ▶ Kap. 23.1. In über 90% der Fälle ist das Quellgebiet für eine Embolisation in das pulmonalarterielle System eine **Thrombose des Venensystems der unteren Extremitäten und der Beckenvenen**. Seltenere Ursachen sind eine Thrombose der Vv. cavae oder des tiefen Venensystems der oberen Extremitäten. Auch eine Embolisation von Thromben, die einer Schrittmacher- oder ICD-Elektrode anhaften, ist möglich. Thromben im rechten Vorhof oder rechten Ventrikel sind bis auf sehr seltene Ausnahmen so genannte **Transitthromben**, die ihr Quellgebiet in einem tiefen Venensystem haben.

Die Lungenembolie ist zum einen durch den morphologischen Befund einer Thrombuslast unterschiedlicher Ausprägung im pulmonalarteriellen System gekennzeichnet. Diese bedingt ein Missverhältnis von Perfusion und Ventilation mit dem Ergebnis, dass reflektorisch eine Vasokonstriktion der kleinen pulmonalarteriellen Gefäße auftritt. Hierdurch und durch die Verlegung des pulmonalarteriellen Systems mit thrombembolischem Material kommt es zu einer **akuten Druckerhöhung im kleinen Kreislauf**. Der rechte Ventrikel ist nur in geringem Maße in der Lage, akute Druckerhöhungen im kleinen Kreislauf zu kompensieren. Sehr rasch kommt es zur **Dilatation des rechten Ventrikels** und zur Abnahme des rechtsventrikulären Schlagvolumens. Diese hämodynamischen Probleme und weniger die Hypoxie aufgrund der pulmonalarteriellen Hypoperfusion bestimmen die Prognose des Patienten.

■■ Formen

Es hat sich bewährt eine **Schweregradeinteilung** entsprechend hämodynamischer Parameter durchzuführen (◘ Tab. 20.1). Die Prognose kann dadurch gut abgeschätzt werden und therapeutische Maßnahmen entsprechend

Tab. 20.1. Schwergradeinteilung der Lungenembolie

	RV-Funktion	Syst. art. Druck	Akut-Letalität [%]
kleine Lungenembolie	normal	normal	<5
submassive Lungenembolie	reduziert	normal	10–20
massive Lungenembolie	reduziert	<90 mmHg	25–60

[Task force report 2000]

dieser Schweregradeinteilung können abgestuft durchgeführt werden. Hauptdeterminanten sind hierbei der arterielle Blutdruck und die rechtsventrikuläre Funktion.

▪▪▪ Klinik

Die Symptomatik ist häufig schwierig einzuschätzen. Das Leitsymptom ist die **Dyspnoe**. 82% aller Patienten mit einer Lungenembolie geben dieses Symptom an. Wiederholte Lungenembolieereignisse innerhalb weniger Tage oder auch Wochen sind möglich. Häufig kommt es dann zu Dyspnoeattacken im Rahmen der Emboliereignisse. Es besteht eine häufig unterschätzte Belastungsdyspnoe. Einen **thorakalen Druck** geben 49% der Patienten an. Dieser wird überwiegend erklärt durch eine pleurale Mitbeteiligung auch bei kleiner Infarktpneumonie. Auch **Hämoptysen** treten als Komplikation einer Infarktpneumonie auf (7%). Eine **Synkope** ist bei 17% der Patienten initial das führende Symptom. Ursache hierfür ist die kritisch eingeschränkte rechtsventrikuläre Funktion bei akuter pulmonalarterieller Druckerhöhung mit eingeschränktem rechsventrikulären Schlagvolumen und konsekutiver zerebraler Minderperfusion.

Der Untersuchungsbefund von **Herz und Lunge ist häufig unauffällig**. Selten bestehen klinische Zeichen einer Pleuritis. Nahezu obligat tritt eine **Tachykardie** auf. Klinische Zeichen einer tiefen Venenthrombose können vorliegen. Bei 50% der Patienten lässt sich jedoch bei akuter Lungenembolie auch durch die weiterführende Diagnostik eine tiefe Venenthrombose nicht mehr nachweisen.

▪▪▪ Diagnostik

Bei klinischem Verdacht auf eine Lungenembolie erfolgt eine weitergehende Diagnostik, die neben EKG und D-Dimer-Bestimmung die Evaluation der rechtsventrikulären Funktion und die Bildgebung des pulmonalarteriellen Systems zum Ziel hat.

▪▪ Funktionsdiagnostik

Wie bei der klinischen Untersuchung ist der Hauptbefund im **EKG** die **Sinustachykardie**. Hinweise für eine Rechtsherzbelastung bei der akuten Lungenembolie bestehen bei ST-Streckenveränderungen der rechtspräkordialen EKG Ableitungen (V1–2), Lagetypwechsel, S1-Q3-Typ und Neuauftreten eines Rechtsschenkelblocks. Diese EKG-Zeichen treten isoliert oder kombiniert auf. Insgesamt sind diese EKG-Veränderungen jedoch nur bei ca. 30% der Patienten nachweisbar.

▪▪ Labordiagnostik

Die D-Dimer-Bestimmung hat bei klinischem Verdacht auf eine akute Lungenembolie eine zentrale diagnostische Position eingenommen. Wenn die D-Dimer-Bestimmung einen negativen Befund ergibt, sind eine akute Lungenembolie und auch eine tiefe Venenthrombose ausgeschlossen. Ein erhöhter D-Dimer-Spiegel bestätigt den Verdacht auf eine Lungenembolie, es müssen aber weitere Ursachen einer D-Dimer-Erhöhung berücksichtigt werden (z. B. Infekt, Tumor etc.). Neuere Daten sprechen dafür, dass auch die **Troponinspiegel**-Bestimmung sinnvoll in der Lungenembolieabklärung eingesetzt werden kann: ein erhöhter Troponinspiegel im Rahmen einer submassiven oder massiven Lungenembolie kann auftreten und ist vermutlich Zeichen einer Rechtsherzbelastung mit diskretem Myokardzelluntergang. Die Prognose ist dann im Vergleich zu Patienten ohne Troponinerhöhung schlechter.

▪▪ Bildgebende Diagnostik

Die Bestimmung der rechtsventrikulären Funktion ist Grundlage der Schweregradeinteilung mittels der **transösophagealen Echokardiographie**. Echokardiographisch kann rasch bettseitig ein dilatierter rechter Ventrikel mit u. U. auch paradoxer Bewegung des Interventrikularseptums festgestellt werden. Im Kurzachsenschnitt der transthorakalen Echokardiographie oder auch mittels der transösophagealen Echokardiographie können gelegentlich zentral im pulmonalarteriellen System sitzende Thromben nachgewiesen werden.

Der Nachweis von Thromben in den Pulmonalarterien durch **Computertomographie** beweist eine Lungenembolie (◘ Abb. 20.1). Mittels der neuen Mehrzeilen-CT-Geräte können auch Thromben im Subsegementbereich nachgewiesen werden. Frühere Klassifikationen (Grosser-Klassifikation) nahmen die Thrombuslast im pulmonalarteriellen System insgesamt als Grundlage der Schweregradeinteilung einer Lungenembolie. Wenn auch das Ausmaß der Thrombuslast Hinweise für die Schweregradeinteilung gibt, so sind heutzutage die entscheidenden Parameter für die Prognoseeinschätzung und für die Therapieplanung das Ausmaß der rechtsventrikulären Funktionseinschränkung und die arterielle Blutdrucksituation.

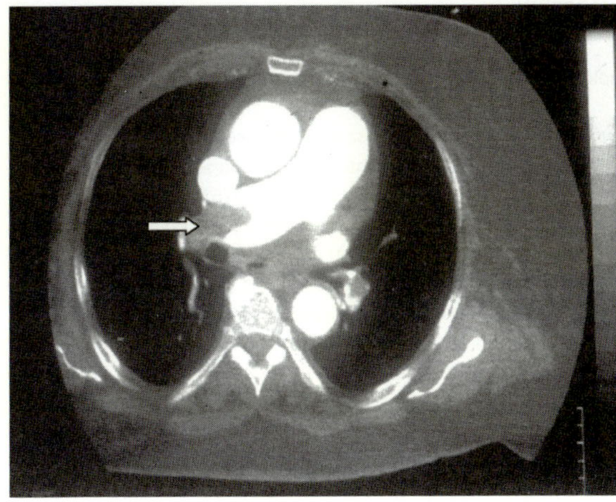

◘ **Abb. 20.1.** Spiral-CT: Großer Thrombus in den proximalen Abschnitten der rechten Pulmonalarterie (s. Pfeil)

▪▪▪ Differenzialdiagnose

Die Lungenembolie ist auch heutzutage eine schwierige Diagnose. Häufig wird sie nur im Rahmen differenzialdiagnostischer Erwägungen bei Verdacht auf andere Krankheitsbilder diagnostiziert. Die wesentlichen Differenzialdiagnosen sind das **akute Koronarsyndrom** und die **Dissektion der Aorta thoracalis**. Die erweiterte Differenzialdiagnose umfasst **alle Krankheitsbilder mit Dyspnoe**. Wenn bereits eine Infarktpneumonie vorliegt, kann auch die Differenzialdiagnose zur **Pneumonie** nicht einfach sein.

▪▪▪ Therapie

Die Therapieüberlegungen sollten immer berücksichtigen, dass nach Überstehen einer akuten Phase durch die Antikoagulation und die physiologischen Prozesse in der Pulmonalisstrombahn nach wenigen Monaten eine völlige Thrombusfreiheit in den Pulmonalarterien erreicht werden kann. Lediglich bei 0,5% aller Patienten mit Lungenembolie kommt es zur pathologischen Thrombusorganisation und diese führt zum Krankheitsbild der chronisch thrombembolischen pulmonalarteriellen Hypertonie. Die wesentlichen Therapiebausteine sind die **Antikoagulation** und die **Thrombolysetherapie**.

Bei einer kleinen Lungenembolie erfolgt die Antikoagulation (z. B. gewichtsadaptierte Gabe von Tinzaparin s.c.).

Bei einer massiven Lungenembolie erfolgt die Thrombolysetherapie, da im Gegensatz zur kleinen Lungenembolie ohne hämodynamische Probleme die Akutphase nicht überstanden werden kann. Bewährt haben sich hierbei die als Bolus zu applizierenden Thrombolytika (z. B. Reteplase; vgl. Therapie des akuten Herzinfarkts, ▶ Kap. 19). Sollte wegen bedeutsamer Kontraindikationen eine Thrombolysetherapie nicht möglich sein, ist die operative Behandlung die Therapie der Wahl. Wenn eine Operation nicht möglich ist, kann eine interventionelle Therapie mit dem Versuch der kathetergestützten Thrombusaspiration durchgeführt werden.

Bei der submassiven Lungenembolie ist die Therapieempfehlung komplexer. Die meisten Patienten können mit Antikoagulation alleine gut behandelt werden. Dennoch ist die Letalität bei diesen Patienten höher als bei Patienten mit kleiner Lungenembolie. Einige Patienten profitieren auch in dieser Gruppe von der Thrombolysetherapie. Insbesondere sind dies Patienten, bei denen sich im Verlauf eine hämodynamische Verschlechterung einstellt. Zusätzlich hat sich gezeigt, dass bei Patienten mit einer submassiven Lungenembolie und erhöhtem Troponinspiegel die Prognose schlechter ist. Auch bei diesen Patienten kann die Indikation zur Thrombolyse bestehen.

▪▪▪ Prävention ▶ Kap. 23.1

▪▪▪ Prognose

Bei einer kleinen Lungenembolie mit definitionsgemäß fehlender rechtsventrikulärer Funktionseinschränkung besteht auch nach 3 Monaten eine Letalität kleiner 5%; die submassive Lungenembolie hat eine Letalität von 5–30% und die massive Lungenembolie hat eine Letalität von 30–70 % (innerhalb von 3 Monaten). Insgesamt ergibt sich aus den Daten großer Sammelstatistiken eine 3-Monats-Letalität von 15,3%

Literatur

Goldhaber SZ (2002) Thrombolysis for Pulmonary Embolism N Engl J Med 347: 1131–1132

Goldhaber SZ, Visani L, De Rosa M (1999) Acute pulmonary embolism: clinical outcomes in the International Cooperative Pulmonary Embolism Registry (ICOOPER) Lancet 353(9162): 1368–1369

Konstantinides S et al. (2002) Management Strategies and Prognosis of Pulmonary Embolosm-3 Trieal Investigators. Heparin plus Alteplase compared with heparin alone in patients with submassive pulmonary embolism N Engl. J Med 347(15): 1143–1150

Konstantinides S et al. (2002) Importance of cardiac troponins I and T in risk patients with acute pulmonary embolism. Circulation 106(10): 1263–1268

Task Force Report (2000) Guidelines on diagnosis and management of acute pulmonary embolism. EHJ; 1301–36

Herzrhythmusstörungen

Thorsten Lewalter und Bernd Nowak

▪▪▪ Grundlagen

Die Behandlung von akuten Herzrhythmusstörungen stellt an den Therapeuten hohe Ansprüche: In kurzer Zeit müssen »strategische« Entscheidungen sowie konkrete Maßnahmen in zum Teil lebensbedrohlichen Situationen eingeleitet und durchgeführt werden. Bei hämodynamisch instabilen Tachykardien steht nicht die differenzierte EKG-Diagnostik und Arrhythmie-spezifische Therapie, sondern die Ausrichtung der Behandlungsmaßnahmen nach möglichst einfachen und auch unter Zeitdruck sicher erkennbaren Kriterien klar im Vordergrund. Im Folgenden werden daher **praktisch relevante und klar strukturierte Therapiealgorithmen** wie die unterschiedliche Behandlung bei bradykarden oder tachykarden Arrhythmien bzw. bei hämodynamisch stabilen oder instabilen Tachykardien vorgestellt. Die Akuttherapie der hämodynamisch stabilen Tachykardie dagegen erlaubt meist eine EKG-Differenzialdiagnostik und somit auch eine spezifischere Therapie auf die nachstehend insbesondere in den Tabellen eingegangen wird.

Die antiarrhythmische Akuttherapie unterscheidet zwischen medikamentösen und elektrotherapeutischen Maßnahmen. Die Elektrotherapie umfasst die **externe Gleichstromdefibrillation** oder **R-Wellen-synchronisierte Kardioversion**, die **antitachykarde Stimulation**, z. B. zur Terminierung von Kammertachykardien oder Vorhofflattern, sowie die **antibradykarde Stimulation**, letztere geschieht im Rahmen der Akuttherapie meist in Form der passageren transvenösen oder transkutanen Schrittmachertherapie. Die Behandlung hämodynamisch stabiler Tachykardien stellt dagegen die Domäne der **antiarrhythmischen Arzneimitteltherapie** dar.

Die hier vorgestellten Therapiealgorithmen sollen es erlauben, in der Behandlung von Herzrhythmusstörungen rasch die richtige Strategie zu ergreifen.

21.1 Bradykarde Herzrhythmusstörungen

▪▪▪ Therapie

Die Therapie bradykarder Arrhythmien richtet sich in erster Linie nach den hämodynamischen Auswirkungen der Bradykardie und der korrelierenden Symptomatik. Eine erkennbare Ursache muss, soweit in der Akutsituation möglich, behoben werden, z. B. Elektrolytentgleisung, starker Vagusreiz, Perikardtamponade. Bei ausgeprägter Bradykardie oder Asystolie mit Bewusstseinsverlust sind unverzüglich Reanimationsmaßnahmen einzuleiten. Bis zur Verfügbarkeit einer passageren externen oder internen Schrittmacherstimulation sollte möglichst mit Beginn der Reanimationsmaßnahmen die Gabe von Atropin oder Katecholaminen erfolgen. Bei schweren symptomatischen aber hämodynamisch noch kompensierten Bradykardien kann primär die Gabe von Atropin erfolgen, sofern kein Anhalt für einen infrahisären AV-Block (AV-Block II° Typ Mobitz oder AV-Block III° bei Ersatzrhythmus mit verbreitertem QRS-Komplex) vorliegt (◘ Abb. 21.1); bei anhaltender Bradykardie muss eine passagere Schrittmachertherapie erfolgen [Lemke et al. 1996, Lüderitz 1998].

Die Indikationen zur Gabe des Parasympatholytikums **Atropin** sind die vagal vermittelte Sinusbradykardie und Asystolie sowie der suprahisäre AV-Block.

Dosierung

Atropin i.v. 0,5–1,0 mg alle 2–5 min bis zu einer Maximaldosis von 0,04 mg/kg. Das entspricht bei einem 70 kg schweren Patienten einer Dosis von ca. 3 mg. Bei fehlendem venösen Zugang ist die endotracheale Gabe via Tubus möglich (2–3faches der i.v. Dosis in 10–20 ml physiologischer Kochsalzlösung).

Sofern im EKG Anhalt für eine infrahisäre Leitungsblockade besteht, kann es zu einer paradoxen Bradykardisierung unter Atropin kommen, sodass hier primär Katecholamine eingesetzt oder besser eine rasche antibradykarde Stimulation durchgeführt werden sollte.

Der primäre Einsatz von **Katecholaminen** wie z. B. Orciprenalin (Alupent) oder Adrenalin (Suprarenin) wird bei fehlendem oder unzureichendem Frequenzanstieg nach Atropingabe oder aber bei initial bereits reanimationspflichtiger Asystolie empfohlen (Guidelines 2000; European Guidelines 2005). Eine Katecholamin-bedürftige bradykarde Rhythmusstörung sollte rasch einer passageren Schrittmachertherapie zugeführt werden. Zur Anwendung in der Akuttherapie kommen v. a. Bolusgaben:

Dosierung

Orciprenalin i.v. 0,25–0,5 mg bzw. Adrenalin i.v. 0,02–0,1 mg
Bei endotrachealer Applikation: 2- bis 3faches der i.v. Dosis in 10–20 ml physiologischer Kochsalzlösung.

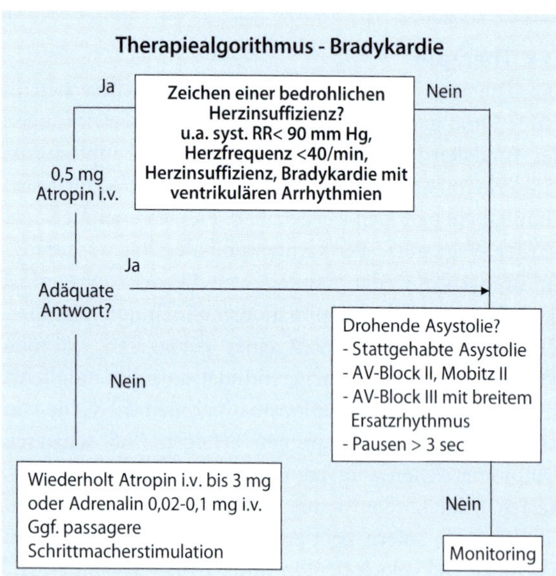

Abb. 21.1. Therapiealgorithmus bei Bradykardie

21.2 Tachykarde Herzrhythmusstörungen

Grundlagen

Die Unterscheidung in hämodynamisch *stabile* oder *instabile* Tachykardien ist für das Vorgehen in der Akutsituation entscheidend (Abb. 21.2).

Definition und Pathogenese

Als **»Schmale« QRS-Tachykardien** werden solche mit einem QRS <120 ms bezeichnet. Sie entstehen wahrscheinlich supraventrikulär bzw. durch antegrade AV-nodale Überleitung.

Die **»breite« QRS-Tachykardie** (QRS ≥120 ms) ist entweder ventrikulären Ursprungs (dies trifft für ca. 80% der akut aufgetretenen Tachykardien mit breitem QRS-Komplex zu) oder sie beruht auf einer supraventrikulären Tachykardie mit aberrierender Überleitung. Klinisch eher selten ist sie Folge von Vorhofflimmern oder Vorhofflattern mit akzessorischer Überleitung bei WPW-Syndrom.

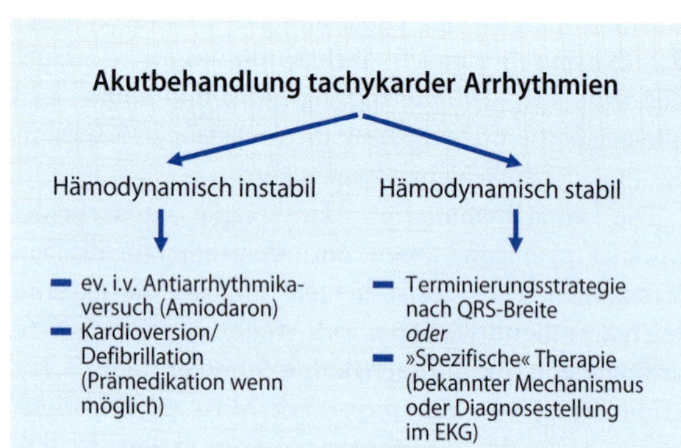

Abb. 21.2. Akutbehandlung tachykarder Arrhythmien

▪▪▪ Diagnostik

Generell ist bei hämodynamisch stabilen Patienten die Registrierung eines 12-Kanal-EKGs anzustreben. Aus diesem EKG kann, sofern es die Umstände erlauben, meist eine exakte Arrhythmiediagnose und damit auch eine spezifische Differenzialtherapie erfolgen.

Unserer Erfahrung nach werden bei der Behandlung der initial hämodynamisch tolerierten Tachykardie mit breiten QRS-Komplexen die meisten Fehler begangen. Eine Überinterpretation des EKGs, wie die Annahme eines funktionellen Schenkelblocks bei tatsächlicher Kammertachykardie oder die falsche Formel einer »stabilen Hämodynamik bei geringen Symptomen und breite QRS-Tachykardie = supraventrikuläre Tachykardie mit Schenkelblock« sind hier meist der Ausgangspunkt.

> Jede Tachykardie mit breiten Komplexen ist als Kammertachykardie anzusehen, bis das Gegenteil bewiesen ist.

Darüber hinaus sind anders als die wichtige kardiale Anamnese und das Alter des Patienten die Symptomatik, Tachykardiefrequenz und hämodynamische Tolerabilität für die Differenzialdiagnose einer ventrikulären versus supraventrikulären Tachykardie nur wenig hilfreich. Dennoch kann in Einzelfällen bei stabiler Hämodynamik und dem Verdacht auf eine supraventrikuläre Genese auch bei einer breiten QRS-Tachykardie aus diagnostischen Gründen eine initiale i.v. Adenosin-Bolusapplikation durchgeführt werden [Task Force of the Advanced Cardiac Life Support 1992].

Die wegweisenden Kriterien sind zum einen die hämodynamische Stabilität unter tachykarden Bedingungen sowie die QRS-Breite als Marker einer mutmaßlich ventrikulären oder supraventrikulären Entstehung. Im Falle einer hämodynamisch stabilen Tachykardie sollte wenn möglich eine detaillierte Arrhythmiediagnose im Anfalls-EKG mit Identifikation eines Tachykardiemechanismus erfolgen, um unter Berücksichtigung der Symptomatik und der kardialen Grunderkrankung eine spezifische Therapie zu ergreifen.

▪▪▪ Therapie

Bei **hämodynamisch instabilen Tachykardien**, die mit einer Schocksymptomatik, Bewusstseinsstörung oder Stauungslunge einhergehen, ist eine rasche Kardioversion bzw. Defibrillation im Verbund mit den üblichen Reanimationsmaßnahmen durchzuführen. Das nicht-terminierbare **Kammerflimmern** oder Kammerflattern sollte additiv zu den üblichen Reanimationsmaßnahmen mit einer intravenösen Amiodarongabe (150–300 mg i.v.) behandelt werden. Wird bei Patienten mit instabiler Hämodynamik und noch erhaltenem Bewusstsein aufgrund der klinischen Symptomatik eine Defibrillation oder Kardioversion erforderlich, sollte eine sedierende (z. B. Midazolam) oder analgetische Prämedikation (z. B. Morphinderivate) erfolgen. Maßnahmen zur Analgosedierung können aber nur dann ergriffen werden, wenn sie rasch zur Verfügung stehen, und müssen in ihrer Intensität an den hämodynamischen und respiratorischen Status des Patienten angepasst werden. Bei noch erhaltenem Bewusstsein des Patienten kann der externen Kardioversion ein kurzer Versuch mit der i.v. Gabe eines spezifischen Antiarrhythmikums wie z. B. Lidocain oder Ajmalin vorgeschaltet werden [Jung u. Lüderitz 1998].

Die Therapie einer **hämodynamisch stabilen Tachykardie** stellt dagegen die Domäne der medikamentösen Behandlung dar. ◻ Abb. 21.3 illustriert den von uns bevorzugten Entscheidungsalgorithmus bei dieser klinischen Konstellation [Jung u. Lüderitz 1998, Manz et al. 1992, Task Force of the Advanced Cardiac Life Support 1992, European Resuscitation Guidelines 2005]. Als Entscheidungkriterium für einen mutmaßlich supraventrikulären oder aber ventrikulären Tachykardieursprung wird die QRS-Breite genutzt:

»Schmale« QRS-Tachykardien werden primär einem vagalen Manöver (wie Karotismassage oder Valsalva-Pressversuch) unterzogen. Bei ausbleibender Terminierung erfolgt die rasche Bolusapplikation von **Adenosin** (initial 6 mg, bis auf 12 oder 18 mg Bolusgaben steigerbar) [Camm u. Garratt 1991]. Bei einer Dosis von 12–18 mg Adenosin kann in 90–95% der Fälle eine Terminierung erzielt werden, sofern es sich nicht um Vorhofflimmern oder Vorhofflattern handelt. Bei Ineffizienz kommt als nächste Therapiestufe **Verapamil** i.v. zur Anwendung (unter Blutdruckkontrolle werden langsam 2,5–5 mg i.v. appliziert; mit einer 2. Applikation von 5–10 mg sollten insgesamt 20 mg Verapamil nicht überschritten werden.

In der Akuttherapie des tachyarrhythmischen Vorhofflimmerns unterscheidet man die Frequenzkontrolle mit AV-nodal leitungsverzögernden Substanzen wie Verapamil, Digitalisglykosiden oder β-Blocker von der Kardioversion (◻ Tab. 21.1, Lewalter 2006). Die akute Kardioversion sollte nur dann durchgeführt werden, wenn das Vorhofflimmern kürzer als 48 h vorlag und Risikofaktoren für das Erleiden einer Thromboembolie, wie rheumatische Klappenerkrankung, Z.n. arterieller Embolie, Vorhofdilatation oder linksatriales thrombogenes Milieu, reduzierte

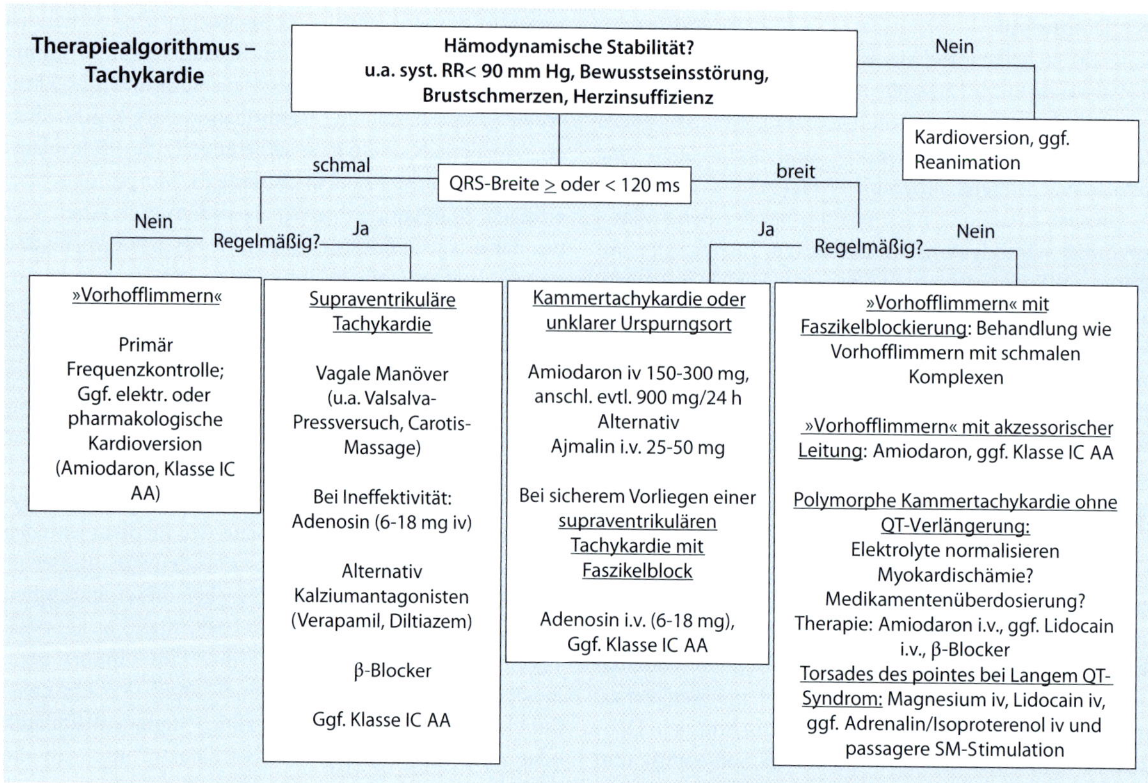

Abb. 21.3. Vorgehen bei hämodynamisch tolerierter Tachykardie [European Resuscitation Guidelines 2005]

Tab. 21.1. Vorgehen bei tachyarrhythmischem Vorhofflimmern

Frequenzkontrolle	Kardioversion (▶ Kap. 13.2)
5–10 mg Verapamil i.v. (falls keine hochgradig reduzierte LV-Funktion oder WPW-Syndrom) *alternativ* i.v. Digitalisglykoside (z. B. 0,4–0,6 mg Digoxin i.v. bei reduzierter LV-Funktion ohne WPW-Syndrom) *alternativ* i.v. β-Blocker (z. B. Metoprolol 5–10 mg i.v.) v. a. bei gesteigerter adrenerger Stimulation z. B. bei Thyreotoxikose	**AF bei linksventrikulärer Dysfunktion** Propafenon oder Flecainid i.v. (2 mg/kgKG über 10 min); Propafenon p.o.-Bolus 5 mg/kgKG oder 2,5 mg/kg KG Flecainid p.o.-Bolus *alternativ* Ajmalin i.v. 25–50 mg oder Disopyramid i.v. (2 mg/kgKG) *alternativ* p.o. Chinidin in Kombination mit Digitalisglykosiden oder Verapamil zur Vermeidung einer schnellen Überleitung *alternativ* Ibutilide i.v. 1 mg über 10 min, nach 10–20 min erneute Applikation möglich, mind. 4 h EKG-Monitoring, Konversionserfolg: 52% bei Vorhofflimmern, 82% bei Vorhofflattern
	AF ohne strukturelle Herzerkrankung, bei hypertensiver Herzerkrankung oder stabiler Koronarerkrankung mit erhaltener LV-Funktion: Amiodaron i.v. 5 mg/kgKG über 30 60 min, anschl. 15 mg/kgKG über 24 h Bei Ineffektivität und/oder hämodynamischer Dekompensation: Elektrokardioversion

AF atrial fibrillation oder Vorhofflimmern, *KG* Körpergewicht, *WPW-Syndrom* Wolff-Parkinson-White-Syndrom; Ibutilide ist in Deutschland nicht handelsüblich

linksventrikuläre Funktion, arterielle Hypertonie oder Alter über 65 Jahre fehlen oder mittels transösophagealer Echokardiographie ausgeschlossen wurden. In allen anderen Fällen ist eine Frequenznormalisierung anzustreben, um eine elektive Kardioversion nach 3-wöchiger Antikoagulation mit Vitamin-K-Antagonisten (Ziel-INR 2,0–3,0) zu planen.

Cave
Die Anwendung von Verapamil darf nicht bei höhergradig reduzierter linksventrikulärer Pumpfunktion oder vorbestehender Hypotension erfolgen.

Falls trotz dieser Maßnahmen keine Terminierung eintreten sollte, ist bei stabilen hämodynamischen und respiratorischen Verhältnissen der Versuch einer spezifischen **Antiarrhythmikagabe** angezeigt (z. B. Ajmalin 25–50 mg i.v. oder Amiodaron 150–300 mg i.v.). Bei fehlendem Erfolg kann dann unter Analgosedierung auf eine **elektrische Kardioversion** zurückgegriffen werden.

Das von uns empfohlene Vorgehen bei der hämodynamisch tolerierten Tachykardie mit breitem QRS-Komplex kann ◘ Abb. 21.3 entnommen werden. Folgende Aspekte sind zu beachten: Bei monomorpher Kammertachykardie stellen Amiodaron und alternativ Ajmalin Mittel der ersten Wahl dar [European Resuscitation Guidelines, Manz 1992]. Falls sich die monomorphe Kammertachykardie auf dem Boden einer bekannten oder vermuteten, hochgradig reduzierten linksventrikulären Pumpfunktion entwickelt hat, sollte primär Amiodaron eingesetzt werden [Guidelines 2000].

Einer der Vorteile der Ajmalingabe bei »breiter« hämodynamisch stabiler QRS-Tachykardie mit nicht näher geklärtem Tachykardiemechanismus ist, dass durch Ajmalin auch bei supraventrikulären Tachykardien mit Schenkelblock in den meisten Fällen eine Tachykardieterminierung oder zumindest eine deutliche Frequenzsenkung zu erzielen ist. Darüber hinaus stellt Ajmalin das Mittel der ersten Wahl bei Vorhofflimmern mit schneller akzessorischer Überleitung bei WPW-Syndrom dar [Chen et al. 1994]; hier ist zu beachten, dass die i.v. Gabe von **Adenosin, Verapamil und Digitalis kontraindiziert** ist.

Sofern ein akutes Infarktgeschehen vorliegt oder aber Anhalt für eine ischämische Tachykardieauslösung besteht, sollte primär die Gabe von Amiodaron (150–300 mg i.v.) erfolgen, alternativ ist Lidocain möglich. Andere spezifische Antiarrhythmika wie Sotalol, Flecainid oder Propafenon spielen in der Akutbehandlung der Kammertachykardie nur eine untergeordnete Rolle, z. B. als Reservesubstanzen.

Im Falle von polymorphen Kammertachykardien ist die Erkennung von »Torsades de pointes«-Tachykardien im Rahmen einer kongenitalen oder erworbenen QT-Verlängerung von großer Wichtigkeit [Guidelines 2000; Lewalter et al., 2006]. Hier verbieten sich repolarisationsverlängernde Antiarrhythmika wie z. B. Sotalol oder Ajmalin; die Therapie basiert vielmehr auf einer hoch dosierten Magnesiumgabe und der Anwendung von β-Blockern oder Katecholaminen, Lidocain und elektrotherapeutischen Maßnahmen. Bei polymorphen Kammertachykardien, die nicht Folge einer Repolarisationsverlängerung sind, sondern z. B. im Rahmen einer ischämischen oder dilatativen Herzerkrankung auftreten, ist die intravenöse Gabe von Amiodaron (150–300 mg i.v.) die von uns empfohlene Therapieoption.

Literatur

Camm AJ, Garratt CJ (1991) Adenosine and supraventricular tachycardia. N Engl J Med 325: 1621–1629.

Chen X, Borggrefe M, Martinez-Rubio A et al. (1994) Efficacy of ajmaline and propafenone in patients with accessory pathways: a prospective randomised study. J Cardiovasc Pharmacol 24: 664–669.

European Resuscitation Guidelines for Resuscitation 2005. Resuscitation 2005

Guidelines 2000 for cardiopulmonary resuscitation and emergency cardiovascular care. Circulation 2000; 102/8:suppl.

Jung W, Lüderitz B (1998) Empfehlungen für die präklinische Notfallmedizin. Internist 39: 142–151.

Lewalter T, Nickenig G (2006) Pharmakotherapie der Supraventrikulären Rhythmusstörungen. Internist 47:80–88

Lewalter T, Schwab JO, Nickenig G (2006). Ventricular tachycardia: diagnostic spectrum and therapeutic measures. Internist; Sep 13 (epub).

Manz M, Mletzko R, Jung W, Lüderitz B (1992) Electrophysiological and hemodynamic effects of lidocaine and ajmaline in the management of sustained ventricular tachycardia. Eur Heart J 13: 1123–1128.

Lemke B, Fischer W, Schulten HK (1996) Richtlinien zur Schrittmachertherapie. Indikationen, Systemwahl, Nachsorge. Z Kardiol 85: 611–627.

Lüderitz B: Herzrhythmusstörungen. 5. Aufl. 1998 Springer, Berlin Heidelberg New York.

Task Force of the Advanced Cardiac Life Support (1992) National Conference on Cardiopulmonary Resuscitation and Emergency Cardiac Care. JAMA 268: 2171–2302.

Hypertensive Entgleisung

Sacha Weilemann

Grundlagen

Definition

Plötzlicher Blutdruckanstieg, der zur Beeinträchtigung der Funktionen von zentralem Nervensystem, Herz oder Nieren führt. Per definitionem ist ein besonders **hoher Blutdruck bei asymptomatischen Patienten keine hypertensive Entgleisung**. Der diastolische Blutdruck liegt meist über 120 mmHg.

Ätiologie

Jede Form der Hypertonie kann zum hypertensiven Notfall führen.

Klinik und Diagnostik

Die hypertensive Krise ist gekennzeichnet durch **hypertensive Enzephalopathie** mit Kopfschmerzen, Brechreiz, Erbrechen, Flimmern vor den Augen, Paresen, Aphasie, Skotome bis zur Amaurose, epileptiforme Krämpfe, Apathie, Somnolenz bis hin zum Koma.

Als **kardiale Symptome** treten Angina pectoris, Ruhedyspnoe, Lungenödem und Myokardinfarkt auf.

Okuläre Symptome sind Sehstörungen, Papillenödem und Retinablutungen.

Niereninsuffizienz mit Oligurie kann auftreten.

Die Diagnose wird klinisch gestellt. Bildgebende und sonstige diagnostische Verfahren sind nur im Rahmen der Differenzialdiagnostik indiziert.

Komplikationen

Hier sind zu nennen Lungenödem, Myokardischämie, Dissektion oder Ruptur eines Aortenaneurysmas sowie apoplektische Insulte.

Differenzialdiagnose

Apoplektischer Insult, Hyperthyreose

Therapie

Die hypertensive Entgleisung ist ein Notfall, der der stationären Behandlung bedarf. Therapieziel ist das Vermeiden der oben genannten Komplikationen Eine Blutdrucksenkung innerhalb weniger Stunden ist indiziert, wobei der Blutdruckabfall nicht zu rapide erfolgen sollte. Als Richtwert gilt ein Abfall in den ersten 1–2 h von bis zu 25%. Daher sollte der Patient bei intravenöser antihypertensiver Therapie kontinuierlich überwacht werden.

Dosierung

Medikamentöse Sofortmaßnahme bei hypertensiver Entgleisung

- Nitroglyzerin 0,6–1,2 mg langsam i.v.
- Urapidil 25–50 mg langsam i.v.
- Clonidin 0,075–0,15 mg langsam i.v.
- Nitrendipin

Die in der Übersicht genannten Medikamente gelten als Mittel erster Wahl. Unter stationären Bedingungen kann zusätzlich Nepresol intravenös gegeben werden oder bei starkem Anstieg der Herzfrequenz auch Metoprolol. Als Ultima Ratio empfiehlt sich unter stationären Bedingungen die Therapie mit Nitroprussid-Na per infusionem beginnend mit 20 µg/min.

Bei hypertensiver Krise und bekanntem Phäochromozytom: Phentolamin 5 mg i.v.

▪▪▪ Prognose

Die Prognose ist bei rechtzeitiger Diagnose und korrekt begonnener Therapie gut. Sie hängt in erster Linie vom Auftreten der Komplikationen ab und nicht von der absoluten Blutdruckhöhe.

Literatur

Leitlinien der Deutschen Hochdruckliga. www.paritaet.org

Akute Gefäßkrankheiten

Christine Espinola-Klein

23.1 Tiefe Beinbeckenvenenthrombose

▪▪▪ Grundlagen

▪▪ Definition

Bei einer tiefen Venenthrombose kommt es zu einer plötzlichen oder schleichenden Verlegung mindestens eines Segmentes der tiefen Becken- und/oder Beinvenen durch einen Thrombus [Rieger u. Theiss 1998].

▪▪ Epidemiologie

Die Inzidenz tiefer Venenthrombosen liegt zwischen 1 und 2 pro 1.000 Einwohner pro Jahr [Hach-Wunderle et al. 2002]. In der Regel sind die Venen der unteren Extremitäten betroffen, in 50% der Fälle die Oberschenkelvenen, in 20% die Poplitealvenen, in 20% die Unterschenkelvenen und in 10% die Beckenvenen [Fries u. Böhm 2003]. Mehr als die Hälfte der tiefen Venenthrombosen betreffen das linke Bein, was durch eine anatomische Enge durch Kreuzung zwischen linker Beckenvene und Arterie verursacht wird. Eine Aszension von einer Unterschenkelvenenthrombose in die Oberschenkelvenen oder eine Aszension von einer Oberschenkelvenenthrombose in die Beckenvenen findet man in bis zu 20% der Fälle. Thrombosen der Arm- oder Halsvenen sind selten und in der Regel auf venöse Zugänge zurückzuführen [Fries u. Böhm 2003]. Die Hälfte der Patienten mit tiefer Venenthrombose haben auch eine – nicht selten asymptomatische – Lungenembolie (▶ Kap. 20).

▪▪ Ätiologie und Pathogenese

3 pathogenetische Faktoren sind für die Entstehung einer tiefen Venenthrombose verantwortlich (Virchow-Trias, ◻ Abb. 23.1):
- eine Verlangsamung des venösen Blutstroms,
- ein Venenwandschaden sowie
- thrombophile Veränderungen der zellulären und/oder plasmatischen Blutbeschaffenheit.

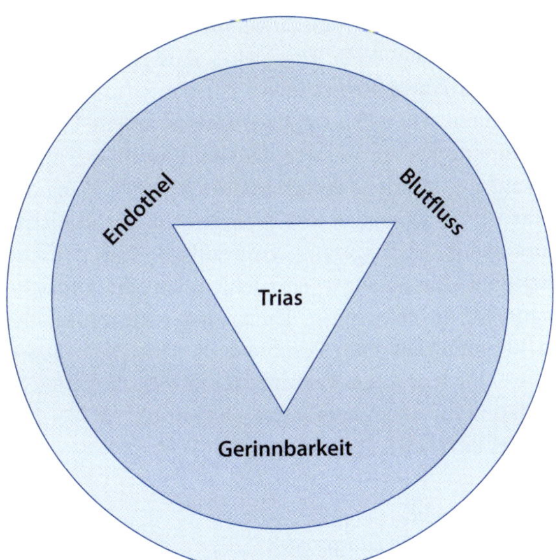

◻ **Abb. 23.1.** Virchow-Trias (Aus Heuwinkel et al.: [2006] (Menschenpflege Bd. 3. Springer, Heidelberg)

Zu einer **venösen Stase** kann es beispielsweise durch Kompression von Venen durch Raumforderungen in der Kniekehle oder im Becken kommen. Frühere Thrombosen mit Abflussbehinderung erleichtern die Entstehung einer appositionellen zweiten Thrombose. Ebenso führen Immobilisation oder Ruhigstellung einer Extremität zu einer venösen Stase. Auch Faktoren, die den gesamten Blutfluss behindern, z. B. eine Herzinsuffizienz, können die Entstehung einer Thrombose fördern.

Verletzungen der Venenwand können beispielsweise im Rahmen von Operationen, in der Kniekehle durch lange Reisen oder im Rahmen einer Venenentzündung entstehen. Eine **vermehrte Gerinnbarkeit** des Blutes kann angeboren sein (Thrombophilie), auf eine Hyperhomocysteinämie zurückzuführen sein, im Rahmen einer Paraneoplasie vorkommen oder durch Medikamente (orale Kontrazeptiva, Kortison) bedingt sein. Bei jungen Patienten mit tiefer Venenthrombose ist daher stets ein Screening auf eine Thrombophilie durchzuführen, bei älteren Thrombose-Patienten sollte man immer ein paraneoplastisches Geschehen ausschließen.

▪▪▪ Klinik

> Die **drei Leitsymptome** einer tiefen Venenthrombose sind Beinschwellung, Beinzyanose und Beinschmerz.

Differenzialdiagnostisch kommen bei einer Beinschwellung noch ein kardiales Ödem (meist beidseitig), ein Lymphödem, eine chronisch venöse Insuffizienz oder eine Entzündung (z. B. Erysipel, i. d. R. mit Rötung) infrage. Bei einem Beinschmerz muss man an auch an einen akuten arteriellen Gefäßverschluss, an ein Trauma oder an eine nervale Genese denken. Eine Beinzyanose kann auf eine arterielle Perfusionsstörung hinweisen oder Zeichen einer generalisierten Zyanose sein. Die klinische Symptomatik ist insgesamt unspezifisch und typische Symptome können sogar ganz fehlen. Um die klinische Diagnostik zu erleichtern, kann man pathogenetische und klinische Faktoren kombinieren. Der **Wells-Score** fast verschiedene dieser Faktoren zusammen und erleichtert damit die nicht-apparative Diagnostik (◘ Tab. 23.1 [Wells et al. 1995]).

◘ Tab. 23.1. Klinische Wahrscheinlichkeit für eine tiefe Beinvenenthrombose

Kriterium	Punkte
Tumor	1
Immobilisation der Beine	1
Bettlägerigkeit >3 Tage	1
Schmerzhaftigkeit im Verlauf der Venen	1
Schwellung des gesamten Beins	1
Umfangsdifferenz zwischen beiden Beinen >3 cm	1
Dellendes Ödem	1
Dilatierte oberflächliche Venen	1

Wahrscheinlichkeit: hoch >3, mittel 1–2 Punkte, niedrig <0 Punkte

▪▪▪ Diagnostik

▪▪ Bildgebende Diagnostik

Zur bildgebenden Diagnostik stehen verschiedene Methoden zur Verfügung: sonographische Verfahren, die Phlebographie, die Computertomographie und die Kernspintomographie. Im klinischen Alltag werden als Methoden der ersten Bildgebung die sonographischen Verfahren, die farbkodierte Duplexsonographie und die Phlebographie eingesetzt.

Bei der **B-Bild-Kompressionssonographie** ist der Thrombus lokalisierbar, ein frischer Thrombus ist als echoarme Struktur im Gefäß darstellbar. Schon nach wenigen Tagen wird der Thrombus echoreicher, lange nach einer Thrombose erfolgt ein bindegewebiger Umbau.

> Eine Vene mit flüssigem Blut ist mit Druck des Schallkopfes auf die Haut kompressibel, eine thrombusgefüllte Vene ist nicht mehr kompressibel.

Außerdem nimmt bei einer frischen Thrombose der Durchmesser der Vene im Vergleich zur gesunden Vene deutlich zu, was das Auffinden thrombosierter Venen erleichtert. Die Diagnostik kann aber in Regionen mit eingeschränkter Kompressibilität (z. B. Beckenvene) erschwert sein. Als zusätzliche Methoden eignen sich dann Kombinationen mit der pw-Dopplersonographie oder der farbkodierten Duplexsonographie, die den Nachweis fließenden Blutes ermöglichen. Die Sonographie ermöglicht außerdem die Darstellung von Prozessen in der Gefäßumgebung wie Hämatome oder Tumoren. Ein Nachteil der sonographischen Verfahren ist die Notwendigkeit eines erfahrenen Untersuchers, Vorteile sind Verfügbarkeit und günstige Kosten im Vergleich zu den radiologischen Methoden.

Die Phlebographie wird meist als **aszendierende Phlebographie** durchgeführt. Hierbei wird Röntgenkontrastmittel in eine Fußrückenvene injiziert. Inzwischen konnten die sonographischen Methoden so verbessert werden, dass die invasive Phlebographie meist nur bei unsichererem sonographischen Befund eingesetzt wird. Die Computertomographie (CT) wird in der Regel als Spiral-CT durchgeführt und zur Darstellung abdomineller, pelviner und femoro-poplitealer Venen eingesetzt. Ist bei einer Oberschenkelvenenthrombose die Beckenstrombahn sonographisch nicht ausreichend beurteilbar, stellt die Computersonographie eine geeignete Ergänzungsmethode dar. Die Magnetresonanztomographie (MRT) ist eine geeignete Alternative, wenn eine Phlebographie kontraindiziert ist.

▪▪ Labordiagnostik

Bei der Entstehung von Thromben wird sowohl die Gerinnungskaskade als auch die Fibrinolyse aktiviert. Die unter der Plasminwirkung entstehenden Fibrinspaltprodukte wie beispielsweise die **D-Dimere** können laborchemisch nachgewiesen werden. Der Nachweis von D-Dimeren hat eine hohe Spezifität bei geringer Sensitivität. Erhöhte D-Dimere finden sich bei allen Prozessen, die mit einer Gerinnungsaktivierung einhergehen. So findet man eine Erhöhung der D-Dimere bei jedem entzündlichen Prozess (z. B. Trauma, Infektion, Malignom, Operation usw.). Sind jedoch keine D-Dimere nachweisbar, ist eine tiefe Venenthrombose wenig wahrscheinlich. Die Untersuchung von D-Dimeren eignet sich daher gut als Screening-Methode bei Verdacht auf eine Thrombose.

▪▪ Zusatzdiagnostik

Die labordiagnostische Abklärung einer möglichen Thrombophilie empfiehlt sich bei insbesondere bei jüngeren Patienten, bei familiärer Disposition, bei seltener Lokalisation oder bei rezidivierenden Thrombosen.

> Bei einer tiefen Venenthrombose ist das Risiko erhöht, dass innerhalb des nächsten Jahres ein maligner Tumor diagnostiziert wird [Wells et al. 1995]. Daher sollte bei Patienten mit unklarer Genese sowie bei älteren Patienten immer eine Tumorsuche erfolgen.

Die Stufendiagnostik der tiefen Venenthrombose ist in ◘ Abb. 23.2 zusammengefasst.

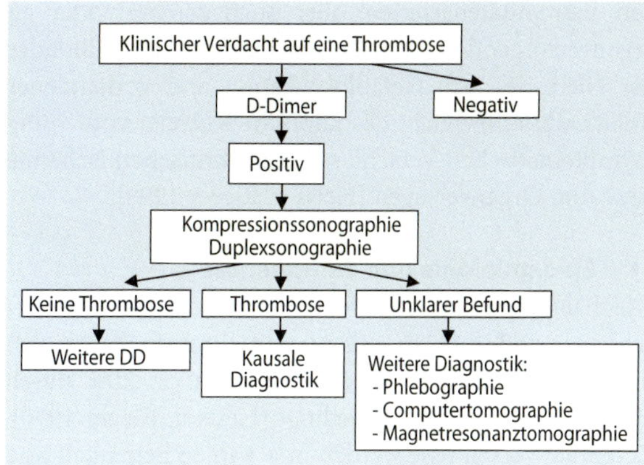

◘ **Abb. 23.2.** Algorithmus zur Diagnose bei Verdacht auf eine tiefe Venenthrombose. *DD* Differenzialdiagnostik

▪▪▪ Therapie

Die Therapie der tiefen Venenthrombose wird üblicherweise konservativ durchgeführt. Der Einsatz von operativen Therapieverfahren oder einer Thrombolyse ist eine Einzelfallentscheidung (▶ Kap. 12.5).

Eine **intravenöse Antikoagulation** sollte direkt nach der Diagnosestellung initiiert werden. Das Therapieziel der initialen Antikoagulation ist die **Verhinderung von Appositionsthromben**. Die initiale Antikoagulation wird mit unfraktioniertem Heparin oder niedermolekularen Heparinen durchgeführt.

Ziel der **Sekundärprophylaxe** ist der Verhinderung eines Thromboserezidives. In der Regel wird hierzu Phenprocoumon (z. B. Marcumar) oder Warfarin (z. B. Coumadin) eingesetzt. Nach Ausschluss von Kontraindikationen oder evtl. noch notwendiger invasiver Diagnostik (z. B. Koloskopie zur Tumorsuche) kann die **orale Antikoagulation** sofort beginnen. Es sollte ein INR-Wert zwischen 2,0 und 3,0 angestrebt werden. Die Dauer der oralen Antikoagulation beträgt in der Regel bei Ersthrombose 3 Monate. Im Einzellfall kann man sich auch für eine längere (z. B. bei besonderem Risiko) entscheiden [S2-Leitlinie 2005].

23.2 Akute arterielle Verschlüsse

▪▪▪ Grundlagen

▪▪ Definition

Bei einem akuten Arterienverschluss kommt es zu einer schlagartigen schnellen kompletten Querschnittsverlegung eines arteriellen Gefäßes. Jedes Gefäß kann betroffen sein, häufig sind akute Gefäßverschlüsse an den Extremitätenarterien, aber auch zerebral oder an organversorgenden Arterien wie Gefäßen der Milz oder der Niere. Je nach Gefäßlokalisation und vorhandener Kollateralisation reicht das klinische Korrelat vom völlig asymptomatischen Verschluss bis zur kritischen Ischämie bzw. zum Organversagen [Heiss u. Rieger 1998].

▪▪ Epidemiologie und Pathogenese

Die häufigsten Ursachen eines akuten arteriellen Verschlusses sind in ◻ Tab. 23.2 zusammengefasst. In ca. 80% der Fälle ist die Genese embolisch, in ca. 20% durch einen lokalen Verschluss bedingt [Heiss u. Rieger 1998]. Zerebrale Verschlüsse werden in ▶ Kap. 38 behandelt und die verschiedenen Organischämien sollen an dieser Stelle nicht detailliert dargestellt werden. Die folgenden Ausführungen konzentrieren sich auf den akuten arteriellen Gefäßverschluss von Extremitätenarterien.

◻ Tab. 23.2. Häufige Ursachen eines akuten arteriellen Verschlusses

Embolie	Lokaler Verschluss
Kardiale Emboliequelle	Atherosklerose
Rhythmusstörungen	Aneurysma
Endokarditis	verum dissecans
Tumoren	Arterielle Engpassyndrome
Vitien	Traumata
Arterio-arterielle Embolie	Vasospasmen
Thromben im Aortenbogen	Vaskulitiden
Aneurysmen	Paraneoplastisch
Arterielle Kompressions-syndrome	Iatrogen (z. B. katheter-induziert)
Paradoxe Embolie	
Aus venösen Thromben bei offenem Foramen ovale	

▪▪▪ Klinik

Embolisches Material bleibt vorzugsweise an Gefäßabzweigungen hängen. Thrombotische Verschlüsse betreffen oft die Unterschenkelarterien und die distale A. femoralis. Häufig ist ein akutes Ischämiesyndrom mit mehr oder weniger vitaler Gefährdung der betroffenen Gliedmaßen. Klinisch findet man neben Pulslosigkeit und Schmerzen Blässe und Kälte der betroffenen Extremitätenteile. Kommen neurologische Ausfälle oder Symptome des Schocks hinzu, ist der Befund bedrohlich.

Die 6 P der Symptomatik arterieller Verschlüsse

P ulselessnes (Pulslosigkeit, 100%)
P ain (Schmerz, >80%)
P olar (cold) sensation (Kälte, 75%)
P allor (Blässe, 25%),
P arestesias (Missempfindungen)
P rostration (Schock)
(Häufigkeit der Symptome in Prozent)

Bei akuten arteriellen Verschlüssen sind die Auswirkungen abhängig von der betroffenen Gefäßregion, dem Ausmaß der lokalen Kollateralisation und der allgemeinem Kreislaufsituation. Unmittelbar nach der Verschlussstelle wird das Gewebe durch Arterienäste meist noch versorgt. Weiter distal reichen die präformierten interarteriellen Anastomosen jedoch meist nicht für eine suffiziente Versorgung aus. Die Symptomatik ist bei Embolien besonders ausgeprägt, bei Verschlüssen auf einer vorbestehenden atherosklerotischen Stenose sind meist durch eine länger vorangegangene chronische Ischämie Kollateralen ausgebildet.

▪▪▪ Diagnostik

Bei der klinischen Untersuchung sollte neben der Palpation der Pulse die Kapillarfüllung am Nagelfalz überprüft werden. Bei fehlender Kapillarfüllung liegt in der Regel eine irreversible Ischämie vor. Die apparative Diagnostik dient der Sicherung der klinischen Verdachtsdiagnose, der Abschätzung der Hämodynamik und der Therapieplanung.

Zunächst sollte der Verschlussdruck (systolischer Blutdruck) mittels **Dopplersonographie** ermittelt werden. Ein Verschlussdruck unter 50 mmHg am Fuß ist als kritisch zu werten. Zur weiteren Diagnostik stehen nichtinvasiv noch die Oszillographie, Duplexsonographie, MRT und CT zur Verfügung, als invasive Methode wird die Angiographie eingesetzt.

Durch Anamnese, klinische Untersuchung und Dopplersonographie ist bereits eine Stadieneinteilung möglich (◻ Tab. 23.3). Im **Stadium I** liegt eine reversible Ischämie ohne Gefahr einer Amputation vor, im **Stadium II** ist die Ischämie noch reversibel, es besteht jedoch die Gefahr einer Teilamputation. Liegt ein **Stadium III** mit irreversibler Ischämie vor, ist nach der Dopplersonographie schnellstmöglich eine direkte Gefäßdarstellung (z. B. durch Angiographie) zu veranlassen.

Tab. 23.3. Klinische Stadien bei akutem Gefäßverschluss (mod. nach Heiss u. Rieger 1998)

Parameter	Stadium I	Stadium II	Stadium III
Kapillardurchblutung	Intakt	Intakt	Aufgehoben
Muskelschwäche	Keine	Gering	Lähmung
Sensibilität	Intakt	Abgeschwächt	Aufgehoben
Doppler-Signal	RR >50 mmHg	RR <50 mmHg	RR <50 mmHg

Therapie

Zur Therapie des akuten Gefäßverschlusses stehen verschiedene Verfahren zur Verfügung. Es besteht die Möglichkeit der operativen Therapie mit Embolektomie, Thrombendarteriektomie, Bypass-Operation, der Katheterintervention, der lokalen bzw. systemischen Thrombolyse (▶ Kap. 12.5) oder der konservativen Therapie.

Eine **operative Therapie** sollte bei plötzlicher Verlegung strategisch wichtiger zentraler Arterien sowie bei kritischer Ischämie immer als Therapie der ersten Wahl angestrebt werden. Eine Thrombolyse kommt bei inkomplettem Ischämiesyndrom infrage, setzt aber einen relativ frischen Thrombus voraus (▶ Kap. 12.5). Liegt keine Gefährdung der Extremität vor (z. B. Digitalarterienverschluss mit erhaltener Kapillarfüllung und Sensibilität) kann eine konservative Therapie begonnen werden.

Die **konservative Therapie** umfasst die Antikoagulation mit Heparin bzw. niedermolekularen Heparinen und kann durch Prostaglandin-Substrate sowie allgemeine durchblutungsfördernde Maßnahmen ergänzt werden.

Zur **Langzeittherapie** ist nach Lyse oder Operation meist eine orale Antikoagulation indiziert. Bei konservativer Therapie ist die Notwendigkeit einer oralen Antikoagulation im Einzelfall zu prüfen.

23.3 Aortenwanderkrankungen

Die Erkrankungen der Aortenwand sind vorwiegend durch degenerative bzw. atherosklerotische Prozesse verursacht. Seltener sind Entzündungen der Gefäßwand, beispielsweise durch Autoimmunerkrankungen oder Infektionen.

23.3.1 Aortenaneurysma

Grundsätzlich können alle Arterien des Gefäßbaumes aneurysmatisch degenerieren. Bei ca. 1% der Bevölkerung tritt ein Aortenaneurysma (= Aneurysma verum) auf, dabei sind in ca. 70% der Fälle die Aorta abdominalis, in ca. 10% der Fälle die Aorta thoracalis und in ca. 20% der Fälle die Aorta ascendens bzw. der Aortenbogen betroffen. Die Ätiologie ist in der Regel atherosklerotisch, seltener liegt eine zystische Mediasklerose oder eine primäre Mediadegeneration vor; früher war eine häufige Ursache die Lues.

Aneurysma der Aorta abdominalis. Von einem Aneurysma spricht man ab einem Durchmesser von mehr als 3 cm, ab einem Durchmesser von 5 cm beträgt das jährliche Rupturrisiko 10%. In 95% der Fälle liegt das Aneurysma infrarenal. Zum Screening sowie zur Verlaufsdiagnostik ist die Sonographie die Diagnostik der Wahl. Zur Therapieplanung sind CT und evtl. MRT oder seltener eine Angiographie sinnvoll. Das Bauchaortenaneurysma ist häufig asymptomatisch. Es können Bauchschmerzen, Ischialgien, Parästhesien oder Emboliesymptome auftreten. Bei einer Ruptur kann es zum akuten Abdomen kommen. Zur Therapie ist eine optimale Blutdruckeinstellung wichtig. Eine Operationsindikation besteht ab einem Durchmesser von mehr als 5 cm bzw. bei einer Progredienz von mehr als 0,5 cm in 6 Monaten. Die Therapie der Wahl ist die Operation mit Einsatz einer Rohr- oder Y-Prothese. Alternativ kann eine stentgestützte Dakronprothese (endoluminale Therapie) eingesetzt werden

Aneurysma der Aorta ascendens oder thoracalis. Das thorakale Aortenaneurysma ist meist asymptomatisch. Wenn Symptome auftreten, sind diese oft unspezifisch wie Thoraxschmerz, Rückenschmerzen, Dysphagie und Dyspnoe. Die Verdachtsdiagnose wird häufig zufällig durch eine Röntgen-Thoraxaufnahme gestellt. Zur Diagnosesicherung sollte eine Darstellung der Aorta mittels MRT oder CT erfolgen, zur OP-Planung kann eine Angiographie notwendig sein. Therapie der Wahl ist die Operation, endovaskuläre Verfahren finden hier nur im Einzelfall Anwendung und sind Spezialzentren vorbehalten. Eine OP-Indikation besteht aber einem Durchmesser von mehr als 6 cm.

23.3.2 Aortendissektion

▪▪▪ Grundlagen

▪▪ Definition und Epidemiologie

Die Aortendissektion (= Aneursyma dissecans) ist zwar eine relativ seltene aber akut lebensbedrohliche Erkrankung. Über 80% der Patienten mit Aortendissektion sind Hypertoniker, am zweithäufigsten sind Patienten mit Marfan-Syndrom zu finden. Im Gegensatz zum Aneurysma verum, bei dem alle Wandschichten erweitert sind, kommt es bei der Dissektion nach einem Intima-Einriss (= *Entry*) zu einer Einblutung in die Media. Hierdurch entsteht ein zweites Lumen (= falsches Lumen), das parallel zum wahren Lumen perfundiert wird. Man unterschiedet nach der Lokalisation des Intima-Einrisses nach der Stanford-Klassifikation zwei Typen: den *proximalen Typ* (Typ A, ca. 60%) mit Einriss in Höhe des Aortenbogens und den *distalen Typ* (Typ B, ca. 40%) mit Einriss in Höhe des Aortenbogens (▫ Abb. 23.2).

▪▪▪ Klinik, Diagnostik und Therapie

Als Symptomatik wird oft ein Vernichtungsschmerz je nach Lokalisation retrosternal, im Rücken oder Abdomen beklagt. Als Komplikationen können bei Dissektionen vom Typ A eine Herzbeuteltamponade, eine Aortenklappeninsuffizienz, eine Verlegung der Koronarien oder ein Apoplex auftreten. Bei Dissektionen vom Typ B kann man einen Hämatothorax, eine Blutung in Mediastinum oder Abdomen sowie eine Verlegung der Nieren- oder Mediastinalarterien finden. Der Verdacht auf eine Aortendissektion ist ein absoluter Notfall, der eine sofortige Diagnostik fordert. Die Diagnosesicherung erfolgt mittels transösophagealer Echokardiographie und MRT bzw. Spiral-CT. Eine Typ-A-Dissektion ist immer eine OP-Indikation, eine Typ-B-Dissektion in Anhängigkeit von drohenden Komplikationen. Auch mit Operation

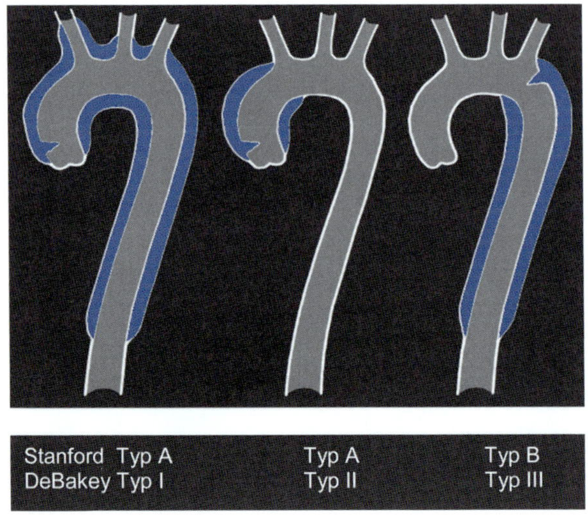

▫ **Abb. 23.3.** Einteilung der Aortendissektion nach Stanford u. De Barkey

sind Komplikationsrate und Letalität hoch. Nur 50% der Patienten überleben die ersten 48 Stunden, 80% sterben innerhalb der ersten 2 Wochen an den Folgen einer Aortenruptur.

23.3.3 Entzündliche Gefäßerkrankungen der Aortenwand

Bei entzündlichen Gefäßerkrankungen handelt es sich um **nicht infektiöse Entzündungsvorgänge** in der Gefäßwand. Alle Gefäße können betroffen sein, meist sind die vaskulären Veränderungen Komplikationen im Rahmen von Systemerkrankungen, die durch Autoimmunmechanismen entstanden sind. Die Aorta kann in Zusammenhang mit Vaskulitiden betroffen sein. Eine Verdickung der Aortenwand ist ein typischer Befund bei der Takyasu-Arteriitis, seltener bei anderen Vaskulitiden. Klinisch findet man eine **Wandverdickung mit Einengung des Gefäßlumens** und je nachdem, ob die thorakale oder die abdominale Aorta betroffen ist, Symptome der Durchblutungsstörungen. Der Nachweis der Wandverdickung erfolgt mittels Duplexsonographie, MRT oder Spiral-CT. Im Einzelfall kann auch eine Positronenemissionstomographie zum Nachweis einer aktiven Gefäßwandentzündung hilfreich sein. Die Therapie ist in der Regel immunsuppressiv und richtet sich nach der Grunderkrankung.

23.3.4 Infektionen der Aortenwand

Bakterielle oder mykoide Infektionen der Aortenwand sind selten, können aber nach invasiven Prozeduren oder nach Operationen – insbesondere mit Verwendung von Kunststoffprothesen – auftreten. Gelegentlich kommen auch Infektionen von Aneurysmen vor. Eine Aortenentzündung als Komplikation einer Lues ist heute eine Rarität. Die Therapie ist antibiotisch bzw. fungizid. Sind Gefäßoperationen notwendig, sollte die Verwendung von Kunststoffprothesen vermieden werden und möglichst eigenes Venenmaterial verwendet werden.

Literatur

Fries R, Böhm M (2003) Tiefe Beinvenenthrombose – Therapie. Dtsch Med Wochenschr 128: 999–1002

Hach-Wunderle V et al. (2002) Leitlinien zur Diagnostik und Therpaie der Venenthrombose und Lungenembolie der Deutschen Gesellschaft für Angiologie, Gesellschaft für Gefäßmedizin. VASA 31: Suppl 60: 1–19

Heiss HW, Rieger H (1998) Akuter Extremitätenarterinverschluss. Aus: Klinische Angiologie, Hrsg. Rieger, Schoop. Springer, Berlin Heidelberg New York, 393–412

Interdisziplinäre S2-Leitlinie Diagnostik und Therapie der Bein- und Beckenvenenthrombose und der Lungenembolie (2005) Vasa 34

Rieger H, Theiss W (1998) Tiefe Bein- und Becken-Venenthrombose. Aus: Klinische Angiologie, Hrsg. Rieger, Schoop. Springer, Berlin Heidelberg New York, 1038–1073

Wells PS, Hirsh J, Anderson DR et al. (1995) Accuracy of clinical assessment of deep-vein thrombosis. Lancet May 27; 345(8961): 1326–1330

Pneumonien

Joachim Lorenz

24.1 Schwere ambulant erworbene Pneumonie

■■■ Grundlagen

■■ Definition

Die **ambulant erworbene Pneumonie (»community-acquired pneumonia«, CAP)** ist eine mikrobiell bedingte Lungenentzündung, die im natürlichen Lebensraum immunkompetenter Patienten erworben wird. Dazu gehören auch Erkrankungen von Bewohnern von Sammelunterkünften (Kasernen, Internate) und Pflegeheimen, obgleich hier besondere Risikofaktoren vorliegen (epidemische Ausbreitung, chronische Kolonisation der Atemwege, chronische Grunderkrankungen). Eine Pneumonie, die innerhalb von zwei Wochen nach Krankenhausentlassung auftritt, gilt als **nosokomial verursacht**.

Die **schwere ambulant erworbene Pneumonie (SCAP)** ist eine Erkrankung, die wegen vitaler Bedrohung eine Intensivpflege erfordert. Im Allgemeinen wird eine CAP, die in der Intensivtherapiestation behandelt wird, mit einer SCAP gleichgesetzt. Allerdings ist die Entscheidung zur Einleitung einer Intensivtherapie im internationalen Rahmen einer großen Varianz unterworfen. Eine vitale Bedrohung durch eine CAP entsteht vor allem durch ein Lungenversagen und/oder durch ein extrapulmonales Organversagen (in der Regel Multiorganversagen) infolge einer schweren, durch die Pneumonie bedingten Sepsis.

■■ Epidemiologie

In Deutschland werden jährlich etwa 230.000 Patienten mit CAP im Krankenhaus aufgenommen. Schätzungsweise werden 60–70% aller Patienten durch niedergelassene Ärzte behandelt. Dies entspricht einer Inzidenz von insgesamt etwa 650.000 Erkrankungen im Jahr (etwa 800 Fälle/100.000 Einwohner). Im Durchschnitt werden etwa 15% der stationär Behandelten intensivpflichtig (34.000 Patienten pro Jahr). Die Letalität aller im Krankenhaus aufgenommenen Patienten beträgt etwa 10%. Bei einer Letalität von 15–50% der SCAP ist daher mit 5.200–17.200 (im Mittel 11.500) Patienten zu rechnen, die jährlich in Deutschland an einer SCAP versterben. Davon versterben 75% direkt an den Folgen der Pneumonie, der andere Teil an Begleiterkrankungen.

Insgesamt versterben jährlich etwa 23.000 Patienten im Krankenhaus; die Hälfte davon außerhalb der Intensivstation.

In Kohortenstudien variiert die Aufnahmerate auf die Intensivtherapiestation zwischen 9 und 26%. Bei älteren Patienten über 65 Jahre sind SCAP häufiger und der Anteil der auf der Intensivstation Behandelten beträgt im Allgemeinen über 20%.

■■ Ätiologie und Pathogenese

Die Ätiologie der SCAP unterscheidet sich von den weniger schweren Formen erheblich: Das Erregerspektrum ist breiter (◘ Tab. 24.1).

Tab. 24.1. Erreger der schweren ambulant erworbenen Pneumonie (Prozent der Isolate; 13 internationale Studien von 1990–2003 mit insgesamt 1.900 Patienten)

Gruppe	Erreger	Varianz (Mittelwert)
Grampositive	*Staphylococcus aureus*	0–22% (7%)
	Pneumokokken	12–68% (35%)
	Streptokokken	0–10% (2,5%)
Gramnegative	*Haemophilus influenzae*	0–15% (7%)
	Enterobakterien	0–32% (13%)
	Pseudomonas	0–16% (3%)
	Acinetobacter	0–6% (1%)
Atypische	Chlamydien, Mykoplasmen, Coxiellen	0–32% (6%)
	Legionella	0–22% (7%)
Anaerobier		0–3% (<1%)
Polymikrobiell		0–38% (17%)
Viren		0–22% (6,5%)
Unbekannte Ätiologie		20–67% (61%)

Es dominieren Bakterien vor Viren. In fast allen Studien ist *Streptococcus pneumoniae* der mit Abstand häufigste Erreger. Er wird gefolgt von *Haemophilus influenzae*, *Staphylococcus aureus* und Legionellen. Die Gruppe der gramnegativen Enterobakterien (vor allem *Escherichia coli*, *Klebsiella species*, seltener *Proteus species*) ist ebenfalls von Bedeutung. *Pseudomonas aeruginosa* wird in bis zu 16% der Fälle isoliert. Atypische Bakterien werden im Allgemeinen selten diagnostiziert, weisen aber in einigen Serien eine hohe Prävalenz auf. Etwa 15% der Erkrankungen sind polymikrobiell. Seltene, aber im Einzelfall prognostisch ernste Erreger sind *Acinetobacter* spec., anaerobe Bakterien, *Chlamydia psittaci* und *Pneumocystis carinii* (bei immunkompetenten Patienten).

Der Anteil viraler Erkrankungen liegt zwischen 0 und 22% und variiert mit epidemischen Häufungen, aber auch mit Art und Umfang der eingesetzten Diagnostik. Die wichtigste virale Ursache sind Influenzaviren, die sowohl eine Viruspneumonie wie auch eine sekundäre bakterielle Pneumonie verursachen können. Das Auftreten ist saisonal und epidemisch. Andere Viruspneumonien sind selten.

Die Infektion erfolgt sowohl bei Bakterien wie bei Viren in der Regel aerogen über Tröpfchen durch Husten, Niesen oder Sprechen von Mensch zu Mensch. Zoonosen sind Raritäten (Psittakose – durch Vögel, Q-Fieber – durch Huftiere) Eine endogene Infektion durch potenziell pathogene Bakterien, die im oberen Respirationstrakt kolonisieren (Staphylokokken, Pneumokokken, *Haemophilus influenzae*) ist selten.

Etwa 15% aller stationär behandelten CAP sind Aspirationspneumonien (▶ Kap. 28).

Hämatogene Pneumonien sind Raritäten. Sie werden bei intravenösem Drogenabusus sowie bei infizierten venösen Zugängen oder Shunts beobachtet und verlaufen stets schwer.

▪▪ Pathologische Anatomie

Lappenbegrenzte Pneumonien (Lobärpneumonien) kommen bei allen Ätiologien vor. Sie sind bei Pneumokokkenpneumonien am häufigsten. Ein Rückschluss auf den Erreger ist nicht möglich. Lobuläre Pneumonien (Bronchopneumonien) ohne anatomisch scharfe Begrenzung sind weitaus am häufigsten. Man findet ein dichtes, alveoläres Infiltrat ohne scharfe Begrenzung mit unterschiedlichem Befall von Lungenlobuli. Eine interstitielle Pneumonie ist selten. Sie kommt am ehesten bei Virusinfektionen vor.

Mikroskopisch dominieren massenhaft neutrophile Granulozyten extra- und intrazellulär (vor allem in Alveolarmakrophagen) ohne oder mit Parenchymdestruktion. Bei hoher Bakterienlast (z. B. nach Aspiration) schmilzt das Parenchym mit fibrinoider Nekrose ein. Es resultiert ein Abszess (nach Verflüssigung) und später eine Parenchymnarbe.

Eine Betonung von Lymphozyten im Infiltrat kommt gelegentlich bei atypischen Erregern (vor allem *Chlamydia pneumoniae*) vor. Bei Viruspneumonien dominieren Rundzellinfiltrate mit zytopathischen Epitheldefekten.

▪▪ Pathophysiologie

Die SCAP geht mit einer schweren respiratorischen Insuffizienz einher. Sie ist bedingt durch Ventilations-/Perfusionsinhomogenitäten und (in geringerem Maß) durch Diffusionsstörungen. Durch Entzündungsmediatoren bedingt, versagt die hypoxische Vasokonstriktion (Euler-Liljestrand-Reflex), wodurch eine venöse Beimischung resultiert. Daher spricht die Hypoxämie (ähnlich wie bei ARDS) schlecht auf Sauerstoffgabe an. Atemmechanisch

Tab. 24.2. Pneumonia Severity Index (nach Fine et al. 1997)

Patientencharakteristika	Scorepunkte
Alter Männer Alter Frauen	Alter (J.) Alter (J.) –10
Pflegeheimbewohner	+10
Grunderkrankung	
Neoplasie	+30
Lebererkrankung	+20
Herzinsuffizienz	+10
Zerebrovaskuläre Erkrankung	+10
Nierenerkrankung	+10
Klinischer Befund	
Verwirrtheit	+20
Atemfrequenz ≥30/min	+20
RR systolisch <90 mmHg	+20
Temperatur <35°C oder ≥40°C	+15
Puls ≥125/min	+10
Labordiagnostische + technische Befunde	
Arterieller pH-Wert <7,35	+30
Blut-Harnstoffstickstoff ≥30 mg/dl	+20
Serum-Natrium <130 mmol/l	+20
Blutglukose ≥250 mg/dl	+10
Hämatokrit <30%	+10
p_aO_2 <60 mmHg	+10
Pleuraerguss	+10
Risikoklasse	**Letalität***
I (Alter bis 50 Jahre, keine Komorbidität)	0,5%
II (<70 Scorepunkte)	0,9%
III (71–90 Scorepunkte)	1,2%
IV (91–130 Scorepunkte)	9,0%
V (>130 Scorepunkte)	27,1%

*Letalität der stationär aufgenommenen Patienten

liegt eine mittel- bis schwergradige restriktive Ventilationsstörung mit Einschränkung aller Atemvolumina vor.

Formen

Aus klinischer Sicht lassen sich unterscheiden:
- **Primäre Pneumonie:** Erkrankung eines zuvor gesunden Patienten (oft durch Pneumokokken oder atypische Erreger bedingt)
- **Sekundäre Pneumonie:** Erkrankung eines Vorerkrankten (hypostatische Pneumonie bei Linksherzinsuffizienz, Infarktpneumonie bei Lungenarterienembolie)
- **Aspirationspneumonie**

Wichtiger ist die Unterscheidung in **Schweregrade**, die eine rationale Stratifizierung der Patienten in angemessene Behandlungsmodalitäten erlaubt (ambulant, stationär, Intensivstation). Zwei Scores wurden entwickelt und evaluiert:
1. Der *Pneumonia Severity Index (PSI)* oder *Fine-Score* (Tab. 24.2)
2. Der *CURB-Index* (bzw. CRB-65-Index; Tab. 24.3)

CURB- und CRB-65-Index sind gleichwertig. Letzterer ist einfacher zu erheben, da er nur leicht erhebbare Informationen verwendet.

Diese Scores beschreiben Letalitätsrisiken in Patientengruppen. Sie sind für das Vorgehen bei individuellen Patienten nicht ausreichend evaluiert. Trotzdem können sie eine Entscheidungshilfe bei der Entscheidung für die Aufnahme auf die Intensivstation sein.

Klinik

Bei SCAP liegt ein akutes Krankheitsbild mit Verschlechterung des Allgemeinbefindens innerhalb von Stunden bis zu wenigen Tagen vor.

Tab. 24.3. Der CRB65-Index; (nach Lim et al. 2003)

Kriterien	Score	Letalität (CURB)
Alter ≥**65** Jahre	1 Punkt	0/1 Scorepunkte: Letalität 1,5% 2 Scorepunkte: Letalität 9,2% 3 oder mehr Scorepunkte: Letalität 22,0%
Verwirrtheit (»**C**onfusion«)	1 Punkt	
Atemfrequenz ≥30/min (**R**espiratory Rate«)	1 Punkt	
Blutdruck <90 mmHg systolisch, ≤60 mmHg diastolisch	1 Punkt	

Allgemeinsymptome und Befunde

Häufig besteht Fieber. Temperaturen über 40°C oder Hypothermie unter 35°C sind prognostisch ungünstig. Fieber fehlt meist bei den am schwersten erkrankten Patienten. Verwirrtheit tritt als Zeichen der Sepsis oder bei älteren Menschen mit zerebrovaskulärer Insuffizienz auf. Andere Sepsiszeichen sind das Sistieren der Harnproduktion und eine arterielle Hypotonie mit einem Blutdruck unter 90/60 mmHg

Bei **alten Menschen** präsentiert sich eine schwere Pneumonie oft ohne Fieber mit allgemeiner Schwäche, Fallneigung, Bewusstseinstrübung und blass-lividem Hautkolorit. Das pulmonale Infiltrat wird nicht selten zufällig entdeckt.

Lokale Symptome und Befunde

Husten mit oder ohne Auswurf und atemabhängige Thoraxschmerzen weisen auf eine Pneumonie hin. Zu Beginn fehlt der Auswurf oft. Bei SCAP liegt meist eine respiratorische Insuffizienz vor, die sich durch einen Anstieg der Atemfrequenz über 25/min anzeigt. Oft findet sich eine Zyanose.

Die Perkussion und Auskultation sind bei foudroyantem Verlauf bei Aufnahme oft noch unergiebig. Über Stunden und Tage entwickeln sich aber meist ein inspiratorisches feinblasiges Rasseln und schließlich Zeichen der Konsolidierung des Lungenparenchyms: Klopfschalldämpfung und bronchiales Atemgeräusch. Bei perkutorisch und auskultatorisch stummer Lunge liegt meist ein begleitender Pleuraerguss vor.

Komplikationen

Frühe Komplikationen sind die respiratorische Insuffizienz und die pneumogene Sepsis mit extrapulmonalem Organversagen (Hypotonie, akutes Nierenversagen, Verwirrtheit bis zum Koma, Gerinnungsaktivierung bis zur Verbrauchskoagulopathie, enterale Funktionsstörungen und selten Leberversagen).

Sehr selten führen Pneumonien zu metastatischen Absiedlungen in Hirn, Niere und Milz.

Wichtige **späte Komplikationen** sind

- der parapneumonische Pleuraerguss mit den Stadien
  - unkomplizierter Begleiterguss (Exsudat [Ergusseiweiß ≥60% Serumeiweiß, Erguss-LDH ≥60% Serum-LDH], pH-Wert >7,2; Leukozytenzahl <<10.000/ml)
  - komplizierter Begleiterguss (Exsudat, pH-Wert ≤7,2; Leukozyten <10.000/ml)
  - Pleuraempyem: makroskopisch eitriger Erguss oder Exsudat, pH-Wert <<7,2; Leukozyten >10.000/ml)
- der Lungenabszess (eitrige Parenchymeinschmelzung)

Diagnostik

Bildgebende Diagnostik

Die Standarddiagnostik zum Nachweis des pneumonischen Infiltrates ist das **Röntgenbild**. Ohne Infiltrat ist bei Patienten ohne definierte Immundefizienz eine Pneumonie unwahrscheinlich. Dies gilt aber nur für die Standardaufnahme im Stehen in zwei Ebenen. Bei der Liegendaufnahme, die bei Intensivpatienten die Regel ist, kann bei ungünstiger Lokalisation (supraphrenisch, retrokardial, paramediastinal) das Infiltrat der Identifizierung entgehen.

Die **Computertomographie** (Spiral-CT) ist dagegen hochsensitiv.

Die Interpretation eines Infiltrates als Pneumonie ist nur im Verein mit den klinischen Befunden möglich. Mögliche andere Ursachen eines pulmonalen Infiltrates bei Schwerkranken sind ein kardiales Lungenödem, das alveoläre Hämorrhagiesyndrom und bronchiale Hämorrhagien, ARDS, akute Alveolitis, akute Vaskulitis und andere pulmonale Akuterkrankungen.

Die **Ultraschalldiagnostik** spielt wegen ihrer raschen, bettseitigen Verfügbarkeit eine große Rolle. Im Nachweis eines Infiltrates ist sie unsicher, obwohl pleuraständige Verdichtungen identifizierbar sind. Zur Differenzialdiagnose und bei Komplikationen (Empyem, Abszess) ist sie unverzichtbar. Sie ermöglicht auch gezielte und sichere diagnostische Punktionen.

Labordiagnostik

Allgemeine Labordiagnostik

Blut-Leukozytenzahl, C-reaktives Protein und ggf. das Pro-Calcitonin zeigen mit einer Verzögerung von einigen Stunden das akute entzündliche Krankheitsbild an. Die ersten beiden Parameter korrelieren schlecht mit der Schwere des Krankheitsbildes. Sie sind unzuverlässige Surrogatmarker und gewinnen nur eine entscheidungsrelevante Bedeutung, wenn das klinische Bild im Verlauf mehrdeutig ist. Der Nachweis einer Leukopenie ist prognostisch ungünstig.

Von großer Bedeutung ist die arterielle Blutgasanalyse (ersatzweise die pulsoximetrisch gemessene Sauerstoffsättigung, S_pO_2). Sie reflektiert die Schwere der Ateminsuffizienz und kann durch zusätzliche Bestimmung des pH-Wertes und des Basenüberschusses (bei stark negativen Werten) Hinweise auf das Vorliegen einer schweren Sepsis geben.

Erregerdiagnostik

Blutkultur: Die Durchführung von zwei aeroben und anaeroben Blutkulturen von unterschiedlichen Lokalisationen wird empfohlen. Bei der SCAP sind bakteriämische Erkrankungen häufiger. Dies erklärt die bessere Ausbeute der Blutkulturdiagnostik als leichteren Verläufen.

Sputum (Mikroskopie und Kultur): Sowohl die Gramfärbung als auch die Anlage von Bakterienkulturen wird empfohlen. Die Ergebnisse beider Methoden sollten verglichen werden. Trotz der geringen diagnostischen Ausbeute kann bei bis zu 10% der Patienten ein Befund gewonnen werden, der zu einer therapeutischen Konsequenz führt.

Bronchoskopie (BAL, geschützte Bürste): Die invasive endoskopische Diagnostik bei spontan atmenden Patienten mit schwerer Pneumonie führt zu einer Zunahme der respiratorischen Insuffizienz und kann eine maschinelle Beatmung erforderlich machen. Dem gegenüber steht der mögliche Nutzen einer besseren diagnostischen Ausbeute. Bei intubierten Patienten ist die bronchoskopische Diagnostik Methode der Wahl. Eine Verbesserung der Prognose der SCAP durch routinemäßige bronchoskopische Diagnostik konnte bis jetzt nicht nachgewiesen werden. Trotzdem ist die Methode in vielen Fällen unverzichtbar (bei Aspiration, zur Differenzialdiagnose, zum Nachweis seltener Erreger). Einzelheiten zur Technik: ► Abschnitt 24.2.

Pleurapunktion: Eine Thorakozentese ist bei großem Erguss oder bei Verdacht auf Empyem indiziert. Bei jedem punktionsfähigen Erguss sollte eine Punktion angestrebt werden, wenn keine andere Ursache erkennbar ist. Bei einem radiologisch oder sonographisch nachweisbaren Pleuraerguss kann die Punktion zur Differenzialdiagnostik indiziert sein. Im Pleurapunktat werden bestimmt: pH-Wert, Eiweiß, Laktatdehydrogenase (LDH), Glukose, Zytologie. Der Punktat-Ausstrich wird zusätzlich nach Gram untersucht. Außerdem müssen Kulturen angelegt werden.

Antigenbestimmungen: Diagnostische Schnelltests sind verfügbar für Legionellen (*Legionella pneumophila*, Serotyp 1 im Urin), Pneumokokken (im Urin) und Influenza (in respiratorischen Sekreten und im Rachenspülwasser). Die Untersuchung des Pneumokokken-Antigens ist nicht hilfreich, da aufgrund der dominanten Rolle von Pneumokokken bei der SCAP auch bei negativem Ergebnis nicht auf eine entsprechende Therapie verzichtet werden kann, zumal die Sensitivität des Tests nicht ausreichend hoch ist. Der Nachweis von Legionellen-Antigen im Urin weist eine hohe Spezifität bei einer geringen Sensitivität auf. Ein positives Ergebnis hat Konsequenzen in der weiteren Therapie: Es muss rasch eine konsequente Therapie gegen Legionellen eingeleitet werden (z. B. Hinzunahme von Rifampicin neben einem Makrolid, verlängerte Therapiedauer, kein Absetzen des Fluorchinolons/Makrolids im Step-down). Dagegen ist ein negatives Ergebnis nicht entscheidungsrelevant. Bei Nachweis des Influenzavirus im Schnelltest begründet dies eine antivirale Therapie, während bei negativem Ergebnis darauf verzichtet werden kann.

▪▪▪ Differenzialdiagnose

Alle Formen der respiratorischen Insuffizienz, die mit pulmonalen Infiltraten einhergehen, sind zu erwägen: Kardiales Lungenödem, ARDS, Inhalationstrauma, Vaskulitis, alveoläre Hämorrhagie und andere.

▪▪▪ Therapie

▪▪ Einleitung der Intensivtherapie

Bei Patienten mit einem Pneumonia Severity Index ≥90 oder einem CURB-Score ≥2 ist eine Überwachung, z. B. auf einer Intermediate Care Station zu bedenken bzw. innerhalb von 4–8 h eine Verlaufsbeurteilung druchzuführen. Die schlechte Prognose der SCAP spricht für eine großzügige Aufnahme solcher Patienten auf die ITS.

Kriterien zur Einleitung der Intensivtherapie sind klinische Symptome und Befunde, die ein Organversagen anzeigen:

- **Respiratorische Insuffizienz:** Atemfrequenz >30/min, P_aO_2/F_iO_2 <250 (P_aO_2 unter Raumluftatmung <55 mmHg
- **Extrapulmonales Organversagen:** Blutdruck ≤90 mmHg systolisch oder ≤60 mmHg diastolisch, Oligurie <30 ml/h, Bewusstseinstrübung

▪▪ Antimikrobielle Therapie

Eine antimikrobielle Therapie sollte so früh wie möglich eingeleitet werden. Eine Verzögerung der Therapieeinleitung über 4 bis 8 h und länger nach stationärer Aufnahme geht mit einer erhöhten Letalität einher. Diagnostische Maßnahmen dürfen den Therapiebeginn nicht verzögern. Das antibakterielle Spektrum ist an die zu erwartenden Erreger anzupassen. Alle häufigen Erreger des breiten Ursachenspektrums sollten erfasst werden (◘ Tab. 24.1).

Patienten mit Risikofaktoren für eine Pseudomonaspneumonie (strukturelle Lungenerkrankung, Glukokortikoidlangzeittherapie, Malnutrition, Antibiotikatherapie in den letzten 4 Wochen) sollen Pseudomonas-aktive Medikamente erhalten (Piperacillin, Cephalosporine der Gruppe IIIb (Ceftazidim), Carbapeneme (Imipenem, Meropenem) und Aminoglykoside oder als Fluorchinolon Ciprofloxacin.

Bei dringendem Verdacht oder bei Nachweis einer akuten Influenza sollte innerhalb der ersten zwei Erkrankungstage eine Therapie mit einem Neuraminidaseinhibitor (z. B. Oseltamivir) eingeleitet werden.

Die Therapieoptionen sind in Tab. 24.4 dargestellt.

> Stets ist eine Kombinationstherapie in hoher Dosis mit parenteraler Gabe indiziert.

Begleittherapie

- Sauerstoffgabe bis zum Erreichen einer S_aO_2 von ≥88%
- Maschinelle Beatmung nach den Therapierichtlinien der akuten respiratorischen Insuffizienz (▶ Kap. 27)
- Sepsistherapie (▶ Kap. 30)
- Therapie der Grunderkrankung
- Physikalische Therapie (Kräftigung der Atemmuskulatur, Hustenförderung, Muskelaufbau)
- Fakultativ: Gabe von Sekretolytika

Tab. 24.4. Empirische Ersttherapie der SCAP (nach Höffken et al. 2005)

Ohne Risiko einer Infektion durch *P. aeruginosa**		
Substanzen für die Initialtherapie	**Dosierung der Initialtherapie (pro Tag)***	**Gesamttherapiedauer (Tage)**
Mittel der Wahl Betalaktam		
Piperacillin/Tazobactam	3 × 4,5 g i.v.	8–10
Ceftriaxon	1 × 2,0 g i.v.	8–10
Cefotaxim	3 × 2,0 g i.v.	8–10
+ Makrolid (Azithromycin/Clarithromycin/Erythromycin)	1 × 0,5 g/2 × 0,5 g/ 3 × 0,5–1 g i.v.	8–10
Alternative Fluorchinolon		
Levofloxacin	2 × 500 mg i.v.	8–10
Moxifloxacin	1 × 400 mg i.v.	8–10
Mit Risiko einer Infektion durch *P. aeruginosa**		
Pseudomonasaktives Betalaktam		
Piperacillin/Tazobactam	3 × 4,5 g i.v.	8–15
Cefepim	3 × 2,0 g i.v.	8–15
Imipenem	3 × 1,0 g i.v.	8–15
Meropenem	3 × 1,0 g i.v.	8–15
+ Makrolid (Azithromycin/Clarithromycin/Erythromycin)	1 × 0,5 g/2 × 0,5 g/ 3 × 0,5–1 g i.v.	8–10
oder		
+ Fluorchinolon**		
Levofloxacin	2 × 500 mg i.v.	8–15
Ciprofloxacin	3 × 400 mg i.v.	8–15

* Risikofaktoren ein Infektion durch *P. aeruginosa*: Pulmonale Komorbidität (strukturelle chronische Erkrankungen wie COPD im GOLD-Stadium IV, Bronchiektasen, Mukoviszidose); stationärer Aufenthalt in den letzten 30 Tagen, länger als 2 Tage, allerdings nicht in den letzten 7 Tagen vor Beginn der akuten Pneumonieepisode; Glukokortikoidgabe (mind. 10 mg Prednisonäquivalent über mindestens 4 Wochen); Aspiration, Breitspektrum-Antibiotikatherapie über mehr als 7 Tage innerhalb des letzten Monats; Malnutrition

** Empfehlung basiert auf einem in-vitro beobachteten Synergismus, nicht auf klinischen Studien

■■ Orale Folgetherapie

Bei vital bedrohlicher Pneumonie auf der Intensivstation ist eine orale Folgetherapie nicht etabliert. Bei einer Therapiedauer über 10–14 Tage hinaus (z. B. bei Legionellose) können allerdings (stabile Vitalparameter, Fieberfreiheit und rückläufige Entzündungszeichen vorausgesetzt) die Antiinfektiva oder äquipotente Substanzen als orale Therapie weitergeführt werden.

■■ Therapiedauer

Es wird eine Therapiedauer von etwa 10 Tagen, jedoch mindestens bis 5 Tage nach Entfieberung empfohlen. Dies gilt nicht für Komplikationen (z. B. Empyem, Abszess) oder für Legionellosen (Therapiedauer 21 Tage).

■■ Therapieversagen

Bei Versagen der Initialtherapie ist die Prognose einer SCAP stets ernst. Bei Verschlechterung der Erkrankungssymptome und Befunde (Fieber, respiratorische Insuffizienz, Hypotonie, extrapulmonales Organversagen, Gerinnungsstörungen, Akutphaseproteine) oder bei Persistenz über den dritten Behandlungstag sind die in ◘ Tab. 24.5 zusammengestellten Ursachen zu bedenken:

■ Diagnostik bei Therapieversagen

Das Vorgehen sollte sich an dem oben angegebenen Ursachenspektrum orientieren. Nach Ausschluss einer inkorrekten Initialtherapie und anderer nahe liegender Möglichkeiten (z. B. Zoonose, Tropenerkrankung, alternative Infektion) sollte eine umfangreiche Diagnostik erfolgen:

- Gramfärbung und Kultur von respiratorischen Sekreten (in der Regel Sputum und/oder BAL), Pleurapunktion, Blutkulturen vor Therapieänderung
- Bildgebende Diagnostik: Bronchoskopie, Computertomographie des Thorax, andere Verfahren je nach Differenzialdiagnose
- Je nach Einzelfall weiterführende Labordiagnostik: z. B. Differenzialblutbild, Immunglobuline quantitativ, HIV-Serologie, Autoantikörper

Die Therapie ist individualisiert zu korrigieren. Bei angemessener Initialtherapie sollte die Therapie hinsichtlich ihres antimikrobiellen Spektrums erweitert werden, anstatt neue Substanzen zu verwenden. Dringlichkeit und Umfang der Therapieerweiterung sind abhängig von der Schwere der Erkrankung und der Verschlechterung des Zustandsbildes.

◘ **Tab. 24.5.** Mögliche Ursachen für ein Therapieversagen

Therapieproblem	Mögliche Ursachen
Verzögertes Ansprechen bei empfindlichem Erreger	älterer Patient, Multimorbidität, Legionella, gramnegative Enterobakterien, bakteriämische Pneumokokkenpneumonie, *Staphylococcus aureus*
Inkorrekte Antibiotikatherapie	Unterdosierung, unangemessene Substanzen/Kombinationen, orale Therapie
Resistente Pneumonieerreger	gewöhnliche Erreger mit erworbener Resistenz oder seltene Erreger mit natürlicher Resistenz *gewöhnliche Ursachen:* ◘ Tab. 24.1 *seltene Ursachen:* Tuberkulose, atypische Mykobakteriose, Nokardiose, pulmonales Hantavirus-Syndrom, Mykosen, Zoonosen, Tropenerkrankungen und andere
Nosokomiale Superinfektion	Pneumonie, Katheterinfektion, Harnweginfektion, Sinusitis, Cholezystitis, **vor allem bei maschinell beatmeten Patienten häufig**!
Lokale Heilungshemmnisse	Bronchialkarzinom, Lungenfibrose, rezidivierende Aspiration, schwere COPD, Bronchiektasen, Pleuraempyem, Lungenabszess
Andere Primärinfektion oder extrapulmonale Komplikationen	Endokarditis, Hirnabszess bisher unbekannte Immuninkompetenz (HIV-Infektion, Immunglobulinmangel, Hämoblastose)
Nichtinfektiöse entzündliche Erkrankung	ARDS, kryptogene organisierende Pneumonie, Vaskulitis, exogen allergische Alveolitis, Kollagenose, toxische Reaktion, Lungenembolie, eosinophile Lungeninfiltrate, diffuse alveoläre Hämorrhagie

Für häufige Situationen gelten die folgenden Empfehlungen:

- *MRSA wahrscheinlich:* Glykopeptid (Vancomycin, Teicoplanin) oder Linezolid
- *Penicillin-resistente Pneumokokken wahrscheinlich:* Fluorchinolon III/IV + Cephalosporin IIIa.
- *Anaerobier wahrscheinlich:* Clindamycin, Aminopenicillin/BLI, Carbapenem
- *Pseudomonas/Acinetobacter wahrscheinlich:* Cephalosporin IIIb + Aminoglykosid oder Fluorchinolon II
- *Nosokomiale Pneumonie wahrscheinlich:* ▶ Abschnitt 24.2
- *Atypischer Erreger wahrscheinlich:* Doxizyklin oder Makrolid (Erythromycin, Clarithromycin, Azithromycin)
- *Legionella wahrscheinlich:* Fluorchinolon oder Makrolid (± Rifampicin)

▪▪▪ Prognose

Abhängig von patientenbezogenen Risiken beträgt die Letalität der SCAP 15–60%.

Risiken einer hohen Letalität sind: Alter >65 Jahre, schwere Grunderkrankung, schwere Sepsis, Notwendigkeit der maschinellen Beatmung.

Literatur

Fine MJ et al. (1997) A prediciton rule to identify low-risk patients with community acquired pneumonia. N Engl J Med 336: 243–250

Höffken G, Lorenz J, Kern WV et al. (2005) S3-Leitlinie der Paul-Ehrlich-Gesellschaft für Chemotherapie, der Deutschen Gesellschaft für Pneumologie, der Deutschgen Gesellschaft für Infektiologie und des Kompetenznetzwerkes CAPNETZ zu Epidemiologie, Diagnostik, antimikrobieller Therapie und Management von erwachsenen Patienten mit ambulant erworbenen tiefen Atemwegsinfektionen (akute Bronchitis, akute Exazerbation einer chronischen Bronchitis, Influenza und andere respiratorische Virusifektionen) sowie ambulant erworbener Pneumonie. Pneumologie 59: 612–664

Lim WS et al. (2003) Defining community acquired pneumonia severity on presentation to hospital: an international derivation and evaluation study. Thorax 58: 377–382

Schaberg T et al. (1997) Deutsche Gesellschaft für Pneumologie: Empfehlung zur Diagnostik der ambulant erworbenen Pneumonie. Pneumologie 51: 69–77

Schaberg T et al. (1998) Deutsche Gesellschaft für Pneumologie: Empfehlung zur Therapie der ambulant erworbenen Pneumonie. Pneumologie 52: 450–462

24.2 Nosokomiale Pneumonie

▪▪▪ Grundlagen

▪▪ Definition

Im Krankenhaus erworbene Pneumonie. Pneumonien, die frühestens 48 h nach stationärer Aufnahme und innerhalb von zwei Wochen nach stationärer Entlassung entstehen, gelten als nosokomial.

▪▪ Epidemiologie

Die Prävalenz nosokomialer Infektionen insgesamt betrug in einer europäischen Analyse aus dem Jahre 1990 etwa 4%. Die unteren Atemweginfektionen belegten mit 20% die zweite Stelle nach Harnweginfektionen. Darunter entfielen 75% auf Pneumonien.

> Die nosokomiale Pneumonie ist nach aktuellen deutschen Ergebnissen (Krankenhaus-Infektions-Surveillance-System, KISS) die häufigste nosokomiale Infektion.

In Deutschland ist mit jährlich etwa 200.000 Erkrankungsfällen zu rechnen. Nosokomiale Pneumonien insgesamt sind die häufigste Todesursache unter den Krankenhausinfektionen. In der Intensivmedizin wird die höchste Prävalenz ermittelt. Ihr Anteil an allen nosokomialen Infektionen beträgt dort etwa 50%. Die kumulative Inzidenz der nosokomialen Pneumonie ist bei beatmeten Patienten am höchsten und beträgt 10–30%.

▪▪ Ätiologie

Staphylococcus aureus (24%, davon 20–25% Methicillinresistente Stämme), *Pseudomonas aeruginosa* (17%) und gramnegative Enterobakterien – vor allem *Klebsiella spp.* (12%), *Escherichia coli* (11%) *und Enterobacter* spp. (8%) – sind Erreger von insgesamt über 70% aller nosokomialen Pneumonien.

Für das Erregerspektrum ist entscheidend, ob ein Patient spontan atmet oder maschinell beatmet wird. Bei spontan atmenden Patienten werden seltener multiresistente Erreger gefunden (typisches frühes Erregerspektrum bei diesen Patienten: *Staphylococcus aureus*, *Streptococcus pneumoniae*, Enterobacteriaceae).

Darüber hinaus ist von Bedeutung, ob die Pneumonie innerhalb der ersten 4 Tage nach der Krankenhausaufnahme (Erregerspektrum: *Staphylococcus aureus*, *Haemophilus influenzae*, *Streptococcus pneumoniae*, Enterobacteriaceae) oder später aufgetreten ist (Erregerspektrum: zusätzlich MRSA, *Pseudomonas* spp., *Acinetobacter* spp.,

Enterobacter spp., *Proteus vulgaris* und *Serratia* spp.). Methicillin-resistente *Staphylococcus-aureus*-Stämme spielen in der Regel nur bei spät auftretenden Pneumonien eine Rolle.

Pseudomonaspneumonien finden sich vor allem bei Langzeithospitalisierten – vor allem nach vorangegangener Antibiotikatherapie – und bei Patienten mit Kortikosteroidlangzeittherapie, Malnutrition und struktureller Lungenerkrankung (schwerer COPD, Bronchiektasen).

■■ Pathogenese

Nach Aufnahme im Krankenhaus, vor allem bei Akuterkrankten und postoperativ, entwickelt sich innerhalb von 3 Tagen eine Kolonisation der oberen Atemwege durch zumeist gramnegative Enterobakterien. Häufig vorhandene chronische Grunderkrankungen erleichtern die Überwindung der lokalen Abwehr zusätzlich. Über Mikroaspirationen entsteht die Pneumonie.

Der wichtigste **Risikofaktor** für nosokomiale Pneumonien ist die **maschinelle Beatmung mit endotrachealer Intubation**. Das kumulative Risiko ist vielfach höher als bei anderen Patienten und steigt proportional zur Beatmungsdauer. Der Endotrachealtubus bahnt die Pneumonie über folgende Mechanismen:

- Hemmung der Hustenclearance, Unterbrechung der mukoziliären Clearance
- Kontamination durch dauerhafte Öffnung der Glottis, durch Pflegemaßnahmen und durch Cuffundichtigkeit
- Mangelnde Hygienemöglichkeit des Rachens, Schleimsee oberhalb des Cuffs

Fördernd wirken die Kolonisation des Magens durch Anhebung des Magen-pH-Wertes, die Vorschädigung der Bronchialschleimhaut (z. B. durch COPD) und ziliotoxische Medikamente.

■■ Formen

Pneumonien bei spontan atmenden Patienten: Die Prävalenz ist erheblich niedriger als bei Beatmeten. Multiresistente Erreger kommen seltener vor und der Verlauf ist oft günstiger. Eine Verschiebung des Erregerspektrums hin zu gramnegativen Erregern mit der Dauer des Klinikaufenthaltes ist auch hier zu beobachten.

Pneumonien bei Beatmeten: s.o.

Schwere Pneumonien: Es gelten die Kriterien wie bei der schweren ambulant erworbenen Pneumonie (▶ Abschnitt 24.1)

■■■ Klinik

Die klinische Diagnostik der nosokomialen Pneumonie erfolgt über den Nachweis eines neuen und persistierenden Infiltrats im Röntgenbild des Thorax, wenn zusätzlich mindestens zwei von drei der folgenden Kriterien vorliegen:

1. Leukozytose (>12 × 10^9/l) oder Leukopenie (<4 × 10^9/l)
2. Fieber über 38,3 °C oder Hypothermie unter 36 °C
3. Purulentes Bronchialsekret

Mit bis zu 20% falsch positiven Diagnosestellungen nach diesen Kriterien muss gerechnet werden. Auskultationsbefunde haben bei Beatmeten eine geringe Aussagekraft. Die **Komplikationen** entsprechen denen bei ambulant erworbener Pneumonie (▶ Abschnitt 24.1).

■■■ Diagnostik

■■ Bildgebende Diagnostik

Wie bei ambulant erworbener Pneumonie (▶ Abschnitt 24.1). Wegen der schwierigen Auswertung der Röntgenaufnahme im Liegen sind die radiologischen Differenzialdiagnosen der pulmonalen Transparenzverminderung zu beachten. Die Computertomographie gibt im Zweifelsfall weitere Aufklärung.

■■ Labordiagnostik

■ Allgemeine Labordiagnostik

▶ Abschnitt 24.1

■ Erregerdiagnostik

Die Erfüllung der klinischen Diagnosekriterien ist Voraussetzung für die Initiierung eines mikrobiologischen Erregernachweises. Der positive prädiktive Wert von Surveillance-Kulturen – also Kulturen ohne klinischen Hinweis auf eine Pneumonie – ist gering. Die Probengewinnung sollte vor Einleitung einer antimikrobiellen Therapie erfolgen. Eine Erregeridentifizierung bis zur Speziesebene (z. B. *Klebsiella pneumoniae* statt *Klebsiella* spp.) ist notwendig. Bei Verdacht auf eine Epidemie ist eine zusätzliche Typisierung der Erreger sinnvoll. Falls eine antimikrobielle Therapie bereits durchgeführt wird, sollte diese 72 h vor der Probengewinnung nicht umgestellt worden sein. Eine **Therapiepause** vor Durchführung der Diagnostik ist **grundsätzlich nicht erforderlich**.

Transport- und Lagerungszeiten der Materialien dürfen 4 h nicht überschreiten, da sich ansonsten das Verhältnis von pathogenen zu nicht-pathogenen Erregern verschiebt. Ist dies nicht gewährleistet, ist die Befundinterpretation schwierig. Sofern keine spezielle Fragestellung formuliert wird, umfasst der routinemäßige Untersuchungsumfang die mikroskopische Beurteilung der Probe mittels Gram-Färbung sowie die kulturelle Untersuchung auf schnell wachsende aerobe Bakterien und Pilze. Die quantitative Kultur erhebt den Anspruch, durch einen Keimzahl-Trennwert eine Unterscheidung zwischen Kolonisation und Infektion leisten zu können. Der Grenzwert richtet sich nach den angewandten diagnostischen Verfahren (geschützte Bürste 10^3, BAL 10^4, Trachealsekret 10^5 koloniebildende Einheiten [KBE] pro ml Material). Der Nutzen der quantitativen Kultur als unabhängiges Kriterium für die Diagnosestellung einer Pneumonie ist umstritten. Eine hohe Erregerzahl kann zwar zur Bestätigung des verantwortlichen Erregers eingesetzt werden, im Umkehrschluss kann eine Pneumonie aber bei niedriger Erregerzahl nicht ausgeschlossen werden. Dies gilt insbesondere für antibiotisch vorbehandelte Patienten. Für die beatmungsassoziierte Pneumonie wurde bisher die invasive Diagnostik mit bronchoskopischer Materialentnahme (geschützte Bürste, bronchoalveoläre Lavage) als Standard erachtet und gefordert. Diese Formen der Probenentnahme bieten jedoch im Vergleich zum quantitativ untersuchten Trachealsekret keinen Vorteil im Hinblick auf das Therapieergebnis (Letalität, Beatmungsdauer und Verweildauer auf der Intensivstation).

▪▪ Nicht invasive Methoden

Sputum: Zur Gewinnung müssen die Patienten sorgfältig eingewiesen werden. Es sollte nur makroskopisch eitriges Sputum eingesandt werden. Mikroskopisch sollte die Probe mehr als 25 Granulozyten und <10 Plattenepithelien pro Gesichtsfeld (Vergrößerung 100fach) enthalten, andernfalls muss von einer nicht validen Probe ausgegangen werden.

Blutkulturen: Trotz niedriger Sensitivität ist eine Blutkultur obligat, da die hohe Spezifität eine gezielte antimikrobielle Therapie ermöglicht und andererseits eine positive Blutkultur eine schlechtere Prognose anzeigt. Es sollten mindestens zwei Blutkultursets (jeweils aerob und anaerob) von unterschiedlichen Punktionsstellen abgenommen werden. Über den optimalen Zeitpunkt für die Abnahme der Blutkulturen liegen keine gesicherten Daten vor. Insgesamt kann in etwa 5–15% der Fälle mit Hilfe der Blutkultur eine Bakteriämie nachgewiesen werden. Im Falle einer positiven Blutkultur müssen andere Infektionsquellen oder eine Kontamination ausgeschlossen werden.

Serologie: Die Serologie spielt für die Akutdiagnostik keine Rolle. Für epidemiologische Fragestellungen können serologische Untersuchungen von Bedeutung sein. Die Bestimmung des Candida-Antigens und -Antikörpers im Serum hat für die Diagnostik pulmonaler Candida-Infektionen keinen klinischen Stellenwert.

Antigen-Nachweis: Antigen-Nachweise im Urin sind für *Streptococcus pneumoniae* und *Legionella pneumophila* erhältlich. Pneumokokken-Antigennachweise können eine nützliche Zusatzinformation darstellen. Nosokomiale Legionellen-Pneumonien sind selten, daher ist der Nachweis von Legionellen-Antigen im Urin in der Routine nicht indiziert. Sollte jedoch der begründete Verdacht auf diese Ätiologie bestehen oder der Nachweis aus epidemiologischen Gründen sinnvoll sein, so kann der Urintest für die initiale Antibiotika-Therapie oder die Klärung von epidemiologischen Zusammenhängen aufgrund seiner guten operativen Charakteristika indiziert sein. Dieser Test hat zwar eine hohe Spezifität, aus Gründen mangelnder Sensitivität sollte aber bei negativem Ergebnis und weiter bestehendem klinischen Verdacht einer Legionellen-Pneumonie eine Kultur angelegt werden und eventuell ein molekularbiologischer Nachweis erfolgen.

▪▪ Invasive Methoden

Ergusspunktat: Eine Thorakozentese ist bei großem Erguss mit Dyspnoe oder Verdacht auf Empyem indiziert. Bei jedem punktionsfähigen Erguss sollte eine Punktion angestrebt werden, wenn keine andere Ursache erkennbar ist. Bei einem radiologisch oder sonographisch nachweisbaren Pleuraerguss kann die Punktion zur Differenzialdiagnostik indiziert sein (z. B. Verdacht auf Neoplasie). Im Pleurapunktat werden bestimmt: pH-Wert, Eiweiß, Laktatdehydrogenase (LDH), Glukose, Zytologie. Bei einem Protein- oder LDH-Quotienten Serum/Pleuraerguss >0,6 oder einer LDH-Konzentration im Erguss von >200 U/l besteht ein Exsudat. Der Punktat-Ausstrich wird zusätzlich nach Gram und gegebenenfalls auf Mykobakterien untersucht. Außerdem müssen Kulturen angelegt werden.

Tracheobronchialsekret: Die Kontamination durch kolonisierende Mikroorganismen wird bei intubierten Patienten gering gehalten durch initiale Absaugung des Sekrets im Tubus und anschließende tiefe Einführung eines neuen Katheters mit angeschlossenem Auffanggefäß. Erst dann wird für diagnostische Zwecke abgesaugt. Eine vorherige Instillation von Kochsalz sollte nicht erfolgen.

Geschützte Bürste (»protected specimen brush«, PSB): Die geschützte Bürste ist ein Doppellumen-Katheter, der an seinem distalen Ende mit einem Paraffin-Pfropf verschlossen ist. Die PSB wird bis vor das zu untersuchende Bronchialostium platziert, anschließend wird der innere Katheter in das Ostium vorgeschoben und die sterilisierte Bürste ausgefahren. Die Entfernung erfolgt in umgekehrter Reihenfolge. Das distale Ende der Bürste wird anschließend mit einer sterilisierten Schere abgeschnitten und dann in ein sterilisiertes Röhrchen mit 1 ml sterilisierter physiologischer Kochsalzlösung eingebracht.

Der Einmalkatheter verursacht Kosten von etwa 30 €. Komplikationen (Blutungen) sind selten. Eine fortgesetzte Antibiotikatherapie beeinträchtigt die Sensitivität dieser Methode stärker als bei der BAL.

Bronchoalveoläre Lavage (BAL): Das wichtigste Problem bei der BAL ist die Kontamination des Bronchoskopiearbeitskanals durch Mikroorganismen der Mundhöhle. Grundsätzlich kann die BAL ohne speziellen Katheter ausgeführt werden, wenn

- der Zugang zum Lavage-Gebiet durch Katheterabsaugung gereinigt wurde,
- keine Saugung durch den Arbeitskanal erfolgte und
- Lokalanästhetika vermieden werden (sie sind in der entnommenen Probe wachstumshemmend).

Nach Positionierung des Bronchoskops im betroffenen Lungenabschnitt erfolgt das fraktionierte Einspülen von Kochsalzlösung, die dann portionsweise aspiriert werden kann. Das Spülvolumen ist so zu wählen, dass 50 ml Flüssigkeit zurückgewonnen, 200 ml aber nicht überschritten werden. Die erste gewonnene Portion wird bei dieser Methode verworfen. Auf die Lavage folgt ein reversibler Abfall des arteriellen Sauerstoff-Partialdrucks, der bei bereits vorliegender Ateminsuffizienz klinisch relevant sein kann. Diese Methode verursacht keine Zusatzkosten.

Einen Algorithmus zum empfohlenen Vorgehen bei der Diagnostik der nosokomialen Pneumonie zeigt ◘ Abb. 24.1.

▪▪ Funktionsdiagnostik

Sie beschränkt sich in der Regel auf die arterielle Blutgasanalyse.

▪▪▪ Differenzialdiagnose

Klinisch: ARDS, Alveolitis, Vaskulitis, Intoxikation, Infarkt, Hämorrhagie

Radiologisch: Pleuraerguss, Lungenödem, Fibrose, Atelektase, Neoplasie

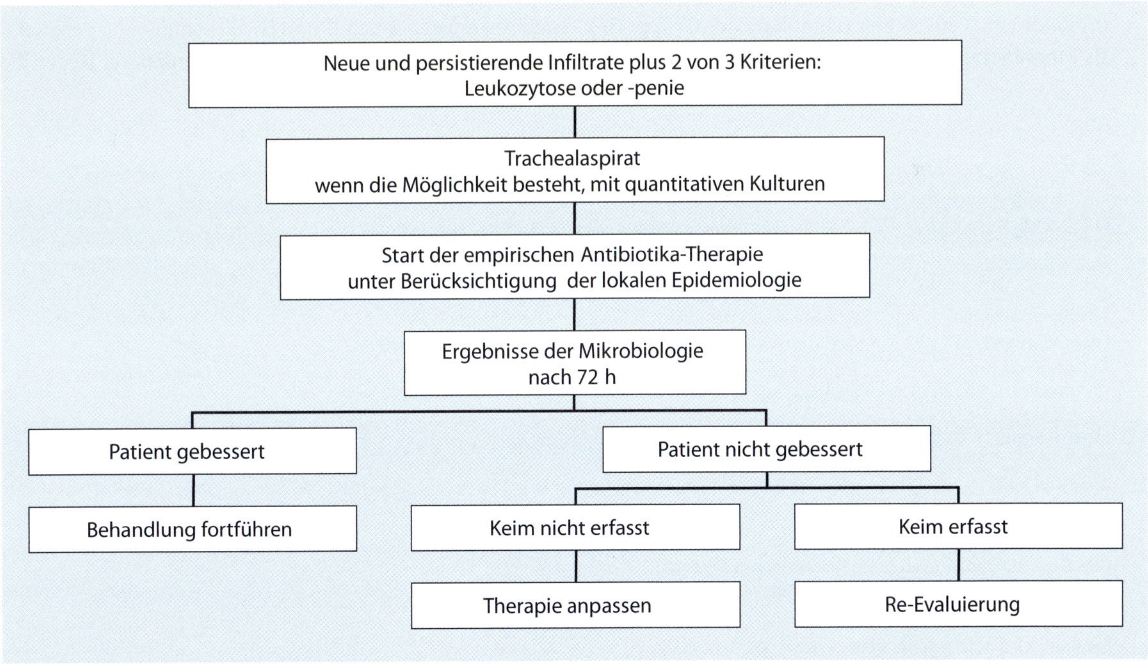

◘ **Abb. 24.1.** Algorithmus zum diagnostischen Vorgehen bei nosokomialer Pneumonie (nach Grossman u. Fein 2000)

▪▪▪ Therapie

Die initiale antimikrobielle Therapie wird in Unkenntnis des zugrunde liegenden Erregers als empirische Therapie durchgeführt. Das Erregerspektrum der nosokomialen Pneumonie und ihr Resistenzverhalten auf der jeweiligen Station müssen berücksichtigt werden.

Zusätzliche Faktoren, die das Erregerspektrum beeinflussen, sind

- Alter,
- strukturelle Lungenerkrankungen,
- eine antibiotische Vorbehandlung sowie
- der Schweregrad der Pneumonie.

Alle Einfluss- und Risikofaktoren unterliegen einer unterschiedlichen Gewichtung, die in ◘ Tab. 24.6 als Punktescore dargestellt ist. Die einzelnen Risikofaktoren haben einen unterschiedlich starken Einfluss auf den Schweregrad der Erkrankung und das zu erwartende Erregerspektrum. Daher werden sie mit 1–4 Punkten bewertet.

Bei Vorliegen mehrerer Einflussfaktoren werden die Punktwerte der Einzelfaktoren addiert. Aus der errechneten Punktzahl erfolgt eine Zuordnung der Patienten in drei unterschiedliche Therapiekategorien:

- In der *Therapieoption I* (bis maximal 2 Punkte) stehen alternativ Cephalosporine der Gruppe 2/3a, Aminopenizilline in Kombination mit einem Betalaktamase-Inhibitor (BLI) sowie Fluorchinolone der Gruppe 3/4 als Monotherapie zur Verfügung.
- In der *Therapieoption II* (3–5 Punkte) stehen Acylaminopenizilline in Kombination mit einem Betalaktamase-Inhibitor, Cephalosporine der Gruppe 3b, Fluorchinolone der Gruppe 2/3 oder Carbapeneme als Monotherapie zur Verfügung.
- In der *Therapieoption III* (6 Punkte und mehr) ist grundsätzlich eine Kombinationstherapie erforderlich. Hier werden Cephalosporine der Gruppe 3b, Acylaminopenizilline in Kombination mit einem Betalaktamase-Inhibitor oder Carbapeneme vorzugsweise mit einem Fluorchinolon der Gruppe 2/3 oder mit einem Aminoglykosid kombiniert.

Diese Therapieempfehlungen gelten ausschließlich für die kalkulierte Antibiotikatherapie vor oder ohne Erregernachweis. Bei Nachweis von *Pseudomonas* spp. oder *Acinetobacter* spp. sollte abweichend von diesem Schema immer eine geeignete Kombinationstherapie durchgeführt werden. Traditionell sind Aminoglykoside die bevorzugten Kombinationspartner für Betalaktam-Antibiotika. Die neue Option, Fluorchinolone als bevorzugte Kombinationspartner für Betalaktam-Antibiotika einzusetzen, ist durch pharmakokinetische Vorteile, eine geringere Toxizität und die fehlende Notwendigkeit von regelmäßigen Spiegelbestimmungen trotz höherer direkter Therapiekosten begründet. Im Gegensatz zur Therapieoption I müssen in den Therapieoptionen II und III alle Antibiotika parenteral und in hoher Dosierung appliziert werden, da weder die

◘ Tab. 24.6. Kalkulierte Antibiotikatherapie der nosokomialen Pneumonie nach Risikofaktoren

I (bis 2 Punkte)	II (3–5 Punkte)	III (6 Punkte und mehr)		
Aminopenizillin/BLI Cephalosporin 2/3a Fluorchinolon 3/4	Acylaminopenizillin/BLI Cephalosporin 3b Fluorchinolon 2/3 Carbapenem	Cephalosporin 3b Akylaminopenizillin/BLI Carbapenem	+	Fluorchinolon 2/3 oder Aminoglykosid

Risikofaktoren	Punkte
Alter > 65 Jahre	1
Strukturelle Lungenerkrankung	2
Antiinfektive Vorbehandlung	2
Late Onset (Erkrankung ab 5. Tag Krankenhausaufenthalt)	3
Schwere respiratorische Insuffizienz mit oder ohne Beatmung (maschinell oder nicht invasiv)	4
Extrapulmonales Organversagen (Schock, DIC, ANV, ALV)	5

(*BLI* Betalaktamase-Inhibitor; *DIC* Disseminierte intravasale Gerinnung, *ANV* Akutes Nierenversagen; *ALV* Akutes Leberversagen)

Empfehlung einer Sequenzialtherapie noch die einer Dosisreduktion in dieser Indikation durch Studien belegt sind.

Die Therapiedauer sollte sich am Verlauf der klinischen Symptome orientieren. Bei klinischer Besserung (Entfieberung, Besserung des Allgemeinzustands und des pulmonalen Gasaustauschs sowie extrapulmonaler Manifestationen) kann die Therapie in der Therapieoption I mit oral applizierbaren Medikamenten fortgeführt werden (Sequenzialtherapie). Die Therapie kann 3–5 Tage nach klinischer Besserung, in der Regel nach einer Gesamtdauer von höchstens 10–14 Tagen beendet werden. Dies gilt nicht bei Komplikationen (z. B. Abszess) und bei der Legionellose (Therapiedauer 3 Wochen).

▪▪▪ Prävention

Zur Vermeidung nosokomialer Pneumonien sollte ein **schlüssiges Präventionskonzept** vorliegen, das von der jeweiligen Hygiene-Kommission für die eigene Institution auf dem Boden aktueller Leitlinien festgelegt wird. Auf den Intensivstationen muss eine Beauftragte oder ein Beauftragter für die Kontrolle der Einhaltung sowie des Erfolgs der Präventionsmaßnahmen ernannt werden. Von großer Bedeutung ist dabei die Festlegung auf ein diagnostisches Konzept zur Erfassung nosokomialer Pneumonien.

> Seit dem 1. Januar 2001 ist die fortlaufende Erfassung und Dokumentation nosokomialer Infektionen durch § 23 Infektionsschutzgesetz (IFSG) vorgeschrieben.

▪▪ Allgemeine Aspekte des Baukonzepts und der Raumaufteilung

Die Intensivstation sollte eine Raumaufteilung aufweisen, die eine individuelle Pflege des Patienten ermöglicht. Ideal sind Einzelplätze mit eigenen Pflegevorrichtungen, die eine Einzelpflege erlauben und gleichzeitig das Risiko einer Transmission exogener Erreger vermindern. Wo dies nicht möglich ist, sind zumindest ausreichende Abstände zwischen den Betten einzuhalten.

▪▪ Epidemiologisch relevante allgemeine Regeln

Angesichts der besonderen Bedeutung der endotrachealen Intubation in der Pathogenese der nosokomialen Pneumonie, kommt allgemein all denjenigen Methoden eine wichtige Rolle zu, die entweder eine maschinelle Beatmung überhaupt entbehrlich machen (z. B Sauerstoffgabe, medikamentöse Therapie), die Intubationsdauer verkürzen und eine Beatmung ohne Intubation ermöglichen. In diesem Zusammenhang hat die nicht invasive Beatmung eine besondere Bedeutung gewonnen.

Die wichtigste Einzelmaßnahme zur Verhütung der nosokomialen Pneumonie bleibt jedoch die Händedesinfektion. Insbesondere auf Intensivstationen sind darüber hinaus zahlreiche Maßnahmen unterschiedlicher Wertigkeit geeignet, das Auftreten und die Weitergabe von Infektionen zu vermeiden (▣ Tab. 24.7). Diese Maßnahmen beziehen sich vor allem auf den intubierten und maschinell beatmeten Patienten auf der Intensivstation. Schwerpunkte sind

- das Unterlassen von Eingriffen in primär sterile Systeme mit Zugang zur Patientenlunge,
- die Verminderung der Bakterienzahl in den oberen Atemwegen bis zum Tubuscuff,
- die Keimreduktion im Gastrointestinaltrakt und
- die allgemeine Keimreduktion bei Arbeiten am Patienten.

Unabhängig davon sind drei Präventionsschwerpunkte zu beachten:

Kontrolle der Ausbreitung typischer exogener Erreger: Hierunter fallen Erreger wie *Legionella* spp. und *Aspergillus* spp. Jeder Nachweis eines solchen Erregers bei Patienten mit nosokomialer Pneumonie kann auf Mängel in der Umgebungshygiene zurückzuführen sein und sollte dann entsprechende Untersuchungen nach sich ziehen. Diese umfassen bei *Legionella* spp. die Untersuchung der Wasserleitungen und des Wassers, bei *Aspergillus* spp. die Untersuchung der Umgebung (z. B. Baustellen, offene oder feuchte Wände, Klimaanlagen). Dies gilt mit Einschränkung auch für *Pseudomonas aeruginosa* und andere Non-Fermenter.

Kontrolle der Ausbreitung multiresistenter Erreger: Nach § 23 Abs. 1 IFSG sind multiresistente Erreger im Krankenhaus kontinuierlich zu erfassen. Multiresistente Bakterienstämme wie Methicillin-resistente *Staphylococcus aureus* (MRSA), Vancomycin-resistente Enterokokken (VRE) oder mehrfach resistente gramnegative Bakterien sind besonders gefährliche Erreger, ihr Nachweis muss spezielle Hygienemaßnahmen nach sich ziehen. Diese umfassen z. B. bei MRSA die Isolierung der Patienten, das Tragen von Schutzkitteln und Handschuhen sowie spezielle Maßnahmen der Raum- und Oberflächendesinfektion. Die Ausbreitung von multiresistenten Erregern kann auf Mängel in der Krankenhaushygiene zurückzuführen sein. Dies gilt insbesondere für die epidemische Ausbreitung von bestimmten MRSA.

Tab. 24.7. Präventionsmaßnahmen zur nosokomialen Pneumonie (angelehnt an die Empfehlungen der Kommission für Krankenhaushygiene und Infektionsprävention am Robert-Koch-Institut, 2000)

Maßnahme	Empfehlung	Empfehlungsgrad
Händedesinfektion	Vor und nach jedem Kontakt mit Tubus, Tracheostoma oder Beatmungszubehör; nach jedem Kontakt mit Schleimhäuten oder respiratorischem Sekret oder Gegenständen, die mit respiratorischem Sekret kontaminiert sind	A
Subglottische Sekretabsaugung	Eine Empfehlung für oder gegen die subglottische Sekretabsaugung kann nicht gegeben werden	B
Intubationsindikationen und -umstände	Vermeidung einer Intubation wo möglich: Anwendung nicht invasiver Beatmungsverfahren (primär oder als Entwöhnungsmethode) Vermeidung einer Reintubation wo möglich: Implementierung von Strategien zur Vermeidung von ungeplanten Extubationen, Kontrolle über Extubationskriterien und Reintubationsraten	A
Intubationsvorgang	Maßnahmen zur Vermeidung einer Aspiration beachten; Händedesinfektion vor und nach Intubation; Tragen erregerarmer Handschuhe; Anreichung des Tubus unter aseptischen Kautelen	A
Tracheotomie	Anlage des Tracheostomas und Auswechseln der Kanüle unter aseptischen Bedingungen; Verwendung desinfizierter oder sterilisierter Trachealkanülen	A
Extubation	Absaugung des im Oropharynx angesammelten Sekrets vor Extubation	A
Beatmungsfilter (HME)	Eine Empfehlung für oder gegen Beatmungsfilter kann nicht gegeben werden	C
Beatmungsschläuche	Heizbare Schläuche: nicht obligat Regelmäßige Entfernung von Kondenswasser Wechselintervall: 7 Tage (auch ohne Filter)	C A A
Absaugsysteme	Verwendung geschlossener Systeme: Absaugvorgang kann wiederholt werden; zur Entfernung von Sekret ausschließlich sterilisierte Spüllösung verwenden; maximale Verwendungsdauer kann nicht angegeben werden Verwendung sterilisierter Spüllösungen zur Entfernung von Sekret Verwendung offener Systeme: sterilisierte Einmalkatheter verwenden Bei einem Patienten kann innerhalb eines Absaugvorgangs derselbe Katheter mehrfach verwendet werden; zur Spülung ist dabei sterilisiertes Wasser zu verwenden Nach Abschluss der Absaugung Durchspülung des Absaugsystems mit Leitungswasser Aufhängung des Ansatzstücks des Absaugkatheters in senkrechter Position Tägliche thermische Desinfektion von Absaugschlauch und Sekretauffangbehälter Patientenbezogene Verwendung von Absaugschlauch und Sekretauffangbehälter	A A A A A A B A
Medikamentenvernebler	Entfernung des Kondenswassers aus den Beatmungsschläuchen vor dem Befüllen des Verneblers Verwendung von Medikamenten aus Einzelampullen Nach Gebrauch der Vernebler thermische oder chemische Desinfektion Nach chemischer Desinfektion Ausspülung des Verneblers mit sterilisiertem Wasser zur Beseitigung von Desinfektionsmittelrückständen und trockene Lagerung	A B A A
Wiederaufbereitung von Beatmungszubehör	Gründliche Reinigung aller Gegenstände vor Desinfektion Desinfektion von Gegenständen, die direkt oder indirekt mit den Schleimhäuten des Respirationstrakts in Berührung kommen Bevorzugung thermischer Desinfektionsverfahren Nach chemischer Desinfektion Nachspülung mit sterilisiertem Wasser zur Beseitigung von Desinfektionsmittelrückständen Trockene Lagerung der desinfizierten Gegenstände	A A A A A
Muskelrelaxation	Soweit möglich, Vermeidung von Muskelrelaxanzien	

Tab. 24.7. *Fortsetzung*

Maßnahme	Empfehlung	Empfehlungsgrad
Lagerung des Patienten	Hochlagerung des Oberkörpers um 30–45° (falls keine Kontraindikation) Kinetische Betten können bei Schwerstkranken sinnvoll sein	A B
Ernährung	Frühzeitige enterale Ernährung Platzierung der Ernährungssonden distal des Pylorus: zurzeit keine Empfehlung Prüfung der korrekten Lage der Ernährungssonde vor jeder Nahrungszufuhr Adaptation der Nahrungszufuhr an Darmtätigkeit Ernährungssonden sind sobald wie möglich zu entfernen	B C A A A
Stressulkusprophylaxe	Verzicht auf Stressulkusprophylaxe, wenn vertretbar Keine Empfehlung hinsichtlich spezifischer Maßnahmen möglich	B B
Orale Dekontamination	Keine Empfehlung für oder gegen die Anwendung oraler Dekontaminationsstrategien	C
Selektive Darmdekontamination*	Bei Patienten der konservativen Intensivmedizin nicht generell empfohlen, bei Polytrauma und selektierten chirurgischen Patienten (z. B. Apache-II-Score 20–29) kann die selektive Darmdekontamination die Überlebensrate verbessern**	C
Grad der Empfehlung		**Evidenz**
A	Evidenz aufgrund von Meta-Analysen randomisierter, kontrollierter Studien	I a
A	Evidenz aufgrund mindestens einer randomisierten, kontrollierten Studie	I b
B	Evidenz aufgrund mindestens einer gut angelegten kontrollierten Studie ohne Randomisierung	II a
B	Evidenz aufgrund mindestens einer gut angelegten quasi experimentellen Studie	II b
B	Evidenz aufgrund gut angelegter nicht experimenteller deskriptiver Studien (z. B. Vergleichsstudien, Korrelationsstudien, Fall-Kontroll-Studien)	III
C	Evidenz aufgrund von Berichten/Meinungen von Expertenkreisen, Konsensus-Konferenzen und/oder klinischer Erfahrungen anerkannter Autoritäten	IV

*In Kliniken mit hoher Prävalenz multiresistenter Erreger (vor allem MRSA) kann die selektive Darmdekontamination zur Erhöhung des Selektionsdrucks beitragen. Zur endgültigen Bewertung ist die Wirksamkeit der enteralen Antibiotikagabe als Komponente der selektiven Darmdekontamination gegenüber der oralen und systemischen Prophylaxe zu klären, mögliche Folgen für die Resistenzentwicklung im Langzeitverlauf sind zu untersuchen.

Kontrolle der antimikrobiellen Therapie: Da eine prolongierte antimikrobielle Therapie einen hohen Selektionsdruck auf Krankheitserreger ausübt, stellt das Erregerspektrum einer Intensivstation zusammen mit den entsprechenden Resistenzmustern zu einem wesentlichen Teil eine Konsequenz der in der Vergangenheit zur Anwendung gekommenen antimikrobiellen Therapien dar. Somit kommt einer Kontrolle der antimikrobiellen Therapie höchste Priorität zu. Diese umfasst

- die Definition kalkulierter Therapieregime einschließlich Dosierung und Anwendungsdauer für die wichtigsten Indikationen sowie
- eine kontinuierliche Überwachung des Erreger- und Resistenzspektrums, die wiederum als Grundlage zur Überprüfung und gegebenenfalls zur Korrektur der kalkulierten Therapieregime dient.

Prognose

Die Sterblichkeit kann vor allem bei Patienten, die auf einer Intensivstation behandelt werden, bis zu 50%, im Mittel 20–30%, betragen, wobei die direkt auf die Pneumonie zurückzuführende Letalität in der Regel niedriger ist, aber im Einzelfall ebenfalls bis maximal 50% betragen kann.

Literatur

American Thoracic Society (1996) Hospital acquired pneumonia in ventilated patients: diagnosis, assessment of severity, initial antimicrobial therapy and preventive strategies. Am J Respir Crit Care Med 153: 1711–1725

Ewig S et al. (2000) Deutsche Gesellschaft für Pneumologie. Nosokomiale Pneumonie: Empfehlungen zur Therapie und Prophylaxe. Pneumologie 54: 525–538

Grossman RF, Fein AM (2000) Evidence-based assessment of diagnostic tests for ventilator-associated pneumonia. Chest 117 (Suppl 2) 177s–181s

Lorenz J et al. (2003) Nosokomiale Pneumonie: Prävention, Diagnostik und Therapie. Ein Konsensuspapier der Deutschen Gesellschaft für Pneumologie (DGP) und der Paul-Ehrlich Gesellschaft für Chemotherapie (PEG) unter Mitarbeit von Experten der Deutschen Gesellschaft für Anästhesiologie und Intensivmedizin (DGAI). Pneumologie 57: 532–545

Mitteilung der Kommission für Krankenhaushygiene und Infektionsprävention am Robert-Koch Institut. Prävention der nosokomialen Pneumonie. Bundesgesundheitsbl – Gesundheitsforsch – Gesundheitsschutz 2000; 43: 302–309

Rüden H et al. (1997) Prävalenz der wichtigsten nosokomialen Infektionen in Deutschland, Ergebnisse der NIDEP-Studie. Bundesgesundheitsblatt 6: 198–203

Steinbrecher E et al. (2000) Die häufigsten Erreger bei Intensivpatienten mit nosokomialen Infektionen, Ergebnisse des Krankenhaus-Infektions-Surveillance-Systems (KISS). Chemotherapie Journal 5: 179–184

Torres A et al. (2001) European Task Force on ventilator-associated pneumonia: Ventilator-associated pneumonia. Eur Respir J 17: 1034–1045

Akute bronchiale Obstruktion

Joachim Lorenz

25.1 Asthma bronchiale

■■■ Grundlagen

■■ Definition

Vier Kriterien definieren Asthma. Sie **müssen alle erfüllt sein**:

1. **Pathologie:** Chronische Entzündung der Atemwege mit Mastzellen, eosinophilen Granulozyten und T-Lymphozyten als zelluläre Komponenten.
2. **Klinik:** Wiederkehrende Episoden von Giemen, Kurzatmigkeit, thorakalem Engegefühl und Husten, vor allem nachts und in den frühen Morgenstunden.
3. **Lungenfunktionsprüfung:** Homogene (in den peripheren und zentralen Atemwegen), aber variable Einschränkung des Atemflusses mit zumindest teilweiser Reversibilität , spontan oder unter Therapie.
4. **Provokationstest:** Gesteigerte bronchokonstriktorische Antwort der Atemwege auf Stimuli (= bronchiale Hyperreagibilität)

Die **Akute Exazerbation** bezeichnet eine Verschlechterung der Asthmasymptome, die eine Intensivierung der Bedarfsmedikation oder medizinische Hilfe notwendig machen.

■■ Epidemiologie

In Mitteleuropa beträgt die **Asthmaprävalenz** bei Kindern und jungen Erwachsenen etwa 5–10% mit zunehmender Tendenz. Todesfälle betreffen fast ausschließlich junge Menschen (Schwerpunkt: 2.–4. Lebensjahrzehnt). Die Mortalität liegt bei 0,5–1/100.000 Einwohner. Sie blieb in den letzten Jahrzehnten trotz therapeutischer Fortschritte vor allem wegen der zunehmenden Prävalenz stabil. Etwa 4% aller Asthmaanfälle und etwa 20% der in Notfallambulanzen behandelten Anfälle sind schwer. 2–20% aller Notfallbehandlungen führen zur Intensivtherapie.

■■ Ätiologie und Pathogenese

■ Ätiologie

Ein **prädisponierender Faktor** ist Atopie (= die vermehrte Bildung von Immunglobulin E nach Allergenkontakt), diese ist teilweise genetisch gesteuert.

Kausale Faktoren sind häusliche, berufliche und Umweltallergene, Nahrungsmittel, Chemikalien (allergisch und nichtallergisch), Medikamente (nichtallergisch: ASS, β-Blocker, Parasympathikomimetika, NSAR).

Fördernde Faktoren sind Rauchen, Kontakt mit Umweltschadstoffen, respiratorische Infektionen (vor allem durch Viren) und niedriges Geburtsgewicht.

Triggerfaktoren für Exazerbationen sind Kontakt mit einem Allergen oder einem Umweltschadstoff (z. B. Smog), respiratorische Infektionen, körperliche Anstrengungen (Hyperventilation), Nahrungsbestandteile (z. B. Konservierungsstoffe), Medikamente.

25

■ Pathogenese

Allergische und nichtallergische Asthmaformen folgen den gleichen Immunmechanismen.

Die **asthmatische Entzündung** resultiert aus der Wechselwirkung von verschiedenen Zelltypen:

- *Initiierende Zellen:* Antigenpräsentierende Zellen wie z. B. dendritische Zellen, die nach Antigen-/Allergenkontakt in der Lunge vermehrt nachweisbar sind. Sie verarbeiten das Antigen und präsentieren den T-Lymphozyten immunogene Antigensequenzen.
- *Entzündungsmodulierende Zellen:* B-Lymphozyten und γ/δ-T-Lymphozyten.
- *Effektorzellen:* Mastzellen, basophile Granulozyten, eosinophile Granulozyten, ferner neutrophile Granulozyten, Thrombozyten und Makrophagen.
- *Zielzellen:* Bronchiale Epithelzellen, Myofibroblasten und glatte Muskelfasern.

> Die etablierte allergische asthmatische Entzündung beginnt mit einer allergischen Frühreaktion, die in eine Spätreaktion übergeht. Das nichtallergische Asthma läuft in gleicher Weise ab, jedoch sind ein Allergen und die allergische Frühreaktion nicht nachweisbar.

Die asthmatische Entzündung führt zur Ausdifferenzierung von Lymphozyten des TH2-Subtyps, die die asthmatische Entzündung steuern und unterhalten. Sie sind funktionell gekennzeichnet durch ihre Mediatoren **Interleukin**(IL)-4, IL-5, IL-9 und IL-13. Durch sie werden die Aktivierung von B-Lymphozyten und die Synthese von IgE gesteuert. Auch aktivieren sie Mastzellen und Eosinophile. IL-4 und IL-13 rekrutieren selektiv Eosinophile aus dem strömenden Blut durch Bildung des Adhäsionsmoleküls VCAM-1.

■■ Pathologische Anatomie

Das **akute Asthma** ist eine eosinophile Bronchitis mit ausgeprägter Hyperämie und Bronchospasmus, Schleimhautödem und Dyskrinie (vermehrte Bildung hochviskösen Sekretes) mit Engstellung der Bronchiallumina und Sekretverlegung. Die Bronchialschleimhaut weist akute Schäden auf bis hin zur Freilegung der Basalmembran (durch Entzündungsmediatoren).

Beim **chronischen Asthma** ist die Schleimhaut infiltriert durch Eosinophile, Lymphozyten und Mastzellen; die Bronchialmuskulatur ist hypertrophiert, die Drüsen stimuliert. Die Mukosa zeigt ein Remodelling mit Flimmerzellverlust und Bindegewebevermehrung.

■■ Pathophysiologie

Gasaustausch

Die bronchiale Obstruktion führt zur **Erhöhung des Atemantriebs** (als Folge kommt es zur alveolären Hyperventilation mit arterieller Hypokapnie). Bei zunehmender Obstruktion kommt es zum Abfall des p_aO_2. Eine schwere Hypoxämie mit Normoventilation oder Hyperkapnie kündigt das **Ventilationsversagen** durch akute Überlastung der Atempumpe an.

Atemmechanik

Die Verengung kleiner und großer Bronchien bedingt das Bild der homogenen Obstruktion mit Flussreduzierung während der gesamten forcierten Exspiration ◻ Abb. 25.1. Der Atemwegswiderstand ist erhöht, der Atemstoß verlängert (erniedrigte exspiratorische 1-Sekundenkapazität). Die pulmonale Zeitkonstante (= Resistance × Compliance) ist verlängert; die Lunge kann sich bei physiologischer Atemfrequenz nicht völlig entleeren (→ trapped volume, intrinsischer PEEP), das thorakale Gasvolumen (TGV = Lungenvolumen am Ende der normalen Ausatmung,) und das Residualvolumen (RV = Lungenvolumen am Ende einer kompletten Ausatmung) sind erhöht.

■■ Formen

Extrinsisches Asthma

Allergisches Asthma aufgrund einer oft familiären allergischen Diathese, oft in der Kindheit/Jugend beginnend. Das Immunglobulin E ist im Serum erhöht. Exazerbationen/Anfälle entstehen durch Allergenkontakt (inhalativ oder durch Ingestion).

Intrinsisches Asthma

Nichtallergisches Asthma mit oft spätem Beginn (40. Lebensjahr) typischerweise nach einem viralen Atemwegsinfekt. Die Erkrankungsausprägung unterliegt geringeren Schwankungen, immunologisch finden sich Hinweise auf eine anhaltende Aktivierung der typischen Entzündungszellen. Exazerbationen entstehen unabhängig vom Allergenkontakt.

Anstrengungsasthma

Die Asthmasymptomatik tritt während und vor allem nach körperlicher Belastung auf. Auskühlung und Austrocknung der Bronchialschleimhaut (vor allem bei Leistungssportlern auch andere Noxen wie Chlorgas bei Schwimmern) führen zur asthmatischen Entzündung.

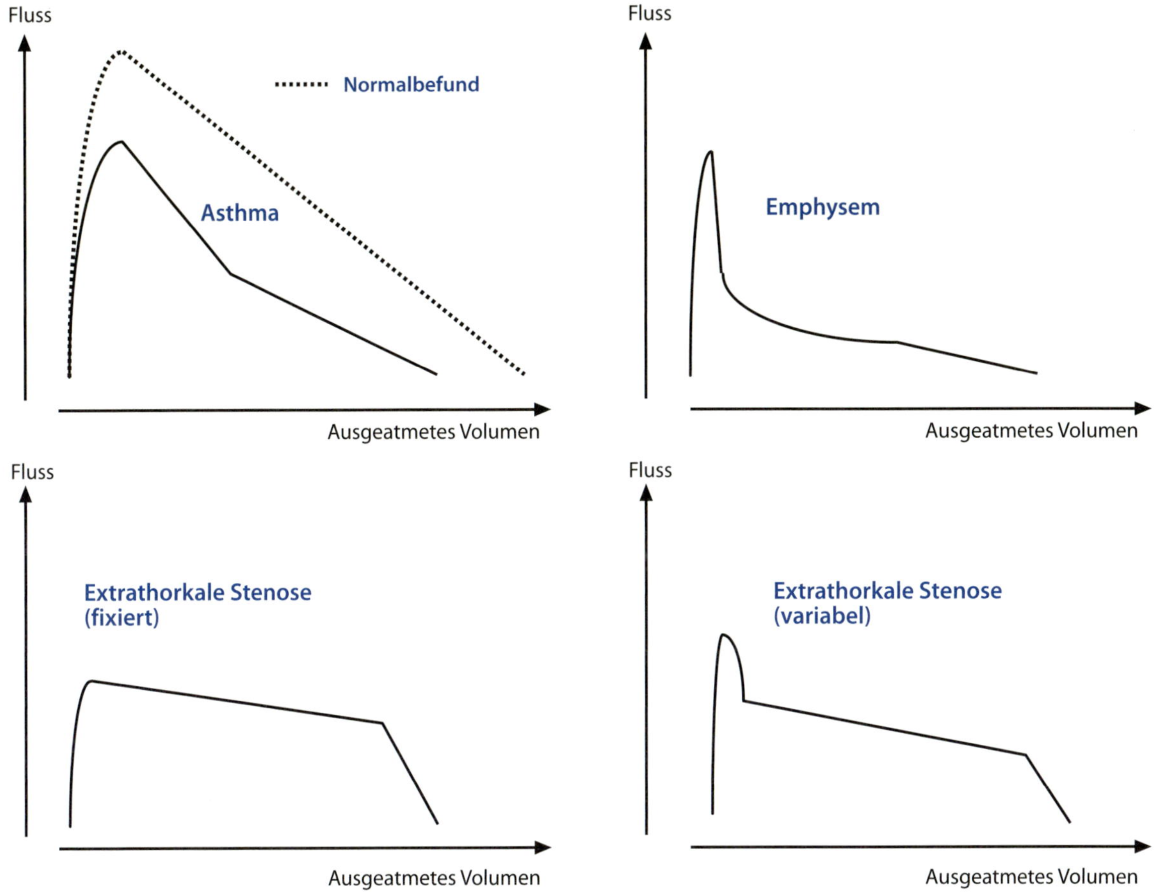

Abb. 25.1. Verschiedene Typen der bronchialen Obstruktion in der exspiratorischen Fluss-Volumenkurve

Variant-Asthma

Eine milde Asthmaform, bei der statt Luftnot Reizhusten als Asthmaäquivalent auftritt.

Analgetika-Asthma

Intrinsisches Asthma mit **Intoleranz gegenüber Analgetika** vom Typ der **Azetylsalizylsäure** (Zusammenhang mit dem Leukotrienmetabolismus), häufig mit Polyposis nasi assoziiert. Bei Analgetika-Exposition kommen schwerste Anfälle vor.

Brittle-Asthma

Seltene Verlaufsform mit starken Peakflow-Schwankungen (> 40%) trotz maximaler Therapie (Typ I) oder plötzlichen, schwersten, lebensbedrohlichen Asthmaanfällen ohne vorangehende Symptomverschlechterung (Typ II). Die Entzündungsmechanismen unterscheiden sich von denen der anderen Formen.

Weiterhin tritt **Asthma bei gastroösophagealem Reflux** auf. **Berufsasthma (z. B. Bäckerasthma)** ist meist allergisch bedingt.

▪▪▪ Klinik

▪▪ Symptome

Variable Belastungseinschränkung, Luftnot oder thorakales Engegefühl mit oder ohne Husten (trocken oder mit wenig zähem, glasigem Auswurf), rezidivierend geräuschvolle, giemende Atmung. Das Beschwerdemaximum ist typischerweise in der zweiten Nachthälfte oder nach Allergenexposition.

Akute Beschwerden werden nach dem Auftreten der Symptome unterschieden:

- *Asthmaanfall:* Zunehmende Beschwerden innerhalb weniger Stunden
- *Status asthmaticus:* Fortdauern eines Anfalls über mehr als 12 h trotz Therapie mit β-Agonisten und/oder Theophyllin
- *Dauerasthma:* Wochen bis Jahre anhaltende Beschwerden wechselnder Ausprägung
- *Asphyktischer Anfall:* Schwerster Anfall mit Bewusstlosigkeit innerhalb von Minuten (im Rahmen des Brittle-Asthma Typ II)

▪▪ Befunde

Giemende, pfeifende Atemnebengeräusche (»Katzenkonzert«), verlängertes Exspirium, bei kritischer Bronchialobstruktion leiser werdendes Atemgeräusch und Nebengeräusche (»silent chest«).

Pulsus paradoxus (inspiratorischer Blutdruckabfall um >12 mmHg), Sinustachykardie, Tachyarrhythmia absoluta bis zur ventrikulären Tachykardie (selten) durch akute Rechtsherzinsuffizienz.

Kriterien des schweren Asthmaanfalls

- Orthopnoe, Tachypnoe (>25/min), Einsatz der Atemhilfsmuskulatur
- p_aO_2 <61 mmHg
- Tachykardie (>110/min)
- Pulsus paradoxus (RR-Differenz über 25 mmHg)
- Unruhe, Bewusstseinstrübung
- Zyanose

▪▪ Komplikationen

Ateminsuffizienz bzw. Atemstillstand, symptomatischer Spontanpneumothorax sowie akutes Rechtsherzversagen können auftreten.

▪▪▪ Diagnostik

▪▪ Bildgebende Diagnostik

Sie hat untergeordnete Bedeutung in der Asthmadiagnostik. Im Röntgenbild sind Überblähungszeichen im Anfall (Rarefizierung der Lungen- und Gefäßstruktur, Tiefertreten des Zwerchfells) zu erkennen. Ein möglicher Pneumothorax muss beachtet werden!

▪▪ Labordiagnostik

Die Blutgasanalyse dient dem Nachweis der Hypoxämie bzw. der Hyperkapnie (s. ► Abschnitt Pathophysiologie). Die übrigen Laborbefunde sind im Anfall oft unbeeinträchtigt (gelegentlich Leukozytose, Eosinophilie). Die Eosinophilie weist nicht auf eine allergische Genese hin. Sie ist sogar bei intrinsischem Asthma häufiger.

Im Intervall kann eine Allergiediagnostik (kutaner Pricktest, Gesamt-IgE im Serum, gezielter Nachweis allergenspezifischer IgE-Antikörper nach der Anamnese) durchgeführt werden.

▪▪ Funktionsdiagnostik

Siehe auch den Abschnitt zur Pathophysiologie. Durch Peak-Flow-Meter (einfache mechanische Geräte, die den Atemspitzenfluss bei forcierter Exspiration messen) können der Verlauf und die Schwere einer Exazerbation beurteilt werden (Selbstmessung durch den Patienten).

▪▪ Bronchoskopie

Hierdurch können Bronchospasmus, Schleimhautödem, entzündliche Gefäßinjektion und Dyskrinie sichtbar gemacht werden. Diagnostisch hat die Methode keine Bedeutung, jedoch therapeutisch zur Bronchialtoilette bei Schleimverlegung.

▪▪▪ Differenzialdiagnose

- **Unterscheidung verschiedener Typen** der Atemwegsobstruktion ◘ Abb. 25.1.
- **Die lokalisierte Obstruktion** (z. B. Tumor, Fremdkörper, Glottisödem, Rekurrensparese) geht mit Stridor oder einseitigem Auskultationsbefund einher, spricht nicht auf Broncholytika und Steroide an, zeigt andere Lungenfunktionsbefunde (◘ Abb. 25.1; außerdem Öffnung der Resistance-Schleife bei inhomogener Ventilation rechts versus links).
- **Akute Linksherzdekompensation** bzw. **Lungenarterienembolie** können einen Asthmaanfall imitieren, aber die Patienten weisen keine Asthmaanamnese auf! In der Lungenfunktionsprüfung zeigt sich eine restriktive Ventilationsstörung.
- **COPD** ◘ Tab. 25.1

Tab. 25.1. Differenzialdiagnose von Asthma und COPD

Kriterium	Asthma	COPD
Familie, Kindheit	Allergie/Asthma in der Familie, Atopiestigmata in der Kindheit (Neurodermitis, Rhinitis)	keine Hinweise
Alter bei Erstdiagnose	überwiegend in Kindheit und Jugend	meist in der 6. Lebensdekade
Tabakrauchen	kein Kausalzusammenhang	Hauptrisikofaktor
Atemnot	nachts, anfallsartig, episodisch	bei Belastung
Überblähungshinweise (klinisch, radiologisch)	nur im Anfall	permanent (begleitendes Emphysem)
bronchiale Hyperreagibilität	immer	teilweise
Obstruktion	variabel	stabil, langsam progredient
Reversibilität der Obstruktion	gut: ΔFEV1 >20%	allenfalls gering: ΔFEV1 <15%
Ansprechen auf Kortikoide	regelhaft, stark	nicht immer, mäßig

Therapie

Dosierung

Anfallstherapie bei Asthma

Leichter Anfall (normales Sprechen ist möglich, Atemfrequenz <25/min, Puls <110/min, Peak-Flow >50% Soll):
- kurz wirksamer inhalativer β_2-Agonist (Tab. 25.2), 2–4 Hübe
- 25–50 mg Prednisonäquivalent p.o. oder i.v.
- Selbsthilfetechniken: atemerleichternde Körperstellung und Lippenbremse

Schwerer Anfall (zu kurzatmig zum normalen Sprechen, Atemfrequenz >25/min, Puls ≥110/min, Peak-Flow <50% Soll, Verwirrtheit, Zyanose, Pulsus paradoxus >25 mmHg):
- Sauerstoff 2–4 l/min nasal oder über Maske (S_aO_2 >90%)
- Kurzwirksamer β_2-Agonist (Tab. 25.2) 4 Hübe alle 10 min
- Venöser Zugang, 100 mg Prednisonäquivalent i.v., Theophyllin 200 mg langsam i.v. (Nicht bei Vortherapie! Nur bei Patienten ohne bekanntes Arrhythmie- und Krampfanfallrisiko!)
- Sofortige Einweisung ins Krankenhaus

Schwerer Anfall ohne rasche Besserung:
→ Einleitung der Intensivtherapie
- Monitoring: S_pO_2 (kontinuierlich), BGA (halbstündlich bis stündlich), EKG, RR (nichtinvasiv), ggf Theophyllin-Spiegel (initial und dann 12–24-stündlich)
- Sauerstoff (2–10 l/min über Nasensonde oder Maske) bis S_aO_2 >90%
- β_2-Agonist als Inhalationslösung 3–6 × tgl. über Maskenvernebler oder den Ventilatorvernebler (Tab. 25.2)
- Atemerleichternde Körperhaltung
- Gegebenenfalls β_2-Agonist parenteral (Tab. 25.2)
- Inhalatives Steroid (z. B. Budesonid 1 mg/2 ml, 2–4 ml Suspension alle 12 h) über Maskenvernebler oder den Ventilatorvernebler
- Parenterales Steroid (Prednisonäquivalent) 100 mg i.v. alle 6 h
- Magnesiumsulfat: Vereinzelte Berichte geben eine funktionelle Besserung bei intravenöser Mg^{++}-Gabe im Anfall an, vor allem bei Patienten, die nicht auf β-Agonisten ansprechen
- Theophyllin (800 mg/24 h bzw. 0,5–0,7 mg/kgKG/h nach Initialbolus von 5 mg/kgKG i.v.als Dauerinfusion; unter Serumspiegelkontrolle)

> Der zusätzliche Wert von Theophyllin in der Anfallstherapie ist gering, die Datenlage ist widersprüchlich, nur ein kleiner Teil der Behandelten profitiert, während das Nebenwirkungspotenzial bei Patienten mit akuter Rechtsherzbelastung und Hypoxämie erheblich ist. Ein routinemäßger Einsatz ist nicht zu empfehlen.

▪▪ Maschinelle Beatmung

Sie ist indiziert bei Atemstillstand, klinischen Zeichen der Atemerschöpfung (Unruhe, Verwirrtheit, Zyanose, »rapid shallow breathing« [zunehmende Atemfrequenz bei abnehmenden V_T]) und bei kritischen Blutgaswerten: p_aO_2 <55 mmHg (S_pO_2 <85%) trotz Sauerstofftherapie, p_aCO_2-Anstieg >45 mmHg mit weiterer Zunahme.

Zu den Einzelheiten der maschinellen Beatmung ▶ Kap. 11.4.1. Zum Einsatz kommt die **Druckbegrenzte Beatmung** (<35 cm H_2O) mit niedrig normaler Atemfrequenz (10–15/min), höheren inspiratorischen (>80 l/min) und niedrigen exspiratorischen Atemflüssen, hierdurch niedriges In-/Exspirationsverhältnis (verlängerte Exspirationszeit, I:E Verhältnis von 1:2 bis 1:3). Bei zu hohem Spitzen-/Plateaudruck permissive Hyperkapnie mit einem Atemzugvolumen von 8–10 ml/kg (pH >7,2 anstreben und mit Bikarbonat i.v. aufrechterhalten). Das F_iO_2 wird erhöht, um eine S_aO_2 von mindestens 85% zu erreichen. Der extrinsische PEEP sollte klein sein im Verhältnis zum intrinsischen PEEP (<50%), um Lungenkompartimente mit geringerer Zeitkonstanten nicht zu überblähen.

Das Gasgemisch **Heliox** (Mischung von Helium und Sauerstoff) reduziert den Atemwegswiderstand und ist eine Option **bei schwerstem, therapierefraktärem Asthma**. Bei Beatmeten lassen sich der Spitzendruck und

Tab. 25.2. β_2-Agonisten (Auswahl)

Kurz wirksame inhalative Substanzen (Fertigarzneimittel)				
Freiname	**Handelsname**			
	Dosieraerosol (FCKW-frei)	**Pulver**	**Dosieraerosol (mit FCKW)**	**Dosis pro Hub**
Fenoterol	Berotec N[1]			0,1 mg
	Berodual[2]			0,05 mg
Reproterol			Bronchospasmin[3]	0,5 mg
Salbutamol	Sultanol N[4]			0,1 mg
	Bronchospray novo[4]			0,1 mg
	Salbulair N[4]			0,1 mg
		Sultanol		0,2/0,4 mg
		Rotadisk		0,2/0,4 mg
Terbutalin	Bricanyl			0,25mg
		Aerodur Turbohaler		0,5mg
Kurz wirksame inhalative Substanzen (Inhalationslösungen)				
Freiname	**Handelsname**	**Einzeldosis (3–6 Inhalationen/d)**		
Salbutamol (5 mg/1 ml)	Sultanol	2,5 mg (10 Tr.)/3 ml NaCl 0,9%		
Fenoterol (1mg/1ml)	Berotec LS 0,1%	4–8 Tr./3 ml NaCl 0,9%		
Parenterale Substanzen				
Freiname	**Handelsname**	**Dosierung**	**Applikation**	
Salbutamol (5 mg/5 ml)	Salbulair 5 Infusionskonzentrat	5 mg/50 ml; 2–10 ml/h	i.v.	
Terbutalin (0,5 mg/1 ml)	Bricanyl 0,5mg	0,25–0,5 mg/6 h	s.c.	
Reproterol (0,09 mg/1 ml)	Bronchospasmin	0,09 mg/6 h	i.v.	

[1] enthält Tetrafluorethan; [2] enthält Tetrafluorethan und als zweiten Wirkstoff Ipratropiumbromid (0,02mg); [3] enthält Trichlorfluormethan, [4] enthält Norfluoran

der p_aCO_2 senken. Auch bei Nichtbeatmeten wurden günstige Effekte beschrieben, allerdings nur bei ausschließlicher Heliox-Atmung. Systematische Übersichten konnten jedoch keine ausreichende Evidenz für einen Routineeinsatz in der Notfallmedizin finden.

Die **Analgosedierung** wird als tiefe Sedierung mit bronchodilatatorischen Substanzen (z. B. Midazolam + Ketamin) durchgeführt; Ultima Ratio ist die Inhalationsanästhesie, z. B. mit Enfluran.

! Cave
Hohes Risiko einer Critical Care Polyneuro-/myopathie bei tiefer Analgosedierung in Kombination mit hoch dosierter Kortikosteroidtherapie!

▪▪ Bronchoskopie

Sie dient der mechanische Sekretentfernung oder Lavage mit isotoner NaCl-Lösung, evtl. mit Adrenalin (z. B. 0,2 mg/160ml NaCl 0,9%).

▪▪▪ Prävention

Zum **Notfallset** bei schwerem Asthma bzw. Brittle-Asthma gehören: Inhalativer, kurz wirksamer β_2-Agonist, parenteraler β_2-Agonist (zur s.c. Applikation), hoch dosiertes, systemisches Glukokortikosteroid (z. B. Prednison 100 mg p.o. oder rektal), gegebenenfalls Theophyllin (200 mg, Injektionsampullen als Trinkampullen).

Eine **konsequente Langzeittherapie** mit Einschluss eines inhalativen Kortikosteroids in angemessener Dosierung (Tagesdosis 500–2.000 µg je nach Erkrankungsschwere sowie die konsequente **Vermeidung von Allergenen** und ggf. eine spezifische Immuntherapie dienen der Prävention schwerer Asthmaanfälle.

▪▪▪ Prognose

Die meisten akuten Anfälle sind kurz. Sie bessern sich innerhalb von 1–2 h nach Therapiebeginn. 20–30% der Anfälle zeigen ein unbefriedigendes Primäransprechen. Die Verbesserung der bronchialen Obstruktion bei diesen Patienten verläuft langsam (über 48–72 h). Jährlich benötigen etwa 1% aller Asthmatiker eine **Intensivtherapie**. Ein Drittel davon müssen maschinell beatmet werden. Bei den Beatmeten treten im Mittel 1,3 Komplikationen auf (Spektrum: Blutdruckabfall, Pneumothorax, Pneumomediastinum, Atelektase, nosokomiale Pneumonie, Sepsis, Arrhythmien, gastrointestinale Blutungen und zerebrale Hypoxie in der Reihenfolge der Häufigkeit). Die Letalität der Beatmeten beträgt etwa 8%.

Literatur

Ayres JG, Miles JF, Barnes PJ (1998) Brittle asthma. Thorax 53: 315–321

Buhl R, Berdel D, Criée CP et al. (2006) Leitlinie zur Diagnostik und Therapie von Patienten mit Asthma. Pneumologie 60: 139–177

British Thoracic Society (2003) Guidelines on the management of asthma. Thorax 58 (Suppl I): i1–i94

Corbridge T, Hall JB (1998) Status asthmaticus. In Hall JB, Schmidt GA, Wood LDH, eds. Principles of Critical Care, 2. Aufl. New York: McGraw-Hill S. 579–594

Levy BD, Kich B, Fanta CH (1998) Medical and ventilatory management of status asthmaticus. Intensive Care Med 24: 105–117

Lorenz J (2003) Checkliste XXL Pneumologie, Thieme Stuttgart S. 156–172

McFadden ER Jr. (2003) Acute severe asthma. Am J Respr Crit Care Med 168: 740–759

National Asthma Education and Prevention Program Expert Panel (1997) National Asthma Education and Prevention Program Expert Panel Report II: guidelines fort he diagnosis and management of asthma. NIH Publication 97-4051. Bethesda, MD: National Institutes of Health

25.2 Chronisch-obstruktive Atemwegserkrankung (COPD)

▪▪▪ Grundlagen

▪▪ Definition

Chronische Lungenerkrankung mit progredienter, nach Gabe von Bronchodilatatoren und/oder Glukokortikoiden nicht vollständig reversibler Atemwegsobstruktion auf dem Boden einer chronischen Bronchitis und/oder eines Lungenemphysems.

Hauptsymptome sind chronischer Husten, Auswurf, Atemnot, anfangs nur unter Belastung. Patienten, deren Erkrankung der Definition von Asthma entsprechen (▶ Abschnitt 25.1), sind ausgeschlossen.

Die **akute Exazerbation** bezeichnet eine akute Verschlechterung mit Zunahme von Symptomen wie Atemnot, Husten, vermehrter Sputummenge und Purulenz oder Fieber, die eine Intensivierung und/oder Änderung der Behandlung erforderlich macht. Ursachen sind Infekte (virale oder bakterielle) oder nichtinfektiöse Ursachen (akute Luftverunreinigung, Verschlechterung von Begleiterkrankungen, bronchokonstriktive Medikamente).

▪▪ Epidemiologie

Etwa 14% der männlichen Raucher haben eine Atemwegsobstruktion, gegenüber 3% der altersgleichen Nichtraucher. Die weltweite Prävalenz der COPD beträgt 9,34/1.000 bei Männern und 7,33/1.000 bei Frauen. Vor dem 5. Lebensjahrzehnt ist die Erkrankung selten, danach steigt die Prävalenz mit einem Gipfel im 7. Dezennium. Die **COPD ist Haupttodesursache in 3,5% aller Todesfälle** und mitverursachend bei weiteren 4,5%. Sie ist weltweit die fünfthäufigste Todesursache mit steigender Tendenz, da die Mortalität kardiovaskulärer Erkrankungen rückläufig ist.

▪▪ Ätiologie und Pathogenese

Das **Zigarettenrauchen** ist für etwa 80–90% der Erkrankungen verantwortlich. Die Wahrscheinlichkeit der Erkrankungen ist umso höher, je früher mit dem Rauchen begonnen wurde und je mehr Zigaretten kumulativ geraucht wurden. In manchen Entwicklungsländern spielen Umweltbelastungen (z. B. offenes Feuer in Wohnräumen) eine erhebliche Rolle.

Endogene Faktoren unterstützen die Entwicklung der Erkrankung, der bekannteste ist der hereditäre Mangel des α_1-Proteaseinhibitors (α_1-Antitrypsin).

Das **Lungenemphysem** beginnt in Alveolen und kleinen Atemwegen. Durch aggressive Faktoren (Zigarettenrauchen, Umweltschadstoffe, Infekte) überwiegt die Proteolyse gegenüber der Antiproteaseaktivität, wodurch Parenchym destruiert wird (Abbau von Alveolarwänden und terminalen Bronchioli). Dadurch verliert die Lunge Gasaustauschfläche und die Lungenelastizität geht verloren. Bei forcierter Exspiration kollabieren kleine Bronchien und es resultiert eine dynamische Flusseinschränkung mit Ausbildung einer chronischen Lungenüberblähung.

Die **chronische Bronchitis** ist die Folge einer fehlgeleiteten Schutzreaktion auf chronische Noxen. Bronchialepitheldefekte, Entzündung und Schleimdrüsenstimulation führen zur strukturell bedingten bronchialen Obstruktion in den kleinen Atemwegen (»small airways disease«). Reparative Prozesse (z. B. Bronchialwandfibrose, Epithelmetaplasie) bedingen später ein »airway remodelling« mit fixierter Obstruktion und Instabilität peripherer und zentraler Bronchien. Die mukoziliäre Clearance ist (durch Zilienverlust und dynamische Obstruktion) schwer gestört. Dyskrinie und Hyperkrinie, lokale Immundefekte und zerstörte Schleimhautintegrität sind die Basis für chronische bakterielle Kolonisation und akute Infektexazerbationen. In **Spätstadien** besteht oft ein **Wasting-Syndrom** mit allgemeiner Muskelatrophie (bedingt durch systemische Entzündung, negative Energiebilanz, Inaktivität und Kortikosteroide), daneben eine sekundäre Rechtsherzinsuffizienz aufgrund pulmonaler Hypertonie (Cor pulmonale).

Ursachen der Exazerbation sind in etwa 50% der Fälle bakterielle Atemwegsinfektionen (durch Pneumokokken, *Haemophilus influenzae, Moraxella catarrhalis* und bei fortgeschrittener Erkrankung gramnegative Enterobakterien wie *Klebsiella* spp., *Escherichia coli* oder *Enterobacter spp.*, im Einzelfall auch durch *Pseudomonas aeruginosa*). Virusinfekte sind zu etwa 20–30% Auslöser, ansonsten (20–30%) liegen nichtinfektiöse Ursachen vor (Smog, akute Linksherzinsuffizienz oder andere dekompensierte Grunderkrankungen bei Multimorbidität).

▪▪ Pathologische Anatomie

Am Beginn steht die Schleimhautinfiltration kleiner Bronchien mit mononukleären Zellen. Später folgen Becherzellvermehrung, Drüsenhypertrophie, Hypertrophie glatter Muskeln und eine Verdickung der Basalmembran. Im Remodelling bestehen Narbenzüge, Deformationen und Mukosaersatz durch Plattenepithel und Bronchiektasen neben einem zentrilobulären Emphysem. Makroskopisch sind das **Lungenvolumen stark vermehrt**, der **Thorax deformiert** (Brustkyphose, Sternumbuckelung, Horizontalverlauf der Rippen) und das Zwerchfell abgeflacht oder invertiert.

Bei der akuten Exazerbation liegt eine massive, akute neutrophile Entzündung der Bronchialwand vor. Die Mukosa ist hyperämisch, ödematös verquollen. Das Bronchiallumen ist eingeengt.

▪▪ Pathophysiologie

Während der schweren akuten Exazerbation liegt eine ausgeprägte Lungenüberblähung auf der Basis von dynamischer Obstruktion, Bronchospasmus und fixierter bronchialer Lumeneinengung vor. Der dynamische Obstruktionsanteil ist dominant (im Gegensatz zum Asthma), wodurch die maschinelle Überdruckbeatmung (→ Innere Schienung) in der Regel mit niedrigem Druck problemlos möglich ist.

Der geringe Bronchospasmus zeigt sich auch in der fehlenden Reaktion im Bronchospasmolysetest (im exazerbationsfreien Intervall), bei dem die exspiratorische Einsekundenkapazität um weniger als 15% ansteigt.

Der Atemwegswiderstand ist weniger erhöht als der Ausatemstoß erniedrigt ist (meist unter 1000 ml; <30% vom Soll). Die »Golfschlägerform« der Resistanceschleife (Druckschwankung bei Strömungsnull im frühen exspiratorischen Schleifenanteil) und der »Emphysemknick« der Fluss/Volumenkurve (Flussabbruch nach Erreichen des Spitzenflusses) zeigen die dynamische Obstruktion an (vgl. ◘ Abb. 25.1).

Compliance und Resistance sind erhöht, wodurch die pulmonale Zeitkonstante stark vergrößert ist.

Eine arterielle Hypoxämie ist Ausdruck von Ventilations-Perfusions-Inhomogenitäten, alveolärem Kapillarverlust und Störung der alveolären Diffusion. Eine Hyperkapnie ist die Folge der Erschöpfung der Ventilationspumpe bei chronischer Überlastung (ungünstige Geometrie der Atemmuskulatur bei Überblähung, vermehrte Atemarbeit, muskulärer Abbau) und akuter Fehlbelastung infolge Obstruktion.

▪▪ Formen

Reines Emphysem (Pink Puffer, Typ A)

Kennzeichnend sind die fehlende Symptomvarianz; ausgeprägte Dauerdyspnoe, wenig Auswurf. Ausgeprägte Lungenüberblähung, geringe bis fehlende Erhöhung des Atemwegswiderstandes, keine Reaktion im Bronchospasmolysetest.

Bronchitiker (Blue Bloater, Typ B)

Kennzeichnend sind eine geringe Dyspnoe, reichlich Auswurf, frühinspiratorische, rasselnde Atemnebengeräusche, pyknischer Habitus, frühes Cor pulmonale. Mäßige Überblähung, stärkere, wenig variable Obstruktion, frühe Hyperkapnie.

Asthmatischer Typ

Dieser zeigt bronchiale Hyperreagibilität und eine stärkere Symptomvarianz, daneben Zeichen der chronischen Bronchitis und/oder des Emphysems.

▪▪▪ Klinik

▪▪ Symptome

Anamnestisch tritt eine langsam zunehmende Luftnot auf, zuerst bei stärkerer Belastung, später bei alltäglichen Verrichtungen (Ankleiden, Körperpflege, Haushaltstätigkeiten), es kommt zur Einschränkung des Aktionsradius mit oder ohne Husten und Auswurf.

Aktuell über Stunden oder Tage Zunahme der Luftnot bis zur Ruhedyspnoe mit Orthopnoe und Gebrauch der Atemhilfsmuskulatur. Ein drohender Atemstillstand kündigt sich durch Hechelatmung (hohe Atemfrequenz bei kleinem Atemzugvolumen und hohem Totraumvolumenanteil) an; zunehmende Zyanose.

Eitriger Auswurf mit Sputumvermehrung ohne oder mit Fieber weist auf eine bakterielle Infektexazerbation hin.

Als Zeichen der Hyperkapnie treten morgendliche Kopfschmerzen, Depression, nächtliche Durchschlafstörungen, Tagesmüdigkeit, Plethora bei Polyglobulie (infolge der immer dabei bestehenden Hypoxämie), Verwirrtheit bis zur Schläfrigkeit und CO_2-Narkose auf.

Viele Patienten haben die Zeichen des dekompensierten Cor pulmonale: Ödeme der unteren Extremitäten, gestaute Halsvenen.

▪▪ Befunde

Auskultatorisch sind frühinspiratorische Rasselgeräusche, exspiratorische Spastik (Giemen und Pfeifen) oder »silent chest« feststellbar. Daneben treten Hinweise auf eine chronische Lungenüberblähung auf (geringer Larynx-Sternumabstand, horizontal verlaufende Rippen, tief stehendes, gering inspiratorisch verschiebliches Zwerchfell).

Ein dekompensiertes Cor pulmonale äußert sich durch fehlenden inspiratorischen Kollaps der V. cava inferior und/oder Durchmesser der V. cava >25 mm (in der Sonographie), positiven hepatojugulären Reflux, tachykarde supraventrikuläre Rhythmusstörungen (Sinustachykardie, tachykardes Vorhofflimmern).

▪▪ Komplikationen

- Atemarrest, Kreislaufstillstand (meist akutes Rechtsherzversagen)
- Aspiration, nosokomiale Pneumonie, bronchiale Sekretverlegung
- Venöse Thrombembolie (gefördert durch Immobilität und Polyglobulie)
- Rechtsherzinsufffizienz: Pleuraerguss, Blutdruckabfall, supraventrikuläre tachykarde Rhythmusstörung

▪▪▪ Diagnostik

▪▪ Bildgebende Diagnostik

Die **Röntgenuntersuchung des Thorax** (meist im Liegen) dient der Differenzialdiagnose (z. B. Lungenödem), dem Ausschluss von Komplikationen (z. B. pneumonisches Infiltrat, Pleuraerguss) oder Ursachen der Exazerbation (z. B. pulmonalvenöse Stauung, Pneumothorax, Pneumonie).

Die Darstellung einer Lungenembolie (häufige Komplikation!) ist nur mit **Spiral-Computertomographie** mit Kontrastmittelgabemöglich, nicht in der Lungenszintigraphie, da die schweren Ventilations-Perfusionsausfälle der Grunderkrankung das Bild bestimmen. Screeningtest: D-Dimer im Plasma (s. u.).

Labordiagnostik

Die **Blutgasanalyse** ist die wichtigste Laboruntersuchung! Häufige Verlaufskontrollen sind notwendig (am besten über Arteria-radialis-Katheter): Die Ausmaße der Hypoxämie, der Hyperkapnie und des Basenüberschusses zeigen die Schwere der Exazerbation, die Erschöpfung der Ventilationspumpe, die Chronizität der Ventilationsinsuffizienz und helfen bei der Indikationsstellung zur maschinellen Beatmung. Bei fehlendem Anstieg des p_aO_2 unter Sauerstoffgabe ist an eine begleitende Lungenembolie zu denken. Die Pulsoximetrie ist zur Überwachung alleine nicht ausreichend.

D-Dimer wird bestimmt bei Verdacht auf venöse Thrombembolie. Im **Blutbild** liegt oft eine Polyglobulie und eine Leukozytose vor.

Zum **Screening von Komplikationen und Multimorbidität** können bestimmt werden: Leberenzyme, LDH (Rechtsherzinsuffizienz), Nierenretentionswerte, Elektrolyte, Albumin (Malnutrition).

Funktionsdiagnostik

Eine reguläre Prüfung durch **Spirometrie** ist meist nicht möglich, die bettseitige Messung ergibt meist eine Sekundenkapazität von <1.000 ml (<30% vom Soll), der Peak-Flow beträgt in der Regel <100 l/min

Das **EKG** kann Hinweise ergeben auf eine rechtsventrikuläre Hypertrophie, Arrhythmie oder kardiale Ischämie. Oft liegen eine Niedervoltage und ein Sagittaltyp vor.

Differenzialdiagnose

Asthma: ▶ Abschn. 25.1, ◘ Tabelle 25.1
Akute Linksherzinsuffizienz
Lungenarterienembolie: ▶ Kap. 20
Aspiration: ▶ Kap. 28
Ambulant erworbene Pneumonie: ▶ Kap. 24.1

Therapie

Eine Indikation zur Intensivüberwachung/-therapie besteht in folgenden Situationen:

- *Notfall:* Reanimationsbedürftigkeit, Atemarrest, Kreislaufschock
- *Symptomatik:* Schwere Dyspnoe ohne angemessene Besserung auf die Initialbehandlung, Verwirrtheit, Lethargie, Koma
- *Klinischer Befund:* Atemfrequenz >25/min mit Zunahme; Hechelatmung; Unfähigkeit, Sekret zu expektorieren
- *Technischer Befund:* Zunehmende Hypoxämie (p_aO_2 <56 mmHg) oder Hyperkapnie (p_aCO_2 >70 mmHg), pH <7,35 bei Hyperkapnie mit fallender Tendenz, Tachykardie mit Blutdruckabfall <90/60 mmHg

Die **Therapie der schweren, nicht-lebensbedrohlichen Exazerbation** ist in ◘ Tab. 25.3 zusammengefasst. Maßnahmen zur **Therapie der lebensbedrohlichen Exazerbation** zeigt ◘ Tab. 25.5.

◘ Tab. 25.3. Therapie der schweren, nicht lebensbedrohlichen Exazerbation

Kontrollen	Regelmäßig Beurteilung der Ausprägung der Symptome und der arteriellen Blutgase Röntgenuntersuchung der Thoraxorgane Identifikation und Kontrolle typischer Begleiterkrankungen (Herzinsuffizienz, Arrhythmie, Hyperglykämie, Lungenarterienembolie)
Medikamentöse Therapie	Initial 1–2 Hübe eines kurz wirksamen β_2-Agonisten + 2 Hübe eines kurz wirksamen Anticholinergikums alle 10–15 min, bei unzureichender Besserung 1–2,5 mg eines kurz wirksamen β_2-Agonisten + 0,5 mg Ipratropiumbromid via Vernebler alle 10–15 min 10 Atemzüge inhalieren lassen, im Krankenhaus auch β_2-Agonisten intravenös als Dauerinfusion (z. B. 5 mg Salbutamol/50 ml Glukose 5% über Perfusor, Infusionsgeschwindigkeit 1–5 ml/h) Ggf. zusätzlich Theophyllin: Bolus 200 mg i.v. über 5 min (nur wenn zuvor keine Theophyllin-Dauertherapie), anschließend 800 mg (24 h als Dauerinfusion, Korrektur nach Serumspiegel) Systemische Glukokortikoide: Prednisolon-Analoga 20–40 mg p.o. oder i.v. pro Tag über 14 Tage Antibiotika (nur bei purulentem Sputum): Aminopenizillin (Amoxycillin) oder Cephalosporin II (Cefuroxim) oder Fluorchinolon III/IV (Levofloxacin, Moxifloxacin) p.o. oder i.v. über 5–7 Tage Sauerstoff: 0,5–5 l/min über Nasensonde unter engmaschiger Kontrolle der Blutgase
Nicht-medikamentöse Maßnahmen	Kontrolle des Flüssigkeitshaushaltes (Urinausscheidung, Hautfaltenbeschaffenheit), Korrektur mit Furosemid oder/und Elektrolytlösungen Thromboseprophylaxe bei immobilisierten Patienten, bei Polyglobulie und bei Dehydratation mit Heparin Bronchoskopische Bronchialtoilette oder Lagerungsdrainage bei Sekretretention Gegebenenfalls nichtinvasive Beatmung (NPPV) bei respiratorischer Azidose (Indikationen und Kontraindikationen siehe ◘ Tab. 25.4)

Tab. 25.4. Indikationen und Kontraindikationen der nichtinvasiven Überdruckbeatmung bei exazerbierter COPD)

Indikationen (zwei Kriterien sollten erfüllt sein)	Kontraindikationen (ein Kriterium ist ausreichend)
Dyspnoe mit Gebrauch der Atemhilfsmuskulatur und paradoxer Abdominalbewegung Respiratorische Azidose (arterieller pH <7,35; p_aCO_2 >45 mmHg) Atemfrequenz >25/min	Hämodynamische Instabilität (Hypotension, Arrhythmie, Myokardinfarkt) Somnolenz, gestörte Bewusstseinslage, inkooperatives Verhalten) Atemstillstand Hohes Aspirationsrisiko, schwere Hyper- und Dyskrinie Akutes kraniofaziales Trauma oder Eingriff, nasopharyngeale Missbildung Aktueller gastroösophagealer Eingriff Extreme Adipositas

Tab. 25.5. Therapie der lebensbedrohlichen Exazerbation

Kontrollen	– Regelmäßig Beurteilung der Ausprägung der Symptome und der arteriellen Blutgase – Röntgenuntersuchung der Thoraxorgane – Identifikation und Kontrolle typischer Begleiterkrankungen (Herzinsuffizienz, Arrhythmie, Hyperglykämie, Lungenarterienembolie)
Medikamentöse Therapie	– **Maximal dosierte Bronchodilatatoren:** Kombination von β_2-Agonisten und eines kurzwirksamen Anticholinergikums, 2 Hübe aus dem Dosieraerosol, bei unzureichender Besserung 1–2,5 mg eines kurzwirksamen β_2-Agonisten + 0,5 mg Ipratropiumbromid via Vernebler alle 10–15 min 10 Atemzüge inhalieren lassen, im Krankenhaus auch β_2-Agonisten intravenös als Dauerinfusion (z. B. 5mg Salbutamol/50 ml Glukose 5% über Perfusor, Infusionsgeschwindigkeit 1–5ml/h) – **Ggf. zusätzlich Theophyllin:** Bolus 200 mg i.v. über 5 min (nur wenn zuvor keine Theophyllin-Dauertherpie), anschließend 800 mg (24 h als Dauerinfusion, Korrektur nach Serumspiegel – **Systemische Glukokortikoide:** Prednisolon-Analoga 20–100 mg alle 8 h i.v. in den ersten Tagen, danach Dosisabbau – **Antibiotika:** Ureidopenizillin (z. B. Piperacillin) ± β-Laktamase-Inhibitor (Sulbactam, Tazobactam) oder Cephalosporin IIIa (z. B. Ceftriaxon) oder Fluorchinolon III/IV (Levofloxacin, Moxifloxacin 9 i.v. über 5–7 Tage – Kontrollierte Sauerstoffgabe: 0,5–5 l/min über Nasensonde unter engmaschiger Kontrolle der Blutgase
Nichtmedikamentöse Therapie	– **Nichtinvasive Beatmung:** (Indikationen/Kontraindikationen Tab. 25.4) – **Intubation, maschinelle Beatmung:** Bei Kontraindikationen der nichtinvasiven Beatmung (Tab. 25.4), insbesondere im Notfall (Atemstillstand, Herz-Kreislauf-Stillstand), bei Schock, Koma, Aspiration, schwerer Hypersekretion, fehlender Kooperation des Patienten oder erfolgloser NPPV und bei schwerer Begleiterkrankung (Pneumonie, Pleuraerguss, Stoffwechselentgleisung, Sepsis, Lungenembolie). – **Beatmungsprinzipien:** (Einzelheiten: ► Kap. 11.4.1) Bei maschineller Überdruckventilation ist die Atemmechanik, im Gegensatz zum Asthma, nicht wesentlich verändert, da der Bronchospasmus in der Regel gering ausgeprägt ist. Hohe Spitzendrücke können und sollen vermieden werden. Lediglich auf die dynamische Überblähung durch $PEEP_i$ ist zu achten. Die Taktik zur Senkung des $PEEP_i$ ist die gleiche wie bei Asthma. Angestrebt wird eine druckbegrenzte, assistierte Beatmung (P_{Peak} <<30 cmH_2O) mit niedrig normaler Atemfrequenz (10–15/min), höheren inspiratorischen (>80 l/min) und niedrigen exspiratorischen Atemflüssen durch niedriges In-/Exspirationsverhältnis (verlängerte Exspirationszeit, I:E Verhältnis von 1:2 bis 1:3). Im Hinblick auf die Atemarbeit bei Respirator-Entwöhnung kann eine mäßige Hyperkapnie zugelassen werden (p_aCO_2 45–55 mmHg). Das F_iO_2 wird erhöht zum Erreichen einer S_aO_2 von ≥85%. Der $PEEP_e$ kann bis zu 70% $PEEP_i$ erreichen. Damit kann bei erhaltener Spontanatmung die Atemarbeit reduziert werden: Das zu überwindende Druckinkrement bis zum Beginn des Inspirationsflusses wird verkleinert. – Bronchoskopische Bronchialtoilette oder Lagerungsdrainage bei Sekretretention – Kontrolle des Flüssigkeitshaushaltes (Urinausscheidung, Hautfaltenbeschaffenheit), Korrektur mit Furosemid oder/und Elektrolytlösungen – Thromboseprophylaxe mit Heparin

Prävention

Wichtige Maßnahmen sind Nikotinkarenz und die Kontrolle von Begleiterkrankungen sowie die konsequente, multimodale Langzeittherapie der COPD (Tab. 25.6).

Prognose

Prognostisch ungünstige Variablen bei COPD sind hohes Lebensalter, niedriges FEV_1, niedriger p_aO_2 und Hyperkapnie.

Bei einem FEV1 von >1,25 l beträgt die Lebenserwartung 10 Jahre, bei 0,75–1,25 l 5 Jahre und bei <0,75 l 3 Jahre, wobei 30% der Patienten innerhalb eines Jahres versterben.

Bei schwerer Exazerbation mit invasiver Beatmung beträgt die Letalität etwa 30%. Sie kann bei Umgehung der Intubation mit NPPV auf etwa 10% gesenkt werden. Metaanalysen zeigen, dass durch jeweils acht nichtinvasive Beatmungen ein Todesfall verhindert werden kann (numbers needed to treat, NNT).

Literatur

Global Initiative for Chronic Obstructive Lung Disease (2001) Global strategy for the diagnosis, management and prevention of chronic obstructive pulmonary disease. NHLBI/WHO workshop report. Bethesda, National Heart, Lung and Blood Institute, NIH Publication No. 2701: 1–100

Global Initiative for Chronic Obstructive Lung Disease (2003). Global strategy for the diagnosis, management and prevention of chronic obstructive pulmonary disease. NHLBI/WHO workshop report. Bethesda, National Heart, Lung and Blood Institute, April 2001; Update of the Management Sections, GOLD website (www.goldcopd.com). Date updated: July 2003

Lorenz J (2003) Checkliste XXL Pneumologie. Thieme Stuttgart S. 173–203

Worth H et al. (2002). Leitlinie der Deutschen Atemwegsliga und der Deutschen Gesellschaft für Pneumologie zur Diagnostik und Therapie von Patienten mit chronisch obstruktiver Bronchitis und Lungenemphysem (COPD), Pneumologie 56: 704–438

Tab. 25.6. Stufenplan für die Langzeittherapie der COPD. (Nach: Global Initiative for Obstructive Lung Disease – GOLD, 2000/2003 und Worth et al., 2002)

Schweregrad	Medikamentöse Therapie	Nichtmedikamentöse Therapie
Alle Schweregrade	Nikotinpflaster, Bupropion (Raucherentwöhnung)	– Vermeidung von Risikofaktoren – Raucherentwöhnung – Influenza-Impfung
Grad 0 (Risikogruppe) normale Lungenfunktion	–	–
Grad I (Leichte COPD)	$β_2$-Agonisten und/oder Anticholinergika bei Bedarf	Patientenschulung
Grad II (Mittelschwere COPD) FEV_1*: 50% ≤ FEV_1 <80% vom Sollwert)	– - $β_2$-Agonisten und/oder – Anticholinergika regelmäßig + Theophyllin bei unzureichender Kontrolle – Inhalative Kortikosteroide über 3–6 Monate, bei Erfolg Fortsetzung	– Patientenschulung – Körperliches Training – Physiotherapie – Ernährungstherapie*
Grad III (Schwere COPD) FEV_1*: 30% ≤FEV_1 <50% vom Sollwert) **Grad IV** (Sehr schwere COPD) FEV1 <30% vom Sollwert oder chronische Ateminsuffizienz oder Rechtsherzinsuffizienz	– $β_2$-Agonisten und Anticholinergika regelmäßig + Theophyllin bei unzureichender Kontrolle – Inhalative Kortikosteroide über 3–6 Monate, bei Erfolg Fortsetzung – Sauerstofflangzeittherapie	– Patientenschulung – Körperliches Training – Physiotherapie – Ernährungstherapie** – Heimbeatmung** – Evtl. Emphysemchirurgie, Lungentransplantation

* Exspiratorische Einskundenkapazität (ml) nach Bronchospasmolyse in % des Sollwerts
** Indikation derzeit noch nicht empirisch gesichert, im Einzelfall von erfahrenen Ärzten einsetzbar

Pneumothorax

Clemens Kelbel

▪▪▪ Grundlagen

▪▪ Definition

Das Einfließen von Luft in den Pleuraraum mit Aufhebung des negativen intrapleuralen Drucks und einem dadurch bedingten partiellen oder totalen Kollaps der Lunge wird als Pneumothorax bezeichnet.

Der Pneumothorax kann **primär** idiopathisch oder symptomatisch entstehen oder er kann **sekundär** durch innere und äußere Gewalteinwirkung hervorgerufen sein. Eine Sonderform ist der Spannungspneumothorax: Durch einen Ventilmechanismus mit inspiratorischem Lufteinstrom kommt es zu einem Druckanstieg im Pleuraraum mit vitaler Gefährdung.

Einteilung des Pneumothorax

- *Idiopathischer Spontanpneumothorax*: Pneumothorax ohne äußere Ursache bei Patienten ohne bronchopulmonale Vorerkrankung
- *Symptomatischer Spontanpneumothorax*: Pneumothorax ohne äußere Ursache bei Patienten mit bronchopulmonalen Erkrankungen
- *Traumatischer Pneumothorax*: Pneumothorax durch äußere oder innere Gewalteinwirkung (iatrogen/interventionelle Maßnahmen), perforierende Thoraxverletzungen, nicht perforierende, stumpfe Thoraxverletzungen und Barotrauma (Atemwegüberdruck)

▪▪ Epidemiologie

In der Intensiv- und Notfallmedizin ist der Pneumothorax ein häufiges Problem. Dies ist zum einen durch die Zunahme interventioneller Maßnahmen zum anderen aber auch durch barotraumatische Schädigungen im Rahmen einer Respiratortherapie zu begründen. Genaue Zahlen zur Inzidenz des sekundären, traumatischen Pneumothorax liegen nicht vor. Die Inzidenz des idiopathischen oder symptomatischen Spontanpneumothorax liegt bei 5 Fällen/100.000 Einwohner/Jahr.

▪▪ Ätiologie und Pathogenese

Bei der Ätiologie des traumatischen Pneumothorax in der Intensivmedizin steht in vorderster Linie die Respiratortherapie mit Auslösung durch Baro- und/oder Volutrauma. Zusätzlich können Punktionen der zentralen Venengefäße (z. B. V. subclavia oder V. jugularis interna) iatrogen zu einem Pneumothorax führen.

Darüber hinaus haben Patienten mit bronchopulmonalen Vorerkrankungen (z. B. COPD) ein höheres Risiko für die Entwicklung eines Pneumothorax. Aufgrund der obstruktiven Ventilationsstörungen mit Ausbildung eines Auto-PEEP sowie der emphysematischen Strukturveränderungen kann es bei der Respiratortherapie oder iatrogen bei Punktionen leichter zu Pleuraverletzungen kommen.

Formen

Im Rahmen der Intensivmedizin ist der Spannungspneumothorax unter Respiratortherapie von besonderem Interesse. Er kann sich unter Respiratortherapie aus jeder Form eines Pneumothorax entwickeln. Bei einem Pneumothorax liegt in der Regel ein Ventileffekt mit inspiratorischer Öffnung (pleuraler Druckabfall) und exspiratorischem Verschluss (Druckanstieg) vor, bei kontrollierter Überdruckbeatmung kann dies jedoch aufgrund der Druckverhältnisse zu einem kontinuierlicher Fluss in den Pleuraraum führen. Beide Mechanismen bedingen konsekutiv eine massive Überblähung der betroffenen Thoraxseite und daraus resultierend eine vitale Bedrohung mit Schock.

Klinik

Symptome

Beim wachen Patienten bestehen **plötzlicher Thoraxschmerz** auf der betroffenen Seite mit akut **zunehmender Luftnot**, verbunden mit atemabhängigen thorakalen Palpitationen und Hustenreiz sowie einer Tachypnoe.

Beim beatmeten Patienten steht neben dem typischen Auftreten eines **Hautemphysems** im Bereich des Halses und/oder der oberen Thoraxapertur eine akute **Verschlechterung der Oxygenierung** mit notwendiger Erhöhung des inspiratorischen Spitzendrucks und des Plateaudrucks, bei gleichzeitiger Verminderung der Compliance im Vordergrund. Bei Entwicklung eines Spannungspneumothorax sind zusätzlich eine zunehmende Schockkonstellation mit einem überblähten Hemithorax mit aufgespreizten Interkostalräumen sowie eine Zyanose und eine obere Einflussstauung zu beobachten.

Befunde

Bei der Inspektion des wachen Patienten mit entkleidetem Oberkörper imponiert eine asymmetrische Thoraxexkursion mit einer verminderten Beweglichkeit der betroffenen Seite. Bei der körperlichen Untersuchung kann ein Gewebeemphysem vorhanden sein.

Auskultatorisch ist ein reduziertes bis aufgehobenes Atemgeräusch auf der betroffenen Seite zu registrieren mit einem einseitig abgeschwächten oder aufgehobenen Stimmfremitus und einem einseitig hypersonoren Klopfschall bei Zwerchfelltiefstand auf der betroffenen Seite.

> Bei Entwicklung eines Spannungspneumothorax entwickelt sich rasch ein positiver Schockindex (Puls >140/min, RR <90/60 mmHg, Zyanose) und final eine elektromechanische Entkopplung des Herzens.

Unter Respiratortherapie sind ein plötzlicher Sauerstoff-Sättigungsabfall sowie ein Anstieg des Inspirationsdrucks und Plateaudrucks zu beobachten. Zusätzlich können Unruhe des Patienten und plötzlich gestaute Halsvenen auftreten.

Komplikationen

Aus jedem Pneumothorax kann sich ein Spannungspneumothorax entwickeln, der eine unmittelbare vitale Bedrohung darstellt.

Diagnostik

Bildgebende Diagnostik

Die **Röntgen-Thoraxuntersuchung** sollte im Stehen, in 2 Ebenen und in Exspirationsstellung durchgeführt werden. Diagnosekriterien für einen Pneumothorax sind die Darstellung einer zarten konvexen Pleuralinie sowie eine fehlende Lungenfeinstruktur distal dieser Linie. Beim Spannungspneumothorax stellen sich zusätzlich eine Verlagerung des Mediastinums, eine Abflachung der Zwerchfellhälfte und Vergrößerung des Hemithorax auf der betroffenen Seite dar.

Problematischer wird die radiologische Diagnostik bei Untersuchung des liegenden Intensivpatienten. Hier zeigen sich andere radiologische Merkmale, da sich beim liegenden Patienten die Luft primär ventral ansammelt. So können u. U. die konvexe Pleuralinie und der Verlust der Lungenfeinstruktur in der Peripherie fehlen. Auffällig sind jedoch im Seitenvergleich eine Transparenzverstärkung der kranken Seite aufgrund der Luftansammlung im vorderen kostodiaphragmalen Winkel sowie eine Abflachung des Hemidiaphragmas der betroffenen Seite.

> **Cave**
> Wenn bei der Durchführung des »Liegend-Thorax« die Röntgenkassette zwischen Patient und Bett geschoben wird, kann eine Hautfalte am Rücken entstehen. Diese bildet dann auf dem Röntgenbild eine Linie ab, die u. U. der oben beschriebenen konvexen Pleuralinie sehr ähnlich sein kann.

Die subtile Analyse des Röntgen-Thorax des liegenden Patienten lässt bei einem »Hautfaltenphänomen« einen Pneumothorax ausschließen: Meist ist peripher dieser Linie Lungenstruktur erkennbar und es liegt keine Seitendifferenz der Transparenz vor, häufig überschreitet auch diese Linie nach kaudal das Zwerchfell. Des Weiteren verläuft die Hautfaltenlinie nicht parallel zur Thoraxwand und ist gewellt oder geknickt.

Sicherer, einfacher und schneller ist die **sonographische Untersuchung** bei Verdacht auf einen Pneumothorax. Es handelt sich dabei um eine »Artefakt-Sonographie«, bei der sich das normale »Pleuraartefakt« nach Auseinanderdrängen der Pleura visceralis von der Pleura parietalis durch den Pneumothorax ändert. Aus diesem Grund ist es für den nicht so routinierten Untersucher sehr hilfreich, eine seitenvergleichende Sonographie durchzuführen.

Sonomorphologische Zeichen eines Pneumothorax

- Aufgehobene atemsynchrone Beweglichkeit des echogenen Pleurareflexbandes
- Fehlen des Gleitzeichens
- Fehlen des Vorhangphänomens
- Fehlen von Kometenschweifartefakten
- Schmalerer, stehender Pleurareflex im Vergleich zur Kontralateralseite

Auf der Pneumothorax-Seite ist die atemsynchrone Beweglichkeit des echogenen Pleurareflexes nicht vorhanden; das **Gleitzeichen** (atemabhängige »Artefakte« der Pleurablätter) und das **Vorhangphänomen** (inspiratorisches »Eintauchen« der basalen Lungenabschnitte in die Darstellungsebene von Leber bzw. Milz bei interkostaler Schallkopfankopplung und Darstellungsverlust durch die sich ausdehnende Lunge wie bei einem Vorhang) sind aufgehoben. Das Gleitzeichen der normalen Lunge entsteht durch die Atembewegungen der Pleura visceralis und Pleura parietalis und ist sonographisch gekennzeichnet durch ein Flimmerverhalten der echogenen Pleuralinie. Im angloamerikanischen Sprachgebrauch haben sich dafür die Begriffe **Lung sliding** (horizontale Artefakte) und **Kometenschweifphänomen** (vertikale Artefakte) etabliert. Bei einem Pneumothorax wirkt die Pleuralinie fixiert ohne Flimmerverhalten (= Lung sliding) und Kometenschweifphänomen.

Die sonographische Diagnose ist besonders bei Intensivpatienten mit der nicht durchführbaren Stehend-Thoraxaufnahme in Exspiration sehr gut geeignet. Darüber hinaus ist die Sonographie sehr gut zur Verlaufskontrolle geeignet, indem man die Untersuchung in gleicher Patientenlage durchführt und die Ausdehnung an der Thoraxwand markiert. Die Beurteilung der *Tiefenausdehnung*, wie von der Radiologie bekannt, ist mit der Sonographie nicht möglich, aufgrund der registrierbaren *Oberflächenausdehnung* aber auch nicht nötig.

▪▪ Labordiagnostik

Sinnvoll ist die Blutgasanalyse. Es kann sich eine Hypoxämie bei Normo- oder Hypokapnie darstellen. Bei schwerer Hypoxämie (p_aO_2 <45 mm Hg) oder Hyperkapnie besteht der Verdacht auf einen Ventilpneumothorax oder symptomatischen Spontanpneumothorax bei schwerer pulmonaler Grunderkrankung.

▪▪ Funktionsdiagnostik

Als weitere ergänzende Diagnostik können im EKG die Zeichen einer akuten Rechtsherzbelastung mit Verschiebung der Herzachse zu verzeichnen sein.

▪▪▪ Differenzialdiagnose

Klinisch kommen differenzialdiagnostisch neben einem akuten **Myokardinfarkt** bei plötzlichen linksthorakalen Schmerzen auch eine akute **Lungenembolie** oder ein schweres **Lungenemphysem** (»Vanishing lung«) infrage.

Radiologisch und sonographisch ist beim ausgeprägten Lungenemphysem die Differenzialdiagnostik problematisch. Hier ist zur sicheren Diagnosestellung eine Computertomographie des Thorax zu empfehlen.

Ein auftretendes Hautemphysem muss nicht immer auf einen Pneumothorax hinweisen, sondern kann auch interstitiell bedingt sein.

▪▪▪ Therapie

Eine Übersicht der Therapiemodalitäten und der entsprechenden Indikationen zeigt ◘ Tab. 26.1.

Bei einem Pneumothorax, der unter Beatmung im Rahmen eines Barotraumas entsteht, ist immer eine Pleuradrainage anzulegen, da die Gefahr eines Spannungspneumothorax sehr hoch ist. Die Therapie eines Spannungspneumothorax ist eine sofort notwendige Notfalltherapie mittels einer Sofortentlastung, z. B. mit einer großlumigen Kunststoff-Verweilkanüle.

▪▪▪ Prävention

Die Prävention im Bereich der Intensivmedizin konzentriert sich in erster Linie auf eine schonende Respiratortherapie mit Vermeidung von Baro- und Volutrauma, Reduktion des Auto-PEEP und ein rasches Weaning.

Bei beatmeten Patienten mit einem Lungenemphysem sollten aufgrund des hohen Pneumothoraxrisikos generell

Tab. 26.1. Therapie eines Pneumothorax

Konservative Therapie	Indikation	Erster idiopathischer, kleiner Spontanpneumothorax (Rö.: Pleuraabhebung <3 cm) Asymptomatischer iatrogener Pneumothorax (Rö.: Pleuraabhebung <3 cm)
	Vorgehen	Abwartend unter engmaschiger Kontrolle (Röntgen/Sono alle 12 h, Blutgasanalyse alle 6 h). Resorptionsbeschleunigung mit nasaler Sauerstoffgabe (Fluss 5–7 l/min)
Luftaspiration aus dem Pleuraraum	Indikation	Erster idiopathischer, größerer Spontanpneumothorax (Rö.: Pleuraabhebung >3 cm) ohne Symptomatik Symptomatischer iatrogener Pneumothorax (Rö.: Pleuraabhebung <3 cm)
	Vorgehen	Punktion mit einer Kunststoffverweilkanüle im 3. ICR in der Medioklavikularlinie oder gezielt nach Sonographie- oder Röntgenbefund; Luftaspiration über einen Dreiwegehahn mit 50-ml-Perfusorspritze; mittels Sonographie gut zu kontrollieren
Pleuradrainage	Indikation	Symptomatischer, rezidivierender oder größerer Spontanpneumothorax Größerer iatrogener oder sonstiger traumatischer Pneumothorax Erfolglose Therapie zu a) oder b) Pneumothorax bei beatmeten Patienten
	Vorgehen	▶ Kap. 6.1
Pleurodese	Indikation	Symptomatischer Pneumothorax bei schwerer pulmonaler Grunderkrankung, insbesondere bei Rezidiv Zweites Rezidiv eines idiopathischen Spontanpneumothorax
	Vorgehen	Tetracyclin-HCl-,Talkum- (Alter >55 Jahre, schlechte Gesamtprognose) oder Fibrinkleber-instillationen
Videoassistierte Thorakoskopie/ Thorakotomie	Indikation	Zweites Rezidiv eines idiopathischen Spontanpneumothorax Idiopathischer Spontanpneumothorax bei Risikopatienten (Große apikale Zyste im CT, Berufsrisiko [Fallschirmspringer, Pilot]) Erfolglose Pleurodese
	Vorgehen	Operative Zystenligatur oder Koagulation, evtl. zusätzlich Anrauen der Pleuraoberfläche oder partielle Pleurektomie

hohe Beatmungsdruckwerte und hohe Beatmungsvolumina vermieden werden.

▪▪▪ Prognose

Im Allgemeinen liegt die Rezidivrate bei idiopathischem Spontanpneumothorax etwa bei 20%, bei symptomatischem Spontanpneumothorax etwa bei 40%. Die Rezidivwahrscheinlichkeit nimmt mit dem Abstand zum Erstereignis ab, das höchste Risiko besteht in den ersten 3 Monaten. Eine besondere Situation besteht bei Intensivpatienten, bei denen neben einer möglichen pulmonalen Grunderkrankung die Invasivität einer notwendigen Respiratortherapie die Wahrscheinlichkeit eines Pneumothorax erhöht. Unter diesem Gesichtspunkt sind die Parameter der Respiratortherapie neben dem notwendigen Ziel adäquater Blutgasparameter zu berücksichtigen.

Literatur

Baumann MH, Strange C (1997) The clinician's perspective on pneumothorax management. Chest 112: 822–828

De Lassence A et al. (2006) Outcomeres study group: Pneumothorax in the intensive care unit: incidence, risk factors, and outcome. Anesthesiology 104: 5–13

Leigh-Smith S, Harris T (2005) Tension pneumothorax – time for a re-think? Emerg Med J 22: 8–16

Noppen M, Schramel F (2002) Pneumothorax. Eur Respir Mon 22: 279–296

Sahn SA, Heffner JE (2000) Spontaneous pneumothorax. N. Engl J Med 342: 868–874

Versagen der Atempumpe

Markus Huntemann

Grundlagen

Das respiratorische System besteht aus zwei Kompartimenten, dem **Gasaustauschorgan** Lunge und dem **Ventilationssystem** Atempumpe, welches wiederum aus dem Atemzentrum, den motorischen Neuronen und der Atemmuskulatur als Vollzugskernsystem besteht.

Das Wirkprinzip der Atempumpe besteht in der Aufrechterhaltung der Ventilation. Das Atemzentrum stimuliert über die Motorneurone (Rückenmark, periphere Nerven) die Atemmuskulatur (Zwerchfell, Interkostalmuskeln, zervikothorakale Muskeln), welche am Aufhängesystem, dem knöchernen Thorax (Rippen, Wirbelsäule), befestigt ist. Das Atemzentrum stimuliert eine Muskelkontraktion, die einen subatmosphärischen Druck auf der Lungenoberfläche entwickelt (Pleuradruck). Dieser Unterdruck wird auf das Atemweg- und Alveolarsystem übertragen und bewirkt eine Inspiration. Die Exspiration in Ruhe erfolgt passiv.

Zur **Ermüdung der Atempumpe** kommt es, wenn ihre Last (momentane Beanspruchung) im Verhältnis zu ihrer Kapazität (maximale Leistungsfähigkeit) zu hoch ist. Die Folge ist eine Ventilationsinsuffizienz (früher: respiratorische Globalinsuffizienz).

Definition

Die Atempumpe ist der Motor der Ventilation. Sie vergrößert inspiratorisch das Lungenvolumen. Die Exspiration in Ruhe erfolgt passiv. Eine Ermüdung der Atempumpe besteht dann, wenn ihre Last höher als ihre Kapazität ist.

Epidemiologie

Die Ateminsuffizienz ist **eine der führenden Todesursachen in Deutschland**. Insbesondere Patienten mit dekompensierten Atempumpstörungen zeigen hohe Mortalitätsraten. So liegt die 2-Jahres-Mortalitätsrate bei COPD-Patienten mit ventilatorischer Insuffizienz bei ca. 50%. Bei Patienten mit Mukoviszidose und tagsüber bestehender Hyperkapnie (p_aCO_2 >50 mmHg) zeigten Untersuchungen gleich hohe Letalitätsraten. Auch bei den Patientengruppen ohne primäre Lungenerkrankung wie z. B. solchen mit einer Skoliose ist das Letalitätsrisiko deutlich gesteigert und die ventilatorische Insuffizienz stellt die häufigste Todesursache dar.

Ätiologie und Pathogenese

Eine Vielzahl von Krankheiten beeinträchtigt die Atempumpe vom Atemantrieb bis zu dessen Umsetzung in Ventilation. Jedes Glied der Atempumpe kann davon betroffen sein.

Nach der Art der Atempumpstörung werden unterscheiden:

- Atemantriebsstörungen
- Neuromuskuläre Störungen
- Störungen der thorakalen Kraftübertragung
- Störungen der Übertragung von Alveolardruck in Ventilation

Eine systematisierte Übersicht wesentlicher Erkrankungen von Atempumpestörungen nach pathogenetischer Aspekt zeigt Tab. 27.1.

Tab. 27.1. Respiratorisches System: Wirk- und Therapieprinzip gestörter Atmung

Kompartiment	Atempumpe		Lunge
Formen	Atemantriebsstörung	Atemmuskelermüdung	Gasaustauschstörung
Vorkommen	Selten	Häufig	Häufig
Folgen	Zentrale Hypoventilation	Sekundäre Hypoventilation	Hypoxämie
Art. BGA	pO_2: ↔ (↓) pCO_2: ↑ (↔)	pO_2: ↓ (↔) pCO_2: ↑	pO_2: ↓ (↔) pCO_2: ↔ (↓)
Pi_{max}	↔	↓	↔ (↓)
$P_{0,1}$	↔ (↓)	↔ (↓)	↑
Krankheiten	Undine-Fluch-Syndrom Zentrales Schlafapnoesyndrom	Neuromuskuläre (z.B. ALS) Restriktive (z. B. Skoliose) Obstruktive (z.B. COPD)	Diffusionsstörung (z.B. Lungenfibrose)
Therapieprinzip	Sicherung der Ventilation	Entlastung der Atemmuskulatur	Besserung der Hypoxie
Therapie	Intermittierende Selbstbeatmung (= ISB); Kontrollierter Modus (PCV,VCV)	Intermittierende Selbstbeatmung (=ISB); Kontrollierter Modus (PCV,VCV)	LT-O_2

Pi_{max} Munddruck gegen einen Verschluss, gemessen aus der Ruhelage bei maximaler aktiver Inspiration; $P_{0,1}$ Munddruck unter Spontanatmung, gemessen 100 ms nach einem Verschluss am Beginn der Inspiration

Hyperkapnie, Hypoxämie und respiratorische Azidose führen zu einem Anstieg des Pulmonalarteriendrucks (u. a. aufgrund der hypoxischen Vasokonstriktion, von Euler-Liljestrand-Reflex) und zur Dilatation der zerebralen Gefäße mit Versagen der Autoregulation. Hohe CO_2-Blutkonzentrationen wirken narkotisch und führen zum Atemstillstand.

▪▪ Pathophysiologie

Entsprechend den zwei Kompartimenten des respiratorischen Systems – Lunge und Atempumpe –unterscheiden man auch zwei Formen der respiratorischen Insuffizienz:

1. **Erkrankungen der Lunge** mit Gasaustauschstörung: Kennzeichen ist der Sauerstoffmangel (Hypoxämie bei Normo- oder Hypokapnie)
2. **Erkrankungen der Atempumpe** (z. B. häufig Erkrankungen der Atemmuskulatur /Thoraxdeformierungen) führen zu einer verminderten Belüftung der Lunge (Hypoventilation): Kennzeichen ist die Erhöhung des arteriellen CO_2-Partialdruckes (Hyperkapnie).

▪ Atemantriebsstörung

Bei der Atemantriebsstörung handelt es sich um eine **isolierte Störung des zentralen Atmungsreglers** mit dem Resultat einer alveolären Hypoventilation. Als Folge treten Hyperkapnie und Hypoxämie auf. Bei der Atemantriebsstörung ist die Atemmuskulatur intakt, sodass in der Regel die maximale Inspirationskraft bei aktiver Aufforderung normal ist. Das Atemminutenvolumen ist infolge der Hypoventilation reduziert. Angeborene Erkrankungen wie z. B. das Undine-Fluch-Syndrom kommen als Antriebsstörung selten vor. Wie bei sekundären Hypoventilationssyndromen (s. unten) kommt es im Verlauf zur sekundären klinischen Veränderungen (Cor pulmonale, Polyglobulie etc.). Das Therapieprinzip ist hier die Sicherung der adäquaten Ventilation mit dem Ziel der Protektion bzw. Rekompensation der Sekundärstörungen. Als Beatmungsform kommt hier die intermittierende Selbstbeatmung im kontrollierten Modus zum Einsatz (siehe unten).

▪ Atemmuskelermüdung

Die Atemmuskelermüdung ist die häufigste Ursache der Ventilationsinsuffizienz. Hierbei liegt kein Ausfall des Atemreglers vor, sondern als Folge einer chronischen Überlastung der Atemmuskulatur eine **Veränderung des Atemreglers mit verminderter p_aCO_2-Rückantwort**. Es tritt eine kontrollierte Hypoventilation (Schonatmung) ein, die sich klinisch in einer Hyperkapnie präsentiert, welche den drohenden Funktionsverlust der Atemmuskulatur kompensiert. Ursachen für eine ermüdete Atemmuskulatur sind Störungen durch:

- Abnahme der Kapazität der Atempumpe (z. B. Myopathie der Atemmuskulatur)
- Überlastung (Zunahme der Atemarbeit, z. B. bronchiale Obstruktion)

Eine Hyperkapnie kann nicht nur Folge einer chronischen Belastung der Atemmuskulatur, sondern auch Folge einer akuten Dekompensation einer erschöpften Ventilationspumpe sein. Die unterschiedlichen Ursachen der chronischen Atemmuskelermüdung lassen sich bei Ruheatmung durch die Mundverschlussdruckmessung anhand einer Reduktion der maximalen Inspirationskraft (Pi_{max}) bzw. des Atemantriebs ($P_{0,1}$) differenzieren (s. unten). Das Therapieprinzip ist hier die Erholung der Atemmuskulatur und Wiederherstellung ihrer Energiereserven durch intermittierende Selbstbeatmung im kontrollierten Modus.

▪ Gasaustauschstörung

Bei der Gasaustauschstörung ist die Atempumpe an sich intakt. Es liegt eine isolierte Hypoxämie vor. Fälle mit isolierter Reduktion der Gasaustauschfläche (z. B. Lungenfibrosen) zeigen diese Veränderungen besonders deutlich. Die Patienten haben typischerweise eine deutlich erhöhte Ruheventilation, was sich im erhöhten $P_{0,1}$ verdeutlicht. Die Atemmuskulatur ist sehr lange im Kompensationsbereich belastet, das heißt, es entwickelt sich lange keine Hyperkapnie. Erst im Endstadium der Erkrankungen kann es dann infolge weiterer Steigerung des Atemminutenvolumens über einen Schwellenwert zur Schonatmung mit Hypoventilation und Hyperkapnie kommen. Ist eine deutliche Ruhehypoxämie mit einem p_aO_2 unter 50 mmHg vorhanden, kommt es über den von-Euler-Liljestrand-Mechanismus zu einer pulmonalen Hypertonie und damit zum Cor pulmonale. Therapie der Wahl ist hier die Sauerstofflangzeittherapie.

▪▪ Pathoanatomie

Am Aufbau der Atempumpe sind im Wesentlichen beteiligt:

- das **Atemzentrum** (Formatio reticularis [unterer Ponsbereich] und Medulla oblongata)
- die **motorischen Efferenzen** (vom Atemzentrum zur Inspirationsmuskulatur; sie verlaufen über die Zervikalsegmente II–V, aus denen die Nn. phrenici entspringen)
- die **Atemmuskulatur** (das Diaphragma als wichtigster Inspirationsmuskel; Interkostal- und zervikothorakale Muskeln)
- der **knöcherne Thorax** (Rippen und Wirbelsäule als Aufhängesystem der Atemmuskulatur)

In jedem dieser Bereiche können, je nach Erkrankung, eine Vielzahl unterschiedlicher pathoanatomischer Veränderungen eintreten. Die krankheitsspezifische Pathoanatomie wird in den jeweiligen Kapiteln besprochen. Es können direkte pathoanatomische Veränderungen vorliegen wie z. B. Brustkyphose, Muskeldystrophie oder auch indirekte Erkrankungen, die zu sekundären Veränderungen führen wie z. B. das Emphysem mit Fassthorax.

▪▪ Formen

Bei den Formen der Atempumpenermüdung ist zwischen chronisch kompensierter und akut dekompensierter Ventilationsinsuffizienz zu unterschieden:

Kompensierte chronische Ventilationsinsuffizienz (= Atempumpermüdung): Hierbei wird die Atempumpermüdung durch die sekundäre Hypoventilation kompensiert. Der erhöhte Energieverbrauch kann durch metabolische Mechanismen kompensiert werden. Es besteht ein erhöhter p_aCO_2 bei erniedrigtem p_aO_2. Der pH-Wert bleibt normal! Der Basenüberschuss (BE) ist stark erhöht.

Akut dekompensierte chronische Ventilationsinsuffizienz (= Atempumpversagen): Aufgrund der rasch steigenden Belastung der Ventilationspumpe kommen zusätzlich zu der aeroben Energiegewinnung anaerobe Mechanismen hinzu. Diese führen zum vermehrten Anfall saurer Valenzen, die metabolisch nicht kompensiert werden können. Die Folge: weiterer Anstieg des p_aCO_2 und Erniedrigung des p_aO_2 führt zu einem Abfall des pH-Wertes (<7,35). Der BE ist erhöht und langsam steigend.

▪▪▪ Klinik

▪▪ Symptome

Frühsymptome der chronischen ventilatorischen Insuffizienz sind zunächst nur geringe Dyspnoe- oder Zyanosezeichen! Im Vordergrund stehen die Zeichen der Hyperkapnie: Zephalgien, Schlafstörungen, Alpträume, Tagesmüdigkeit, Konzentrationsstörungen und psychische Abgeschlagenheit.

Spätsymptome sind Verwirrtheit, Depression, Angstzustände, Mobilitätseinschränkung, Bewusstseinsstörung bis zum Koma und Zyanose.

▪▪ Befunde

Klinische Befunde der Hypoventilation sind hohe Atemfrequenz mit niedrigen Atemzugvolumina (»rapid shallow breathing«), Einsatz der Atemhilfsmuskulatur, paradoxe Atmung mit Einziehung des Bauches während der Einatmung, respiratorische Alternans mit wechselnder abdomineller und thorakaler Atmung. Bei dekompensierter Rechtsherzinsuffizienz kommt es zu einem positiven hepatojugulären Reflux, oberer und unterer Einflussstauung mit prominenten Halsvenen, Fußrücken- und Unterschenkelödemen.

▪▪ Komplikationen

Als **akute Komplikationen** sind zu nennen

- Kreislaufstillstand durch Atemarrest oder akutes Rechtsherzversagen
- Rechtsherzinsuffizienz: Pleuraerguss, Blutdruckabfall, supraventrikuläre Tachykardie Rhythmusstörung

Als **chronische Komplikationen** treten auf

- Sekundäre pulmonale Hypertonie
- Cor pulmonale
- Polyglobulie
- Hyperkapnisches Koma

▪▪▪ Diagnostik

Die Diagnostik der erschöpften Ventilationspumpe hat eine hohe Bedeutung bei zerebralen, neuromuskulären und chronisch bronchopulmonalen Erkrankungen. In der Akutmedizin ist insbesondere die Blutgasanalyse ist eine schnelle und valide Methode zur Detektion einer erschöpften Ventilationspumpe. Die Funktionsdiagnostik hat zunehmende Bedeutung für die Differenzialdiagnostik sowie Therapieführung von Atempumpstörungen und führt seit Etablierung der intermittierenden Selbstbeatmung zu unmittelbaren therapeutischen Konsequenzen. Im Vordergrund der Diagnostik von Störungen der Atempumpe steht die Abklärung der Grunderkrankungen (s. oben).

▪▪ Bildgebende Diagnostik

Die **Röntgenuntersuchung des Thorax** auf Ursachen der Atempumpstörung dient der Abklärung der Differenzialdiagnosen (z. B. Lungenfibrose, Pneumothorax, Pleuraerguss, Lungenödem etc.).

Die **Spiral-CT** des Thorax kommt als weiterführende Diagnostik bei unklaren Ventilationsstörungen (Emphysemdiagnostik etc.) zum Einsatz.

Die **MRT des Schädels** spielt eine Rolle bei der Abklärung von zerebralen Erkrankungen (Ponsläsionen?)

▪▪ Labordiagnostik

Die **Blutgasanalyse** ist die wichtigste Laboruntersuchung! Regelmäßige Verlaufskontrollen sind notwendig (am besten über Arteria-radialis-Katheter): Das Ausmaß der Hypoxämie, der Hyperkapnie und des Basenüberschusses zeigen die Schwere der Exazerbation, die Erschöpfung der Ventilationspumpe, die Chronizität der Ventilationsinsuffizienz und stellen Indikationen zur maschinellen Beatmung dar. Die Pulsoximetrie ist zur Überwachung alleine nicht ausreichend!

Außerdem sollte das **rote Blutbild** bestimmt werden (Hämatokrit [HKT], Erythrozytenzahl, Hämoglobin); eine mögliche Polyglobulie (= HKT ≥55%) muss abgeklärt werden.

An **klinisch-chemischen Parametern** sind die Kreatinkinase (Myositis mit Beteiligung der Atemmuskulatur), Elektrolyte, Nierenretentionswerte, Leberenzyme und zum Screening von Komplikationen die LDH (Rechtsherzinsuffizienz?) von Bedeutung.

In der **Gerinnungsanalytik** spielen die D-Dimere bei Verdacht auf venöse Thrombembolie eine Rolle.

▪▪ Funktionsdiagnostik

Die Indikationen für alle Funktionsuntersuchungen sind: Differenzialdiagnose bei unklarer Dyspnoe, Differenzialdiagnose bei Hyperkapnie, Polyglobulie, Verlaufskontrolle neuromuskulärer Erkrankungen, Verlaufsuntersuchung bei fortgeschrittener, chronischer bronchopulmonaler Erkrankung (vor allem Lungenemphysem, chronische Bronchitis) und Verlaufsbeurteilung der nichtinvasiven Heimbeatmung. Als Kontraindikationen für die transdiaphragmale Druckmessung gelten Erkrankungen des Ösophagus.

Spirometrie

Eine Einschränkung der Vitalkapazität (VC) tritt erst bei schwerer Pumpstörung auf. Bei isolierter Zwerchfellläsion ist nimmt die VC im Liegen im Vergleich zu aufrechter Position um mehr als 25% ab.

Mundverschlussdruckmessung

Die Messung der inspiratorischen Mundverschlussdrücke ist technisch einfach und erlaubt eine Aussage über die Funktion der gesamten Ventilationsmuskulatur. In der Praxis repräsentieren die Mundverschlussdrücke, evtl. in

Kombination mit der CO_2-Rückatmung (Belastungstest bei latenter Störung), eine differenzierte Analyse der Ventilationspumpe. Folgende Parameter werden bestimmt:

- $P_{0,1}$: Bei Ruheatmung schließt das Ventil eines Mundstücks 0,1 s nach Beginn einer normalen Inspiration für 0,1 s Dauer. Der gemessene subatmosphärische Druck repräsentiert die Last der Atempumpe unter Ruhebedingungen (Normalwert: 0,6–1,5 mmHg [0,08–0,2 kPa]). Erhöhte Werte zeigen eine vermehrte Last der Atemmuskulatur an wie z. B. bei thorakalen oder bronchopulmonalen Erkrankungen. Ein erniedrigter Wert zeigt eine zentrale Atemdepression oder eine manifeste Atemmuskelschwäche an.
- Pi_{max}: Bei maximaler Ventilation schließt das Ventil des Mundstücks 0,1 s nach Beginn einer maximalen Inspiration bis zu Dauer von 1 s. Der maximal erreichte inspiratorische Munddruck ist ein Index für die Kapazität der Atempumpe (Normalwerte: ♀ >60 mmHg [>8 kPa] und ♂ > 45 mmHg [>6 kPa]). Ein erniedrigter Wert zeigt eine erniedrigte Kapazität der Ventilationspumpe an wie sie z. B. bei neuromuskulären Erkrankungen vorkommen kann.

Der Quotient aus $P_{0,1}/Pi_{max}$ gibt das Verhältnis von Last zur Kapazität der Atempumpe an und ist somit Ausdruck der dauernden Belastung der Atempumpe bei Ruheatmung:

- Bei $P_{0,1}/Pi_{max}$ >25% ist mit einer Ventilationsinsuffizienz zu rechnen.
- Bei $P_{0,1}/Pi_{max}$ >35% ist die spontane Ventilation auf Dauer nicht aufrechtzuerhalten.

Elektromyographie (EMC) der Atemmuskulatur (Interkostalmuskel)

Die Ermüdung der Atemmuskulatur führt zur Erniedrigung der Signalfrequenz. Wegen schlechter Standardisierbarkeit und Reproduzierbarkeit hat sich die Methode in der klinischen Diagnostik nicht etabliert.

Transdiaphragmale Druckmessung

Voraussetzung zur Messung ist die Platzierung von je einer Ösophagus- und einer Magensonde. Bei Einatmung werden der Abdominaldruck P_g positiv und der Pleura-/Ösophagusdruck P_{oes} negativ. Der Parameter P_{di} (= $P_g - P_{oes}$) gibt Auskunft über die Zwerchfellfunktion. Die Werte sind abhängig von der Atemphase, dem Atemzugvolumen und dem Atemmanöver. Ein sehr sensitives, aber anfälliges Messverfahren, welches nur die Zwerchfellfunktion berücksichtigt.

Polysomnographie

Die Hypoventilation kann zu erheblichen Schlafstörungen führen. Im Schlaf verstärkt sich die Hypoventilation. Oft sind die p_aCO_2-Werte tagsüber noch normal, nachts im Schlaf jedoch deutlich erhöht. Aus diesem und aus differenzialdiagnostischen Gründen ist die Untersuchung angezeigt.

▪▪▪ Differenzialdiagnose

Auszuschließen sind andere Ursachen der Bewusstseinsstörung (endokrinologische Störung, metabolische, Entgleisung, Elektrolytentgleisungen), schlafbezogene Atmungsstörungen sowie akute respiratorische Insuffizienz, z. B. Perfusionsinsuffizienzen bei akuter Lungenembolie.

▪▪▪ Therapie

▪▪ Therapie der Grunderkrankung

Die Behandlung der Grunderkrankung der Ventilationsinsuffizienz geht der symptomatischen Therapie voraus wie z. B. der Einsatz von kurz und lang wirksamen Bronchospasmolytika bei chronisch obstruktiven Ventilationsstörungen oder die Pharmokotherapie der Myasthenia gravis.

▪▪ Ökonomisierung der Atmung

Physikalische Methoden

Zu nennen sind hier die sitzende, leicht vorgebeugte Haltung, Erlernen von Hustentechniken und Erlernen der Lippenbremse.

Ernährungstherapie

Bei der fortgeschrittenen COPD mit Malnutrition konnte gezeigt werden, dass durch hochkalorische enterale Ernährungstherapie eine Vermehrung der fettfreien Körpermasse und Verbesserung der ventilatorischen Muskelfunktion eintritt. Dieser Effekt wurde verstärkt bei gleichzeitigem Atemmuskeltraining und der Gabe von Anabolika (Nandrolon 50 mg/2 Wochen i.m. [Frauen: 25 mg]). Ob dadurch eine Verbesserung der Prognose eintritt, ist aber derzeit nicht sicher belegt.

Der optimale Startzeitpunkt hochkalorischer Ernährung wie z. B. bereits in der Phase einer akuten Dekompensation ventilatorischer Insuffizienz ist nicht geklärt. Eine möglichst frühzeitige Aufnahme scheint aber aus pathophysiolgischer Sicht sinnvoll. Die allgemeinen Empfehlungen zur Ernährungstherapie lauten: Orale Nahrungsaufnahme wenn möglich, enterale Ernährung eventuell über eine perkutane endoskopische Gastrostomie (PEG) bei Kau-/Schluckstörung, Aufteilung der Nahrungszufuhr auf viele kleinere Mahlzeiten am Tage. Zusatzernährung (+ 600–700 kcal/24 h) sollte kohlenhydratreich sein (>60% der KH, 15% Fett, >1,5 mg/kgKG Eiweiß), wobei die Zusatzernährung kein Ersatz für die übliche Ernährung sein soll. Gleichzeitig ist ein Trainingsprogramm zum Muskelaufbau wichtig.

Indikationen für eine Korrektur der Malnutrition: BMI <25 (= normalgewichtig) + ungewollter Gewichtsverlust (>10% in den letzten 6 Monaten, >5% im letzten Monat), BMI <21 (= untergewichtig).

Atemmuskeltraining

Ein frühzeitiges Intervalltraining – ggf. unter Sauerstoffgabe – kann zu einer Verbesserung der ventilatorischen Funktion führen.

Pharmakotherapie

Sedativa: Benzodiazepine sollten bei Atempumpversagen abgesetzt werden! Fälschlicherweise wird Benzodiazepinen eine dyspnoemindernde Potenz zugeschrieben. Verschiedene Studien zeigen das Gegenteil: Aufgrund ihrer **ausgeprägten atemdepressiven Komponente** verstärken sie die Hyperkapnie und führen eher zu Verstärkung der Luftnot. Unbestritten beleibt ihre anxiolytische Potenz.

Antidepressiva: Trizyklische Antidepressiva reduzieren Angstattacken und Dyspnoeempfinden. Kardiotoxische Effekte (QTc-Verlängerung) vor allem tertiärer Amine (Doxepine) müssen jedoch bei Patienten mit pulmonaler Hypertonie berücksichtigt werden. Selektive Seretonin-Wiederaufnahmehemmer (z. B. Sertralin 25–200 mg/d) haben sich aufgrund der Einfachheit der Anwendung, der guten Tolerabilität und Effizienz von Angstattacken etabliert. Aufgrund ihrer Fähigkeit, die CO_2-Ansprache medullärer Rezeptoren zu dämpfen, reduzieren sie auch das Dyspnoeempfinden.

Morphine: Die Gabe von Morphium 5 mg i.v. + 5 mg s.c. bei akut dekompensierter ventilatorischer Insuffizienz führt zu einer sofortigen Linderung der Dyspnoe- und Angstsymptomatik. Bei fortgeschrittenen chronischen Erkrankungen (z. B. Lungenfibrose, Emphysem) und fortbestehender schwerer Dyspnoesymptomatik können auch 5–10 mg/4–6 h p.o. zur Entlastung der Atempumpe eingesetzt werden.

▪▪ Entlastung der Atempumpe

Je nach Schwere der Atempumpermüdung ist ein abgestuftes Vorgehen zu empfehlen:

Sauerstofftherapie

Langzeittherapie: Bei bronchopulmonalen Erkrankungen mit chronisch respiratorischer Hypoxämie ist die Sauerstofflangzeittherapie indiziert. Liegt gleichzeitig eine geringe Hyperkapnie vor (max. p_aCO_2 <50 mmHg), führt die Sauerstoffgabe zu einem Rückgang des Atemminutenvolumens. Dies korreliert mit einem Rückgang der Atemarbeit, welches zu einer Entlastung der Atempumpe führt. Eine leichte Erhöhung des CO_2-Partialdrucks (Δ p_aCO2 <15 mmHg) unter Sauerstoff stellt daher keine Kontraindikation dar, sondern spiegelt die verstärkte Hypoventilation und damit die Entlastung der Atempumpe wider. Zu hohe Sauerstoffgaben können prolongierte Hypoventilationen bis zur vollständigen Atemdepression verursachen, weshalb insbesondere bei Therapieeinleitung engmaschige Blutgasanalysen notwendig sind.

- *Indikationen:* p_aO_2 ≤55 mmHg; p_aO_2 56–60 mmHg und pulmonale Hypertonie oder Rechtherzinsuffizienz oder Polyglobulie (HKT ≥55%)
- *Kontraindikation:* Ausgangs p_aCO_2 >70 mmHg; Anstieg des p_aCO_2 >15 mmHg unter Sauerstoffgabe

Akuttherapie: Die vorübergehende Sauerstofftherapie ist bei allen Formen der akuten und chronischen Gewebehypoxie indiziert. Die akut dekompensierte chronische Ventilationsinsuffizienz erfordert einen einschleichenden Beginn der Sauerstofftherapie mit einem Fluss von 0,5 l/min. BGA-Kontrollen spätestens nach ca. 30 min durchführen. Im Vordergrund der Therapie steht die nichtinvasive Beatmung.

Maschinelle Atemhilfe

In der Behandlung der chronischen Ventilationsinsuffizienz ist die nichtinvasive Beatmung sowohl für die Akutals auch Langzeittherapie indiziert.

Akuttherapie: Bei der akut dekompensierten chronischen Ventilationsinsuffizienz ist die nichtinvasive Beatmung indiziert. Bei frühzeitigem Einsatz kann nichtinvasiven Beatmung durch Übernahme der Atemarbeit den Progress der Atempumperschöpfung verhindern. Aufgrund des hohen Stellenwertes der nichtinvasiven Beatmung bei der Therapie akuter dekompensierter chronischer Ventilationsinsuffizienz erfolgt die weiterführende Erläuterung über Indikation, Kontraindikation und Durchführung in einem eigenständigen Kapitel (▶ Kap. 11.1).

Langzeittherapie: Die **intermittierende Selbstbeatmung** (ISB): ist in der Regel eine kontrollierte Positivdruckbeatmung über eine Nasen- oder Nasen-Mund-Maske mit einer Dauer von ca. 12–16 h täglich. Das Therapieprinzip besteht in der Entlastung und Erholung der Atemmuskulatur durch Übernahme der Atemarbeit mittels kontrollierter Beatmung und aufgrund der hierdurch möglichen Auffüllung der muskulären Energiespeicher zu einer Zunahme der Muskelkraft während der Spontanatmungsphase. Die Ziele der Langzeitbeatmung im häuslichen Bereich (Heimbeatmung) sind eine Verbesserung der Lebensqualität, Verbesserung der Symptome und der sekundären Folgen der chronischen Hypoventilationssyndrome (z. B. Cor pulmonale) sowie eine Verbesserung der Lebenserwartung. Der günstige Einfluss der ISB auf die Symptome der ventilatorische Insuffizienz ist gut belegt. Der lebensverlängernde Effekt ist abhängig von der Grunderkrankung und bleibt in vielen Fällen derzeit noch unklar. Patienten mit ventilatorischer Insuffizienz sollten daher zur Indikationsstellung speziellen Beatmungszentren vorgestellt werden.

▪▪▪ Prävention

Bei akut dekompensierter chronischer Ventilationsstörung mit invasiver Beatmung beträgt die Letalität etwa 30%. Sie kann bei Umgehung der Intubation mit NPPV auf etwa 10% gesenkt werden. Metaanalysen zeigen, dass durch jeweils 8 nichtinvasive Beatmungen 1 Todesfall verhindert kann. Bei der Langzeittherapie chronischer ventilatorischer Insuffizienz ist der Präventionsgrad von der Grunderkrankung abhängig. Insbesondere bei extrapulmonalen restriktiven Ventilationsstörungen wie z. B. bei neuromuskulären Erkrankungen führt die intermittierende Selbstbeatmung zu einer Senkung der Sterblichkeit. Bei der Amyotrophen Lateralsklerose (ALS) mit Ventilationsinsuffizienz ist unter intermittierende Selbstbeatmung etwa eine Verdoppelung der Überlebenszeit (14,2 versus 7,0 Monate) belegt

▪▪▪ Prognose

Für die oben genannten Erkrankungen ist das Auftreten einer kompensierten chronisch ventilatorischen Insuffizienz prognostisch ungünstig. Das Ausmaß der Hypoxämie oder der Hyperkapnie ist aber kein gesicherter Prädiktor. Bei akuter dekompensierter respiratorischer Insuffizienz stellt hingegen der pH-Wert einen wichtigen Prädiktor dar.

Literatur

Consensus Conference Report (1999) Clinical indications for noninvasive positive pressure ventilation in chronic respiratory failure due to restrictive lung disease,COPD,and nocturnal hypoventilation. Chest 116: 521–534

Köhler D, Criée C, Raschke F, Arbeitskreis Heim- und Langzeitbeatmung (1997) Leitlinien zur häuslichen Sauerstoff- und Heimbeatmungstherapie. Med Klin 92: 2–6

Lorenz J (2003) Checkliste XXL Pneumologie. Thieme, Stuttgart, S. 173–203

Meecham Jones DJ et al. (1995) Nasal pressure support ventilation plus oxygen compared with oxygen therapy alone in hypercapnic COPD.Am J Resp Crit Care Med 152: 538–544

Muir JF, Cuvelier A, Tengang B (1997) Long term nasal intermittent positive pressure ventilation (NPPV) + oxygen therapy (LTOT) versus LTOT alone in severe hypercapnic COPD: preliminary results of a European multicenter trial. Am J Respir Crit Care Med 155: A408

Peter JV et al. (2002) Noninvasive ventilation in acute respiratory failure A meta-analysis update. Crit Care Med 30: 555–562

Piper AJ, Sullivan CE (1996) Effects of long-term nasal ventilation on spontaneous breathing during sleep in neuromuscular insufficiency.Chest 105: 100–105

Simonds AK, Elliott MW (1995) Outcome of domiciliary nasal intermittent positive pressure ventilation in restrictive and obstructive disorders.Thorax 50: 604–609

Simonds AK,Muntoni F,Heather S, Fielding S (1998) Impact of nasal ventilation on survival in hypercapnic Duchenne muscular dystrophy.Thorax 53: 949–952

Aspirationssyndrom

Joachim Lorenz

▪▪▪ Grundlagen

▪▪ Definition

Eine Erkrankung durch Inhalation von zumindest einigen Millilitern flüssigen oder festen Fremdmaterials wird als **Makroaspiration** bezeichnet. **Mikroaspirationen** von kleineren Mengen spielen eine Rolle bei der Pathogenese aller Pneumonien und beim gastroösophagealen Refluxsyndrom.

▪▪ Epidemiologie

Die Prävalenz wird in der Praxis unterschätzt. Aspirationspneumonien machen 5–15% aller ambulant erworbenen Pneumonien aus, bei Bewohnern von Pflegeeinrichtungen etwa 20%. Jede vierte schwere ambulant erworbene Pneumonie ist aspirationsbedingt. Eine Pneumonie ist die **häufigste Todesursache bei neurogener Schluckstörung**. Die Mehrzahl der Lungenabszesse und Pleuraempyeme ist aspirationsbedingt.

Die Magennüchternsekretaspiration kommt bei lediglich 0,3‰ aller Intubationen vor, ist aber für 10-30% der tödlichen Intubationszwischenfälle verantwortlich.

▪▪ Ätiologie, Pathogenese und pathologische Anatomie

Aspirate wirken entweder **toxisch**, **behindern** mechanisch **die Ventilation** oder **induzieren** eine **bakterielle Pneumonie** (da sie kontaminiert sind). Eine Übersicht gibt ◘ Tab. 28.1.

Erkrankungen treten bei einem engen Spektrum von Risikopatienten auf: Betroffen sind Patienten mit exogenen oder endogenen neurogenen Störungen, die das Bewusstsein oder den Schluckreflex beeinträchtigen, oder

◘ Tab. 28.1. Auslöser von Aspirationserkrankungen

Toxisch	Bakteriell kontaminiert	Obstruierend
Magennüchternsekret Kohlenwasserstoffe Öle Alkohol Gallensaft Blut Puder Röntgenkontrastmittel (Barium)	Rachensekret Mageninhalt Fruchtwasser (Neugeborene)	Fremdkörper Nahrung (Bolus) Mekonium (Neugeborene)

Tab. 28.2. Risikofaktoren der Aspiration

Neurogene Störung (exogen)	Neurogene Störung (endogen)	Autochthone Schluckstörung
Alkoholismus	Krampfanfall	Ösophagusdivertikel
Drogenabusus	Synkope	Ösophagusstenose
Andere Intoxikation (z. B. Sedativa, Hypnotika)	Psychose	Achalasie
Allgemeinanästhesie	Endokrines Koma	Sondenernährung
Rachenanästhesie	Stoffwechselkoma	Endotracheale Intubation
Schädel-Hirn-Trauma	Zerebrales Koma	Tracheotomie
Langzeitintubation	Neu-/Frühgeborene	Ösophagotracheale Fistel
	Akuter Herz-/Kreislaufstillstand	Pharynxdeformation
	Neuromuskuläre Erkrankungen	Gesichtsschädeltrauma/-Op
	(z. B. Myasthenie, Guillain-Barré-Syndrom)	Langzeitintubation

mit mechanischen, lokalen Störungen, die den physiologischen Schluckvorgang stören (Tab. 28.2). Ein schlechter Zahnstatus ist ein zusätzlicher Risikofaktor.

Eine **toxische Aspiration** führt zu akuten Schäden der Tracheobronchialschleimhaut und bei Erreichen der tiefen Atemwege zu Störungen der alveolokapillären Membran mit Schrankenstörung und Leckage mit eiweißreichem Lungenödem im Sinne eines ARDS (▶ Kap. 29).

Das **Mendelson-Syndrom** ist eine alveoläre Schädigung nach Aspiration von saurem (pH <2,5) Magennüchternsekret. Es tritt im Rahmen von notfallmäßigen Intubationsnarkosen (klassischerweise bei der Sectio caesarea) auf. Die Aspiration von mineralischem oder organischem Öl führt zur **exogenen Lipidpneumonie**. Sie tritt auf bei beruflichem Umgang mit Ölen (z. B. Seeleute, Feuerschlucker) oder bei therapeutischer Anwendung (z. B. Nasentropfen). Die Schädigung ist dabei meist lokal begrenzt und imponiert klinisch als Pneumonie (meist multilokulär mit chronischem Verlauf). Petroleumaspirationen induzieren eine pulmonale Parenchymeinschmelzung mit primär steriler Höhlenbildung und lokalisierter Pleuritis. Nach **Puderaspiration** kann sich bei Kleinkindern eine letal verlaufende Bronchiolitis obliterans entwickeln.

Eine **Fremdkörperaspiration** führt entweder zum Bolus-Syndrom (akute Stenose/Verschluss auf Trachea/Karina-Niveau, oder zur Atelektase und Retentionspneumonie auf Lappen- oder Segmentniveau. Persistierende Fremdkörper mit Lokalisation ab der 2. bronchialen Teilungsgeneration induzieren eine chronische Entzündungsreaktion mit oft tumorartigem Aspekt und rezidivierender Pneumonie. Typische Aspirate im Kindesalter sind Kleinspielzeuge, Erdnüsse, Erbsen und Pistazien. Bei Erwachsenen sind häufig chronisch psychiatrisch kranke Patienten, Greise oder Menschen im akuten Alkohol-/Drogenrausch betroffen. Typische Aspirate sind Nahrungsbrocken und Zahn/-prothesen-Fragmente.

Eine **Aspirationspneumonie** ist die häufigste Aspirationsfolge. Sie kann auch sekundär nach toxischer oder Fremdkörperaspiration auftreten. Die große Erregerdichte führt häufig zu schweren Infektionen mit Gewebeeinschmelzung (Lungenabszess, bei anaerober Ätiologie Lungengangrän) und/oder Pleuraempyem. In drei von vier Fällen ist die Ätiologie multibakteriell. Bei ambulanter Aspiration dominieren Pneumokokken oder *Haemophilus influenzae*, im Krankenhaus gramnegative Enterobakterien und *Pseudomonas aeruginosa*. Bei schlechter Mundpflege sind Anaerobier häufige Erreger (Mundflora: grampositive Peptostreptokokken, Peptokokken, Clostridien, Propionibakterien, gramnegative *Bacteroides*-Stämme und Fusobakterien).

▪▪ Pathophysiologie

Bei der **toxischen Aspiration** steht je nach Aspirat ein akuter Bronchospasmus, eine restriktive Ventilationsstörung mit mäßiger Hypoxämie (z. B. nach Blut- oder Ölaspiration) oder eine akute respiratorische Insuffizienz mit progredienter Hypoxämie wie bei ARDS im Vordergrund.

Eine **Fremdkörperaspiration** führt bei zentraler Bolusverlegung zum sofortigen Atemstillstand oder (bei Restventilation) zu akutem Atemversagen mit Zyanose und konsekutiver Bewusstseinstrübung infolge Hyperkapnie. Bei nichtkritischer Atemwegstenose tritt fixierte (im Bronchospasmolysetest irreversible), meist inhomogene Atemwegsobstruktion auf.

Die **Aspirationspneumonie** geht mit einer restriktiven Ventilationsstörung und einer milden bis schweren Hypoxämie einher.

Klinik

Symptome

Aspirationen, vor allem rezidivierende Aspirationen, werden als solche oft nicht erkannt (Bild der »rezidivierenden Pneumonie« oder von »Asthmaanfällen«).

Bei wachen Patienten folgt auf die Aspiration eine heftige Hustenattacke, beim bewusstseinsgestörten Patienten ist oft ein Bronchospasmus hörbar.

Nach **toxischer Aspiration** folgt manchmal eine akute Luftnot mit kontinuierlichen Atemnebengeräuschen, oder im Intervall nach Stunden eine rasch progrediente Dyspnoe mit Tachypnoe bis hin zur Orthopnoe mit Zyanose.

Bei **Fremdkörperaspiration** liegt bei peripherer Lokalisation persistierender Husten mit oder ohne stridorösem Atemnebengeräusch vor. Bei zentraler Lage bestehen meist Stridor, verlangsamte Atemflüsse und Atemnot bis zur Orthopnoe.

Bei komplettem, zentralem Verschluss imponieren perakut paradoxe Atembewegungen mit inspiratorischer Thoraxeinwärtsbewegung ohne Atemstrom, rasche Zyanose und Kreislaufstillstand nach Bradykardie.

Aspirationspneumonien sind klinisch meist nicht von anderen Pneumonien unterscheidbar (▶ Kap. 24). Früh lässt sich häufig Mageninhalt oder Saliva endotracheal absaugen.

Befunde

Ein **inspiratorischer Stridor** weist auf eine extrathorakale Stenose hin. Ein **exspiratorischer Stridor** hat einen intrathorakalen Ursprung; manchmal ist eine Seitenlokalisation auskultierbar.

Eine **flüchtige Bronchospastik** ist nach allen Aspirationsformen häufig vorhanden.

Eine **Klopfschalldämpfung** infolge Atelektase oder Pneumonie entwickelt sich innerhalb von etwa einem Tag.

Ein normaler Auskultationsbefund mit **zunehmender Zyanose, Tachypnoe und Nasenflügeln** kündigt eine akute respiratorische Insuffizienz toxischer Ursache oder bei foudroyant verlaufender Pneumonie an.

Komplikationen

- Atemstillstand mit Herz-/Kreislaufstillstand nach Fremdkörper- oder Massenaspiration
- Atelektase, Retentionspneumonie nach peripherer Fremdkörperaspiration
- Lungenabszess, Pleuraempyem nach Aspirationspneumonie
- ARDS nach toxischer Aspiration oder (häufiger) bei schwerer Pneumonie
- Bronchiolitis obliterans nach toxischer Aspiration

Diagnostik

Bildgebende Diagnostik

Der **Röntgenbefund** dient der direkten Darstellung des Aspirates bei metalldichten (Zahnkronen) oder kalkhaltigen Fremdkörpern (Knochen, Zähne) und bei Kontrastmittel sowie der Darstellung von Atelektasen und Infiltraten (häufiger rechts als links, Lokalisation abhängig von der Körperlage bei Aspiration). Nach schwerer toxischer Aspiration zeigt sich das Bild des nichtkardiogenen Lungenödems.

Die **dynamische radiologische Schluckstudie** ist eine fortlaufende Röntgendarstellung des Schluckaktes zur Analyse von Aspirationsursachen. Sie ist in vielen Aspekten der endoskopischen Diagnostik unterlegen (z. B. ist keine Untersuchung von bewusstseinsgestörten Patienten möglich). Von Vorteil ist die Darstellung der pharyngealen Schluckphase.

Die **Computertomographie** erlaubt die Darstellung nicht röntgendichter Fremdkörper (z. B. Kunststoff). Die Unterscheidung zwischen Atelektasen und Infiltraten und die frühe Erkennung toxischer Schäden sind gegenüber der konventionellen Technik besser möglich.

Mittels **Sonographie** lassen sich Lungenabszesse meist, Pleuraempyeme immer darstellen. Die Ultraschalldiagnostik ist eine einfache, bettseitige Methode zur Verlaufskontrolle und Interventionshilfe (bei Punktion und Drainage) dieser Komplikationen.

Die **Bronchoskopie** ist das wichtigste Verfahren in der Diagnostik und oft entscheidend in der Therapie. Sie ermöglicht die direkte Lokalisation und Darstellung des Aspirates.

Die **endoskopische Schluckdiagnostik** dient der Beurteilung der Aspirationsgefährdung im Vorfeld. Sie ist indiziert bei V.a. rezidivierende Aspiration, Läsion unterer Hirnnerven, neurologische Erkrankung mit Hirnstammbeteiligung, nach Langzeitintubation sowie zum Ausschluss oder Nachweis einer Dysphagie. Ziele sind die Schweregradbeurteilung bei Aspirationsgefährdung, die Abgrenzung struktureller und funktioneller Schluckstörungen sowie die Therapieplanung. Sie bietet

Entscheidungshilfe vor Dekanülierung und vor Beginn von Schluckversuchen. Die endoskopische Schluckdiagnostik wird als **nasale videoassistierte Fiberendoskopie** (Laryngoskop/Bronchoskop) durchgeführt mit Inspektion von Strukturveränderungen im Hypopharynx (einschließlich Refluxfolgen), Motorik und Funktion von Pharynx und Larynx, Prüfung der Phonation, Beurteilung von Retention, Penetration oder Aspiration von Speichel und Nahrung (nach Schluckversuch mit angefärbter Flüssig-/Halbflüssig- und Festnahrung) sowie Prüfung des Hustenreflexes nach Aspiration.

▪▪ Labordiagnostik

Bestimmung von Inflammationsmarkern und Blutgasanalyse wie bei Pneumonien (▶ Kap. 24.1).

Die mikrobiologische Diagnostik umfasst obligat aerobe und anaerobe Kultur aus Endotrachealsekret, endoskopisch (oder mit geschützter Bürste) gewonnenem Bronchialsekret, Punktat aus Pleuraerguss/Abszessflüssigkeit (▶ Kap. 24.1). Die diagnostische Ausbeute ist wegen der großen Bakterienmengen hoch.

▪▪▪ Differenzialdiagnose

- Asthmaanfall, Lungenarterienembolie, Pneumonie anderer Genese
- Bei schwerer toxischer Aspiration: Kardiales Lungenödem, ARDS anderer Ursache, Inhalationstrauma, akute Vaskulitis, alveoläre Hämorrhagie und andere Ursachen von pulmonalen Infiltraten mit Lungenversagen
- Bei Bolusaspiration: Lungenarterienembolie, Brittle-Asthma, Pneumothorax

▪▪▪ Therapie

▪▪ Mechanische Maßnahmen

Im Notfall erfolgt die digitale Untersuchung des Rachenraums mit Ausräumung des Hypopharynx bei Überstrecktem Kopf. Dabei Öffnung des Mundes mit dem **Esmarch-Handgriff:** Die Zeigefinger beider Hände umfassen die Kieferwinkel; der Daumen liegt in der Eckzahnregion zwischen Unterlippe und Kinn. Durch Daumendruck erfolgt eine Rotation des Unterkiefers, dann wird er nach vorne gezogen und der Mund so geöffnet (◘ Abb. 28.1).

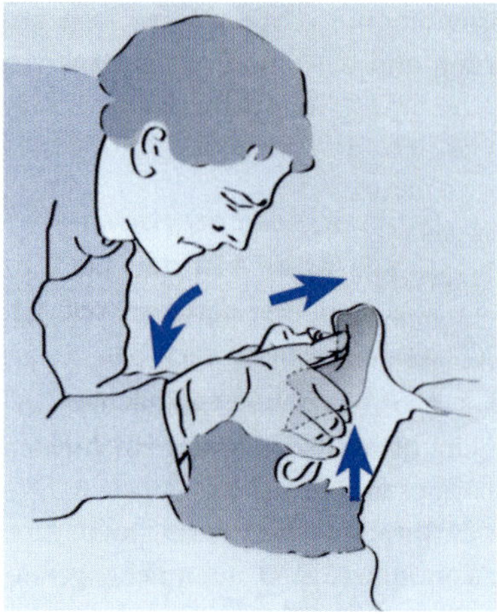

◘ **Abb. 28.1.** Esmarch-Handgriff (Aus Ziegenfuß: [2005] Die Notfallmedizin, 3. Aufl., Springer, Heidelberg)

Mit der Hand oder mit einem Taschentuch können Fremdkörper mit wischenden Bewegungen nach außen befördert werden. Größere, feste pharyngeale Fremdkörper können auch mit der McGill-Zange entfernt werden. Beim Fehlen von Hilfsmitteln kann bei Bolusaspiration der **Heimlich-Handgriff** eingesetzt werden: Eine plötzliche exogene Thoraxdruckerhöhung soll den Fremdkörper nach außen befördern. Dabei wird beim sitzenden oder stehenden Patienten dieser von hinten umfasst; der Helfer legt beide Hände verschränkt unterhalb des Sternums und führt drei bis fünf kräftige Druckstöße durch. Beim auf dem Rücken liegenden Patienten kniet sich der Helfer auf oder neben den Patienten und wendet so die Druckstöße in Richtung Kopf an (◘ Abb. 28.2). Mögliche Komplikationen sind: Organeinrisse von Magen, Milz, Leber oder Gefäßen, Aspiration von Mageninhalt.

Kann eine ausreichende Ventilation hierdurch nicht erreicht werden, da ein tiefer liegender Fremdkörper vorliegt, erfolgt die endotracheale Intubation (optimal: mit dem starren Bronchoskop). Bei flexibler Intubation einen möglichst weiten Tubus wählen. Zunächst Erweiterung des Atemweges durch Fraktionierung, Vorschieben oder Verkanten des Aspirates mit dem Fiberendoskop oder mit starren Sonden/Zangen. Anschließend Entfernen des Aspirates je nach Konsistenz, Form und Größe mit Absaugen, über Fasszangen oder Körbchen.

Auch nach Aspiration von flüssigem Material werden eine gezielte bronchoskopische Absaugung und gegebenenfalls die Verdünnung durch Spülung mit isotoner Kochsalzlösung vorgenommen. Außer bei lange abgelaufener toxischer Aspiration bei schon vorhandenem Lungenversagen ist die frühestmögliche Bronchoskopie immer indiziert.

▪▪ Antibiotikatherapie

Nach gesicherter Aspiration ist, wegen des hohen Infektionsrisikos auch ohne Pneumonienachweis, eine 3-tägige Antibiotikaprophylaxe durchzuführen (◻ Tab. 28.3). Der Therapiebeginn bei Fieber, Entzündungszeichen und Nachweis eines Infiltrates erfolgt nach durchgeführter mikrobiologischer Diagnostik.

Die Behandlungsdauer erstreckt sich über 10–14 Tage, bei Komplikationen zum Teil erheblich länger (mindestens 3 Wochen).

▪▪ Lokale Abszess-/Empyemtherapie

Ein Lungenabszess wird möglichst von innen durch Erweiterung des Drainagebronchus mittels Bronchoskop und Dilatationskatheter drainiert. Bei erfolgloser innerer Drainage und bei Pleurakontakt reifer Abszesse (Kriterium: Abszessmembran) kann eine dünnlumige (14 French), doppelläufige, weiche perkutane Drainage vom Typ der Van-Sonnenberg-Drainage die Abheilung beschleunigen. Eine Spülung ist nur bei fehlendem Bronchusanschluss indiziert (ansonsten pulmonale Verbreitung des Abszessinhaltes). Der Abszesseiter wird regelmäßig bis zum Sistieren abgesaugt.

Ein Pleuraempyem wird obligat mit einer dicklumigen (28 French), doppelläufigen Spüldrainage (Typ: Trokardrainage) versorgt und kontinuierlich mit 1 l NaCl 0,9% täglich gespült. Ein organisiertes Pleuraempyem (Fibrinsepten, Kompartimenierung) wird mittels Streptokinase (250.000 IE/100 ml NaCl 0,9%, 3 h) oder Urokinase (100.000 IE/100 ml NaCl 0,9%, h) über die Drainage mobilisiert (3 h einwirken lassen, danach absaugen; Wiederholung alle 24 h bis zum Sistieren der Ergussproduktion).

▪▪ Maschinelle Beatmung

Bei akuter hochgradiger, zentraler Atemwegstenose nach Fremdkörperaspiration im Rahmen der Intervention kommt eine kontrollierte Beatmung mit hohem Spitzendruck bis 45(50) cmH_2O ohne PEEP und mit hohen Frequenzen (15–30/min) zum Einsatz.

◻ **Tab. 28.3.** Empirische Antibiotikatherapie bei Aspirationspneumonie

Ambulant erworbene Aspirationspneumonie	Nosokomiale Aspirationspneumonie
Ampicillin/Sulbactam (3 g/8 h i.v.) oder Amoxicillin/Clavulansäure (2,2 g/8 h i.v.), oder Clindamycin (0,6 g/8 h i.v.) + Cephalosporin der Gruppe II (z. B. Cefuroxim 1,5 g/8 h i.v.).	Cephalosporin der Gruppe IIIa (z. B. Ceftriaxon 2 g/24 h i.v.) + Clindamycin (0,6 g/8h i.v.), oder Benzylaminopenizillin (z. B. Piperacillin 4 g/8 h) + Betalaktamase-inhibitor (Tazobactam oder Sulbactam 0,5 g/8 h i.v.), oder Carbapenem (Imipenem-Cilastatin oder Meropenem 1 g/8 h i.v.)

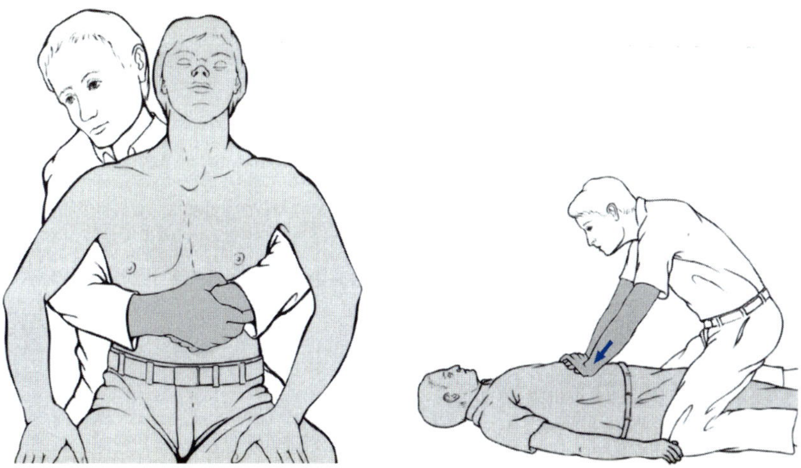

a b

◻ **Abb. 28.2.** Heimlich-Handgriff. **a** beim stehenden, **b** beim liegenden Patienten (Aus Burchardi et al. [2004] 9. Aufl., Die Intensivmedizin. Springer, Heidelberg)

Bei akuter respiratorischer Insuffizienz im Rahmen einer toxischen Aspiration oder einer schweren Aspirationspneumonie erfolgt die maschinelle Atemhilfe nach den Kriterien der ARDS-Therapie (▶ Kap. 29).

▪▪▪ Prävention

Bei der dringlichen Anästhesie des nicht nüchternen Patienten vor endotrachealer Intubation erfolgt die Magenentleerung mittels Sonde und die Anhebung des Magen-pH durch Gabe eines Protonenpumpenhemmers (z. B. Omeprazol 20 mg i.v. als Kurzinfusion) oder als Sofortmaßnahme die gastrale Gabe einer Zitratlösung (0,3 M Na-Citrat, 30–40 ml).

Bei Patienten mit Aspirationsrisiko (◘ Tab. 28.2) nach endoskopischer und/oder radiologischer Schluckdiagnostik können, je nach Risikoschwere, folgende Maßnahmen ergriffen werden:

- Therapie der (neurologischen, HNO-, ösophagealen) Grunderkrankung
- Vermeidung von Sedativa/Hypnotika
- Logopädie, Physiotherapie (Muskelaufbau, Hustentraining, Reflexbahnung)
- Parenterale Ernährung, enterale Ernährung via perkutaner endoskopischer Gastrostomie (PEG)
- Tracheotomie ohne/mit geblocktem Cuff

▪▪▪ Prognose

Die Letalität der toxischen Aspiration hängt von Art und Menge des Aspirates ab. Sie beträgt bis zu 30%, bei Notwendigkeit der maschinellen Beatmung über 40%.

Die Letalität der Aspirationspneumonie beträgt 10–20%, bei nosokomialer Aspiration oder Beteiligung von Bacteroides spp. als Erreger über 20%.

Literatur

Lorenz J (2003) Checkliste XXL Pneumologie. Thieme, Stuttgart S. 231–237

Müller C, Lorenz J (2005) Dysphagie. Der Pneumologe 2: 367–378

Akuter Lungenschaden und akutes Atemnotsyndrom (ARDS)

Joachim Lorenz

Grundlagen

Definition

Der Begriff »Acute/adult respiratory distress syndrome« (ARDS, akutes Atemnotsyndrom [des Erwachsenen]) wurde in Anlehnung an das schon länger bekannte »Infant respiratory distress syndrome« (IRDS, akutes Atemnotsyndrom des Neugeborenen) 1967 von Ashbaugh nach Auswertung von Fällen respiratorischer Insuffizienz im Gefolge eines hämorrhagischen Schocks im Korea- und Vietnam-Krieg (»DaNang-Lunge«) geprägt. Der Zusatz »adult« wurde durch »acute« ersetzt, nachdem deutlich wurde, dass ein ARDS auch bei Säuglingen auftritt. Das IRDS weist eine andere Pathogenese auf (Lungenunreife, absoluter und primärer Surfactant-Mangel). Die synonym gebrauchten Begriffe »Schocklunge« und »Beatmungslunge« sind irrtümlich und wurden verlassen.

Das ARDS beinhaltet eine **akute, schwere pulmonale Gasaustauschstörung**, die sich nach schweren pulmonalen und extrapulmonalen Schädigungen entwickelt. Dabei kommt es zu einem pulmonalen Niederdrucködem (bei normalem linksventrikulärem Füllungsdruck) mit Abfall der pulmonalen Compliance und zu einer Störung der pulmonalen Vasomotion. Die Erkrankung ist unabhängig von einer pulmonalen Vorschädigung und dem Zustand der Ventilationspumpe.

Das Lungenversagen kann Teil eines Multiorganversagens im Rahmen systemischer Inflammation bei Sepsis oder anderen Erkrankungen sein oder isoliert auftreten.

Die pragmatischen Kriterien der Amerikanisch-Europäischen Konsensuskonferenz von 1994 zielen auf hohe Sensitivität. Sie umfassen alle Erkrankungen mit akuter pulmonaler Gasaustauschstörung (z. B. auch schwere Pneumonien) mit Ausnahme des kardialen Lungenödems. Sie stratifizieren in zwei Schweregrade: Akuter Lungenschaden (acute lung injury, ALI) und ARDS (◘ Tab. 29.1).

Epidemiologie

Die Inzidenz des ARDS ist höher als früher angenommen und beträgt etwa 80 Fälle pro 100.000 Einwohner pro Jahr. Unterschiede nach Alter, Rasse, Geschlecht oder andere Faktoren sind nicht bekannt, ebenso wenig disponieren Vorerkrankungen zu dem Syndrom.

Ätiologie und Pathogenese

Noxen unterschiedlicher Art, die eine Lungenschädigung auslösen, können direkt über die Atemwege Zugang in die Lungenperipherie finden oder sie entstehen extrapulmonal und erreichen die Lunge über das Gefäßsystem (◘ Tab. 29.2). In jedem Fall handelt es sich um ein »catastrophic event«, dessen kausale und zeitliche Beziehung zur Lungenschädigung im Einzelfall allerdings nicht immer deutlich ist.

Mit Ausnahme des mechanisch und zerebral bedingten ARDS ist allen Stimuli gemeinsam, dass sie massiv Kaskaden in Gang setzen, die das **Entzündungssystem** und das **Gerinnungssystem** betreffen. Dabei ist der Startpunkt unterschiedlich. Die durch Bakterientoxine, Hitzeschock-Proteine, Gewebetrauma und andere proinflammatorische

Tab. 29.1. Kriterien des ALI und des ARDS (Amerikanisch-Europäische Konsensuskonferenz, 1994)

	Verlauf	Oxygenierung	Thorax-Röntgenbefund	Pulmonalarterieller Druck
Acute Lung Injury, ALI	Akuter Beginn	p_aO_2/F_iO_2 <300 mmHg*	Bilaterale Infiltrate	Kein Hinweis auf linksatriale Hypertension oder PAWP <18 mmHg
Acute Respiratory Distress Syndrome, ARDS	Akuter Beginn	p_aO_2/F_iO_2 <200 mmHg*	Bilaterale Infiltrate	Kein Hinweis auf linksatriale Hypertension oder PAWP <18 mmHg

* ohne Berücksichtigung des PEEP; *PAWP* Pulmonalarterieller Verschlussdruck

Tab. 29.2. Auslöser des ARDS

Direkte (pulmonale) Noxen	Indirekte (extrapulmonale) Noxen
Pneumonie (Viren, Bakterien, Protozoen, Pilze; Aspirationspneumonie)	Sepsis; Exo- und Endotoxinämie
Toxische Aspiration: Magennüchternsekret, Öle, Blut, Kohlenwasserstoffe, Alkohol, Gallensaft, Puder	SIRS nichtmikrobieller Genese
Inhalationstrauma (Rauchgas, Ozon, NO_2)	Massentransfusion bei hämorrhagischem Schock oder ohne hämorrhagischen Schock
Beinahe-Ertrinken (Süß- und Salzwasser)	Polytrauma
Lungenkontusion	Diabetische Ketoazidose
Exposition gegenüber hohen Sauerstoffkonzentrationen (>55%)	Verbrauchskoagulopathie, disseminierte intravasale Gerinnung (DIC)
Akute Höhenexposition (»Höhenlungenödem«)	Subarachnoidalblutung, Schädel-Hirn-Trauma, intrakranielle Drucksteigerung
Rascher Druckabfall (»Reexpansionsödem«)	Schock aller Ursachen
Exposition gegenüber energiereichen Strahlen (Kernunfall)	Chemikalien: Paraquat, Bleomycin, Amiodaron
	Nekrotisierende Pankreatitis
	Großflächige Verbrennungen
	Urämie
	Lungenembolie (Fett, Fruchtwasser; Thrombembolie)
	Spätgestose, HELLP-Syndrom
	Akute pulmonale Tumormetastasierung
	Schwere Malaria, Sichelzellkrise
	Narkotika-Intoxikation (Heroin, Barbiturate)
	Extrakorporale Zirkulation

Stimuli initial angesprochenen Faktoren sind Akutphaseproteine, Granulozyten (Makrophagen, Neutrophile), oxidative Mechanismen und andere (Abb. 29.1).

Der pathogenetische Hauptmechanismus in der Frühphase, der das klinische Bild und die pathologische Anatomie erklärt, ist eine Schrankenstörung der alveolokapillären Membran mit Überflutung der Lunge durch eiweißreiches, proinflammatorisch wirkendes Ödem. Die Aktivierung der Kaskadensysteme unterhält sich selbst und mündet in Reparaturmechanismen, die die proliferativ-fibrotische Spätphase ausmachen.

Obwohl das Versagen der alveolokapillären Schranke die Ursache des Lungenödems darstellt, ist der Flüssigkeitseinstrom auch vom Kapillardruck und damit vom pulmonalkapillären Verschlussdruck abhängig, der wiederum den linksatrialen Druck und somit den linksventrikulären Füllungsdruck reflektiert. Deshalb ist eine Hyperhydratation oder eine manifeste Linksherzinsuffizienz prognostisch ungünstig, da beide den pulmonalen Flüssigkeitseinstrom verstärken, den Gasaustausch beeinträchtigen und das Angebot an Entzündungsmediatoren und -zellen erhöhen.

Sekundäre Mechanismen im etablierten ARDS sind Störungen der pulmonalen Infektionsabwehr und des alveolären Surfactant-Systems:

- Bei hohem Angebot an Bakterien (durch Intubation, Wegfallen der Magenschranke, Besiedlung der oberen Atemwege und rezidivierende Mikroaspirationen)

sind die lokalen Schutzmechanismen beeinträchtigt (Hustenclearance, mukoziliäre Clearance, Surfactantproteine, Phagozytose). Dies disponiert zu sekundären Pneumonien.
- Die Menge an funktionell aktivem Surfactant fällt während des Krankheitsverlaufes ab (Proteolyse, oxidative Schädigung, Gerinnung). Dies verschlechtert die alveoläre Ventilation weiter.

▪▪ Pathologische Anatomie

Es sind drei Stadien unterscheidbar, die überlappend ineinander übergehen:
- *Exsudative Phase* (1. Woche): Initial interstitielles und alveoläres, proteinreiches Lungenödem mit submikroskopischen Schäden des Alveolarepithels. Nachfolgend Nekrose des Alveolarepithels (vor allem der Pneumozyten vom Typ I) mit Freilegung der Basalmembran. Bildung von eosinophilen Membranen aus Fibrin und Zelldetritus.
- *Fibroproliferative Phase* (4.–8. Tag): Abnahme des Ödems, Proliferation der Typ-II-Pneumozyten, Abbau hyaliner Membranen. Gleichzeitig setzt eine Proliferation der Fibroblasten mit Akkumulation von kollagenem Bindegewebe im Interstitium, den Bronchioli respiratorii und den kleinen intraazinären Gefäßen ein. Es entwickelt sich eine Architekturstörung des Lungenparenchyms (Remodelling).
- *Chronische Phase* (nach dem 8. Tag): Infolge des Remodellings und unter der maschinellen Überdruckbeatmung entwickelt sich ein Nebeneinander von Narbenfeldern und zystischen Hohlräumen. Die Alveolarsepten verbreitern sich bindegewebig. Typ-III-Kollagen wird durch dauerhafteres Kollagen I ersetzt. Über viele Monate bildet sich die Fibrose zurück.

▪▪ Pathophysiologie

▪ Atemmechanik

Die Lunge schrumpft und versteift sich: Die funktionelle Residualkapazität und die Vitalkapazität fallen ab. Die pulmonale Compliance sinkt vor allem im Bereich der funktionellen Residualkapazität und der Vitalkapazität. Der Öffnungsdruck der Alveolen verschiebt sich (bei Überdruckventilation) nach oben. Die Hysteresekurve der Lunge (Verhältnis von Alveolardruck und Lungenvolumen) verändert sich gegenüber der gesunden Lunge stark: Der alveoläre Öffnungsdruck ist stark erhöht und die Überdehnungsgrenze in den Bereich geringerer Lungenvolumina verschoben (◘ Abb. 29.2). So können ein unterer ($P_{flex/low}$) und ein oberer Umkehrpunkt ($P_{flex/high}$) definiert werden, die den Anfang und das Ende der linearen Duck-Volumen-Beziehung markieren. Eine Beatmung außerhalb der Flexionspunkte geht einher mit
- starken Gewebescherkräften mit Traumatisierung (vor allem durch repetitives Öffnen/Schließen von Alveolarbezirken im Bereich von $P_{flex/low}$),
- Induktion einer lokalen Entzündungsreaktion durch Aktivierung von Epithelzellen und proinflammatorischen Zellen und
- Unterhaltung einer systemischen Entzündungsreaktion durch systemische Wirkung von Mediatoren lokaler immunkompetenter Zellen und durch Translokation von Zellen, Mediatoren und Infektionserregern in den Kreislauf aus dem traumatisierten Gewebe.

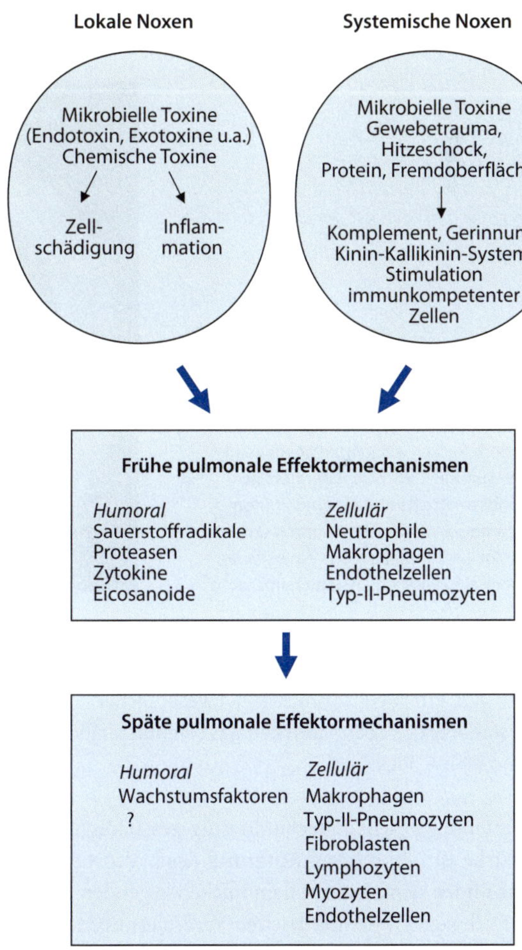

◘ **Abb. 29.1.** Immunpathogenese des ARDS

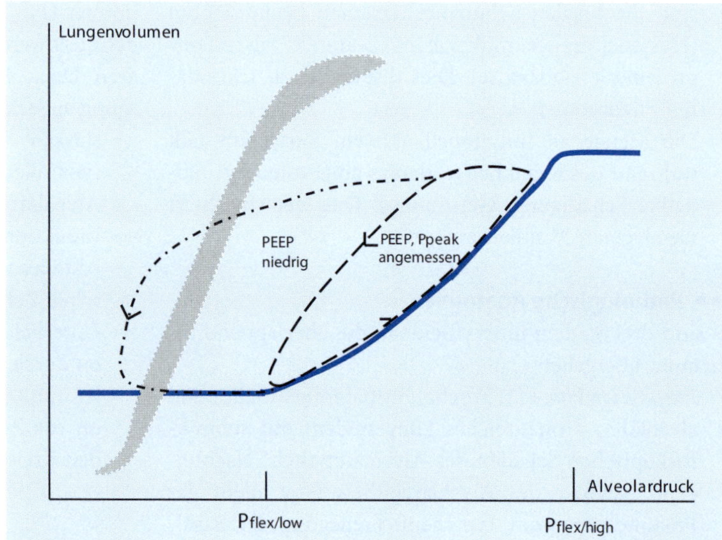

Abb. 29.2. Verhältnis von Alveolardruck zu Lungenvolumen bei Positivdruckbeatmung der gesunden Lunge (…) und bei ARDS. Die statische Hysteresekurve lässt einen unteren ($P_{flex/low}$) und oberen ($P_{flex/high}$) Umkehrpunkt erkennen, die den Anfang und die Begrenzung der Alveolaröffnung der ARDS-Lunge kennzeichnen. Bei einer Beatmung innerhalb der Umkehrpunkte mit angemessenem PEEP (gestrichelt) ist die Lungenmechanik günstig, während bei zu niedrigem PEEP unterhalb von $P_{flex/low}$ ein zyklischer Alveolarkollaps mit erheblichen Gewebescherkräften auftritt (Punkt/Strich). Überschreitet P_{peak} $P_{flex/high}$, kommt es zur Gewebeüberdehnung ohne Volumengewinn. (Aus Lorenz: Checkliste Pneumologie XXL, Abbildung 183, S. 507, Thieme-Verlag 2004, mit freundlicher Genehmigung)

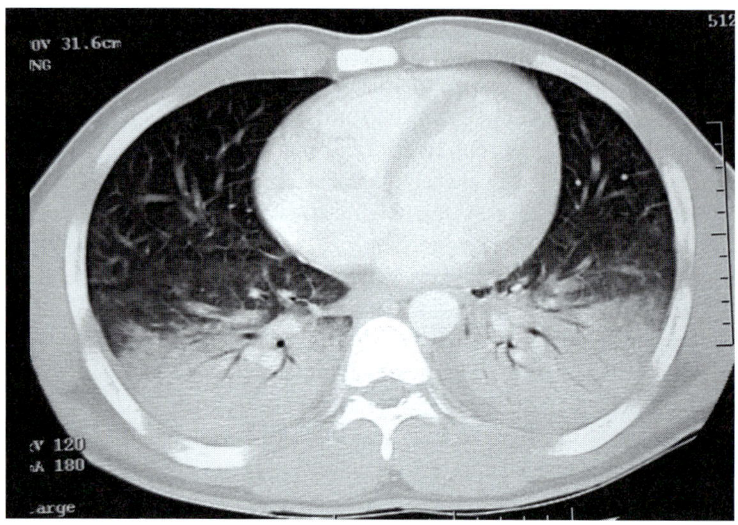

Abb. 29.3. ARDS bei Sepsis (spontaner Psoasabszess durch S. aureus) in der Computertomographie (Lungenfenster). Der liegende, auf dem Rücken gelagerte Patient zeigt eine ödematöse Verdichtung der dorsalen Lungenabschnitte (Unterlappen) mit Bronchopneumogramm, die nach ventral unscharf in einen locker infiltrierten und einen weitgehend normalen Parenchymbereich übergeht

> Der skizzierte Mechanismus ist ein wesentlicher Bestandteil des Beatmungstraumas (»ventilator induced lung injury«, VILI).

Die Verteilung geschädigter und wenig geschädigter Lungenbezirke ist inhomogen. Aufgrund des hydrostatischen Drucks finden sich beim auf dem Rücken liegenden Patienten die schwersten pathologischen Veränderungen in den dorsobasalen Lungenabschnitten (Abb. 29.3). Nach Gattinoni kann grob von einem Nebeneinander von fragilen, normalen Alveolareinheiten (»Zone H« → Gefahr der Überdehnung), ödematösen, atelektatischen, aber rekrutierbaren Einheiten (»Zone R« → rekrutierbar) und nicht rekrutierbaren starren, fibrotischen Einheiten ohne Gasaustausch, die zur niedrigen Gesamtcompliance beitragen (»Zone D« → therapeutisch schlecht angehbar) gesprochen werden.

Gasaustausch

Es bildet sich eine schwerer intrapulmonaler Rechts-Links-Shunt (Ventilations-Perfusions-Verhältnis = 0) mit

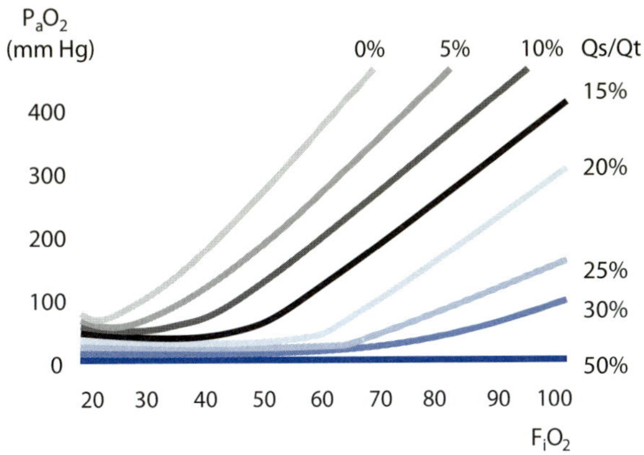

Abb. 29.4. Arterieller Sauerstoffpartialdruck (p_aO_2) in Abhängigkeit von der inspiratorischen Sauerstoffkonzentration (F_iO_2) bei Rechts-Links-Shunts von 0–50% (Iso-Shunt-Diagramm)

sauerstoffrefraktärer Hypoxämie aus (Abb. 29.4). Im späteren Verlauf vergrößert sich meist auch der physiologische Totraum (Ventilation : Perfusion = ∞) in anderen Bezirken. Ein ansteigender physiologischer Totraum führt bei gegebenem Atemminutenvolumen zur progressiven alveolären Hyperkapnie.

Beim spontan atmenden Patienten entwickelt sich ein rasch zunehmender Abfall der arteriellen Sauerstoffsättigung trotz Sauerstoffgabe, der meist mit einer alveolären Hyperventilation (Hypokapnie) einhergeht. Erst terminal – im Rahmen der Erschöpfung – kommt es zur Hyperkapnie.

Hämodynamik

Es bildet sich eine mäßiggradige, präkapilläre pulmonalarterielle Hypertonie bei normalem pulmonalkapillärem Verschlussdruck aus. Ursächlich sind die NO-vermittelte hypoxische Vasokonstriktion (Euler-Liljestrand-Reflex) und eine Reduktion des Gesamtquerschnittes.

Das rechtskardiale Auswurfvolumen fällt hierdurch mäßig ab. Das interventrikuläre Septum verschiebt sich nach links und das Gesamtherzzeitvolumen reduziert sich entsprechend.

Klinik

Symptome

Beschwerden setzen 6–48 h nach dem auslösenden Ereignis ein. Innerhalb von Stunden nehmen Luftnot und Tachypnoe rasch zu und gehen meist in Zyanose, Nasenflügeln und Unruhe bis zur Verwirrtheit über. Auf nasale Sauerstoffgabe ist auch bei hohem O_2-Fluss keine Besserung zu erzielen.

Außer bei einer pulmonalen Ursache (z. B. Aspiration, Pneumonie, Inhalationstrauma) tritt kein Husten oder Auswurf auf.

Aufgrund der Schwere der auslösenden Ereignisse prägen diese oft das klinische Bild und viele Patienten sind bei Erkrankungsbeginn bereits maschinell beatmet.

Befunde

Pathologische Atemgeräusche oder Nebengeräusche sind in der Regel nicht auskultierbar. Dies kontrastiert auffällig mit der Schwere der Ateminsuffizienz. Bei etabliertem ARDS sind die dorsobasalen Lungenabschnitte perkutorisch gedämpft. Dann findet sich auch Bronchialatmen oder ein fehlendes Atemgeräusch.

Komplikationen

Lokal: Pneumothorax, Mediastinalemphysem, pulmonale Zysten (interstitielles Emphysem), nosokomiale Pneumonie (in der Spätphase in 70% vorhanden), hyperkapnisches Atemversagen, Atemstillstand.

Systemische Folgen des respiratorischen Versagens: Hypoxische Herzschädigung (Rhythmusstörungen), Hirnschädigung (Verwirrtheit, Koma).

Pneumogene Sepsis: Bei einer Pneumonie als ARDS-Ursache (häufigste Ätiologie!) kann das ARDS eine Komponente der schweren Sepsis sein. Typische weitere Sepsiskomplikationen sind das Nierenversagen, das Kreislaufversagen und Verwirrtheit als Ausdruck der Hirnschädigung. Das Beatmungstrauma kann die systemische Inflammation unterhalten oder gar auslösen.

Diagnostik

Bildgebende Diagnostik

Röntgenbefund: Mit einer Latenz von bis zu einem Tag entwickeln sich im Verlauf typische Veränderungen. Am Anfang besteht eine Diskrepanz zwischen schwerer Gasaustauschstörung und fehlenden bis diskreten radiologischen Veränderungen.

- *Frühstadium:* Lungenvolumenverkleinerung (Höhertreten des Zwerchfells), durch Ödem zunehmende Unschärfe von Gefäßen und Bronchien.
- *Etabliertes nichtkardiales Lungenödem:* Beidseitiges Lungenödem mit symmetrischer oder asymmetrischer Ausprägung. Zunehmendes Bronchopneumogramm; perikardiale ödemfreie Zone; als Maximalvariante

Fortschreiten bis zum **Bild der weißen Lunge**. Dabei keine Zeichen der pulmonalvenösen Stauung.
- *Fibroproliferatives Stadium:* Weiter zunehmende Lungenschrumpfung. Auflösung des Ödems zugunsten fibrotischer Verdichtungen mit Narbenzügen und lokalen zystischen Aufhellungen. Nach klinischer Gesundung über Monate dauernde, langsam abnehmende retikulonoduläre Zeichnungsvermehrung.

Die **Computertomographie** (▣ Abb. 29.3) erlaubt eine Darstellung der regionalen Verteilung der pulmonalen Veränderungen und ist unverzichtbar in der Diagnostik pulmonaler Komplikationen (z. B. Pneumothorax), die oft beim Liegenden in der Röntgenaufnahme nicht zu erkennen sind.

In der **Sonographie** sind kleine bis mittelgroße Pleuraergüsse oft erkennbar. Sie können sonographisch gesteuert punktiert werden, wenn davon eine funktionelle Besserung zu erwarten ist.

▪▪ Labordiagnostik

Standard-Laboruntersuchungen: Blutzucker, Hämoglobin/Hämatokrit und die Funktion von Niere, Leber, Gerinnung sowie die Elektrolyte müssen wiederholt, am Anfang täglich (BZ häufiger), überprüft werden.

Mikrobiologische Diagnostik: Die Indikation zur quantitativen kulturellen Untersuchung von Endotrachealsekret auf Bakterien ist großzügig zu stellen: Bei Auftreten von Fieber, vermehrtem, purulentem Sekret oder plötzlicher Verschlechterung des Gasaustausches ist eine nosokomiale Pneumonie wahrscheinlich. Andere Hinweise auf eine Pneumonie sind meist nicht erhältlich (Röntgenbefund, Labor).

Die **invasive Diagnostik** (Bronchoskopie mit bronchoalveolärer Lavage oder geschützter Bürste) sollte **zurückhaltend** gehandhabt werden: Eine höhere diagnostische Ausbeute ist nicht gesichert; der für die Rekrutierung von Gasaustauschfläche wichtige PEEP fällt vorübergehend ab; die bronchoalveoläre Lavage schwemmt Entzündungsmediatoren und -zellen in den Systemkreislauf ein, die vorgeschädigte Lunge kann traumatisiert werden.

▪▪ Funktionsdiagnostik

▪ Gasaustausch

Bei Diagnosestellung imponiert eine ausgeprägte Hypoxämie (p_aO_2 meist <50 mmHg), die infolge des Rechts-Links-Shunts (Q_s/Q_t) nicht auf Sauerstoffgabe anspricht. Nach Beginn der maschinellen Ventilation steigt die Shuntfraktion regelhaft an. Hauptursachen sind: Hyperventilation der Zone H, Atelektasenbildung in den Zonen R und D, Resorptionsatelektasen bei hoher O_2-Konzentration, Fehlen der funktionell wichtigen Zwerchfellatmung mit Hypoventilation basaler Lungenbezirke. Dann sollte zur Therapieführung eine Blutgasanalyse bei $F_iO_2 = 1{,}0$ im Steady State (nach 30 min) durchgeführt werden, um die **Shuntfraktion** zu berechnen und die Lungenschädigung zu quantifizieren. Die Formel lautet:

$$Q_s/Q_t = \frac{AaDO_2 \times 0{,}0031}{AaDO_2 \times 0{,}0031 + (C_aO_2 - C_vO_2)}$$

Dabei werden die alveoloarterielle Sauerstoffdifferenz ($AaDO_2$) und die arterielle und gemischtvenöse Sauerstoffkonzentration (C_aO_2; C_vO_2) wie folgt berechnet:
$AaDO_2 = PAO_2 - P_aO_2$ ($PAO_2 = PIO_2 - PaCO_2/RQ$);
$PIO_2 = (P_{atm} - P_{H2O}) \times FIO_2$

$$C_{a/v}O_2 = \frac{S_{a/v}O_2\,(\%) \text{ x } Hb \times 1{,}34}{100} + (0{,}0031 \times P_{a/v}O_2)$$

RQ (Respiratorischer Quotient) = Quotient aus CO_2-Abgabe und Sauerstoffaufnahme (V_{CO2}/V_{O2}). Er beträgt in Ruhe 0,84 ± 0,4

Nach ▣ Abb. 29.4 ist eine näherungsweise Abschätzung der Shuntfraktion aus der arteriellen Blutgasanalyse bei gegebenem F_iO_2 möglich. Als einfaches Maß kann auch der **Oxigenierungsindex nach Murray** verwendet werden:

p_aO_2/F_iO_2 (Normwert: >450 mmHg)

Er definiert die Schweregrade bei ALI bzw. ARDS.

Bei allen Zuständen, bei denen der pulmonale Gasaustausch allein nicht der Hauptzielparameter ist (z. B. bei begleitender Herzinsuffizienz oder Sepsis) rückt die Gewebeoxigenierung in den Vordergrund. Dabei sind außerdem das Hämoglobin und die Hämodynamik von Bedeutung. Zielparameter ist dann die **Sauerstofftransportrate**:

DO_2 = Q (Herzzeitvolumen) × C_aO_2.

Zur Messung ist ein Pulmonaliskatheter erforderlich.

▪ Atemmechanik

Die thorakopulmonale Compliance ist ein grobes Maß für die Versteifung der Lunge. Wiederholte Messungen durch den Ventilator (Inflationsdruckdifferenz/Volumendifferenz während einer maschinenseitigen Inspiration) erlauben im Verlauf Aussagen über Änderungen der Lungenmechanik. Sie unterstützen die Verlaufsbeurteilung und Therapieführung.

Bei »Inverse Ratio Ventilation«, IRV (Verlängerung des Atemzeitverhältnisses, dem Verhältnis von Inspirationszeit zu Exspirationszeit, von 1:2 auf 1:1 bis 3:1) ist eine Kontrolle des intrinsischen PEEP und des »Trapped Volume« von Interesse. Beide können von modernen Ventilatoren gemessen werden.

▪ Extravaskuläres Lungenwasser

Das semiinvasive PICCO-Diagnosesystem erlaubt eine ungefähre Quantifizierung des extravaskulären Flüssigkeitsgehaltes der Lunge. Vor allem in der Frühphase des ARDS ist dies ein Maß für die Schwere der Lungenschädigung und ein Zielparameter der Therapie.

▪ Hämodynamische Diagnostik

Außer bei Schock, Sepsis und kardialer Dysfunktion ist eine Erhebung der gesamten Hämodynamik durch Pulmonaliskatheter im Rahmen der ARDS-Behandlung nicht erforderlich. Eine **Echokardiographie ist immer indiziert**, auch im Verlauf, da der mäßig erhöhte pulmonale Mitteldruck Diagnosekriterium des ARDS ist. Bei Trikuspidalinsuffizienz kann er sonographisch geschätzt werden. Außerdem ist die Belastung des rechten Ventrikels durch das ARDS und die maschinelle Ventilation von Interesse. Daneben müssen die Funktionsreserven des linken Ventrikels über die Schätzung der Ejektionsfraktion beurteilt werden. Ein kardiales Lungenödem kann damit differenzialdiagnostisch weitgehend ausgeschlossen werden.

▪▪▪ Differenzialdiagnose

- **Hauptdifferenzialdiagnosen:** Kardiales Lungenödem, schwere Pneumonie
- Andere Erkrankungen mit akut auftretenden pulmonalen Infiltraten und Gasaustauschstörung: Alveolitis, Vaskulitis, Hämorrhagie, toxische Schädigung
- Im Frühstadium: Lungenarterienembolie, Asthmaanfall

▪▪▪ Therapie

▪▪ Behandlung der Auslöser

Alle bekannten ARDS-Auslöser sind präventiv oder möglichst früh mit Einsetzen der respiratorischen Insuffizienz zu behandeln, soweit möglich. Gute Behandlungsmöglichkeiten bestehen bei der »chirurgischen« Sepsis, der Pneumonie, der Pankreatitis, der Spätgestose, der Lungenembolie und anderen Erkrankungen (◘ Tab. 29.2). Ziel ist es, die weitere Einwirkung von Noxen zu verhindern und den inflammatorischen Stimulus, soweit er noch nicht selbstunterhaltend ist, zu beenden.

▪▪ Beatmung

Ziele

Wichtige Ziele sind die Etablierung eines ausreichenden Gasaustausches, die Behandlung von Atelektasen und die Verbesserung der pulmonalen Compliance im Sinne der Rekrutierung von Lungenarealen, die am Gasaustausch teilnehmen. Daneben soll die Lunge vor schädigenden Einflüssen der maschinellen Ventilation geschützt werden.

Indikation

Eine maschinelle Ventilation sollte nicht präventiv eingeleitet werden, auch bei hohem ARDS-Risiko (z. B. nach Magennüchternsekretaspiration). Hinweise auf eine schwere Störung des Gasaustausches oder eine Erschöpfung der Atempumpe sind Anlass der Beatmung: Zum Beispiel ein S_aO_2 <88% trotz hoch dosierter Sauerstoffinsufflation, ein Atemminutenvolumen von <4 l/min oder ein p_aCO_2 >44 mmHg mit weiterem Anstieg.

Sauerstofffraktion

Es wird eine arterielle Sauerstoffsättigung von 88–90% angestrebt. Höhere Werte sind nicht notwendig, um eine ausreichende Organoxigenierung zu erzielen. Ausnahmen von dieser Regel sind die schwere Herzinsuffizienz und vor allem die Sepsis. In diesen Fällen muss die Sauerstofftransportrate optimiert werden, wozu ein höherer Sauerstoffpartialdruck (>80 mmHg, S_aO_2 >95%) notwendig ist. Für die tierexperimentell nachweisbare Sauerstofftoxizität bei F_iO_2 >0,6 über eine Dauer von mehr als einigen Stunden gibt es beim Menschen keine sicheren Belege. Bei der Gefahr einer Gewebehypoxie wird ein notwendiger F_iO_2 von über 0,6 appliziert. F_iO_2 von 1,0 sollten möglichst wegen der Gefahr von Resorptionsatelektasen vermieden werden.

Atemzeitvolumen (V_E)

Es wird den Erfordernissen der alveolären Ventilation angepasst und ein p_aCO_2 von 40–44 mmHg angestrebt. Die Normokapnie genießt jedoch nicht höchste Priorität. Sie ist der Schonung der Lunge unterzuordnen

(Prophylaxe des VILI). Wenn mit dem Protokoll der »Protective Ventilation« niedrige VT erreicht werden (bei einem angestrebten Pi_{max} von unter 30 mmHg und einem PEEP von über 10 cmH_2O), kann die Atemfrequenz bis zur inkompletten exspiratorischen Lungenentleerung erhöht werden, bis ein intrinsischer PEEP im Bereich des eingestellten PEEP resultiert. Atemfrequenzen bis zu 25–30/min sind dabei durchaus wünschenswert. Eine dann immer noch bestehende Hyperkapnie wird toleriert (»permissive Hyperkapnie«). Die resultierende Azidose wird ab einem pH <7,2 mit der intravenösen Gabe von Bikarbonat kompensiert.

PEEP

Ein angemessener PEEP hilft bei der Rekrutierung von Gasaustauschfläche durch Wiederbelüftung atelektatischer Lungenbezirke. Dies bewirkt einen Anstieg des funktionellen Residualvolumens und der pulmonalen Compliance, einen Abfall des Atemwegswiderstandes und einen Abfall des Rechts-Links-Shunts. Bei zu hohem PEEP fallen das Herzzeitvolumen und die pulmonale Perfusion ab. Er trägt zur pulmonalen Überblähung bei und erhöht das Totraumvolumen und den Rechts-Links-Shunt. Die Höhe des PEEP sollte von der Schwere der Gasaustauschstörung abhängig gemacht werde, da die Atelektasenbildung und die Lungensteifigkeit damit parallel gehen (Konzept des »ARDS-Network«). Bei näherer Betrachtung der Atemmechanik (Erstellen der Druck-Volumen-Kurve; ◘ Abb. 29.2) ist ein optimaler PEEP erreicht, wenn die Beatmung zwischen dem unteren und oberen Umkehrpunkt erfolgt. Ein typisches PEEP-Niveau bei ARDS ist ein Bereich zwischen 12 und 20 cmH_2O.

Atemzeitverhältnis

Bei physiologischer Spontanatmung dauert die Exspiration doppelt so lange wie die Inspiration (Atemzeitverhältnis 1:2). Während der Inspiration sollte bei inhomogener Lungenmechanik bei ARDS ein konstanter Überdruck appliziert werden, damit sich die Areale mit der ihnen jeweils eigenen Zeitkonstante (Compliance × Resistance) füllen können. Dies impliziert einen initial hohen und dann sich verlangsamenden (dezelerierenden) Fluss. Eine lange Inspirationszeit (z. B. 1,5 s) unterstützt dies. Die Verkürzung der Exspiration (Atemzeitverhältnis 1:1,5 bis 1:1 [bis 2:1]), zusammen mit einer hohen Atemfrequenz, führt zu einer unvollkommenen Exspiration mit endexspiratorischem Fluss/positivem Druck (intrinsischer oder Auto-PEEP [$PEEP_i$] und »trapped air«). Dies kann bei Akkumulation problematisch werden, aber bei kontrollierter Anwendung auch anstatt des extrinsischen PEEP therapeutisch genutzt werden (→ Prinzip der »inverse ratio ventilation«, IRV). Ob diese Form des PEEP physiologischer ist, wird kontrovers beurteilt.

Spontanatmung

Die (Negativdruck-)Zwerchfellatmung fördert die Ventilation dorsobasaler Lungenanteile, die bei kontrollierter Beatmung von Atelektasen besonders bedroht sind. Daher ist ein assistierender/augmentierender Beatmungsmodus bei ARDS willkommen.

Die Beatmungsstrategie bei ARDS sollte planmäßig und stufenweise umgesetzt werden (◘ Abb. 29.5). Das empfohlene Vorgehen zeigt ◘ Tab. 29.3.

▪▪ Unkonventionelle Beatmungsformen

High-Frequency Oscillatory Ventilation (HFOV)

Die HFOV vermeidet Scherkräfte durch sehr kleine Hubvolumina bei Atemfrequenzen von etwa 5 Hz. Der mittlere Beatmungsdruck wird dabei höher als bei konventioneller Beatmung (z. B. +5 cmH_2O) bei hohem Fluss (z. B. Bias Flow = 40 l/min) gewählt. Die Amplitude der Oszillation (ΔP) und die Frequenz werden nach dem gewünschten p_aCO_2 eingestellt. Es liegen Beobachtungsstudien und eine große kontrollierte, randomisierte Studie mit positiven Ergebnissen vor (Erniedrigung der 30-Tage Letalität). Eine standardmäßige Anwendung der HFOV ist derzeit nicht zu rechtfertigen.

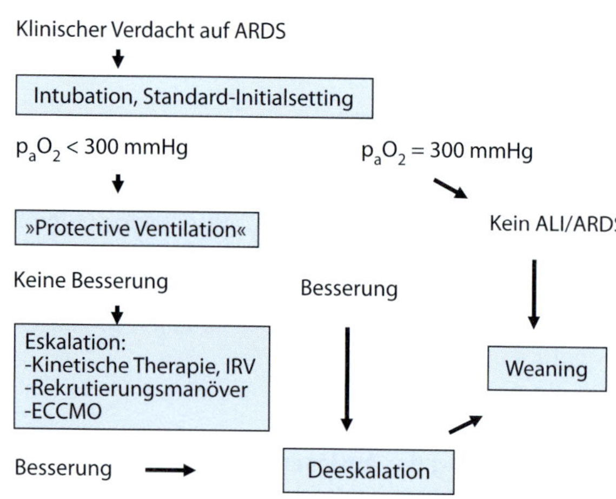

◘ **Abb. 29.5.** Algorithmus zum aktuellen Behandlungskonzept bei ARDS

Nichtinvasive Überdruckbeatmung (NPPV)

Es liegen noch wenige Daten zur Maskenbeatmung des hypoxämischen Lungenversagens ohne Hyperkapnie (Pneumonie oder ARDS) vor. Positive Ergebnisse wurden in zwei Studien bei schweren Pneumonien immuninkompetenter Patienten gewonnen, für die eine endotracheale Intubation ein besonderes Risiko darstellt. Aufgrund günstiger Erfahrungen beim kardialen Lungenödem werden derzeit frühe Formen des ARDS untersucht. Nach einer kontrollierten, randomisierten Studie gelang es, die Intubationsrate, die Letalität auf der Intensivstation und die 90-Tage-Letalität zu senken. Aufgrund der limitierten Erfahrungen ist das Vorgehen noch als experimentell zu bewerten. In erfahrenen Zentren kann das Lungenversagen bei schwerer Pneumonie von Immuninkompetenten als Indikation gelten. Bei Multiorganversagen ist die NPPV nicht durchführbar.

Tab. 29.3. Beatmungsstrategie bei ARDS

Initialsetting	– Druckbegrenzter, assistiert-kontrollierter Beatmungsmodus – Beatmungsspitzendruck (Pi_{max}) = 30 cmH_2O (= Alarmgrenze) – PEEP = 5 cmH_2O – Atemzugvolumen (V_T) = 10–15 ml/kg Körpergewicht – Inspirationsflussrate (IFR) = 40–60 l/min mit dezelerierender Charakteristik (druckkonstante Beatmung) – Atemfrequenz 12–15/min – F_iO_2 = 1,0. Im steady state nach 30–45 min erfolgt eine arterielle Blutgasanalyse. Beträgt der p_aO_2 <300 mmHg, ist ein akuter Lungenschaden oder das ARDS bestätigt (sofern die anderen Definitionskriterien erfüllt sind).
»Protective Ventilation«	– V_T = 6–8 ml/kgKG, Steigerung der Atemfrequenz bei einem Atemzeitverhältnis von 1:1,5 bis 1:2 bis ein ausreichendes V_E erreicht ist (→ p_aCO_2 = 40–50 mmHg) oder ein $PEEP_i$ >$PEEP_e$ entsteht. – Senkung des FiO_2 bis zu einer S_aO_2 von 88–90% – Anpassung des PEEP (cmH_2O) an F_iO_2. F_iO_2 = 0,3:5 F_iO_2 = 0,4:5–8 F_iO_2 = 0,5:10 F_iO_2 = 0,6:10 F_iO_2 = 0,7:10–14 F_iO_2 = 0,8:14 F_iO_2 = 0,9:16–18 F_iO_2 = 1,0:18–24 – Bei p_aCO_2-Anstieg und pH-Abfall <7,2 Pufferung mit Bikarbonat (Cave: Hirnödem!)
Eskalationskonzept	– *»Rekrutierungsmanöver« nach Lachmann:* Erhöhung des PEEP auf 25 cmH_2O und des Pi_{max} auf 50–70 für 3–5 Atemzüge, dann Reduzierung auf den obigen Wert – *Inverse Ratio Ventilation (IRV):* Atemzeitverhältnisse von bis zu 2-(-4):1 werden verwendet. Die Beatmungsform führt häufig zu einer Senkung des Herzzeitvolumens und erzwingt eine tiefe Analgosedierung. Der $PEEP_i$ sollte dabei sorgfältig überwacht werden. Das Atemzeitverhältnis wird in kleinen Stufen erhöht und die Folgen auf Gasaustausch und Hämodynamik werden überwacht.
Deeskalationskonzept	– Normalisierung des Atemzeitverhältnisses auf 1:1,5 – Rücknahme des F_iO_2 auf <0,6, dann in kleinen Schritten (1 cmH_2O) Absenkung des PEEP und des Pi_{max} (auf ≤25 cmH_2O) – Bei einem F_iO_2 von <0,5 und einem PEEP <8 cmH_2O stufenweise Anpassung der Beatmungsparameter (V_T, Atemfrequenz) an die physiologischen Werte – Die Volumenrestriktion sollte weiterhin beibehalten werden. Sie wird erst am Ende der Deeskalation gelockert. Der Patient sollte noch mit einer leichten Dehydratation das Weaning beginnen.
Weaning	– Beginn der Entwöhnung, wenn das Initialsetting bei einem F_iO_2 ≤0,45 erreicht wird – Die Entwöhnungsmethode (T-Stück, NPPV [Nasal/Noninvasive Positive Pressure Ventilation], alternativ ein kontinuierliches Verfahren wie Pressure Support Ventilation, Proportional Assisted Ventilation oder Frequenzreduktion mit SIMV [Synchronized Intermittent Mandatory Ventilation] oder BIPAP [Bilevel Positive Airway Pressure]) kann individuell gewählt werden.

Extrakorporaler Gasaustausch

Grundlage des Konzeptes ist der komplette oder weitgehende maschinelle Lungenersatz, um die Phase bis zur Selbstheilung des ARDS zu überbrücken. Es liegen keine Studien vor, die einen Vorteil der extrakorporalen Membranoxigenierung gegenüber der konventionellen Beatmung bei schwerem ARDS zeigen. In den letzten Jahren sind beide Verfahren verbessert worden. $ECCO_2R$ (CO_2-Elimination), ECLA (CO_2-Elimination + partielle extrakorporale Oxigenierung) und IVOX (intravasale Membranoxigenierung in der V. cava inferior) sind neue technische Entwicklungen. Eine abschließende Beurteilung ist nicht möglich. Eine mögliche Indikation, die mit den Behandlungszentren abzustimmen ist, kann das therapierefraktäre Mono-ARDS nach Ausschöpfung aller Möglichkeiten der modernen Beatmung im individuellen Fall sein.

▪▪ Volumentherapie

Durch Senkung des pulmonalen Kapillardrucks (→ Verschlussdruck, P_{cw}) kann vor allem in der exsudativen Frühphase der pulmonale Flüssigkeitseinstrom gebremst werden. Dies geht in Studien mit einer Prognoseverbesserung einher. Geeignete Maßnahmen sind die Gabe von Schleifendiuretika (bei normaler und mild eingeschränkter Nierenfunktion) und die Hämofiltration (meist als venovenöse Filtration) oder die Hämodialyse bei stark eingeschränkter Nierenfunktion. Die Flüssigkeitsbilanz sollte negativ sein und der P_{cw} abfallen. Ersatzweise kann, um das Einbringen eines Pulmonaliskatheters zu umgehen, mit Einschränkungen der zentralvenöse Druck als Indikator des P_{cw} verwendet werden. Die Induktion einer prärenalen Niereninsuffizienz zur Lungenprotektion ist nicht gerechtfertigt, da das prognoserelevante Risiko eines akuten Nierenversagens gegen den möglichen Nutzen zu setzen ist.

Bei Dehydratation fällt das Sauerstoffangebot in den Endorganen ab. Dies spielt bei Monoorganversagen der Lunge keine entscheidende Rolle. Sollte aber ein Mehrorganversagen (z. B. schwere Sepsis) vorliegen, ist der Zellstoffwechsel stärker vom Sauerstoffangebot (DO_2) abhängig (Laborindikatoren: Serumlaktat, metabolische Azidose). Dann sollte DO_2 mit einer ausreichenden Flüssigkeitsbilanz optimiert werden. Bei schwerer Sepsis geht die alleinige Katecholamingabe ohne Flüssigkeitssubstitution mit einer verschlechterten Prognose einher.

▪▪ Kinetische Therapie

In der exsudativen Phase lässt sich bei der Mehrzahl der Patienten der Gasaustausch akut verbessern, wenn der Patient von der Rückenlage aus um 130°–180° gedreht wird. Es kommt dabei zu einer Umverteilung des dorsal betonten Ödems mit teilweiser Rückverteilung in den Blutkreislauf (▪ Abb. 29.3). Der Effekt beginnt innerhalb von 30–60 min und dauert über 4–12 h an, um sich dann oft zu erschöpfen. Die Lageänderung wird daher alle 6–8 h wiederholt. Der Pflegeaufwand ist erheblich; es kommt zu starken Gesichtsschwellungen. Kontraindikationen sind: Trauma von Schädel oder HWS, erhöhter Hirndruck. Eine Verbesserung der Überlebensprognose konnte jüngst gezeigt werden. Ein Behandlungsversuch ist gerechtfertigt bei schwerem ARDS (F_iO_2 >0,6 und ansteigend) vor Einleitung stärker eingreifender Maßnahmen (PEEP >20 mmHg, IRV, extrakorporale Oxigenierung).

▪▪ Pharmakotherapie

Antikoagulation

Eine therapeutische Antikoagulation mit Heparin oder Antithrombin III führt zu keiner Prognoseverbesserung.

Antiinflammatorische Therapie

Hohe Kortikosteroiddosen sind in der Frühphase ohne prognostisch relevanten Effekt. In der proliferativen Spätphase konnte ebenfalls keine pulmonale Funktionsverbesserung gezeigt werden. Sie sind nicht zu empfehlen. Bei folgenden Substanzen ist die Wirksamkeit ebenso nicht ausreichend gesichert: Aprotinin (Kallikrein-Kinin-Antiprotease), C1-Esterase-Inhibitor (Komplement-Inhibitor), Prostaglandin E_1 (Inhibitor der Granulozyten-Aktivierung), Pentoxiphyllin (Suppression der Endotoxin-induzierten TNFα-Bildung), Eicosapentaensäure (Inhibition der Granulozyten-Aktivierung), monoklonale Antikörper gegen Adhäsionsmoleküle und andere Mediatoren, α1-Antitrypsin.

Antioxidanzien

Acetylcystein, α-Tocopherol und Desferroxamin sind bisher nur kasuistisch eingesetzt worden. Studien laufen noch. Die Substanzen sind nicht zu empfehlen.

Stickoxid (NO)

Inhalation des vasodilatatorisch wirkenden Mediators NO über den Inspirationsschenkel des Ventilators führt zu einer selektiven Verteilung in gut ventilierte Bezirke. Es resultieren eine akute, regionale Vasodilatation mit Abfall des pulmonalarterielle Blutdrucks und ein Abfall des Rechts-Links-Shunts durch Blutumverteilung in gut ventilierte Bezirke. Bedenken gegen die Anwendung von NO bestehen aufgrund seiner proinflammatorischen Wirkung. Günstige Akuteffekte werden beobachtet, ohne dass nach bisherigen Daten die Prognose günstig beeinflusst wird.

Almitrin (in Deutschland nicht zugelassen)

Bei intravenöser Gabe erniedrigt sich der Rechts-Links-Shunt durch Sensibilisierung von pulmonalen Chemorezeptoren und hierdurch vermehrte hypoxische Vasokonstriktion. Der pulmonalarterielle Blutdruck steigt an.

Surfactant

Die inhalative Gabe von humanem Surfactant ist beim IRDS wirksam. Beim ARDS sind teilweise beeindruckende Akuteffekte zu beobachten. Die prognostische Relevanz bleibt nach gegenwärtiger Studienlage abzuwarten.

Antibiotika

Das Pneumonierisiko bei ARDS ist sehr hoch und nimmt mit der Beatmungsdauer weiter zu. Die Prognose wird durch eine Pneumonie ungünstig beeinflusst. Die Diagnosemöglichkeiten sind sehr begrenzt. Bei klinischem Verdacht auf eine nosokomiale Pneumonie sollte daher eine Antibiotikatherapie eingeleitet werden (▶ Kap. 24.2).

> Antibiotika spielen auch eine wichtige Rolle bei der Kontrolle von ARDS-Auslösern.

▪▪▪ Prävention

Die Verhinderung des ARDS ist eine umfassende Aufgabe in der Prophylaxe und im Management der disponierenden Erkrankungen. Aufgrund der besonderen Bedeutung der Pneumonie in der ARDS-Ätiologie sei auf ▶ Kap. 24.2 verwiesen.

▪▪▪ Prognose

Die Letalität des ARDS beträgt 25–60%, abhängig von Ursache und Schweregrad. Allgemein gehen gut therapierbare Ursachen (Traumata und andere operativ angehbare Erkrankungen) mit einer besseren Prognose einher.

Eine komplizierende nosokomiale Pneumonie verschlechtert die Prognose. Weitere, prognostisch ungünstige Merkmale sind ein Lebensalter über 60 Jahre und Begleiterkrankungen (z. B. Herzinsuffizienz, Sepsis).

Günstige Merkmale sind eine relevante Verbesserung des Gasaustausches innerhalb der ersten 3 Tage, und eine maschinelle Beatmung über 21 Tage.

Bei letalem Verlauf verstirbt die Mehrzahl der Patienten innerhalb der ersten 2 Wochen nach Diagnosestellung. Die mittlere Beatmungsdauer beträgt 10–14 Tage, 10–20% der Patienten werden länger als 3 Wochen beatmet.

Die Langzeitprognose der überlebenden Patienten ist günstig. Nachuntersuchungen nach 12 Monaten ergeben keine bis mäßig schwere restriktive Ventilationsstörungen mit geringen bis mäßig schweren Gasaustauschstörungen.

Literatur

Amato MBP et al. (1998) Effect of a proctective ventilation strategy on mortality in the acute respiratory distress syndrome. N Engl J Med. 338: 347–354

American Thoracic Society (1999) International consensus conferences in intensive care medicine: ventilator-associated lung injury in ARDS. Am J Respir Crit Care Med 160: 2118–2124

Bernard GR et al. and the Consensus Committee (1994) The American-European Consensus Conference on ARDS: definition of mechanisms, relevant outcomes, and clinical trial coordination. Am J Respir Crit Care Med. 149: 818–824

Derdak S et al. (2002) High-frequency oscillatory ventilation for acute respiratory distress syndrome in adults. Am J Respir Crit Care Med 166: 801–808

Dreyfuss D, Saumon G (1998) State of the art: Ventilator-induced lung injury. Am J Respir Crit Care Med. 157: 294–323

Ferrer M et al. (2003) Noninvasive ventilation in severe hypoxemic respiratory failure. Am J Respir Crit Care Med 168: 1438–1444

Gattinoni L et al. (1998) Body position changes redistribute lung computed tomographic density in patients with acite respiratory failure. Anaesthesiology 74: 15–23

Gattinoni L et al. (2006) Lung recruitment in patients with the acute respiratory distress syndrome. N Engl J Med 354: 1775–1796

Peter JV et al (2002) Noninvasive ventilation in acute respiratory failure: a meta-analysis update. Crit Care Med 30: 555–562

Rubenfeld GD et al. (2005) Incidence and outcomes of acute lung injury. N Engl J Med 353: 1685–1693

The Acute Respiratory Distress Syndrome Network (2000). Ventilation with lower tidal volumes as compared with traditional tidal volumes for acute lung injury and the acute respiratory distress syndrome. N Engl J Med; 342: 1301–1308

Sepsis und SIRS

Marc-Alexander von Mach

■■■ Grundlagen

■■ Definition

Unter dem Begriff Sepsis wird eine akute inflammatorische Wirtsantwort infektiöser Ätiologie verstanden. Diese Wirtsantwort ist dadurch charakterisiert, dass es nicht gelingt, die Entzündungsreaktion mit ihren destruktiven Teilkomponenten lokal zu begrenzen. Entscheidend für die **Begriffsbestimmung** sind daher sowohl die **inflammatorische Wirtsantwort**, als auch der kausale Zusammenhang zwischen der Infektion und **akuten, infektionsortfernen Organfunktionsstörungen**. Der Sepsis konnte dabei in zahlreichen Untersuchungen eine Exzessletalität nachgewiesen werden, d. h., ein gewisser Anteil der Letalität bei dieser Gruppe von Patienten ist allein der inflammatorischen Wirtsantwort zuzuschreiben und lässt sich nicht durch die zugrunde liegende Infektion erklären.

Im Rahmen einer Sepsis werden aktuell nach den Kriterien einer nordamerikanischen Konsensuskonferenz aus dem Jahr 1992 (Society of Critical Care Medicine und American College of Chest Physicians) vier Formen unterschieden:

1. **Systemic inflammatory response syndrome (SIRS):** Kann verschiedene klinische Ursachen haben und ist durch mindestens zwei der nachfolgenden Symptome definiert:
   - Körpertemperatur >38 °C oder <36 °C
   - Herzfrequenz >90 Schläge pro Minute
   - Atemfrequenz >20 pro Minute oder p_aCO_2 <32 mmHg oder p_aO_2/F_iO_2 <200 bei maschineller Beatmung
   - Leukozytenzahl >12000 Zellen/mm³ oder <3800 Zellen/mm³ oder <10% unreife Formen
2. **Sepsis:** Liegt vor, wenn eine mikrobiologisch oder klinisch nachgewiesene Infektion die Ursache eines SIRS ist.
3. **Schwere Sepsis:** Eine Sepsis mit Zeichen der Organdysfunktion, Hypoperfusion oder Hypotension. Zeichen der Hypoperfusion sind:
   - Laktatazidose (pH <7,35, Laktat >5 mmol/l)
   - Oligurie >30 ml/h
   - Akute Verwirrtheit und Bewusstseinsstörungen ohne andere Ursache
4. **Septischer Schock:** Eine schwere Sepsis mit einer Hypotension (definiert als zumindest über 2 h bestehender systolischer arterieller Blutdruck <90 mmHg) bei Abwesenheit von anderen Schockursachen ohne Ansprechen auf eine adäquate Volumen-Expansion. Außerdem liegt dann ein septischer Schock vor, wenn der Einsatz von α-adrenerg wirksamen Katecholaminen erforderlich ist, um den mittleren arteriellen Blutdruck auf über 60 mmHg anzuheben und zu stabilisieren.

■■ Epidemiologie

Die Inzidenz der Sepsis bei Patienten im Krankenhaus wird mit etwa 1–2% angegeben. Im intensivmedizinischen Bereich wird von einer etwa 10-fach höheren Sepsisinzidenz ausgegangen. In den letzten Jahren wird außerdem über eine stete Zunahme an Sepsiserkrankungen bei sinkender Letalität berichtet.

Ätiologie und Pathogenese

In der **frühen Phase** der Sepsis stehen pathophysiologisch eine Überaktivierung des nichtspezifischen Immunsystems und das konsekutive Multiorganversagen im Vordergrund. Durch die komplexen Wechselbeziehungen zwischen dem Wirtsorganismus und dem Infektionserreger bzw. einer Gewebeschädigung kommt es durch Triggersubstanzen wie z. B. Endo- oder Exotoxine zur Aktivierung von zellulären Systemen (u. a. Makrophagen, Endothelzellen) sowie humoralen Systemen (z. B. Komplementsystem, Gerinnungssystem).

Überleben Patienten diese frühe Phase der Sepsis, so kommt es durch die Freisetzung antiinflammatorischer Faktoren wie Interleukin-4, Interleukin-10 oder Kortison zu einer kompensatorischen antiinflammatorischen Gegenreaktion. Bei einem Überschießen dieser Gegenregulation kann es zu einer **Immunsuppression** oder **Anergie** kommen. In dieser Phase ist der Patient besonders anfällig für Sekundärinfektionen, die zur so genannten **Spätletalität der Sepsis** beitragen können. Die überschießende Wirtsantwort ruft starke Veränderungen des Herz-Kreislauf-Systems während einer Sepsis hervor. Die kardiozirkulatorischen Einschränkungen sind auf eine intravasale Volumendepletion, periphere Vasodilatation, myokardiale Depression und Perfusionsheterogenitäten im Endstromgebiet zurückzuführen. Hierfür werden proinflammatorische Mediatoren wie Tumornekrosefaktor α, Stickstoffmonoxid, Endothelin und die Aktivierung ATP-abhängiger Kaliumkanäle verantwortlich gemacht. Die Ausprägung der hämodynamischen Veränderungen bei Sepsis reicht hierbei bis zum Schock. Charakteristisch ist insbesondere eine Störung der vaskulären Mikrozirkulation bei normalem oder erhöhtem Herzindex.

Ein ebenso universelles Phänomen stellt die **Aktivierung des Gerinnungssystems im Rahmen einer Sepsis** dar. Hierbei wirken die humoralen Komponenten der inflammatorischen Reaktion auf die drei großen Kaskadensysteme Blutgerinnung, Komplementsystem und Kininsystem ein. Mikrobielle Produkte wie Endotoxine und andere Zellwandbestandteile führen zu einer Aktivierung des Hagemann-Faktors (Faktor XII). Neben seiner Wirkung auf das intrinsische Gerinnungssystem dient der aktivierte Faktor XII (Faktor XIIa) zur Aktivierung des Kininsystems mit Entstehung u. a. von Kallikrein und Bradykinin und ebenso zur Aktivierung des Fibrinolysesystems. Nach einer Aktivierung von Monozyten durch bakterielle Produkte kommt es zu einer Freisetzung von Gewebethromboplastin mit nachfolgender Aktivierung des extrinsischen Gerinnungssystems und zur Bildung von Thrombin, welches die Umwandlung von Fibrinogen zu Fibrin katalysiert. Weiterhin produzieren aktivierte Monozyten den Inhibitor des Plasminogenaktivators (PAI-1). Hierdurch kommt es zu einer Hemmung der endogenen Fibrinolyse. Auf der anderen Seite aktiviert Endotoxin selbst die Bildung von Plasminogenaktivator. Während der Fibrinolyse durch Plasmin, welches aus Plasminogen entsteht, werden so genannte Fibrinspaltprodukte freigesetzt, die selbst vasodilatatorische und chemotaktische Wirkungen besitzen. Unter physiologischen Bedingungen erfolgt als kompensatorische Gegenregulation zur Gerinnungsaktivierung nach Bindung von Thrombin an Thrombomodulin am Endothel die Konversion von Protein C zu aktiviertem Protein C. Diese Reaktion wird durch den Thrombin-Thrombomodulin-Komplex katalysiert. Aktiviertes Protein C besitzt antithrombotische, profibrinolytische und antiinflammatorische Eigenschaften. Im Rahmen einer systemischen Inflammation mit endothelialer Dysfunktion ist offenbar die Umwandlung von Protein C in aktiviertes Protein C stark beeinträchtigt, sodass die Entstehung von Mikrothromben oder einer disseminierten intravasalen Gerinnung mit konsekutiven Störungen der Mikrozirkulation und letztlich Organdysfunktionen begünstigt werden.

Klinik

Symptome

Die klinischen Symptome der beginnenden Sepsis sind vor allem Tachypnoe und Tachykardie als Zeichen einer hyperdynamen Kreislaufsituation infolge der überschießenden Immunantwort. Häufig bestehen zusätzlich eine Hypotonie und Fieber (seltener erniedrigte Körpertemperatur). Im Verlauf treten dann konsekutiv gehäuft eine Oligurie oder Veränderungen des mentalen Status auf. Weitere Symptome können Schüttelfrost aufgrund der veränderten Körpertemperatur oder auch eine generalisierte Ödembildung aufgrund einer gestörten Gefäßpermeabilität sein.

Befunde

Eine Sepsis kann von einer Reihe unspezifischer Befunde begleitet werden. So kann es z. B. aufgrund einer gesteigerten Darmpermeabilität mit bakterieller Translokation zu abdominalen Beschwerden mit Übelkeit, Erbrechen, gespanntem und diffus druckschmerzhaftem Abdomen oder Diarrhö kommen.

▪▪ Komplikationen

Die Häufigkeit von Komplikationen bei Patienten mit septischem Krankheitsbild wird zunächst von der Lokalisation und der Art des Infektherdes bestimmt (z.B. acute respiratory distress syndrome [ARDS] bei Pneumonie als Infektherd). Eine typische sepsisbedingte Komplikation stellt die **Organdysfunktion** dar, die insbesondere bei vorbestehender chronischer Funktionseinschränkung irreversibel sein kann (z. B. Nierenversagen bei vorbestehender chronischer Niereninsuffizienz im Stadium der kompensierten Retention). Als besonders schwerwiegende Komplikation kann es diesem Zusammenhang auch zu einem **Multiorganversagen** kommen. Beeinträchtigungen der Nervensystems können zentral zum Auftreten einer septischen Enzephalopathie mit fokalen Defiziten und peripher, insbesondere bei längeren Verläufen, zu einer critical illness Polyneuropathie mit ausgeprägten, lang anhaltenden Paresen führen.

▪▪▪ Diagnostik

Die Diagnostik bei septischen Erkrankungsbildern zielt vor allem auf den möglichen Erreger, um eine **gezielte kausale Therapie** einleiten zu können. Als Infektherd muss bei Patienten mit Sepsis, insbesondere nach längerer Beatmungsdauer, an eine Pneumonie, eine intraabdominelle Infektion, eine Infektion im Operationsbereich, eine Infektion eines zentralen Venenkatheters, eine Harnweginfektion, eine Cholezystitis, eine Sinusitis oder an eine invasive Pilzinfektion gedacht werden.

Vor dem Beginn einer antibiotischen Therapie sollte die Abnahme von mindestens zwei **Blutkulturen** erfolgen. Wenigstens eine Blutkultur sollte unter streng aseptischen Bedingungen durch perkutane Venenpunktion entnommen werden. Außerdem sollte aus jedem länger als zwei Tage liegendem Gefäßkatheter eine Blutkultur entnommen werden. Im Verlauf einer Sepsis sind Blutkulturen allerdings nur bei etwa 30% der Patienten positiv. Zur mikrobiologischen Diagnostik einer ventilatorassoziierten Pneumonie sollte primär **Bronchialsekret** über den endotrachealen Tubus gewonnen werden. In Abhängigkeit vom Einzelfall kann die Gewinnung von Probenmaterial aus dem unteren Respirationstrakt durch Bronchoskopie und Durchführung einer bronchoalveolären Lavage oder die Probengewinnung mit einer geschützten Bürste gerechtfertigt sein. Das Probenmaterial dient zur Durchführung einer Gramfärbung und dem Ansetzen von Bakterien- und Pilzkulturen. Zur weiteren Diagnostik von Infektionen am Operationsort sollten Wundabstriche durchgeführt werden. Die Unterscheidung zwischen invasiver *Candida*-Infektion und Kolonisation des Intensivpatienten ist oft schwierig. Allerdings steigt die Wahrscheinlichkeit einer invasiven *Candida*-Infektion bei Patienten, die in hohem Maße mit *Candida* kolonisiert sind. Der Nachweis von Candida aus primär sterilen Körperflüssigkeiten, wie Blut oder Liquor, ist jedoch im Hinblick auf eine invasive Infektion als bedeutsam zu betrachten.

▪▪ Bildgebende Diagnostik

Die bildgebende Diagnostik richtet sich zunächst auf eine möglichst genaue Abklärung des vermuteten Infektherdes (z. B. Computertomographie bei Verdacht auf Abszess). Bezüglich der Sepsis gilt es, das Augenmerk auf eine Dysfunktion der Organe zu richten, z. B. durch Röntgen des Thorax zur Beurteilung der Lunge oder Sonographie zur Beurteilung von Leber und Nieren.

Eine **Endoskopie** kann im Einzelfall von Bedeutung sein wie z. B. die Sigmoidoskopie zur Diagnose einer Ischämie des sigmoiden Kolons nach Prothesenersatz bei abdominalem Aortenaneurysma.

▪▪ Labordiagnostik

Zur Labordiagnostik der Sepsis werden vor allem die Entzündungsparameter **Leukozytenzahl** und **C-reaktives Protein (CRP)** herangezogen. Das CRP ist ein in den Hepatozyten synthetisiertes Protein und gilt als wichtigster und klinisch am häufigsten genutzter Entzündungsparameter aus der Gruppe der Akut-Phase-Proteine. Man beobachtet CRP-Anstiege jedoch auch nach größeren Operationen oder Traumen, bei chronischen Entzündungen sowie bei Tumor- und Autoimmunerkrankungen. Selbst bei schweren Entzündungen und septischem Schock kommt es in der Regel erst ein bis zwei Tage nach Beginn der klinischen Symptomatik zu einer CRP-Erhöhung. Ist die Leberfunktion im Rahmen eines septischen Geschehens stark beeinträchtigt, so kann die Reaktion von CRP stark eingeschränkt sein. Außerdem reagiert das CRP relativ unabhängig von der Schwere der Infektion, sodass unterschiedliche Schweregrade einer Sepsis hiermit nicht differenziert werden können. Zur genaueren Beurteilung sind derzeit weitere Marker wie Zytokine oder Procalcitonin in der klinischen Evaluation.

Proinflammatorische Zytokine wie Interleukin-6 und Interleukin-8 sind bei schweren Infektionen und Sepsis häufig erhöht und besitzen eine gewisse prognostische Aussagekraft. Kommt es im Verlauf der Erkrankung nicht zu einem Abfall dieser Zytokine, ist dies mit einer erhöhten Letalität assoziiert. Auch deutlich erhöhte Interleukin-6-Spiegel bei Sepsisbeginn gehen mit einer erhöhten Letalität einher. Einschränkungen hinsichtlich der Interpretation ergeben sich auch hier in ähnlicher Weise wie für das CRP durch die geringe Sensitivität und Spezifität für das Vorliegen einer Sepsis, die relativ kurze Halbwertzeit sowie die Tatsache, dass die Sezernierung dieser Zytokine auch einem zirkadianen Rhythmus unterliegt. Nicht selten ist das Verhalten von Serumzytokinspiegeln nicht mit dem klinischen Verlauf einer Sepsis assoziiert, wie aus verschiedenen Fallberichten deutlich wird.

Procalcitonin ist das hormonell inaktive Propeptid des Calcitonins. Bei Gesunden wird Procalcitonin in den C-Zellen der Schilddrüse produziert und proteolytisch gespalten, sodass der Serumspiegel unter 0,1 ng/ml liegt. Bei leichten, auf den Infektionsort bzw. ein Organ beschränkten Infektionen kommt es nur zu mäßigen Procalcitoninerhöhungen. Bei schweren generalisierten Infektionen, d. h. bei Sepsis oder septischem Schock, treten hingegen Procalcitoninserumspiegel bis zu mehreren 100 ng/ml auf. Dabei ist besonders zu beachten, dass es nur dann zu einer Erhöhung des Procalcitonins kommt, wenn der Auslöser für die Sepsis Bakterien, Pilze oder Parasiten sind. Schwere virale Infektionen wie Meningitiden oder eine HIV-Infektion führen zu keiner oder nur einer minimalen Erhöhung des Procalcitonins. Bei einer Sepsis wird Procalcitonin nicht nur in der Schilddrüse, sondern in einer Vielzahl von Organen sowie in Monozyten synthetisiert. Die pathophysiologische Rolle von Procalcitonin konnte bis heute nicht geklärt werden. Die Verabreichung von Antikörpern gegen Procalcitonin konnte im Tiermodell mit experimenteller Sepsis eine geringgradig verbesserte Prognose bewirken. Eine Überlegenheit von Procalcitonin im Vergleich zu CRP zur Diagnose von septischen Zuständen konnte bislang in Studien nicht belegt werden. Deshalb ist derzeit aufgrund der deutlich höheren Kosten für die Procalcitonin- gegenüber der CRP-Bestimmung die routinemäßige Bestimmung von Procalcitonin nicht gerechtfertigt. Wichtig für sämtliche Entzündungsparameter ist, dass die Interpretation nur im klinischen Kontext erfolgen kann. Dabei besitzt der Verlauf der Werte einen wesentlich höheren Informationsgehalt als isolierte Einzelwerte. Häufig findet sich zusätzlich bereits im Frühstadium der Sepsis ein Abfall der Thrombozytenzahl und des Antithrombins.

▪▪ Funktionsdiagnostik

Die Funktionsdiagnostik bei Sepsis dient vor allem der **Beurteilung des kardiovaskulären Systems**. Hierzu empfehlen sich regelmäßige echokardiographische Kontrollen der myokardialen Kontraktilität. Insbesondere bei Patienten mit eingeschränkter Myokardfunktion und septischer Kreislaufsituation ist ein engmaschiges Monitoring des Herzzeitvolumens und des systemischen Gefäßwiderstandes hilfreich. Ob diese Bestimmungen mittels transpulmonaler Thermodilution mit kontinuierlicher Pulskonturanalyse oder Pulmonaliskatheter erfolgen, muss vom Einzelfall abhängig gemacht werden.

▪▪▪ Differenzialdiagnose

Differenzialdiagnostisch steht beim beginnenden septischen Schock die Abgrenzung zu anderen Schockformen im Vordergrund, welche auf zahlreiche andere Ursachen zurückzuführen sein können. Die besondere Schwierigkeit besteht dabei darin, dass die laborchemischen Entzündungsparameter den klinischen Veränderungen meist erst ein bis zwei Tage später folgen. Die Initialsymptome Tachypnoe, Tachykardie und Hypotonie treten in dieser Form vor allem auch bei einem Volumenmangelschock auf. In der Tat sind Patienten in der Frühphase der Sepsis in den meisten Fällen auch stark volumenbedürftig, sodass in der Regel eine gewisse Stabilisierung nach adäquater Volumengabe eintritt. Im Gegensatz zum reinen Volumenmangelschock ist diese Stabilisierung im septischen Schock jedoch nur von kurzer Dauer und es kommt rasch wieder zu einer erneuten Verschlechterung der Kreislaufsituation. Nach erfolgloser Volumentherapie ist insbesondere ein kardiogener Schock auszuschließen. Neben EKG, CK und myokardialen Enzymparametern, die in der Initialphase eines Myokardinfarktes noch nicht richtungsweisend sein müssen, sind hierbei die Echokardiographie und die invasive Messung des Herzzeitvolumens und des systemischen Gefäßwiderstandes die Methoden der Wahl, um eine kardiogene Ursache mit erniedrigtem Schlagvolumen und kompensatorisch erhöhtem Gefäßwiderstand von der hyperdynamen Kreislaufsituation bei Sepsis abzugrenzen. Hierbei ist zu beachten, dass gerade bei Patienten mit beginnender Sepsis besonders häufig zusätzliche myokardiale Ischämien auftreten. Die übrigen Schockformen können in der Regel anamnestisch abgeklärt werden.

▪▪▪ Therapie

Bei der Vielzahl der Ansätze zur Behandlung von Patienten mit Sepsis lassen sich vier Kategorien des therapeutischen Managements unterscheiden. Im Vordergrund stehen die kausalen Therapieansätze, welche die Infektherdsanierung und die antimikrobielle Therapie beinhalten.

Zusätzlich werden supportive und spezielle adjuvante Maßnahmen der Sepsistherapie unterschieden.

Infektherd-Kontrolle. Grundlage der Infektherdsanierung ist die aggressive Suche nach fokalen Infektionen, um Maßnahmen einer Fokuskontrolle inklusive Abszessdrainage, Gewebedebridement oder die Entfernung von infiziertem Fremdmaterial einleiten zu können. Hierbei sollte diejenige Methode zur Infekthersanierung gewählt werden, welche die geringste physiologische Dysbalance hervorruft. Vor einer chirurgischen Intervention müssen das Risiko des Eingriffs gegenüber dem Nutzen der definitiven Fokuskontrolle sorgfältig abgewogen und der optimale Zeitpunkt festgelegt werden. Bei der Infektherdsuche sollten insbesondere auch die Gefäßkatheter untersucht werden. Wenn die Einstichstelle gerötet oder eitrig ist, sollten sie entfernt und die Katheterspitze gegebenenfalls mikrobiologisch untersucht werden.

Antibiotika. Die adäquate antibiotische Therapie führt zu einer Reduktion der Letalität und ist unabdingbare Voraussetzung einer Therapie der Sepsis. Die Verabreichung sollte prinzipiell hoch dosiert und intravenös erfolgen. Dieses Vorgehen erfordert z. T. die Bestimmung von Blutspiegeln (z. B. Aminoglykoside) und eine etwaige Anpassung der Dosis insbesondere dann, wenn eine Einschränkung der Nierenfunktion besteht oder im Verlauf auftritt. Die Antibiotikatherapie sollte unmittelbar nach der Diagnose einer Sepsis beginnen und erfolgt bei in der Regel unbekanntem Erreger zunächst kalkuliert mit einem Breitspektrumantibiotikum (vgl. ▶ Kap. 12.3). Hierbei sollte auch das bakteriologische Resistenzmuster des jeweiligen Krankenhauses in Betracht gezogen werden. In Abhängigkeit vom Einzelfall sollten auch Antiinfektiva, die gegen Pilzerreger aktiv sind, frühzeitig appliziert werden. Die Therapieempfehlungen der Paul-Ehrlich-Gesellschaft beinhalten bei nosokomial erworbenen, septischen Zuständen mit unbekanntem Erreger vor allem Azylaminopenizilline kombiniert mit einem β-Laktamaseinhibitor (z. B. Piperacillin mit Tazobactam), Carbapeneme (z. B. Imipenem mit Cilastatin) oder Meropenem. Zur Kombination werden am häufigsten Gyrasehemmer (zum Beispiel Ciprofloxacin oder Levofloxacin) und Aminoglykoside (z. B. Gentamicin) empfohlen. Bei ambulant erworbener Pneumonie als wahrscheinliche Sepsisursache wird die Kombination mit einem Makrolid (z. B. Erythromycin oder Clarithromycin) empfohlen. Bei möglicher katheterassoziierter Infektion oder Beteiligung von multiresistenten Staphylokokken wird die Kombination mit einem Glykopeptid oder Oxazolidinon-Antibiotikum (z. B. Vancomycin, Teicoplanin oder Linezolid) empfohlen.

Antimykotika sollten nicht ohne Verdacht bei der primären Therapie der Sepsis eingesetzt werden. Bei immunkompetenten Patienten treten invasive Pilzinfektionen in der Regel nur bei prolongiert verlaufenden septischen Zuständen nach einer breiten antibiotischen Vortherapie auf. Handelt es sich dann um eine Hefepilzinfektion (zum Beispiel *Candida albicans*), ist in der Regel die Verabreichung eines Azolantimykotikums der ersten Generation ausreichend (z. B. Fluconazol). Besteht die Möglichkeit einer Schimmelpilzinfektion (z. B. *Aspergillus* spec.), die insbesondere auch in einem frühen Stadium der Erkrankung bei immuninkompetenten Patienten auftreten kann, wird nach herkömmlichen Richtlinien der Einsatz von Amphotericin B empfohlen. Aufgrund der schlechten Verträglichkeit dieser Substanz (u. a. Nephrotoxizität) bietet sich jedoch der Einsatz neuerer Antimykotika mit vergleichbarem Wirkspektrum und deutlich geringeren Nebenwirkungen an (z. B. Azolantimykotika der zweiten Generation [Voriconazol]). Nach zwei bis drei Tagen sollte das Antibiotikaregime bezüglich der Wirksamkeit überprüft werden. Sobald ein Erreger mit Resistenzspektrum ermittelt werden konnte, sollte auf eine gezielte antibiotische Therapie umgestellt werden, falls die bisherige kalkulierte Therapie den Erreger nicht erfasst.

Volumensubstitution. Der erste Schritt der Sepsistherapie ist die ausreichende Flüssigkeitsgabe, da der zentralvenöse Druck und der pulmonalkapilläre Verschlussdruck charakteristischerweise deutlich erniedrigt sind. In der Initialphase mit inadäquater Gewebedurchblutung wird daher die Verabreichung von kristalloiden bzw. kolloiden Infusionslösungen mit einer Geschwindigkeit von 500–1000 ml beziehungsweise 300–500 ml innerhalb von 30 min empfohlen. Steigen daraufhin der Blutdruck und die Diurese nicht an, sollte diese Maßnahme wiederholt werden, wenn es keine Hinweise auf eine Volumenüberladung gibt. Als Richtgrößen für die Volumentherapie sollten außerdem klinisch die Herzfrequenz, die kapilläre Perfusion und apparativ der zentralvenöse Druck sowie, sofern die Werte verfügbar, der pulmonalkapilläre Verschlussdruck und der Herzindex herangezogen werden. Natürliche oder künstliche Kristalloide oder Kolloide (Hydroxyethylstärke, Gelatinepräparate, Dextrane oder Albuminpräparationen) sind dabei als gleichwertig anzusehen.

Insgesamt benötigen die meisten Patienten 4–6 l Liter Kristalloide oder 1,5–3 l Kolloide, um ausreichende kardiale Füllungsdrücke zu erreichen. Limitierend für die Flüssigkeitstherapie ist eine Verschlechterung des pulmonalen Gasaustausches, wobei vor allem ältere Patienten mit einer vorbestehenden Herzinsuffizienz gefährdet sind.

Katecholamine. Kann trotz der Gabe von adäquaten Mengen an Volumenersatz kein ausreichender arterieller Mitteldruck (<60 mmHg) und keine ausreichende Organperfusion (Urinproduktion?) erzielt werden, ist die **Applikation von Vasopressoren** indiziert. Als Mittel der Wahl wird initial am häufigsten Noradrenalin eingesetzt, basierend auf der Vorstellung, dass es durch seine vorwiegende Stimulation der α-Adrenozeptoren beim hyperdynamen septischen Schock mit niedrigem peripherem Gefäßwiderstand den mittleren arteriellen Druck erhöht. Bislang konnte jedoch für kein Katecholamin ein Einfluss auf die Letalität gezeigt werden, sodass letztlich die Wahl der Substanz (neben Noradrenalin z. B. Dopamin, Adrenalin, Dobutamin) von der Wirkung im Einzelfall abhängig gemacht werden muss. Insbesondere bei anhaltend erniedrigtem Herzindex sollte die Gabe von Dobutamin erwogen werden.

30

> Nicht indiziert ist die Anhebung des Herzindex zur Steigerung des Sauerstoffangebotes. Außerdem ist es nach aktueller Studienlage nicht indiziert, niedrig dosiertes Dopamin zur Nierenprotektion einzusetzen.

Katecholamine sollten jedoch nur angewandt werden, um Blutdruckwerte im unteren Normbereich zu erreichen. Der Mindestwert für den anzustrebenden arteriellen Mitteldruck, um eine ausreichende Urinausscheidung zu gewährleisten, ist individuell sehr unterschiedlich, wobei bei den meisten Patienten etwa 60–65 mmHg ausreichen sollten. Insbesondere bei langjährig vorbestehender arterieller Hypertonie können auch Werte >75 mmHg notwendig sein.

! Cave
Die vorsichtige Titration der Katecholamine ist dringend geboten, da es durch eine zu starke periphere sowie pulmonale Vasokonstriktion zu einer Verschlechterung sowohl der links- als auch der rechtsventrikulären Herzfunktion kommen kann.

Als eine der letzten Therapieoptionen bei septischen Patienten mit refraktärem Schock trotz hoch dosierter Therapie mit konventionellen Katecholaminen sollte Vasopressin in Erwägung gezogen werden, wofür in mehreren Studien bei einem hohen Prozentsatz der Patienten Erfolge gezeigt werden konnten.

Glukokortikoide. Bei Patienten, die trotz adäquater Volumensubstitution katecholaminpflichtig bleiben, ist Hydrokortison in einer Dosierung von 200–300 mg pro Tag indiziert. Die Gabe sollte intravenös auf drei oder vier Einzeldosen oder mittels kontinuierlicher Infusion über sieben Tage erfolgen. Höhere Dosierungen sowie Hydrokortisongaben in der Sepsis ohne Schockzustand sind nicht indiziert, außer es handelt sich um die Fortführung einer Steroidmedikation im Rahmen einer vorbestehenden Grunderkrankung. Wenn die Möglichkeit besteht, sollte ein ACTH-Stimulationstest durchgeführt werden, um Responder-Patienten (Kortisolanstieg >9 µg/dl innerhalb von 30 min nach ACTH-Stimulation; etwa ein Drittel aller Patienten) zu identifizieren und bei dieser Patientengruppe die Hydrokortisonbehandlung zu beenden. Es sollte jedoch nicht auf das Ergebnis des ACTH-Stimulationstests gewartet werden, um mit der Hydrokortisonbehandlung zu beginnen. Eine mögliche Reduktion der Hydrokortisondosis, wenn die akute Schocksymptomatik abgeklungen ist, oder eine ausschleichende Beendigung der Therapie werden kontrovers diskutiert. Bei begleitender Hyponatriämie kann additiv Fludrokortison in einer Dosierung von 50 µg täglich verabreicht werden.

Aufgrund der direkten Interaktion des Gerinnungssystems mit der Inflammationskaskade rückt die pathologische Gerinnungsaktivierung in der Sepsis als Ziel einer Therapie zunehmend in den Fokus. Vor dem Hintergrund einer starken Korrelation zwischen einer Protein C-Reduktion mit einem negativen Outcome bei Patienten mit Sepsis wurde die Applikation von aktiviertem Protein C im Tiermodell untersucht, wobei sich positive Effekte zeigten. Zum Einsatz bei Patienten mit Sepsis steht rekombinant hergestelltes, humanes aktiviertes Protein C zur Verfügung. Dieses Präparat sollte bei denjenigen Sepsispatienten eingesetzt werden, die ein hohes Sterblichkeitsrisiko und keine absoluten Blutungskontraindikationen haben, welche den potenziellen Nutzen der aktivierten Protein-C-Gabe zunichte machen würden. Zu diesen Hochrisikopatienten gehören diejenigen mit einem APACHE-II-Score ≥25, einem septischen Schock oder einem Sepsis-induzierten ARDS. Sobald ein Patient als Hochrisikopatient identifiziert ist, sollte mit der Gabe unverzüglich begonnen werden. Nach aktueller Studienlage führen die Gerinnungsinhibitoren Antithrombin und rekombinant hergestellter »tissue factor pathway inhibitor« (rTFPI) zu keiner signifikanten Senkung der Letalität bei Sepsis.

Blutprodukte. Nach Beseitigung der Gewebeminderperfusion und bei Fehlen einer signifikanten koronaren Herzerkrankung oder einer akuten Blutung sollten bei einem Hb-Abfall auf <7,0 g/dl Erythrozytenkonzentrate transfundiert werden, um einen Anstieg des Hb-Wertes auf 7,0–9,0 g/dl zu erreichen. Die Transfusion von Thrombozytenkonzentraten ist bei einem Abfall der Thrombozyten auf <5.000/µl unabhängig vom Vorliegen einer Blutung indiziert. Bei deutlich erhöhtem Blutungsrisiko wird eine Aufrechterhaltung von 5.000–30.000 Thrombozyten pro µl empfohlen, vor chirurgischen Interventionen >50.000/µl. Nicht indiziert ist der Einsatz von Erythropoietin zur Behandlung einer Anämie im Rahmen einer Sepsis. Erythropoietin kann aber auch bei Sepsispatienten bei sonstigen akzeptierten Indikationen eingesetzt werden. Nicht indiziert ist die Gabe von frisch gefrorenem Plasma zur Korrektur von labormäßig erfassbaren Störungen des Gerinnungssystems, solange keine Blutung vorliegt und keine invasiven Prozeduren geplant sind.

Maschinelle Beatmung. Die Vermeidung einer arteriellen Hypoxie durch kontrollierte, differenzierte Beatmung ist bei den meisten Patienten mit Sepsis unerlässlich, da es sehr häufig zu einer Beeinträchtigung des pulmonalen Gasaustausches durch Ausbildung eines ARDS kommt. Grundsätzlich sollte daher die Indikation zur Intubation frühzeitig gestellt werden, da die Atemarbeit in dieser Situation einen hohen Anteil am Sauerstoffbedarf einnehmen kann. Bei der maschinellen Beatmung sollten hohe Atemzugvolumina in Verbindung mit hohen Plateaudrücken vermieden werden. Ziel sind Tidalvolumina von 6 ml/kgKG und ein endinspiratorischer Plateaudruck unter 30 cmH_2O. Falls es zur Minimierung des Plateaudrucks und des Tidalvolumens erforderlich ist, können supranormale p_aCO_2-Drücke toleriert werden (permissive Hyperkapnie). Bei Patienten mit vorbestehender metabolischer Azidose ist dieses Vorgehen jedoch limitiert und bei Patienten mit erhöhtem intrakraniellen Druck kontraindiziert.

Zur Verhinderung eines endexspiratorischen Lungenkollapses sollte ein Minimum an positiv endexspiratorischem Druck (PEEP) eingesetzt werden. Die vom Ausmaß des Sauerstoffdefizites und vom zur Aufrechterhaltung einer adäquaten Oxygenierung benötigten F_iO_2-Richtwerte zeigt ◻ Tab. 30.1:

◻ Tab. 30.1. Richtwerte für F_iO_2

F_iO_2	PEEP [cmH_2O]
0,3	5
0,4	5–10
0,5	8–10
0,6	10
0,7	10–14
0,8	14
0,9	14–18
1,0	20–24

Bei anhaltend schlechter Lungenrekrutierung sollte auch eine intermittierende Bauchlagerung in Betracht gezogen werden. Im Rahmen der Entwöhnung von der maschinellen Beatmung sollte ein Spontanatmungsversuch unternommen werden, wenn der Patient erweckbar ist, ohne Katecholamingabe hämodynamisch stabil ist, keine sonstige neue potenziell bedrohliche Zustandsänderung aufgetreten ist, eine geringe Atemunterstützung und ein niedriger PEEP ausreichend sind und wenn ein F_iO_2 besteht, der sicher auch mit einer Gesichtsmaske oder einer Nasensonde erzielbar ist. Falls der Spontanatmungsversuch erfolgreich ist, kann eine Extubation erwogen werden. Die initiale Spontanatmungsphase sollte mit geringer Druckunterstützung mit einem kontinuierlichen positiven Atemwegsdruck von 5 cmH_20 unterstützt werden.

Blutzuckereinstellung. Bei Patienten mit Sepsis sollte nach der initialen Stabilisierung ein Blutzucker von 80–120 mg/dl eingestellt werden. Hierzu sollten sowohl die Glukoselösungen für die parenterale Ernährung, als auch das Insulin als kontinuierliche Infusion getrennt voneinander intravenös verabreicht werden. Der Blutzucker sollte initial alle 30–60 min kontrolliert werden, um eine rasche Einstellung auf den Zielwert zu erreichen. Nach Stabilisierung des Patienten können die Kontrollintervalle in Abhängigkeit von der individuellen Stoffwechsellage verlängert werden. Die Blutzuckerkontrolle sollte im weiteren Verlauf in die Ernährung des Patienten einbezogen werden. Wenn der Patient nicht bereits initial eine hyperglykäme Stoffwechsellage aufweist, sollte das Ernährungsregime mit 5- oder 10%-iger Glukoselösung beginnen und so rasch wie möglich enterale Ernährung ergänzt werden.

Nierenersatzverfahren. Bei akutem Nierenversagen im Rahmen der Organdysfunktion bei Sepsis sollte frühzeitig ein Nierenersatzverfahren in Erwägung gezogen werden. Bei den initial meist hämodynamisch instabilen Patienten bietet sich hierfür die kontinuierliche venovenöse Hämofiltration (CVVH) an (▶ Kap. 14.2), da so ein gleichmäßiger Volumenentzug erreicht werden kann. Nach Stabilisierung des Patienten kann dann auf intermittierende Hämodialysen umgestellt werden, die anfangs täglich durchgeführt werden sollten. Ein positiver Einfluss extrakorporaler Eliminationsverfahren auf die Reduktion von Entzündungsmediatoren und damit auf die Letalität bei Patienten mit Sepsis, wie es anhand der Resultate einiger Tierexperimente zu vermuten war, konnte bislang in randomisierten Untersuchungen an Patienten mit Sepsis und kontinuierlicher Hämofiltration nicht gezeigt werden.

Thromboseprophylaxe. Derzeit existiert keine randomisierte Untersuchung, die einen positiven Effekt bezüglich des Outcomes für die Prophylaxe einer tiefen Venenthrombose bei Patienten mit Sepsis zeigt. Allerdings ist das Konzept der Thromboseprophylaxe bei postoperativen Patienten mit Risikofaktoren, wie sie gerade auch septische Patienten aufweisen, generell akzeptiert. Studien an Intensivpatienten zeigten eine erhöhte Rate an thrombembolischen Komplikationen und die Durchführung einer Thromboseprophylaxe bei diesen Patienten führte zu einer signifikanten Reduktion tiefer Beinvenenthrombosen und Lungenembolien.

30

Zur Thromboseprophylaxe kann **Heparin als low-dose-Applikation** verabreicht werden. Vor dem Hintergrund der besseren Steuerbarkeit durch die gezielte anti-Faktor-Xa-Aktivität und das geringere Risiko, eine heparininduzierte Thrombozytopenie Typ 2 zu entwickeln, bietet sich der Einsatz von niedermolekularem Heparin an. Da bei Patienten mit schwerer Sepsis jederzeit unvermittelt Blutungskomplikationen auftreten können, sollte die Verabreichung kontinuierlich intravenös und nicht als Bolus subkutan erfolgen. Um die antikoagulatorische Wirkung im gewünschten subtherapeutischen Bereich zu halten, sollte bei Patienten mit schwerer Sepsis wenigstens einmal am Tag eine Kontrolle der anti-Faktor-Xa-Aktivität erfolgen. Bestehen Kontraindikationen für eine Prophylaxe mit Heparin (Thrombozytopenie, schwere Koagulopathie, frische Blutung, kurz zurückliegende intrazerebrale Blutung), sollten angepasste Kompressionsstrümpfe oder intermittierende Kompressionsgeräte verwendet werden, soweit keine Kontraindikationen hierfür vorliegen wie z. B. eine periphere arterielle Verschlusskrankheit. Bei Patienten mit sehr hohem Thromboserisiko (z. B. solchen mit schwerer Sepsis und einer tiefen Venenthrombose in der Anamnese) wird die Kombination von pharmakologischer und physikalischer Thromboseprophylaxe empfohlen.

Stressulkus-Prophylaxe. Wie auch zur Thromboseprophylaxe existieren keine randomisierten Untersuchungen zur Stressulkus-Prophylaxe, die ein verbessertes Überleben bei septischen Patienten zeigen. Einige Arbeiten zeigen jedoch signifikant verringerte Raten an Stressulkusblutungen bei Patienten, die prophylaktisch therapiert wurden. Hierbei zeigten sich H_2-Rezeptorblocker (z. B. Ranitidin 3-mal täglich 50 mg intravenös) als wirksamer als Sucralfat (1 g 4-mal täglich über Magensonde). Ein direkter Vergleich von Protonenpumpeninhibitoren (z. B. Pantoprazol) fehlt bisher, weshalb keine Aussage über die relative Effizienz getroffen werden kann. Hinsichtlich der Anhebung des Magen-pH-Werts sind sie jedoch äquipotent. In jedem Fall sollten die günstigen Effekte einer enteralen Ernährung auf die Prophylaxe eines Stressulkus bei der Behandlung bedacht werden.

Therapiebegrenzung. Das geplante therapeutische Vorgehen sollte stets mit den Patienten bzw. deren Familien diskutiert werden. Hierbei sollten die Prognose und die erreichbaren Therapieziele realistisch eingeschätzt werden. Eine Entscheidung zu einer weniger aggressiven Therapie oder der Begrenzung von Behandlungsmaßnahmen kann im Einzelfall im besten Interesse des Patienten sein.

▪▪▪ Prävention

Die Prävention einer Sepsis besteht in der **frühzeitigen Identifizierung und adäquaten Therapie von möglichen Infektherden**. Hierzu gehört u. a. die tägliche körperliche Untersuchung bei gefährdeten Patienten. Sämtliche Katheter (z. B. zentralvenöser Katheter, Harnblasenkatheter) sollten nur so lange, wie unbedingt notwendig, im Patienten verbleiben und regelmäßig auf mögliche Infektionen untersucht werden. Eine regelmäßige Kontrolle der Entzündungsparameter im Blut kann auf lokale Infektherde aufmerksam machen, bevor diese systemisch wirksam werden können. Generell führen eine frühe Mobilisation inklusive Atemgymnastik und eine frühzeitige enterale Ernährung zur Reduktion von nosokomial erworbenen Infektionen.

▪▪▪ Prognose

Die Prognose der Sepsis ist neben dem zugrunde liegenden Erreger auch vom Infektionsort abhängig. So beträgt z. B. die Letalität bei einer von den Harnwegen ausgehenden Sepsis etwa 10%, bei zugrunde liegender Pneumonie etwa 40% oder bei bestehender Peritonitis etwa 60%. Unabhängige prognostisch ungünstige Risikofaktoren sind eine schwere Erkrankung (hoher APACHE- oder SAPS-Score), ein **hämodynamischer Schock** und das **Vorliegen von zwei oder mehr akuten Organdysfunktionen bei Sepsisbeginn**. Generell steigt das durchschnittliche Letalitätsrisiko um 15–20% mit jedem zusätzlichen vom Funktionsversagen betroffenen Organ. Kardiovaskuläres und pulmonales Funktionsversagen treten hierbei früh in der Sepsis auf. Funktionsstörungen der Gerinnung, des zentralen Nervensystems und das Leberversagen treten meist erst Stunden bis Tage nach Sepsisbeginn auf.

Literatur

Dellinger RP, Carlet JM, Masur H et al. (2004) Surviving Sepsis Campaign guidelines for management of severe sepsis and septic shock. Crit Care Med 32: 858–873

Hotchkiss RS, Karl IE (2003) The pathophysiology and treatment auf sepsis. N Engl J Med 348: 138–150

Siegel JP (2002) Assessing the use of activated protein C in the treatment of severe sepsis. N Engl J Med 347: 1030–1034

Warren HS et al. (2002) Risks and benefits of activated protein C treatment for severe sepsis. N Engl J Med 347: 1027–1030

Multiorganversagen

Marc-Alexander von Mach

Grundlagen

Definition

Das Multiorganversagen ist definiert als **simultanes oder sequenzielles Versagen von zwei oder mehreren vitalen Organsystemen**. Der Entwicklung eines Multiorganversagens geht regelmäßig eine generalisierte Entzündungsreaktion voraus, die gemäß einer internationalen Konsensuskonferenz als »systemic inflammatory response syndrome« (SIRS) bezeichnet wird. Die Schwierigkeit der Definition hat in den letzten Jahren zu zahlreichen neuen Namen geführt (Übersicht).

Multiorganversagen – synonyme Bezeichnungen

- Septiformes Krankheitsbild (sepsis-like syndrome)
- Multiple progressive or sequential system organ failure
- Multiple system organ failure

Ein SIRS kann verschiedene klinische Ursachen haben und liegt vor, wenn mindestens 2 der nachfolgenden Symptome vorhanden sind:

- Körpertemperatur >38 °C oder <36 °C
- Herzfrequenz >90 Schläge pro Minute
- Atemfrequenz >20 pro Minute oder p_aCO_2 <32 mmHg oder p_aO_2/F_iO_2 <200 bei maschineller Beatmung
- Leukozytenzahl >12.000 Zellen/µl oder <3.800 Zellen/µl oder <10% unreife Formen

Der mit einfachen klinischen Kriterien definierbare Begriff **SIRS** wird bei einer nicht infektionsbedingten generalisierten Entzündungsreaktion angewandt, wie sie beispielsweise nach Trauma, Verbrennung oder bei Pankreatitis vorkommt. Liegt hingegen ein generalisiertes Entzündungsgeschehen auf dem Boden einer bakteriellen, viralen oder fungalen Infektion vor, wird bei Erfüllen der SIRS-Kriterien von einer **Sepsis** gesprochen (▶ Kap. 30). SIRS und Sepsis beeinträchtigen bei Fortschreiten der systemischen Entzündungsreaktion – unter Beteiligung zahlreicher Mechanismen – auch die Funktion primär nicht betroffener Organe.

Der gleichzeitig oder in rascher zeitlicher Folge *eintretende Funktionsverlust* zweier oder mehrerer Organsysteme wird als **Multiorgandysfunktionssyndrom (MODS)** bezeichnet. Dieses MODS wird bei einer Vielzahl von Intensivpatienten mehr oder minder ausgeprägt beobachtet. Der Begriff MODS soll zum Ausdruck bringen, dass es sich beim Multiorganversagen nicht um ein statisches Syndrom, sondern um dynamische Veränderungen der einzelnen Organfunktionen handelt. In Abhängigkeit von der Schwere der Grunderkrankung, der individuellen Ausgangslage des Patienten (Alter, Vorerkrankungen) und dem therapeutischen Konzept kann sich das MODS wieder zurückbilden oder aber zu einem etablierten und oft irreversiblen Organ- oder Multiorganversagen fortschreiten.

Formen. Beim Multiorganversagen beziehungsweise MODS werden eine primäre und eine sekundäre Form unterschieden. Das **primäre Multiorganversagen** entsteht unmittelbar als Folge einer direkten Organschädigung infolge Trauma und/oder Hypoxie wie z. B. das ARDS nach Lungenkontusion. Das **sekundäre Multiorganversagen** entwickelt sich nach einer zeitlichen Verzögerung von 4–14 Tagen nach dem primären Ereignis als Folge eines SIRS, z. B. nach einer schweren Infektion, Sepsis, nach Polytrauma mit Schock oder schwerer Verbrennung.

▪▪ Epidemiologie

Die Inzidenz des MODS bei Patienten im Krankenhaus wird mit etwa 0,5–1% angegeben, wobei im intensivmedizinischen Bereich von einer etwa um den Faktor 10 höheren Inzidenz ausgegangen wird. In Abhängigkeit von den individuellen Umständen entwickeln etwa 10–30% der Patienten mit MODS ein Multiorganversagen.

▪▪ Ätiologie und Pathogenese

Über die Aktivierung verschiedener Mediatorsysteme im Rahmen einer generalisierten Entzündungsreaktion kommt es zu Perfusionsstörungen und zu Störungen der Mikrozirkulation (»capillary leak«) in den verschiedenen Organsystemen als Folge einer **generalisierten Endothelzellschädigung**. Die Schädigung des Endothels geht mit einer Zunahme der Permeabilität und damit verbunden einem perivaskulären und später interstitiellen Ödem einher. Als Hauptursache für ein infektionsbedingtes allgemeines Entzündungssyndrom gelten intraabdominelle Abszesse und schwere Organinfektionen (z. B. Pneumonie), ggf. verbunden mit einer Bakteriämie. Häufige nicht infektionsbedingte Ursachen einer ausgeprägten, generalisierten Entzündungsreaktion sind das schwere Schockereignis, großflächige Verbrennungen und das Polytrauma. Bei letzterem ergibt sich die multifaktorielle Entzündungsstimulation durch Kombination von Ischämie, Schock, Weichteilschäden, Organverletzungen oder Frakturen besonders deutlich.

Eine entscheidende Rolle in der Entstehung oder Aufrechterhaltung eines Multiorganversagens scheint dem **Gastrointestinaltrakt** zuzukommen. Dabei führen sowohl die intestinale Minderperfusion, als auch die nachfolgende Reperfusion mit vermehrter Radikalenbildung zu einer Mukosaschädigung. Diese bewirkt eine erhöhte Permeabilität der Darmschleimhaut, wodurch die Barrierefunktion der Darmwand verloren geht. Die Folge ist eine Translokation von Bakterien und Endotoxinen, die zu einer weiteren Aktivierung verschiedener Mediatorsysteme und damit zur Ausbildung eines toxischen oder septischen Krankheitsbildes führt. Der Gastrointestinaltrakt wird daher auch als »undrainierter Abszess« oder »Motor« des Multiorganversagens angesehen.

▪▪▪ Klinik

▪▪ Symptome

Das klinische Bild des Multiorganversagens wird zunächst von den Zeichen des zugrunde liegenden SIRS geprägt. Daneben sind, ja nach betroffenen Organsystemen, variable klinische Veränderungen wie Desorientiertheit, Tachypnoe oder Oligurie zu beobachten. Diese Symptome sind häufig Ausdruck einer beeinträchtigten Organperfusion bei Kreislaufinsuffizienz. Neben der variablen Beteiligung verschiedener Organsysteme ist der Schweregrad der Organdysfunktion heterogen und kann beispielsweise vom moderaten Anstieg der Serumkreatinins bei eingeschränkter glomerulärer Filtrationsleistung bis hin zum anurischen Nierenversagen reichen. Auch abdominelle oder gastrointestinale Funktionsversagen wie etwa die Pankreasinsuffizienz, Schockgallenblase oder Stressulzera sind als Organversagen zu verstehen und beruhen auf Perfusionsstörungen oder Versagen der Immunabwehr. Die hieraus resultierende Problematik der klinisch-diagnostischen Beurteilung des Schweregrades des Multiorganversagens wird durch die Verwendung von Scoringsystemen berücksichtigt (zum Beispiel der Multiorganversagen-Score nach Goris, ◻ Tab. 31.1).

▪▪ Befunde

Die Befunde bei Multiorganversagen werden dadurch bestimmt, welche Organsysteme betroffen sind. So liegen beispielsweise bei Nierenversagen Zeichen der Urämie vor, bei Leberversagen ein zunehmender Ikterus, bei Lungenversagen Zeichen der Hypoxämie oder bei schweren Störungen des Gerinnungssystems vermehrt Blutungen oder eine Purpura.

▪▪▪ Diagnostik

▪▪ Bildgebende Diagnostik

Die bildgebende Diagnostik bei Multiorganversagen setzt sich aus den verschiedenen Untersuchungen des jeweils betroffenen Organsystems zusammen. Die größten Veränderungen lassen sich hierbei in der Regel mittels Röntgenuntersuchung der Lunge feststellen. Hier zeigen sich bei ARDS bilaterale pulmonale Infiltrate und Lungenödemzeichen, die bis zum Bild der so genannten »weißen« Lunge führen können. Weniger auffällig ist die Bildgebung in der Regel bei anderen Organen. So können

■ **Tab. 31.1.** Multiorganversagen-Score nach Goris

Punkte	0 Nicht nachweisbar	1 Mittelschwer	2 Schwer
Lungenversagen	Keine Beatmung	Beatmung mit PEEP ≤10 cmH_2O und F_iO_2 ≤0,4	Beatmung mit PEEP <10 cmH_2O und F_iO_2 >0,4
Herz-Kreislauf-Versagen	Normaler Blutdruck ohne Katecholamine	Um systolische RR-Werte >100 mmHg zu erzielen: Volumensubstitution oder Dopamin ≤10 µg/kgKG/min oder Nitroglycerin ≤20 µg/kgKG/min	Phasen arterieller Hypotension (RR <100 mmHg) und/oder Dopamin >10 µg/kgKG/min und/oder Nitroglycerin > 20 µg/kgKG/min
Nierenversagen	Serumkreatinin <2 mg/dl	Serumkreatinin ≥2 mg/dl	Hämodialyse/Hämofiltration
Leberversagen	GOT <25 U/l Bilirubin <2 mg/dl	GOT ≥25–50 U/l oder Bilirubin ≥ 2–6 mg/dl	GOT <50 U/l Bilirubin >6 mg/dl
Blutgerinnungs-störung	Thrombozyten und Leukozyten normal	Thrombozyten <50.000 /µl und/oder Leukozyten 3000 bis 6000/µl	Hämorrhagische Diathese oder Leukozyten <2000 oder >6000/µl
ZNS-Versagen	Normale Funktion	Eindeutig eingeschränkte Vigilanz	Schwer gestörte Vigilanz und/oder diffuse Neuropathie
Gastrointestinales Versagen	Normale Funktion	Cholezystitis und/oder Stressulkus	Stressulkusblutung und Transfusion von mehr als 2 Erythrozytenkonzentraten/ 24 h und/oder nekrotisierende Enterokolitis und/oder Pankreatitis und/oder Gallenblasenperforation

0–2 Punkte je nach Schwere der Organfunktionseinschränkung von 7 Organsystemen (maximal 14 Punkte)

sonographisch eine Vergrößerung der Nieren bei akutem Nierenversagen oder bei Leberversagen diffuse Parenchymveränderungen, eventuell verbunden mit Zeichen einer intrahepatischen Cholestase, festzustellen sein.

■■ Labordiagnostik

Neben den für das Monitoring der Einzelorganfunktion erforderlichen Parametern wie Blutgasanalyse, Blutbild, Gerinnung (einschließlich Fibrinogenspaltprodukten), Serumbilirubin oder Serumkreatinin ist die Bestimmung des Laktats sowie bestimmter Akutphasenproteine (z. B. C-reaktives Protein als positives oder Albumin als negatives Akutphasenprotein) oder Entzündungsparameter (unabhängig von der hepatischen Syntheseleistung, z. B. Procalcitonin als Marker der bakteriellen, fungalen oder parasitären Entzündung) teilweise bereits in der Routine möglich. Die Interpretation dieser Ergebnisse ist aber aufgrund der komplexen Kinetik der Mediatorenausschüttung und der problematischen Normwertdefinition bei erheblicher interindividueller Variabilität schwierig. Spezifische oder gesicherte Laborparameter für die Diagnostik oder Vorhersage eines sich entwickelnden MODS oder Multiorganversagens existieren nicht. Die komplexe Beteiligung verschiedener Organsysteme im Rahmen eines Multiorganversagens kann darüber hinaus zur diagnostischen Unschärfe der Messwerte beitragen: Neben einer Zunahme des Laktats als Folge einer Perfusionsstörung (Hyperlaktatämie Typ A) sind bei erhöhtem Laktat z. B. die Beeinträchtigung des Laktatstoffwechsels der Leber bei gleichzeitigem Vorliegen einer Leberfunktionsstörung (Hyperlaktatämie Typ B) sowie eine Kombination beider Pathomechanismen zu erwägen. Im Rahmen der teils sehr schwer auszuschließenden Unterhaltung des SIRS/MODS durch einen septischen Fokus beim initial abakteriellen SIRS, etwa des Polytraumatisierten, kommt der regelmäßigen Bestimmung des Procalcitonins eine besondere klinische Bedeutung zu.

■■ Funktionsdiagnostik

Die Funktionsdiagnostik zielt vor allem auf die Beurteilung der Herz-Kreislaufsituation. Hierzu sollte regelmäßig und vor allem bei unklarer Verschlechterung des klinischen Gesamtzustandes die Myokardfunktion mittels **transthorakaler Echokardiographie** bestimmt werden. Bei ausgeprägter hämodynamischer Instabilität trotz Katecholamintherapie und vor allem bei vorbekannter myokardialer Funktionseinschränkung empfiehlt sich ein invasives Monitoring mittels **Pulmonaliskatheter** oder auch eine kontinuierliche Überwachung des systemischen Gefäßwiderstands und des Herzzeitvolumens mittels **transpulmonaler Thermodilution und Pulskonturanalyse**.

▪▪▪ Differenzialdiagnose

Differenzialdiagnostisch ist nach dem Auftreten eines Multiorganversagens die Ermittlung der initialen Organsystemstörung von Bedeutung, um eine kausale Therapie einleiten zu können. Je länger jedoch die generalisierte Organdysfunktion fortbesteht, desto mehr unterhält sich der Prozess von selbst (s. ▶ Abschnitt Grundlagen) und es wird immer schwieriger, das aktuelle Hauptproblem, also das am schwersten betroffene Organsystem, zu identifizieren.

▪▪▪ Therapie

Die Intensivtherapie basiert primär auf der Behandlung der Symptome, die aus dem Ausfall der betroffenen Organsysteme resultieren. Ziele sind die **Verbesserung der Perfusion** der betroffenen Organsysteme und eine Optimierung des Sauerstoffangebotes. Hierbei kommt dem Kreislauf eine wichtige Bedeutung zu. Leider ist die häufig gestörte Mikrozirkulation einer direkten klinischen Beurteilung weitgehend unzugänglich, sodass die Therapie an makrohämodynamischen Parametern ausgerichtet ist. Eine frühe, an hämodynamischen Zielen wie der Normalisierung der zentralvenösen Sauerstoffsättigung durch Volumengabe (Kristalloide und/oder Kolloide) und Katecholamine ausgerichtete Therapie verbessert die Prognose des Patienten mit MODS. Die Diagnose eines Multiorganversagens allein rechtfertigt dabei nicht den Einsatz eines invasiven Kreislaufmonitorings mittels Pulmonaliskatheter. Im Einzelfall, z B. bei deutlich eingeschränkter myokardialer Pumpfunktion, kann ein derartiges Kreislaufmonitoring jedoch sinnvoll sein. Als Anhaltswert sollte der pulmonalkapilläre Verschlussdruck dabei zwischen 10 und 15 mmHg liegen.

Insbesondere bei ARDS ist eine **angepasste Volumentherapie** erforderlich, die Volumenmangel einerseits und eine Verschlechterung des Gasaustausches andererseits vermeidet. Dabei ist auch beim primär herzgesunden Patienten von einer kontraktilen Dysfunktion der Myokards durch die Ausschüttung inflammatorischer Mediatoren beim MODS auszugehen, was auch als **septische Kardiomyopathie** bezeichnet wird. Das am häufigsten betroffene Einzelorgan bei Multiorganversagen ist die Lunge (ARDS). Für die Gesamtprognose ist die Sicherstellung einer ausreichenden Sauerstoffversorgung der Gewebe und damit die Vermeidung einer Hypoxie maßgeblich. Die Therapie richtet sich nach den allgemeinen Erfordernissen bei Lungenversagen. Besonderheiten ergeben sich im Falle einer begleitenden Kreislaufinsuffizienz, die beim Lungenversagen eine negative Bilanzierung erschwert.

Am effizientesten von allen Organfunktionen kann die Nierenfunktion mittels extrakorporaler Eliminationsverfahren ersetzt werden. Aufgrund der überlegenen hämodynamischen Stabilität empfiehlt sich initial die Durchführung einer **kontinuierlichen venovenösen Hämofiltration**, wobei nach Stabilisierung des Patienten im Verlauf auf eine **intermittierende Hämodialysetherapie** umgestellt werden kann. Ein möglicher Stellenwert von Nierenersatzverfahren, die zur unspezifischen Elimination von Entzündungsmediatoren des Organversagens führen könnten, kann derzeit in klinischen Studien nicht bestätigt werden. Ebenso kann die Anwendung von Dopamin in niedrig dosierter, nicht kreislaufrelevanter Dosierung nicht empfohlen werden.

Eine zentrale Rolle in der Unterhaltung der pathophysiologischen Kaskaden beim Multiorganversagen kommt der Leber zu. Demgegenüber sind die therapeutischen Möglichkeiten allerdings beschränkt. Eine Darmdekontamination und eine totale parenterale Ernährung mit erhöhtem Anteil an verzweigtkettigen Aminosäuren sollen der Entwicklung eines Leberausfallkomas entgegenwirken. Die Prognose wird dadurch jedoch nicht verbessert. Entscheidend ist die Wiederherstellung einer **ausreichenden Perfusion des Gastrointestinaltrakts** zur Normalisierung der Motilität und Unterbrechung der translokationsassoziierten hepatischen Dysfunktion. Die Wiederherstellung der nutritiven Perfusion der Mukosa ist darüber hinaus die entscheidende therapeutische Maßnahme zur Prophylaxe eines Stressulkus.

Die **Gerinnungsstörungen** im Rahmen eines Multiorganversagens sind komplex und gehen mit einer erhöhten Blutungsneigung bei paralleler Gerinnungsneigung (disseminierte intravasale Gerinnung) einher. Die Wiederherstellung einer ausreichenden Kapillarperfusion sowie die niedrig dosierte Heparinisierung sind weit verbreitete Therapiekonzepte. Die niedrig dosierte Heparinisierung kann jedoch die gleichzeitig bestehende Blutungsneigung verstärken, sodass mindestens tägliche Kontrollen der aPTT bei unfraktioniertem und der anti-Faktor-Xa-Aktivität bei niedermolekularem Heparin und kurzfristige Adjustierung der kontinuierlichen intravenösen Heparindosierung geboten sind. Während auch große multizentrische Studien zur Substitution von Antithrombin keine Verbesserung der Prognose für das Gesamtkollektiv septischer Patienten mit MODS zeigen konnten, beeinflusst die therapeutische Gabe von humanem, rekombinant hergestelltem aktiviertem Protein C nach aktueller Studienlage die Prognose günstig. Die Dosierung beträgt 24 µg/kgKG/h und bewirkte in einer klinischen Untersuchung eine Reduktion der Letalität von etwa 30 auf 25%.

! Cave
Absolute Kontraindikation besteht für Protein C bei erhöhtem Blutungsrisiko.

Aufgrund der zellulären Funktionsstörungen beim Multiorganversagen sowie der mediatorbedingten metabolischen Veränderungen im Kontext der Stressantwort sind die Glukoseaufnahme und der Glukoseverbrauch der Zelle beeinträchtigt. Eine strenge **Einstellung der Blutglukosekonzentration** auf Werte zwischen 80 und 100 mg/dl durch kontinuierliche, intravenöse Insulinverabreichung wirkt in diesem Zusammenhang nach aktueller Studienlage prognoseverbessernd. Auch ist bei Patienten mit Multiorganversagen häufig von einer relativen Nebennierenrindeninsuffizienz auszugehen. Diese kann nur durch einen ACTH-Stimulationstest diagnostiziert werden. Die **prophylaktische Substitution von Hydrokortison** und bei Hyponatriämie gegebenenfalls von **Fludrokortison** bei Patienten mit Multiorganversagen und hämodynamischer Instabilität wird als günstig für die Gesamtprognose angesehen.

▪▪▪ Prävention

Die Prävention eines Multiorganversagens besteht in der frühzeitigen Behandlung der einem MODS zugrunde liegenden Ischämie, Verletzung oder Infektion. Hierdurch kann die systemische Aktivierung des Komplementsystems, der Gerinnungskaskaden sowie des zellulären und humoralen Immunsystems unterbrochen werden, die bei persistierender Aktivierung eine autodestruktive Wirkung im Rahmen des MODS entfalten. Eine konsequente Schockbehandlung ist immer unerlässlich, wobei jedoch der Einsatz vasokonstringierender Substanzen auf das Nötigste beschränkt bleiben sollte, um weitere Perfusionsstörungen zu vermeiden. Die chirurgische Sanierung von Abszessen und die primäre Frakturstabilisierung sind, wie das Debridement nekrotischen Gewebes, unerlässlich, um eine fortdauernde systemische Belastung mit Mediatoren zu vermindern. Eine suffiziente Schmerztherapie gehört ebenso zu den präventiven Maßnahmen, um die neuroendokrine Stressantwort abzuschwächen.

▪▪▪ Prognose

Die Prognose des Intensivpatienten mit etabliertem Multiorganversagen ist trotz verbesserter Therapieoptionen für das Einzelorganversagen nach wie vor schlecht. Die Letalität steigt mit der Anzahl der betroffenen Organsysteme, der Zeitdauer des Organversagens und dem Alter des Patienten deutlich an. In den ersten 24 h liegt die Letalität bei 22%, in den folgenden Tagen steigt sie bis zum siebten Tag auf 41% an. Bei Versagen von einem Organsystem liegt die Letalität zwischen 20 und 40%, bei zwei Organsystemen steigt sie auf 60% und bei drei oder mehr Organsystemen auf 80–100%. Bei Patienten mit einem Alter von über 65 Jahren ist die Letalität unabhängig von den sonstigen Ausgangsbedingungen um etwa 20% im Vergleich zu jüngeren Patienten erhöht.

Literatur

Dellinger RP, Carlet JM, Masur H et al. (2004) Surviving Sepsis Campaign guidelines for management of severe sepsis and septic shock. Crit Care Med 32: 858–873

Koma und akute Stoffwechselentgleisungen

Marc-Alexander von Mach

32.1 Koma unklarer Genese

▪▪▪ Grundlagen

▪▪ Definition

Der Begriff Koma beschreibt den zunehmenden bis kompletten Funktionsverlust des zentralen Nervensystems aufgrund intra- oder extrazerebraler Störungen. Koma bedeutet auch Unerweckbarkeit des Patienten, wobei die Tiefe des Komas durch klinisch-neurologische Befunde nach Stadien differenziert werden kann (◘ Tab. 32.1).

▪▪ Epidemiologie

Bei etwa 2–5% der notfallmedizinisch zu versorgenden Patienten besteht eine tiefe Bewusstseinsstörung. Akute exogene Intoxikationen sind die häufigste Ursache nichttraumatischer Komata, gefolgt von Komata zerebrovaskulärer Genese.

▪▪ Ätiologie und Pathogenese

Ätiologisch liegt in der Mehrzahl der Fälle ein primär zerebrales, hypoxisches oder toxisches Koma vor. Beim **primär zerebralen Koma** handelt es sich um eine strukturelle Schädigung des Hirngewebes und die neurologischen Ausfälle ergeben sich zunächst aus der Lokalisation der Hirnschädigung und den anatomischen Gegebenheiten. Die häufigsten Ursachen stellen schwere Schädel-Hirn-Traumen und zerebrovaskuläre Insulte dar. Das **hypoxische Koma** bedeutet einen Bewusstseinsverlust während manifester Hypoxie. Beim **primär toxischen Koma** wer-

◘ **Tab. 32.1.** Einteilung des Ausmaßes einer Bewusstseinsstörung mittels Glasgow-Coma-Scale

Untersuchung	Befund	Punktwert
Öffnen der Augen	Spontan	4
	Auf Ansprache	3
	Auf Schmerzreiz	2
	Keine Reaktion	1
Verbale Antwort	Prompt, orientiert	5
	Desorientiert	4
	Nur einzelne Worte	3
	Unverständliche Laute	2
	Keine Reaktion	1
Motorische Antwort	Aufforderungen folgend	6
	Schmerzreizabwehr gezielt	5
	Schmerzreizabwehr ungezielt	4
	Beugesynergismen	3
	Strecksynergismen	2
	Keine Reaktion	1

Maximale Punktzahl 15; Leichtes Koma >7, Mittelschweres Koma 6–7, Schweres Koma <6 Punkte. Minimale Punktzahl 3

den *akute exogene Intoxikationen*, *metabolische Komata* und *endokrine Komata* unterschieden. Beim metabolisch-toxischen Koma ergeben sich die neurologischen Ausfälle entsprechend der Befindlichkeit verschiedener Hirnregionen, die in Mitleidenschaft gezogen werden. Selten liegt einem Koma eine Epilepsie (postiktal) zugrunde.

▪▪▪ Klinik

▪▪ Symptome

Klinisch kann je nach Komatiefe eine Benommenheit (Patient verlangsamt, Konzentrationsstörungen), eine **Somnolenz** (Patient schläft, kurzzeitig erweckbar), eine **Sopor** (Patient nur schwer erweckbar, Reaktionen verzögert) oder ein **Koma** (Patient nicht erweckbar, keine Reaktion) vorliegen. Unabhängig von der möglichen Ätiologie der Bewusstseinsstörung kann die Beurteilung der klinischen Symptomatik anhand des Glasgow-Coma-Scale erfolgen (Tab. 32.1). Die am schwersten wiegenden Komplikationen bei tiefer Bewusstseinstörung sind unabhängig von der Ätiologie durch einen Ausfall der Spontanatmung (Hypoxie) und der Schutzreflexe (Aspiration) bedingt.

▪▪▪ Diagnostik

Fremdanamnestisch sollte zunächst versucht werden, detaillierte Informationen über das Zustandekommen der Bewusstseinsstörung zu erhalten (schleichender/akuter Beginn, Vorerkrankungen, Trauma, Medikation, Abschiedsbrief). Hierbei sollten gegebenenfalls auch Mitarbeiter mit der Anamnesesicherung beauftragt werden. Die Basisuntersuchungen können teilweise synchron ablaufen und erlauben eine erste Differenzierung:

Differenzierende Untersuchungen bei Koma

- Mittels Schnelltest initial eine Hypoglykämie auszuschließen
- Atmungsmuster beurteilen:
  Hypoventilation bei Intoxikation
  Kussmaul-Atmung bei metabolischer Azidose
  Cheyne-Stokes-Atmung bei urämischer Azidose
  Maschinenatmung bei Hirndrucksteigerung
- Foetor ex ore
  alkoholisch bei Ethanolintoxikation
  knoblauchartig bei Alkylphosphatintoxikation
  nach Urin bei urämischem Koma
- Hautbefund
  Blasenbildung bei Barbituratintoxikation
  Trockenheit bei Thyreotoxikose
  Ikterus und Leberhautzeichen bei hepatischem Koma
- Neurologie (z. B. Streckkrämpfe bei erloschenen Pupillenreflexen bei Mittelhirnschädigung)

▪▪ Bildgebende Diagnostik

Bei fehlenden laborchemischen Entgleisungen oder äußeren Einflüssen (Intoxikation, Trauma) sollten primärdiagnostisch vor allem neurologische Ursachen abgeklärt werden (Computertomographie) oder z. B. Röntgenuntersuchungen von Thorax und Abdomen durchgeführt werden.

▪▪ Labordiagnostik

Laborchemisch sollten für jedes Organsystem Screeningparameter bestimmt (z. B. harnpflichtige Substanzen zum Ausschluss eines urämischen Komas, Elektrolyte, Blutgase, Säure/Basen, Serum-Transaminasen, Blutbild, Schilddrüsenhormone, Blutalkoholspiegel) sowie der Urin (Drogenscreening) oder der Liquor (Lumbalpunktion) untersucht werden.

▪▪ Funktionsdiagnostik

Beim Koma unklarer Genese stehen funktionsdiagnostisch die zerebrale (EEG) und die kardiale (EKG, Echokardiographie) Abklärung im Vordergrund.

▪▪▪ Differenzialdiagnose

Differenzialdiagnostisch sind bei Koma unklarer Genese auch weitere akute Schockzustände wie der kardiogene oder der hypovolämische Schock auszuschließen.

▪▪▪ Therapie

Nach der Sicherung der Vitalfunktionen (ggf. Intubation und Beatmung) wird ein Koma unklarer Genese entsprechend der auslösenden Grunderkrankung behandelt. Beispielsweise ist eine Hypoglykämie leicht durch sofortige intravenöse Glukosezufuhr zu therapieren.

▪▪▪ Prävention und Prognose

Die Prävention eines Komas unklarer Genese richtet sich nach der jeweiligen Grunderkrankung, wobei der Schwerpunkt auf einer suffizienten Rezidivprophylaxe liegt. Die

Prognose ist von der Dauer der zerebralen Hypoxie, von möglichen Komplikationen und von der Prognose der jeweiligen Grunderkrankung abhängig.

32.2 Ketoazidotisches Koma

▪▪▪ Grundlagen

▪▪ Definition

Das ketoazidotische Koma ist Folge eines gestörten Glukosestoffwechsels mit kompensatorisch erhöhter Lipolyse und dadurch bedingter Freisetzung von Ketonkörpern.

▪▪ Epidemiologie

Am häufigsten wird eine Ketoazidose bei Patienten mit Diabetes mellitus Typ 1 bei unzureichender exogener Insulinzufuhr beobachtet. Hierbei tritt das ketoazidotische Koma meist bei erhöhtem Insulinbedarf auf (>50%). Bei etwa 20% der Patienten handelt es sich um die Erstmanifestation eines insulinabhängigen Diabetes mit vollständig fehlender exogener Insulinzufuhr.

▪▪ Ätiologie und Pathogenese

Besonders häufig bei Heranwachsenden ist die **absichtliche Unterlassung der Insulininjektionen** bei psychischen Konflikten. Eine unzureichende Insulinzufuhr kann auch aufgrund von **zu niedrigen Insulindosen** im frühen Stadium nach Diagnosestellung des Diabetes auftreten, da die initial noch vorhandene Restsekretionsleistung der pankreatischen Inseln ständig abnimmt. Auch **Verwechslungen des Spritzenmaterials** (z. B. U-40 und U-100) – meist durch mangelhaft geschultes Pflegepersonal – können zu einer verminderten exogenen Insulinzufuhr führen. Für **Situationen mit erhöhtem Insulinbedarf** spielen Infektionen (Atemweginfekt, Harnweginfekt) die wichtigste Rolle.

Iatrogen werden die Insulinresistenz und damit der Insulinbedarf am häufigsten durch die Gabe von Steroiden verursacht. Grundsätzlich wird bei den meisten schweren und eingreifenden Erkrankungen ein erhöhter Insulinbedarf beobachtet (z. B. Myokardinfarkt oder größere operative Eingriffe). Schließlich treten bei einer Schwangerschaft charakteristischerweise auch Phasen mit einem erhöhten Insulinbedarf auf. Eine vermehrte Ketonkörperfreisetzung und Ausbildung einer Azidose kann jedoch auch unter verschiedenen anderen Umständen bei Patienten ohne Diabetes auftreten (Hunger, Alkohol).

▪▪▪ Klinik

▪▪ Symptome

Die initialen Symptome der Ketoazidose sind Polydipsie, Polyurie, Übelkeit, Erbrechen und vor allem bei Kindern und Jugendlichen Bauchschmerzen (Pseudoperitonitis!). Im weiteren Verlauf können innerhalb weniger Stunden eine Lethargie beziehungsweise Somnolenz auftreten, was bei unbehandelten Patienten bis zum Koma führt, wobei nur ein geringer Prozentsatz der Patienten erst im Koma vorgestellt wird.

▪▪ Befunde und Komplikationen

Meist liegt ein deliranter Geisteszustand vor, wobei gelegentlich auch Krampfanfälle beobachtet werden. Die Patienten sind meist exsikkiert, tachypnoisch und einige sind bei Aufnahme hypotensiv. Außerdem können eine vertiefte Atmung nach Kussmaul und ein ausgeprägter, den Raum füllender Foetor (süßlich, azetonartig) bestehen.

▪▪▪ Diagnostik

▪▪ Labordiagnostik

Die Verdachtsdiagnose einer Ketoazidose wird laborchemisch gesichert. Im Serum findet sich eine Hyperglykämie und Hyperketonämie (β-Hydroxybutyrat), im Urin eine Glukosurie und Ketonurie und in der Blutgasanalyse eine – meist respiratorisch teilkompensierte – metabolische Azidose. Junge, lungengesunde Patienten zeigen dabei kompensatorisch auf <10 mmHg erniedrigte CO_2-Partialdrücke.

> Die Schwere der Erkrankung wird durch die Azidose und nicht etwa durch die nur begleitend bestehende Hyperglykämie (meist 300–600 mg/dl) bestimmt.

▪▪▪ Differenzialdiagnose

Differenzialdiagnostisch müssen zunächst alle anderen Ursachen einer unklaren Bewusstseinseintrübung ausgeschlossen werden. Bei ausgeprägter abdominaler Symptomatik sind mögliche Ursachen eines **akuten Abdomens** auszuschließen. Nach Feststellung der Hyperglykämie steht die rasche Unterscheidung zwischen ketoazidotischem und hyperosmolaren Koma im Vordergrund:

1. Anamnese (Diabetes mellitus Typ 1 oder 2 bekannt?, zeitlicher Verlauf?)
2. Klinik (Kussmaul-Atmung?, Foetor?)
3. Laborchemie (Ketonämie/-urie?)
4. Blutgasanalyse (metabolische Azidose?)

Bezüglich der metabolischen Azidose ist eine **Laktazidose** abzugrenzen (Laktat >5 mmol/l), die z. B. als Nebenwirkung von Biguaniden (bzw. bei parasuizidaler Intoxikation mit Biguaniden) vor allem bei vorbestehender Niereninsuffizienz auftreten kann.

▪▪▪ Therapie

Die Therapie des ketoazidotischen Komas erfordert ein mindestens stündliches Monitoring des Blutzuckers, der Elektrolyte und der Blutgase. Außerdem sollten Atmung und Kreislauf überwacht und eine Flüssigkeitsbilanzierung durchgeführt werden. Nur unter diesen kontrollierten Bedingungen sollte die Therapie mit **intravenöser Flüssigkeits- und Insulinverabreichung**, sowie ggf. **Elektrolyt- und Azidoseausgleich** erfolgen. Für die Flüssigkeitssubstitution sollten zunächst in Abhängigkeit von den aktuellen Serumelektrolytkonzentrationen physiologische Kochsalz- oder Vollelektrolytlösungen verwendet werden. Insbesondere nach Wiedereinsetzen einer suffizienten Diurese werden bedrohliche Abfälle des Serumkaliums beobachtet, sodass eine kontinuierliche, mindestens stündlich adaptierte und intravenöse Substitution mittels Dosierpumpe durchgeführt werden sollte.

Die Flüssigkeitsdefizite sind zum Teil beträchtlich und bei der Geschwindigkeit, mit welcher der Ausgleich erfolgt, sind individuelle Vorerkrankungen (Herzinsuffizienz?) zu beachten. Als Anhalt für die Entwicklung des intravasalen Flüssigkeitsvolumens im Verlauf empfehlen sich regelmäßige Messungen des zentralen Venendrucks. Da unter anderem wegen der ausgeprägten Volumendepletion ein **erhöhtes Thromboserisiko** besteht, sollte eine entsprechende Prophylaxe durchgeführt werden.

Die kausale Therapie erfolgt durch **exogene Insulinzufuhr** (Altinsulin). Diese sollte stets intravenös über eine Dosierpumpe erfolgen und mindestens einmal pro Stunde angepasst werden, um eine Reduktion des Blutzuckers von maximal 50 mg/h zu erzielen.

> **! Cave**
> Ein schnellerer Abfall der Glukosekonzentration im peripheren Blut kann zu starken Flüssigkeitsverschiebungen in den Liquorraum führen. Sollten unter der Insulintherapie Symptome eines erhöhten Hirndrucks auftreten, ist diese sofort zu unterbrechen und Glukose zuzuführen.

Wenn der Blutzuckerspiegel unter der Insulintherapie auf <250 mg/dl abgefallen ist, sollte die Volumensubstitution mit Glukose 5%-Lösung fortgesetzt und die Insulinzufuhr ggf. reduziert werden, um den Blutzucker zwischen 200 und 250 mg/dl einzustellen.

> **Mindestens 1–2 IE Insulin pro Stunde zuführen,** da sonst erneut ein Insulinmangel auftritt, der wiederum zu gesteigerter Lipolyse und Ketonkörperfreisetzung führt.

Diese Therapie sollte bis zum negativen Ketonkörpernachweis fortgeführt werden, bevor mit einer Neueinstellung des Diabetes mit subkutanen Insulininjektionen begonnen wird. Ein Ausgleich der Azidose ist nur bei ausgeprägtem pH-Abfall <7,0 indiziert, wozu bei meist erniedrigtem oder normwertigem Serumnatrium 8,4%-iges Natriumbikarbonat eingesetzt werden kann. Hierbei sollte keinesfalls ein kompletter Ausgleich (reaktive Hypokaliämie!), sondern lediglich ein pH-Wert >7,0 angestrebt werden.

▪▪▪ Prävention

Eine Prophylaxe ist entsprechend der ätiologisch relevanten Faktoren möglich. Die frühzeitige Diagnose eines Diabetes mellitus Typ 1, die Aufklärung der Patienten über die Gefahr der Ketoazidose und ihrer Warnsymptome, psychologische Betreuung bei gefährdeten Heranwachsenden, Schulung zur Vermeidung von falschen Injektionshilfen und frühzeitige Anpassung der exogenen Insulinzufuhr bei Situationen mit erhöhtem Bedarf können bedrohliche Entgleisungen vermeiden.

▪▪▪ Prognose

Die Prognose des ketoazidotischen Komas bei den meist jungen Patienten ist bei adäquater Therapie außerordentlich gut. Bei Vermeidung von Komplikationen wie Thrombembolie oder Hirndruckanstieg wird die Ketoazidose ohne bleibende Schäden überlebt.

32.3 Hyperosmolares Koma

▪▪▪ Grundlagen

▪▪ Definition

Das hyperosmolare Koma ist ein Syndrom, das durch Bewusstseinseintrübung, extreme Dehydratation und extreme Hyperglykämie charakterisiert ist. Dabei wird in der Regel nur eine geringgradige oder auch fehlende Ketoazidose beobachtet. Es stellt die **gefährlichste Komplikation des Diabetes mellitus Typ 2** dar.

32

Epidemiologie
Das hyperosmolare Koma tritt in den meisten Fällen bei einer bisher nicht diagnostizierten bzw. bisher negierten Diabeteserkrankung auf.

Ätiologie und Pathogenese
Pathogenetisch führt vor diesem Hintergrund in der Regel ein Auslösefaktor (Infekt, zunehmende Verwahrlosung allein lebender älterer Patienten) zur akuten Dekompensation. Nicht selten ist die Dekompensation auch medikamentös bedingt durch Erhöhung der peripheren Insulinresistenz (Glukokortikoide) oder durch vermehrten Flüssigkeitsverlust (Diuretika). Auf der Intensivstation kann eine Dekompensation einer bisher nicht erkannten Diabeteserkrankung rasch durch Sondenkost oder parenterale Ernährung herbeigeführt werden.

> Häufigste Ursache für ein Koma bei Diabetes mellitus ist eine Infektion.

Klinik
Symptome
Das hyperosmolare Koma entwickelt sich gewöhnlich schleichend über Tage und Wochen. Typisch sind die Symptome einer zunehmenden Hyperglykämie mit Polydipsie und inadäquat gesteigerter Flüssigkeitszufuhr, um die Hyperglykämie-induzierte osmotische Diurese auszugleichen (Polyurie, Exsikkose).

Befunde
Die Bewusstseinseintrübung nimmt allmählich von anfänglicher Verwirrung bis hin zum Koma zu. Häufig klagen die Patienten in der Frühphase über zeitweise bestehende **Sehstörungen** (»Verschwommensehen«). Auch Krampfanfälle sind nicht ungewöhnlich und können entweder fokal oder generalisiert sein.

Komplikationen
Die am schwersten wiegende Komplikation ist ein meist **terminales Herz-Kreislauf-Versagen** infolge der extremen Exsikkose. Eine gefährliche weitere Komplikation sind die häufig ausgedehnten **Thrombosen** im Rahmen der Stase und der Hämokonzentration, die während der Rehydratation zum Embolisieren neigen.

Diagnostik
Labordiagnostik
Diagnostisch finden sich neben typischer Anamnese und Klinik eine **extreme Hyperglykämie** (>600 mg/dl), eine **Hyperosmolarität** (>310 mosmol/l) und in Serum und Urin lassen sich nur eine geringgradige Ketonkörperbildung bzw. Azidose (pH >7,2) nachweisen. Initial sind Natrium und Kalium im Serum meist normwertig, während aufgrund der Minderperfusion in der Regel ein prärenales Nierenversagen (evtl. zusätzlich vorbestehende diabetische Nephropathie) mit deutlicher Kreatinin-und Harnstofferhöhung im Serum vorliegt.

Differenzialdiagnose
Differenzialdiagnostisch ist aufgrund der unterschiedlichen Ätiologie (Typ 2 versus Typ 1 Diabetes mellitus – relativer versus absoluter Insulinmangel) das hyperosmolare vom ketoazidotischen Koma zu unterscheiden. In Unkenntnis der Laborwerte sind vor allem bei Krampfanfällen neurologische und medikamentös-toxische Ursachen auszuschließen.

Therapie
Das durchschnittliche Volumendefizit bei Aufnahme beträgt 10 l. Daher ist das vordringlichste Ziel in der Frühphase der Versorgung das intravaskuläre Volumen zu erhöhen (**cave: Herzinsuffizienz**, Kontrolle des zentralvenösen Drucks), um den Blutdruck zu stabilisieren. Ziel ist es auch, die renale Minderperfusion zu beheben und die Urinausscheidung wieder herzustellen (Blasenkatheter, Bilanzierung). Zunächst bietet sich die Verabreichung physiologischer Kochsalzlösung an, wobei insbesondere nach Wiedereinsetzen der Urinproduktion die Defizite an Natrium und Kalium sichtbar werden und eine engmaschig kontrollierte Substitution verlangen (Dosierpumpe!). Zur langsamen Senkung des Blutzuckerspiegels (<50 mg/dl/Stunde) wird kontinuierlich Altinsulin intravenös verabreicht (**cave: Kaliumverschiebung** in den Intrazellularraum). Bezüglich der Dosierung gibt es keine Richtlinien. Unter regelmäßiger (zunächst alle 30 min, später stündlich) Kontrolle der Blutzuckerspiegel muss für jeden individuellen Fall die Dosis zur Erreichung der gewünschten Blutzuckerabsenkung titriert und jeweils kurzfristig neu angepasst werden. Im Vergleich zum ketoazidotischen werden beim hyperosmolaren Koma häufig höhere Dosierungen benötigt, da eine erhöhte Insulinresistenz vorliegt. Vergleichbar der Therapie des ketoazidotischen Komas sollte der Blutzucker bis zur Stabilisierung (Bewusstsein, Kreislauf, Niere) nicht unter 250 mg/dl abgesenkt werden. Danach sollte die Therapie zunächst unbedingt über einen Zeitraum mit Insulin fortgesetzt werden (subkutan).

Prävention

Die wirksamste Prophylaxe ist die frühzeitige Diagnose und Therapie einer Diabeteserkrankung. Dies ist insbesondere auch bei der Umstellung einer Therapie zu beachten (Glukokortikoide, Diuretika, künstliche Ernährung).

Prognose

Die Prognose des hyperosmolaren Komas bei den überlebenden Patienten (>50% Letalität) gut, sofern keine schwerwiegenden Komplikationen aufgetreten sind.

32.4 Hypoglykämisches Koma

Grundlagen

Definition

Das hypoglykämische Koma ist ein Syndrom, welches durch Symptome einer **Stimulation des sympathischen** und einer **Dysfunktion des zentralen Nervensystems** charakterisiert ist und durch eine erniedrigte Blutglukosekonzentration ausgelöst wird. Zur Definition wird zusätzlich das Verschwinden der Symptome unter Glukosegabe herangezogen. Die Festlegung einer absoluten Blutzuckerschwelle (z. B. 40 mg/dl) ist in praxi wenig hilfreich. An ständige Hypoglykämien gewöhnte Patienten mit Diabetes mellitus Typ 1 können bei einem Blutzucker <40 mg/dl vollkommen asymptomatisch sein, während Patienten mit Typ-2-Diabetes, wenn sie an sehr hohe Blutzuckerkonzentrationen um 400 mg/dl gewöhnt sind, nach rascher Blutzuckersenkung unter 100 mg/dl schon ausgeprägte Symptome zeigen können.

Epidemiologie

Am häufigsten tritt eine Hypoglykämie bei einer **Überdosierung von Insulin oder oralen Antidiabetika** (Sulfonylharnstoffe) auf. Am zweithäufigsten sind **reaktive Hypoglykämien**, die jedoch seltener zu einem anhaltenden Bewusstseinsverlust führen. Selten wird eine Hypoglykämie infolge Insulinom, Nesidioblastose, Hypoglycaemia factitia, Glykogenosen, Kortikoidmangel oder Pankreatitis beobachtet.

Ätiologie und Pathogenese

Eine Überdosierung von Insulin oder oralen Antidiabetika (Sulfonylharnstoffe) kann durch Alkoholkonsum (oder schwere Lebererkrankungen) bei einem ansonsten gut eingestellten Patienten mit Diabetes mellitus aufgrund der Hemmung der Glukoneogenese auftreten. Die postprandialen reaktiven Hypoglykämien werden im Anfangsstadium eines Diabetes mellitus beobachtet, wenn die β-Zellen auf den Nahrungsmittelreiz (vor allem bei schnell resorbierbaren Kohlenhydraten) überschießend Reserven mobilisieren, oder im Spätstadium, wenn Insulin präprandial verabreicht wurde, aber aufgrund einer autonomen Neuropathie der Magen verzögert entleert wird. Auch bei Patienten ohne Diabeteserkrankung können reaktive Hypoglykämien vorliegen (z. B. Dumping-Syndrom nach Gastrektomie, Fruktoseintoleranz). Die übrigen Ursachen (Insulinom, Nesidioblastose, Hypoglycaemia factitia, Glykogenosen, Kortikoidmangel, Pankreatitis) führen häufig unabhängig von der Nahrungsaufnahme zu einer Hypoglykämie (Nüchternhypoglykämie).

Klinik

Symptome

Eine Hypoglykämie wird in der Regel von ausgeprägter autonomer Symptomatik begleitet, sofern das autonome Nervensystem nicht bereits durch langjährige Diabeteserkrankung neuropathisch geschädigt ist. Heißhunger, Schweißausbruch, Tachykardie, Tremor sind charakteristische Symptome der Hypoglykämie, häufig begleitet von Übelkeit, Erbrechen, Unruhe und Schwächegefühl. Hinzu kommen die bedrohlichen Symptome des äußerst empfindlich auf Glukosemangel reagierenden zentralen Nervensystems wie Konzentrationsschwäche, Reizbarkeit, Orientierungsverlust, Kopfschmerzen, primitive Automatismen, Krampfanfälle, fokale Ausfälle und schließlich das hypoglykämische Koma mit zentraler Atem- und Kreislaufdepression.

Komplikationen

Die Komplikationen sind vor allem durch die zentralnervösen Symptome bedingt, welche bereits nach wenigen Minuten ohne Glukosezufuhr bleibende Schäden hinterlassen können. Besonders gefährlich sind auch Stürze der Patienten wegen der plötzlich einsetzenden Bewusstlosigkeit (**cave: Verkehrsunfälle**). Bei Patienten mit Diabetes mellitus werden nach Hypoglykämien zudem vermehrt Retinablutungen beobachtet.

Diagnostik

Die Bestimmung einer erniedrigten Blutglukosekonzentration und die unmittelbare Rückbildung der Symptomatik unter Glukosezufuhr sichert die Diagnose der Hypoglykämie. Um ein Rezidiv dieses vital bedrohlichen Zustands zu vermeiden, zielt die sich anschließende Diagnostik auf die Feststellung des ätiologischen Hintergrunds. Anamnestisch sollte initial ermittelt werden, ob eine Diabeteserkrankung vorbesteht und wie diese therapiert wird. Weiterhin kann anamnestisch eine reaktive von einer Nüchternhypoglykämie unterschieden werden.

▪▪ Bildgebende Diagnostik
Bei Verdacht auf eine Insulin produzierende Neoplasie sollte bildgebend (Sonographie, Endosonographie, Computertomographie, Szintigraphie) ein hormonaktiver pankreatischer oder extrapankreatischer Tumor ausgeschlossen werden.

▪▪ Labordiagnostik
Kann eine häufige Hypoglykämieursache ausgeschlossen werden, sollten Spezialuntersuchungen während einer Hypoglykämiephase folgen (Glukose, Insulin und C-Peptid im Serum). Eine exogene Zufuhr von oralen Antidiabetika (Sulfonylharnstoffe) kann mittels Urinuntersuchung ausgeschlossen werden. Eine exogene Zufuhr von Insulin (Einstichstellen?) ist gekennzeichnet von wiederholt auftretenden, isoliert erhöhten Insulinwerten bei supprimiertem C-Peptid (Abfallprodukt der endogenen Insulinsynthese) während der Hypoglykämiephasen. Die beiden letztgenannten Formen der Hypoglycaemia factitia treten überproportional häufig bei medizinischem Pflegepersonal und Angehörigen von Patienten mit Diabetes auf. Sollten sich die Hypolglykämien, z. B. wegen initial krimineller Giftbeibringung, nicht reproduzieren lassen, kann eine Nachuntersuchung von möglicherweise noch im Labor asservierten Serum-/Urinproben aus der Akutphase für die weitere Diagnostik hilfreich sein.

▪▪ Funktionsdiagnostik
Tritt spontan keine Hypoglykämie auf, sollte eine Provokation unter kontrollierten Bedingungen im Rahmen eines Hungerversuches (über 3 Tage) folgen, wobei abhängig von der Blutglukosekonzentration inadäquat erhöhte Insulin- und C-Peptidkonzentrationen auf eine pathologische Insulinproduktion hinweisen.

▪▪▪ Differenzialdiagnose
Die Differenzialdiagnose umfasst alle Störungen, die mit einer akuten Bewusstlosigkeit einhergehen. Im Vordergrund stehen dabei meist **psychiatrische** (katatoner Stupor) **und neurologische Erkrankungen** (Epilepsie, Apoplex). Insbesondere bei während der Hypoglykämie verunglückten Patienten kann die Diagnosefindung erschwert sein. Daher liefert die großzügige und frühzeitige Durchführung einer Blutzuckermessung bei den verschiedensten Formen der akuten Bewusstseinsbeeinträchtigung häufig eine wichtige differenzialdiagnostische Information.

▪▪▪ Therapie
Die Therapie des hypoglykämischen Komas besteht in der **sofortigen Glukosezufuhr** über einen intravenösen Zugang. Meist wird hierzu 40%-ige Glukoselösung (10–100 ml) verwendet. Wird die Glukoselösung über einen periphervenösen Zugang verabreicht, kommt es hierunter gelegentlich zu einer reaktiven Phlebitis, sodass auch 10%-ige Glukoselösungen in entsprechend größerer Menge verabreicht werden kann. Der Erfolg der Therapie drückt sich in einem unmittelbaren Erwachen des Patienten und einer Rückbildung der Hypoglykämiesymptomatik aus.

Bis zur Klärung des ätiologischen Hintergrunds sollte mittels Infusion von Glukoselösungen (5- oder 10%-ig) und engmaschiger Blutzuckerkontrollen ein Spiegel von 200 mg/dl angestrebt werden. Wird der Patient im hypoglykämischen Koma zunächst von Laien aufgefunden, sollten diese dringend auf die **hohe Aspirationsgefahr** bei zwangsweiser, oraler Zufuhr von zuckerhaltigen Flüssigkeiten (Orangensaft) hingewiesen werden. Wegen dieser Problematik ist z. B. Angehörigen von Patienten unter Insulintherapie die **Bevorratung von Glukagon** zu empfehlen, welches bei hypoglykämischem Koma von Laien subkutan oder intramuskulär verabreicht werden darf. Glukagon stimuliert die hepatische Glukoneogenese (sofern ausreichend Glykogen vorhanden ist) und kann zum Erwachen des Patienten führen, sodass dieser oral Glukose aufnehmen kann. Die weiterführende Therapie ist abhängig von der zugrunde liegenden Ätiologie (z. B. Resektion eines Insulinoms).

▪▪▪ Prävention
Die Prävention sollte vor allem die Aufklärung der besonders gefährdeten Patientengruppen, die mit Insulin oder oralen Antidiabetika therapiert werden, über Warnsymptome und Gegenmaßnahmen bei Hypoglykämie beinhalten (Einbindung der Angehörigen!). Im Übrigen ist eine Prophylaxe abhängig von der Ätiologie (z. B. Diätumstellung bei reaktiver Hypoglykämie).

▪▪▪ Prognose
Die Prognose des hypoglykämischen Komas ist allein von der Dauer der kritischen Unterversorgung des zentralen Nervensystems mit Glukose abhängig. Erwacht der Pa-

tient ohne neurologische Ausfallssymptomatik unter der Glukoseapplikation, ist nach einmaligem Ereignis nicht mit bleibenden Schädigungen zu rechnen. Bei Patienten mit insulinpflichtigem Diabetes werden jedoch bei hoher Hypoglykämiehäufigkeit langfristige Veränderungen im Sinne einer Enzephalopathie beobachtet.

32.5 Hyperthyreotes Koma

▪▪▪ Grundlagen

▪▪ Definition

Das hyperthyreote Koma beschreibt das Endstadium einer hyperthyreoten Krise, welche die Folge einer vermehrten Schilddrüsenhormonausschüttung auf die peripheren Körperzellen ist.

▪▪ Epidemiologie

Eine hyperthyreote Krise tritt häufig bei vorbestehender oder subklinischer Hyperthyreose auf, wenn der Patient einem spezifischen Auslösefaktor ausgesetzt wird.

▪▪ Ätiologie und Pathogenese

Am häufigsten besteht der Auslösefaktor in einer iatrogenen Jodapplikation wie z. B. Untersuchungen mit Kontrastmittelgabe oder Amiodarontherapie. Nicht selten sind jedoch auch Infekte oder operative Eingriffe Auslöser einer hyperthyreoten Krise. Je nach Schweregrad werden drei Stadien unterschieden:

Stadium I: Tachykardie (Herzrhythmusstörungen), Tremor, Exsikkose, Fieber
Stadium II: Orientierungsverlust, Psychosen, Somnolenz
Stadium III: Koma (Herz-Kreislauf-Versagen)

Die Ätiologie der zugrunde liegenden hyperthyreoten Stoffwechsellage ist in den meisten Fällen immunologisch bedingt, wobei die Auto-Antikörper am häufigsten gegen den Rezeptor auf der Thyreozytenoberfläche für das Thyroidea stimulierende Hormon (TSH) der Hypophyse gerichtet sind (M. Basedow). Seltener kann auch während des Anfangsstadiums einer Autoimmunthyreoiditis vom Typ Hashimoto eine Hyperthyreose auftreten. Autoimmunthyreoiditiden werden am häufigsten bei Frauen (weiblich : männlich ≈ 5 : 1) um das 40. Lebensjahr beobachtet. Im höheren Lebensalter wird das hyperthyreote Koma vor allem bei vorbestehender Schilddrüsenautonomie beobachtet, wobei je nach szintigraphischem Anreicherungsmuster das **autonome Adenom** (unifokal) sowie die **multifokale** und die **disseminierte Autonomie** unterschieden werden.

Pathogenetisch entwickelt sich die Schilddrüsenautonomie auf dem Boden der in Deutschland endemischen Jodmangelstruma. In seltenen Fällen kann die vermehrte Schilddrüsenhormonausschüttung auch Folge eines Schilddrüsenkarzinoms, bei Überdosierung einer Substitutionstherapie, bei TSH-produzierendem Hypophysenadenom oder bei paraneoplastischer TSH-Produktion beobachtet werden.

▪▪▪ Klinik

▪▪ Symptome

Bei der hyperthyreoten Entgleisung kann typischerweise eine Vielzahl von Symptomen auftreten: Unruhe, Tremor, Schlaflosigkeit, erhöhte Reizbarkeit, warme und feuchte Hände, Wärmeintoleranz, Hyperhidrosis, Tachykardie, Herzrhythmusstörungen, Gewichtsverlust, vermehrter Appetit und Diarrhö. Im weiteren Verlauf können außerdem ein Schwächegefühl mit Belastungsdyspnoe, myopathische Beschwerden und eine Adynamie auftreten. Besteht die Hyperthyreose seit längerer Zeit, kommt es zu einer Osteopathie durch vermehrten Kalziumverlust. Insbesondere bei älteren Patienten werden jedoch auch häufig oligo- oder monosymptomatische (z. B. Depression oder Herzinsuffizienz) Verlaufsformen beobachtet (maskierte Hyperthyreose).

▪▪ Befunde

Je nach Ätiologie können weitere spezifische Befunde bestehen. Bei M. Basedow treten zusätzlich häufig ein Exophthalmus, eine Struma oder ein prätibiales Myxödem auf. Bei Schilddrüsenautonomie sind in den meisten Fällen knotige Schilddrüsenveränderungen tastbar oder führen bereits zu Kompressionssymptomen (Rekurrenzparese, obere Einflussstauung, Stridor bei tiefer Inspiration).

▪▪ Komplikationen

Entsprechend der großen Anzahl an Symptomen sind auch die möglichen Komplikationen des hyperthyreoten Komas vielfältig. Vital bedrohlich kann sich eine vorbestehende koronare Herzerkrankung (evtl. mit Insuffizienz) auswirken, weil das Myokard in Folge der künstlich gesteigerten Pumpleistung nicht mehr ausreichend versorgt werden kann. Hierdurch kann es zur akuten Dekompensation mit Lungenödem, akutem Myokardinfarkt oder Herzrhythmusstörungen kommen. Eine weitere schwer wiegende Komplikation sind Sehstörungen bis hin zur Erblindung durch Kompression des Nervus opticus bei zugrunde liegendem M. Basedow und endokriner Orbitopathie.

▪▪▪ Diagnostik

▪▪ Bildgebende Diagnostik

Bildgebend können mittels Sonographie das Schilddrüsenvolumen bestimmt sowie mögliche Rundherde identifiziert und charakterisiert werden (z. B. Echogenität). Zusätzlich kann mittels farbkodierter Duplexsonographie eine mögliche Hypervaskularisation (ggf. Schwirren bei der Auskultation) als Zeichen der gesteigerten Hormonsyntheseleistung des Organs dargestellt werden. Ergänzend ermöglicht die Sonographie die gezielte Punktion und histologische Aufarbeitung suspekter Areale.

▪▪ Labordiagnostik

Bei entsprechender Anamnese und Symptomkonstellation erfolgt die Diagnosestellung eines hyperthyreoten Komas mittels der spezifischen Schilddrüsenlaborparameter. Hierbei findet sich in der Regel ein unter die Nachweisgrenze supprimiertes TSH (ein normwertiges TSH schließt eine Hyperthyreose aus) und in über 90% der Fälle erhöhte periphere Schilddrüsenhormone (freies Thyroxin und Trijodthyronin – fT_4 und fT_3, selten isolierte T_3-Hyperthyreosen im Frühstadium). Bei gleichzeitiger Erhöhung des TSH und der peripheren Schilddrüsenhormone ist ein Hypophysenadenom abzuklären (Magnetresonanztomographie der Sellaregion). Zur Untersuchung einer möglichen autoimmunen Pathogenese sind TSH-Rezeptor-Antikörper sowie Antikörper gegen Schilddrüsengewebe (Thyreozytenoberfläche, thyroidale Peroxidase) zu bestimmen.

▪▪▪ Differenzialdiagnose

Die Differenzialdiagnose bei Tachykardie, Hyperhidrosis und Unruhe umfasst vor allem psychotische Erkrankungen und Drogenmissbrauch (Amphetamine, Kokain). Insbesondere bei Amphetaminkonsum kann zusätzlich Fieber auftreten, wobei auch ein Status febrilis anderer Genese differenzialdiagnostisch abzuklären ist.

▪▪▪ Therapie

Die kausale Therapie des hyperthyreoten Komas ist die **Schilddrüsenresektion**, welche nach Diagnosestellung ohne Zeitverlust durchgeführt werden sollte. Medikamentös sollte initial mit einem intravenös verabreichten Thyreostatikum (z. B. Thiamazol 80 mg 4-mal täglich) behandelt werden. Sollte aufgrund vital bedrohlicher Komplikationen oder Begleiterkrankungen eine Schilddrüsenresektion nicht unmittelbar möglich sein, stellt ergänzend zur thyreostatischen Therapie die Plasmapherese eine wirksame kausale Maßnahme dar.

Die symptomatische Therapie beinhaltet neben dem Herz-Kreislauf-Monitoring und der Flüssigkeitsbilanzierung (mit Kontrolle des zentral venösen Drucks) vor allem die **Flüssigkeits-** (Ausgleich der Exsikkose) und **Elektrolytsubstitution** sowie eine **parenterale Ernährung**, die den erhöhten Energiebedarf berücksichtigt (≈3000 kcal/Tag). Zur Behandlung der Tachykardie sollten β-Rezeptorenblocker nach dem Titrationsprinzip eingesetzt werden (**cave: Kontraindikationen**). Die erhöhte Körpertemperatur sollte mit physikalischen Maßnahmen gesenkt werden (Coolpacks). Bei den teilweise stark exsikkierten Patienten ist eine suffiziente Thromboseprophylaxe besonders wichtig. Glukokortikoide hemmen die Konversion von T_4 zum wesentlich wirksameren T_3 und werden wegen der häufig begleitend auftretenden relativen Nebennierenrindeninsuffizienz empfohlen.

▪▪▪ Prävention

Vor einer iatrogenen Jodbelastung (Kontrastmittel, Amiodaron) sollte zur Prävention einer hyperthyreoten Entgleisung stets ein Screening auf eine Schilddrüsenerkrankung erfolgen. Bei älteren Patienten sollte auch bei primär wenig verdächtiger Symptomatik frühzeitig eine mögliche Schilddrüsenerkrankung abgeklärt werden, um eine maskierte Hyperthyreose auszuschließen.

▪▪▪ Prognose

Die Prognose des hyperthyreoten Komas ist vor allem vom Alter der Patienten und den bestehenden Begleiterkrankungen abhängig. Die Prognose ist außerdem umso günstiger, je früher die operative Sanierung erfolgt.

32.6 Hypothyreotes Koma

▪▪▪ Grundlagen

▪▪ Definition und Epidemiologie

Das hypothyreote Koma tritt als Folge einer verminderten Hormonsynthese der Schilddrüse mit konsekutiver Unterversorgung der Körperzellen auf. Es wird auch als **Myxödemkoma** bezeichnet und in Deutschland sehr selten beobachtet.

Ätiologie und Pathogenese

Die Ätiologie ist in den meisten Fällen immunogen und manifestiert sich als Thyreoiditis vom Typ Hashimoto. Häufig ist die Hypothyreose auch iatrogen herbeigeführt (Schilddrüsenoperation, Radiojodtherapie, Thyreostatika, Lithium), wenn nicht rechtzeitig mit einer Substitutionstherapie begonnen wurde. Äußerst selten sind Hypothyreosen bei Schilddrüsenkarzinom, sekundäre Hypothyreosen infolge TSH-Mangel bei Hypophysenvorderlappeninsuffizienz, tertiäre Hypothyreosen infolge einer hypothalamischen Funktionsstörung mit fehlendem Releasing-Hormon (TRH) oder extremer Jodmangel. Entscheidend für die Pathogenese des akuten hypothyreoten Komas ist eine zusätzliche Belastung des Organismus, sodass ein erhöhter Bedarf an Schilddrüsenhormon besteht (Infekt, Operation, Trauma).

Klinik

Symptome

Das hypothyreote Koma ist neben der Bewusstseinsstörung gekennzeichnet durch eine **zunehmende Herz-Kreislauf-** (Bradykardie, Hypotonie) und **Atemdepression** (Hypoxie, Hyperkapnie – **cave: CO_2-Narkose**).

Befunde und Komplikationen

Charakteristischerweise liegt eine ausgeprägte Hypothermie vor. Insbesondere bei einer über einen längeren Zeitraum vorbestehenden Hypothyreose kann ein generalisiertes Myxödem (teigig aufgetriebene Haut) bestehen. Komplikationen des hypothyreoten Komas ergeben sich vor allem durch die zunehmende Gewebehypoxie.

Diagnostik

Bildgebende Diagnostik

Bildgebend beobachtet man bei der Thyreoiditis sonographisch eine diffuse Verminderung der Echogenität. Die Sonographie ermöglicht zusätzlich eine rasche Bestimmung des Schilddrüsen(rest-)volumens, den Ausschluss raumfordernder Prozesse sowie die Histologiegewinnung mittels gezielter Feinnadelpunktion (lymphozytäre Infiltration bei Autoimmunthyreoiditis).

Labordiagnostik

Bei klinischem Verdacht (Symptomatik, gegebenenfalls Strumektomienarbe) erfolgt die Diagnose des hypothyreoten Komas durch die Bestimmung des basalen TSH und der peripheren Schilddrüsenhormone (fT_3, fT_4). Insbesondere bei schon seit längerem bestehender hypothyreoten Stoffwechsellage ist das basale TSH häufig um mehr als das 10fache der oberen Norm erhöht. Die hypophysäre TSH-Synthese und Ausschüttung bildet jedoch erst mit einer gewissen Verzögerung (einige Wochen) das vollständige Ausmaß der Schilddrüsenfunktionsstörung ab. Daher kann nach einem sehr raschen Abfall der peripheren Hormone (z. B. nach Strumektomie) trotz nur geringgradig erhöhtem TSH ein manifestes hypothyreotes Koma vorliegen. Serologisch sollte im Weiteren auf Autoantikörper gegen thyroidale Zelloberflächenantigene und die intrazelluläre thyroidale Peroxidase untersucht werden (Hashimoto-Thyreoiditis).

Funktionsdiagnostik

Funktionsdiagnostisch stehen Stimulationstests der thyreoidalen Achse (TRH-Stimulation) oder ein Szintigramm, welches bei der Hypothyreose eine deutlich reduzierte Nuklidanreicherung zeigt, zur Verfügung.

Differenzialdiagnose

Besonders bei kritisch kranken Patienten unter intensivmedizinischer Betreuung werden im Verlauf häufig erniedrigte periphere Schilddrüsenhormone beobachtet (z. B. Low T_3-Syndrom). Bei isolierter Erniedrigung eines Parameters wird dabei jedoch grundsätzlich von einer Euthyreose des Patienten ohne Substitutionsbedürftigkeit ausgegangen. Die Beurteilung der Laborparameter wird häufig dadurch erschwert, dass auch die TSH-Ausschüttung im Rahmen der schweren Grunderkrankung erniedrigt sein kann und so eine Hypothyreose maskieren kann. Daher ist bei deutlicher Erniedrigung von fT_3 und fT_4 beim kritisch Kranken trotz möglicherweise normalem oder erniedrigtem TSH von einer hypothyreoten Stoffwechsellage auszugehen und niedrig dosiert (75 µg/Tag) zu substituieren.

Therapie

Nach Sicherung der Vitalfunktionen wird das hypothyreote Koma unter intensivmedizinischer Überwachung zunächst mit intravenös verabreichtem **Thyroxin** (100–200 µg) behandelt. Gerade bei älteren Patienten mit bisher asymptomatischer koronarer Herzerkrankung kann es unter der Aufsättigung zu Angina pectoris, Myokardinfarkten und Herzrhythmusstörungen kommen. Bei unzureichendem Ansprechen auf Thyroxin (mangelnde Konversion von T_4 zu T_3) kann in Extremfällen eine vorsichtige Verabreichung des deutlich wirksameren **Trijodthyronin** erfolgen. Zusätzlich sollten intravenös Hydrokortison (4 × 50 mg) und Glukoselösungen verabreicht werden, sowie Elektrolytstörungen (häufig Hyponatriämie) ausgeglichen werden.

> Äußerste Vorsicht ist bei der langsamen Wiedererwärmung bei hypothermen Patienten geboten (maximal 0,5 °C/h).

Prävention und Prognose

Die Prophylaxe des hypothyreoten Komas beinhaltet die frühzeitige diagnostische Abklärung bei Verdacht auf eine Hypothyreose und die konsequente Substitution mit Thyroxin unter regelmäßiger Kontrolle des Schilddrüsenhormonstatus. Insbesondere nach Schilddrüseneingriffen sollten engmaschige Kontrollen erfolgen. Zur Rezidivprophylaxe nach hypothyreotem Koma sollte eine lebenslange Substitution erfolgen.

Das hypothyreote Koma geht mit einer hohen Letalität einher.

32.7 Hepatisches Koma

Grundlagen

Definition und Epidemiologie

Das hepatische Koma stellt das Endstadium der hepatischen (portosystemischen) Enzephalopathie dar, einer relativ häufigen, prinzipiell reversiblen Funktionsstörung des zentralen Nervensystems bei Leberinsuffizienz. Dabei ist die Enzephalopathie vor allem durch die mangelnde Entgiftung und Retention neurotoxischer oder sedierender Substanzen wie Ammoniak oder endogene Benzodiazepine bedingt.

Ätiologie und Pathogenese

Ätiologisch kann der Erkrankung eine Leberinsuffizienz unterschiedlichster Genese zugrunde liegen. Pathogenetisch führen neben der endogenen Akkumulation vor allem auch exogene Einflussfaktoren zur klinischen Manifestation der Enzephalopathie. Am häufigsten ist hierfür eine vermehrte Ammoniakbildung im Darm durch gastrointestinale Blutungen, bei eiweißreicher Kost oder Obstipation verantwortlich. Nicht selten liegen auch iatrogene Ursachen wie eine Therapie mit Benzodiazepinen, anderen Sedativa, Diuretika oder Analgetika sowie Interventionen oder Operationen zur Senkung des portosystemischen Blutdrucks mittels Shunt und damit verbundener Verminderung des Blutvolumens, welches die Leber zur Entgiftung passiert, zugrunde. Typischerweise stellen auch Infektionen infolge des Hyperkatabolismus mit erhöhtem Eiweißabbau einen Risikofaktor dar.

Klinik

Symptome und Befunde

Die Klinik der hepatischen Enzephalopathie wird bis zum Auftreten eines tiefen, terminalen Komas in vier Schweregrade eingeteilt.

Im **Stadium I** werden bei den Patienten Konzentrations- und Gedächtnisschwächen sowie eine allgemeine Verlangsamung oder häufig auch Stimmungsschwankungen in Form einer Euphorie oder Depression beobachtet. Neurologisch zeigen sich ein leichter flapping tremor (grobschlägiger Flattertremor der Hände bei Dorsalextension, Asterixis) und eine beginnende Hyperreflexie.

Im **Stadium II** treten zunehmende Verwirrtheit, Schläfrigkeit und Apathie, seltener auch zunächst eine Unruhe auf. Die Reaktion auf Ansprache ist verzögert, der Patient reagiert inadäquat und ist zeitlich und örtlich desorientiert. Neurologisch imponieren ein deutlicher flapping tremor, Hyperreflexie, Koordinationsstörungen und eine verwaschene Sprache.

Das **Stadium III** ist durch einen kontinuierlichen Schlaf des Patienten gekennzeichnet (Sopor). Der Patient ist zwar erweckbar, die Reaktionen auf Ansprache und Schmerzreize sind jedoch deutlich verzögert. Die Sprache ist oft unverständlich und zusammenhangslos. Das Ausmaß des flapping tremors kann bereits wieder abnehmen, Korneal- und Sehnenreflexe sind erhalten. Gelegentliche klonische Zuckungen sowie eine Ataxie oder eine Spastik bei anhaltender Hyperreflexie können weitere neurologische Symptome sein. Begleitend ist bei dieser deutlichen Ausprägung der hepatischen Enzephalopathie häufig ein Foetor hepaticus festzustellen.

Im **Stadium IV** liegt ein hepatisches Koma vor. Die Reaktionen auf Ansprache sind erloschen und die Reaktionen auf Schmerzreize sind ungerichtet und stark vermindert. Bei der neurologischen Untersuchung kann ein positives Babinski-Zeichen auftreten. Vorbestehende Kloni oder eine Hyperreflexie mit Spastizität weichen zunehmend einem schlaffen Muskeltonus, wobei auch die Kornealreflexe ausfallen. Dabei geht auch der flapping tremor in der Regel verloren.

Komplikationen

Die Komplikationen (z. B. Aspirationsgefahr) nehmen mit der Komatiefe zu, wobei das häufig beobachtete **Hirnödem** die bedrohlichste Komplikation darstellt (bei 80% der Patienten im Stadium IV).

Diagnostik

Die Diagnostik des hepatischen Komas beruht vor allem auf der klinischen und neurologischen Untersuchung. In den frühen Stadien der Enzephalopathie können einfache Tests wie z. B. regelmäßige Schriftproben dazu beitragen, den Verlauf zu beurteilen.

Labordiagnostik

Laborchemisch ist vor allem der **Ammoniakspiegel im Serum** von Bedeutung (Proben auf Eis ins Labor transportieren!), wobei eine Erhöhung über den geschlechtsspezifischen Normbereich zur Sicherung der Diagnose hilfreich ist. Eine Korrelation zwischen dem Stadium der Enzephalopathie und der Erhöhung des Ammoniaks ist jedoch häufig nicht möglich. Begleitend findet sich häufig eine respiratorische Alkalose infolge einer Hyperventilation.

Differenzialdiagnose

Die Differenzialdiagnose umfasst alle anderen Ursachen der unklaren Bewusstseinseintrübung, die auch bei vorbestehender Lebererkrankung zunächst systematisch auszuschließen sind.

Therapie

Mit Zunahme des Komastadiums sollte die Therapie prinzipiell unter intensivmedizinischer Überwachung (Bilanzierung, Volumen-, Elektrolytsubstitution) durchgeführt werden. Neben einem kausalen Therapieansatz mit Behandlung der die Leberinsuffizienz auslösenden Grunderkrankung sind zunächst sämtliche exogenen Faktoren zu unterbinden, die zu einer erhöhten Ammoniakbelastung des Körpers führen können. Hierzu sollte vor allem der Darminhalt einschließlich der für die Ammoniakbildung verantwortlichen Bakterien mit Hilfe des osmotischen Laxanz Laktulose (mindestens 3-mal täglich 20 ml) abgeführt werden (gegebenenfalls auch Darmeinläufe). Laktulose führt außerdem zu einer Absenkung des pH-Wertes im Darmlumen, wodurch Ammoniak vermehrt als ionisiertes Molekül (NH_4^+) vorliegt, welches nur schlecht resorbierbar ist. Ergänzend sollte eine eiweißarme Ernährung (<50 g/Tag) erfolgen. Durch ausreichende parenterale Verabreichung von Kohlenhydraten (>2000 kcal/Tag) kann eine hyperkatabole Stoffwechsellage verhindert werden. Bei Versagen der konservativen Therapie bleibt als ultima ratio die Lebertransplantation.

Prävention

Die frühzeitige Diagnose einer hepatischen Enzephalopathie und die konsequente Therapie der hepatischen Grunderkrankung sowie der auslösenden Faktoren sind die effektivsten Maßahmen zur Prävention des hepatischen Komas.

Prognose

Die Veränderungen bei hepatischer Enzephalopathie sind prinzipiell reversibel. Das Hirnödem bei hepatischem Koma besitzt jedoch eine Letalität von 70%.

32.8 Urämisches Koma

Grundlagen

Definition und Epidemiologie

Das urämische Koma wird durch die Retention neurotoxischer Substanzen aufgrund einer Niereninsuffizienz verursacht. Es wird nur noch selten beobachtet, da die Möglichkeit zur Hämodialyse flächendeckend zur Verfügung steht. Das urämische Koma ist zudem in der Regel nicht das erste Symptom einer beginnenden Niereninsuffizienz.

Ätiologie und Pathogenese

Durch eine kontinuierliche Akkumulation von neurotoxischen Metaboliten stellt das urämische Koma das Endstadium einer urämischen Enzephalopathie dar, die von einer Reihe nicht neurologischer Symptome begleitet wird (z. B. Anurie).

Klinik

Symptome

Das urämische Koma entwickelt sich schleichend mit zunehmender Müdigkeit, Bewusstseinseintrübung oder auch (vor allem optischen) Halluzinationen auf dem Boden einer urämischen Enzephalopathie. Allgemeine Krankheitssymptome wie Übelkeit, Erbrechen, Diarrhö, Kopfschmerzen oder Singultus gehen häufig dem urämischen Koma voraus. Eine **begleitende Oligo-/Anurie mit Hyperhydratation** ist typisch, das urämische Koma kann jedoch auch in Phasen der Polyurie auftreten und dann von einer **ausgeprägten Dehydratation** begleitet sein.

Befunde

Beim urämischen Koma ist ein zunehmender Foetor uraemicus mit dem Geruch nach altem Urin typisch. Begleitend kann eine Kussmaul-Atmung bestehen, die jedoch wesentlich seltener als beim Coma diabeticum beobachtet wird. Die Haut ist meist trocken und grau-bräunlich verfärbt. Neurologisch können neben der zentralnervösen Depression eine Hyperreflexie und Faszikulationen vorliegen.

▪▪ Komplikationen
Besonders bedrohlich kann sich eine Hyperhydratation bei Oligo-/Anurie auswirken und zu einem Lungen- oder Hirnödem führen.

▪▪▪ Diagnostik
▪▪ Labordiagnostik
Die Diagnose des urämischen Komas kann anhand der renalen Retentionsparameter gesichert werden. Hierbei sind vor allem eine deutliche Erhöhung des Harnstoffs (>100 mg/dl) und eine mögliche metabolische Azidose (Blutgasanalyse!) für die neurologische Symptomatik verantwortlich. Begleitend findet sich meist ein deutlicher Kreatinin- und Kaliumanstieg bei einer (renalen) Anämie.

▪▪▪ Differenzialdiagnose
Insbesondere bei einer vaskulär bedingten Niereninsuffizienz als Grunderkrankung kann eine Abgrenzung zur hypertensiven Enzephalopathie schwierig sein. Bei führender metabolischer Azidose sind mögliche andere Ursachen (Intoxikationen, Ketoazidose) hierfür auszuschließen.

▪▪▪ Therapie
Die Behandlung des urämischen Komas besteht in der sofortigen Durchführung einer Hämodialyse.

> Bei ausgeprägter Harnstofferhöhung darf eine Dialysedauer von maximal 2–3 h nicht überschritten werden, da es bei einer zu starken Absenkung des Harnstoffs zu einem **Dysäquilibriumsyndrom** mit Flüssigkeitsverschiebung nach intrazerebral und Krampfanfällen kommen kann.

▪▪▪ Prävention und Prognose
Die Prävention des urämischen Komas besteht in der frühzeitigen Diagnose einer Niereninsuffizienz. Nach Eliminierung der retinierten neurotoxischen Substanzen sind die Symptome des urämischen Komas prinzipiell reversibel.

32.9 Hypophysäre Entgleisung

▪▪▪ Grundlagen
▪▪ Definition und Epidemiologie
Die seltene hypophysäre Entgleisung ist die Folge eines kompletten oder partiellen **Ausfalls der endokrinen Funktionen des Hypophysenvorderlappens**. Meist liegt eine partielle Funktionsstörung vor, während ein Fehlen sämtlicher Hormonen des Hypophysenvorderlappens selten ist (Panhypopituitarismus, M. Simmonds).

▪▪ Ätiologie und Pathogenese
Ätiologisch besteht in den meisten Fällen ein raumfordernder Prozess in der Sella, welche die Hypophyse knöchern umschließt, sodass wegen der fehlenden Ausweichmöglichkeit das verbleibende Hypophysengewebe verdrängt wird. Diese Prozesse gehen am häufigsten von der Hypophyse selbst aus (Hypophysenadenom), sodass bei hormoneller Aktivität des Tumorgewebes zunächst nur die Überfunktion des jeweiligen Hormons im Vordergrund stehen kann (z. B. Prolaktinom). Der Ausfall der übrigen hypophysären Hormone ist unter anderem abhängig von der Lokalisation des Adenoms innerhalb der Hypophyse, typischerweise fallen jedoch erst Wachstumshormon und Gonadotropin aus, während die Ausschüttung von TSH und Kortikotropin (ACTH) oft noch lange erhalten ist. Erst der Ausfall der beiden letzteren Hormone mit ihren vital unverzichtbaren Funktionen führt zur klinisch manifesten hypophysären Entgleisung.

Eine besondere Gefährdung besteht für Patienten, die aufgrund einer vorbekannten Hypophysenläsion hormonell substituiert werden, wenn ein erhöhter Bedarf (Infekt) oder ein Verlust (Erbrechen) an Hormonen besteht. Weitere Ursachen von hypophysär verdrängend wirkenden Raumforderungen sind äußerst vielfältig und jede wird für sich betrachtet nur selten beobachtet (Metastasen, angeborene Mittelliniendefekte, Sarkoidose, Tuberkulose). Selten sind außerdem Hypophysenfunktionsstörungen durch Operationen, Traumen, Bestrahlungen und im Rahmen einer Autoimmunhypophysitis. Eine Rarität stellt die akute postpartale Hypophysenvorderlappennekrose dar (Sheehan-Syndrom).

▪▪▪ Klinik
▪▪ Symptome
Der hypophysären Entgleisung gehen in den meisten Fällen die spezifischen Ausfallserscheinungen von einzelnen oder mehreren Hormonen des Hypophysenvorderlappens

voraus (z. B. *Gonadotropinmangel:* Verlust der Sekundärbehaarung, Amenorrhö, Libido- und Potenzverlust; *Melanokortikotropinmangel:* alabasterfarbene Blässe).

▪▪ Befunde

Ein alarmierender Befund sind **Gesichtsfelddefekte** (temporale Quadrantenanopsie, bitemporale Hemianopsie), die auf einen raumfordernden Prozess in der Sellaregion unter Mitbeteiligung des unmittelbar apikal lokalisierten Chiasma opticum hinweisen. Die Klinik einer akuten hypophysären Entgleisung wird meistens von einer auslösenden Erkrankung (Infekt, Operation, Trauma) mit erhöhtem Bedarf an TSH und ACTH (relativer Mangel wegen fehlender Stimulierbarkeit) mitbestimmt.

▪▪ Komplikationen

Die Patienten sind somnolent bis komatös, begleitet von einer Kreislauf- und Atemdepression (Hypotonie, Bradykardie, Hyperkapnie), welche für die vital bedrohlichen Komplikationen verantwortlich sind (z. B. zerebrale Hypoxie, Aspirationspneumonie). Häufig bestehen außerdem eine Hypothermie und eine Hypoglykämie.

▪▪▪ Diagnostik

▪▪ Bildgebende Diagnostik

Untersuchungsmethode der Wahl zur Abklärung bei Verdacht auf raumfordernde Prozesse der Sellaregion sind Zielaufnahmen mit dünner (1–2 mm) Schichtung mittels Magnetresonanztomographie.

▪▪ Labordiagnostik

Zur Sicherung der Diagnose sind sowohl die Hypophysenvorderlappenhormone als auch die peripheren Hormone der Zielorgane zu bestimmen, wobei die Abnahme stets vor einer probatorischen Hormonsubstitution erfolgen sollte.

> Je nach örtlichem Labor sind **spezielle Abnahmebedingungen** für die instabilen Peptidhormone zu beachten.

Bei der akuten hypophysären Entgleisung stehen hierbei ACTH, TSH, Kortisol und Thyroxin im Vordergrund.

▪▪ Funktionsdiagnostik

Eine komplette hypophysäre Abklärung einschließlich der Stimulations- und Suppressionstests ist aufwändig und sollte zu einem späteren Zeitpunkt erfolgen.

▪▪▪ Differenzialdiagnose

Die wichtigste Differenzialdiagnose der hypophysären Entgleisung ist grundsätzlich jede schwere Allgemeinerkrankung, die mit einer sekundär verminderten Funktion der zentralen (Hypothalamus, Hypophyse) und peripheren Hormondrüsen (z. B. Nebennierenrinde) assoziiert sein kann. Eine hypophysäre Funktionsstörung kann in seltenen Fällen außerdem sekundär durch einen hypothalamischen Funktionsausfall oder durch eine primäre Schädigung mehrerer peripherer Hormondrüsen bedingt sein (polyglanduläres Autoimmunsyndrom).

▪▪▪ Therapie

Neben den intensivmedizinischen Allgemeinmaßnahmen besteht die Therapie der akuten hypophysären Entgleisung in der intravenösen Applikation von Glukokortikoiden (z. B. Hydrokortison 200 mg; bei anhaltender Hypotonie ergänzend Fludrokortison) und Glukoselösungen. Im Anschluss daran sollte die Substitution mit Thyroxin erfolgen. Die Substitutionstherapie sollte durch regelmäßige Kontrollen der peripheren Hormonspiegel überwacht werden.

▪▪▪ Prävention

Die Prävention der hypophysären Entgleisung besteht in der frühzeitigen Abklärung bei klinischem Verdacht auf hypophysäre Funktionsstörungen (Labor, Bildgebung). Besonders wichtig sind die Dosisanpassung oder auch die intravenöse Hormonapplikation bei chronisch substituierten Patienten mit akuten Erkrankungen.

▪▪▪ Prognose

Die Prognose der hypophysären Entgleisung ist abhängig von der Grunderkrankung und den aufgetretenen Komplikationen.

Literatur

American Diabetes Association (2004) Hyperglycemic Crisis in Diabetes. Diabetes Care 27: 94–102

Blei AT, Córdoba J (2001) Hepatic Encephalopathy. Am J Gastroenterol 96: 1968–1976

Akute Leberinsuffizienz

Marc-Alexander von Mach

▪▪▪ Grundlagen

▪▪ Definition und Epidemiologie

Die akute Leberinsuffizienz bedeutet ein Versagen der vitalen Funktionen der Leber und ist auf einen massiven Untergang von Hepatozyten zurückzuführen. Das Krankheitsbild führt bei *fulminantem Verlauf* innerhalb einer Woche und bei *akutem Verlauf* innerhalb eines Monats zur hepatischen Enzephalopathie. Tritt die zentralneurologische Symptomatik erst nach einem Monat auf, spricht von einer *subakuten Verlaufsform.*

In Deutschland ist die Erkrankung mit weniger als 200 Fällen pro Jahr relativ selten.

▪▪ Ätiologie und Pathogenese

Bei der Ätiologie der akuten Leberinsuffizienz steht die **akute Virushepatitis** an erster Stelle (65%), wobei die Hepatitis B wiederum am häufigsten beobachtet wird, die in 1% der Fälle zum akuten Leberversagen führt. Bei der relativ häufigen Hepatitis-A-Infektion wird nur in 0,2% der Fälle eine akute Leberinsuffizienz beobachtet. Die insgesamt seltener vorkommende Hepatitis-E-Infektion führt in bis zu 3% der Fälle zu einer akuten Leberinsuffizienz, wobei hier während einer Schwangerschaft das Risiko besonders hoch ist (20%). Ein erhöhtes Risiko für eine akute Leberinsuffizienz besteht auch bei einer Doppelinfektion mit zwei Hepatitisviren (häufig Hepatitis D: etwa 2%) oder bei zusätzlicher Infektion mit einer weiteren Mutante bei vorbestehender Virushepatitis. Deutlich unter 1% liegt das Risiko bei der in der Regel chronisch verlaufenden Hepatitis C. Auch seltene Erreger einer viralen Hepatitis (Epstein-Barr-Virus, Cytomegalie-Virus, Parvovirus B19) können Ursache einer akuten Leberinsuffizienz sein.

An zweiter Stelle (30%) folgen die **toxischen Leberschäden**, die durch eine Vielzahl von Substanzen verursacht werden können. Hier spielte früher die Halothanhepatitis eine große Rolle. In England sind besonders suizidale oder parasuizidale Intoxikationen mit Paracetamol von Bedeutung. Im Spätsommer und Herbst werden gehäuft akute Leberschäden durch Knollenblätterpilze beobachtet. Auch bei Exposition zu einer Reihe von Chemikalien (z. B. halogenierte Kohlenwasserstoffe), bei Drogenkonsum (z. B. Amphetamine) oder auch iatrogen unter Antibiotikatherapie (Tuberkulostatika) kann eine akute Leberinsuffizienz auftreten.

Seltenere Ursachen einer akuten Leberinsuffizienz sind die Schockleber, das Budd-Chiari-Syndrom oder das HELLP-Syndrom.

▪▪▪ Klinik

▪▪ Symptome

Die spezifischen Symptome der akuten Leberinsuffizienz resultieren aus dem Ausfall der hepatischen Entgiftungs- und Synthesefunktionen. Schnell zu diagnostizieren sind Ikterus und Foetor hepaticus. Bei der neurologischen Untersuchung ist auf den Beginn einer hepatischen Enzephalopathie zu achten (Bewusstseinseintrübung, flapping tremor).

▪▪ Befunde

Der Ausfall der Synthesefunktion geht mit einer hämorrhagischen Diathese einher, die durch eine zusätzlich bestehende disseminierte intravasale Gerinnung im Rahmen der akuten Erkrankung verstärkt werden kann. Als Ausdruck einer Störung der Hämodynamik findet sich häufig eine Hypotonie bei Vasodilatation, deren Pathogenese bislang ungeklärt ist. Respiratorisch beobachtet man infolge der Ammoniakwirkung eine Hyperventilation.

▪▪ Komplikationen

Typische Komplikation der akuten Leberinsuffizienz ist die **gastrointestinale Blutung**. Im Endstadium der Enzephalopathie wird häufig ein **Hirnödem** beobachtet, welches über eine intrakranielle Druckerhöhung zu einem systolischen Blutdruckanstieg führen kann. Im Rahmen eines hepatorenalen Syndroms kann zusätzlich eine **akute Niereninsuffizienz** auftreten. Nicht selten treten **Hypoglykämien** aufgrund der gestörten Blutzuckerregulation durch den Ausfall der Glukoneogenese und der Glykogensynthese auf. Schließlich werden aufgrund der eingeschränkten hepatischen Syntheseleistung vermehrt **Infektionen** (Pneumonien, Harnweginfekte), gehäuft mit septischem Verlauf beobachtet.

▪▪▪ Diagnostik

Die Diagnose einer akuten Leberinsuffizienz ist aufgrund der charakteristischen Klinik relativ einfach gestellt. Die Diagnostik dient der Feststellung des Schweregrads der Erkrankung und der Gewinnung von Hinweisen auf die mögliche Ätiologie.

▪▪ Labordiagnostik

Laborchemisch können in Abhängigkeit vom Stadium die Transaminasen erhöht oder normal (nach Abschluss des Leberzellzerfalls) sein. Regelhaft sind Bilrubin und Ammoniak erhöht, während zunächst die Gerinnungsfaktoren (Quick <20%) und später auch das Albumin im Serum erniedrigt sind. Begleitend werden häufig eine Thrombozytopenie (multifaktoriell, unter anderem durch eine Splenomegalie bei portosystemischem Druckanstieg), Hypokaliämie und Hypoglykämie beobachtet. Metabolisch führen die reduzierte Harnstoffsynthese und ein verminderter Bikarbonatverbrauch zu einer Alkalose, welche respiratorisch durch die Hyperventilation verstärkt wird.

Die Erhebung des neurologischen Status dient der Beurteilung der Enzephalopathie.

▪▪▪ Differenzialdiagnose

Zunächst sollte ein möglicherweise rasch progredienter Leberzerfall auf dem Boden einer vorbestehenden chronischen Lebererkrankung (Leberzirrhose) ausgeschlossen werden. Hier stehen anamnestische Angaben, Vorbefunde oder klinische Zeichen der chronischen Leberzirrhose (portosystemische Umgehungskreisläufe) im Vordergrund. Von größter Bedeutung für die Pathogenese der akuten Leberinsuffizienz ist die Differenzialdiagnose der viralen Hepatitiden. Hierzu stehen für die unterschiedlichen Erreger serologische Tests zur Verfügung, wobei der Nachweis einer akuten Infektion häufig den gezielten Nachweis von Antikörpern vom Typ IgM erfordert. Bei *wieder* oder *noch negativem* Antigen- oder Antikörpernachweis hilft eine Untersuchung auf DNA beziehungsweise RNA mittels der Polymerasekettenreaktion weiter.

Zur differenzialdiagnostischen Unterscheidung bei Intoxikation mit hepatotoxischen Substanzen ist der Untersucher zunächst auf die Anamnese angewiesen, um im Anschluss gegebenenfalls noch Blutspiegel oder Urinkonzentrationen bestimmen zu können (z. B. Paracetamol, Amphetamine oder Amanitin bei Knollenblätterpilzvergiftungen), deren Aussagekraft jedoch spätestens 24 h nach Ingestion deutlich abnimmt. Seltene Ursachen wie die Schockleber oder das HELLP-Syndrom ergeben sich ebenfalls aus der Anamnese. Bei Verdacht auf ein Budd-Chiari-Syndrom ist eine Lebervenenthrombose auszuschließen (z. B. mittels Sonographie oder Computertomographie).

▪▪▪ Therapie

Zur Behandlung der akuten Leberinsuffizienz stehen nur wenige kausale Therapiemaßnahmen zur Verfügung. Tritt die Lebererkrankung im Rahmen eines HELLP-Syndroms auf, sollte die Schwangerschaft beendet werden. Liegt eine Exposition zu hepatotoxischen Substanzen vor, sollte diese unterbunden und Maßahmen zur Giftelimination eingeleitet werden.

In der Regel können jedoch nur supportive Maßnahmen durchgeführt werden. Zur Verminderung der Ammoniakkonzentration im Serum ist die regelmäßige **Entleerung des ammoniakhaltigen Darminhalts** inklusive der ammoniakproduzierenden Bakterien ein vorrangiges Ziel. Hierzu wird 4-mal täglich der Zucker Laktulose verabreicht, welcher aufgrund seiner osmotischen Eigenschaften zu einer Diarrhö führt. Bleibt die Diarrhö aus, sollte durch Einläufe mit Laktulose eine Entleerung zumindest der unteren Darmabschnitte herbeigeführt werden. Zusätzlich bewirkt der saure pH-Wert der Laktulose, dass die Ammoniakmoleküle überwiegend als hydrophile Ammonium-Ionen vorliegen und daher nur schlecht resorbiert werden können. Um den Harnstoff als Ausgangssubstanz der Ammoniaksynthese zu reduzieren, sollte auf eine eiweiß- und aminosäurefreie Ernährung geachtet werden. Die Ernährung sollte beim akuten Leberversagen zunächst **parenteral** mit Glukoselösungen durchgeführt werden. Mit beginnender Erholung der Leberfunktion und damit verbundener Leberregeneration wird die vorsichtige **Substitution von Aminosäuren** notwendig und der Einsatz von Fettemulsionen möglich.

Elektrolyte, **Blutzucker** und **Säure-/Basenhaushalt** sollten **engmaschig kontrolliert** und entsprechend korrigiert werden. Wegen der hohen Blutungsgefahr ist die **Substitution der Gerinnungsfaktoren** essenziell. Hierbei ist in der Regel die Gabe von fresh frozen plasma ausreichend, welches nicht nur die Gerinnungsfaktoren, sondern auch die Gegenspieler wie Antithrombin in ausgewogenem Verhältnis enthält, welche ebenso aufgrund des Syntheseversagens reduziert sind. Auf diese Weise sollte ein Quick über 20% angestrebt werden. Bei Blutungszeichen sollten außerdem die Thrombozyten mit Hilfe von Thrombozytenkonzentraten über 50.000/μl gehalten werden. Zusätzlich enthält fresh frozen plasma Albumin zur Stabilisierung des onkotischen Drucks, um extravasalen Flüssigkeitsansammlungen (Ödeme, Anasarka, Aszites, Pleuraerguss) entgegenzuwirken und um die intravasale Füllung zu unterstützen. Dies ist insbesondere bei hepatorenalem Syndrom von Bedeutung, um eine ausreichende renale Perfusion zu gewährleisten. Bei akutem Nierenversagen sollte frühzeitig eine **extrakorporale Nierenersatztherapie** begonnen werden.

Kann mit den konservativen Therapiemaßnahmen keine Stabilisierung der Leberfunktion erzielt werden bleibt als einzige Möglichkeit die **Transplantation** des Organs oder zumindest eines Leberlappens, sodass der Patient frühzeitig in einem Transplantationszentrum vorgestellt werden sollte.

▪▪▪ Prävention

Maßnahmen im Sinne einer Prophylaxe der akuten Leberinsuffizienz existieren nur unter speziellen Bedingungen. So ist bei Überschreiten der kritischen Paracetamolmenge (150 mg/kgKG oder 7,5 g absolut) die Gabe von **Acetylcystein** zur Substitution von SH-Gruppen zur sicheren Unterdrückung der Entstehung von hepatotoxischen Abbauprodukten des Paracetamols indiziert. Bei Knollenblätterpilzintoxikation konnte für **Silibinin** eine Hemmung der Amanitinaufnahme in die Hepatozyten gezeigt werden, sodass die intravenöse Verabreichung eine protektive Maßnahme darstellt. Sowohl für Acetylcystein als auch für Silibinin gilt, dass ihr Einsatz vor allem in der Frühphase der Intoxikation (<24[–48] h) von Nutzen ist, und dass es danach auch unter Antidottherapie zur akuten Leberinsuffizienz kommen kann.

▪▪▪ Prognose

Die Prognose der akuten Leberinsuffizienz ist abhängig von der Ätiologie der Lebererkrankung, Vorerkrankungen und vom Alter des Patienten. Aufgrund der hohen Regenerationsfähigkeit des Leberparenchyms erholen sich Patienten, die eine akute Leberinsuffizienz überlebt haben, in der Regel vollständig. Die fulminanten Verlaufsformen haben darüber hinaus eine günstigere Prognose als die protrahierten Verlaufsformen. Die Prognose verschlechtert sich mit zunehmender hepatischer Enzephalopathie. In 70% der Fälle versterben die Patienten an einem Hirnödem. Eine Lebertransplantation ist etwa bei der Hälfte der Patienten mit akuter Leberinsuffizienz notwendig.

Literatur

Gines P, Cardenas A, Arroyo V, Rodes J (2004) Management of cirrhosis and ascites. N Engl J Med 350: 1646–1654

Akute Niereninsuffizienz

Marc-Alexander von Mach

Grundlagen

Definition

Die akute Niereninsuffizienz ist ein klinisches Syndrom, das durch plötzlichen Verlust der exkretorischen Nierenfunktion entsteht. Entscheidend ist eine rasch progrediente Abnahme der glomerulären Filtration, die bei völligem Sistieren zu kontinuierlich ansteigender Azotämie führt, wobei die Oligurie als häufiges aber nicht obligates Begleitsymptom beobachtet wird.

Ätiologie und Pathogenese

Bezüglich der Ätiologie werden **drei diagnostische Kategorien** unterschieden: *prärenal*, *renal* und *postrenal*. Die wichtigsten Ursachen einer akuten Niereninsuffizienz sind in Tab. 34.1 dargestellt. Am häufigsten wird die **prärenale Azotämie** beobachtet (80%). Diese wird durch eine inadäquate renale Perfusion im Rahmen eines akuten Volumenverlustes, eines Herz- oder Leberversagens oder einer Sepsis verursacht. Eine **begleitende Oligurie** tritt infolge einer reduzierten glomerulären Filtrationsrate mit erhöhter Natrium- und Wasserrückresorption auf, und stellt somit eine physiologische Reaktion auf ein inadäquates zirkulierendes Blutvolumen dar. Intrinsische renale Ursachen sind multifaktoriell, wobei am häufigsten eine prolongierte renale Ischämie oder eine Intoxikation mit nephrotoxischen Substanzen (häufig iatrogen durch Kontrastmittelgabe, Aminoglykosid-Antibiotika oder nichtsteroidale Antirheumatika) zugrunde liegen. Auch eine ausgeprägte Rhabdomyo- oder Hämolyse kann durch Myoglobin- oder Hämoglobinurie zu einer akuten renalen Schädigung führen. Seltener findet man eine entzündliche Nierenerkrankung, z. B. im Rahmen einer autoimmunen Systemerkrankung. Bei der postrenalen Niereninsuffizienz resultiert die glomeruläre und tubuläre Dysfunktion aus einer Obstruktion, die den Harnabfluss im Bereich der Harnleiter oder -blase behindert. Aufgrund der fehlenden Kompensationsmöglichkeit wird eine Niereninsuffizienz infolge Harnleiterobstruktion häufig bei Patienten mit Einzelnieren beobachtet.

Tab. 34.1. Häufige Ursachen einer akuten Niereninsuffizienz

Prärenal	Renal	Postrenal
Volumen- und Elektrolytverlust Hämorrhagie Septikämie Herzversagen Leberversagen Verbrennungen	Ischämie Nephrotoxische Substanzen Akute Glomerulonephritis Interstitielle Nephritis Intrarenale Präzipitate bei Hyperkalzämie oder Plasmozytom	Nephrolithiasis Prostatahyperplasie Blasen-, Becken- oder retroperitoneal gelegene Neoplasien, Abszesse oder Hämatome

Klinik
Die spezifischen Symptome der akuten Niereninsuffizienz sind abhängig vom Ausmaß der renalen Dysfunktion, der Verminderung der Ausscheidungsrate und den ätiologischen Faktoren. In der Frühphase besteht häufig eine Oligurie (Urinausscheidung <500 ml/Tag) mit Übergang in eine Anurie (Urinausscheidung <100 ml/Tag). Komplementär zur sinkenden Urinausscheidung finden sich Zeichen der Volumenüberladung des Körpers mit zunächst peripheren Ödemen, später Lidödemen, Lungenödem bis hin zum Hirnödem. Bei Wiedereinsetzen der Nierenfunktion in der Spätphase wird häufig eine Polyurie beobachtet. Von besonderer klinischer Bedeutung ist jedoch, dass diese **Phasen keineswegs regelhaft in dieser Reihenfolge**, sondern z. B. auch in umgekehrter Reihenfolge oder ohne Oligo-/Anurie ablaufen. Begleitet werden kann die akute Niereninsuffizienz von unspezifischen Symptomen, die besonders bei Harnstofferhöhung auftreten, wie rasche Ermüdbarkeit, psychische Auffälligkeiten, Somnolenz oder Übelkeit. Schließlich ist die Klinik durch die häufig auftretenden Komplikationen gekennzeichnet. Auf dem Boden der pulmonalen Überwässerung, welche eventuell auch mit Pleuraergüssen einhergeht oder eine maschinelle Beatmung erfordert, wird häufig eine Pneumonie beobachtet. Kardial kann eine Herzinsuffizienz infolge der Überwässerung und konsekutiver Hypertonie dekompensieren oder es tritt ein Perikarderguss (eventuell mit Perikarditis) auf. Eine akute vitale Bedrohung kann von Herzrhythmusstörungen ausgehen, bedingt durch eine Hyperkaliämie. Im Magen-Darm-Trakt werden vermehrt Stressulzera (eventuell mit Blutung) beobachtet. Eine spezifische Komplikation stellt die urämische Gastroenteritis beziehungsweise Peritonitis dar. Hämatologisch kann sowohl aufgrund der Überwässerung durch einen Verdünnungseffekt als auch durch verminderte renale Erythropoetinausschüttung eine Anämie bestehen, gelegentlich begleitet von einer Thrombozytopenie und Leukozytose. Prinzipiell besteht eine erhöhte Infektanfälligkeit durch eine Schwächung der Immunabwehr, was bei jeglichem invasiven Vorgehen beachtet werden sollte (z. B. Blasenkatheter, zentral venöser Katheter, Beatmung, Pleurapunktion).

Diagnostik
Initial sollten unmittelbar reversible prärenale oder postrenale Faktoren ausgeschlossen werden. Als Ursache könnten hierbei eine extrazelluläre Volumendepletion, ein Herz- oder Leberversagen und eine Vasodilatation im Rahmen einer Sepsis vorliegen. In Abwesenheit von prärenalen Faktoren sollten zunächst obstruktive Ursachen ausgeschlossen werden. Eine **Obstruktion im Bereich des Blasenausgangs** stellt das häufigste Problem bei plötzlichem, nicht selten totalem Sistieren der Urinausscheidung dar. Anamnestisch finden sich häufig seit längerem bestehende Blasenentleerungsstörungen oder ein verminderter Harnstrahl. Eine deutlich tastbare, oft schmerzhafte Harnblase ist diagnostisch wegweisend.

Bildgebende Diagnostik
Zu einem frühen Zeitpunkt der Diagnostik sollte die **Sonographie** eingesetzt werden. Postrenale Ursachen wie ein Harnleiteraufstau (evtl. mit sichtbarem Steinabgang oder einer suspekten Raumforderung) oder eine Blasenentleerungsstörung (eventuell mit sichtbarer Prostatavergrößerung) sind auf diese Weise schnell zu diagnostizieren. Bei der akuten Niereninsuffizienz sind die Nieren sonographisch zudem in der Regel vergrößert, was ein nützlicher Parameter zur Abgrenzung gegenüber dem Terminalstadium einer chronischen Niereninsuffizienz mit verkleinerten oder Schrumpfnieren sein kann. Mit Hilfe der farbkodierten Duplexsonographie lassen sich der regelrechte Fluss sowohl in den arteriellen als auch den venösen Gefäßen darstellen und möglicherweise Stenosen, Embolisierungen oder Thrombosierungen feststellen.

Radiologisch steht die Thoraxaufnahme im Mittelpunkt der Diagnostik, da ein interstitielles Lungenödem durch Überwässerung auszuschließen bzw. dessen Ausmaß abzuschätzen ist. Bei unklaren sonographischen Befunden und insbesondere bei raumfordernden, den Harnabfluss behindernden Prozessen ist eine Computertomographie indiziert. Bei sonographischem Verdacht auf eine vaskuläre Genese kann zusätzlich die Indikation zu einer Angiographie bestehen, wobei eine zusätzliche Herabsetzung der Nierenfunktion durch Kontrastmittelgabe resultieren kann. Weniger problematisch ist in diesem Zusammenhang eine Nierenperfusionsszintigraphie, die jedoch in der Regel wenig hilfreich ist, da die Ergebnisse bei ausgeprägter Nierenfunktionseinschränkung schwierig zu interpretieren sind. Eine bessere Aussagekraft ist von den zunehmend durchgeführten Magnetresonanztomographien zu erwarten.

Labordiagnostik
Laborchemisch bestehen die gefährlichsten Veränderungen in einer zunehmenden **Hyperkaliämie**, **metabolische Azidose** und **Urämie**. Daher sollten bei akuter Nieren-

insuffizienz im Serum regelmäßig Kreatinin, Harnstoff, Natrium und Kalium kontrolliert sowie Blutgasanalysen durchgeführt werden. Im Urin geben Sediment, Eiweiß, spezifisches Gewicht, Osmolalität, Harnstoff und Natrium wichtige Hinweise auf die Ätiologie und die Konzentrationsfähigkeit der Nieren (Urin- versus Plasmaosmolalität). Bei Verdacht auf eine Systemerkrankung sollten Auto-Antikörper bestimmt werden.

▪▪ Spezielle Diagnostik

Als invasive diagnostische Maßnahme steht die **Nierenbiopsie** zur Verfügung, die jedoch der ätiologisch unklaren Niereninsuffizienz bei Verdacht auf eine Systemerkrankung (z. B. rasch progrediente Glomerulonephritis) vorbehalten bleiben sollte.

▪▪▪ Differenzialdiagnose

Differenzialdiagnostisch sollte zunächst eine **funktionelle Oligurie im Rahmen einer Exsikkose** ausgeschlossen werden, die wie die akute Niereninsuffizienz mit einem erhöhten Harnstoff im Serum, geringer ausgeprägt auch mit einer Serumkreatininerhöhung einhergeht. Eine Abgrenzung zur **akuten Niereninsuffizienz** kann durch eine Urinuntersuchung erfolgen, wobei die Konzentrationsfähigkeit bei der funktionellen Oligurie erhalten ist (spezifisches Gewicht >1,025 g/l, Osmolalität >1000 mosm/kg, Harnstoff >1000 mg/dl). Zu beachten ist jedoch, dass auch eine funktionelle Oligurie ohne adäquate Therapie (Flüssigkeitssubstitution) in eine akute Niereninsuffizienz übergehen kann. Eine weitere wichtige Differenzialdiagnose von prognostischer Relevanz ist die Abgrenzung zum häufig irreversiblen terminalen **Nierenversagen im Rahmen der chronischen Niereninsuffizienz**. Neben der Anamnese kann hier die Sonographie bei Schrumpfnieren zur Diagnose führen. Sind eine funktionelle Oligurie und eine chronische Niereninsuffizienz ausgeschlossen, sollte differenzialdiagnostisch eine Eingrenzung bezüglich der pathogenetischen Formen: prärenal, renal oder postrenal erfolgen.

▪▪▪ Therapie

Die Behandlung der auslösenden Erkrankung unter Vermeidung nephrotoxischer Medikamente sowie mindestens tägliche Kontrollen der harnpflichtigen Substanzen, der Elektrolyte, des Säure-/Basenstatus sowie die Flüssigkeitsbilanzierung stellen die wichtigsten konservativen Maßnahmen dar. Zudem sollte auf eine ausreichende Ernährung geachtet werden, um eine katabole Stoffwechsellage zu vermeiden. Der vorsichtige Einsatz von Schleifendiuretika bei der akuten Niereninsuffizienz (evtl. in Kombination mit Humanalbumin bei erniedrigtem Serumalbumin) kann in der Früh- oder Spätphase von Nutzen sein, verbietet sich jedoch bei bestehender Oligo-/Anurie. Können unter konservativer Therapie eine zunehmende Überwässerung (**cave:** Lungenödem), Hyperkaliämie, metabolische Azidose sowie ein kontinuierlicher Harnstoffanstieg (**cave:** ZNS-Störungen) nicht verhindert werden, ist der frühzeitige, zunächst tägliche Einsatz einer Dialysebehandlung entscheidend für die weitere Prognose. Unter instabilen Kreislaufverhältnissen empfiehlt sich die Durchführung einer kontinuierlichen Hämofiltration. Eine Zusatzindikation zur sofortigen Dialysebehandlung stellt die urämische Perikarditis dar.

▪▪▪ Prävention

Die Prophylaxe zielt zunächst auf eine Steigerung der renalen Perfusion: Volumensubstitution und bei instabilem Kreislauf die Verabreichung von Katecholaminen mit möglichst geringer vasokonstriktorischer Wirkung (z. B. Dopamin oder Dobutamin). Medikamente mit nephrotoxischer Wirkung sollten abgesetzt, die Dosierung von renal eliminierten Substanzen angepasst und eine Hyponatriämie ausgeglichen werden. Bei einer Belastung durch bestimmte Substanzen (Hämoglobin, Myoglobin, Urat, Oxalat) kann eine Alkalisierung des Harns zu einer Verminderung der renalen Schädigung führen.

▪▪▪ Prognose

Die Prognose der akuten Niereninsuffizienz ist insbesondere für die prärenalen Formen gut, wenn sich die Grunderkrankung therapieren lässt, die renale Perfusion rasch wiederhergestellt werden kann und frühzeitig die Phase der Oligurie und Anurie mit einer Nierenersatztherapie überbrückt wird. Die Gesamtletalität wird jedoch im Wesentlichen von Lebensalter und Grunderkrankung der Patienten und deren Komplikationen bestimmt und beträgt auch unter Einsatz einer Dialysebehandlung durchschnittlich etwa 50%.

Literatur

Kellum JA et al. (2005) Consensus development in acute renal failure: The Acute Dialysis Quality Initiative. Curr Opin Crit Care 11:527–532

Akute Pankreatitis

Marc-Alexander von Mach

Grundlagen

Definition

Der Begriff akute Pankreatitis wird für eine akute Entzündung der Bauchspeicheldrüse verwendet, die sich sowohl klinisch als auch histologisch wieder zurückbildet. Es wird unterschieden zwischen der **ödematösen (interstitiellen) Pankreatitis** (>80%, Schweregrad I) und der **nekrotisierenden Pankreatitis** (<20%, Schweregrad II: umschriebene Nekrosen, Schweregrad III: mehr als die Hälfte des Organs nekrotisch).

Ätiologie und Pathogenese

Ätiologisch liegt in etwa der Hälfte der Fälle eine Obstruktion (Steine, Stenosen) infolge Gallenwegerkrankung (biliäre Pankreatitis) vor. Etwa ein Drittel der Fälle ist auf chronischen Alkoholabusus zurückzuführen, der über Veränderungen der pankreatischen Enzyme die zufällige Präzipitatbildung in den kleinen Pankreasgängen fördert. Etwa 10% der akuten Pankreatitiden treten idiopathisch, ohne diagnostizierbare Ursache auf. Als weitere Auslöser kommen zahlreiche Medikamente (z. B. Azathioprin, Sulfasalazin, Furosemid, Valproinsäure), Infektionen (z. B. Zytomegalie-Virus, Askariden), Hypertriglyzeridämie (>1000 mg/dl), Hyperkalzämie, Schock, Urämie, Schwangerschaft oder abdominales Trauma in Betracht. Auch spezielle invasive Eingriffe (ERCP, Cholezystektomie, Pankreastransplantation) sind mit einem erhöhten Risiko für eine Pankreatitis verbunden. Außerdem wird eine hereditäre Pankreatitis beobachtet (meist autosomal dominant, Mutation des Trypsinogen-Gens).

Klinik

Symptome und Befunde

Die akute Pankreatitis ist gekennzeichnet durch plötzlich einsetzenden Bauchschmerz mit gürtelförmiger Ausstrahlung.

Häufig bestehen dabei Fieber, Tachykardie, Übelkeit, Erbrechen, Meteorismus bei erhöhter Bauchdeckenspannung (Gummibauch) und ein paralytischer Subileus. Bei höherem Schweregrad können zusätzlich Hypotonie, Schock, Aszites, Pleuraergüsse, Ikterus (meist passager bei der biliären Form) und selten bläuliche Verfärbungen durch Hauteinblutungen periumbilikal (Cullen-Zeichen) oder im Flankenbereich (Grey-Turner-Zeichen) auftreten.

Komplikationen

Die häufigste Komplikation der akuten Pankreatitis ist die bakterielle Superinfektion. Dies besonders bei den nekrotisierenden Formen mit möglicher Abszessbildung oder septischer Ausstreuung. In diesem Zusammenhang kann es zur disseminierten intravasalen Gerinnung mit Schock und konsekutivem ARDS oder akutem Nierenversagen kommen. Bei Austritt der Verdauungsenzyme im Bereich von Gefäßen kann es sowohl zu teils massiven Blutungen als auch zu Thrombosen kommen (V. lienalis, V. portae). Nach der akuten Phase wird in etwa 5% der

Fälle eine Pseudozystenbildung als typische Komplikation beobachtet.

Diagnostik

Bildgebende Diagnostik

Bildgebend kann eine abdominale Sonographie zahlreiche Hinweise insbesondere bei schweren Erkrankungen liefern. Bei einer ödematösen Pankreatitis ist eine vergrößerte und unscharf begrenzte Pankreasloge zwar verdächtig, bei einer Reihe von Umständen sind diese Veränderungen jedoch nur schwer zu beurteilen (z. B. Darmgasüberlagerung, Adipositas). Sicherer darzustellen sind hingegen Abszesse oder Nekrosehöhlen bei den schweren Verlaufsformen. Zusätzlich können Aszites, Pleuraergüsse oder Gallensteine bzw. ein Galleaufstau festgestellt werden. Radiologisch kann eine Abdomenübersichtsaufnahme kalkhaltige Strukturen in der Pankreasregion, Gallensteinschatten, luftgeblähte Dünndarmabschnitte (Gummibauch) oder z. B. auch Nekrosestraßen entlang des M. psoas zeigen. Bei der Röntgenuntersuchung des Thorax können vor allem Pleuraergüsse auffallen. Im Gegensatz zu den bisher genannten bildgebenden Verfahren bietet die Computertomographie die höchste Sensitivität zur Diagnose auch der leichten, ödematösen Pankreatitiden. Sie erfordert jedoch einen höheren apparativen und logistischen Aufwand.

Labordiagnostik

An erster Stelle steht die Labordiagnostik mit der Bestimmung der Erhöhung der Pankreasenzyme im Serum. Hierbei ist die **Lipase** im Serum spezifisch, während die Amylase auch bei verschiedenen anderen Erkrankungen im Serum erhöht sein kann (Parotitis, Alkoholabusus, Coma diabeticum oder andere akute abdominale Erkrankungen).

> Bezüglich der Enzymdiagnostik gilt: Von der Höhe des Enzymanstiegs kann nicht auf die Schwere der Erkrankung geschlossen werden.

So kann bei einem nahezu vollständig nekrotischen Organ aufgrund des Parenchymverlusts nur eine sehr diskrete Enzymerhöhung bestehen. Ebenso sind engmaschige Verlaufskontrollen dieser Enzyme während einer akuten Pankreatitis ohne Aussagekraft. Zur Abschätzung der Schwere der Erkrankung dienen andere Laborparameter. Das **CRP** liefert einen Anhalt für das Ausmaß der Entzündung, sodass bei im Verlauf rasch ansteigenden Werten der Verdacht auf eine nekrotisierende Pankreatitis besteht. Ähnliches gilt auch für andere Entzündungsparameter (z. B. Leukozyten), die jedoch in der Regel nicht so proportional wie das CRP das Ausmaß einer Entzündung – vor allem in ihrem Verlauf – abbilden.

Eine typische Laborwertveränderung bei der nekrotisierenden akuten Pankreatitis ist die **Hypokalzämie** aufgrund von Kalkseifenbildung im peripankreatischen Fettgewebe infolge der unkontrolliert freigesetzten Verdauungsenzyme. Daher ist eine engmaschige Kalziumspiegelkontrolle im Serum obligat. Bei ausgedehntem Parenchymverlust kann es mit der Zerstörung auch der endokrinen Gewebeanteile einschließlich der Betazellen zusätzlich zu einer **Hyperglykämie** kommen. Ein weiterer Parameter zur Beurteilung des Zelluntergangs ist z. B. die **Laktatdehydrogenase**. Bei der akuten biliären Pankreatitis ist außerdem eine Erhöhung der Cholestaseparameter zu erwarten (z. B. Bilirubin, alkalische Phosphatase, γ-GT).

Differenzialdiagnose

Die möglichen Differenzialdiagnosen sind vielfältig und schließen zunächst alle Ursachen eines akuten Abdomens ein (z. B. Appendizitis, Ileus, Perforation, Gallen-/Nierenkolik, Cholezystitis, intestinale Ischämie, Tubengravidität). Wegen der **komplizierten Differenzialdiagnose** sind so viele Hinweise wie möglich in die Beurteilung mit einzubeziehen: Anamnese, Schmerzcharakteristik (Ausstrahlung, Verlauf, Intensität), Sonographie, Labordiagnostik (Schwangerschaftstest). Es gilt auch, eine chronische Pankreaserkrankung (entzündlich/maligne) auszuschließen. Zusätzlich können ein Myokardinfarkt (EKG, myokardiale Enzymerhöhung?), eine Lungenembolie (Blutgase, D-Dimer?) oder auch eine Aortendissektion und verschiedene metabolische Störungen (Coma diabeticum, Porphyrie, Addison-Krise) ein ähnliches klinisches Bild zeigen.

Therapie

Liegen Hinweise auf behebbare Störungen vor (Cholelithiasis, Hyperkalzämie, Hypertriglyzeridämie), sollten diese umgehend therapiert werden. Unabhängig davon, ob eine pathogenetisch relevante Entität beseitigt werden kann oder nicht, erfordert der sich selbst unterhaltende Prozess einer akuten Pankreatitis eine kontinuierliche intensivmedizinische Überwachung. Diese sollte sowohl Anamnese (Schmerzcharakteristik?), Inspektion (Blässe?, Hauteinblutungen?), Palpation (Bauchdeckenspannung?, Druckschmerz?), Perkussion (Meteorismus?) und Auskultation (Darmtätigkeit?), als auch apparative und laborchemische Untersuchungen einschließen. So sollten engmaschig Temperatur, Herzfrequenz und Puls erfasst und eine Volumenbilanzierung einschließlich zentralvenöser Druckmessungen durchgeführt werden. Bezüglich der Laborchemie ist eine regelmäßige Kontrolle der Entzündungsparameter, des Kalziums, des Blutbildes, der Glukose, der Gerinnungswerte und der Blutgase indiziert.

Bei Verschlechterung der klinischen Symptomatik sollte eine umgehende Kontrolle der bildgebenden Untersuchungen erfolgen. Je nach Ergebnis der vorgenannten Kontrollparameter sollte eine parenterale Volumen- und Elektrolytsubstitution sowie Ernährung erfolgen. Die orale Flüssigkeits- und Nahrungszufuhr sollte vollständig unterbrochen werden, solange der Patient über abdominale Beschwerden klagt. Bei Refluxsymptomen ist eine Magensonde indiziert. Während der intensivmedizinischen Überwachung sollten außerdem ein Protonenpumpenhemmer verabreicht und eine Thromboseprophylaxe durchgeführt werden.

Zur Behandlung der für den Patienten im Vordergrund stehenden Schmerzsymptomatik, wird derzeit am häufigsten eine kontinuierliche, intravenöse Therapie mit Procain 0,5% als Basismaßnahme eingesetzt (2 g/Tag; **cave: Allergie, Herzrhythmusstörungen**). Bei Bedarf sollte großzügig das Opioidanalgetikum Pethidin (1 mg/kgKG) zur Schmerztherapie ergänzt werden.

Cave

Andere Opioide dürfen nicht zum Einsatz kommen, da sie zu einer Spastik der gastrointestinalen glatten Muskulatur mit einer deutlichen Zunahme der Symptomatik führen können (Subileus, Papillenspasmus).

Bei Verdacht auf eine Superinfektion der nekrotischen Areale sollte frühzeitig eine Antibiotikatherapie erfolgen, die insbesondere gramnegative und anaerobe Erreger abdecken sollte. Bei septischer Ausstreuung sollte nach Gewinnung von Blutkulturen eine gezielte Antibiotikatherapie durchgeführt werden. Neben diesen auf die Pankreatitis bezogenen Therapiemaßnahmen sollten auch Komplikationen, die andere Organsysteme betreffen, konsequent behandelt werden (z. B. bei akutem Nierenversagen Hämodialyse bzw. Hämofiltration). Bei Versagen der konservativen Therapiemaßnahmen sind chirurgische Interventionen indiziert. Hierbei sollte eine vorsichtige digitale Nekrosektomie mit anschließender Lavage der betroffenen Areale erfolgen. Gegebenenfalls können zusätzlich Abszesse ausgeräumt und Pseudozysten drainiert werden.

▪▪▪ Prävention

Eine Prophylaxe kann nur über die Therapie der potenziell auslösenden Grunderkrankungen (z. B. Gallenwegerkrankungen, Hyperlipidämie, Hyperkalzämie) oder die Eliminierung anderer Auslöser (Alkohol, pankreastoxische Medikamente) erfolgen.

▪▪▪ Prognose

Die Prognose einer akuten Pankreatitis ist grundsätzlich kaum abzuschätzen, da eine unkontrollierte Freisetzung von Verdauungsenzymen innerhalb weniger Stunden ausgeprägte Nekrosen und eine deutliche klinische Verschlechterung hervorrufen kann. Insofern kann die Prognose der akuten Pankreatitis und ihrer Komplikationen vor allem durch eine konsequente intensivmedizinische Überwachung und Therapie verbessert werden. Neben einem Anstieg der Entzündungsparameter, welcher auf eine Superinfektion der geschädigten Gewebeareale schließen lässt, ist insbesondere eine Hypokalzämie als ungünstiger Prognosefaktor zu sehen. Ist eine chirurgische Intervention erforderlich, beträgt die Krankenhausletalität etwa 10–20%.

Literatur

United Kingdom guidelines for the management of acute pancreatitis (1998) Gut 42 (Suppl 2): S1–S13

Ileus und Peritonitis

Marc-Alexander von Mach

36.1 Ileus

▪▪▪ Grundlagen

▪▪ Definition

Eine Störung der Darmpassage durch **Darmverschluss** oder **Darmlähmung** wird als Ileus bezeichnet. In Abhängigkeit von der Ätiologie und der Lokalisation werden ein mechanischer, ein paralytischer und ein spastischer Ileus sowie ein Dünndarm- und ein Dickdarmileus unterschieden.

▪▪ Ätiologie und Pathogenese

Eine akute **mechanische Obstruktion** des Darmlumens tritt dabei im Dünndarm am häufigsten bei Narbensträngen (Briden, 50%) und Hernien (25%) auf, wobei eine begleitende Strangulation der Mesenterialgefäße (Volvulus) und die zunehmende Überdehnung der Darmwand eine intestinale Ischämie hervorrufen. Tumoren (häufigste Ursache im Dickdarm, 60%) oder seltener ein M. Crohn können über eine zunehmende Stenose zu einem Ileus führen. Mechanische Hindernisse der Darmpassage können auch Kotballen, Gallensteine bei cholezysto-intestinaler Fistelung oder Fremdkörper (z. B. Haarballen-Ileus = Bezoar) sein.

Ein **paralytischer Ileus** wird am häufigsten reflektorisch postoperativ, bei Cholezystitis, Pankreatitis, Nieren- oder Gallenkolik, abdominalem Trauma, Blutung (rupturiertes Bauchaortenaneurysma) oder Myokardinfarkt beobachtet. Nicht selten liegt der Darmatonie eine Ischämie (Mesenterialinfarkt, ischämische Kolitis), eine schwere Infektion (Divertikulitis, Enteritis, Sepsis), eine Urämie oder eine Medikamentenintoxikation (z. B. Antidepressiva) zugrunde. Auch metabolische Störungen (Diabetes mellitus, Porphyrie) und Elektrolytentgleisungen (Hypokaliämie, Hyponatriämie) können zu einer Darmparalyse führen. Ein spastischer Ileus mit Unterbrechung der Darmpassage aufgrund einer Dauerkontraktion von Darmabschnitten tritt häufig bei Intoxikationen mit Opiaten auf.

▪▪▪ Klinik

▪▪ Symptome

Die Klinik eines Ileus ist zu Beginn durch die Behinderung der Darmpassage gekennzeichnet, die akut oder auch langsam progredient (Subileus) einsetzen kann. Hierbei kommt es beim Dünndarmileus zunächst zu Übelkeit, Aufstoßen und Erbrechen. Beim Dickdarmileus sind Meteorismus, Stuhl- und Windverhalt führend. Ein mechanischer oder spastischer Ileus ist dabei meist von heftigen kolikartigen Schmerzen und eventuell äußerlich sichtbaren Darmsteifungen begleitet.

▪▪ Befunde

Im weiteren Verlauf treten vor allem Befunde einer zunehmenden Hypovolämie und Exsikkose in den Vordergrund, welche auf einem ausgeprägten Flüssigkeitsverlust in das Darmlumen beruhen. Ein Spätzeichen bei mechanischem Dickdarmileus stellt das Koterbrechen dar (Miserere).

■■ Komplikationen
Als typische Komplikation geht jeder mechanische Ileus ohne Beseitigung des Passagehindernisses im Verlauf in einen paralytischen Ileus über. Weitere Komplikationen sind der hypovolämische Schock, Elektrolytstörungen (Natrium-/Kaliumverlust ins Darmlumen) sowie eine metabolische Alkalose (rezidivierendes Erbrechen) oder Azidose durch Bikarbonatverlust über eine Dünndarmsonde und einen Laktatanstieg (intestinale Ischämie). Schließlich kann es bei einer Durchwanderungsperitonitis zu einer Sepsis mit Multiorganversagen kommen.

■■■ Diagnostik
Diagnostisch ist bei Ileusverdacht an mögliche abdominale Voroperationen zu denken (Anamnese, Narben bei der Inspektion). Palpatorisch lassen sich gegebenenfalls verdächtige Resistenzen oder Hernien feststellen. Perkutorisch findet sich außer beim hohen Dünndarmileus meist ein ausgeprägter, im Verlauf zunehmender Meteorismus. Die Auskultation des Abdomens hilft zwischen mechanischem (laute, pfeifend klingende Darmgeräusche) und paralytischem Ileus (fehlende Darmperistaltik, »Totenstille«) zu unterscheiden. Bei der rektalen Untersuchung kann die Palpation des Douglas-Raums schmerzhaft sein und Blutspuren am tastenden Finger bei einer Invagination auftreten.

■■ Bildgebende Diagnostik
Die sonographische Diagnostik wird meist durch den ausgeprägten Meteorismus erschwert, wobei überdehnte, flüssigkeitsgefüllte Darmabschnitte mit Pendelperistaltik auf eine distal lokalisierte Obstruktion hinweisen. Radiologisch finden sich in der Abdomenübersicht im Stehen oder in Links-Seitenlage überblähte Darmschlingen und Spiegelbildung, die bei zentraler Lokalisation für einen Dünndarm- und bei Lokalisation entlang des Kolonrahmens für einen Dickdarmileus sprechen. Eine Aerobilie deutet auf einen Gallensteinileus, freie Luft auf eine Perforation hin. Ergänzend können eine Computertomographie oder eine Angiographie bei Verdacht auf einen Mesenterialarterieninfarkt durchgeführt werden.

■■ Funktionsdiagnostik
Zur Lokalisierung der Obstruktion hilft im Bereich des Dünndarms eine Passage, im Bereich des Dickdarms ein Einlauf mit Gastrografin weiter.

■■■ Differenzialdiagnose
Differenzialdiagnostisch ist vor allem an andere Ursachen des akuten Abdomens zu denken.

■■■ Therapie
Die konservative Ileustherapie besteht aus intensivmedizinischer Überwachung, Magensonde (Patient bleibt nüchtern), Volumen- und Elektrolytsubstitution, Bilanzierung, bei Paralyse Darmstimulation (Einläufe, Neostigmin, Ceruletid) und einer Antibiose bei septischem Verlauf. Bei mechanischem Ileus steht die rasche chirurgische Intervention im Vordergrund.

■■■ Prävention und Prognose
Eine Rezidivprophylaxe kann ggf. im Rahmen der chirurgischen Intervention erfolgen (Fixierung der Darmschlingen bei Bridenileus). Die Letalität des Ileus beträgt 5–25% und steigt mit jeder Stunde Verzögerung um 1% an.

36.2 Peritonitis

■■■ Grundlagen
■■ Definition
Die Peritonitis ist eine lokale oder diffuse Entzündung des Bauchfells.

■■ Ätiologie und Pathogenese
Eine akute Peritonitis ist am häufigsten Folge einer Perforation (bei Appendizitis, Divertikulitis, Ulkus, Tumoren, Cholezystitis, Pankreatitis) und damit verbundener sekundärer bakterieller Kontamination. Danach folgen die Permigrationsperitonitiden als Folge einer bakteriellen Durchwanderung der Darmwand (Ileus, Appendizitis), bei Cholezystitis, Extrauteringravidität oder bei Keimaszension über die Tuben bei sexuell übertragenen Erkrankungen. Eine primäre Peritonitis durch hämatogene Keiminvasion, z. B. bei einer Pneumonie als Infektionsherd, ist selten. Häufiger tritt eine Peritonitis hingegen postoperativ durch eine intraoperative Infektion, Nahtbruch, Anastomoseninsuffizienz und vergessenes Operationsmaterial auf. In Abhängigkeit von der Region können abdominale Stich- und Schussverletzungen häufige Ursachen einer Peritonitis sein. Bei der Freisetzung von Galle, Urin oder Chylus, z. B. bei traumatischen Rupturen, kann es auch ohne bakterielle Übersiedlung zu einer sterilen Peritonitis kommen. Liegt eine Leberzirrhose mit Aszites vor, wird im Verlauf häufig eine spontane bakterielle Peritonitis beobachtet.

Klinik

Symptome

Eine Peritonitis führt zur **Symptomatik des akuten Abdomens** mit einer Abwehrspannung der Bauchdecke, bewegungsabhängigen Schmerzen, Druckschmerzhaftigkeit, Loslassschmerz, eventuell initial ein bohrender, vernichtender Perforationsschmerz. Zu Beginn können sich die Schmerzsymptome auf den lokalen Entzündungsbereich beschränken, im Verlauf treten die Schmerzen jedoch rasch diffus auf, was bis zum »brettharten« Abdomen führt.

Befunde

Neben der abdominalen Symptomatik werden häufig ausgeprägte allgemeine Krankheitszeichen wie Fieber, Übelkeit, Erbrechen oder Bewusstseinsstörungen beobachtet. Die sich ausbreitende Entzündung des Peritoneums wird häufig von einem reflektorischen paralytischen Ileus, evtl. nach einer kurzfristigen Phase der Hyperperistaltik, begleitet. Aufgrund der großen Oberfläche des Peritoneums (etwa 2 m^2) kommt es durch Transsudat mangels Peristaltik und entzündliches Exsudat zu ausgeprägten Flüssigkeitsverlusten mit Symptomen einer Hypovolämie und Exsikkose.

Komplikationen

Die gefährlichsten Komplikationen sind der hypovolämische und der septische Schock mit konsekutivem Multiorganversagen.

Diagnostik

Die Diagnose der Peritonitis erfolgt anhand der charakteristischen abdominalen Symptomatik.

Bildgebende Diagnostik

Durch die Sonographie des Abdomens können ergänzende Hinweise auf das Ausmaß der Erkrankung und auf mögliche ursächliche Grunderkrankungen gewonnen werden (freie Flüssigkeit, Gallenblasenwandverdickung/-steine, überdehnte, flüssigkeitsgefüllte Darmschlingen, Pendelperistaltik, Peritonealkarzinose, Pankreatitis, Leberzirrhose, Harnleiteraufstau/-steine, Bauchaortenaneurysma, große Hämatome, Abszesshöhlen, Ovarialzysten). In einer Röntgenübersichtsaufnahme des Abdomens im Stehen oder in Links-Seitenlage können freie Luft als Zeichen einer Perforation oder überblähte Darmschlingen mit Spiegelbildung als Zeichen eines Ileus diagnostiziert werden. Freie Luft kann auch bei der Röntgenaufnahme des Thorax als Luftsichel unter dem Zwerchfell festzustellen sein. Kontrastmitteluntersuchungen und die Computertomographie (z. B. zur Pankreasbeurteilung) können zusätzliche Hinweise geben. Insgesamt sind die diagnostischen Maßnahmen vor allem auch als Vorbereitung auf eine mögliche notfallmäßige Laparotomie zu sehen (Kreuzblut!).

Labordiagnostik

Laborchemisch sollten die Entzündungsparameter (Blutkulturen!), Elektrolyte, Blutgase, Pankreas- und Leberenzyme, harnpflichtige Substanzen, Laktat, Blutbild, Gerinnungs- und Urinstatus kontrolliert werden.

Differenzialdiagnose

Differenzialdiagnostisch ist die Identifizierung oder der Ausschluss möglicher kausaler Grunderkrankungen von größter Bedeutung. Die häufigsten sind in der Übersicht zusammengestellt:

Mögliche kausale Ursachen/Grunderkrankungen der Peritonitis

- Appendizitis
- Ileus
- Divertikulitis
- Pankreatitis
- Cholezystitis
- Nephritis
- Adnexitis
- Stielgedrehtes Ovar/Ovarzyste
- Hodentorsion
- Vaskuläre Ursachen
- Organverletzungen durch abdominales Trauma
- Blutungen

Therapie

Die wichtigste Therapie ist die Beseitigung des Peritonitisherdes im Rahmen einer **Laparotomie** mit anschließender Spülung. Weitere Spülungen, geschlossen über Drainagen oder offen bei verzögertem Bauchdeckenverschluss, können notwendig sein. Die konservative Behandlung der Peritonitis bedarf eines intensivmedizinischen Monitorings mit Bilanzierung, Volumen-, Elektrolytsubstitution, parenteraler Ernährung, Magensonde, Azidoseausgleich und mikrobiologischer Überwachung mit gezielter antibiotischer Therapie.

▪▪▪ Prävention und Prognose

Die Prophylaxe einer Peritonitis besteht in der frühzeitigen Diagnose und Therapie von auslösenden Erkrankungen wie Appendizitis, Cholezystitis, Ileus, Trauma und anderen. Bei Operationen sind Verunreinigungen der Bauchhöhle unbedingt zu vermeiden. Die Gesamtletalität liegt bei etwa 20%, die der postoperativen Peritonitis doppelt so hoch.

Literatur

Peritonitis: Update on Pathophysiology, Clinical Manifestations, and Management (1997) Clinical Infectious Diseases 24: 1035–1047

Gastrointestinale Blutungen

Marc-Alexander von Mach

37.1 Obere gastrointestinale Blutungen

▪▪▪ Grundlagen

▪▪ Definition

Als obere gastrointestinale Blutungen werden alle Blutungsquellen proximal der Flexura duodenojejunalis zusammengefasst (vom Beginn des Ösophagus bis zum Ende des Duodenums).

▪▪ Epidemiologie

Mit 80–90% sind obere gastrointestinale Blutungen die häufigsten gastrointestinalen Blutungen.

▪▪ Ätiologie und Pathogenese

Die Hälfte dieser Blutungen ist auf Ulzera im Bereich des Bulbus duodeni und des Magens zurückzuführen (▫ Abb. 37.1). Etwa 10–20% der oberen gastrointestinalen Blutungen werden aufgrund von **Erosionen** (vor allem im Magen unter Therapie mit nichtsteroidalen Antirheumatika) und **Varizen** (Ösophagus und Magenfundus) beobachtet. Seltener sind Blutungen aufgrund eines Mallory-Weiss-Syndroms (etwa 5%), welches auf Einrissen der Mukosa im Bereich des unteren Ösophagus und des Mageneingangs nach heftigem Erbrechen beruht (▫ Abb. 37.2). Weitere Ursachen können ein Magenkarzinom, eine Ösophagitis (Soor) oder Angiodysplasien im präpylorischen Antrum (vor allem bei älteren Frauen) sein. Eine Blutung aus einem kleinen, gastralen Ulkus durch Arrosion einer submukös gelegenen Arterie wird als Exulceratio simplex Dieulafoy bezeichnet. Iatrogen können Blutungen nach Endoskopie oder Operationen (Anastomosenulkus) auftreten. Schließlich ist zu beachten, dass endoskopisch bei bis zu einem Drittel der Fälle mehrere potenzielle Blutungsquellen und bei etwa 5% der Fälle keine Blutungsquelle identifiziert werden können.

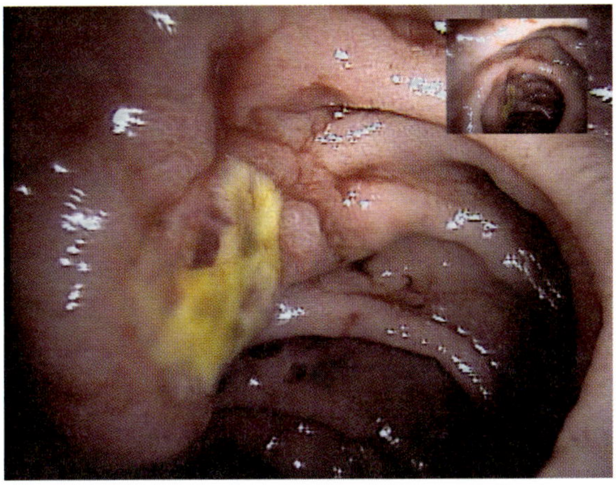

▫ **Abb. 37.1.** Fibrinbelegtes Ulcus duodeni bei chronischer Infektion durch Helicobacter pylori ohne Zeichen einer aktiven oder stattgehabten Blutung (Forrest-Stadium III, mit freundlicher Genehmigung von Dr. S. Savvidis, Mainz)

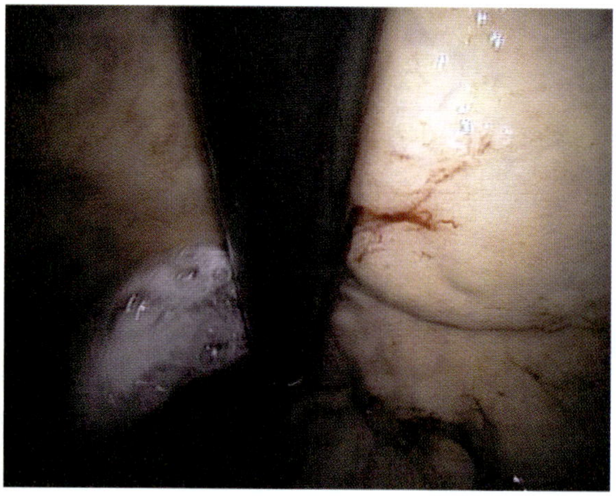

Abb. 37.2. Aktive Blutung aus einem Einriss der Mukosa im Bereich des Magenfundus (Forrest-Stadium Ib, mit freundlicher Genehmigung von Dr. S. Savvidis, Mainz)

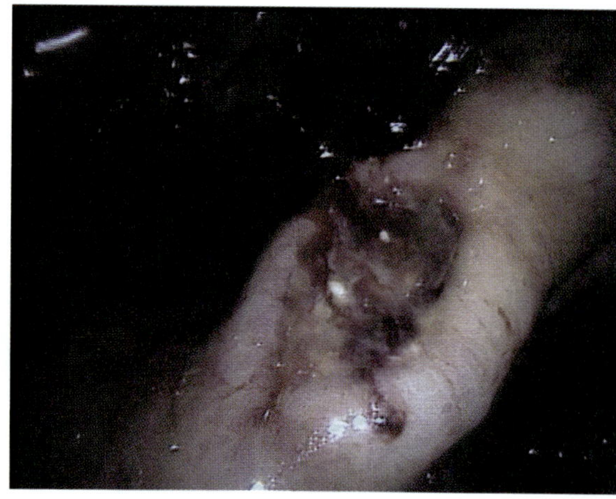

Abb. 37.3. Arterielle Blutung aus einem Ulcus ventriculi umgeben von schwarz verfärbten Koageln nach Reaktion des Hämatins mit der Salzsäure des Magens (Forrest-Stadium Ia, mit freundlicher Genehmigung von Dr. S. Savvidis, Mainz)

Klinik

Symptome

Die sichtbaren Symptome der akuten oberen gastrointestinalen Blutung können hellrotes **Bluterbrechen** (Hämatemesis) und **Kaffeesatzerbrechen** (Hämatinbildung nach Reaktion mit der Magensäure) sein, begleitet von Übelkeit und gelegentlich abdominalen Schmerzen. Diese Symptome sind jedoch keineswegs obligat, sodass es auch ohne äußerliche Zeichen einer Blutung zu kreislaufrelevanten Blutverlusten kommen kann.

Befunde

Ein sicheres Zeichen einer gastrointestinalen Blutung sind **Teerstühle** (Melaena). Dieser schwarz verfärbte, glänzende, breiige Stuhl tritt vor allem bei Blutungen des oberen Gastrointestinaltrakts auf, wobei eine Hämatinbildung nach Kontakt des Blutes mit der Magensäure eintritt (Abb. 37.3). Seltener kann ein derart dunkel verfärbter Stuhl auch bei Blutungen des unteren Gastrointestinaltrakts bei verlängerter Darmpassage vorliegen. Während bei chronischer oberer gastrointestinaler Blutung eine **Anämie** mit Blässe, Dyspnoe und Leistungsabfall das erste Symptom sein kann, ist es bei der akuten Blutung der **hypovolämische Schock**. Hierbei ist zu beachten, dass aufgrund von hämodynamischen Kompensationsmechanismen (z. B. Vasokonstriktion) bei Eintreten einer Schocksymptomatik (Schockindex: Herzfrequenz/systolischer Blutdruck >1) in der Regel bereits ein ausgeprägter Blutverlust (>1 l) stattgefunden hat.

> Im Initialstadium einer akuten Blutung darf der Blutverlust nicht anhand der Hämoglobinkonzentration oder des Hämatokrits abgeschätzt werden.

Erst im weiteren Verlauf nach einer Stabilisierung des Kreislaufs durch den Einstrom von interstitieller Flüssigkeit in die Blutbahn und nach großzügiger intravenöser Volumenersatztherapie treten Verdünnungseffekte auf, welche die Hämoglobinkonzentration und den Hämatokrit, wie zu erwarten, deutlich absinken lassen.

Komplikationen

Im weiteren Verlauf des hypovolämischen Schocks können als schwerwiegende Komplikationen ein akutes prärenales Nierenversagen und eine Verbrauchskoagulopathie durch eine disseminierte intravasale Gerinnung auftreten. Eine gefährliche Komplikation stellt zudem eine Aspirationspneumonie dar. Im Zusammenhang mit einer Leberzirrhose können die mit der Blutung in den Gastrointestinaltrakt einströmenden Proteine nach bakteriellem Abbau zu einem vermehrten Aufkommen von Ammoniak führen, welches aufgrund der insuffizienten Entgiftungsfunktionen der Leber zum akuten hepatischen Koma führen kann.

▪▪▪ Diagnostik

Bei Verdacht auf eine obere gastrointestinale Blutung sind anamnestisch Erkrankungen mit erhöhtem Blutungsrisiko zu erfragen (Ulkusleiden, Gastritis, Alkoholabusus, Leberzirrhose, chronische Pankreatitis, heftiges Erbrechen, Gewichtsverlust, Fieber, Nachtschweiß, Dysphagie). Außerdem ist eine erhöhte Blutungsneigung durch eine blutverdünnende Medikation (Antikoagulanzien, Thrombozytenaggregationshemmer) oder eine hämorrhagische Diathese (Mangel an Gerinnungsfaktoren bei Leberinsuffizienz, Thrombozytopenie, vaskuläre Purpura) von Bedeutung. Palpatorisch kann ein Druckschmerz im Epigastrium vorliegen. Im Magen kann frisches Blut mithilfe einer Magensonde nach Aspiration (gegebenenfalls nach kurzem Anspülen) nachgewiesen werden. Das Ausmaß des akuten Blutverlusts ist anhand der klinischen Symptomatik (Blässe, Schwäche-, Durstgefühl) und der Keislaufparameter (Herzfrequenz, arterieller Blutdruck, zentralvenöser Druck) abzuschätzen.

▪▪ Endoskopie und Bildgebende Diagnostik

Zur Lokalisation einer Blutungsquelle im oberen Gastrointestinaltrakt ist eine Ösophagogastroduodenoskopie indiziert, die zusätzlich die Möglichkeit einer therapeutischen Intervention gibt. Ist eine Blutungsquelle endoskopisch identifiziert worden, wird die Blutungsaktivität in der Regel nach Forrest klassifiziert (◘ Tab. 37.1). Bei sichtbarem Gefäßstumpf kann mittels endoskopischer Duplexsonographie ein arterieller Gefäßstumpf diagnostiziert werden, der mit einem sehr hohen Blutungsrisiko verbunden ist. Ösophagusvarizen werden eingeteilt von »sichtbar« bis »lumenfüllend« (Grad 1–4) und gehen mit einem besonders hohen Blutungsrisiko einher, wenn sie mehr als 5 mm durchmessen, mit rötliche Flecken/Streifen belegt sind oder wenn Varizen im Magenfundus lokalisiert sind (drohende Läsion durch die Magensäure). Bei frustraner endoskopischer Suche nach einer Blutungsquelle kann bei großen Blutverlusten (>1–2 ml pro Minute) eine selektive Angiographie der Arterien, die den Magen-Darmtrakt versorgen (Kontrastmittelaustritt), oder eine explorative Laparotomie erforderlich sein.

▪▪ Labordiagnostik

Laborchemisch sind vor allem das Blutbild (Kreuzblut!), Elektrolyte, renale Retentionsparameter und der Gerinnungsstatus zu kontrollieren. Die Leberenzyme können auf eine möglicherweise ursächliche Lebervorschädigung hinweisen.

◘ **Tab. 37.1.** Endoskopische Klassifizierung der oberen gastrointestinalen Blutung nach Forrest

Forrest-Stadium	
I Aktive Blutung	Ia: Arterielle Blutung, spritzend Ib: Sickerblutung
II Stattgehabte Blutung	IIa: Sichtbarer Gefäßstumpf IIb: Läsion mit Koagel IIc: Hämatinbelegte Läsion
III Läsion ohne Zeichen einer aktiven oder stattgehabten Blutung	

▪▪▪ Differenzialdiagnose

Die wichtigste Differenzialdiagnose bei Hämatemesis ist der Bluthusten, wobei die Blutungsquelle im Bereich der Atemwege oder der Lunge lokalisiert ist. Das Aushusten von blutigem Trachealsekret oder auch von reinem, hellroten Blut wird häufig bei entzündlichen (Tuberkulose), malignen (Bronchialkarzinom), vaskulären (Embolie), autoimmunen (Goodpasture-Syndrom) und chronisch obstruktiven (Bronchiektasien) Lungenerkrankungen beobachtet. Im Gegensatz zur oberen gastrointestinalen Blutung ist das Blut jedoch meist schaumig und es finden sich Nebengeräusche oder ein abgeschwächtes Atemgeräusch (Atelektase bei Bronchusverlegung) bei der Auskultation der Lungen. Blutiger Auswurf kann grundsätzlich auch von Blutungen aus der Hals-Nasen-Ohren-Region stammen (beispielsweise M. Osler), wobei das Verschlucken größerer Blutmengen aus diesen extraintestinalen Quellen nach Kontakt mit der Magensäure auch zu Kaffeesatzerbrechen führen kann. Bei Teerstuhl sind differenzialdiagnostisch vor allem untere gastrointestinale Blutungen auszuschließen. Anamnestisch ist jedoch auch die Aufnahme von Nahrungsmitteln oder Medikamenten, die den Stuhl dunkel verfärben, zu erfragen (z. B. Heidelbeeren, Lakritze, Eisen, Wismut, Kohle). Bei Zeichen des hypovolämischen Schocks durch akuten Blutverlust ohne äußerliche Zeichen einer Blutung schließt die Differenzialdiagnose intraperitoneale Blutungen aus den parenchymatösen Organen (Milz-, Leberruptur), vaskuläre Läsionen (Mesenterialblutung, Aortenaneurysmaruptur) oder bei gynäkologischen Erkrankungen (Tubarruptur bei Extrauteringravidität, Endometriose) mit ein.

Therapie

Die Therapie der akuten oberen gastrointestinalen Blutung sollte unter intensivmedizinischer Überwachung erfolgen. Im Vordergrund steht zunächst der **Volumenersatz**, um dem drohenden hypovolämischen Schock entgegenzuwirken. Hierbei sollten zum frühest möglichen Zeitpunkt eine Blutgruppenbestimmung erfolgen und Erythrozytenkonzentrate bereitgestellt werden. Die Volumen- und Elektrolytsubstitution sollte anhand der Kreislaufparameter (Herzfrequenz, Blutdruck, zentralvenöser Druck) erfolgen. Aufgrund der fehlenden Sauerstofftransportkapazität durch den Verlust an Erythrozyten ist in der Regel die Gabe von Sauerstoff über eine Nasensonde notwendig. Wegen der zu erwartenden invasiven diagnostischen und therapeutischen Maßnahmen sollten die Patienten nüchtern bleiben und eine Magensonde zur Entleerung des Magens gelegt werden.

Sinkt die Hämoglobinkonzentration unter 8 g/dl ab, ist die **Transfusion von Erythrozytenkonzentraten** indiziert. Dabei ist je nach Ausmaß der Blutung nach der Verabreichung von 2–4 Konserven eine Therapiekontrolle sinnvoll, da eine Hämoglobinkonzentration >9(–10) g/dl und ein Hämatokrit >30(–35)% nicht überschritten werden sollten. Bei diesen Werten ist eine ausreichende Sauerstofftransportkapazität gewährleistet und eine Übertransfusion könnte den Verlust an Erythrozyten bei fortbestehender Blutung unnötig erhöhen. Bei mehr als vier Konserven sollte zusätzlich auch Frischplasma verabreicht werden, um den Verlust an azellulären Blutbestandteilen, insbesondere an Gerinnungsfaktoren, auszugleichen. Bei ausgeprägtem, anhaltendem Blutverlust kann zusätzlich die Substitution von Thrombozyten notwendig werden, wenn diese unter 50.000/μl abfallen sollten.

Die weiteren Therapieschritte dienen der endoskopischen **Lokalisation und gezielten Stillung der Blutung**. Unabhängig von der Lokalisation des Blutungsherdes kann durch eine Unterspritzung mittels einer perivasalen Adrenalininjektion (1 : 20.000), einer intravasalen Zyanoakrylatinjektion oder einer submukösen Fibrinklebeapplikation versucht werden, die Blutung zu stoppen und die Sichtverhältnisse zu verbessern. Hierzu kann auch der Einsatz einer Elektrokoagulation oder eines Argonplasmalasers sinnvoll sein. Nach erfolgreicher primärer Blutstillung sollte je nach Läsion ein definitiver Verschluss der Blutungsquelle angestrebt werden (z. B. Gummibandligatur oder Sklerosierung bei Ösophagusvarizen, endoskopische Applikation eines Klipps bei sichtbarem Gefäßstumpf eines Ulkus ventriculi). Bei Verdacht auf Varizenblutung kann bis zur Möglichkeit einer endoskopischen Abklärung durch verschiedene vasoaktive Substanzen eine Vasokonstriktion im Splanchnikusgebiet erzielt werden (Vasopressin, Terlipressin, Somatostatin, Octreotid). Bei massiver Blutung aus ösophagealen Varizen kann mittels einer Sengstaken-Blakemore-Sonde mit Doppelballon und bei gastralen Varizen mittels einer Linton-Nachlas-Sonde eine Kompression der entsprechenden Bereiche zur Blutstillung durchgeführt werden. Diese Therapiemaßnahme sollte für 12 bis max. 48 h mit regelmäßigen kurzzeitigen Druckentlastungen durchge-

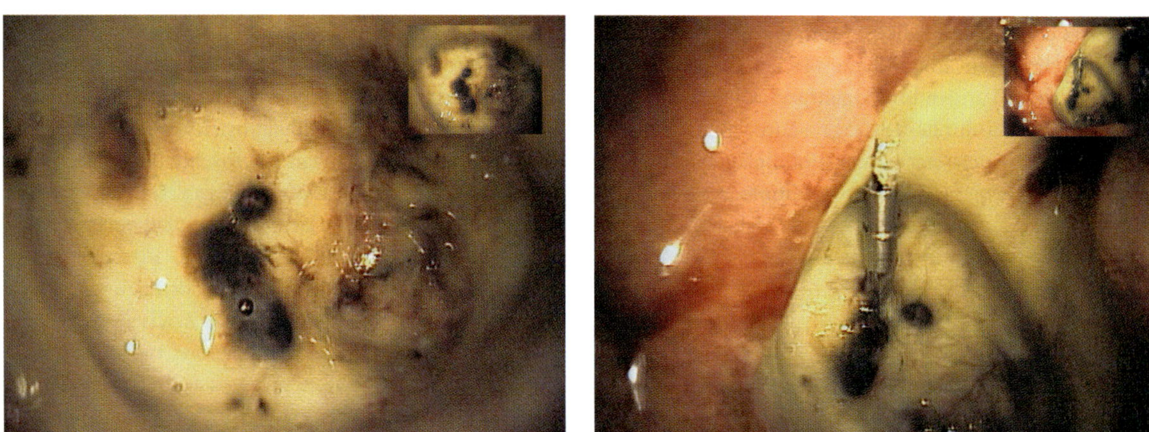

Abb. 37.4. Läsion mit Koagel und sichtbarem Gefäßstumpf (Forrest IIa) im Angulus ventriculi vor (*links*) und nach (*rechts*) endoskopischer Versorgung mittels zweier Klipps (mit freundlicher Genehmigung von Dr. S. Savvidis, Mainz)

führt werden, um Nekrosen zu vermeiden. Lässt sich mit konservativen Maßnahmen keine dauerhafte Stabilisierung des Kreislaufs erreichen und endoskopisch ein anhaltender massiver Blutverlust nicht verhindern (z. B. bei Arrosion der A. gastroduodenalis bei Ulcus duodeni) ist ein operatives Vorgehen indiziert. Hierbei kann die Läsion z. B. umstochen, übernäht oder reseziert werden.

▪▪▪ Prävention

Zur (Rezidiv-)Prophylaxe von oberen gastrointestinalen Blutungen sollten Risikofaktoren konsequent therapiert werden, z. B. durch eine Eradikation bei *Helicobacter-pylori*-Infektion und medikamentöse oder interventionelle Reduktion des porto-systemischen Drucks bei Ösophagusvarizen. Möglicherweise iatrogene Ursachen (Therapie mit nichtsteroidalen Antirheumatika, Chemotherapie) sollten abgesetzt oder nur unter einer prophylaktischen Therapie mit beispielsweise Protonenpumpeninhibitoren eingesetzt werden. Eine säurehemmende Therapie stellt grundsätzlich eine sinnvolle Prophylaxe von oberen gastrointestinalen Blutungen dar, da in den meisten Fällen die ätzende Wirkung der Magensäure die pathogenetische Grundlage für das Auftreten dieser Blutungen ist.

▪▪▪ Prognose

Grundsätzlich ist die Prognose der akuten gastrointestinalen Blutung zunächst gut, da etwa 80% der Blutungen spontan sistieren. Gefährlich sind jedoch die Rezidive, die bei etwa einem Drittel der Fälle meist innerhalb der ersten 72 h beobachtet werden und deren Häufigkeit vor allem von der Art der Läsion abhängig ist. So weisen eine aktive spritzende Blutung oder eine Läsion mit sichtbarem Gefäßstumpf das höchste Risiko für eine Rezidivblutung auf (>80%). Bei weniger als 30% der Fälle treten Rezidive mit abnehmender Häufigkeit bei Sickerblutungen, koagelbedeckten Läsionen und hämatinbelegten Läsionen auf. Die Gesamtletalität bei oberer gastrointestinaler Blutung liegt bei etwa 5–10%. Deutlich erhöht ist die durchschnittliche Letalität bei Ösophagusvarizenblutung (bis 30%) und bei Blutungen, die eine Gabe von mehr als 6 Erythrozytenkonzentraten erfordern (bis 50%).

Literatur

D`Amico G, Pietrosi G, Tarantino I (2003) Emergency sclerotherapy versus vasoactive drugs for variceal bleeding in cirrhosis: a cochrane meta-analysis. Gastroenterology 124: 1277–1291

37.2 Untere gastrointestinale Blutungen

▪▪▪ Grundlagen

▪▪ Definition

Bei unteren gastrointestinalen Blutungen befindet sich der Blutungsherd aboral der Plica duodenojejunalis im Jejunum, Ileum, Kolon oder Rektum.

▪▪ Epidemiologie

Der Anteil der unteren gastrointestinalen Blutungen an allen Blutungen des Magen-Darm-Trakts liegt bei etwa 10–20%. Die Häufigkeit der blutenden Läsionen des unteren Gastrointestinaltrakts weist dabei eine starke Altersabhängigkeit auf.

▪▪ Ätiologie und Pathogenese

Im Kindesalter liegt häufig eine Invagination, ein Ileus oder ein Meckel-Divertikel als Ursache zugrunde. Bei Erwachsenen finden sich überdurchschnittlich häufig Hämorrhoiden, ein M. Crohn, eine Colitis ulcerosa oder infektiöse Kolitiden (Salmonellen, Tuberkulose, Candida, Ruhr, Cholera), wobei in diesem Alter die Blutungen auch schon zunehmend auf Polypen oder Malignome zurückzuführen sein können. Bei Patienten >60 Jahren werden hingegen am häufigsten Angiodysplasien (Teleangiektasien, Hämangiome, arteriovenöse Fehlbildungen), Hämorrhoiden, Divertikulosen, Malignome, Polypen oder ischämische Kolitiden als Ursache einer Blutung festgestellt. Insgesamt stellen **Hämorrhoiden die häufigste Diagnose** im Zusammenhang mit einer unteren gastrointestinalen Blutung dar. Bei etwa der Hälfte der Patienten sind sie allerdings lediglich ein Zweitbefund. Im Analkanal können neben Hämorrhoiden auch Analfissuren, -fisteln, Proktitiden oder ein Rektumprolaps zu Blutungen führen. Auch gynäkologische Grunderkrankungen können zu einer unteren gastrointestinalen Blutung (intestinale Endometriose) führen. Iatrogen treten untere gastrointestinale Blutungen nach Hämorrhoidenabtragung (-Sklerosierung, -Ligatur), Polypektomie, Biopsie oder Darmoperationen auf. Auch unter Therapie mit nichtsteroidalen Antirheumatika (magensaftresistente Beschichtung) sind Blutungen aus Ulzerationen im Bereich des unteren Gastrointestinaltrakts beschrieben.

▪▪▪ Klinik

▪▪ Symptome

Die klinischen Zeichen der unteren gastrointestinalen Blutung sind abhängig von der Dauer der Darmpassage und vom Ausmaß der Blutung. Bei kurzer Darmpassage vor allem bei Blutungen im Bereich des Rektums und des Analkanals findet sich hellrotes, dem Stuhl aufgelagertes Blut (Hämatochezie). Bei Blutungen aus dem Dünndarm oder Kolon hat meist eine Durchmischung mit dem übrigen Darminhalt stattgefunden und mit zunehmender Dauer der Darmpassage tritt eine zunehmende Dunkelverfärbung ein, die bis zum Absetzen von Teerstuhl (Melaena) führen kann. Bei starken Blutungen und rascher Darmpassage kann jedoch auch bei Dünndarmblutung ein hellroter Blutabgang zu verzeichnen sein. Häufiger ist der okkulte Blutverlust, wobei aufgrund der geringen Menge an Blut und der Durchmischung mit dem übrigen Darminhalt kein sichtbarer Blutabgang vorliegt. Hierbei zeigen sich klinisch die Symptome einer chronischen Anämie mit Blässe, Schwächegefühl und Dyspnoe. Eine Schmerzsymptomatik (Ausnahmen: Analfissur, Rektumprolaps, intestinale Ischämie, Endometriose) oder sonstige Allgemeinsymptome wie Übelkeit sind bei der unteren gastrointestinalen Blutung in der Regel nicht vorhanden.

▪▪ Befunde

Bei der digitalen rektalen Untersuchung sind Blutauflagerungen auf dem tastenden Finger hinweisend.

▪▪ Komplikationen

Treten akut große Blutverluste auf, kann die Klinik bereits vor einem sichtbaren peranalen Blutabgang durch die Symptome eines hypovolämischen Schocks als gefährliche aber charakteristische Komplikation bestimmt sein (Hypotonie, Tachykardie, Bewusstseinsverlust, akutes Nierenversagen, Gerinnungsaktivierung). Verbleiben größere Mengen Blut über längere Zeit im Darm kann es durch die bakterielle Freisetzung von Ammoniak bei vorbestehender Leberinsuffizienz als Komplikation zu einer Verschlechterung einer hepatischen Enzephalopathie kommen.

▪▪▪ Diagnostik

▪▪ Endoskopie und Bildgebende Diagnostik

Das Mittel der Wahl zur Identifizierung einer Blutungsquelle ist die Endoskopie. Bei der Kolosigmoido- und Rektoproktoskopie ist darauf zu achten, sich nicht nach der Feststellung einer möglichen Blutungsquelle (z. B. Hämorrhoiden) zufrieden zu geben, sondern weiter nach möglichen Zweitbefunden zu suchen. Lässt sich bei dieser Untersuchung keine Blutungsquelle ermitteln, sollte eine mögliche Dünndarmläsion ausgeschlossen werden. Hierzu stehen endoskopisch nur eingeschränkte Möglichkeiten zur Verfügung (z. B. Kapselendoskopie).

Radiologische Diagnostik kann bei derartigen Fragestellungen (z. B. bei Verdacht auf M. Crohn) weiterhelfen. In der Abdomenübersichtsaufnahme können überblähte Darmschlingen aufgrund einer Passagestörung auffallen. Eine Darmpassage mit Gastrografin kann helfen, die Darmschleimhaut zu beurteilen. Besser geeignet sind kontrastverstärkte Schichtbildverfahren (Computertomographie, Hydro-Magnetresonanztomographie). Bei stärkerem Blutverlust kann auch eine Angiographie durch einen Kontrastmittelaustritt im betroffenen Stromgebiet die Lokalisation einer Blutungsquelle aufzeigen. Auf der Suche nach einer endoskopisch nicht erreichbaren Blutungsquelle kann auch eine Radionuklidsequenzszintigraphie mit Technetium-markierten Blutbestandteilen durch Anreicherungen im entsprechenden Darmabschnitt auf eine aktive Blutung hinweisen.

▪▪ Labordiagnostik

Laborchemische Untersuchungen können zunächst helfen, eine okkulte Blutung zu diagnostizieren (Hämoccult). Bei chronischem Blutverlust zeigt sich eine hypochrome, mikrozytäre Anämie mit Zeichen des Eisenmangels (Ferritin erniedrigt). Bei akuten unteren gastrointestinalen Blutungen können die Hämoglobinkonzentration und der Hämatokrit auch nach beträchtlichem Blutverlust noch hämodynamisch kompensiert sein und auf diese Weise zu einer Unterschätzung des Blutverlusts führen. Die diagnostischen Maßnahmen bei einer starken Blutung beinhalten daher vor allem eine Kontrolle der Herzfrequenz, des arteriellen Blutdrucks oder des Bewusstseins. Bei hypovolämischem Schock sind insbesondere die Nierenfunktion und der Gerinnungsstatus neben dem Blutbild und den Elektrolyten engmaschig zu kontrollieren.

▪▪▪ Differenzialdiagnose

Differenzialdiagnostisch sollte grundsätzlich bei jeder Form eines peranalen Blutabgangs eine obere gastrointestinale Blutungsquelle (eventuell als Zweitbefund) ausgeschlossen werden. Bei hypovolämischem Blutungsschock ohne sichtbaren Blutabgang schließt die Differenzialdiagnose alle intraperitonealen Blutungsursachen mit ein (z. B. Leber-, Milz-, Aneurysma-, Tubarruptur oder mesenteriale Blutungen).

▪▪▪ Therapie

Vergleichbar zu der Therapie bei oberer gastrointestinaler Blutung steht auch bei Blutungen des unteren Gastrointestinaltrakts die Therapie des hypovolämischen Schocks im

Vordergrund (intensivmedizinisches Monitoring, Volumen- und Elektrolytsubstitution sowie ggf. Auftransfusion). Wenn die Blutungsquelle endoskopisch zu erreichen ist, kann mittel Unterspritzung, Gummibandligatur, Sklerosierung, Klipp, Elektrokoagulation oder Lasertherapie versucht werden diese zu stoppen. Bei einem Versagen dieser interventionellen Therapiemaßnahmen sollte der Blutungsherd operativ durch Übernähung, Umstechung oder Resektion saniert werden.

▪▪▪ Prävention

Die Prävention der unteren gastrointestinalen Blutung beinhaltet in erster Linie eine effektive Verhinderung von den häufigen Rezidivblutungen. Hierzu zählen z. B. interventionelle (Gummibandligatur, Sklerosierung) oder operative (Abtragung) Maßnahmen zur Therapie des Hämorrhoidalleidens. Malignome sollten einer stadiengerechten Therapie zugeführt, blutende Polypen endoskopisch oder operativ reseziert und infektiöse Erkrankungen frühzeitig antimikrobiell therapiert werden. Bei chronisch entzündlichen Darmerkrankungen ist eine engmaschige ambulante Nachkontrolle und Anpassung der immunsuppressiven Therapie zur Vermeidung von Rezidivblutungen notwendig.

▪▪▪ Prognose

Etwa drei von vier unteren gastrointestinalen Blutungen sistieren ohne Therapie. In etwa 30% der Fälle kommt es jedoch ohne Therapie zu Frührezidiven. Die Gesamtletalität ist abhängig von der Grunderkrankung, dem Alter sowie den Vorerkrankungen des betroffenen Patienten. Prognostisch ungünstig wirkt sich ein hoher Bedarf an Transfusionen aus.

Literatur

Strate LL (2005) Lower GI bleeding: epidemiology and diagnosis. Gastroenterol Clin North Am 34:643–644

Green BT, Rockey DC (2005) Lower gastrointestinal bleeding–management. Gastroenterol Clin North Am 34:665–678

Akute zerebrale Erkrankungen

Markus Huntemann

38.1 Subarachnoidalblutung (SAB)

■■■ Grundlagen

4% der Praxisbesuche sowie 2% der Vorstellungen in Notfallambulanzen erfolgen aufgrund von Kopfschmerzen, denen meist eine ungefährliche primäre Ursache wie Migräne oder Spannungskopfschmerz zugrunde liegt. Sekundäre Ursachen sind selten, aber oftmals lebensgefährlich. Die häufigste sekundäre Kopfschmerzform ist die aneurysmatische Subarachnoidalblutung (SAB), die trotz verbesserten Managements mit einer erheblichen Letalität und Morbidität assoziiert ist sowie einen häufigen Anlass für Fehldiagnosen darstellt.

■■ Definition

Bei der akuten Subarachnoidalblutung handelt es sich um eine arterielle Blutung aus zerebralen Gefäßen in den Raum zwischen Pia und Arachnoidea.

■■ Epidemiologie

Die Subarachnoidalblutung ist Ursache von ca. 3% aller Schlaganfälle. Die Inzidenz ist steigend und beträgt 6–16:100.000/Jahr bei einer Prävalenz von 2–6%. Alle Altersgruppen werden betroffen mit einer Häufung um das 50. Lebensjahr. In 5–20% der Fälle besteht eine positive Familienanamnese.

■ Risikofaktoren

Rauchen ist ein starker Risikofaktor, als potenzielle Faktoren gelten Alter, weibliches Geschlecht, Rasse, Alkohol, Hypercholesterinämie und Drogen. Träger nicht rupturierter Aneurysmen haben ein jährliches Risiko für eine SAB von 1–2%. Weitere Risikofaktoren sind familiäre Belastung, polyzystische Nieren, Marfan-Syndrom sowie Ehler-Danlos-Syndrome.

■■ Ätiologie und Pathogenese

Ursachen einer SAB

- Aneurysma der basalen Hirnarterien (80%)
- Zerebrale oder spinale Angiome
- Andere Ursachen
  - *Traumen* (SHT, Strahlentrauma, Elektrounfall, Strangulation, Barotrauma, Höhenkrankheit)
  - *Gerinnungsstörungen* (z. B. Antikoagulanzien, Thrombozytopathie, DIC, Polyzytaemia vera)
  - *Intoxikationen* (z. B Alkohol, Narkotika, Amphetamine, Kokain, Epinephrin)
  - *Infektionen* (z. B Endokarditis, Meningitis, Enzephalitis, Malaria, Mykosen)
  - *Gefäßerkrankungen* (z. B.Vaskulitiden, Arteriitis, Hypertonie, Arteriosklerose, Dissektion)
  - *Tumore* (z. B. Ependymome, Hämangioblastome, Chorionkarzinome, Gliome, Melanome)
- Ursache nicht nachweisbar (10–30%)

Die Entstehung intrakranieller Aneurysmen ist multifaktoriell, die Anlage wahrscheinlich kongenital bedingt in Form eines Defekts der Pars muscularis, der durch hämodynamische Faktoren zu einer Aneurysma-Ausbildung führen kann. Intrakranielle Gefäße sind besonders gefährdet, da ihnen eine verstärkende Adventitia fehlt. Tritt eine Schädigung der elastischen Hüllstruktur hinzu (z. B. Arteriosklerose), kann eine Aneurysmaruptur mit Blutung in die subarachnoidalen Räume auftreten. Das Blut verteilt sich innerhalb der basalen Zisternen, der Sylvi-Fissur und des Hemisphärenspaltes und kann in einer intrazerebralen/intraventrikulären Blutung (ICB) münden. Infolge des perakuten Anstiegs des intrakraniellen Drucks (ICP) treten **Bewusstseinsstörungen** auf, durch die lokale Raumforderung des blutenden Aneurysmas **umschriebene neurologische Ausfälle**. Sobald das Blut um das Aneurysma koaguliert und ein lokaler Vasospasmus einsetzt, sistiert die Blutung. Während der Thrombusorganisation können fibrinolytische Prozesse (2.–15. Tag) zu einer Rezidivblutung führen. Während der Erythrozytenlyse freigesetzte vasoaktive Spaltprodukte können einen generalisierten Vasospasmus mit nachfolgender zerebraler Ischämie auslösen.

▪▪▪ Klinik

Klassische Leitsymptome der SAB

- Kurze Bewusstseinsstörung
- Plötzlich einsetzender Vernichtungskopf(Nacken) schmerz (»Kopfschmerz wie noch nie im Leben«, »untypisch«)
- Übelkeit und Erbrechen
- Nackensteifigkeit/Nackenkopfschmerz
- Fokalneurologische Symptome

Die SAB-Symptome – nach Häufigkeit geordnet – sind: Bewusstlosigkeit (63%), Nackensteife (59%), Übelkeit und Erbrechen (56%), Kopfschmerzen (55%), Hemiparesen (49%), Sprachstörungen (33%), Pupillenstörungen (33%), epileptische Anfälle (30 %), Störung der Okulomotorik (23%) und Diplopie (17%).

Eine SAB verfügt nicht nur über ein **breites Spektrum der klinischen Präsentation**, sondern auch über **unterschiedliche klinische Schweregrade**. Eine Graduierung des klinischen Bildes kann nach der Klassifikation der World Federation of Neurological Surgeons (WFNS) bzw. nach der Einteilung von Hunt und Hess erfolgen (◘ Tab. 38.1) aus der ersichtlich ist, das die **Schwere einer SAB in erster Linie am Ausmaß der Bewusstseinsstörung ablesbar** ist. Besteht initial eine Vigilanzminderung und/oder eine Fokalneurologie, ist bereits von einer schweren Blutung mit intraparenchymatöser Beteiligung auszugehen.

Eine diagnostische Herausforderung stellt das **Initialstadium** dar, das **klinisch fast unauffällig** imponieren kann. Leitsymptome können fehlen oder unspezifische Symptome auftreten wie Schmerzen im Bereich der Brust/Wirbelsäule/Beine infolge einer Blutungsausbreitung in den Spinalkanal. Oftmals besteht infolge vegetativer Störungen eine kardiale Symptomatik (Hypertension, ischämieähnliche EKG-Veränderungen, Herzrhythmusstörungen etc.), die eine diskrete Pathoneurologie überlagern und zu einer Fokussierung auf eine kardiale Erkrankung führen kann. Prinzipiell sind **alle Formen einer Herzrhythmusstörung möglich**, häufig bestehende EKG-Veränderungen sind verlängerte QT-Zeit (Gefahr von »torsade de pointes«) hohe P- und T-Wellen (»cerebral T-wave«), ST-Senkungen, U-Wellen.

Ein initialer Bewusstseinsverlust kann als eine rhythmogen bedingte Synkope fehlgedeutet werden. Stehen Übelkeit und Erbrechen im Vordergrund, häufig von leichtem Fieber begleitet, kann dies z. B. als Virusinfekt oder Gastroenteritis interpretiert werden. Eine Bewusstseinsveränderung kann infolge der erschwerten Anamnese zu einer psychiatrischen Diagnose führen.

Bis zu 30% der Fälle werden fehldiagnostiziert, vor allem als HWS-Syndrom oder Migräne. Der Kopfschmerz kann milder ausgeprägt sein, lokalisiert oder generalisiert auftreten, sich spontan zurückbilden sowie auf gängige Analgetika ansprechen. Bei ca. 25% (bis 50%) der Patienten tritt Tage bis Wochen vor dem Blutungsereignis infolge eines Aneurysmalecks (»minor-leak«) eine »Warnblutung« auf, die zwar mit plötzlichen heftigen Kopfschmerzen einhergeht, oft aber nicht mit CT-Auffälligkeiten assoziiert ist. Im weiteren Verlauf (Stunden bis Tage) kann es nach anfänglicher Stabilisierung zu einer erneuten Verschlechterung kommen, die durch eine Rezidivblutung oder einen zerebralen Vasospasmus verursacht wird.

! Cave

Gründe einer Fehldiagnose bei SAB

- Fehlende Evaluierung von Patienten mit Warnkopfschmerz (schwer, abrupt, ungewöhnlich)
- Fehlende Kenntnis der spontanen Besserung sowie des Ansprechens auf gängige Analgetika
- Überschätzung der Voraussetzung einer klassischen klinischen Präsentation
- Fokussierung auf eine sekundäre Hirnschädigung durch eine Synkope

- Fokussierung auf kardiologische Symptomatik/ Bluthochdruck
- Unkenntnis der nicht aneurysmatischen SAB-Ursachen
- Fehlendes Verständnis der Limitierung einer CT-Diagnostik

Komplikationen

Rezidivblutung

Das Nachblutungsrisiko unbehandelter Aneurysmen ist mit 4% innerhalb der ersten 24 h am höchsten, dann sinkt es auf 1–2%/Tag in den folgenden 4 Wochen. Das Langzeitrisiko liegt ab dem 3. Monat bei 3%/Jahr.

Vasospasmen

Vasospasmen der großen Hirnarterien treten bis zu 50–70% der Fälle auf, wobei Inzidenz und Ausmaß mit der im CCT (▶ Abschnitt Diagnostik) dargestellten Blutmenge korrelieren. Sie beginnen typischerweise 2–5 Tage nach dem initialen Blutungsereignis mit einem Maximum zwischen dem 5. und 14. Tag und einer langsamen Rückbildung über 2–4 Wochen. In 50% der Fälle manifestieren sich Spasmen als verzögert auftretende neurologischer Defizite (delayed ischemic neurological deficit, DIND) und führen bei 30% der Betroffenen zu angiospastischen ischämischen Insulten.

Hirnödem und transtentorielle Hernisation

Sie sind die Haupttodesursachen innerhalb der ersten Woche. Frühzeichen einer Hernisation sind Eintrübung und ipsilaterale Pupillendilatation.

Blutungseinbruch

Dieser kann intraventrikulär und/oder intrazerebral erfolgen, die Mortalität beträgt bis zu 30%.

Hydrozephalus

Ein *akuter* Okklusivhydrozephalus tritt bei 20% der Patienten auf und erfordert bei symptomatischen, bewusstseinsgetrübten Patienten trotz erhöhten Rezidivblutungs- bzw. Infektionsrisikos eine Ventrikulostomie (EVD-Anlage). Ein chronischer (kommunizierender) Hydrozephalus tritt in ca. 30% der Fälle auf und kann durch eine Shunt-Anlage (Ventriculoperitoneal, atrial, lumboperitoneal) zu einer klinischen Verbesserung führen.

Autonome Entgleisung

Ursache ist ein erhöhter Sympathikotonus bei gegenregulatorisch gesteigertem Parasympathikotonus. Bis zu 10% der SAB-Patienten versterben an den Folgen, meist durch maligne Herzrhythmusstörungen (18%) oder Myokardinfarkt (3%). Die akute sympathikogene Entgleisung führt zu einer Vasokonstriktion mit ansteigendem pulmonalvenösem Druck, wodurch es zu einem capillary leakage mit Ausbildung eines neurogenen Lungenödems kommen kann.

Weitere Komplikationen

Hyponatriämie tritt in 10–30% der Fälle infolge einer inadäquaten ADH-Sekretion auf (= Schwartz-Bartter-Syndrom). **Krampfanfälle** – meist fokal – treten bei ca.7% der Patienten innerhalb von 24 h auf. **Pneumonie** ist die Haupttodesursache in den folgenden Wochen, 50%

Tab. 38.1. Klinische Stadieneinteilung der Subarachnoidalblutung (SAB)

WFNS			Hunt u. Hess	
Grad	Glasgow Coma Scale	Hemiparese/ Aphasie	Grad	Kriterien
I	15	Nein	I	Leichter Kopfschmerz/leichter Meningismus Kein neurologisches Defizit
II	14–13	Nein	II	Starke Kopfschmerzen und deutlicher Meningismus Keine Fokalneurologie außer Hirnnervenstörungen, *keine Bewusstseinsveränderungen*
III	14–13	Ja	III	*Somnolenz* oder Verwirrtheit o. psychische Veränderung und/oder leichte Fokalneurologie
IV	12-7	Ja/nein	IV	*Sopor*, mäßige bis schwere Hemiparese, vegetative Störungen
V	6–3	Ja/nein	V	*Koma*, Einklemmungszeichen Strecksynergismen, moribunder Patient

der Patienten aspirieren im Akutereignis. **Tiefe Beinvenenthrombosen** (DVT) treten vor allem in paretischen Bezirken auf, die Inzidenz subklinischer DVT beträgt ca. 75% innerhalb der ersten 2 Wochen.

▪▪▪ Diagnostik

Einen Algorithmus zur SAB-Diagnostik zeigt ◘ Abb. 38.1.

▪▪ Bildgebende Verfahren

Nativ CCT (kraniale Computertomographie)

Sie ist die **obligate Erstuntersuchung**, die innerhalb der ersten 24 h in 92% der Fälle die Diagnose sichern und in 70% Hinweise auf die Aneurysmalokalisation geben kann. Die Sensitivität ist zeitabhängig: 98% ≤12 h, am Tag 5–7 nur noch ca. 50%. Falsch negative Befunde sind möglich bei kleinen Aneurysmen Ø <10 mm und großer Schnittdicke sowie bei einem Hkt <30% bzw. Hb <10 mg/dl (Isodensität).

Zerebrale Panangiographie in DSA (digitale Subtraktionsangiographie)-Technik

Die Methode ist der Goldstandard zum Nachweis einer Gefäßanomalie. Die Kontrastmittelgabe führt nicht zu einer erhöhten Rezidivblutungsrate. In 15–30% der Fälle findet sich bei einer im CT nachweisbaren SAB in der initialen Viergefäß-Angiographie kein Aneurysma. Mögliche Ursachen sind Untersuchungsfehler, Vasospasmen oder ein thrombosiertes Aneurysma.

Angio-CT (CTA) und MR-Angio (MRA)

Mit diesen Methoden gelingt in 80–95% der Fälle Nachweis von Aneurysmen >4 mm.

Transkranielle Dopplersonographie (TCD)

Die TCD sollte regelmäßig unter standardisierten Bedingungen von einem erfahrenen Untersucher durchgeführt werden. Indikation ist der Nachweis zerebraler Vasospasmen, wobei mittlere Flussraten >120 cm/s als kritisch definiert werden. Da ein DIND auch ohne Erhöhung der Flussgeschwindigkeit einhergehen kann, sind therapeutische Entscheidungen aufgrund von TCD-Ergebnissen schwierig.

Lumbalpunktion

Sie ist indiziert bei klinischem Verdacht und unauffälligem CT und kontraindiziert im Stadium IV und V. Als positiv gilt ein blutiger Liquor, der zum Ausschluss artifizieller Blutbeimengung zentrifugiert werden muss. Ein

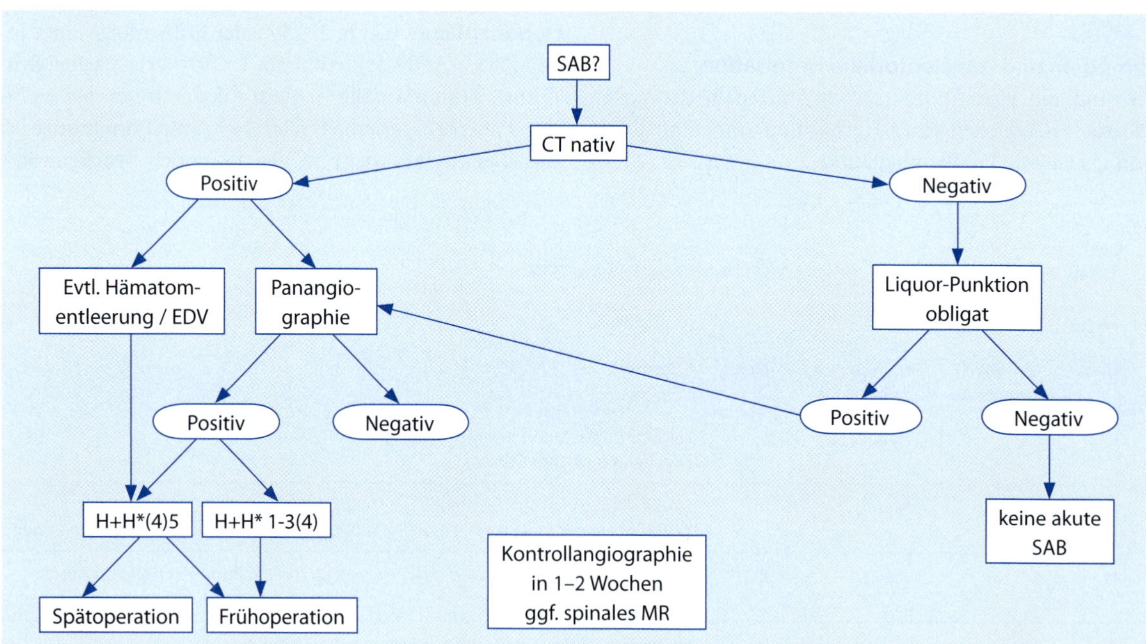

◘ **Abb. 38.1.** Algorithmus der SAB-Diagnostik. * Siehe Tab. 38.1 Stadium nach Hunt + Hess

xanthochrom verfärbter Überstand weist auf eine SAB hin (positiv erst nach >12 h, über 14 Tage nachweisbar). Ein unauffälliger Liquor- sowie CT-Befund schließen in den meisten Fällen eine SAB aus.

▪▪▪ Therapie

Eine Übersicht über die wichtigsten SAB-Therapiemaßnahmen zeigt ◻ Tab. 38.2.

▪▪ Prävention einer Rezidivblutung

Bettruhe und antihypertensive Therapie sind von untergeordneter Bedeutung. Wahrscheinlich sind nicht absolute Blutdruckwerte relevant, sondern Blutdruckschwankungen.

Antifibrinolytika (Epsilonaminokappasäure oder Tranexamsäure) erzielen eine signifikante Reduktion der Rezidivblutungsrate (40%), führen aber im gleichen Ausmaß zu einem Anstieg zerebraler Ischämien (43%), sodass für die allgemeine Prognose kein Benefit besteht. Die Anwendung ist speziellen Fällen (z. B. bei Patienten mit einem niedrigen Vasospasmusrisiko bzw. einem durch eine verzögerte Operation zu erwartenden Benefit) vorbehalten.

Der OP-Zeitpunkt bei **chirurgischer Aneurysmaausschaltung** hat keinen signifikantern Einfluss auf die allgemeine Prognose. Eine Frühoperation wird empfohlen für Patienten in gutem klinischem Zustand mit unkompliziertem Aneurysma.

◻ Tab. 38.2. Therapieübersicht bei SAB

Maßnahmen	Einzelheiten/Bemerkungen
Allgemeinmaßnahmen	Kopfhochlagerung (30°), Stuhlregulierung, sofortige Verlegung auf(neurologische) Intensivstation bzw. neurochirurgische Klinik
Sedierung	(ggf. zur Stressabschirmung) Diazepam 5–10 mg i.v. Langzeitsedierung mit Fentanyl/Dormicum oder Propofol
Analgesie	Buprenorphin 3 × 0,3–0,6 mg/Tag i.v. oder 3 × 0,2–0,4 mg/Tag p.o.
Antiemetika	Metoclopramid 3 × 10 mg i. v. oder Triflupromazin 5–10 mg i.v. **Kein Einsatz von Phenothiacinen**
Antiphlogistika	Indikation: Riesen(»Giant«)-Aneurysma Dexamethason (z. B. Fortecortin) 40–100 mg einmalig initial i.v., danach 4 × 8 mg i.v (1.–4. Tag), 3 × 8 mg (5.–7. Tag), 3 × 4 mg (8.–10. Tag), 3 × 2 mg (11.–12. Tag), 2 × 1,5 mg (12.–14. Tag) danach Beendigung
Blutdruckmanagement	Zielgröße RR systolisch 130–160 mmHg Nimodipin (z. B. Nimotop S) oder Urapidil (z. B. Ebrantil) initial langsam i.v. 25–50 mg (2 mg/min) Perfusor 150 mg/50 ml NaCl 3–10 ml/h
Vasospasmusprophylaxe	Nimodipin-Dosierungsschema: Stunde 1–6 15 µg/kgKG 1,0 mg/h (5,0 ml/h bei Perfusor 10 mg/50 ml) Stunde 7–12 1,5 mg/h >Stunde 12 30 µg/kgKG 2,0 mg/h (10 ml/h bei Perfusor 10 mg/50 ml) Oralisierung 4 × 60 mg p.o. Schnell: 15 µg/kgKG für 2 h initial, dann Erhöhung auf 30 µg/kgKG
Vasospasmustherapie	Triple-H-Therapie *Blutdruckanhebung:* Zielgröße art. Mitteldruck von ca. 90–100 mmHg (RR systol. 240 mmHg) bei versorgten und ca. 80–90 mmHg (RR systol. ≤160 mmHg) bei unversorgten Aneurysmen *Inotrope Substanzen:* Dobutamin 3–30 µg/kgKG/min oder Noradrenalin 0,1–1,0 mg/h *Hypervolämie/Hämodilution:* Zielgrößen Hkt 30–35%; ZVD 8–12 mmHg; Wedgedruck 12–14 mmHg; HAES 10% 500–1000 ml/Tag; Elektrolytlösungen 3–12(–15)l/Tag
Screening	TDK, Osmolalität, Elektrolyte

- **Mikrochirurgisch:** *Clipping* des Aneurysmahalses gilt als das Standardverfahren, wobei bezüglich des optimalen OP-Zeitpunktes kein Konsens besteht. Der Vorteil einer Frühoperation (≤72 h) ist, dass diese noch vor Auftreten eines Vasospasmus durchgeführt werden kann. Ansonsten wird nach dem 10.–12. Tag bzw. nach Abflauen des Vasospasmus operiert, die Technik (Clipping oder Coiling) wird individuell entschieden. Bisher ist keine Methode favorisiert. Grundsätzlich wird für rupturierte Aneurysmen eine Ausschaltung empfohlen, bei asymptomatischen Patienten mit einem nicht rupturierten Aneurysma wird das Vorgehen kontrovers diskutiert.
- **Endovaskulär:** Als *Coiling* bezeichnet man die Thrombosierung des Aneurysmas mittels elektrolytisch ablösbarer Platinspiralen *(Platincoils)*. Indikationen sind Aneurysma-Lokalisationen mit hohem chirurgischem Risiko, WFNS Grad III–IV, Rezidivblutung innerhalb der Vagospasmusphase, eingeschränkte OP-Fähigkeit. Nachteilig ist der höhere Anteil inkomplett ausgeschalteter Aneurysmen (lokalisationsabhängig bis 46%). Bisher erscheint das Risiko einer Rezidivblutung aber nicht relevant erhöht, wobei Langzeitergebnisse noch ausstehen. Die Patienten werden am 2. postoperativen Tag heparinisiert mit anschließender Thromboseprophylaxe (ASS 100 mg/Tag über 6 Monate).

Die **Ballonangioplastie** kann zur Aneurysmaablation bzw. zur Behandlung von Arterienspasmen angewendet werden.

Eine **Karotis-Ligatur** kann auf Kosten einer hohen Komplikationsrate die Rezidivblutungsrate senken und ist dementsprechend von unsicherem Stellenwert.

▪▪ Konservative Therapie

Vasospasmusprophylaxe

Der Kalziumantagonist Nimodipin verbessert signifikant die Prognose bei allen SAB-Schweregraden. Die Gabe sollte nicht später als 4 Tage nach der Blutung beginnen und über 21 Tage erfolgen, aufgrund der Hypotoniegefahr (30%) vorzugsweise peroral oder via Nasensonde. Eine parenterale Gabe erfordert einen zentralvenösen Katheter (Thrombophlebitisgefahr). Wenn ein ausreichender systolischer (130–160 mmHg) sowie stabiler Blutdruck nicht aufrechterhalten werden kann, hat die Blutdruckstabilisierung Priorität. Neben anderen Nebenwirkungen ist insbesondere auf die Entwicklung eines Subileus sowie eines pulmonalen Rechts-links-Shunts zu achten. Zum Spasmusscreening sollte über 10 Tage täglich eine TCD erfolgen.

Vasospasmustherapie

Verschiedene Therapieansätze kommen zum Einsatz:

- Die **Triple-H-Therapie** (**h**ypertensive **h**ypervolämische **H**ämodilution) wird empfohlen zur Prävention und Behandlung vasospasmogener ischämischer Komplikationen, z. B. DIND (delayed ischemic neurological deficit), sowie bei Nimodipin-Kontraindikation bzw. Therapieversagen oder Flussgeschwindigkeiten im TCD >50 cm/s ≤24 h. Ziele sind das Anheben des Blutdrucks bzw. des zerebralen Perfusionsdrucks (CPP) sowie das Absenken der Blutviskosität bis zu einer Rückbildung der neurologischen Symptome. Da diese Tagesschwankungen unterliegen, sollten die therapeutischen Maßnahmen erst nach konstanter neurologischer Besserung (z. B. >48 h) reduziert werden. Aufgrund hoher Therapierisiken (Hirnödem, Herzinsuffizienz, Herzinfarkt, Elektrolytentgleisungen, Gerinnungsstörungen, Ruptur unversorgter Aneurysmen etc.) ist ein intensivstationäres Setting mit hämodynamischem Monitoring obligat.
- Die **neurochirurgische Blutkoagelentfernung** scheint das Vasospsamusrisiko nicht zu senken. Die Wirksamkeit einer **Blutklot-Lyse** mittels intrazisternal verabreichtem r-tPA (rekombinanter Gewebe-Plasminogen-Aktivator) wird derzeit überprüft.
- Die **transluminale Katheterangioplastie** führt bei 60–80% der Patienten zu einer signifikanten Verbesserung bei einer Komplikationsrate von 5%. Indikationen sind Versagen der konventionellen Therapie und/oder das Auftreten fokal-segmentaler Spasmen.
- Die **intraarterielle Papaveringabe** wird derzeit nicht generell empfohlen.
- Eine **Aminosteroidgabe** (Tirilazad-Mesylat) bewirkt keine besseres Prognose (außer bei einer Subgruppe von Männern mit einer höhergradigen SAB).

▪▪ Behandlung von SAB-Patienten *ohne* Aneurysmanachweis

- Bei **perimesenzephaler SAB** (2/3 der Fälle) besteht i. d. R. keine OP-Indikation, eine Vasospasmusprophylaxe ist nicht erforderlich, TCD-Verlaufskontrollen sind nötig.
- Bei **nicht perimesenzephaler SAB** wird eine Vasospasmus-Prophylaxe empfohlen.

- Bei **Dissektion intraduraler Gefäße** (v. a. A. vertebralis) ist eine Stentversorgung nötig.
- Bei **mykotischen Aneurysmen** besteht eine Operationsindikation, falls es unter antimykotischer Therapie zur Größenzunahme kommt.

▪▪▪ Prävention

Eine **Hypertoniebehandlung** führte bisher zu keiner Senkung der SAB-Inzidenzrate, wirkt aber präventiv auf alle anderen Schlaganfallformen.

Ein wichtiger Präventionsfaktor ist **Nikotinabstinenz**.

Zur **Aneurysmaversorung** wird das Clipping unrupturierter Aneurysmen >5–7 mm empfohlen.

▪▪▪ Prognose

Die 28-Tage-Letalität beträgt 40%, 15–20% der Patienten versterben bereits prähospital. Von Patienten mit Grad 1–3 (nach WFNS) haben nur ca. (30–)50% nach 3 Monaten ein gutes neurologisches Ergebnis, ca. 30% der überlebenden Patienten haben ein neurologisches und/oder neuropsychologisches Defizit. Die initiale Blutung hat das höchste Letalitäts- und Morbiditätssrisiko (ca. 20%). Eine Rezidivblutung ist mit einer Mortalität von 70% belastet.

Literatur

Barker FG, Ogilvy CS (1996) Efficacy of prophylactic nimodipine for delayed ischemic deficit after subarachnoid hemorrhage: a meta-analysis. J Neurosurg 84/3: 405–414

Cook DJ et al. (1992) Rules of evidence and clinical recommendations on the use of antithrombotic agents. Chest 102(suppl 4): 305S–311S

Higashida R, Kuhne D (1998) Interventional neuroradiology in SAH. In: Steiner T, Hanley D, Hacke W (eds) Update in intensive care and emergency medicine. Springer, Berlin Heidelberg New York Tokio, pp 149–155

Ingall TJ, Wiebers DO (1993) Natural history of subarachnoid hemorrhage. In: Whisnant JP, ed. Stroke: Populations, Cohorts, and Clinical Trials. Butterworth-Heinemann Ltd., Boston, Mass.

Kassell NF, Torner JC, Haley EC et al. (1990) The international Cooperative Study on the timing of aneurysma surgery. Part 1: Overall management results. J. Neurosurg 73: 18–36

Steiner T, Schwab S, Hacke W (2000) Zerebrovaskuläre Notfälle. In: Burchardi H, Larsen R, Schuster HP, Suter PM (ed) Intensivmedizin. Springer, Berlin Heidelberg New York Tokio, pp 825–825

Steiner HH, Unterberg A (1999) Die akute Subarachnoidalblutung. In : Schwab S, Krieger D, Müllges W, Hamann G, Hacke W (eds) Neurologische Intensivmedizin. Springer, Berlin Heidelberg New York Tokio, pp 404 ff

Teasdale G, Knill-Jones R, Lindsay K (1983) response to Hunt WE: Clinical assessment of SAH. J Neurosurg 59: 550–551

38.2 Ischämischer Insult

▪▪▪ Grundlagen

Jährlich erkranken in der Bundesrepublik Deutschland etwa 300.000–350.000 Menschen an einem Schlaganfall, von denen ca. 20% versterben. Viele Patienten behalten schwere neurologische Ausfälle, nur ein Teil wird wieder vollständig arbeitsfähig. Als Ursache von Spätinvalidität und Pflegebedürftigkeit stehen die Folgen eines Schlaganfalles an erster Stelle. Der Auseinandersetzung mit den Grundlagen der Therapie sowie der Vorsorge und Nachsorge des Schlaganfalls kommt deshalb eine große Bedeutung zu.

▪▪ Definition

Der Insult ist ein klinischer Begriff für akute neurologische Lokalsymptomatik unterschiedlicher Ätiologie. Der ischämische Insult ist definiert als eine akute Lokalsymptomatik infolge Durchblutungsstörung umschriebener Hirnareale.

▪▪ Epidemiologie

Die WHO MONICA-Studie (World Health Organisation: Monitoring Trends and Determinants in Cardiovascular Disease) registrierte in den Jahren Jahr 1985–1987 13.597 Schlaganfälle in der Studienpopulation von 2,9 Mio Menschen. Die altersstandardisierten Inzidenzraten betragen 101–285 Männer und 47–198 Frauen pro 100.000 Einwohner. Zerebrovaskuläre Erkrankungen bedingen 13,7% aller Sterbefälle in Deutschland und sind damit **dritthäufigste Todesursache** (nach kardiozirkulatorischen Erkrankungen und Neoplasien). Die Pflegebedürftigkeit der Überlebenden ist mit 30% hoch.

▪▪ Ätiologie

80% der Schlaganfälle werden durch thrombembolische Stenosen oder Verschlüsse verursacht, vorwiegend durch arterio-arterielle Embolien und arteriosklerotische Plaques der A. carotis interna. Plaques, Ulzerationen und Stenosen >80% haben ein besonders hohes Risiko. Bei ca. 30–40% der Fälle liegt eine kardiale Emboliequelle vor, z. B. durch Myokardinfarkt, Vorhofflimmern, künstliche Herzklappe, offenes Foramen ovale, Kardiomyopathien und schwere Herzinsuffizienz. Selten hingegen wird eine Embolie verursacht durch Hypotonie, Anämie oder traumatische Gefäßinjektion.

Risikofaktoren sind: Alter >55 Jahre, arterieller Hypertonus (6fach erhöhtes Risiko), Vorhofflimmern, KHK, TIA in der Anamnese, Nikotin, Diabetes mellitus, Hyperlipidämie, familiäre Belastung und erhöhter Alkoholkonsum.

▪▪ Pathogenese

Die ätiopathogenetische Zuordnung ischämischer Insulte zeigt Tab. 38.3). Die Übersicht ist u. a. auch für die differenzialdiagnostische Abklärung relevant. Insbesondere bei juvenilen Patienten mit ischämischem Insult ohne vaskuläres Risikoprofil sollten infektiöse, autoimmune oder exogen toxische Ursachen in der Abklärung der Differenzialdiagnosen mitberücksichtigt werden.

▪▪ Pathologische Anatomie

Die pathologische Anatomie ischämischer Insulte kann nach der Infarktmorphologie eingeteilt werden. Man unterscheidet:

- **Territorialinfarkt:** meist embolische Infarkte, z. B. im Stromgebiet der A. cerebri media
- **Grenzzoneninfarkt/Endstrominfarkt:** meist hämodynamisch bedingt (»letzte Wies'n«)
- **Lakunärer Infarkt:** Läsionsgröße <15 mm; kleine penetrierende Arterien nachweisbar, meist mikroangiopathisch bedingt

▪▪ Pathophysiologie

Gemeinsam ist all diesen Formen des Hirninfarkts der Energie- und Substratmangel im Hirngewebe. Im gesunden Hirngewebe beträgt der Blutfluss 20–50 ml/100 g/min. Ab einer Senkung des Blutflusses unter 8–10 ml/100 g Hirngewebe/min tritt eine irreversible Schädigung von Neuronen auf (Infarktkern). Außerhalb des Infarktkernes kann die Durchblutung im Ischämiebereich (10–20 ml/100 g Hirngewebe/min) liegen. Nach Wiederherstellung einer normalen Perfusion können Neurone in dieser Zone prinzipiell zur normalen Funktion zurückkehren. Diese **Ischämiezone um den Infarktkern** wird **Penumbra** genannt.

Der lateinische Begriff Penumbra stammt aus der Astronomie und bezeichnet das nicht ganz dunkle Randgebiet um den Kern eines Sonnenflecks. In der Penumbra

Tab. 38.3. Ätiologie der zerebralen Ischämie

Atherothrombose	Makroangiopathie/Mikroangiopathie
Embolien	Erkrankungen vorgeschalteter Arterien (arterio-arteriell) Herzerkrankungen: Herzklappenerkrankungen, Herzrhythmusstörungen (z. B. Vorhofflimmern), Aneurysma, Vorhofmyxom, Rhabdomyom (tuberöse Sklerose), Kardiomyopathie, Endokarditis, Chagas-Krankheit, paradoxe Embolie bei offenem Foramen ovale *Sonstige:* Aneurysma, Ektasien, Tumor (Angiom), Durafistel
Vaskulopathie	*Entzündlich/rheumatisch:* Primäre ZNS-Vaskulitis, granulomatöse Angiitis Systemisch nekrotisierend mit ZNS-Beteiligung: Wegener-Granulomatose, Panarteriitis nodosa, Riesenzellarteriitis, Takayasu-Syndrom, Churg-Strauss-Syndrom Kollagenosen mit ZNS-Beteiligung: Lupus erythematodes, Winiwarter-Bürger-Syndrom, Sklerodermie, Behçet-Syndrom, »mixed connective tissue disease« Infektiös: HIV, Tbc, Borreliose, Neurolues, Pilze, Mononukleose, Zytomegalie, VZV, Hepatitis B, Rickettsien, bakterielle Endokarditis *Exogen-toxisch:* Medikamente/Drogen: Sympathomimetika, Ergotamine, Sumatriptan, Kokain, Crack, Amphetamin, LSD, Heroin; Strahlenvaskulopathie; Trauma (Dissektion) *Degenerativ:* fibromuskuläre Dysplasie, Ehlers-Danlos-Syndrom, Marfan-Syndrom, Amyloidangiopathie, Rendu-Osler-Weber-Syndrom *Maligne:* intravaskuläre Lymphomatose
Hämatologische Erkrankungen	Thrombophilie (Protein-C-, Protein-S-, AT-III-Mangel, APC-Resistenz), Antiphospholipid-Antiköper-Syndrom, Hämoglobinopathien, Thalassämie; Hyperviskositätssyndrome: Polyglobulie, Thrombozytose, Leukoytose, Polycythämia vera, myeloproliferative Syndrome, paroxysmale nächtliche Hämoglobinurie
Metabolische Erkrankungen	Glykogenosen Typ I, Fabry-Krankheit
Funktionelle Ursachen	Migräne, Vasospasmus, Hyperparathyreodismus, EPH-Gestose

setzen weitere wichtige pathogenetische Mechanismen (Periinfarkt-Depolarisationen, Inflammation, Apoptose) ein. Die Zeitdauer der zerebralen Ischämie ist der entscheidende Auslöser der Schadenskaskade und der weiteren Ausdehnung des Infarktkernes auf die Ischämiezone. Sie beträgt ca. 3–6 h, wobei diese aufgrund der komplexen Abfolge von verschiedenen Schadensmechanismen sowie interindividuellen Schwankungen sehr variabel ist.

Formen

Nach den **Schweregraden der zerebralen Ischämie** werden unterschieden:
- **Stadium I** Symptomlose Gefäßstenose
- **Stadium II** Transitorische ischämische Attacken (TIA); neurologischer Ausfall, der sich innerhalb von 24 h völlig zurückbildet
- **Stadium III a** PRIND (prolonged ischämic neurological deficit); neurologischer Ausfall, der länger als 24 h anhält, sich aber innerhalb einer Woche vollständig zurückbildet
- **Stadium III b** *Progressive stroke*; kontinuierliche oder schrittweise Zunahme eines neurologischen Ausfalls innerhalb von Stunden oder Tagen
- **Stadium IV a** Kompletter Schlaganfall; neurologischer Ausfall mit unvollständiger Rückbildung
- **Stadium IV b** Neurologischer Ausfall ohne Rückbildung

Klinik

Symptome

Akute Bewusstseinsstörungen, plötzliche Schwäche oder Taubheit des Gesichts, eines Armes und/oder Beines, insbesondere im Bereich der gleichen Körperhälfte, Schwäche oder Asymmetrie im Gesichtsbereich, plötzliches Auftreten von Doppelbildern oder Sehverlust auf einem oder beiden Augen, neu aufgetretene Gleichgewichtsstörungen, Gangstörungen, Koordinationsverlust, Sprachverständnis- oder Sprechstörungen, Schluckstörungen, Schwindel, Übelkeit und Erbrechen.

Befunde

Die Befunde und Symptome, dargestellt nach dem betroffenen Stromgebiet, zeigt ◘ Tab. 38.4:

Komplikationen

- Hirnödem mit erhöhtem intrakraniellen Druck (s. unten)
- Symptomatische Epilepsie (▶ Abschnitt 38.4)
- Sekundäre hämorrhagische Infarzierung
- Aspiration
- Dysphagie
- Respiratorische Insuffizienz (▶ Kap. 27)
- Herzrhythmusstörungen (▶ Kap. 21)

◘ **Tab. 38.4.** Befunde und Symptome des ischämischen Insults

Stromgebiet	Befunde/Symptome
A. carotis	**Leitsymptome:** Hemiparese, Aphasie, Amaurosis fugax (= vorübergehender retinaler Visusverlust, monookuläres Schleier-Nebelsehen)
A. cerebri media	**Leitsymptome:** Brachiofazial betonte Hemiparese (kontralateral), Hemihypästhesie (kontralateral), Aphasie (sensorisch, motorisch, amnestisch), Hemianopsie (wenn Sehbahn mitbetroffen)
A. cerebri anterior	Beinbetonte Hemiparese (kontralateral)
A. ophthalmica	Amaurosis fugax (ipsilateral)
A. vertebralis	**Leitsymptome:** Drehschwindel, Doppelbilder, »Drop attacks«
A. cerebelli posterior inferior (PICA):	Drehschwindel, Ataxie, Dysarthrie, Dysphagie, Wallenberg-Syndrom (= dorsolaterales Medulla-oblongata-Syndrom) – ipsilateral: Horner-Syndrom; Nystagmus, Analgesie /Thermanästhesie im Gesicht – kontralateral: Analgesie/Thermanästhesie am Körper
A. basilaris	Gekreuzte Hirnstammsyndrome, Bewusstseinsstörung bis zum Koma, Doppelbilder, Nystagmus
A. cerebri posterior	Homonyme Hemianopsie (kontralateral)

▪▪▪ Diagnostik

Der Verdacht auf Schlaganfall ist ein medizinischer Notfall und erfordert damit eine abgestufte Untersuchungslogistik, um ein zeitgerechtes Therapiemanagement zu erreichen.

▪▪ Bildgebende Diagnostik

Kraniale Computertomographie (CCT)

Die wichtigste und unverzüglich durchzuführende apparative Untersuchung bei Schlaganfallpatienten. Sie erlaubt sicher zwischen hämorrhagischen (hyperdense Areale) und ischämischen Schlaganfällen (hypodense Areale) zu unterscheiden. Bereits 2 h nach einem ischämischen Infarktereignis ist es möglich, Infarktzeichen zu erkennen (60% nach 2 h, 80% nach 3 h). Für kleinere Läsionen im Bereich des Hirnstamms ist die Methode weniger sensitiv. Größere Infarkte in Kleinhirn und Brücke sind meistens noch feststellbar. Ausgeprägte Infarktfrühzeichen in den ersten 6 h nach dem Schlaganfall deuten auf eine massive Infarzierung mit einem entsprechend höheren Risiko einer sekundären Hämorrhagie oder Ödementwicklung hin. Hirnblutungen sind unmittelbar nach Auftreten in der CCT festzustellen. Zusammenfassend klärt der neuroradiologische Befund die Fragen: Blutung/Raumforderung ja/nein, zytotoxisches Ödem ja/nein, Lokalisation und Ausmaß.

Doppler-/Farbduplexsonographie der Hirngefäße, Arterien-selektive DSA (digitale Subtraktionsangiographie) der extra- und intrakraniellen Hirngefäße

Die Methoden kommen zum Einsatz im Akutstadium bei V.a. Basilaristhrombose, wenn keine Läsionen im CCT nachweisbar sind und eine Thrombolyse möglich ist, außerdem bei Verschluss der extra- oder intrakraniellen Gefäße des vorderen Kreislaufs mit der Konsequenz einer systemischen Lyse. Des Weiteren wird sie möglichst frühzeitig eingesetzt zur Abklärung der Infarktgenese (Dissektion eines Halsgefäßes mit der Konsequenz der antithrombotischen Therapie) sowie subtotaler Gefäßverschlüsse, Verschluss der A. carotis interna mit der Konsequenz einer hypervolämischen-hypertensiven Therapie.

Kraniale Magnetresonanztomographie (MRT)

Die Methode ist gegenüber der CCT sensitiver. MRT zusammen mit Diffusions- und Perfusionsuntersuchungen können bereits wenige Minuten nach Symptombeginn später auftretende Infarktareale sichtbar machen. Hierdurch scheint es möglich zu sein, frühzeitig zwischen Ischämie und Infarktbezirk zu differenzieren, wodurch die Einschätzung von Risikopatienten vor Thrombolyse wesentlich verbessert werden kann. Nachteil: Aus logistischen und ökonomischen Gründen ist die MRT nicht überall verfügbar.

Transthorakale oder transösophageale Echokardiographie (Echo/TEE)

Die Untersuchungen dienen der Detektion kardialer Emboliequellen. Der Nachweis solcher Emboliequellen gelingt am häufigsten in den ersten 24 h nach Symptombeginn, wobei das TEE wesentlich sensitiver ist. Obligate Notfalluntersuchung innerhalb 48 h nach Infarktereignis.

Röntgen-Thorax

Eine obligate Untersuchung zur Abklärung einer Aspiration.

▪▪ Labordiagnostik

Kleines Blutbild: Leukozyten, Hb, Hkt, Thrombozyten (Polyglobulie?, Thrombozytose?)

Klinische Chemie: Glucose (Hyperglykämie prognostisch ungünstig), Elektrolyte, Kreatinin, Harnstoff, Transaminasen, Bilirubin, Gerinnungsparameter

Liquorpunktion: fakultative Diagnostik nur bei unklarer Genese des Schlaganfalls, z. B. bei juvenilen Patienten ohne vaskuläres Risikoprofil zur Abklärung einer entzündlichen Genese.

▪▪ Funktionsdiagnostik

EKG: Herzrhythmusstörungen? (Vorhofflimmern als Hinweis für eine kardiale Emboliequelle); obligate Untersuchung im Akutstadium

Pulsoxymetrie: Monitoring (Atemdepression?)

▪▪ Management der Akutdiagnostik

Die CCT ist die wichtigste und unverzüglich durchzuführende apparative Untersuchung bei Schlaganfallpatienten. Die Erhebung von Routinelaborparametern sowie EKG, Pulsoxymetrie und Röntgen-Thorax gehört zu den Basisuntersuchungen und ist bei jedem Schlaganfallpatienten durchzuführen. Ultraschall-Untersuchungen der extra- und intrakraniellen Gefäße und des Herzens dienen der Ursachenfindung des Schlaganfalls und sollten so früh wie möglich nach Symptombeginn durchgeführt werden, ohne allgemeine oder spezifische Therapiemaßnahmen zu verzögern. Im Einzelfall sind weitere Untersuchungen erforderlich wie z. B. kranielle MRT, Angiographie und spezielle Laboruntersuchungen.

▪▪▪ Differenzialdiagnose

Wichtige Differentialdiagnosen sind akute intrakranielle Blutung, Enzephalitis/Meningoenzephalitis, Hypoglykämie, Hyperkaliämie, Hirntumor, chronisch subdurales Hämatom, Migräne mit Aura, postparoxysmale Lähmung (Todd-Parese) und psychogene Hemiparese.

▪▪▪ Therapie

▪▪ Management in der Prähospitalphase

- **Exakte (Fremd-) Anamnese:** Zeitpunkt des Infarktbeginns, Erstsymptomatik (Beginn von Lähmungen?), Vorerkrankungen (Anfallsleiden, Schlaganfälle, Kopfoperationen?), vaskuläre Risikofaktoren (Diabetes, Hypertonie, Rauchen?), Medikamente (Marcumar?)
- Kontrolle und Sicherung der **Vitalparameter**
- Anlage eines **periphervenösen Zugangs** (nicht am paretischen Arm)
- **Blutzuckertest** vor Ort (Ausschluss Hypoglykämie)
- **Keine Gabe von Heparin oder ASS** (Erhöhte Blutungsgefahr)
- **Antihypertensiva nur in Ausnahmefällen** (s. unten)
- **Sauerstoffgabe:** 4 l/O_2 per Sonde (**Cave:** schwere COPD)
- Transport in 30°-**Oberkörperhochlagerung**

▪▪ Management in der Hospitalphase

▪ Allgemeine Akuttherapie

Atmung

Es besteht die Gefahr der pulmonalen und damit zerebralen Desoxygenierung durch Aspiration bei verminderten Schutzreflexen sowie durch direkte Schädigung des Atemzentrums. Neben der prinzipiellen Sauerstoffgabe (Ausnahme: schwere COPD) sollten Patienten im Zweifellsfall frühzeitig intubiert werden. **Die nichtinvasive Beatmung ist kontraindiziert.** Indikation zur Intubation (▶ Kap. 11.2) und Beatmung (▶ Kap. 11.4).

Blutdruck

Ein erhöhter Blutdruck soll bei Patienten mit frischem ischämischem Insult nicht gesenkt werden, da meist eine Bedarfshypertonie zur Kompensation gestörter autonomer zerebraler Zirkulation vorliegt. Als Ausnahmen gelten nachfolgende Indikationen:

- Blutdruckwerte liegen systolisch >220 mmHg oder diastolisch >120 mmHg
- Vor Thrombolyse (auf Werte <180/100 mmHg)
- KHK und instabile Angina pectoris
- Kardiale Dekompensation
- Aortendissektion
- Hypertensive Enzephalopathie

Der Blutdruck wird fortlaufend gemessen (alle 5 min). Bei der ersten Messung sollte eine vergleichende Messung an beiden Armen erfolgen. Die **Blutdrucksenkung soll langsam erfolgen**, um nicht mehr als 5–10 mmHg/h in den ersten 4 h, anschließend um 5–10 mmHg/4 h. Vorgehen:

1. Urapidil (z.B. Ebrantil) 15–25 mg i.v., kann nach 15–30 min wiederholt werden, evtl. als Perfusor (4–9 mg/h).
2. Urapidil (z. B. Ebrantil) 30–60 mg p.o.
3. Vermeiden von Vasodilatanzien (Nitroprussid, Hydrazalin)
4. Bei Nichtansprechen: Clonidin (z. B. Catapressan) 0,075 mg s.c./i.v., evtl. als Perfusor 9–45 μg/h

Temperatur

Es gilt, eine Hyperthermie zu vermeiden! Erhöhte Körpertemperatur (>37,5°) verschlechtert die Prognose von Schlaganfallpatienten. Durchführung:

- *Physikalisch:* bei kalten Akren zudecken, bis Glieder warm sind. Bei warmen Akren abdecken, leichtere Decke, Wadenwickel, ggf. Eispackungen
- *Medikamentös:* Paracetamol: 3 × 1000 mg als Tbl. oder Supp.
- *Infektsuche und Behandlung:* Pulmonal? Harnwege? Infizierte i.v.-Zugänge? Rö-Thorax, Blutkulturen, Urin-Stix und Urin-Kultur. Indikation zur Antibiose früh stellen.

Blutzucker

Die **Hyperglykämie** verschlechtert beim akuten Schlaganfall die Prognose. Als Zielwerte sollten daher angestrebt werden (Durchführung ▶ Kap. 33.4):

- <200 mg% bei Diabetikern
- <120 mg% bei anderen Patienten

Im Falle einer **Hypoglykämie** (<80 mg%) bei Bewusstseinsminderung, Koma oder Schluckstörung: 20 ml Glucose 20% über eine große Armvene i.v., Wiederholung bis Erwachen, dann Infusion von Glucose 10% und engmaschige BZ-Kontrollen. Bei wachen Patienten 2 Stück Traubenzucker oder 4 Stück Würfelzucker in 100 ml Tee, dann 2 Scheiben Brot (2 BE)

▪ Kausale Akuttherapie

Thrombolysetherapie

Vordere Zirkulationsstörung: Die Kausaltherapie des Mediainfarkts ist die Fibrinolyse. Indikationen, Kontraindikation und Durchführung ▶ Kap. 12.5.

Hintere Zirkulationsstörung: Die kausale Therapie der Sinusvenenthrombose stellt die effektive Antikoagulation dar. **Lokale Thrombolyse** mit Urokinase oder r-tPA ist als Ultima-ratio-Therapie nur bei Progredienz der klinischen Symptomatik unter ausreichender Antikoagulation und nach Ausschluss anderer Komplikationen (unkontrollierte epileptische Anfälle, begleitende Lungenembolie, Verschlechterung der Grunderkrankung) indiziert. Eine **systemische Thrombolyse** ist aufgrund des unkalkulierbar hohen Blutungsrisikos **nicht indiziert**.

Indikation, **Kontraindikation** und **Durchführung** der lokalen Lyse ▶ Kap. 12.5.

Durchführung der Antikoagulation: unfraktioniertes, intravenös verabreichtes Heparin mit einer Ziel-PTT von 80–90 s für die Dauer von 10–14 Tagen. Im Anschluss an die Heparinbehandlung sollte eine orale Antikoagulationsbehandlung für die Dauer von sechs Monaten erfolgen. Eine dauerhafte orale Antikoagulation ist indiziert beim Vorliegen von Gerinnungsstörungen, nach einem Rezidiv sowie bei prothrombotischer Grundkrankheit.

Antikoagulation

Thrombozytenaggregationshemmer: Im Regelfall nach einem ischämischen Schlaganfall akut 250 mg Aspisol i.v. als loading dose, ab dem Folgetag 100 mg Aspirin p.o.

Bei Unverträglichkeit von ASS erhält der Patienten primär Clopidogrel 75 mg/Tag p.o.

Weitere Optionen der Sekundärprävention (s. unten) entsprechend der Übersicht:

> **! Cave**
> Allgemein **keine Verabreichung von** intravenösem **Heparin** beim akuten Schlaganfall!
> Auch nicht bei Schlaganfall-Patienten mit nichtrheumatischen Vorhofflimmern!

Als Ausnahme gelten folgende Indikationen bei gesichertem Nachweis von:

- Kardialer Thrombus (nachgewiesen z. B. durch TEE)
- Koagulopathie (z. B. Protein C-/S-Mangel, APC-Resistenz)
- Symptomatische Dissektion extrakranieller Gefäße
- Symptomatische extra- oder intrakranielle Stenose
- Symptomatische Stenose der A. carotis interna
- Sinusvenenthrombose
- Crescendo-TIA (rezidivierende TIA trotz Gabe von ASS)

▪ Andere Spezifische Therapien

Hämodilution

Bisher liegt kein evidenzbasierter Wirkungsachweis vor, wonach die isovolämische Hämodilution mit einer Senkung des HKT um 15% zu einer Verbesserung der Viskosität und damit zur Verbesserung des zerebralen Blutflusses führen kann. Als gravierendste Nebenwirkung wurde gelegentlich das Auftreten von Hirnödemen beschrieben.

Neuroprotektion

Die Wirksamkeit neuroprotektiver Substanzen ist in klinischen Studien bisher nicht belegt. Derzeit ist keine neuroprotektive Substanz zugelassen. Ob der der Einsatz von Neuroprotektiva *in Kombination mit* bzw. *vor* thrombolytischer Therapie eine Therapieoption darstellt, um sowohl möglicherweise das Therapiezeitfenster auszudehnen als auch das Infarktareal zu begrenzen, ist derzeit Gegenstand weiterer klinischer Studien.

Frührehabilitation

Die konsequente Frührehabilitation (physikalische Therapie, Ergotherapie etc.) vom Aufnahmetag an ist als effektive Schlaganfalltherapie unbestritten. Der Nutzen dieser Behandlung ist unabhängig vom Alter, Geschlecht und Schweregrad des Schlaganfalls.

▪ Therapie wichtiger Komplikationen

Erhöhter intrakranieller Druck (ICP) und Hirnödem

Mediainfarkte, die mehr als 2/3 des Gefäßgebietes betreffen, können rasch schwellen und zu einer Einklemmung mit uncaler Herniation unter der Falx sowie einem Liquoraufstau führen. Die Entwicklung eines Hirnödems beginnt meist 24–48 h nach einem Schlaganfall. Die Prognose dieser Patientengruppe ist bei konservativer Therapie mit einer Mortalität bis 80% ist sehr ungünstig. Als Therapieformen kommen infrage:

- **Allgemeine Maßnahmen:** Oberkörperhochlagerung (30°), suffiziente Analgesie, hypotone Flüssigkeitsersatzmittel absetzen. *Ziele:* Normothermie, Normoglykämie, Normovolämie und Normoxämie.
- **Osmotherapie:** Mannitol (25–50 g Mannitol alle 3–6 h) i.v.; **cave:** Nephrotoxizität. Alternativ Glyzerin (4 × 125–250 ml Glyzerin 10% über 60 min), **cave:**

Gefahr der Hämolyse bei zu rascher Infusion. Serumosmolaritätskontrolle (Ziel: 320–335 mosmol/l)!

- **THAM (= Tris-hydroxymethyl-aminomethan = Tris-Puffer):** Indiziert bei Versagen der oben angeführten Maßnahmen. Durchführung über ZVK: Testdosis 1 mmol/kg i.v., wenn ICP sinkt, dann Dauerinfusion 0,25 mmol/kgKG für 7 h geben: Regelmäßige BGA-Kontrolle: Grenzwert für pH-Wert >7,55 und BE +6. **Cave:** nephrotoxische Nebenwirkungen.
- **Moderate Hyperventilation:** Sie hat nur einen kurzfristigen Effekt, außerdem kann durch die Verschiebung des Säure-Basen-Haushaltes das ischämische Ödem zusätzlich verschlechtert werden! Daher mit Verschlechterung des neurologischen Status nur kurzfristig (<24 h) moderate Hyperventilation mit Ziel p_aCO_2 von 30–35 mmHg unter engmaschiger BGA-Kontrolle. *Forcierte Hyperventilation* (<30 mmHg) erfordert wegen der Gefahr der reaktiven Hyperämie eine Überwachung von $avpO_2$ und Hirngewebe-pO_2.
- **Barbiturate:** Diese Therapie gilt als nicht validiert. Barbiturate können bei hohem ICP – als Bolus verabreicht – schnell und effektiv den Hirndruck senken. Es besteht jedoch Gefahr der Hypotonie. Die supranarkotische Barbiturattherapie erfordert ein invasives Hirndruck-Monitoring und EEG-Kontrolle. Alternativ zur Barbituratbehandlung können Pufferlösungen verwendet werden.
- **Hypothermie:** Die kontrollierte moderate Hypothermie (32°C) ist derzeit noch im klinischer Erprobung.
- **Kortikosteroide:** Sie sind zur Behandlung des postischämischen Hirnödems nicht wirksam.
- **Dekompressive Kraniektomie:** Die dekompressive Kraniotomie reduziert bei raumforderndem Hemisphäreninfarkt und bei raumfordernden Kleinhirninfarkten die Mortalität von 80 auf 30%, ohne die Zahl der Schwerbehinderungen zu erhöhen. Eine frühzeitige Trepanation, noch bevor Zeichen der Einklemmung zu finden sind, scheint die Prognose zu verbessern. Eindeutige Indikationskriterien existieren derzeit nicht. Es profitieren eher Patienten mit erhaltener neurologischer Restfunktion, z. B. mit inkompletter Aphasie mit teilweisem Sprachverständnis, und weniger komatöse Patienten im hohen Lebensalter.

▪▪▪ Prävention

▪▪ Allgemeine Maßnahmen

Übergewicht und Bewegungsmangel erhöhen das Schlaganfallrisiko um das ca. 1,5fache. Mit regelmäßiger körperlicher Aktivität kann das Schlaganfallrisiko reduziert werden.

Rauchen erhöht das Schlaganfallrisiko um den Faktor 1,8. Das Schlaganfallrisiko sinkt im ersten Jahr nach Beendigung des Rauchens um 50%!

Alkohol: Chronischer Alkoholismus führt zu einer Zunahme des Schlaganfallrisikos, während kleinere Alkoholmengen eher protektiv wirken. Alkoholexzesse sind mit dem Auftreten von Schlaganfällen assoziiert, wobei die Ursachen vermehrte kardiale Arrhythmien oder eine reaktive Polyglobulie bei alkoholinduzierter Polyurie sind.

▪▪ Spezielle Maßnahmen

Arterielle Hypertonie ist der bedeutendste Risikofaktor für zerebrovaskuläre Erkrankungen. In der *Primärprävention* zeigt die antihypertensive Behandlung bisher nicht an Schlaganfällen Erkrankter eine Risikoreduktion für Schlaganfälle von 42% gegenüber unbehandelten Personen. Auch ältere Patienten und solche mit isolierter systolischer Hypertonie profitieren von einer antihypertensiven Behandlung. Einen optimalen Blutdruck als Zielblutdruck gibt es allerdings nicht. Der Effekt ist unabhängig von der verwendeten Substanzklasse der Antihypertensiva. Der Vergleich konventioneller Blutdrucksenker mit neueren Medikamenten ergab keine signifikanten Unterschiede der Schlaganfallrate. Losartan ist wirksamer als Atenolol. Ungünstig in der Primärprävention sind Alphablocker. Der Auswahl des Antihypertensivums sollte sich aber nach der Begleiterkrankung richten. Bei der *Sekundärprävention* zeigt die Kombination von ACE-Hemmer (Perindopril) und Diuretikum (Indapamid) – auch bei normotonen Patienten – eine Senkung der Schlaganfallrate um 43% (PROGRESS-Studie). Derzeit ist unklar, ob es nur auf die Blutdrucksenkung ankommt oder auf die spezifische Therapie mit einem ACE-Hemmer und einem Diuretikum.

Fettstoffwechsel: Die Wirksamkeit von **Statinen** in der *Primärprävention* des Schlaganfalls ist bei Patienten mit koronarer Herzkrankheit belegt. Neben cholesterinsenkenden werden den Statinen pleiotrope (antithrombotische und plaquestabilisierende) Effekte zugeschrieben. Zumindest bei Patienten mit KHK oder abgelaufenem Herzinfarkt sollte daher eine Senkung des Cholesterinspiegels mit Statinen durchgeführt werden. Das Schlaganfallrisiko wird für diese Patientengruppe dadurch um 12–48% gesenkt, ohne dass die Zahl von Hirnblutungen zunimmt. Des Weiteren ist routinemäßige *Sekundärprävention* mit Statinen bei Patienten mit zerebrovaskulären

Erkrankungen indiziert, bei Patienten mit vaskulären Risikofaktoren auch bei normalem Serumcholesterin.

Diabetes mellitus bedeutet für alle vaskulären Erkrankungen eine erhebliche Risikoerhöhung. Eine strikte Behandlung mit enger Kontrolle der Blutglukose bewirkt eine Reduktion der vaskulären Folgeerkrankungen. In der *Primärprävention* ist bei Diabetikern insbesondere die strikte Behandlung eines begleitenden arteriellen Hypertonus notwendig (Reduktionen der kardiovaskulären und zerebrovaskulären Ereignisse um ca. 30%). ACE-Hemmer bewirken bei Patienten mit Diabetes mellitus eine Protektion von Gefäßen und Nieren. Diabetiker mit KHK profitieren noch mehr von einer Behandlung mit Statinen als Patienten ohne Diabetes mellitus. Ergebnisse zur *Sekundärprävention* liegen nicht vor.

▪▪ Antithrombotische Therapie

▪ Primärprävention

ASS bei Patienten <65 Jahren ohne vaskuläres Risikoprofil sollte nicht primärpräventiv eingesetzt werden. Patienten >60 Jahre mit mindestens einem, besonders aber mit mehreren vaskulären Risikofaktoren, profitieren von der täglichen Gabe von 100 mg ASS (44% Reduktion von kardiovaskulären Todesfällen), ohne dass das Schlaganfallrisiko wesentlich beeinflusst wird. Die Patienten sind dabei aufzuklären, dass eine vierfach höhere Rate von Blutungen (Magen-Darm-, Hirnblutungen und allgemeine Blutungskomplikationen) zu erwarten ist.

Patienten mit Vorhofflimmern und begleitenden vaskulären Risikofaktoren (Hypertonie, KHK, Alter >75 Jahre) sollten eine orale Antikoagulation mit einer INR von 2,0–3,0 erhalten. Ältere Patienten (>75 Jahre) sollten mit einer INR um 2 behandelt werden. Patienten, die nur an Vorhofflimmern leiden und <65 Jahre alt sind, sollten nicht antikoaguliert werden, können aber ASS 300 mg erhalten. Patienten ohne Risikofaktoren >65 Jahre sollten ASS erhalten, ebenso alle Patienten, die eine Kontraindikation für orale Antikoagulation (schwere zerebrale Mikroangiopathie, beginnende Demenz etc.) haben. Kontraindikationen für eine Antikoagulation sind erhöhte Blutungsneigung, gastrointestinale Blutungen in der Vorgeschichte, Leberinsuffizienz, subkortikale arteriosklerotische Enzephalopathie, schlechte eingestellte Hypertonie, mangelnde Compliance und Gefahr von Stürzen.

38

▪ Sekundärprävention

Der Schwerpunkt der Sekundärprävention des Schlaganfalls besteht im Einsatz von Thrombozytenfunktionshemmern. Deren Einsatz erfolgt risikostratifiziert (▫ Tab. 38.5).

▫ Tab. 38.5. Risikoabschätzung eines Rezidivinsultes, basierend auf der CAPRIE-Studie

Risikofaktor	Punkte
<65 Jahre	0
65–75 Jahre	1
>75 Jahre	2
Arterielle Hypertonie	1
Diabetes mellitus	1
Myokardinfarkt	1
Andere kardiovaskuläre Ereignisse (außer Myokardinfarkt und Vorhofflimmern)	1
pAVK	1
Raucher	1
Zusätzliche TIA oder Insult zum qualifizierenden Ereignis	1

Bei **Patienten nach TIA und ischämischen Insult und geringem Rezidivrisiko** (0–2 Punkte nach ▫ Tab. 38.5) ist die tägliche Gabe von 100 mg Azetysalizylsäure (ASS) indiziert. ASS in Dosierungen über 150 mg führen zu vermehrten Blutungskomplikationen.

Bei **Patienten mit hohem Rezidivrisiko** (≥3 Punkte) wird die zweimal tägliche Gabe der fixen Kombination aus 25mg ASS plus 200 mg retardierten Dypirdamol empfohlen.

Besteht ein **hohes Rezidivrisiko und zusätzlich eine pAVK**, so ist die Monotherapie mit täglich 75 mg Clopidogrel durchzuführen. Ebenso bei Kontraindikationen oder Unverträglichkeit gegen ASS.

Keine Indikation besteht im Einsatz von GP IIb/IIIa-Antagonisten zur Sekundärprävention des Schlaganfalls, da diese im Vergleich zu ASS gleiche Wirksamkeit und ein erhöhtes Blutungsrisiko aufweisen.

Eine orale Antikoagulation mit Warfarin wird **nach kardiogenen thromboembolischen Ereignissen** empfohlen:

- Bei Patienten mit kardialer Emboliequelle, insbesondere mit Vorhofflimmern, ist eine orale Antikoagulation mit INR- Werten von 3,0 indiziert. Nach TIA und leichtem ischämischen Insult kann diese innerhalb von 3–5 Tagen begonnen werden.

- Bei Patienten mit mechanischen Herzklappen wird eine dauerhafte Antikoagulation mit INR-Werten zwischen 2,0 und 3,5 fortgeführt. Bei Patienten mit biologischer Herklappe wird eine temporäre Antikoagulation über 3 Monate empfohlen.
- Bei Patienten mir einem offenen Foramen ovale, gleich welcher Größe, und erstem zerebralen ischämischen Ereignis erfolgt eine Propyhlaxe mit ASS (100- 300 mg). Kommt es hierunter zu einem Rezidiv oder besteht ein Vorhofseptumaneurysma ist eine orale Antikoagulation mit einer INR von 2,0 -3,0 durchzuführen. Kommt es hierunter zu einem weiteren Rezidiv, so ist ein interventioneller Verschluss anzustreben.

Hochgradige Stenosen hirnversorgender Arterien

Im Allgemeinen kommt die Operation bei symptomatischen Karotisstenosen über 70% in Betracht, wenn ein Zusammenhang zwischen dem morphologischen Gefäßbefund und den klinischen Befunden sehr wahrscheinlich ist. Es hat sich gezeigt, dass insbesondere Patienten, die über die Karotisstenose hinaus ein erhöhtes Risikoprofil für ischämische Schlaganfälle aufweisen, von der Operation profitieren. Vorraussetzung ist allerdings eine perioperative 30-Tage-Komplikationsrate des Gefäßchirurgen unter 6–7% und die Durchführung der Operation innerhalb von 14 Tagen nach Ereignis. Der Zeitraum zwischen Ereignis und Operation sollte mit Thrombozytenfunktionshemmern überbrückt werden, z. B. bei hohem Rezidivrisiko mit der Kombination von Clopidogrel und ASS, wobei Clopidogrel wegen der Blutungsgefahr 5 Tage vor der Operation abgesetzt werden sollte. Die Operation einer asymptomatischen Karotisstenose kommt in Betracht bei hochgradigen Stenosen (>85%) und wenn die perioperative 30-Tage-Komplikationsrate des Gefäßchirurgen unter 3% liegt.

Angioplastie und Stent können eine gute Alternative zur Karotischirurgie sein, die Ergebnisse laufender Studien stehen noch aus. Indiziert ist die Stentimplantation bei Patienten mit Rezidivstenosen nach Endarteriektomie, hochgradigen Stenosen nach Strahlentherapie und bei chirurgisch schwer zugängliche Stenosen.

Prognose

Einen ersten Schlaganfall überleben ca. 80–85% der Patienten in der Akutphase. Von diesen Patienten erleiden 8–15% im ersten Jahr ein Zweitereignis. Hierbei ist das Risiko in den ersten Wochen am höchsten und fällt mit zunehmendem Zeitabstand zum Indexereignis immer weiter ab.

Literatur

CAPRIE Steering Committee (1996) A randomised, blinded, trial of clopidogrel versus aspirin in patients at risk of ischaemic events (CAPRIE). Lancet 348: 1329–1339

Dzialowski I, von Kummer R. (2003) Computertomographie beim Schlaganfall. In: Schwab S, Hacke W (ed) Die Notfalltherapie und Intensivtherapie bei Schlaganfall. Steinkopff, Darmstadt 25–35

Georgiadis D, Baumgartner RW (2003) Diagnostik und Therapie der Sinusvenenthrombose. In: Schwab S, Hacke W (ed) Die Notfalltherapie und Intensivtherapie bei Schlaganfall. Steinkopff, Darmstadt 89–95

Hacke W et al. (2000) European Stroke Initiative Recommendations for Stroke Management. Cerebrovas Dis 10: 335–351

Heid F, Hennes HJ, Steiner T (2003) Schlaganfallversorgung in der Prähospitalphase. In: Schwab S, Hacke W (ed) Die Notfalltherapie und Intensivtherapie bei Schlaganfall. Steinkopff, Darmstadt 3–14

Schellinger PD, Fiebach JB, Röther J (2003) MRT-Diagnostik beim akuten Schlaganfall. In: Schwab S, Hacke W (ed) Die Notfalltherapie und Intensivtherapie bei Schlaganfall. Steinkopff, Darmstadt 36–47

Schranz C, Bonmann E (2003) Akuttherapie des ischämischen Schlaganfalls. In: Schwab S, Hacke W (ed) Die Notfalltherapie und Intensivtherapie bei Schlaganfall. Steinkopff, Darmstadt 48-57

Steiner T, Schwab S, Hacke W (2000) Zerebrovaskuläre Notfälle. In: Burchardi H, Larsen R, Schuster HP, Suter PM (ed) Intensivmedizin. Springer, Berlin Heidelberg New York Tokio, 825–825

Veltkamp R, Röttger C, Scharz S. (2003) Intensivmedizinische Therapie des ischämischen Schlaganfalls. In: Schwab S, Hacke W (ed) Die Notfalltherapie und Intensivtherapie bei Schlaganfall. Steinkopff, Darmstadt 58–69

38.3 Spontane intrazerebrale Blutung (ICB) = spontaneous intracerebral haemorrhage (SICH)

Grundlagen

Definition

Eine spontane intrazerebrale Hämorrhagie ist eine nicht traumatisch bedingte Blutung in das Gehirnparenchym mit Bildung eines fokalen Blutkoagels (Hämatom).

Epidemiologie

Spontane intrazerebrale Blutungen sind die Ursache für 15–20% aller Schlaganfälle. Die Inzidenz liegt bei 6–27/100.000 /Jahr in Abhängigkeit ethnischer Unterschiede (Ostasiaten 61/100.000, Afroamerikaner 50/100.000). Mit zunehmendem Alter ist ein Inzidenzanstieg verbunden (Altersgipfel 56 Jahre).

Ätiologie und Pathogenese

Eine primäre intrakranielle Blutung entsteht durch eine spontane Ruptur kleiner Hirngefäße infolge hypertonischer oder amyloidangiopathischer Schädigung. Eine sekundäre ICB kann infolge vielfältiger erworbener oder angeborener Ursachen auftreten.

Primäre und sekundäre Ursachen einer ICB

Primäre Ursachen

- Bluthochdruck (70–90%)
- Amyloidangiopathie (7–17%)

Sekundäre Ursachen

- Gefäßanomalien (5–20%): Aneurysmen, Angiome, Kavernome, arteriovenöse Malformationen
- Genetische Erkrankungen: z. B. Amyloidangiopathie Typ Holländer
- Neoplasmen (10%): v. a. Glioblastom und Metastasen
- Gerinnungsstörungen (7–10%)
  - *erworben:* Antikoagulation, Thrombolyse, Lebererkrankungen, Dyskrasie (DIC, Leukämie, Thrombozytopenien), Thrombozytendysfunktion (Nierenerkrankungen, Medikamente)
  - *kongenital:* Hämophilie, Thrombozytopathien
- Drogenmissbrauch: Kokain, Crack, Amphetamine, Ecstasy, Alkohol, Sympathomimetika
- Hämorrhagischer Hirninfarkt
- Traumen mit sekundären kontusionellen Blutungen
- Sinusvenenthrombose (SVT)
- Schwangerschaft (Eklampsie, SVT)
- Vaskulitiden

Risikofaktoren

Chronische arterielle Hypertonie und **fortgeschrittenes Lebensalter** sind die wichtigsten Risikofaktoren.

Gerinnungsstörungen: Eine Marcumartherapie ist mit einem 7–10fach erhöhten ICB-Risiko bzw. einem jährlichen Risiko von 1–2% verbunden. ASS verursacht 1 von1000 ICB pro Jahr. Eine Lysetherapie erhöht das ICB-Risiko um den Faktor 10. Unter Heparintherapie sind intrazerebrale Blutungen selten und fast ausschließlich Folge eines akuten Hirninfarktes.

Übermäßiger **Alkoholkonsum/Drogenmissbrauch** (Sympathikomimetika) sind häufige Risikofaktoren bei (jungen) Erwachsenen. Für Sympathikomimetika wie Phenylpropanolamine (z. B. Contac, Rhinopront), (Pseudo-) Ephedrine etc. sowie für Ginkgo biloba wurde eine Assoziierung mit ICB beschrieben, vor allem in Kombination mit Marcumar und ASS.

Neoplasmen können sich in ca. 1% als ICB manifestieren. Ein hohes Blutungsrisiko haben Metastasen eines malignen Melanoms, Nierenzell-, Prostata- oder Bronchialkarzinoms.

Pathogenese

Das entstehende Hämatom führt zu einem Abriss benachbarter kleiner penetrierender Hirnarterien (Dominotheorie) und somit zu einer raschen Ausbreitung der Blutung entlang der Faserbündel als dem Weg des geringsten Widerstandes (primäre Hirnschädigung durch direkte Verdrängung bzw. Zerstörung). Blutungen können in den ersten 5–6 h noch zunehmen, da für einen Blutungsstillstand neben der massiven Gerinnungsaktivierung ein Gewebegegendruck erforderlich ist.

Blut- und Plasmabestandteile sind Mediatoren einer sekundären Hirnschädigung: Die Freisetzung von Entzündungsmediatoren, zytotoxischen Enzymen bzw. toxischen Abbauprodukten (z. B. von Hämoglobin) etc. induziert eine neuronale Schädigung mit Zelltod. Zelltoxizität und Thrombinproduktion sind vor allem Trigger-Mechanismen für die Störungen der Blut-Hirn-Schranke und Ausbildung eines Hirnödems.

Pathologische Anatomie

Arteriolopathie: Degenerative Wandveränderung von Mikrogefäßen mit Einlagerung fibrinoiden Materials (Lipohyalinose) infolge chronischer Hypertonie.

Zerebrale Amyloidangiopathie: Ablagerung von Amyloid-B-Protein v. a. in kortikalen und leptomeningalen Arterien, die infolgedessen zu starren und fragilen Rohren deformieren.

Formen

- **Großhirnblutungen**
  25–50% (subkortikal 15–25%)
- **Stammganglienblutungen**
  4–8% total (Putamen 23–55%, Thalamus10–35%)
- **Hirnstammblutungen**
  10–15% (Pons, Mesencephalon, Medulla oblongata)
- **Kleinhirnblutungen**
  3–12% (Kleinhirnhemisphären, Kleinhirnwurm)

▪▪▪ Klinik

▪▪ Symptome

Die klassische Präsentation einer ICB ist charakterisiert durch

- Plötzliches Auftreten
- Frühe neurologische Defizite, rasche Progedienz
- Übelkeit/Erbrechen (50%), Kopfschmerz (40%)
- Frühe Bewusstseinsstörung/Eintrübung (25–50% ≤ 24 h)
- Hypertensive Blutdruckwerte (90%)
- Hochdruckanamnese (50–90%)

Eine kleine Blutung ist klinisch nicht sicher von einem ischämischen Hirninfarkt zu unterscheiden, bei diesem treten aber Erbrechen (2%), Kopfschmerzen und rasche Eintrübung eher selten auf. Patienten mit rein intraventrikulären Blutungen präsentieren sich i. d. R. uncharakteristisch.

Krampfanfälle treten initial in ca.10%, bei lobulären Blutungen initial in 50% der Fälle auf, bei ca. der Hälfte der Patienten innerhalb der ersten 24 h. Meist handelt es sich um fokal eingeleitete, sekundär generalisierende Anfälle.

Vegetative Störungen entstehen infolge eines erhöhten Sympathikotonus bei gegenregulatorisch gesteigertem Parasympathikotonus. Häufig bestehen ischämieähnliche EKG-Veränderungen, Herzrhythmusstörungen, die in allen – auch malignen – Formen auftreten können (z. B. Torsade de pointes Tachykardien infolge parasympathikogener QT-Verlängerung) sowie Blutdruckregulationsstörungen. Durch den vasokonstriktorischen Anstieg des pulmonalvenösen Drucks kann es zu einem neurogenen Lungenödem kommen.

Tab. 38.6. Befunde bei unterschiedlichen Blutungslokalisationen

Lokalisation	Symptomatik
Pontine Blutung	– Schwere Defizite + Bewusstseinstrübung – Störung der Pupillomotorik – Hirnnervenausfälle – Hemi- bzw. Tetraparese – Beuge- oder Strecksynergismen
Thalamusblutung	– Kontralaterale sensible Hemisymptomatik – Störung der Blickmotorik – Miose
Stammganglienblutung	– Kontralaterale sensomotorische Hemiparese – Homonyme Hemianopsie – Konjugierte Blickparese zur Gegenseite – Aphasie (Lage in dominanter Hemisphäre)
Kleinhirnblutung	– Übelkeit, Erbrechen, Schwindel – Tremor, Blickrichtungsnystagmus, Dysarthrie – Extremitäten- oder Stand- und Gangataxie (Lokalisationsabhängig)
Hirnstamm-/Ventrikelkompression	– Rasch progrediente Bewusstseinstrübung – Variable Hirnstammsymptomatik, v. a. Störungen der Pupillen- und Blickmotorik

▪▪ Befunde

Die klinischen Befunde korrelieren mit typischen Blutungslokalisationen ◘ Tab. 38.6.

▪▪ Komplikationen

Ventrikeleinbruch (40%), akuter Hydrozephalus, Herniation, Nachblutung (25%, davon 30% ≤3 h).

▪▪▪ Diagnostik

Neurologische Untersuchung, Notfalllabor (insbesondere Gerinnungstatus, Blutbild etc).

Die **kraniale Computertomographie** (CCT) ist das initiale Schlüsselverfahren! Es ermöglicht die Abgrenzung zu einem ischämischen Hirninfarkt, demonstriert Blutungsgröße und Lokalisation sowie drohende Komplikationen. Eine CT-Kontrolle sollte bei neurologischer Verschlechterung erfolgen, nach 1–3 Tagen bei Ventrikeleinbruch oder mittelliniennahen Blutungen.

Die **Magnetresonanztomographie** (MRT) ist dem CT für den initialen Nachweis einer Blutung nicht überlegen, kann aber Hinweise auf das Blutungsalter geben und ist somit v. a. bei subakuten/chronischen Blutungen indiziert. Die MRT-Angiographie ist sensitiver als die Angiographie/CT im Nachweis kavernöser Malformationen/Sinusvenenthrombose.

Die **konventionelle zerebrale Angiographie** ist weiterhin der Goldstandard zur Angiom- bzw. Aneurysmadiagnostik, da eine negative CT- oder MR-Angiographie eine Gefäßmissbildung nicht definitiv ausschließen kann.

Indikation ist u. a. die äthiopathogenetische Klärung einer Blutung bei Patienten <50 Jahre mit fehlender Bluthochdruckanamnese.

▪▪▪ Differenzialdiagnose

- Sinusvenenthrombose
- Ischämischer (mit Einblutung = hämorrhagischer) Hirninfarkt

▪▪▪ Therapie

Trotz zahlreicher Behandlungskonzepte ist nicht geklärt, aus welchem therapeutischen Vorgehen ein Nutzen für den Patienten erwächst. Die derzeitigen Empfehlungen sind nicht evidenzbasiert, sondern beruhen großteils auf Empirie und einem momentanen Konsens.

▪▪ Konservative Maßnahmen

Basistherapie

Sie umfasst zum einen die Stabilisierung der Vitalfunktionen, zum anderen die Aufrechterhaltung einer Homöostase (Euvolämie, Normoglykämie, Normothermie etc.). Die Indikation für eine Intubation sollte frühzeitig gestellt werden, v. a. bei Eintrübung, progredienten neurologischen Ausfällen, respiratorischer Insuffizienz, Aspirationsrisiko. Eine **Thromboseprophylaxe** mit Low-dose-Heparin wird **empfohlen**.

Stressabschirmung

Eine adäquate Sedation sowie intermittierende Muskelrelaxation v. a. bei Manipulationen sind erforderlich, um Stressreaktionen des Patienten wie Husten oder Pressen gegen die Beatmung oder eine reaktive Blutdrucksteigerung zu vermeiden.

Blutdruckmanagement

Hypertensive Blutdruckwerte sind mit einer erhöhten Letalität assoziiert. Trotzdem wird der Nutzen einer frühen Blutdrucksenkung kontrovers diskutiert, da unklar ist, ob dadurch das Nachblutungsrisiko reduziert oder das Ischämie- bzw. Ödemrisiko gesteigert wird. Häufig besteht eine Hochdruckanamnese mit Verlagerung des Bereiches der zerebralen Autoregulation zu höheren Werten, sodass eine Blutdrucknormalisierung das Risiko einer zerebralen Ischämie erhöhen kann. Vasodilatoren können potenziell den ICP steigern (v. a. Nitroprussid, weniger ausgeprägt Hydrazalin, ACE-Hemmer, Kalziumkanalblocker), sind aber in der hypertonen Krise als Akuttherapeutika häufig nicht vermeidbar. ◻ Tab. 38.7 zeigt das empiriebasierte Vorgehen, ◻ Tab. 38.8 gibt Dosierungsbeispiele für Antihypertensiva.

Hirndrucktherapie

Durch die Raumforderung bzw. das perifokale Ödem tritt i. d. R. eine **Hirndruckerhöhung** auf, deren Maximum häufig erst in der 2.–3. Woche liegt. Eine invasive (intraventrikuläre oder fiberoptische intraparenchymale) Hirndruckmessung ist bei klinischem Hirndruckverdacht, z. B. bei rascher Bewusstseinsverschlechterung (Glasgow Coma Scale <9) indiziert. Eine Erhöhung besteht ab einem ICP >20 mmHg />5 min. Therapieziele

◻ **Tab. 38.7.** Empirisches Blutdruckmanagement bei spontaner intrazerebraler Blutung

	Zielgrößen:
Systemischer Blutdruck	RR syst. >140 <180 mmHg/RR diast. <105 mmHg
Mittlerer arterieller Druck (MAP)	<130 mmHg bei vorbestehender Hypertonie <110 mmHg postoperativ
Zerebraler Perfusionsdruck (CCP)	>70 mmHg
Therapieempfehlung	
RR syst. >230 mmHg oder RR diast. >140 mmHg	1. Urapidil (gut steuerbar, frequenzneutral, 1. Wahl) 2. Clonidin (Nitroprussid, Nitroglyzerin, Dihydralazin)
RR syst. 180–230 mmHg oder RR diast. 105–140 mmHg oder MAP >130 mmHg (über 20 min)	Esmolol, Enalapril, Nifedipin i.v.
RR syst. <90 mmHg	1. Volumenersatzmittel (Isotone Kochsalz-, Kolloidlösungen) nach ZVD/PCW 2. Vasopressoren: Katecholamine

sind Werte <20 mmHg bei einem CPP >70 mmHg (MAP–ICP = CPP). Eine **konservative Hirndrucksenkung mittels Osmotherapeutika bei maschineller Hyperventilation** ist nicht routinemäßig anzuwenden, Indikation ist die akute Hirndruckkrise. Osmotherapie wirkt auf gesundes Hirngewebe und führt über eine Volumenminderung zu einer Hirndrucksenkung. Da bei gestörter Blut-Hirn-Schranke mit einem Übertritt der Substanzen in die perifokale Hämatomregion mit konsekutiver Ödemzunahme zu rechnen ist, sollte kein prophylaktischer Einsatz erfolgen und die Anwendung auf ≤5 Tage beschränkt bleiben. Standard-Osmotherapeutikum ist Mannit, dessen intermittierende Bolusgabe effektiver ist als eine Dauerinfusion. Zur Aufrechterhaltung des osmotischen Gradienten kann zusätzlich Furosemid gegeben werden (Zielwert der Serumosmolalität ≤310 mOsm/l). Eine durch maschinelle Hyperventilation induzierte Hypokapnie kann den ICP rasch, aber nur kurzzeitig senken. Eine Normalisierung des pCO_2 sollte zur Vermeidung eines Reboundeffekts langsam über 24–48 h erfolgen.

Stufentherapie des Hirndrucks

- **Osmotherapie:** Mannit 15–20% 0,2–0,5 g/kgKG/10 min i.v. bzw. 4–6 × 125 ml/Tag i.v., Furosemid 10 mg i.v. 2–8-stündlich
- **Keine Steroide**
- **Optimale Kopflagerung:** ICP-gesteuert, wenn nicht verfügbar, Hochlagerung 30°–45°
- **Fiebersenkung:** bei >38,5°C (medikamentös, physikalisch)
- **Kontrollierte Hyperventilation:** pCO_2 30–35 mmHg, Atemzugvolumen 12–14 ml/kgKG (ICP–Monitoring)
- **Relaxierung:** intermittiernd nichtdepolarisiernde Muskelrelaxanzien (Vecuronium, Pancuronium)
- **Adäquate Sedation:** Propofol, Benzodiazepine, Morphine
- **Optional Barbituratkoma:** Thiopental ≈10 mg/kgKG/Tag als intermittiernde Bolusgaben 0,3–0,6 mg/kgKG

Tab. 38.8. Dosierungsbeispiele für Antihypertensiva bei spontaner intrazerebraler Blutung

Wirkstoff	Präparat (Beispiele)	Dosierungsempfehlung
Urapidil	Ebrantil, Amp.(5/10 ml) á 25/50 mg	– Initial langsam 25–50 mg. i.v. (2 mg/min) – Perfusor: 150 mg auf 50 ml NaCl 9–30 mg/h = 3–10 ml/h
Nitroglyzerin	Nitro-Pohl/Perlinganit/Nitrolingu, Amp. (5/25/50 ml) á 5/25/50 mg	– Nitrolingual-Perfusor: 1 Amp. á 50 ml mit 1–6 ml/h = 0,3–1,8 µg/kgKG/min
Nitroprussid	Nipruss, Amp. á 60 mg) i.v.	– Initial: 1 ml/h i.v. – Perfusor: 60 mg mit 0,9%igem Natriumzitrat auflösen, auf 50 ml mit 5%iger Glukose (= 0,3–10 µg/kg/min). *Bei 70 kg z. B 21–560 µg/min = ca.1–28 ml/h*
Dihydralazin	Neprosol, Amp. (2 ml) á 25 mg (geeignet bei Bradykardie)	– Initial: 2 ml (z. B. 1 Amp. Neprosol) auf 10 ml NaCl 0,9% verdünnt, fraktioniert 2 ml i.v., Nachinjektion 5–10-minütlich – Perfusor: 6 ml/50 ml NaCl 0,9% mit 1–5 ml/h (= 1,5–7,5 mg/h)
Esmolol	Brevibloc, Amp. (10 ml) á 100 mg oder á 2,5 g	– Initial: 0,5 mg/kgKG/min i.v., danach 50 µg/kgKG für 4 min, **wenn erfolglos:** – Initialdosis, danach 100 µg/kgKG/4 min, 4-minütl. Steigerung um 50 µg/kgKG/min und jeweils erneut Initialdosis, Erhaltungsdosis 50–200 µg/kgKG/min
Enalapril	Pres, Xanef, Amp. (1,25 ml) á 1,25 mg	– Initial: 0,625–1,25 mg 6-stündlich i.v. (= 1/2-1 Amp. Xanef) nach 1 h wiederholbar
Nifedipin	Adalat, Inf.-Fl. (50ml) á 5 mg, (geeignet bei Bradykardie)	– Perfusor: 5 mg/50 ml: initial 0,5–1 mg/5 min = 5–10 ml/5 min = 60–120 ml/h für 5 min, dann 6,3–12,5 ml/h = 0,63–1,25 mg/h
Diltiazem	Dilzem, Amp. á 10 mg, Inj.-Fl. á 10/25/100 mg (geeignet bei Tachykardie)	– Initial i.v.: Bolus 0,3 mg/kgKG/5 min = 2 Amp. á 10 mg/70 kg – Perfusor: 100 mg/50 ml NaCl 0,9%, initial Bolus, dann 0,168–0,84 mg/kgKG/h = 12–60 mg/h = 6–30 ml/h bei 70 kg
Clonidin	Paracefan, Amp. (1 ml) á 0,15/0,75 mg Catapressan, Amp. (1ml) á 0,15 mg	– Initial i.v.: Bolus á 0,15–0,3 mg – Perfusor: 3 Amp./50 ml NaCl 0,9% 1–5 ml/h i.v. (= 9–45 µg/h) (Sympathikusdämpfung)

Antikonvulsive Therapie

Sie ist indiziert bei rezidivierenden Anfällen (Vermeidung von Blutdruckkrisen bzw. zerebraler Hypoxie) und sollte über 1–2(–3) Monate fortgesetzt werden. Eine Anfallsprophylaxe wird außer bei supratentoriellen Blutungen nicht empfohlen.

- Grand-mal-Anfall: Diazepam (10–20 mg i.v.) oder Clonazepam (1–2 mg i.v.)
  alternativ Phenytoin: 250 mg Bolus/5 min i.v., schnelle Aufsättigung:10 mg/kgKG über 6 h bzw. langsam mit 1,0 g/24 h dann tgl. 250 mg (Spiegelkontrolle)
- Status epilepticus: Phenytoin 15–30 mg/kgKG (max. Infusionsgeschwindigkeit 50 mg/min)

Eine spezielle medikamentöse Therapie ist nicht bekannt. Neuroprotektiva (NMDA-Antagonisten, GABA-Agonisten Muscimol und Citicoline) sind in ihrer Wirkung nicht belegt. Ohne therapeutischen Nutzen zeigten sich Glyzerin, Hämodilution und Steroide. Der Einsatz von Barbituraten (Thiopental), THAM (Tris-Puffer) und Hypothermie ist nicht validiert.

Gerinnungsstörungen

Die Therapie richtet sich nach den auslösenden Faktoren:

- Marcumarinduziert: Vitamin K (z. B. Konakion MM 1 Ampulle á 1 ml = 10 mg Vitamin K_1) 10–30 mg i.v. der 10–30 Tropfen p.o.
  Fresh frozen plasma (FFP): 15–20 ml/kgKG
  Prothrombinkomplex (PPSB): Substitutionseinheiten = (Differenz zwischen Quick-Ist-Wert und Zielwert) × kg, Gabe i.v. über 5 min, im Perfusor über 30 min.
- Heparininduziert: Antagonisierung von 90% der ≤4 h verabreichten Heparinmenge
  Protaminchlorid (z. B. Protamin ICN 1000): 1–1,5 IE inaktivieren ca.1,4 Anti-Xa Einheiten eines niedermolekularen Heparins zu 50%
- Fibrinolyseinduziert: Aprotinin (z. B. Trasylol, Antagosan 200.000 IE einmalig und oder
  Tranexamsäure (z. B. Anvitoff 250 mg)

▪▪ Chirurgische Maßnahmen

Operative Hämatomevakuation

38

Ziel ist Reduktion der Raumforderung/Freisetzung potenziell neurotoxischer Substanzen. Als Methoden stehen neben der klassischen offenen osteoplastischen Kraniotomie zunehmend minimal invasive Techniken wie stereotaktische oder endoskopische Hämatomentfernung zur Verfügung. Bezüglich der chirurgischen Indikationsstellung bestehen starke Kontroversen. Sicher ist, dass Patienten mit kleinen Hämatomen (<10 ml) meist ohne Operation eine gute Prognose haben und ultrafrühe Operationen zu inakzeptablen Raten an Nachblutungen führen. Allgemeiner Konsens besteht in Bezug auf die chirurgische Intervention bei größeren Kleinhirnhämatomen sowie bei der konservativen Behandlung von Hirnstammm- und Thalamusblutungen.

Externe Ventrikeldrainage (EVD)

Sie ist erforderlich, wenn eine klinische Verschlechterung hauptsächlich auf einen akuten Hydrozephalus infolge einer Liquorzirkulationsstörung oder einen Ventrikeleinbruch zurückzuführen ist und nicht auf den destruierenden Effekt der Blutung selbst. Nachteilig sind das erhöhte Infektionsrisiko (Antibiotikaprophylaxe mit Cephazolin empfohlen) sowie ein erhöhtes Nachblutungsrisiko infolge zu rascher Druckentlastung bzw. Überdrainage. Da der Nachweis eines klinischen Nutzens bisher fehlt, besteht keine generelle Empfehlung.

In ▫ Tab. 38.9 sind die Kriterien zur operativen Therapie zusammengestellt.

▪▪▪ Prävention

- Blutdruckeinstellung
- Kein Alkohol- oder Drogenmissbrauch
- Kontrolle der INR-Werte

▫ Tab. 38.9. Empfehlungen zur operativen Therapie bei spontaner primärer ICB

Pro	Kontra
Große raumfordernde Hämatome (v. a. in der nichtdominanten Hemisphäre)	Kleine Hämatome ohne raumfordernde Wirkung Große raumfordernde Hämatome
Drohende Einklemmung (Notfall)	Patient mit GCS 3–5 oder 13–15
Progrediente neurologische Verschlechterung	Stabiler neurologischer Befund
Zerebelläre Hämatome >3 cm (Früh-OP)	Zerebelläre Hämatome <3 cm
Junge Patienten	Alte Patienten (≈ >65 Jahre)
Günstige Lokalisation, z. B. lobäre (elektiv)	Ungünstige Lokalisation (Stammganglien, Thalamus)

GSC Glasgow Coma Scale

▪▪▪ Prognose

Etwa 50% der Erkrankten versterben innerhalb von 30 Tagen (Subgruppen bis 70%), die 1-Jahres-Überlebensrate beträgt 38%. Nur 20% der Patienten können nach 6 Monaten wieder selbstständig leben. Das Rezidivrisiko ist unklar. Als negative prognostische Marker gelten Blutungsgröße, Ausmaß des intraventrikulären Blutvolumens und initialer GCS-Wert, nicht aber die Blutungslokalisation (mit Ausnahme einer Kleinhirnblutung).

Literatur

Broderick JP et al. (1999) Guidelines for the management of spontaneous intracerebral hemorrhage. A statement for healthcare professionals from a special writing group of the Stroke Council, American Heart Association. Stroke 30: 905–15

Cantu C et al. (2003) Stroke associated with sympathomimetics contained in over the counter cough and cold drugs. Stroke 34: 1667–1672

Deutsche Gesllschaft für Neurologie (2002) Intrazerebrale Blutung, AWMF Leitlinienregister Nr. 03

Fernandez HM et al (2000) Surgery in intracerebral hemorrhage. The uncertainty continues. Stroke 31: 2511–2516

Matthew E et al. (2003) Spontaneous intracerebral hemorrhage: a review. Neurosurg Focus, Vol.15 (4): Articel 1

Prasad K, Shrivastava A (2000) Surgery for primary supratentorieal intracerebral haemorrhage. Cochrane Database Syt Rev

Qureshi AI et al. (2001) Spontaneous intracerebral hemorrhage, N Engl J Med 344: 1450–1460

Ruiz-Sandoval JL, Cantu C (1999) Barinagarrementeria: Intracerebral hemorrhage in young people A analysis of risk factoers, locations, causes, and prognosis. Stroke 30: 537–541

Schwab S, Hacke W (Hrsg) (2003) Die Notfalltherapie und Intensivtherapie bei Schlaganfall, Steinkopff, Darmstadt 70–80

Teernstra OP et al. (2003) Stereotactic treatment of intracerebral hematoma by means of a plasminigen activator: a multicenter randomized controlled trial (SICHPA) Stroke 34: 968–974

38.4 Krampfanfälle

▪▪▪ Grundlagen

Ein **epileptischer Anfall** ist durch die plötzliche, zeitlich begrenzte, rhythmische und synchrone Entladung eines neuronalen Zellverbandes, maximal des gesamten Gehirnes charakterisiert. Von **Epilepsie** spricht man, wenn wiederholte, zumeist unprovozierte epileptische Anfälle aufgetreten sind. Die Phänomenologie des epileptischen Anfalles spiegelt die Funktion der betroffenen Hirnareale wider. Sie ist äußerst variantenreich, da Größe und Lokalisation der beteiligten Hirnareale wie auch die Anfallsausbreitung im Gehirn sehr verschieden sein können. Eine ununterbrochene Serie von Anfällen ohne zwischenzeitliche Erlangung des Bewusstsein wird als **Status epilepticus (SE)** bezeichnet, wobei die generalisiert tonisch-klonische Form ein akut lebensbedrohlicher Zustand ist.

▪▪ Definition

Epileptische Anfälle sind plötzlich auftretende Verhaltens- und/oder Befindensstörungen mit dem zerebralen elektrophysiologischen Korrelat paroxysmaler rhythmischer synchroner Entladungen ausreichend großer Neuronengruppen.

Epilepsien sind heterogene Erkrankungen des Gehirns, die maßgeblich durch spontan rezidivierend auftretende epileptische Anfälle gekennzeichnet sind.

Ein **Status epilepticus (SE)** ist ein epileptischer Anfall, dessen Dauer eine durch Übereinkunft festgelegte Grenze von 5 min bei generalisiert tonisch-klonischen Anfällen und von 20–30 min bei fokalen Anfällen oder Absenzen überschreitet, oder eine Sequenz mit gleicher Mindestdauer von einzelnen epileptischen Anfällen in kurzen Abständen, zwischen denen klinisch oder elektroenzephalographisch keine vollständige Restitution erfolgt.

▪▪ Epidemiologie

Mit einer Prävalenz von 0,5–1% in der Bevölkerung stellen Epilepsien nach den neurovaskulären Erkrankungen die zweithäufigste Gruppe neurologischer Erkrankungen dar. Die Inzidenz beträgt 5–12 Neuerkrankungen auf 10.000 Personen/Jahr. Im 2.–5. Lebensjahrzehnt sind Trauma, Alkoholentzugsanfälle, infektiöse Ursachen und Neoplasmen die häufigsten Ursachen epileptischer Anfälle. In der 6. und höheren Lebensdekade sind Schlaganfälle für etwa drei Viertel der neu entstehenden Epilepsien verantwortlich. Der Status generalisiert tonisch-klonischer Anfälle ist der häufigste und am schwersten wiegende symptomatischer Anfall mit einer stark von der Begleiterkrankung abhängigen Mortalität von durchschnittlich ca. 20%.

▪▪ Ätiologie und Pathogenese

Ätiologisch liegen dem Status generalisiert tonisch-klonischer Anfälle (SGTKA) am häufigsten zugrunde:

- Absinken des Antikonvulsivaspiegels bei bekannter Epilepsie
- Symptomatische Ursachen wie zerebrovaskuläre Erkrankungen, metabolische Erkrankungen, zerebrale Hypoxie, Alkohol, Tumore, Enzephalitiden, Schädel-Hirn-Traumen

Pathologische Anatomie

In der pathologischen Anatomie stellen die medio-temporalen Strukturen des Hippocampus und der Amygdala eine Besonderheit dar. Hier kommt es durch frühe Traumatisierung oder im Gefolge epileptischer Anfallsaktivität zu Sekundärveränderungen mit neuronalem Zelluntergang. Gleichzeitig beginnen Regenerationsmechanismen wie z. B. Moosfaser-Sprossungen und neuronale Neogenese, aus Vorläuferzellen das physiologische Netzwerk auf- und umzubauen. Dies führt zu einer verstärkten Synchronisation neuronaler Zellverbände über Tangentialverbindungen und zu einer rekurrenten Selbsterregung von Neuronen durch neu ausgesprosste Axone. Dieser Prozess scheint insgesamt fortschreitend stattzufinden und rechtfertigt Überlegungen in Richtung einer neuroprotektiven Therapie.

Pathophysiologie

Bei Epilepsien fokalen Ursprungs entsteht der Anfall in einer **epileptogenen Schrittmacherzone** zumeist assoziiert mit einer epileptogenen Läsion benachbarter kortikaler oder fern gelegener kortikaler Strukturen (kortikothalamische Interaktionen).

Bei den generalisierten Anfällen und Epilepsien entstehen die epilepsietypischen Entladungen **weitgehend synchron in beiden Hemisphären**. Die Entstehung schnell repetitiver Depolarisationen neuronaler Zellverbände ist ein komplexer zellulärer Mechanismus. Wahrscheinlich liegt eine Imbalanz zwischen exzitatorischen und inhibitorischen neuronalen Erregungen vor, bei der es entweder zu einem Überwiegen der Aktivität exzitatorischer Aminosäurentransmitter (z. B. Glutamat oder Aspartat) oder einer reduzierten Funktion inhibitorischer Transmitter (z. B. Gamma-Aminobuttersäure, GABA) kommt.

Formen

Formen des Status epilepticus

Jeglicher Typ fokaler und generalisierter Anfälle kann einen Status epilepticus ausbilden:

Der **Status generalisiert tonisch-klonischer Anfälle (SGTKA)** ist der häufigste und am schwersten wiegende SE mit einer stark von der Begleiterkrankung abhängigen Letalität von durchschnittlich ca. 20% und der Gefahr einer progredienten zerebralen Schädigung mit Hirnödem und hypoxischen Schädigungen (selten) sowie als möglichen Folgestörungen metabolischer Azidose, Rhabdomyolyse (selten), Nierenversagen (selten) und Lungenödem.

Der **konvulsive oder nonkonvulsive Status einfach- oder komplex-fokaler Anfälle** ist ein andauernder komplex-fokaler Anfall – also ein fokaler Anfall mit partieller Bewusstseinsstörung – mit respektive ohne fokale Myoklonien. Er imponiert vor allem beim nonkonvulsiven Erscheinungsbild klinisch oft mit psychomotorischer Verlangsamung, Desorientiertheit, anderen kognitiven Defiziten und motorischen Automatismen. Nonkonvulsive fokale SE können auch als einfach-fokale Status ohne Bewusstseinsstörung imponieren, etwa mit isolierten sensorischen, dysphasischen oder autonomen Phänomenen.

Der **Absence-Status (nonkonvulsiver generalisierter SE)** ist ein Status epilepticus mit Bewusstseinstrübung und fakultativ subtilen motorischen Phänomenen bei typischerweise generalisierter bilateraler Spike-wave-Aktivität im EEG. Eine Abgrenzung gegenüber dem nonkonvulsiven fokalen SE ist oft nur mittels EEG möglich.

Der sog. **»subtle status epilepticus« (subtiler Status epilepticus)** ist ein prognostisch ungünstiger, meist generalisierter SE, der akut bei schweren Hirnschädigungen oder als Endstadium eines therapieresistenten SGTKA auftreten kann. Gekennzeichnet ist er durch nur subtile bzw. weitgehend erschöpfte oder ganz fehlende Konvulsionen bei fortlaufender iktaler hirnelektrischer Aktivität und persistierender Bewusstseinstrübung bis zum Koma, letzteres oft durch die Grunderkrankung mitverursacht. Es bestehen wahrscheinlich fließende Übergänge zu nonkonvulsiven SE bei akut schwer Hirnerkrankten.

Klinik

Symptome und Befunde im Status generalisierter Anfälle

- **Akutes Ereignis:** Aura oder fokal mit sensorischen, dysphasischen, autonomen Phänomenen oder mit Absenzen beginnend, dann phasischer Verlauf:
  - **Tonische Phase:** Tonische Spannung der Muskulatur, Gesichtsverzerrung, Überstreckung von Rumpf und Muskulatur, häufig lateraler Zungenbiss
  - **Klonische Phase:** Rhythmische Zuckungen der Extremitäten, dabei häufig Urinabgang
  - **Terminalschlaf** oder postparoxysmaler Dämmerzustand, Desorientiertheit
  - **Postparoxysmale Lähmung** (Todt-Lähmung) möglich

Komplikationen

- Hirnödem mit erhöhtem intrakraniellen Druck (▶ Abschnitt 38.3)
- Symptomatische Epilepsie
- Aspiration
- Respiratorische Insuffizienz (▶ Kap. 27)
- Herzrhythmusstörungen (▶ Kap. 21)
- Trauma nach Sturz

Diagnostik

Prinzipiell gilt, dass allein aufgrund anamnestischer (auch fremdanamnestischer) Daten die Diagnose einer Epilepsie gestellt werden kann. Apparative Untersuchungen wie EEG oder Kernspintomographie erleichtern die Einordnung in ein bestimmtes Epilepsiesyndrom oder gestatten, beim ersten Anfall die Zuordnung dieses Anfalls zu einer damit etablierten Epilepsie. Klinische und apparative Untersuchungen gehören zur Diagnostik bei Erstmanifestation eines Anfalls, da dieser eine progrediente Hirnerkrankung als Grundlage haben kann. Schließlich muss die Therapie mit Antikonvulsiva die internistische Gesundheitssituation des Patienten berücksichtigen.

Konvulsiver oder nonkonvulsiver Status einfach- oder komplexfokaler Anfälle

Die Akutdiagnose erfolgt, soweit möglich, durch Verhaltensbeobachtung der typischen Symptomatik, z. B. bei einfach-fokalen motorischen Anfällen. Bei dominierenden sensorischen Elementen und/oder unspezifischen und mehrdeutigen Verhaltenszeichen sind EEG und medikamentöse Ersttherapie während der EEG-Ableitung zur Therapiekontrolle (Durchbrechen des iktalen EEG-Musters durch Antikonvulsiva) und wegen differenzialdiagnostischer Relevanz obligatorisch. Im EEG imponieren meist fokale oder regionale rhythmische spike- oder spike-wave-Aktivität, evtl. auch nur rhythmische langsame oder sogar Alpha-Aktivität ohne spikes. Bei sehr umschriebenem SE fehlen ausnahmsweise auch EEG-Veränderungen. Selten wird eine diffuse Verlangsamung ohne spikes und ohne eindeutigen Fokus beobachtet.

Absence-Status (generalisierter nonkonvulsiver Status epilepticus)

Die Diagnostik und ätiologische Abklärung erfolgt im Wesentlichen wie bei den fokalen SE (s. oben; speziell bei atypischem Absence-Status kann auch eine symptomatische Epilepsie zugrunde liegen), im Einzelfall sind EEG (mit generalisierten epilepsietypischen Potenzialen) und Verhaltenszeichen (mit deutlicherer Bewusstseinsstörung) weniger vieldeutig als bei den fokalen SE.

Subtle status epilepticus

Die Diagnosesicherung geschieht mittels EEG. Tritt oft bei ohnehin schwer akut hirngeschädigten, u. U. komatösen Patienten auf. Die Verhaltenszeichen sind wenig eindrucksvoll bei Bewusstseinsstörung unterschiedlichen Grades, fakultativ gering ausgeprägten Kloni beider Arme oder des Gesichts.

Bildgebende Diagnostik

CCT/MRT: sobald wie möglich bei Erstmanifestation bzw. nicht bekannter Epilepsie zu Ausschluss symptomatischer Verursachung.

Labordiagnostik

Bei Erstmanifestation bzw. nicht bekannter Epilepsie wird initial ein **Glukose-Schnelltest** durchgeführt.

Im **Akutlabor** werden bestimmt: Blutbild, Differenzial-Blutbild, C-reaktives Protein, Blutzucker, Elektrolyte, Kreatinin, Leberenzyme, Kreatinkinase; Toxikologie-Screening, und Ethanol

Nachfolgend: Amylase, Lipase, Schilddrüsenhormone, fakultativ Vitamin B_1, B_6, B_{12}, Folsäure, NH_3, Harnstoff; Blutsenkungsgeschwindigkeit, Blutgase.

Eine **Lumbalpunktion** wird in Abhängigkeit von Verlauf und differenzialdiagnostischen Erfordernissen vorgenommen.

Funktionsdiagnostik

Das **EEG** kommt bei Therapieversagen zur Differenzialdiagnose (z. B. Ausschluss eines Grand-Mal-imitierenden dissoziativen Status) oder als Monitoring zur Therapiekontrolle (z. B. Ausschluss eines sich entwickelnden »subtle status epilepticus«) zum Einsatz.

Das **EKG** dient primär zum Ausschluss symptomatischer Ursachen und der Verlauskontrolle, z. B. AV-Blockierung bei i.v. Phenytoin-Gabe.

Differenzialdiagnose

Häufig sind kardiovaskuläre Synkopen, Psychogene (dissoziative) Anfälle, transitorisch-ischämische Attacken; im Kindesalter auch respiratorische Affektkrämpfe und Pavor nocturnus.

Selten sind Narkolepsie-/Kataplexie-Syndrom, Migräne, drop-attacks.

Zusätzliche Differenzialdiagnosen bei konvulsivem oder nonkonvulsivem Status einfach- oder komplex-fokaler Anfälle: nichtepileptische Myoklonien, dissoziative Anfälle, auch dissoziativer Stupor, depressive Pseudodemenz, amnestische Episode, Demenz, Mutismus, psychotische Episode, Hirninfarkt (z. B. Infarkt der A. cerebri anterior, beidseitiger Infarkt der A. cerebri posterior).

▪▪▪ Therapie

▪▪ Management bei vorbekannter Epilepsie

Unmittelbare Therapieeinleitung (s. unten) mit Legen des i.v.-Zugangs, möglichst vor Medikamentengabe noch Blutentnahme (u. a. zur Serumspiegelbestimmung der Antikonvulsiva). Die weitere Diagnostik ist kontextabhängig:

▪▪ Management bei Erstmanifestation bzw. nicht bekannter Epilepsie

- Unmittelbare Therapieeinleitung (s. unten), gleichzeitig Blutentnahme (Labor s. oben)
- Erheben einer neurologisch- epileptologischen und internistischen Fremdanamnese
- CCT bzw. so bald wie möglich MRT zum Ausschluss akuter symptomatischer Ursachen
- EEG bei Therapieversagen zur Differenzialdiagnose (z. B. Ausschluss eines Grand-Mal-imitierenden dissoziativen Status) oder als Monitoring zur Therapiekontrolle (z. B. Ausschluss eines sich entwickelnden »subtle status epilepticus«)
- Weitere neurologische (z. B. Lumbalpunktion) und internistische Diagnostik in Abhängigkeit von Verlauf und differentialdiagnostischen Erfordernissen

▪▪ Allgemeine Maßnahmen

- Sicherung und Monitoring der Vitalparameter (Pulsoxymetrie, RR-Überwachung)
- Mindestens einen i.v.-Zugang legen, 0,9%-NaCl-Lösung
- Bei Hypoglykämie Glukose 25% 2 ml/kgKG
- Bei Hyperthermie >39°C rektal symptomatische Temperatursenkung
- Bei V.a. auf ethanolassoziierten SGTKA: Gabe von Thiamin 100 mg i.v. bei Absetzen bzw. Ersetzen bzw. Nichteinsetzen jeglicher prokonvulsiver Medikation

38

▪▪ Medikamentöse antikonvulsive Therapie

Die Therapieempfehlungen sind in ◻ Tab. 38.10 zusammengestellt.

▪▪▪ Prävention

Bei etwa 60% der Patienten mit fokalen Epilepsien und bei bis zu 80% der Menschen mit idiopathisch generalisierten Epilepsien ist medikamentös eine Anfallsfreiheit erreichbar.

Bei der symptomatischen Epilepsie-Therapie bzw. der Sekundärprävention steht die Therapie der Grunderkrankung in Vordergrund.

▪▪▪ Prognose

Nach einem ersten epileptischen Anfall bekommt mindestens ein Drittel der Patienten weitere Anfälle innerhalb der nächsten 3 Jahre. Nach 2 Anfällen steigt das Rezidivrisiko innerhalb der nächsten 3 Jahre auf etwa 50%. Die Prognose hängt entscheidend von der Kausalität und der Zuordnung zu einem spezifischen epileptischen Syndrom ab. Weitere Faktoren sind die familiäre Prädisposition, die initiale Anfallsfrequenz sowie Ätiologie, Ausmaß und Multifokalität einer kortikalen Hirnschädigung.

Literatur

Bauer J et al. (1992) Klinische Symptomatologie und Therapie der Status epileptici. Fortschr Neurol Psychiat. 60: 181–205

King MA et al. (1998) Epileptology of the first seizure presentation. Lancet 352: 1007–1011

Pohlmann-Eden, B (2001) Erster epileptischer Anfall im Erwachsenenalter – Überblick zu einem kontroversen Thema. Aktuelle Neurologie 28: 333–339

Schwarz S, Schwab S, Hacke W (1999) Status epilepticus. Rationelle Diagnostik und aktuelle Therapiekonzepte. Anästhesist. 48: 455–464

Stefan H, Erbguth F (2001) Zerebrale Krämpfe und Status epilepticus. In: Burchardi H, et al,eds. Intensivmedizin. Springer. Berlin Heidelberg New York Tokio

Treiman DM, Meyers PD, Walton NY et al. (1998) A comparison of four treatments for generalized convulsive status epilepticus. N Engl J Med. 339: 792–798.

Treiman DM (2000) Effective treatment for status epilepticus. In: Schmidt D, Schachter SC eds. Epilepsy. Problem solving in clinical practice. Martin Dunitz; London 253-265

Tab. 38.10. Medikamentöse Therapie von Krampfanfällen

Generalisiert tonisch-klonische Anfälle	
	Bei initialer Nichtverfügbarkeit eines i.v.-Zugangs: Diazepam 10–20 mg Rektiole rektal auch durch erstbehandelnde Laien, alternativ Lorazepam (z. B. Tavor expidet 2,5 mg oral)
Initial	– Lorazepam 0,1 mg/kgKG i.v. (2 mg/min, ggf. wiederholen, max. 10 mg) oder – Diazepam 0,25 mg/kgKG i.v. (5 mg/min, ggf. wiederholen, max. 30 mg) oder – Clonazepam 1–2 mg i.v. (0,5 mg/min, ggf. wiederholen, max. ca. 6 mg) Bei initialer Gabe von Diazepam und Clonazepam, nicht obligatorisch bei Lorazepam, möglichst schon innerhalb von 10 min nach Erstgabe Phenytoin-Aufdosierung über getrennten i.v.-Zugang
Danach, ggf. parallel über den separaten i.v.-Zugang	– Phenytoin 15–20 mg/kgKG i.v. (50 mg/min über ca. 5 min, Rest über 20-30 min, maximal 30 mg/kgKG) Wird Phenytoin als initialer Wirkstoff gewählt, werden bei fehlendem Erfolg zunächst – also vor einer Phenobarbitaltherapie – Benzodiazepine wie oben angegeben eingesetzt unter Monitoring von RR und EKG.
Bei Therapieversagen nach Benzodiazepin- und Phenytoingabe	– Phenobarbital 20 mg/kgKG i.v. (100 mg/min, höhere Gesamtdosen möglich unter Intensivmonitoring)
Bei Therapieversagen von Phenobarbital	– Thiopental 4–7 mg/kgKG als Bolus, dann 500 mg/h EEG-gesteuert bis zum Burst-Suppression-Muster für 24 h oder – Propofol 1–2 mg/kgKG i.v. als Bolus, dann 2–10 mg/kgKG/h EEG-gesteuert oder – Midazolam 0,2 mg/kg i.v. als Bolus, dann 0,8-1 µg/kg/min EEG-gesteuert oder – Valproat 10–20 mg/kgKG als Bolus bzw. 1200 mg in der ersten Stunde, dann 6 mg/kgKG/h **Cave:** markanter Anstieg des Phenobarbitalspiegels möglich
Chirurgische Therapie	Der epilepsiechirurgische Eingriff aus einer Notfallindikation heraus kann in verzweifelten Fällen als ultima ratio eindeutig läsionell bedingter Status erwogen werden. Bisher gibt es hierzu nur Einzelfallberichte.
Konvulsiver oder nonkonvulsiver Status einfach- oder komplex-fokaler Anfälle	
Initial	– Lorazepam 2 mg i.v. oder 2,5 mg oral (expidet) oder – Diazepam 10–20 mg i.v. oder rektal oder – Clonazepam 1–2 mg i.v. oder oral oder – Clobazam 10 mg oral
Bei Versagen der Initialtherapie	– Phenytoin i.v. oder Valproat i.v.
Absence-Status (generalisierter nonkonvulsiver Status epilepticus)	
Initial	– Lorazepam 2 mg i.v. oder 2,5 mg oral (expidet) oder – Diazepam 10 mg i.v. oder rektal oder – Clonazepam 1–2 mg i.v. oder oral oder – Clobazam 10 mg oral
Bei Nichtwirksamkeit höhere Dosen (s. SGTKA) unter Berücksichtigung von Sedierung und Atemdepression oder initial	– Valproat i.v. oder begleitende orale Schnellaufsättigung (Ladedosis am 1. Tag: 20–25 mg/kgKG) von Valproat. Bei Auslösung des Status durch Nichteinnahme von zur Dauertherapie angesetztem VPA ist VPA i.v. das Akuttherapeutikum der 1. Wahl. Zum Ausschluss von Status-Rezidiv: EEG-Kontrolle innerhalb 24 h nach Erstbehandlung.
Subtle status epilepticus	
– Intensivmedizinische Behandlung entsprechend der Grunderkrankung – Medikamentöse Therapie im Wesentlichen wie beim SGTKA, möglichst unter kontinuierlichem EEG-Monitoring, ansonsten zumindest häufige EEG-Verlaufskontrollen	

38.5 Vegetatives Syndrom

▪▪▪ Grundlagen

▪▪ Definition

Folgen einer schweren Hirnschädigung können in drei Formen auftreten, die i.d.R. phasisch durchlaufen werden:
Koma (▶ Kap. 32)
Vegetative State (VS)
postvegetatives Syndrom [Post Vegetative State, PVS siehe unten]).

Diese sind durch folgende Symptomkomplexe definiert:

Koma: Schlaf-Wach-Zyklus und Hirnstammreflexe fehlen

Post-Vegetative-State (= minimal response state = low awareness state): Der Patient kann auf interne (z. B. Schmerz) und externe Reize Reaktionen zeigen, die zwar als Ausdruck einer Bewusstseinsaktivität interpretierbar sind, aber nur inkonsistent auftreten.

Vegetatives Syndrom:

- Fehlende Wahrnehmungsfähigkeit seiner selbst oder der Umgebung sowie die Unfähigkeit einer Interaktion mit anderen +
- Fehlende (sinnvolle) Reaktion auf jegliche Art von Umweltreize +
- Fehlende (erkennbare) kommunikative Funktionen +
- Erhaltene autonome Funktionen und Hirnstammreflexe sowie Schlaf-Wach-Zyklus +
- Stuhl- und Harninkontinenz

Vegetatives Syndrom

▪▪ Epidemiologie

Es liegen keine genauen Daten vor. Nach Schätzungen beträgt die jährliche Inzidenz ca. 0,7–1,1/100.000 Einwohner bei einer (weltweiten) Prävalenz zwischen 2–10/100.000 Einwohner.

▪▪ Ätiologie

- Traumatisch
- Nicht traumatisch
  - Hypoxisch-ischämisch, infektiös, vaskulär, toxisch, tumorös
  - Degenerativ (Alzheimer, Multiinfarktdemenz, Creutzfeld-Jakob)
  - Metabolisch
  - Kongenital, z. B. Hydrozephalus; Mikrozephalie

▪▪ Pathogenese

Ein vegetatives Syndrom resultiert aus einer ausgedehnten Schädigung des Kortex, des Thalamus sowie zahlreicher intrakortikaler und subkortikaler Verbindungen infolge einer diffusen axonalen Schädigung (diffuse axonal injury, DAI) der weißen Substanz. Charakteristisch ist die Erhaltung des Hypothalamus und des Hirnstamms.

▪▪▪ Klinik

▪▪ Symptome

Ein vegetatives Syndrom kann sich nicht nur verschieden präsentieren, sondern auch in verschiedenen Phasen auftreten, deren Abfolge und Zeitdauer extrem variabel sind, sodass **Reaktivität und kognitiver Status fluktuierend** sind, oftmals von Minute zu Minute. Dieser Umstand muss bei Untersuchungen berücksichtigt werden.

- *Entwicklung eines postkomatösen VS:* Öffnen der Augen mit einem wachen Blick sowie nachfolgendem Auftreten von Schlaf-Wach-Zyklen im Langzeit-EEG einschließlich REM-Phasen (»awakening without awareness«, Aufwachen ohne Wahrnehmung).
- *Wiedergewinnen von Bewusstseinsfunktionen:* durch Erneuerung der Organisation zerebraler Strukturen. Es kommt zur Rückbildung oraler Automatismen und dem Beginn von Spontanbewegungen. Das Auftreten von Blickkonjugation/Blickfixation sind Kardinalzeichen einer funktionalen Integration höherer Komplexität (→ Ausschluss ophthalmologischer Läsionen!).
- *Reaktives Bewusstsein:* Wiederentdeckung konkreter Aspekte einer »Außenwelt« (z. B. Familienangehörige). Der Patient reagiert mit indifferenten Aktionen wie Schließen der Augen, Öffnen des Mundes, Drücken der Hand.
- *Interaktion mit der Außenwelt, (graduelle) Wiederentdeckung von Bewusstseins-Inhalten und eines Selbst-Bewusstseins:* Möglichkeit einer sinnvollen Kommunikation durch motorische, visuelle oder verbale Akte.
- **Cave:** Ein Patient kann bereits Wahrnehmungen haben, die er aber nicht mitteilen kann.

▪▪ Befunde

Fast regelmäßig vorhanden sind **Spastik, Rigor, Plegien** oder **Paresen** (überwiegend Tetraplegien). Verlaufskontrollen sind wichtig, um herauszufinden, ob das Fehlen von Spontanbewegungen aus einer Paralyse oder aus einer mechanischen Behinderung resultiert. Eine **Muskelhypotonie** besteht häufig innerhalb des ersten Monats, danach steigt der Tonus bis zur Ausbildung des charakteristischen Flexor-Hypertonus der Gliedmaßen in Abduktion oder Adduktionsstellung. Haltungsformen (häufig Dekortikations- oder Dezerebrationsstarre) sind in den ersten 4 Monaten reversibel und daher von keinem prognostischen Wert, eine Persistenz weist auf eine schlechte Prognose. **Orale Reflexe und Automatismen** (z. B Saugen, Kauen, Kratzen, suchartige Bewegungen) sind pathognomisch für eine diffuse Hirnschädigung. **Abgeschwächte Sehnenreflexe** sind Korrelate kompromittierter neuronaler Strukturen ohne Reflexion von Funktionen, die in einem VS relevant sind. **Harninkontinenz** ist die Regel (meist neurogene Blasenstörungen vom hypertonen Typ). **Tremor, Kloni, myoklonische wie dystonische Krisen** treten häufig in den ersten Wochen auf. **Spontane ziellose Bewegungen** oder **Körperrotation** sind positive prognostische Zeichen. VS-Patienten können lächeln, grunzen und in seltenen Fällen weinen oder schreien.

▪▪ Komplikationen

Respiratorische Infektionen treten nach einem Monat in ca.1/3 der Fälle auf. Häufig Nachweis trachealer Granulationen mit Gefahr einer Trachealstenose.

Gastrointestinale Komplikationen: Bei ca. 50% der Patienten entwickeln sich, unabhängig von der Zeitdauer des VS, vor allem gastrointestinale Blutungen. Problematisch ist der Reflux von Sondenkost mit Aspirationsgefahr, die Immobilisationsobstipation sowie Diarrhöen infolge hyperosmolarer Sondenkost oder bakterieller Überwucherung.

Abnormer Muskeltonus kann zu Muskel- und Sehnenverkürzungen mit nachfolgenden Deformationen, Kontrakturen, Osteoporose und PNBF (s. unten) führen.

Periarticular new bone formation (PNBF): Eine periartikuläre Knochenneubildung infolge einer ätiologisch unklaren (VS unspezifischen) abnormen Metaplasie undifferenzierter Zellen der Gelenkkapsel. Meist beginnt sie ab dem 2. Monat und ist nach ca. 1 Jahr selbstlimitierend. Die PNBF ist i. d. R in den großen Gelenken lokalisiert (v. a. Schulter). Klinische Zeichen sind lokaler Druckschmerz, eingeschränkte Beweglichkeit, Gelenkschwellung ± Rötung. Der Nachweis erfolgt durch den L-Dopa-Test oder den Thyrotropin-releasing-Hormon-Test (Wachstumshormonspiegel ↑). PNBF ist eines der Hauptprobleme in der Rehabilitationsbehandlung und kann pseudoinflammatorisch (Fieber!), pseudotumoral und ankylosierend auftreten. Zur Kontrolle werden regelmäßige Röntgenaufnahmen der großen Gelenke während der ersten 6 Monate eines VS empfohlen.

Krampfanfälle können fokal oder generalisiert auftreten. Bei mehr als 2 Anfällen ist eine antiepileptische Therapie indiziert.

Myoklonische Anfälle sind Folge einer schweren anoxischen Episode und weisen auf eine schlechte Prognose hin. Zwei Varianten sind zu beobachten:

1. Opsoklonus-Myoklonie (chaotische Augenbewegungen mit generalisiertem synchronen Muskelzucken und Kleinhirnzeichen)
2. Palatinal-Myoklonien (rhythmische Kontraktionen des weichen Gaumens), welche oft durch rhythmisches Hüpfen einer nasogastralen Sonde auffällig werden.

Bei **Hydrozephalus/Ventrikelerweiterung** muss abgeklärt werden, ob die Ursache eine zerebrale Atrophie (e vacuo) oder ein Hydrocephalus communicans ist, da letzterer das Anlegen eines Shunts erfordert.

Unterernährung: VS-Patienten haben häufig einen erniedrigten BMI, da der – auch über Monate anhaltende – erhöhte Energiebedarf nicht genügend berücksichtigt wird.

Autonome Störungen treten infolge hypothalamischer Dysfunktion auf; zu nennen sind:

- **Zentrales Fieber** (Hyperpyrexia): regelmäßig, auch über Monate anhaltend, gekennzeichnet durch fehlendes Schwitzen sowie zirkadianen Verlauf und Resistenz auf Antipyretika.
- **Anfallsartige Schweißausbrüche** im Gesicht und im Nacken, oft mit einer Flush-Symptomatik, deren Ursache unklar ist. In ca.1/3 der Fälle kann ein sog. dysautonomisches Syndrom = »Vegetativer Sturm« auftreten (s. unten).
- **Vegetativer Sturm:** simultaner Anstieg von 5 der 7 folgenden Parameter:
  1. HF >120/min
  2. AF >30/min
  3. Muskeltonus ↑
  4. Körperhaltung dezerebriert oder dekortikiert
  5. Systolischer RR >160 mmHg
  6. Profuses Schwitzen
  7. Temperatur ↑↓

Die Episoden können auch zu spezifischen Stunden oder Tagen auftreten. Meist sistieren sie innerhalb von 4 Monaten.

Traumatisierung der Familie. Verzweiflung, Hilflosigkeit, Schuldgefühle, Vereinsamung, Zukunftsängste und finanzielle Belastungen überfordern die Angehörigen. Einen

Hirnverletzen Patienten zu betreuen, impliziert auch eine professionelle Unterstützung der Familie.

▪▪▪ Diagnostik

> Neurodiagnostische Tests können für sich alleine niemals die Diagnose eins VS bestätigen.

▪▪ Neurologische Untersuchung

Sie dient der **Abschätzung der funktionalen Organisation des Nervensystems**, wobei Symptome stets im zeitlichen Zusammenhang gewertet werden sollten. Da der Patient nach »außen« nicht kommunizieren kann, gibt es keinen Test, der bestätigen kann, ob der Patient »innerliche« Wahrnehmungen hat. Dementsprechend ist die Erfassung auch minimaler Spontanaktivitäten und Reaktionen von immenser Wichtigkeit, wobei die Angehörigen aufgrund ihrer hohen Sensibilität bezüglich der Körpersprache des Patienten bei der Entdeckung erster Anzeichen eine wichtige Rolle spielen. Über Wochen sind regelmäßig zeitintensive Untersuchungen durch einen Experten erforderlich. Es gibt zahlreiche Bewertungssysteme, die der Komplexität der Hirnfunktion nicht genügen können, aber in der Kombination eine »objektivere« Verlaufsbeobachtung ermöglichen. Neben zahlreichen Parametern sind 2 exorbitant wichtig:

1. **Visuelle Reaktion?** Blickfixation bzw. Hinwendung zu einem visuellen Stimulus ist oft das erste Zeichen einer Bewusstseinsaktivität. Der Versuch, eine visuelle Reaktion auszulösen, kann auch durch Angehörige oder die betreuende Pflegekraft erfolgen (Blindheit und Augenmuskelläsion müssen zuverlässig ausgeschlossen sein!).
2. **Emotionale Reaktion?** Sie muss Stimulusspezifisch erfolgen, denn Weinen oder Grimassieren können auch unspezifische Reflexantworten sein.

▪▪ Bildgebende Diagnostik

Die **Kraniale Computertomographie (CCT)** dient zum Nachweis eines Hydrozephalus oder progressiven Hirnatrophie. Der Stellenwert der **Positronen-Emissionstomographie (PET)** ist noch experimentell.

▪▪ Labordiagnostik

Laboruntersuchungen haben keine Bedeutung hinsichtlich einer VS-Evaluierung.

▪▪ Funktionsdiagnostik

Im **EEG** zeigt sich meist eine generalisierte polymorphe Delta- oder Theta-Aktivität, die nicht durch sensorische Stimulation gedämpft wird. Außerdem erfolgt der Nachweis eines Schlaf-Wach-Rhythmus.

Evozierte Potenziale haben keine therapeutischen Konsequenzen, somatosensorisch evozierte Potenziale können aber einer Risikoabschätzung dienen: Bilaterales Fehlen weist auf eine schlechte Prognose hin.

▪▪▪ Differenzialdiagnose

Die Differenzialdiagnose des vegetativen Syndroms umfasst drei klinisch klar unterscheidbare Entitäten:

1. **Akinetischer Mutismus:** Keine Spontanbewegungen oder aktive Kommunikation (Mutismus) infolge Impuls- und Spontaneitätsverlust; eine Blickfixation ist möglich.
2. **Locked-in-Syndrom:** Komplette Deefferenzierung auf Ponsebene. Der Patient ist wach, auffassungsfähig und ist sich seiner abnormen Situation bewusst.
3. **Paramedianes dienzephales Syndrom (Hypersomnia):** Abnorm erhöhtes Schlafbedürfnis, der Patient ist während kurzer Aufwachphasen aufmerksam und kommunikationsfähig.

Eine Übersicht gibt Tab. 38.11.

▪▪▪ Therapie

▪▪ Therapie mit zentralnervösen Substanzen

Die Medikamentengabe sollte generell auf ein Minimum reduziert werden, um neurologische Interaktionen zu vermeiden. Bisher ist unklar, ob eine medikamentöse Therapie die Prognose verbessern kann. Theoretisch von Nutzen sind Cholinerg- sowie Katecholamin-Agonisten (z. B. Levodopa, Amantadin, Amphetamine). Derzeit werden nachteilig beurteilt Katecholamin-Antagonisten, Anticholinergika, GABA- Agonisten (z. B. Piracetam)und Serotonin-Agonisten.

▪▪ Therapie eines abnormen Muskeltonus

Zur Therapie einer auftretenden Spastik gibt es verschiedene Ansätze:

- Minimierung nozizeptiver Stimulation (Muskeltonus ↑)
- Optimale Lagerung/Haltung (im Liegen und Sitzen), Krankengymnastik
- Medikamentös, wobei sich die Medikamentenauswahl nach der zerebralen oder spinalen Herkunft unter Beachtung zentralnervöser Interferenzen richtet:
  - *Blockade:* Injektion eines Lokalanästhetikums unter elektromyographischer Kontrolle

- *Neurolysis:* Gabe von Phenol, für eine *Myolysis* Gabe von Ethylalkohol
- *Botulinum-Toxin-Injektion:* in Muskel oder Nervenendigung (etabliert), der maximale Effekt besteht nach 1 Monat für 3–4 Monate (Limitierung durch Antikörperbildung). Das therapeutische Fenster liegt zwischen 3 und 12 Monaten nach Beginn der Spastik.

- *Orthopädische Chirurgie:* Vor allem *bei Kontrakturen*, z. B. in Form von Sehnenverlängerung, Tendinoplastik, SPLATT (split anterior tibial tendon), Arthrodese oder Osteotomie
- *Intrathekale Baclofen-Gabe:* mittels einer subkutan implantierten Pumpe

▪▪ Weitere Therapieformen

Zur **Therapie der PNBF** kann ein Versuch mit nonsteroidalen Antiphlogistika und Diphosphonaten erfolgen. Eine chirurgische Resektion erhöht die Rezidivrate, perioperative Radiatio soll dieses Risiko senken.

Zur **Therapie der Hyperpyrexie** ist externes Kühlen effektiv. Ein Versuch mit Prostaglandin-Blocker/α- und/oder β-Blockern/Antiepileptika/Benzodiazepinen/Dopamin-Agonisten ist möglich.

Die **Therapie mittels Stimulation** kann auf zweierlei Weise erfolgen: Die **elektrische Stimulation** tiefer Hirnstrukturen mittels stereotaktisch implantierter Elektroden befindet sich noch im Experimentalstadium. Das Konzept der **sensorischen Stimulation** beruht auf der Erkenntnis, dass eine sensorische Deprivation kognitive Funktionen hemmt und eine Stimulation möglicherweise zu einer Reaktivierung führt. Die Stimulation sollte in einem *ruhigen* Umfeld *einfach*, *gleich bleibend* und *wiederholt* nach einer Erholungsphase erfolgen, sowie *Zeit lassen* für eine verzögerte Reaktion. Vorrangig ist die sensorische *Regulation* zur Vermeidung einer destruktiven Überstimulation, d. h. eine Limitierung aller Umgebungsgeräusche (z. B. Telefon, Stimmen) sowie die Schaffung eines ruhigen Umfeldes. Die Sensorische Stimulation hat einen festen Stellenwert in der VS-Therapie, obwohl nicht evident ist, ob sie definitiv den Verlauf beeinflussen kann. Deswegen sollten keine unrealistischen Erwartungen seitens der Betreuer bzw. der Familie bestehen.

▪▪ Praxisanleitung

Das Wiedergewinnen einer bewussten mentalen Aktivität ist das Hauptziel therapeutischer Bemühungen. Dies erfordert individuell auf den Patienten zugeschnittene Therapiepläne und empirische Erfahrung, basierend vor allem auf Erfindungsgabe und Engagement des Teams sowie der Angehörigen. Fundamental ist das präzise, peinlich genaue **Festhalten an Therapieplan, Abläufen** und **Zeitschemata** (z. B. Uhrzeit einer Intervention) und **Ruhe**, um für den Patienten das erforderliche therapeutische Milieu zu schaffen.

Tab. 38.11. Differenzialdiagnosen eines vegetativen Syndroms: Klinische Charakteristika

	Locked-in-Syndrom	Akinetischer Mutismus	Hypersomnie
Selbstbewusstsein	+	+	+
Schlaf-Wach-Rhythmus	+	+	Hypersomnie
Motorik	Spastische Tetraplegie, Pseudobulbärparalyse, vertikale Augenbewegung möglich	–	+
Schmerzempfindung	+	+	+
EEG-Aktivität	Normal (evtl. minimal anormal)	Unspezifische Verlangsamung	Normaler zirkadianer Rhythmus, tagsüber Schlafstadium 1
Bildgebung	Ventrale pontine Läsion	Hydrozephalus oder schwere bilaterale Frontalhirnläsion	Bilaterale paramediane Thalamusläsion
Hirnmetabolismus	Normal	?	?
Prognosis quo ad rehabilitationem	Restitution i. d. R. unmöglich, persistierende Tetraplegie, Langzeitüberleben möglich	Abhängig von Ursache	I. d. R. persistierende Amnesie

Faustregeln für das therapeutische Vorgehen bei vegetativem Syndrom

1. Niemals unter Stressbedingungen (beiderseits) arbeiten
2. Einen Tagesrhythmus etablieren
3. Den Grad der kommunikativen Funktion evaluieren (Schätzskalen)
4. Einen Therapieplan erstellen
5. Periodische Teamtreffen, bei denen der Patient von jedem Mitglied persönliche eingeschätzt wird, Reevaluierung des Planes
6. Verlaufsdokumentation durch jeden (!) Beteiligten (Pflegepersonal + Therapeuten + Ärzte)
7. Vor jeder Tätigkeit am Patienten erklären, was getan werden soll
8. Leise sowie langsam zu den Patienten zu sprechen unter Benutzung von Schlüsselwörtern (»telegraphic speech«)
9. Die Interpretation einer Reaktion auf eine sensorische Stimulation sollte in Übereinstimmung des gesamten Teams erfolgen

▪▪ Besonderheiten im Management

Überwachung: Blutdruck, Herzfrequenz, Temperatur, Atemfrequenz, periphere Sauerstoffsättigung, Diurese, Hydratation, Schwitzen. Kontinuierliches Monitoring während Stimulationen/Interventionen, um möglicherweise reaktive Änderung zu erfassen.

Stimulation: Die Teammitglieder sollten den Ablauf vereinheitlichen. Vor Beginn passive Hinwendung des Kopfes zu der Reizquelle und zuerst *einfache* Stimulation (Streicheln des Gesichtes oder der Hand). Alle 5 Sinne können gereizt werden: akustisch (Stimmaufzeichnungen, Musik), visuell (Videokassetten geliebter Menschen/Tiere, Bilder des liebsten Zeitvertreibes), taktil (Lieblingstier- oder Objekt, z. B. Basketball), olfaktorisch (Aromen, Speisedüfte), gustatorisch (Lieblingsessen, kräftige Gewürze wie z. B. Zimt, Zitrone), währenddessen ist beispielsweise auf Herzfrequenz, Augenöffnen oder Augenbewegungen zu achten.

Körperpflege: Tägliche Dusche (z. B. heißes Wasser, eincremen = thermisch-taktile Reize) Zähneputzen, kämmen, Make-up (!) im Sitzen vor einem Spiegel, vertraute Kleidungsstücke.

Ernährung: Möglichst rasch enteral, dabei erhöhten Kalorienbedarf berücksichtigen. Vorab überprüfen:

- **Schluckstörung**: Ist eine Mundöffnung möglich (oft »Bulldog-Reflex«)?
- **Intraorale Geschmacksempfindlichkeit:** Test mit aromatisiertem Wassertupfer.
- **Oropharyngeale Motorik:** Test durch Berührung des weichen Gaumens, des Zäpfchens und des Kehlkopfs mit einem Eisstückchen oder orale elektrische Stimulation.
- **Hustenreflex:** Wenn vorhanden, kann mit dem Schlucktraining begonnen werden (siehe unten).

Schlucktraining: Bestreichen der Wangen mit temperiertem Wasser, vorsichtiges Offenhalten des Mundes mittels Mullrolle oder Masseterdruck, passive Mobilisation der Zunge mit einem Samthandschuh. Beginn mit Platzierung einer Minimenge von Fruchtmus auf die Lippen (Herausstrecken der Zunge?) oder lingual (kann Speise im Mund bewegt werden?). Ein Anheben des Larynx um ca. 2–3 cm kann das Schlucken erleichtern. Diese Prozedur mehrmals täglich wiederholen. Bei Erfüllung obiger Parameter erfolgt Kostaufbau. Gabe von Lieblingsspeisen, möglichst zu vertrauten Essenszeiten.

Krankengymnastik erfordert eine hohe Sachkompetenz/Erfahrung, hierzu sei auf entsprechende Fachliteratur verwiesen. Wichtige Elemente sind:

- **Passive Mobilisation:** möglichst während der Grundpflege, zusätzlich mehrfach täglich über 20 min (große Gelenke)
- **Aktive Mobilisation** im Rollstuhl: Eine aufrechte Rumpfhaltung ist die Basis für eine korrekte Kopf- sowie Extremitätenbewegung, demzufolge sollte das Becken mittels Sicherheitsgurt an der Rollstuhlrückwand fixiert werden (Flexion ca. 90°). Die Kopfhaltung sollte zur Vermeidung eines abnormen Tonus der Nackenmuskulatur stets gerade sein, unterstützt durch eine gepolsterte Halskrause oder Binden/Fixomullfixierung des Hinterkopfs an der gepolsterten Nackenstütze. Die Positionierung der oberen Extremitäten ist abhängig von der Paresenform (schlaff oder spastisch). Eine schlaffe Parese erfordert eine Unterstützung zur Vermeidung einer Schultersubluxation, ein häufige Komplikation im VS. Weitere Maßnahmen müssen individuell auf jeden Patienten zugeschnitten werden.
- **Physiokinetik:** Vor allem bei Patienten ohne Spontanbewegungen ist die wichtigste Maßnahme das **Rollen um die Längsachse**, da dieser Bewegungsablauf vom ältesten, d. h. während der Fetalentwicklung als erstes ausgebildeten motorischen System gesteuert wird.

Durch das Rollen werden Haltungsreflexe provoziert und die Erfahrung eines Körperschemas ermöglicht. Gleichzeitig sollte auditorisch und visuell stimuliert werden, um eine Kommunikation der afferenten Bahnen zu fördern.

- **Vertikalisation:** Möglichst früh (Raum, Schwerkrafterfahrung) bis 90°, anfänglich über 30 min, dann Steigerung bis auf 1 h. Mehrfach täglich zur gleichen Zeit vor einem Spiegel unter der Anwesenheit des Therapeuten durchführen, der die Vitalparameter überwacht. Bei Entspannung des Patienten Beginn einer monomodalen Stimulation (z. B. Musizieren).
- **Physiotherapie:** Hydrotherapie (Baden ≥3-mal/Woche) erzielt die die besten Erfolge in der Spastikbehandlung, da diese Methode eine maximale Muskelrelaxation über mehrere Stunden ermöglicht. Eine Zeitdauer, in der der Patient befreit ist aus dem Gefängnis der Spastizität und oftmals in die Lage versetzt wird, auf die Behandlung mit kleinen motorischen Reaktionen zu antworten.

▪▪▪ Prognose

▪▪ Prognostischer Stellenwert neurologischer Symptome

Die Abschätzung residualer Hirnfunktionen und die Voraussage eines Outcome ist einzig durch eine neurologische Untersuchung möglich. Neurophysiologische Untersuchungen höherer Hirnfunktionen (wie EEG, SEP, somatosensorisch evozierte Potenziale, P300 etc.) hingegen liefern keine zuverlässige Information bezüglich der Prognose und die Korrelation zwischen ihnen und dem klinischen Verlauf ist nicht evident. Nachgewiesenermaßen sind von prognostischer Relevanz Spontanbewegungen, orale Automatismen und Blickfixation (Tab. 38.12).

▪▪ Outcome

Eine **Irreversibilität** ist anzunehmen, wenn ein VS >1 Jahr nach einem Koma posttraumatischer Genese oder >6 Monate nach einem Koma nichttraumatischer Genese fortbesteht. Ein erfahrener Experte sollte dementsprechend mindestens 1 Jahr den Verlauf überwachen, da Verbesserungen auch später möglich sind. Die mittlere Lebenserwartung beträgt 2–5 Jahre, wobei Überlebenszeiten von 15 Jahren zunehmend häufiger werden. 1 Jahr nach einer nichttraumatischen Hirnschädigung sind etwa 50% der VS-Patienten verstorben. Die Letalitätsrate für Erwachsene nach einem posttraumatischen VS beträgt etwa 80% nach 3 und etwa 95% nach 5 Jahren.

▪▪▪ Die ethische Problematik

Unter anderem aus der beschriebenen Symptomatik und Prognose ergeben sich über die therapeutischen Probleme hinaus vor allem ethische Fragen:

Das Gehirn eines Menschen im vegetativen Syndrom ist nicht nur »einfach« lebend, sondern auch arbeitend.

Was ist eine »sinnvolle« Reaktion?

Von 1.000.000 Einwohnern entwickeln 5 Menschen/Jahr ein VS. Wenn von diesen 5 Patienten 15–20% im VS verbleiben und eine mittlere Lebenserwartung von 5 Jahren aufweisen, ergeben sich bei einem Tagessatz von 200 € in Spezialzentren jährliche Kosten von 365.000 € für 5 Patienten.

Wann ist eine Therapie nicht mehr adäquat und verbraucht rehabilitative Ressourcen?

Wie viel ist ein Leben wert?

Das Drama der Behandlung auf einer Intensivstation, bei der die *Betonung auf einer Lebensrettung* liegt, ist häufig das nachlassende Interesse, wenn der Patient stabilisiert ist. Die Qualität des Lebens, das gerettet wurde, wird häufig ignoriert.

Was ist »Lebensqualität«?

Wer hat die Verantwortung/Berechtigung, über ein Therapieende zu entscheiden? Was liegt in der Verantwortung des behandelnden Arztes?

Wann ist ein Leben (nicht mehr)lebenswert?

Tab. 38.12. Kriterien prognostischer Relevanz beim vegetativen Syndrom

Prognose	Blickfixation	Spontanbewegung	Orale Automatismen	Zeitintervall (Tage) seit Initialereignis
Gut	+	+	–	≤75
Schlecht	+	+	–	≥150
Permanent VS	–	–	+	≥200

Literatur

Borthwick CJ (1996) The permanent vegetative state: ethical crux, medical fiction? Issues Law Med 12: 167–85

GiacinoJT et al. (1995) Recommendation for the use of uniform nomenclature pertinent to patients with severe alterations in consciousness. Arch Phys Med Rehabil 76: 203–207

Gillen R et al. (1998) Distress, depressive symptoms, and depressive disorder among caregivers of patients with brain injury. J Head Trauma rehabil 13: 31–43

Jacob HE, Muir CA, Klein JD (1986) Family reactions to persistant vegetative states.J Head Trauma Rehabil 1: 55–62

Multi-Society task Force on PVS (1994) Medical aspects of the persistent vegetative state, 1. N Engl J Med 330: 1499–508

Quality Standards Subcommittee of the American Academy of Neurology (1995) Practice parameters: assessment and management of patients in the persistent vegetative state. Neurology 45: 1015–28

Wade TD, Johnston C (1999) The permanent vegetative state : practical guidance on diagnosis and management. Br Med J 319: 841–4

Wilson SL et al. (1996) Behavioural differences between patients who ermerged from vegetative state and those who did not.Brain Inj 10: 509–16

Zylbermann MR,Vichi R (1997) Terapia intensiva post acuzie per traumatizzati cranio-encefalici gravi.In: Dolce G,Rosadini G, editors. Unita`di risveglio dal coma. Crotone,Italy : Polo disactico Permanente/Istitutio S. Anna, 42–76

Kontakte

Armin Nentwig MdL, Bundesvorsitzender und Leiter der Notrufzentrale des deutschen Bundesverbandes für Schädel-Hirnpatienten in Not e.V. (Tel. 0049/9621/64800)

Prof. Dr. Paul-Walter Schönle, Medical Director and Director of the Research Institute for Neurological Rehabilitation and Neuropsychology, Allensbach, Germany

Organisationen

Coma Recovery Association;
inquiry@comarecovery.org; http://comarecovery.org

Brain Trauma Foundation;
info@braintrauma.org; http://www.braintrauma.org

Brain Injury Association;
FamilyHelpline@biausa.org; http://www.biausa.org

Family Caregiver Alliance; info@caregiver.org; http://www.caregiver.org

National Rehabilitation Information Center (NARIC);
naricinfo@heitechservices.com; http://www.naric.com

National Stroke Association; info@stroke.org; http://www.stroke.org

Österreichische Wachkoma Gesellschaft; http://www.wachkoma.at

Akute erworbene Gerinnungsstörungen

Sacha Weilemann

Grundlagen

Definition

Bei akuten erworbenen Gerinnungsstörungen (Koagulopathien) in der Intensivmedizin handelt es sich um Störungen des physiologischen Gleichgewichts zwischen dem plasmatischen Gerinnungssystem, dem thrombozytären Gerinnungssystem und dem Fibrinolysesystem. Infolge vermehrten Umsatzes von Komponenten eines dieser Systeme kommt es zu Mangelzuständen. Daraus resultierend unterscheidet man:
- Disseminierte intravasale Gerinnung (DIC)
- Hyperfibrinolyse (primäre, sekundäre)
- Heparininduzierte Thrombozytopenie (HIT)

Epidemiologie

Das Auftreten einer akuten erworbenen Gerinnungsstörung muss in Abhängigkeit von der Grunderkrankung gesehen werden. Am Häufigsten kommt es zu Gerinnungsstörungen bei manifesten Infektionen, in erster Linie bei Sepsis, sowie bei geburtshilflichen Komplikationen. Von 1.000 Patienten in einem Krankenhaus erleidet im Durchschnitt 1 Patient eine akute Gerinnungsstörung.

Ätiologie und Pathogenese

Für eine akute Gerinnungsstörung bzw. Aktivierung des Gerinnungssystems sind eine Reihe prädisponierender Krankheitsbilder in der Intensivmedizin verantwortlich. Diese sind in erster Linie
- Schock unterschiedlicher Genese
- Infektionen einschließlich Sepsis
- Akute Organnekrosen
- Maligne Erkrankungen
- Andere Ursachen (z. B. hämolytische Syndrome, Rhabdomyolyse nach Organtransplantation)

Pathophysiologie

An der Entstehung des physiologischen Gleichgewichtes im Gerinnungssystem sind eine Reihe von Regulationsmechanismen und Gegenregulationsmechanismen beteiligt, die nachfolgend kurz zusammengefasst dargestellt sind, um diagnostische und therapeutische Ansätze verständlich zu machen.

In erster Linie **verantwortlich für ungenügende bzw. nicht mehr kompensierbare Fibrinolyse** sind:
- Proinflammatorische Mediatoren
- Endothelschädigung
- Thromboplastinbildung
- Thrombinbildung

In erster Linie **verantwortlich für gesteigerte bzw. überschießende Gerinnung** sind:
- Anstieg des Plasminogenaktivatorinhibitors (PAI)
- Anstieg des thrombinaktivierbaren Fibrinolyseinhibitors (TAFI)
- Reduktion von Protein C
- Reduktion von Antithrombin

Formen

Bei der **disseminierten intravasalen Gerinnung** (DIC) handelt es sich um eine systemische intravasale Gerinnungsaktivierung mit ungenügender Steigerung der Fibrinolyse. Dadurch kommt es zu Fibrinablagerung und einer Störung der Mikrozirkulation bis hin zu multiplem Organversagen. Man kann zwischen einer fulminanten und einer kompensierten disseminierten intravasalen Gerinnung (DIC) unterscheiden.

Bei der **Hyperfibrinolyse** handelt es sich um eine überschießende fibrinolytische Aktivierung im Plasma, wobei es zu fibrinolytischen Blutungen kommen kann. Sie tritt **primär** tumorassoziiert, bei schweren Lebererkrankungen, Operationen an Uterus, Prostata, Lunge oder Leber auf sowie **sekundär** im Rahmen einer disseminierten intravasalen Gerinnung (DIC).

Klinik

Die klinische Symptomatik akuter erworbener Gerinnungsstörungen ist durch gemischte Blutungsphänomene geprägt und muss bereits als Ausdruck der Störung im fortgeschrittenen Stadium interpretiert werden. Typische Symptome der DIC sind Petechien, Schleimhautblutungen, Stichkanalblutungen sowie Ekchymosen gefolgt von nekrotisierenden Hämorrhagien an Akren sowie Druckstellen.

Ausdruck einer Hyperfibrinolyse sind eher Weichteilblutungen.

Organversagen als Folge der Mikrozirkulationsstörung

- Lunge: respiratorische Insuffizienz
- Niere: Oligoanurie
- Haut: Nekrosen
- Kreislauf: Schock
- Magen-Darm-Trakt: Ileus/Subileus
- Nebennierenrinde: Insuffizienz

39.1 Disseminierte intravasale Gerinnung (DIC)

Diagnostik

Man kann verschiedene Stadien der DIC unterscheiden. Die Übergänge sind jedoch fließend und die Stadien somit in der Praxis oft nicht klar zu trennen. Tab. 39.1 fasst die wichtigsten Laborkriterien zusammen.

Das ISTH Scientific Subcommittee on DIC hat im Juli 2001 ein Scoringsystem zur Labordiagnostik einer manifesten DIC vorgeschlagen (Abb. 39.1). Ergänzend hierzu und sinnvoll ist die Bestimmung von Antithrombin und TAT.

> Die Bestimmung der **D-Dimere** ist der wichtigste Labortest zur Diagnose einer aktivierten disseminierten intravasalen Gerinnung. Die Diagnostik ist evidenzbasiert, eine Kontrolle der therapeutischen Konsequenz nicht.

Therapie der disseminierten intravasalen Gerinnung (DIC)

Primäres Ziel der Therapie muss es sein, die Reaktionsketten, die zur Aktivierung der intravasalen Gerinnung führen, zu unterbrechen. Dies ist gleichrangig zur Behandlung der auslösenden Grunderkrankung.

Die Schwierigkeit besteht darin, dass durch die Gabe eines Antikoagulans die bei einer DIC bestehende Blutungsneigung verstärkt werden kann. Daraus resultiert im Prinzip die Forderung nach einem Antithrombotikum, welches sich gegen die Hämostaseaktivierung wie auch gegen den Hämostaseaktivator richtet. Dies gelingt nach neuesten Studien z. B. mit dem aktivierten Protein C.

Die Behandlungsoptionen der DIC sind nachfolgend aufgeführt und kritisch gewertet.

Vorbestehende Störung die mit einer DIC einhergehen kann?

Nein → 0
Ja → Score ermitteln

Thrombozytenzahl

(>100 = 0; <100 = 1; <50 = 2)

D-Dimer

(normal = 0; ↑ = 2; ↑↑ = 3

Verlängerung der INR (bzw. der PT)

(< 1,25 = 0; 1,25-1,7 = 1; > 1,7 = 2)

Fibrinogen

(> 1g/l = 0; < 1g/l =1)

Ergebnis: ≥ 5 Vereinbar mit DIC
Tägliche Kontrolle erforderlich
≤ 5 DIC nicht bewiesen, aber Gerinnungsaktivierung möglich. Wiederholung innerhalb von 1 – 2 Tagen indiziert.

Abb. 39.1. Scoringsystem für eine manifeste DIC (nach Fletcher et al. 2001)

39

Tab. 39.1. Phaseneinteilung der DIC und Verhalten der Laborwerte

Phase	I	II	III	IV
Klinik	Kompensierte Aktivierung	Beginnende Dekompensation der Aktivierung	Dekompensierte Aktivierung	Vollbild mit Organversagen und Blutung
Thrombozyten	→↓	↓	↓	↓↓↓
PTT	↓	→	↑	↑↑
Quick	→↑	→	↓	↓↓
TZ	→	→	↑	↑↑
Fibrinogen	↑	→	↓	↓↓
AT	→↑	↓	↓↓	↓↓↓
TAT	↑	↑↑	↑↑↑	↑↑↑
D-Dimere	→↑	↑	↑↑	↑↑↑

Frischplasma (FFP)

Indiziert im Stadium I und II der akuten DIC in einer Dosierung von 10–15 ml/kgKG, um den Antithrombinspiegel über 70% der Norm anzuheben. Nicht indiziert ist die Gabe von Frischplasma bei manifester Sepsis und/oder septischem Schock.

Antithrombinkonzentrate

Sie sind indiziert bei einem Abfall des Antithrombinspiegels unter 50% und gleichzeitiger Verabreichung von Heparin. Antithrombinspiegel von 50–70% der Norm sind anzustreben und ausreichend. Im Stadium III und IV der DIC sollte Antithrombinkonzentrat ohne Heparin gegeben werden; die Studienlage hierzu ist jedoch uneinheitlich und kontrovers. Neuere Studien belegen jedoch, dass Antithrombin sowohl einen antikoagulatorischen wie auch einen antiinflammatorischen Effekt besitzt und dadurch eine zusätzliche Bedeutung erfährt.

Heparin

Heparin ist indiziert im Stadium I und II der DIC. Voraussetzung ist allerdings ein Antithrombinspiegel um 70% der Norm. Bei der Dosierung müssen insbesondere beim hochmolekularen Heparin das Vorliegen einer Niereninsuffizienz beachtet werden und die Heparindosis entsprechend nach Laborkontrolle angepasst werden. Die Dosierung von hochmolekularem (unfraktioniertem) Heparin beträgt 400 U/kgKG/Tag per infusionem. Im Stadium III und IV der DIC ist Heparin ohne Effekt.

Protein C

Protein C (APC) wirkt antithrombotisch, antiinflammatorisch und fibrinolytisch. Der Einsatz ist wegen der Kosten strenger Indikationsstellung vorbehalten. Es ist nach der derzeitigen Studienlage sinnvoll, im Stadium III und IV und bei Vorliegen der Kriterien in Tab. 39.2.

39.2 Hyperfibrinolyse

▪▪▪ Diagnostik

Die Diagnose einer Hyperfibrinolyse ist oft nur im Verlauf einer Gerinnungsstörung durch wiederholte Laborkontrollen zu verifizieren. Die wichtigsten Merkmale sind in Tab. 39.3 im Vergleich zur DIC dargestellt.

▪▪▪ Therapie

Die spezifische Behandlung der Hyperfibrinolyse ist nur gerechtfertigt, wenn zuvor die Aktivierung der plasmatischen Gerinnung durch Heparininfusion unterbunden wird. Voraussetzung für den Einsatz von Antifibrinolytika ist die exakte Labordiagnostik und somit die Sicherung der Diagnose. Ist dies erfolgt, so ist Aprotinin Mittel der Wahl.

Tab. 39.2. Aktiviertes Protein C (Drotrecogin Alpha, Xigris) zur Therapie der DIC

Anwendungskriterien	Kontraindikationen
Patient ist stationär in einer Intensiveinheit und eine Maximaltherapie ist beabsichtigt Eine dokumentierte oder hochwahrscheinliche Infektion liegt vor SIRS oder Sepsis (► Kap. 30) liegt vor Akute Organdysfunktion – mindestens Versagen von zwei Organsystemen	Moribunder Status (z. B. Karnovsky-Index <40 Grunderkrankung mit Überlebenswahrscheinlichkeit <28 Tage Akute Blutung oder erhöhtes Blutungsrisiko Hämorrhagischer Schlafanfall innerhalb der letzten 3 Monate Intrakranielle oder rückenmarknahe Operation innerhalb dere letzten 3 Monate Schweres Schädel-Hirn-Trauma Trauma-Patienten mit erhöhtem Risiko eine lebensbedrohlichen Blutung Periduralkatheter 12 h vor Anlage sowie 4 h vor Entfernen Intrakranieller Tumor Massenläsion des ZNS Überempfindlichkeit gegen Drotrecogin

Tab. 39.3. Hyperfibrinolyse und DIC im Vergleich der Laborparameter

	Thrombozyten	TZ	PTT	Fibrinogen	D-Dimer	Reptilase
DIC	Vermindert bis stark vermindert	↑↑	↑↑	↑	↑↑	Normal
Hyperfibrinolyse	Normal bis mäßig vermindert bzw. gleich bleibend im Verlauf	↑↑	↑↑	↑↑↑	↑↑↑	↑↑

Aprotinin hemmt Plasmin und wird bei gleichzeitiger niedrig dosierter Heparingabe in folgender Dosierung verabreicht:

Dosierung

Aprotinin zur Therapie der Hyperfibrinolyse
- Initial 500.000 KIE langsam infundieren
- Erhaltungsdosis 200.000/h

Die Reptilasezeit wird kontrolliert, bei Normalisierung Reduktion und Ausschleichen der Aprotiningabe.

39.3 Heparininduzierte Thrombozytopenie (HIT) Typ I + II

Grundlagen

Die **heparininduzierte Thrombozytopenie (HIT) Typ I** ist durch direkte Wechselwirkung von Heparin und Thrombozyten bedingt und ohne klinische Relevanz. Sie tritt in direktem zeitlichen Zusammenhang mit der Heparingabe auf. Der Abfall der Thrombozyten ist so gut wie nie lebensbedrohlich. Die HIT Typ I tritt häufiger bei der Gabe von hochmolekularem Heparin auf als bei der Gabe von niedermolekularem.

Bei der **heparininduzierten Thrombozytopenie (HIT) Typ II** handelt es sich um eine klinisch relevante Umsatzstörung im Gerinnungssystem. Sie ist bedingt durch das Auftreten von Antikörpern gegen einen Heparin/Protein-Komplex. Diese Antikörper bilden sich innerhalb von 6–20 Tagen nach Beginn der Heparintherapie. Infolge Thrombozytenagglutination und Aktivierung kommt es zur Ablagerung an thromboseprädisponierten Stellen im arteriellen und venösen System (white clot syndrome).

Diagnostik der HIT II

Charakteristisch ist ein extremer Thrombozytenabfall innerhalb von 1–2 Tagen auf weniger als 50% des Ausgangswertes. Die Diagnosesicherung erfolgt durch den heparininduzierten Plättchenaktivierungs-Assay (HIPA) oder einen ELISA zur Bestimmung der HIT-Antikörper.

39

Tab. 39.4. Differenzialdiagnostik von Gerinnungsstörungen

Erkrankung	Wichtigste Unterscheidungsmerkmale
Verdünnungskoagulopathie	Parallele Erniedrigung aller Hämostasekomponenten inklusive Thrombozyten
Thrombotisch thrombozytopenische Purpura (TTP)	Thrombozytopenie sowie hämolytische Anämie bei negativem Coombstest Nachweis von Fragmentozyten
Hämolytisch urämisches Syndrom (HUS)	Thrombozytopenie, intravasale hämolytische Anämie bei negativem Coombstest Akutes Nierenversagen steht im Vordergrund Meist durch Infektionen mit E. coli verursacht
Lebererkrankungen mit Synthesestörung ohne DIC	Fibrinmonomere negativ, Quick erniedrigt bei normaler TZ und PTT

> Bei einem rapiden Abfall der Thrombozytenzahl von mehr als 50% oder bei einer Thrombozytenzahl von weniger als 100.000/µl sollte immer an eine HIT II gedacht werden.

Der Wechsel auf ein Nicht-Heparin-Antikoagulans ist auch bei Verdacht indiziert. Zum Ausschluss einer Pseudothrombozytopenie muss immer auch eine Bestimmung der Thrombozytenzahl im Zitratblut veranlasst werden.

Differenzialdiagnose

Besonders im Anfangsstadium der Gerinnungsaktivierung muss differenzialdiagnostisch auch an andere Ursachen als Auslöser für pathologische Gerinnungswerte gedacht werden. In aller Regel werden jedoch Verlaufskontrollen gerinnungsanalytischer Befunde die Diagnose einer erworbenen Aktivierung des Gerinnungssystems sichern. Die wichtigsten differenzialdiagnostischen Befunde, die im Zusammenhang mit einer DIC in Frage kommen, sind in Tab. 39.4 zusammengestellt.

Prävention

Die Prävention der Gerinnungsaktivierung besteht in erster Linie in der adäquaten und raschen gezielten Therapie der möglichen auslösenden Grunderkrankung. Engmaschige Laborkontrollen ermöglichen das Erkennen früher Stadien der Aktivierung und somit die Chance z. B. durch Heparin ein Fortschreiten in lebensbedrohliche Stadien zu unterbinden.

Prognose

Die Prognose der erworbenen aktivierten Gerinnungsstörung ist abhängig von der auslösenden Ursache bzw. deren Beherrschbarkeit. So wird die Inzidenz der DIC bei Sepsis mit 30–70% angegeben, die Mortalität der Sepsis mit 40–60%. Die foudroyante akut verlaufende Aktivierung der Gerinnungskaskade ist selten, aber lebensbedrohlich, weil schlecht beherrschbar. Dies gilt insbesondere für die aggressiv verlaufende Hyperfibrinolyse.

Literatur

Fletcher B et al. (2001) Towards Definition, Clinical an Laboratory Criteria, and a Scoring System for Disseminated Intravascular Coagulation. Thromb Hamost 86: 1327–1330

Müller-Berghaus G, Pötzsch B (Hrg) (1998) Hämostaseologie. Springer, Berlin Heidelberg New York

Pötzsch B, Madlener K (2002) Gerinnungskonsil. Thieme, Stuttgart

Intoxikationen

Oliver Sauer

▪▪▪ Grundlagen

▪▪ Definition

Die **Vergiftung** (als lat.-griech. Kompositum auch die **Intoxikation**) ist ein pathophysiologischer Zustand, der als Folge der Einbringung von Toxinen (»Giften«) in den Körper auftritt. Vergiftungen mit mehreren Stoffen bezeichnet man als **Mischintoxikation**.

Patienten mit **Intoxikationen** bilden eine häufige Problematik in medizinischen Notaufnahmen. Vorherrschend sind dabei die peroralen Giftaufnahmen, welche gerade bei Erwachsenen zu einem überwiegenden Teil in suizidaler oder parasuizidaler Absicht geschehen.

Die **Schwere einer Intoxikation** ist das Produkt variabler Faktoren, welche mit einer Intoxikation einhergehen. An erster Stelle stehen hierbei natürlich Art und Menge der applizierten Noxe, aber auch andere Faktoren können das Ausmaß und die Schwere einer Vergiftung maßgeblich und nachhaltig beeinflussen:

- **Art des Giftes:** Pharmakologische und pharmakokinetische Eigenschaften
- **Darreichungsform des Giftes:** flüssig, Kapsel, Retardpräparate etc.
- **Art der Giftaufnahme:** oral, inhalativ, dermal etc.
- **Dauer der Giftexposition:** besonders bei inhalativen und dermalen Intoxikationen
- **Ingestitionslatenz:** Zeitraum zwischen Aufnahme des Giftes bis zur ersten Präsentation des Vergifteten als Patient
- **Vorerkrankungen des Patienten:** z. B. beeinträchtigte Nieren- und Leberfunktion
- **Füllungszustand des Magens:** bei oralen Intoxikationen
- **Darmaktivität:** z. B. verminderte Peristaltik oder Atonie

Jede Intoxikation bedarf somit einer individuellen Analyse hinsichtlich der zu erwartenden Schwere und der sinnvollen Wahl einzuleitender therapeutischer Maßnahmen.

▪▪ Epidemiologie

Patienten mit **exogenen Intoxikationen** stellen nach wie vor einen beträchtlichen Teil der Aufnahmen in internistischen Notaufnahmen dar, Schätzungen belaufen sich auf 150.000–200.000 Vergiftungen pro Jahr in der Bundesrepublik Deutschland [Weilemann u. Reinecke 1996]. Intoxikationen sind neben endokrinologischen und neurologischen Krankheitsbildern mit die häufigste Ursache für das nichttraumatische Koma unklarer Genese. Ausmaß und Bedeutung dieser Intoxikationen für den klinischen Alltag können anhand der Jahresberichte der Giftinformationszentren geschätzt werden [z. B. Weilemann et al. 2004; Brockstedt et al. 2003, Kahl et al. 2003]:

Jährlich erfolgen bundesweit ca. 200.000 telefonische Beratungen wegen Vergiftungen.

- Ca. 40–50% dieser Fälle sind Vergiftungen im Erwachsenenalter, hierbei wird in ca. 50% der Fälle eine Krankenhausbehandlung empfohlen, in bis zu 25% der Fälle sogar eine intensivstationäre Behandlung (somit ca. 25.000 erwachsene Intensivpatienten/Jahr).

- In ca. 55% der Fälle von Intoxikationen im Erwachsenenalter sind Frauen betroffen, in ca. 45% der Fälle Männer; der Altersgipfel liegt dabei zwischen dem 25. und 45. Lebensjahr.
- In ca. 200 Fällen (2003) wurde von den Giftinformationszentralen ein tödlicher Ausgang der Intoxikationen dokumentiert (Hochrechnung), die Dunkelziffer dürfte dabei noch weit höher liegen (Intensive Nachrecherche von 4077 Intoxikationen im Erwachsenenalter zeigte einen tödlichen Ausgang in ca. 1% der Fälle [Weilemann et al. 2004]).

▪▪ Ätiologie

Die **Ätiologie exogener Intoxikationen** ist nach der *Genese* als auch nach der *Art der Noxe* und deren *Exposition* zu unterscheiden (◘ Tab. 40.1).

Die **überwiegende Art bzw. toxikologische Gruppe der Noxen** bei Intoxikationen im Erwachsenenalter sind **Medikamente** (ca. 89% bei suizidalen und ca. 25% bei akzidentellen Vergiftungen), bei den akzidentellen Vergiftungen haben darüber hinaus noch Säuren und Laugen (ca. 8%), Nahrungs- und Genussmittel inklusive Drogen (7,8%), Organika (ca. 7,4%), Pflanzen (ca. 7%) und auch Pestizide (ca. 6,4%) eine recht hohe Repräsentanz.

Eine Aufschlüsselung der **Intoxikationen mit Medikamenten** im Erwachsenenalter nach Substanzgruppen zeigt folgende Verteilung: Hypnotika dominieren, dicht gefolgt von Psychopharmaka, erst dann folgen Analgetika und eine Vielzahl anderer Medikamente, bei denen Betablocker und Digitalispräparate noch einen großen Anteil stellen. Ca. 50% dieser Vergiftungen sind Mischintoxikationen mit mehreren Präparaten. Intoxikationen mit **Hypnotika und Psychopharmaka** sind hauptsächlich durch Benzodiazepine und verwandte Substanzen, trizyklische Antidepressiva (TAD) und Serotonin-Reuptake-Hemmer verursacht; Barbiturate kommen hier nur noch sehr selten vor. **Analgetika** sind vor allem durch Paracetamol, Azetylsalizylsäure und Ibuprofen vertreten, sehr bedrohliche Vergiftungen erfolgen hierbei insbesondere durch Paracetamol. Bei **klinisch schweren Vergiftungen** sind überwiegend trizyklische Antidepressiva (TAD) und Benzodiazepine, aber auch Antiepileptika und kardiovaskuläre Medikamente beteiligt, in seltenen Fällen auch Pestizide (z. B. Organophosphate) oder amanitinhaltige Pilze (Knollenblätterpilz).

> Der »*typische intoxikierte Patient*« auf einer Intensivstation ist ein bewusstseinsgetrübter Erwachsener mit einer peroralen Mischintoxikation aus Hypnotika und Psychopharmaka in suizidaler Absicht.

▪▪ Pathogenese

Die Pathogenese exogener Intoxikationen ist je nach Art der Toxine sehr unterschiedlich und speziell. Einen Einfluss auf die Art und Gefährlichkeit der Giftwirkung haben dabei insbesondere

- chemische/physikalische Eigenschaften des Toxins (Aggregatzustand, pH-Wert, Temperatur, Löslichkeit u. a.),

◘ **Tab. 40.1.** Ätiologie exogener Intoxikationen

Kriterium	Anteil der Fälle [%]	Bemerkungen
Genese	50	suizidale oder parasuizidale Absicht
	30	akzidentelle Vergiftung
	8	Folge eines *Abusus*
	12	seltenere Ursachen (z. B. iatrogene Fehl- oder Überdosierungen, Nebenwirkungen, kriminelle Giftbeibringungen, industrielle oder gewerbliche Großschadensfälle, Exposition gegenüber Umwelteinflüssen u. a.; [Weilemann et al. 2004])
Expositionsweg	85	oral
	6	inhalativ
	3,5	dermal
	1,2	intraokulär
	<1	intravenös

- Eigenheiten der jeweiligen Exposition (Substanzmenge, Aufnahmeweg, Dauer und Latenz der Einwirkung u. a.) sowie
- Art und Weise der resultierenden Wechselwirkung mit dem Organismus (Kinetik, Metabolismus, direkt toxischer Effekte, Elimination u. a.).

Einige allgemeine und häufig bei Intoxikationen vorkommende Effekte sind im Folgenden skizziert:

Ätzende Wirkung: Lokal reizende bis ätzende Wirkungen auf Haut und Schleimhäute durch Säuren, Laugen und andere Reizstoffe. Neben den lokal schädigenden und destruierenden Effekten sind auch sekundäre systemische Effekte wie Azidose und Infektionen von prognostischer Bedeutung. Bei inhalativer Exposition kann es zu einem *Reizgas-Syndrom* mit Gefahr eines toxischen Lungenödems kommen.

Akute gastrointestinale Effekte: Diese sind häufig bei oralen Intoxikationen mit unspezifischen Erscheinungen wie Übelkeit, Brechreiz, Erbrechen und Diarrhö.

Autonome Effekte: Durch Rezeptorinteraktionen am vegetativen Nervensystem vermittelte Syndrome (sympathomimetisch/parasympatholytisch oder sympatholytisch/parasympathomimetisch), je nach Rezeptorart und Erfolgsorganen sehr unterschiedlich. Eine Gefährdung besteht insbesondere durch kardiovaskuläre, pulmonale und zentralnervöse Effekte der entsprechenden Prägung (z. B. *anticholinerges Syndrom* bei trizyklischen Antidepressiva (TAD) oder Stechapfel, *cholinerges Syndrom* bei Organophosphaten, *sympathomimetisches Syndrom* bei Amphetaminen und Kokain).

Zentralnervöse Effekte: Durch depressorische oder auch exzitatorische Effekte auf das zentrale Nervensystem (rezeptorvermittelt oder aufgrund metabolischer Wechselwirkungen) vermittelte Effekte. Eine Gefährdung besteht insbesondere durch *zentralnervöse Depression* (z. B. Koma und Atemstillstand bei Opiaten) oder *extreme Exzitation* (Psychosen und generalisierte Krampfanfälle bei trizyklischen Antidepressiva). Auch das *extrapyramidale Syndrom* durch Neuroleptika mit Zungen- und Schlundkrämpfen gehört in diese Gruppe.

Metabolische Effekte: Durch direkte Toxinwirkung oder sekundär als Folge anderer organtoxischer Wirkungen entstehende Entgleisungen des Elektrolyt- und Säure-/Basenhaushaltes, meist in Form einer *metabolischen Azidose* (z. B. Ethylenglykol, Salizylate, Metformin etc.).

Spezielle organ- und zytotoxische Effekte: Durch direkte Toxinwirkung oder metabolische Störungen vermittelte Organschäden (z. B. *Leberversagen* durch Paracetamol oder Knollenblätterpilze, *Nierenversagen* durch Ethylenglykol, *Erblindung* durch Methanol, *Rhabdomyolyse* durch Diphenhydramin, Versagen der *Atmungskette* durch Cyanide, *Gerinnungsstörungen* durch Rhodentizide u. a.).

▪▪ Formen

Bei den verschiedenen Formen von Intoxikationen ist die **Toxikokinetik** ein wichtiger Aspekt der differenzierten Abschätzung der Gefährlichkeit. Gemeint sind dabei der zeitliche Bezug und die Kinetik sowohl der Giftexposition als auch der resultierenden toxischen Wirkung. Es fließen dabei letztendlich alle substanzspezifischen Eigenheiten wie Pharmakokinetik und Metabolismus als auch die näheren Umstände bzw. Art und Weise der Exposition in eine toxikologische Gesamtbeurteilung der Gefährdung ein.

Akute Intoxikationen wie z. B. akute Medikamentenüberdosierungen können dabei je nach Art der Noxe einerseits unmittelbar gefährliche Symptome mit sofortigem Handlungsbedarf (z. B. Koma und Kreislaufdepression bei Intoxikationen mit Hypnotika) als auch leicht zu unterschätzende bedrohliche Symptome mit einer gewissen Latenzzeit verursachen (z. B. schwere Leberschädigung durch Paracetamol oder Knollenblätterpilze).

Andererseits kann eine **chronische Intoxikation** zum einen zu einer schleichenden Beeinträchtigung des Organismus führen (z. B. multiple allgemeine Symptome bei Arsen oder Blei), zum anderen kann eine allmähliche Akkumulation im Organismus auch in einer akut gefährdenden resultierenden Symptomatik mit unmittelbarem Handlungsbedarf münden (z. B. hämodynamisch wirksame Bradykardie bei chronischer Digitalisüberdosierung).

Die Kenntnis der für das Toxin und den jeweiligen Fall speziellen Toxikokinetik ist aus diesen Gründen wichtig und wegweisend für die Abschätzung der zu erwartenden Gefährdung, Notwendigkeit einer Diagnostik und Dringlichkeit einer Therapie.

▪▪▪ Klinik

▪▪ Symptome, Befunde und Komplikationen

Die Symptome und Befunde einer Intoxikation sind je nach Art der Toxinwirkung und Ausmaß der Exposition sehr vielfältig. Es gibt jedoch Symptome, welche bei akuten exogenen Intoxikationen besonders häufig vorkommen und aus den schon skizzierten häufigen pathogenetischen Effekten resultieren. Diese können zum einen charakteristisch für bestimmte Intoxikationen sein und somit bei der Differenzialdiagnose auf die vermutliche Noxe hinweisen, andererseits deuten sie unter Umständen auf eine akute Gefährdung des Patienten hin und erfordern wegen ansonsten drohender Komplikationen unmittelbares Handeln.

> Jeder Patient mit einer vermuteten Intoxikation sollte deshalb auf Symptome dieser Gruppen hin untersucht werden, welche bei ca. 90% aller klinisch behandelten Vergiftungen vorkommen [Weilemann und Reinecke 1996]:

1. **Zentralnervöse Störungen:** Häufig liegt eine *zentralnervöse Depression* in Form einer allgemeinen Bewusstseinstrübung von Somnolenz über Sopor bis hin zum Koma mit potenziellem Atemstillstand vor, diese tritt nicht nur bei Intoxikationen mit Hypnotika oder Psychopharmaka auf, sondern kann auch bei vielen anderen Substanzen vorkommen. Demgegenüber kann es bei vielen Substanzen auch zu *zentralnervösen Exzitationserscheinungen* wie Agitation, Unruhe, Verwirrtheit, Rausch, Tremor und generalisierten Krampfanfällen kommen. Es ist wichtig zu wissen, dass ein Wechsel bzw. Übergang zwischen diesen Zuständen durchaus im Rahmen der Dynamik ein und derselben Intoxikation vorkommen kann. Besonders häufig mit *generalisierten Krampfanfällen* assoziiert sind schwere Intoxikationen mit Diphenhydramin, trizyklischen Antidepressiva (TAD) oder anderen Anticholinergika. Da diese Substanzen häufig bei Intoxikationen vorkommen, lässt sich das Auftreten eines Krampfanfalles durchaus als richtungweisend bei der Differenzialdiagnose einbeziehen. Einen weiteren Hinweis auf die Art des Toxins können *Augenbewegungsstörungen* wie ein Nystagmus (z. B. bei Barbituraten, Carbamazepin, Ethanol oder Lithium) oder *Störungen der Pupillomotorik* wie inadäquate *Mydriasis* (z. B. Sympathomimetika, Parasympatholytika, LSD, trizyklische Antidepressiva) oder *Miosis* (z. B. Sympatholytika, Parasympathomimetika, Barbiturate, Opiate, Hypnotika) geben.
2. **Kardiovaskuläre Störungen:** Sie treten bei vielen Intoxikationen in Form einer *arteriellen Hypotonie* und *Kreislaufdepression* auf, sind entweder durch direkte rezeptorvermittelte Störungen des autonomen Nervensystems (sympatholytische bzw. parasympathomimetische Effekte) oder im Rahmen einer allgemeinen Depression bei begleitender zentralnervöser Depression zu sehen und je nach Ausprägung eventuell lebensbedrohlich. Demgegenüber können bestimmte Intoxikationen auch mit *hypertensiven Krisen* oder *tachykarden Arrhythmien* einhergehen, welche ebenfalls entweder direkt rezeptorvermittelt (autonomes Nervensystem) oder im Rahmen einer zentralnervösen Exzitation entstehen, ursächlich sind hierbei meist medikamentöse Sympathomimetika oder Parasympatholytika aller Art. Im Rahmen der zeitlichen Dynamik von Intoxikationen können beide Zustände der kardiovaskulären Störungen dabei auch nacheinander auftreten. (Ein Beispiel hierfür ist das anticholinerge Syndrom bei Intoxikationen mit Anticholinergika, bei dem nach einer anfänglichen Hypertension später eine massive Kreislaufdepression in Folge kardiotoxischer Effekte oder wirksamer Arrhythmien auftreten kann.) Als mögliche Komplikationen nur schwer beherrschbarer kardiovaskulärer Störungen dieser Art ergeben sich ein durch Sekundärschäden resultierendes Multiorganversagen oder auch ein therapieresistenter Herzkreislaufstillstand.
3. **Kardiale Arrhythmien:** Sie entstehen einerseits durch rezeptorvermittelte Interaktion mit dem autonomen Nervensystem oder durch anderweitige toxische Wirkungen des Toxins am Myokard. Als Komplikation droht hier bei bestehender Therapieresistenz ein möglicherweise resultierendes Herzkreislaufversagen. Für bestimmte Toxine typische kardiale Arrhythmien bei vorher kardial gesunden Patienten können differenzialdiagnostisch als richtungweisend verwertet werden:
   - **Bradykardie, AV-Blockierung:** Digitalis, Lithium, Organophosphate u. a.
   - **Sinus- oder supraventrikuläre Tachykardien:** Sympathomimetika, Parasympatholytika, Theophyllin u. a.
   - **Ventrikuläre Tachyarrhythmien:** Sympathomimetika, Digitalis, trizyklische Antidepressiva (TAD), Phenothiazine u. a.
   - **QRS und/oder QT-Verlängerungen:** Arsen, Diphenhydramin, Lithium, Chinidin, trizyklische Antidepressiva, Thallium u. a.
4. **Akute gastrointestinale Störungen:** häufige und meist unspezifische allgemeine Begleiterscheinungen wie Übelkeit, Brechreiz, Diarrhö bei vielen Intoxikationen. Als Komplikationen können hierbei sekundär bei ausgeprägter Symptomatik Störungen des Flüssigkeits- und Elektrolythaushaltes auftreten. Im Rahmen z. B. eines anticholinergen Syndroms kann

es außerdem zur Ausbildung einer *Darmatonie* kommen, diese kann unter Umständen als wichtiger Zusatzbefund bei der Indikationsstellung zur primären Giftelimination mittels Magenspülung von entscheidender Bedeutung sein.

5. **Auffälliger Foetor ex ore:** Er ist diagnostisch unter Umständen richtungweisend bei typischem Geruch (Alkohol-Foetor, Organophosphate, organische Lösungsmittel, Benzin, Bittermandel-Foetor bei Cyaniden u. a.) oder auch zur Differenzialdiagnose zu endokrinologischen Komaursachen (Azeton-Foetor beim diabetischen Koma).
6. **Hautläsionen:** So genannte »*Schlafmittelblasen*« (früher als »Barbituratblasen« bezeichnet) finden sich bei bewusstseinsgetrübten Patienten mit Schlafmittel- und Psychopharmakaintoxikationen an den Auflagestellen nach einer Liegezeit von ca. 12 h. Dem Aussehen nach sind sie Verbrennungen ähnlich, verursacht werden sie einerseits durch Lage und Druck, zum anderen sind sie auch durch toxische Zellpermeabilitätsstörungen bedingt. Multiple *Nadelstichverletzungen* können einen Hinweis auf dauerhaften intravenösen Drogenkonsum (Heroin) geben. *Verätzungen* in Form von Rötungen bis hin zu Blasenbildungen oder Nekrosen sind Folgen der Einwirkungen von Säuren, Laugen oder anderen Oxidationsmitteln und wegen der begleitenden Schmerzsymptomatik gut diagnostisch verwertbar. Je nach Ausprägung und Lokalisation sind dabei viele direkte Komplikationen (Organschäden, funktionelle Störungen, Infektionen) als auch systemische Komplikationen (Sepsis, Azidose, Multiorganversagen) möglich.

> Bei lokaler Flusssäureverätzung besteht initial nur eine leichte Rötung bei jedoch ausgeprägter Schmerzsymptomatik, die leicht unterschätzt wird. Durch den zytotoxischen Effekt und die gute Gewebepenetration der Flusssäure resultiert ohne Therapie unter Umständen jedoch mit einer Latenz von Tagen eine ausgedehnte und tiefe Gewebenekrose.

7. **Temperaturregulationsstörungen:** Hyperthermien sie sind entweder durch direkt zentrale Effekte des Toxins oder sekundär durch einen Anstieg des Metabolismus oder eine muskuläre Hyperaktivität bedingt. Mögliche Komplikationen einer protrahierten Hyperthermie sind dabei sekundäre Organschäden (zerebrale Schäden, Rhabdomyolyse, Enzymdysfunktionen) oder ausgeprägte Störungen des Wasser- und Elektrolythaushaltes (Exsikkose, Hyperkaliämie, akutes Nierenversagen). Eine Hypothermie kann ebenfalls durch eine direkt zentrale Wirkung oder aber sekundär durch etwa lange Liegezeit bewusstseinsgetrübter intoxikierter Patienten entstehen:
   - **Hyperthermie, zentral:** Anticholinergika, Antihistaminika, Antipsychotika, trizyklische Antidepressiva (TAD)
   - **Hyperthermie, metabolisch:** Salizylate, Schilddrüsenhormone
   - **Hyperthermie, muskulär:** Sympathomimetika, Alkohol, Lithium, LSD, trizyklische Antidepressiva
   - **Hypothermie:** Hypnotika, Narkotika, Alkohole, Phenothiazine, trizyklische Antidepressiva

Als **Vergiftungssyndrome** bezeichnet man typische Kombinationen aus Symptomen dieser Gruppen, welche bei schweren Vergiftungen nach ihrer führenden Pathogenese auftreten können (◘ Tab. 40.2). Auf Grund ihres sehr typischen Erscheinungsbildes lassen sie sich durchaus als diagnostisch richtungweisend verwerten, wobei aber Ähnlichkeiten und Überschneidungen der verschiedenen Syndrome durchaus vorkommen [Mühlendahl et al. 1995].

> Jede Vergiftung ist das Produkt aus **Menge × Zeit**. Bewusstseinszustand des Patienten und Schwere einer Intoxikation korrelieren nicht. Gerade **extrazerebrale Komplikationen** können die Schwere einer Vergiftung maßgeblich bestimmen.

Diagnostik

Klinische Diagnostik

Die wesentlichen Möglichkeiten für eine initiale Diagnostik beim Verdacht auf das Vorliegen einer Vergiftung sind [Weilemann und Reinecke 1996]:

- Inspektion
- Anamnese/Fremdanamnese
- Klinischer Befund
- EKG
- Labordiagnostik
- Telefonische Beratung durch eine »Giftzentrale«

Inspektion

Die **Inspektion der Umgebung** des Patienten kann wichtige Hinweise für die Genese und Art einer Intoxikation geben. Besonders zu achten ist dabei auf leere Medikamentenpackungen und Blister, Flaschen und Gläser mit

Tab. 40.2. Vergiftungssyndrome

Syndrom	Kennzeichen	Tritt auf bei:
Anticholinerges Syndrom	Atropinartige Symptome wie Mydriasis, trockene Schleimhäute, Darmatonie, Harnverhalt, Halluzinationen und psychotische Zustände, Eintrübung bis Koma, Tachykardie und tachykarde Rhythmusstörungen, metabolische Azidose, Hyperthermie, Hypertonie und spätere Kreislaufdepression, Krampfanfälle.	Intoxikationen mit Anticholinergika (Atropin, Scopolamin, Stechapfel, Engelstrompete), aber auch bei anderen Medikamentenintoxikationen (Antihistaminika, trizyklische Antidepressiva u. a.).
Cholinerges Syndrom	Cholinerge Symptome wie Miosis, vermehrte Speichel- und Schleimsekretion, Schwitzen, Erbrechen, Stuhl- und Urinabgang, Bradykardie und Bradyarrhythmie, Hypotension, Hypothermie, Muskelfaszikulationen, erst spät Koma und Krampfanfälle.	Intoxikationen mit cholinerg wirkenden Substanzen wie Organophosphate, Phencyclidin, Mestinon u. a.
Sympathomimetisches Syndrom	Ähnlich dem anticholinergen Syndrom mit Mydriasis, Hautblässe, Tremor, Unruhe, Schwitzen, Hypertonie, Tachykardie und Tachyarrhythmie und Hyperthermie.	Intoxikationen mit Sympathomimetika wie Amphetaminen, Kokain, Adrenalin-Derivaten in Nasentropfen u. a.
Opiat-Syndrom	Über Opiat-Rezeptoren vermittelte Symptome wie Miosis, Halluzinationen, Kreislaufdepression, Sedierung bis zum Koma, Atemdepression.	Intoxikationen mit Opiaten und Opioiden wie Morphin, Codein, Heroin u. a.
Extrapyramidales Syndrom	Zungen- und Schlundkrämpfe bei erhaltenem Bewusstsein, Torticollis.	Schon bei therapeutischer Dosierung von Neuroleptika, insbesondere Phenothiazinen.
Serotonin-Syndrom	Schwitzen, Diarrhö, Exsikkose, Hyperthermie, Mydriasis, Zittern, Tremor, Myoklonien, Hyperreflexie, Muskelrigidität bis Trismus, Unruhe und Halluzinationen bis Bewusstseinstrübung, Krampfanfälle, tachykarde Rhythmusstörungen, Tachypnoe, Rhabdomyolyse, akutes Nierenversagen.	Bei Substanzen mit erhöhter zerebraler Aktivität im serotonergen Nervensystem wie selektiven Serotonin-Reuptake-Hemmern, verschiedenen Sympathomimetika (Amphetamine, Kokain), Ecstasy, trizyklischen Antidepressiva, MAO-Hemmern u. a.
Malignes neuroleptisches Syndrom	Hinsichtlich Symptomatik und der auslösenden Substanzen (zuzüglich der Neuroleptika) vergleichbar dem *Serotonin-Syndrom*, Genese wahrscheinlich durch Interaktion mit zentralen Dopaminrezeptoren.	

suspektem Inhalt oder Utensilien zum Drogengebrauch. Verdächtige Materialien sollten in jedem Fall asserviert werden, unter Umständen können sie auch einer toxikologischen Analytik zugeführt werden.

▪ Anamnese/Fremdanamnese

Die Befragung des Patienten oder anderer involvierter Personen sollte sich auf die sechs »W« konzentrieren: *Wer*, *Was*, *Wann*, *Wie*, *Wie viel* und *Warum*.

▪ Klinischer Befund

Die genaue Erhebung eines klinischen Befundes ist von zentraler Bedeutung und kann in seiner Aussagekraft bei typischer Symptomatik bezüglich der Differenzialdiagnose richtungweisend sein (vgl. Vergiftungs-Syndrome). Des Weiteren ist er für die Abschätzung der akuten Gefährdung des Patienten hinsichtlich vital bedrohlicher Symptome unerlässlich. Die Untersuchung sollte entsprechend der zuvor dargestellten häufigen Symptomatiken bei Vergiftungen besonderes Augenmerk auf folgende Störungen legen:

- Zentralnervöse Störungen
- Kardiovaskuläre Störungen
- Arrhythmien
- Hautläsionen
- Foetor ex ore
- Akute gastrointestinale Störungen; Darmatonie
- Temperaturregulationsstörungen

▪ Telefonische Beratung durch eine »Giftzentrale«

Wegen des großen Spektrums an möglichen Intoxikationen und ihrer Symptomatik mit gegebenenfalls lebens-

Tab. 40.3. Deutschsprachige Beratungszentren für Vergiftungsfälle (24-h-Dienst)

Zentrum	Offizielle Zuständigkeit	Rufnummer
Berlin Giftnotruf Berlin, Beratungsstelle für Vergiftungen und Embryonaltoxikologie, Spanndauer Damm 130 Haus 10 B, 14050 Berlin (www.giftnotruf.de)	Berlin, Brandenburg	030–19240
Bonn Informationszentrale für Vergiftungen, Zentrum für Kinderheilkunde der Rheinischen Friedrich-Wilhelms-Universität Bonn, Adenauerallee 119, 53113 Bonn	Nordrhein-Westfalen	0228–19240
Erfurt Giftinformationszentrum Erfurt, c/o Helios Klinikum Erfurt, Nordhäuser Straße 74, 99089 Erfurt	Mecklenburg-Vorpommern, Sachsen, Sachsen-Anhalt, Thüringen	0361–730 730
Freiburg Informationszentrale für Vergiftungen, Universitätskinderklinik Freiburg, Mathildenstraße 1, 79106 Freiburg	Baden-Württemberg	0761–19240
Göttingen Giftinformationszentrum-Nord (GIZ-Nord), Zentrum für Pharmakologie und Toxikologie der Universität Göttingen, Robert-Koch-Straße 40, 37075 Göttingen (www.giz-nord.de)	Bremen, Hamburg, Niedersachsen, Schleswig-Holstein	0551–19240
Homburg/Saar Informations- und Beratungszentrum für Vergiftungsfälle, Klinik für Kinder- und Jugendmedizin, 66421 Homburg/Saar	Saarland	06841–19240
Mainz Klinische Toxikologie und Beratungsstelle bei Vergiftungen, II. Medizinische Klinik, Universitätsklinikum, Langenbeckstraße 1, 55131 Mainz (www.giftinfo.de)	Hessen, Rheinland-Pfalz	06131–19240
München Toxikologische Abteilung der II. Med. Klinik und Poliklinik der Technischen Universität München, Ismaninger Straße 22, 81675 München (www.toxinfo.org)	Bayern	089–19240
Nürnberg Med. Klinik 2, Klinikum Nürnberg, Lehrstuhl Innere Medizin-Gerontologie, Universität Nürnberg, Prof.-Ernst-Nathan-Straße 1, 90419 Nürnberg	Bayern	0911–3982451
Wien Vergiftungsinformationszentrale Wien, Allgemeines Krankenhaus, Währinger Gürtel 18- 20, A-1090 Wien	Österreich	0043–1–4064343
Zürich Schweizerisches Toxikologisches Informationszentrum, Freiestrasse 16, CH-8028 Zürich (www.toxi.ch)	Schweiz	0041–1–2515151

gefährlichen Komplikationen ist eine spezifische Detailkenntnis für keinen behandelnden Arzt möglich.

> Für ein adäquates differenzialdiagnostisches und auch differenzialtherapeutisches Management sollte deshalb in jedem Fall eine Giftinformationszentrale involviert werden (Tab. 40.3). Anhand der Befunde der aufgezeigten klinischen Diagnostik kann hier eine sachgerechte Beratung erfolgen.

Labordiagnostik

Klinische Chemie

Viele Intoxikationen gehen mit einer Veränderung von Laborwerten der klinischen Chemie einher. Diese können einerseits unspezifischen Charakter haben, andererseits können sie bei typischen Befunden auch differenzialdiagnostisch richtungweisend sein oder eine akute Gefährdung oder Komplikation anzeigen. Eine Basisanalytik im Rahmen eines Notfalllabors sollte deshalb bei jeder Intoxikation mit bestehender oder zu erwartender schwerer Symptomatik erfolgen. Diese Basisanalytik sollte gerade bei unklaren Intoxikationen zumindest Elektrolytstatus, Blutzucker, Blutbild, Leberfunktion, Nierenfunktion, Kreatininkinase, Gerinnungsstatus und ggf. Blutgasanalyse umfassen. Je nach Situation sollte sie um weitere spezifische Untersuchungen ergänzt oder auch zur Verlaufskontrolle bei bedrohlichen Störungen engmaschig fortgeführt und angepasst werden (Tab. 40.4).

Toxikologische Analytik

Qualitative Schnelltests und semiquantitative Verfahren

Für einen **qualitativen Nachweis** von verschiedenen Substanzen oder ihrer typischen Metabolite stehen Schnelltests zur Verfügung, welche zumindest eine Positiv/Negativ-Aussage bezüglich des Vorliegens einer vermuteten Noxe zulassen. Sie erfordern keinen großen apparativen Aufwand und sind bettseitig anwendbar (Tab. 40.5). Des Weiteren sind **semiquantitativen Verfahren** auf der Basis von Immunoassays für den Nachweis von Substanzen einzelner Stoffgruppen (z. B. *Barbiturate, Benzodiazepine, Opiate, Cannabinoide, Amphetamine, Methadon, LSD*) im Serum oder Urin etabliert (Tab. 47.5). Eine eingeschränkte diagnostische Wertigkeit finden sie allerdings aufgrund nicht seltener unspezifischer Kreuzreaktionen oder erheblicher Empfindlichkeitsunterschiede der einzelnen Substanzen innerhalb der Stoffgruppen, eine Beurteilung der Ergebnisse sollte deshalb nur in Kombination und im Abgleich mit einer gleichermaßen richtungweisenden Symptomatik oder Anamnese erfolgen. Bei begründetem Verdacht (z. B. Glykole, Knollenblätterpilz) sollte zur weiteren Diagnosesicherung bei therapeutischer Relevanz ein eindeutigeres und auch quantitatives Testverfahren angeschlossen werden.

Quantitative Analysen

Für einige spezielle Intoxikationen hat ein **quantitativer Nachweis** der betreffenden Toxine im Organismus eventuell eine unmittelbare diagnostische, insbesondere aber auch eine therapeutische Konsequenz zur Vermeidung schwerer Schädigungen des Patienten (z.B. Antidot-Therapie, extrakorporale Giftelimination; Tab. 40.6). Die quantitativen Analysen erfordern einen weit größeren apparativen, personellen und qualitätssichernden Aufwand und sind deshalb der Labormedizin vorbehalten.

Tab. 40.4. Bedeutung und typische Befunde der klinisch-chemischen Diagnostik bei Vergiftungen [modifiziert nach Weilemann u. Reinecke 1996]

Laborparameter	Bedeutung; Auftreten insbesondere bei Intoxikationen mit
Blutzucker ↑	DD zur diabetischen Stoffwechselentgleisung; Azeton, Koffein, Eisen, LSD, Theophyllin
Blutzucker ↓	DD zur Hypoglykämie; Betablocker, Insulin, orale Antidiabetika, Phenothiazine, Salizylate
Kalium ↑	Alphaadrenergika, Betablocker, Digitalis, Fluoride, Lithium
Kalium ↓	Adrenalin, Betaadrenergika, Koffein, Theophyllin, Schleifendiuretika
Natrium ↑↓	Unspezifisch bei vielen Intoxikationen in Folge Störung des Flüssigkeitshaushaltes
Quick, AT III ↓	DD zum Leberparenchymschaden mit Synthesestörung; Rhodentizide, orale Antikoagulanzien, Leberschädigung durch Paracetamol oder Knollenblätterpilz
Transaminasen ↑	Toxischer Leberparenchymschaden bei Paracetamol, Knollenblätterpilz u. a.
Thrombozyten, PTT, D-Dimere	DD einer Disseminierten intravasalen Gerinnungsstörung; Schlangengifte, sekundär bei Multiorganversagen
Blutbild	Basisdiagnostik, DD zur Anämie
Kreatinin ↑	DD zum urämischen Koma; NSAR, Paracetamol, Ethylenglykol, sekundär bei Multiorganversagen infolge einer Intoxikation
Metabolische Azidose ohne Schock	Alkohole, Ethylenglykol, Säuren, Salizylate, Betaadrenergika, Formaldehyd, Cyanide, Theophyllin, Colchizin u. a.
Cholinesterase ↓	DD schwere Lebersynthesestörung; bei typischer Symptomatik beweisend für eine Intoxikation mit Alkylphosphaten
Kreatininkinase (CK) ↑	Rhabdomyolyse bei Intoxikationen mit Schlafmitteln, Psychopharmaka, Antihistaminika, Drogen u. a.

Tab. 40.5. Qualitative Schnelltests bei Vergiftungen [modifiziert nach Weilemann u. Reinecke 1996]

Noxe	Test	Material	Durchführung und Interpretation
Knollenblätterpilz	Lignintest	Pilz, Pilzreste	Pilz auf unbeschichtetem Zeitungspapier ausdrücken, Stelle markieren, mit 10%iger Salzsäure beträufeln, bei Violettfärbung positiv
Paraquat-Diquat	Na-Dithionit	Urin	Urin mit 0,5 ml NaOH alkalisieren (pH >8); bei Grünfärbung: *Diquat,* bei Blau- oder Violettfärbung: *Paraquat*
Säure/Lauge	Indikatorpapier-Teststreifen	Suspekte Flüssigkeiten	Teststreifen eintauchen, Farbreaktion nach Skala beurteilen: pH-Wert
Methadon, Benzodiazepine, Kokain, Amphetamine, Opiate, LSD, Cannabinoide	Immunoassays: Triage (Firma Merck) oder Toxi Quick (Firma Biomer)	Urin	Verpackte Testkitts/Testkassetten mit Erläuterung der Ergebnisse
Organische Lösungsmittel	Dichte (d) und Wasserlöslichkeit	Suspekte Flüssigkeit	Glas mit Wasser (d = 1), Flüssigkeit vorsichtig an Glaswand hineinfließen lassen, dann schütteln. d <1 und löslich: z. B. Ketone, Aceton d <1 und unlöslich: z. B. Benzin, Alkane d >1 und löslich: z. B. Glykol, Glyzerin d >1 und unlöslich: z. B. Dichlorethan

Tab. 40.6. Wichtige quantitative toxikologische Analysen, kritische Spiegel und mögliche Therapierelevanz [modifiziert nach Weilemann u. Reinecke 1996, Mühlendahl et al. 1995]

Noxe	Material	Kritische Spiegel	Gefährdung durch	Mögliche therapeutische Relevanz
Azetylsalizylsäure	Blut	*Salizylat:* >800 mg/l	schwere Allgemeinsymptomatik, Hirnödem, Nierenversagen	Hämodialyse
Amanitin	Urin	*positiv* (Zeitraum 6–48 h nach Einnahme!)	Leberversagen	Hämoperfusion, Antidot (Silibinin)
Carbamazepin	Blut	>40 mg/l	schwere Allgemeinsymptomatik	Hämoperfusion
CO-Hb	Blut	>20–30% Anteil	Hypoxämie	hyperbare Sauerstofftherapie
Deiquat	Urin/Blut	positiv	schwere Allgemeinsymptomatik	Hämoperfusion
Digitalis	Blut	*Digoxin:* >0,003 mg/l *Digitoxin:* >0,04 mg/l	kardiovaskuläre Depression, Bradyarrhythmie	Antidot (Antikörper)
Ethanol	Blut	sehr variabel	schwere Allgemeinsymptomatik	Hämodialyse; Differenzialdiagnose
Ethylenglykol	Blut	*Glykolsäure:* >8 mmol/l *Ethylenglykol:* >0,4 g/l *metab. Azidose:* pH <7,3	schwere Allgemeinsymptomatik, Azidose, Nierenversagen	Antidot (Ethanol, Fomepizol), Hämodialyse
Lithium	Blut	>2,5 mmol/l	schwere Allgemeinsymptomatik	Hämodialyse
Methanol	Blut	>0,3–0,5‰ *metab. Azidose:* pH <7,3	schwere Allgemeinsymptomatik, Azidose, Nierenversagen, ZNS- und Augenschäden	Antidot (Ethanol, Fomepizol), Hämodialyse
Paracetamol	Blut	s. Nomogramm Abb. 40.1 (zeitabhängig)	Leberversagen	Antidot (Azetylzystein)
Paraquat	Urin/Blut	positiv	schwere Allgemeinsymptomatik, Organschäden	Hämoperfusion
Phenobarbital	Blut	>80 mg/l	schwere Allgemeinsymptomatik	Hämoperfusion
Schwermetalle	Urin/Blut	diverse (→ Giftinformation)	chronische Organschäden	Antidot (Komplexbildner)
Theophyllin	Blut	>40 mg/l bei Gewöhnung, sonst >100 mg/l	schwere Allgemeinsymptomatik	Hämoperfusion
Valproat	Blut	>180 mg/l	schwere Allgemeinsymptomatik	Hämoperfusion

Einige Analysen sind auch nur in wenigen speziellen toxikologischen Labors verfügbar, was unter Umständen einen erheblichen logistischen Aufwand bedeuten kann (Wahl eines entsprechenden Labors, Probentransport etc.).

Bei potenzieller Gefährdung des Patienten und therapeutischer Konsequenz sollte deshalb bei den entsprechenden Intoxikationen frühzeitig eine solche spezielle quantitative Analytik eingeleitet werden. Bei einigen Intoxikationen muss sogar die therapeutische Konsequenz schon alleine bei Verdacht auf eine relevante Intoxikation hin eingeleitet werden; eine nachträgliche, spezielle quantitative Analytik kann dann einerseits eine Indikationsbestätigung, andererseits aber auch den Anlass zum vorzeitigen Therapieabbruch bei quantitativ nicht relevanter Intoxikation geben (z. B. Abbruch einer Antidot-Therapie bei nicht relevanter Paracetamolintoxikation). Aufgrund spezieller pharmakokinetischer und metabolischer Eigenschaften der Toxine kann es außerdem notwendig sein, bestimmte Latenzintervalle bei der Probengewinnung einzuhalten (Paracetamolblutspiegel sind frühestens 4 h nach Intoxikation verwertbar) oder aber wiederholte Analysen zur Erfassung einer eventuellen Toxikodynamik durchzuführen (z. B. verzögerte Resorption von Paracetamol bei Mischintoxikationen mit trizyklischen Antidepressiva und bestehender Darmatonie). Hilfestellung bei der Indikationsstellung, Wahl des Labors und Interpretation der Ergebnisse hinsichtlich der möglicherweise einzuleitenden therapeutischen Konsequenzen können dabei wiederum telefonisch die Giftinformationszentralen geben.

▪▪ Endoskopische Diagnostik

Bei peroralen Intoxikationen mit potenziell ätzenden Substanzen (Säuren, Laugen, Oxidanzien) kann eine **endoskopische Diagnostik** zur Evaluation eines entstandenen Schadens (Lokalisation, Ausmaß, Schwere) und sich daraus ergebender potenzieller Komplikationen (Perforation, Infektion) und Maßnahmen (chirurgischer Interventionsbedarf) sinnvoll sein.

> **Tipp**
>
> Der Zeitpunkt für die endoskopische Diagnostik sollte entweder sehr früh (innerhalb von max. 3 h) oder spät (nach 2 Tagen) gewählt werden. Im dazwischen liegenden Zeitfenster sollte auf Grund der erhöhten Perforationsgefahr bei tatsächlich stattgefundener Verätzung keine Endoskopie erfolgen.

Eine dringliche Notwendigkeit ist in der Regel ohnehin nicht gegeben, da für die Endoskopie in diesem Zeitrahmen meist keine therapeutische Option besteht (Ausnahme: eventuelles Absaugen von Restsubstanz bei erheblichen Mengen im sehr frühen Stadium).

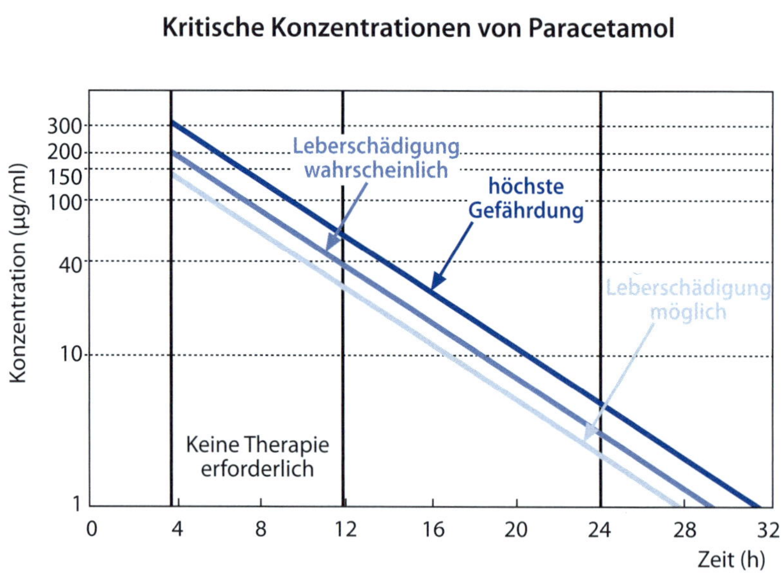

Abb. 40.1. Kritsche Konzentrationen von Paracetamol

Differenzialdiagnose

Aufgrund der Vielzahl möglicher Symptome bei Intoxikationen ergibt sich ein weites differenzialdiagnostisches Spektrum, welches insbesondere häufige und akute Krankheitsbilder der Inneren Medizin, Neurologie und Psychiatrie umfasst und hier nicht im Einzelnen diskutiert werden kann. Von besonderer Relevanz ist jedoch die Differenzialdiagnose der akuen Bewusstseinsstörung nichttraumatischer Genese: hierbei muss die Abgrenzung der akuten Intoxikationen von anderen akuten Krankheitsbildern wie **kardiovaskulären Ereignissen** (z. B, Myokardinfarkt mit kardiogenem Schock, Rhythmusstörungen), **zentralnervösen Ereignissen** (z.: Apoplex, intrazerebrale Blutung, Epilepsie) und **endokrinen Störungen** (z.B. diabetisches Koma, akute Hypogklykämie) als Ursache dringlich mit entsprechender Diagnostik erfolgen.

Therapie

Intoxikationen können bezüglich der Symptomatik unter Umständen eine überraschende Dynamik aufweisen, daher hat hierbei das **Monitoring** im weitesten Sinne einen schon fast therapeutischen Stellenwert. Von einem »Beobachten für einige Stunden«, welches als Mindestmaßnahme zur Erfassung einer möglichen Dynamik bei noch initial recht unauffälligen Patienten in jedem Falle erfolgen sollte, bis hin zum »kompletten intensivmedizinischen und laborchemischen Monitoring« ist die Indikation zur Eskalation dabei immer wieder nach Klinik und Gefährdungspotenzial zu prüfen.

> Die Therapie von Vergiftungen sollte wegen der schweren Abschätzbarkeit möglicher Gefährdungen immer in Absprache mit einer Giftinformationszentrale erfolgen.

Die therapeutischen Optionen bei akuten Vergiftungen gründen auf fünf Grundpfeilern:
- Lebenserhaltende Sofortmaßnahmen
- Primäre Giftelimination
- Sekundäre Giftelimination
- Antidotbehandlung
- Symptomatische Therapie/Intensivtherapie

40.1 Sofortmaßnahmen

Grundlagen und Besonderheiten

Ziel lebensrettender Sofortmaßnahmen bei Intoxikationen sind die Vermeidung und Behandlung vitaler Funktionsstörungen. Darüber hinaus sollen akut drohende Komplikationen und Organschäden durch die Sofortmaßnahmen vermieden werden. Es kommen dabei gegebenenfalls die allgemeinen prophylaktischen und therapeutischen Maßnahmen der Notfall- und Intensivmedizin zum Einsatz (Sicherung der Vitalfunktionen, Aspirationsschutz, Intubation, Beatmung, medikamentöse Therapie von Kreislaufdepressionen, elektrische Defibrillation, kardiopulmonale Reanimation etc.). Eine spezielle Sofortmaßnahme ergibt sich bei der oralen Ingestion mit *potenziell ätzenden Substanzen* beim wachen Patienten:

Tipp

Als »**Abspültherapie**« sollte maximal ein halbes Glas Wasser zur »Freispülung des Ösophagus« gegeben werden, da bei eventuellen Komplikationen mit Perforation eine chirurgische Intervention am Magen weitaus leichter und mit besserer funktioneller Prognose durchzuführen ist als bei Schädigung der Speiseröhre. Eine Verdünnung zur pH-Wert-Beeinflussung ist praktisch nicht möglich (hierfür würden zu große Mengen an Wasser benötigt), sie ist sogar kontraindiziert, da durch das enorme Volumen ein Erbrechen mit Gefahr einer erneuten Ösophagusschädigung provoziert werden kann!

40.2 Primäre Giftelimination

Grundlagen

Eine primäre Giftelimination ist ein Verfahren zur Giftentfernung *vor* der Resorption durch den Organismus.

Bei den selteneren **dermalen** oder **inhalativen Giftexpositionen** bedeutet dies die Entfernung von Giftresten oder von kontaminierten Kleidungsstücken mit einer ausgiebigen Hautreinigung (Eigenschutz z. B. bei Organophosphaten mit dermaler Resorption!) bzw. die Entfernung des Patienten aus dem Gefahrenareal sowie die Einleitung einer Sauerstoffgabe zur Gasverdrängung aus den Atemwegen (Eigenschutz z. B. bei Gasexposition!).

Für die weitaus häufigeren **peroralen Intoxikationen** stehen verschiedene Verfahren zur Entfernung des Giftes aus dem Magen-Darm-Trakt zur Verfügung:
- Magenentleerung:
  - Ableiten/Aspiration von Flüssigkeiten über Magensonde
  - Provoziertes Erbrechen
  - Magenspülung

- Endoskopische Entfernung
- Adsorption der Noxe im Magen-Darm-Trakt an Aktivkohle
- Beschleunigte Darmentleerung

Indikationen

Während noch vor einigen Jahren die **Magenspülung** bzw. das **provozierte Erbrechen** als Goldstandard bei peroralen Intoxikationen galten, wird die Indikation hierfür heute wesentlich zurückhaltender und nur noch unter besonderen Bedingungen gestellt. Im Stellenwert der zu bevorzugenden »Standard-Therapie« wurden die Verfahren der Magenentleerung durch die **Gabe von Aktivkohle** abgelöst. Gründe für diese Entwicklung sind Ergebnisse verschiedener klinischer und tierexperimenteller Studien. Die sich daraus ergebenden Handlungsempfehlungen sind in den offiziellen Statements der amerikanischen und europäischen Fachgesellschaften für klinische Toxikologie aus dem Jahre 1997 zusammengefasst [Angle 1997] und wurden 2004 erneut überarbeitet [AAACT u. EAPCCT 2004]. Die wichtigsten Erkenntnisse aus diesen Studien sind:

- Es gibt keinen Hinweis, dass eine Magenspülung oder provoziertes Erbrechen den klinischen Outcome von Patienten verbessert.
- Bei mit Magenspülung behandelten Patienten kam es deutlich häufiger zu Komplikationen, insbesondere zu Aspirationen.
- Die Eliminationsrate durch provoziertes Erbrechen oder Magenspülung ist sehr variabel und nimmt mit der Zeit deutlich ab, wobei das provozierte Erbrechen der Magenspülung in der Effektivität noch überlegen ist. Bei beiden Verfahren ist jedoch schon bei einer Latenz von 1 h nur noch mit einer geringen Effektivität zu rechnen.
- Es gibt keinen Hinweis, dass die Gabe von Aktivkohle den klinischen Outcome von Patienten verbessert. Experimentell hat die Aktivkohle ihre größte Effektivität bei Applikation innerhalb der ersten Stunde.

Abgeleitet aus diesen Ergebnissen sind das provozierte Erbrechen und die Magenspülung nicht als Routinemaßnahmen bei peroralen Intoxikationen anzusehen. Sie sind nur noch bei solchen Intoxikationen indiziert, bei denen aufgrund einer erheblichen Toxizität des Toxins (z. B. Organophosphate) oder einer sehr großen Substanzmenge (z. B. trizyklische Antidepressiva) von einer außerordentlichen und protrahierten Gefahr für den Patienten auszugehen ist und gleichzeitig wegen einer nur kurzen Ingestionslatenz (<1 h) oder einer bestehenden Darmatonie eine Erfolgsaussicht für die Effektivität der Magenentleerung besteht.

Auch wenn ein klinischer Beweis für den positiven Effekt der Aktivkohle fehlt, ist sie aufgrund der experimentellen Wirksamkeit und wegen geringer Komplikationsraten als Therapie bei Intoxikationen großzügiger anwendbar. Die Entscheidung für oder gegen diese Maßnahmen kann für jeden speziellen Fall noch von vielen anderen spezifischen Faktoren abhängen und sollte deshalb immer in **Absprache mit einem Giftinformationszentrum** getroffen werden.

> Die **Indikation** zur Magenentleerung bei peroralen Intoxikationen mittels **provoziertem Erbrechen** oder **Magenspülung** ist sehr *zurückhaltend* zu stellen und nur noch in Sonderfällen bei erheblicher oder protrahierter Gefährdung des Patienten gegeben. Die **Indikation** zur Gabe von **Aktivkohle** sollte hier wegen geringer Komplikationsraten bei fehlender Kontraindikation in jedem Fall *großzügig* gestellt werden.

40.2.1 Provoziertes Erbrechen

Methode

Maximal 1 h nach Ingestion. Gabe von Ipecacuanha-Sirup per os (20–30 ml beim Erwachsenen) und anschließend ca. 200 ml Wasser. Bis zum Eintritt der Emesis können jedoch noch 20 min und mehr vergehen. Die Induktion einer Emesis mittels **Salzwasser** oder **Apomorphin** ist aufgrund möglicher Komplikationen (Elektrolytstörungen bzw. ZNS- und Atemdepression, Hypotonie) **obsolet**.

Kontraindikationen

Bestehende oder zu erwartende Bewusstseinstrübung (Aspirationsgefahr), ZNS-wirksame Substanzen (verstärkte Exzitation mit Krampfneigung), ätzende Substanzen (erneute Ösophagusschädigung), Schaumbildner (Aspirationsgefahr), organische Lösungsmittel (Aspirationsgefahr).

Komplikationen

Aspiration sowie Flüssigkeits- und Elektrolytstörungen.

40.2.2 Magenspülung

Einer Magenspülung vorausgehend kann bei bedrohlichen peroralen Intoxikationen mit Flüssigkeiten (z. B.

Organophosphate) ggf. eine frühzeitige **Ableitung oder Aspiration über eine Magensonde** schon im Notarztwagen sinnvoll sein (Aspirationsschutz!).

▪▪▪ Methode

- Maximal 1 h nach Ingestion (bei Darmatonie ggf. noch später)
- Aspirationsschutz (Intubation!)
- Lagerung in leichter Kopftieflage (15–20°) und auf der linken Seite
- Auswahl eines Magenspülschlauchs mit möglichst großem Innendurchmesser (beim Erwachsenen gängig Innendurchmesser 10 mm/Außendurchmesser 12 mm) und ausreichender Länge (Erwachsener ca. 55 cm)
- Äußerliche Behandlung des Magenspülschlauches mit einem Gleitmittel (Gel/Spray)
- Orales Einführen des Magenspülschlauchs über den Ösophagus bis in den Magen
- Lagekontrolle durch Luftinsufflation und Auskultation über dem Epigastrium
- Magenentleerung durch Drainage und Aspiration, Asservation von Mageninhalt
- Magenspülung unter strenger Bilanzierung der Ein- und Ausfuhr mittels Hebe-Senk-Technik, dabei Gabe von jeweils fraktionierten Portionen lauwarmen Wassers (beim Erwachsenen ca. 300 ml/Portion) und anschließende Ableitung in ein gesondertes Gefäß. Spülmenge mindestens ca. 20 l, bei weiterhin sichtbaren Tablettenresten in der abgeleiteten Flüssigkeit auch mehr. Bei Intoxikationen mit Alkylphosphaten oder Paraquat sind aufgrund der schlechten Wasserlöslichkeit Spülmengen von ca. 100 l notwendig (initial bläulicher Rückfluss durch zugesetzte wasserlösliche Warnfarben, bei klarer werdendem Rückfluss deshalb trotzdem weiterspülen)
- Nach Beendigung der Spülung: Abklemmen und Entfernung des Schlauches

▪▪▪ Kontraindikationen

Entsprechend den Kontraindikationen für induziertes Erbrechen, bei Intoxikationen mit ZNS-wirksamen Substanzen bzw. bestehender oder drohender Eintrübung ist die Magenspülung jedoch wegen des begleitenden Aspirationsschutzes (Intubation) erlaubt und bei entsprechender Indikation die Methode der Wahl. Die Magenspülung ist außerdem nicht geeignet zur Entfernung größerer magensaftresistenter Kapseln oder Tabletten (z. B. Orfiril 600) oder von zur Verklumpung neigenden Substanzen.

▪▪▪ Komplikationen

Aspiration, mechanische Läsionen im oropharyngealen Bereich sowie von Ösophagus und Magen, Störungen im Flüssigkeits- und Elektrolythaushalt (»Wasserintoxikation«).

> Die **Indikation** zur **Magenspülung** ist sehr *zurückhaltend* zu stellen und nur noch in Sonderfällen bei erheblicher oder protrahierter Gefährdung des Patienten gegeben.

40.2.3 Endoskopische Entfernung

Die selten notwendige gastroskopische Entfernung findet ihren Einsatz bei anderweitig nicht entfernbaren Substanzen, welche den Magenausgang wegen ihrer Größe nicht passieren können. Die richtige Indikation hierzu sollte in Absprache mit einer Giftinformationszentrale und nach erfolgloser Ausschöpfung anderer Maßnahmen gestellt werden. Bei einer peroralen Intoxikation mit ätzenden Substanzen ist die Endoskopie **keine Standardmaßnahme** zur primären Giftelimination (vgl. ▶ Abschnitt *Endoskopische Diagnostik*).

40.2.4 Aktivkohle

Aktivkohle ist ein Universaladsorbens, wenn auch die Adsorptionskapazität für verschiedene Substanzen stark variieren kann.

▪▪▪ Methode

- Richtdosis: 0,5–1 g/kgKG (beim Erwachsenen ca. 50 g)
- Applikation oral oder über großlumige Magensonde langsam fraktioniert, um ein Erbrechen zu vermeiden
- Bei bewusstseinsgetrübten Patienten mit inadäquaten Schutzreflexen Gabe nur unter Aspirationsschutz (Intubation!)
- Bei einigen Toxinen gibt es Hinweise, dass durch *wiederholte Kohlegabe* im Intervall von einigen Stunden die *Elimination* der Substanzen deutlich *beschleunigt* wird: z. B. *Carbamazepin, Phenobarbital, Quinin, Theophyllin u. a.* (Mechanismus unter anderem durch Unterbrechung eines enterohepatischen Kreislaufs und Rückdiffusion bereits resorbierter Substanzen in den Darm. Die rezidivierende Gabe von Aktivkohle ist somit eigentlich eine sekundäre Giftelimination)

- Die primäre Giftelimination mittel Kohlegabe ist erst nach einer kompletten Magen-Darmpassage und dem *Absetzen von Kohle mit dem Stuhlgang abgeschlossen.* Eine verminderte Darmperistaltik oder gar Darmatonie im Rahmen der typischen Symptomatik einiger Intoxikationen (z. B. trizyklische Antidepressiva) kann daher eine *medikamentöse Darmstimulation* oder anderweitige Beschleunigung der Darmentleerung notwendig machen, um die primäre Giftentfernung abzuschließen und einer eventuellen verzögerten Toxinresorption vorzubeugen. Zum Einsatz kommen hier beispielsweise zur medikamentösen Darmstimulation die intravenöse Gabe von Neostigmin oder Metoclopramid. Zur Einleitung einer osmotischen Diarrhö eignen sich die perorale Gabe von Glaubersalz (0,25 g/kgKG) oder 250 ml einer 40%igen Sorbit-Lösung (Erwachsene)

Kontraindikationen

Perorale Verätzungen, fehlender Aspirationsschutz bei insuffizienten Schutzreflexen oder eingetrübten Patienten, Intoxikationen mit Substanzen ohne ausreichende Adsorption an Aktivkohle (z. B. Alkohole, Lithiumcarbonat).

Komplikationen

Aspiration von Kohle mit möglicherweise Ausbildung hartnäckiger endobronchialer oder pulmonaler Entzündungen.

> Die **Gabe von Aktivkohle** ist **Mittel der Wahl** zur primären Giftelimination bei peroralen Intoxikationen und Fehlen von Kontraindikationen. **Richtdosis: 0,5–1 g/kgKG.**

40.3 Sekundäre Giftelimination

Grundlagen

Die **sekundäre Giftelimination** bezeichnet Verfahren zur Giftentfernung *nach der Resorption durch den Organismus.*

Alle Maßnahmen der sekundären Giftelimination (SGE) sind – bis auf die forcierte Diurese und die Hyperventilation – extrakorporale Verfahren, ihr Einsatz ist somit durchaus invasiv und eventuell auch mit Komplikationen behaftet. Aus diesem Grund muss die Indikation für die Durchführung solcher Verfahren anhand strenger Kriterien gestellt werden, um sowohl einen sinnvollen Einsatz mit Benefit für den Patienten als auch eine Vermeidung unnötiger Komplikationen zu gewährleisten. Für den sinnvollen und effektiven Einsatz der verschiedenen Verfahren ist dabei die **Kenntnis toxikokinetischer Eigenschaften** der zu eliminierenden Substanzen wie **Resorptionskinetik, Metabolismus, Plasmaproteinbindung, Verteilungsvolumen** und **Eliminationsweg** unbedingte Voraussetzung. Ziel ist eine beschleunigte Elimination der Substanzen aus dem Organismus zur Vermeidung weiterer oder protrahierter toxischer Schädigungen. Für die sekundäre Giftelimination stehen folgende Verfahren zur Verfügung:

- Forcierte Diurese
- Hämodialyse
- Hämoperfusion
- Membranplasmaseparation
- Hyperventilation
- Rezidivierende Gabe von Aktivkohle (▶ Abschn. 47.2.4)

Indikation

Aus besagten Gründen sollte die Indikation zur Durchführung einer sekundären Giftelimination folgende Kriterien berücksichtigen:

- **Schwere klinisch-internistische Symptome:** z. B. protrahierter Schock, akutes Nierenversagen, toxische Organschädigungen, hämodynamisch wirksame Rhythmusstörungen
- **Schwere klinisch-neurologische Symptome:** z. B. tiefes Komastadium, generalisierte Krampfanfälle
- **Apparative Zusatzbefunde (EEG):** z. B. »Burst-suppression-Muster«
- **Kritische Blutspiegel** des Toxins

> Sind mindestens 2 dieser 4 Kriterien erfüllt, kann die Indikation für die Durchführung einer sekundären Giftelimination gestellt werden, sofern das betreffende Toxin effektiv durch eines der genannten Verfahren eliminierbar ist.

Ob und welches Verfahren geeignet ist, stellt sich letztendlich jedoch als eine Entscheidung in Abhängigkeit von vielen Faktoren dar [Weilemann 2000].

Eine **weitere Indikation** speziell für die forcierte Diurese und Hämodialyse ergibt sich sekundär zur symptomatischen Behandlung bei *Rhabdomyolyse* und noch erhaltener Nierenfunktion (forcierte Diurese) bzw. zur Behandlung eines im Rahmen der Intoxikation auftretenden *akuten Nierenversagens* (Hämodialyse).

40.3.1 Forcierte Diurese

Die forcierte Diurese beschleunigt die renale Elimination bestimmter Toxine durch Hemmung der passiven tubulären Rückresorption und Steigerung des Filtrationsvolumens. Die Elimination lässt sich für einige Substanzen durch eine zusätzliche Alkalisierung des Harns (Urin-pH-Wert >7,5) weiter steigern. Häufige Substanzen, welche nach ihren toxikokinetischen Eigenschaften geeignet für die effektive renale Eliminationssteigerung sind und für die noch eine gesicherte Indikation zur Durchführung einer forcierten Diurese besteht, sind:
- Salizylate
- Phenobarbital und Barbital
- Lithium
- Thallium

▪▪▪ Methode

Dosierung

Stündliche i.v. Dauerinfusion von 500 ml Glucose 5% + 40 mmol NaCl + 20 mmol KCl (+ ca. 10–20 mval $NaHCO_3$), dies entspricht einem Gesamtvolumen von ca. 12 l in 24 h.

Weitere notwendige Maßnahmen und Monitoring im Verlauf der Behandlung sind:
- Ggf. Natriumbikarbonat 8,4% i.v. mit 1 mval/kg Körpergewicht über 1 h
- Engmaschige Ein- und Ausfuhrbilanzierung (1- bis 2-stündlich)
- Ggf. Furosemid i.v. in Abhängigkeit von Harnvolumen und ZVD
- Engmaschige (1- bis 2-stündliche) Kontrollen von Elektrolyten, Säure-Basen-Haushalt im Blut und Urin pH-Wert (Blutgasanalysen, Urinstix)
- Regelmäßige Anpassung der Elektrolyt- und Natriumbikarbonatzusätze in den Infusionen nach den Laborergebnissen
- **Zielwerte:** Elektrolyte im Normbereich, Blut-pH-Wert 7,36–7,5; Urin-pH-Wert 7,5–8,0
- **Regelrechte Abbruchkriterien:** Objektive Besserung der Intoxikationssymptomatik, Abfall der Toxinspiegel unter den kritischen Bereich

▪▪▪ Kontraindikationen

Fortgeschrittene Herz- oder Niereninsuffizienz, bereits vorbestehende schwere Störungen des Flüssigkeits-, Elektrolyt- oder Säure-Basen-Haushaltes (häufig!), multimorbide Patienten.

> Die **forcierte Diurese** zur Beschleunigung der renalen Elimination **hat an Bedeutung verloren**, da bei den entsprechenden Intoxikationen oft schon **schwere Störungen des Flüssigkeits-, Elektrolyt- oder Säure-Basen-Haushaltes** bestehen. Sie sollte deshalb nur noch in Sonderfällen zum Einsatz kommen.

▪▪▪ Komplikationen

Ein vorzeitiger Abbruch der Therapie ist nötig bei protrahierter Entgleisung des Flüssigkeits-, Elektrolyt- oder Säure-Basen-Haushaltes, klinisch relevanter Volumenüberlastung, Lungenödem, Hirnödem u. a.

40.3.2 Hämodialyse

Die Hämodialyse als Methode zur sekundären Giftelimination kommt bei Toxinen zum Einsatz, welche gut mittels Hämodialyse eliminierbar sind und welche im Rahmen ihrer toxischen Wirkung zu einer deutlichen Beeinträchtigung des Säure-Basen-Haushaltes oder der Nierenfunktion führen können.

Substanzen mit gesicherter Indikation für Hämodialyse [Weilemann u. Reinecke 1996]
- Salizylate
- Lithium
- Thallium
- Arsen
- Chinin
- Methanol
- Ethanol
- Ethylenglykol

Bei Intoxikationen mit **Methanol** oder **Ethylenglykol** und schwerer Symptomatik ist bei **protrahierter metabolischer Azidose (Blut pH-Wert <7,3)** trotz eingeleiteter Antidotbehandlung mit Ethanol auch ohne Kenntnis des Glykolspiegels im Blut die **Indikation zur Hämodialyse** gegeben (die Antidotdosierung muss in diesen Fällen unter Hämodialyse angepasst werden, da Ethanol ebenfalls eliminiert wird).

Ein weiterer sinnvoller Einsatz der Hämodialyse im Rahmen der Therapie von Intoxikationen ist die Behandlung eines sich entwickelnden akuten Nierenversagens.

40.3.3 Hämoperfusion

▪▪▪ Grundlagen

Sie ist das wichtigste Verfahren zur sekundären Giftelimination bei akuten Intoxikationen. Technisch wird dabei das heparinisierte Blut des Patienten – wie bei anderen extrakorporalen Verfahren auch – über ein Schlauch- und Rollenpumpensystem zu einer speziellen Kartusche geführt, durchfließt dort mit Poren und feinen Kanälchen versetzte Granula aus beschichteter **Aktivkohle** und wird anschließend dem Patienten wieder zugeführt [Weilemann 1997]. In der Kartusche erfolgt dabei eine **unspezifische Adsorption** von Substanzen aus dem Blut an die Aktivkohle oder das Kunstharz, wodurch Substanzen effektiv aus dem Organismus eliminiert werden, da eine »Desorption« von der Aktivkohle praktisch nicht stattfindet. Einmal adsorbierte Moleküle sind damit den übrigen Gleichgewichtsvorgängen der Verteilung entzogen. Die spezielle Beschichtung bzw. Mikroverkapselung der Aktivkohle ist für ihre Biokompatibilität verantwortlich (Vermeidung von mechanischer Hämolyse, Thrombozytenadhäsion oder Embolien durch Kohlefragmente) und stellt darüber hinaus eine quasi semipermeable Membran dar, welche eine wirksame Barriere für größere Moleküle (>8.000 Da, somit insbesondere Plasmaproteine) und andere Stoffe bildet und diese somit von einer Adsorption an die Aktivkohle ausschließt.

Die Effektivität der Adsorptionsvorgänge ist abhängig von

- der individuellen Adsorptionsfähigkeit zwischen Adsorbens und Toxin,
- der absorbierenden Gesamtoberfläche der Kartusche,
- der Beschaffenheit der Beschichtung sowie
- dem effektiven Blutflussvolumen durch die Kartusche.

In Deutschland zur Anwendung kommende Kartuschen enthalten neben Aktivkohle auch Kunstharze mit adsorptiven Eigenschaften (◘ Tab. 40.7).

▪▪▪ Indikationen

Der Elimination durch Hämoperfusion zugänglich sind prinzipiell alle toxischen Substanzen, welche an Kohle adsorbiert werden können. Ein sinnvoller Einsatz mit effektiv guter Eliminationsleistung zeigt sich jedoch bei Substanzen mit höherer Plasmaproteinbindung, hoher Fettlöslichkeit und relativ geringem Verteilungsvolumen. Im Zusammenhang mitz den allgemeinen Indikationskriterien für extrakorporale Verfahren zur sekundären Giftelimination ergeben sich die in der Übersicht dargestellten Hauptindikationen.

Hauptindikationen zur Hämoperfusion

- Insektizide (**Organophosphate**)
- Herbizide (**Paraquat, Diquat**)
- Sedativa/Hypnotika
- Psychopharmaka
- Phentoin
- Chinidin
- Meprobamat
- Carbamazepin
- Isoniacid
- Colchizin
- Digitalis
- Lidocain
- Thophyllin
- Methotrexat
- Phenobarbital
- Valproinsäure
- (Paracetamol*)
- (Knollenblätterpilz*)

(fett): absolute Indikation bei relevanter Klinik, Beginn möglichst früh (ca. <6 h); (*): nur bei schwersten Intoxikationen in einer sehr frühen Phase sinnvoll (ca. <2 h), in der Praxis kaum relevant.

▪▪▪ Kontraindikationen

Intoxikationen mit Substanzen, die praktisch nicht von Aktivkohle adsorbiert werden, z.B. Alkohole, Ethylenglykol oder Lithium. Fehlende Indikation.

> Die **Hämoperfusion** ist wegen ihrer guten Eliminationsfähigkeit für viele toxische Substanzen bei **schwersten Intoxikationen** nach Ausschöpfung der primären Maßnahmen und fehlender Kontraindikation die **Methode der Wahl** zur sekundären Giftelimination.

▪▪▪ Komplikationen

Blutdruckabfall durch Entzug vasoaktiver Substanzen, Hämolyse, Thrombopenie, verstärkte Blutungsneigung, Gerinnungsstörungen und andere, generell bei extrakorporalen Systemen verfahrensbedingt mögliche Komplikationen (► Kap. 14). Ein praktisches Problem bei der Durchführung der Hämoperfusion stellt oft die Notwen-

Tab. 40.7. Hämoperfusionskartuschen [Weilemann u. Reinecke 1996]

Handelsname	Firma	Adsorbens	Füllmenge [g]	Füllvolumen [ml] NaCl oder Blut
Adsorba 300 C	Gambro	Torfkohle	300	260
DHP-1	Salvia	Petrokohle	160	300
Haemocol	Fresenius	Kokoskohle	300	305
Hemosorba	Diamed	Petrokohle	200	140
Haemoresin	B. Braun	Neutralharz	350	250

digkeit einer sehr starken Antikoagulation dar, da es trotz Beschichtung zu einer relevanten Thrombozytenadhäsion und damit Thrombosierung und Funktionsausfall der Kartusche kommen kann.

40.3.4 Membranplasmaseparation

Die Membranplasmaseparation führt mit Hilfe einer Filtration durch eine großporige Membran in einem extrakorporalen Kreislauf zu einer Separation und Elimination des Blutplasmas mit den darin enthaltenen Proteinen. Das so entzogene Plasma muss durch Gabe von Fremdplasma dem Patienten wieder ersetzt werden. Ein Einsatz zur sekundären Giftelimination wäre für Toxine mit hoher Plasmaproteinbindung (z. B. trizyklische Antidepressiva) daher möglich. Wegen des hohen Verteilungsvolumens der trizyklischen Antidepressiva wäre jedoch ein immenser und protrahierter Plasmaaustausch notwendig mit der Gefahr einer folgenreichen Imbalance der Plasmaproteinhomöostase, um eine relevante Toxinelimination zu gewährleisten. Das Verfahren spielt deshalb in der Praxis keine Rolle, es gibt **keine gesicherten Indikationen** im Rahmen der sekundären Giftelimination.

40.3.5 Hyperventilation

Bei Intoxikationen mit organischen Lösungsmitteln, z. B. halogenierten Kohlenwasserstoffen, kann die Elimination durch eine Verstärkung der pulmonalen Abatmung beschleunigt werden. Das Verfahren sollte allerdings nur bei schweren Intoxikationen zum Einsatz kommen und muss durch ein engmaschiges Monitoring (EKG, Blutgasanalyse) begleitet werden, um mögliche Komplikationen (verstärkte Imbalance von Atemgas oder Säure-Basen-Status, Arrhythmien) zu erkennen und behandeln zu können:
- **Beatmete Patienten:** maschinelle Hyperventilation durch Steigerung des Atemminutenvolumens um das 2- bis 4fache.
- **Spontanatmende Patienten:** Induzieren einer Hyperventilation durch Anreicherung der Atemluft mit ca. 5–8% CO_2 per Nasensonde.

40.4 Antidote

▪▪▪ Grundlagen

▪▪ Definition

Ein Antidot ist eine Substanz, welche die toxische Wirkung eines Toxins *verhindern*, *unterbrechen*, *mildern* oder zu einer *weniger schädigenden Wirkung modifizieren* kann.

Antidote im engeren Sinn sind **systemische Antidote**, welche die Toxizität bereits resorbierter Giftstoffe über verschiedene Wirkmechanismen beeinflussen oder ihren Schaden begrenzen:
- **Bildung chemischer Komplexe** mit verminderter oder fehlender Toxizität und ggf. sogar besserer Elimination (z. B. DMPS bei Schwermetallen)
- **Modifizierung des Metabolismus** mit dem Effekt einer fehlenden oder verminderten Toxizität (z.B. Acetylcystein bei Paracetamol)
- **Verdrängung vom Rezeptor** (z. B. Flumazenil bei Benzodiazepinen)
- **Wirkantagonismus** (z. B. Physostigmin und Atropin)
- **Antikörper** (z. B. Digitalis-Antikörper)
- **»Gewebeprotektion«** (z. B. Kortison bei Reizgasinhalation)

Indikationen

Bei der Behandlung von akuten Intoxikationen kommen Antidote eher selten zum Einsatz. Dies ist zum einen darin begründet, dass nur für wenige im klinischen Alltag relevante Toxine ein Antidot existiert. Zum anderen ist bei Vorhandensein eines Antidots dessen Einsatz oft wegen einer nicht bedrohlichen Symptomatik gar nicht notwendig oder kann wegen eventueller Nebenwirkungen unter Umständen für den Patienten sogar schädlich sein.

> Die **Indikation zur Applikation eines Antidots** ist sehr differenziert zu stellen und nur bei **schweren Intoxikationen** oder bei schweren zu erwartenden Schädigungen gegeben. Sie sollte deshalb in **Absprache mit einer Giftinformationszentrale** erfolgen.

Im Folgenden werden deshalb nur einige Antidote mit besonderer und durchaus häufiger klinischer Notfallrelevanz dargestellt (Tab. 40.8), diese sollten auf jeder Intensivstation rasch verfügbar sein.

40.5 Intensivtherapie

Den Möglichkeiten der modernen Intensivtherapie ist es zu verdanken, dass der überwiegende Teil der Patienten mit schweren exogenen Intoxikationen eine recht gute Prognose hat. Durch rein symptomatische Maßnahmen wie Beatmung, differenzierte Katecholamintherapie oder extrakorporale Verfahren ist es möglich, die akut bedrohliche Phase der Intoxikation bei den meisten Patienten suffizient zu überbrücken und die Vitalfunktionen aufrechtzuerhalten. Bei der Intensivtherapie von intoxikierten Patienten spielen deshalb insbesondere die folgenden Aspekte eine entscheidende Rolle:

- Adäquate Durchführung der primären und sekundären Giftelimination
- Respiratortherapie
- Ernährungstherapie
- Monitoring und Bilanzierung
- Prophylaxe von Haut- und Gelenkschäden
- Therapie hämodynamischer und rhythmologischer Störungen
- Therapie von Temperaturregulationsstörungen
- Therapie konvulsiver Störungen
- Therapie von Störungen des Flüssigkeits-, Säure-Basen- und Elektrolythaushaltes
- Differenzierter Einsatz von extrakorporalen Verfahren und Antidotbehandlung
- Therapie akuter Organdysfunktionen (Nierenversagen, Leberversagen etc.)

40.6 Drogennotfälle

Grundlagen

Als Drogennotfall ist jede Symptomatik nach missbräuchlichem Konsum von legalen oder illegalen Drogen anzusehen, welche akut lebensbedrohliche oder gesundheitsschädliche Folgen haben kann. Gerade bei Drogen kann dabei der Übergang von einer »erwünschten« Symptomatik zur akuten Intoxikation mit Gefährdung fließend oder auch unerwartet plötzlich sein.

Epidemiologie

Die Verbreitung des Drogenmissbrauchs und die Zahl der Drogennotfälle lässt sich mangels der Möglichkeiten für eine exakte Erhebung (Logistik, Definitionsunschärfe, illegaler Hintergrund) nur anhand von anderweitigen Statistiken erahnen: In der polizeilichen Kriminalstatistik für 2002 wurden 1.513 Drogentote dokumentiert [BKA 2003]. Eine differenzierte Auswertung der Giftinformationszentralen zeigt für eine missbräuchliche Genese (Abusus) aller Intoxikationen einen Anteil von ca. 2,5–5% [Weilemann et al. 2004, Kahl et al. 2003]. Hochgerechnet bedeutet dies bundesweit bis zu 10.000 Beratungen pro Jahr wegen akuter Intoxikationen nach Abusus von Drogen. Für illegale Drogen zeigt eine Statistik für das Jahr 1997 ca. 2.220.000 aktive Konsumenten auf [Kraus u. Bauernfeind 1998].

Pathogenese

Die Pathogenese von Intoxikationen mit Drogen ist natürlich im Wesentlichen durch die toxischen Wirkungen und *Pathomechanismen der verwendeten Substanzen* gegeben (s. unten). Die akute Gefährlichkeit und Unberechenbarkeit insbesondere *illegaler Drogen* und damit die Gefahr für eine unbeabsichtigte Intoxikation ergibt sich jedoch auch noch aus besonderen *Begleitumständen des Drogenkonsums*:

- **Die Inhaltsstoffe sind letztendlich unbekannt**: Imitate, Streckmittel, Zusätze etc. können die vermeintliche Wirkung unvorhersehbar verändern.
- **Die enthaltene Dosis ist letztendlich unbekannt**: Da es keinen kontrollierbaren Reinheitsgrad gibt, sind unbeabsichtigte Über- oder Unterdosierungen möglich.
- **Vorbestehende Abhängigkeit**: Gefahr der Unterdosierung / Entzugssyndrom.

Tab. 40.8. Antidote mit häufiger Verwendung und Notfallrelevanz (modifiziert nach Weilemann u. Reinecke 1996)

Intoxikation	Antidot und Dosierung (Erwachsene, ca. 70 kgKG)	Bemerkung
Anticholinerges Syndrom (z. B. TAD, Stechapfel)	Physostigmin (Anticholium): 0,5–2 mg i.v. titriert, ggf. Erhaltungsdosis mit 2 mg/h	Nur bei tachykarden Arrhythmien oder Krampfanfällen, die anders nicht beherrschbar sind (cave: Bradykardie)
Benzodiazepine	Flumazenil (Anexate): 0,2–1,0 mg i.v. titriert	Nur überbrückend bei Ateminsuffizienz *ohne* Möglichkeit der Intubation
Blausäure/Cyanide	Cyanokit (Hydroxycobalamin): 70 mg/kgKG in 100 ml NaCl 0,9% über 30 min i.v.	Komplexbildung mit Cyanidionen, Reaktivierung der Atmungskette, gute Verträglichkeit und rasche Wirkung
Digitalis	Digitalis-Antitoxin (Antikörper): Bei unbekanntem Digitalisspiegel 160–240 mg i.v.	Komplexe Berechnung bei bekanntem Blutspiegel (Giftinformationszentrale)
Ethylenglykol	a) Ethanol: vgl. Methanolintoxikation b) Fomepizol	a) vgl. Methanolintoxikation b) Inhibitor der Alkoholdehydrgenase mit weniger Nebenwirkungen (näheres über Giftinformationszentralen)
Flusssäure	Kalziumglukonat 10%: *Kopf/Rumpf:* lokale Infiltration oder Auflegen von getränkten Kompressen *Extremitäten:* intraarterielle Dauerinfusion von 20 ml Ca-Gluc 10% + 40 ml NaCl 0,9% über 4 h	Umwandlung zu untoxischem Kalziumfluorid; wichtig ist ein frühzeitiger Beginn, ggf. Kooperation mit Angiologie; Dauerinfusion fortsetzen bis zum Sistieren der Schmerzen
Knollenblätterpilz (Amanitin)	Silibinin (Legalon): Bolus 5 mg/kgKG in 1 h, dann 20 mg/kgKG/die i.v. Penicillin G: 1 Mio Einheiten/kgKG/die i.v.	In jedem Fall Toxinnachweis im Urin anstreben. Penicillin G nur, wenn Silibinin nicht verfügbar ist
Methanol	Ethanol: Oraler Bolus: ca. 100 ml eines 42%igen Schnapses; Erhaltungsdosis i.v. mit 0,1 g/kgKG/h Ethanol als 10%ige Lösung in Glukose 5%	Blockade der Alkoholdehydrogenase, somit keine toxischen Metabolite; *Ziel:* Aufrechterhaltung eines Blutethanolspiegels von ca. 1‰
Neuroleptika	Biperiden (Akineton): 0,04 mg/kgKG langsam i.v.	Nur bei extrapyramidaler Symptomatik
Opiate	Naloxon (Narcanti): 0,2–2,0 mg i.v. titriert	Nur überbrückend bei Ateminsuffizienz *ohne* Möglichkeit der Intubation
Organophosphate	Atropin: Initial 2–10 mg maximal i.v. Erhaltungsdosis 0,5–2,0 mg/h i.v.	Dosierung nach bronchialer Hypersekretion adaptieren, Überdosierung vermeiden (Darmatonie); bei relevanter Bradykardie nur überbrückend bis zur Anlage eines passageren Schrittmachers
Paracetamol	N-Acetylcystein: Intravenöse Gabe nach folgendem Schema : 150 mg/kgKG ad 200 ml Glukose 5% über 1 h 50 mg/kgKG ad 500 ml Glukose 5% über 4 h 100 mg/kg ad 1000 ml Glukose 5% über 16 h	Sehr gute Antidotwirkung mit guter Verträglichkeit, deshalb früh großzügige Indikationsstellung ab potenzieller Einnahmemenge von 100–150 mg/kgKG Paracetamol
Reizgase	Beclometason-Dosieraerosole: 400 µg alle 2 h bis zum Abklingen der Symptomatik	Prophylaxe eines tox. Lungenödems

- **Setting**: Das Fehlen eines »Aufpassers« kann gerade bei Halluzinogenen zu lebensbedrohlicher Eigengefährdung führen.
- **Mangelnde Hygiene**: Gerade beim i.v.-Drogenabusus sind erhebliche sekundäre Gesundheitsschädigungen möglich (Infektionen, Hepatitis, HIV etc.).

Formen

Akute Drogennotfälle erfolgen meist im Rahmen einer **unbeabsichtigten Überdosierung** oder **unvorhergesehenen Wirkung** bei missbräuchlichem Konsum der Substanzen. In manchen Fällen ist aber auch von einer **suizidalen** oder **parasuizidalen Absicht** auszugehen. Ihrem

Applikationsweg nach sind die Drogenintoxikationen des Weiteren einzuteilen nach ***intravenösem, nasalem, inhalativem*** und ***oralem*** Gebrauch.

Nach dem vorherrschenden *Pathomechanismus*, der *Klinik* und der damit verbundenen *Risiken* und möglichen *Komplikationen* sind akute Drogenintoxikationen maßgeblich in 3 Gruppen einteilbar (Tab. 40.9):

- überwiegend **sympathomimetisch aktivierende** Substanzen **(»Uppers«)**
- überwiegend **zentral dämpfende** Substanzen **(»Downers«)**
- Echte **Halluzinogene**

Aus der Zuordnung der Gruppen ergeben sich über eine reine Systematik hinaus wichtige richtungweisende Aspekte für die Differenzialdiagnostik und die eventuellen therapeutischen Erfordernisse.

▪▪▪ Klinik

Die typischen klinischen Symptome bei akuten Drogennotfällen ergeben sich im Wesentlichen aus dem pharmakologischen Wirkcharakter der jeweiligen Droge (vgl. Tab. 40.9). An besonders bedrohlichen Symptomatiken sind insbesondere zu beachten:

»Uppers«, insbesondere Kokain: Durch eine extreme sympathomimetische Aktivierung kann es unter Umständen zu malignen Herzrhythmusstörungen und auch Gefäßspasmen mit nachfolgenden Organinfarkten kommen. Gerade bei Kokain, aber auch bei Amphetaminen, gibt es immer wieder Fälle mit ausgedehnten Myokardinfarkten in Folge eines Koronarspasmus.

Ecstasy: Bei Verwendung als »Tanzdroge« kann es im Rahmen extremer körperlicher Daueranstrengung und vernachlässigter Flüssigkeitsaufnahme (verminderte Durstwahrnehmung) zu einem »Hitzschlag«-ähnlichem Bild der extremen Dehydratation mit allen Komplikationen (Koma, Rhabdomyolyse, Krampfanfälle etc.) kommen. Inwieweit dabei der »Serotonineffekt« von Ecstasy eine pathogenetische Rolle spielt, ist umstritten – wegen der vergleichbaren Symptomatik werden solche Zustände auch als »Serotonin-Syndrom« beschrieben.

»Downers« (Opiate, GHB): Der klassische Drogennotfall nach Heroinüberdosierung zeigt sich als protrahiertes Koma mit Ateminsuffizienz bis zum Atemstillstand; Ähnliches ist bei Überdosierung von GHB möglich. Bei rechtzeitiger und suffizienter intensivmedizinischer, symptomatischer Behandlung ist dabei die Prognose sehr gut.

Cannabinoide: Typischerweise zeigen solche Intoxikationen eher eine ausgeprägte gastrointestinale Symptomatik sowie eine leichte sympathomimetische Komponente. Zunehmende Sedierung und Hypotonie sind möglich, wirklich schwere Intoxikationen sind bisher allerdings nur sehr selten beschrieben.

Halluzinogene: Problematisch sind hierbei insbesondere die möglicherweise psychotischen Verläufe mit Horrortrips und Realitätsverkennung, welche unter Umständen eine Eigen- und auch Fremdgefährdung durch unvorhersehbare und unberechenbare Handlungen nach sich ziehen können. Ein Andauern dieser Zustände über die eigentliche Wirkdauer der Drogen hinaus ist möglich.

Engelstrompete, Stechapfel: Bei solchen Intoxikationen droht die Entwicklung eines typischen Anticholinergen Syndroms bis hin zum Vollbild mit zerebralen Krampfanfällen, malignen Rhythmusstörungen und psychotischen Phasen.

▪▪▪ Diagnostik

Die Diagnostik (vgl. auch ► Abschnitt »Diagnostik« am Anfang dieses Kapitels)bei Drogennotfällen stützt sich insbesondere auf:

- **Klinische Untersuchung** (»typische Symptomatik«, Einstichstellen etc.)
- **Anamnese/Fremdanamnese**
- **Inspektion** (Drogenreste, Utensilien u. a.)
- **EKG**, ggf. EKG-Monitoring (insbesondere bei »Uppers«)
- **Labordiagnostik** (Basisdiagnostik, ggf. Schnelltest im Urin; **CK, Elektrolyte!**)

Bei *jedem* Patienten – auch solchen mit einer noch nicht bedrohlichen Intoxikationssymptomatik durch Drogen – sollten zumindest ein EKG und eine laborchemische Basisdiagnostik erfolgen!

▪▪▪ Therapie

Gerade bei Drogenintoxikationen mit nur schwer abschätzbarer Dynamik und oft überraschender Symptomatik kommt dem **Monitoring** im weitesten Sinne eine besondere Bedeutung zu. Auch wenn eine aktuelle Symptomatik als leicht eingestuft wird, sollte zumindest eine

Tab. 40.9. Systematik häufiger Drogen nach Wirkcharakter, Klinik und möglicher Gefahren

»Uppers«		
Eigenschaften	somatisch	überwiegend sympathomimetische Aktivierung
	psychisch	euphorisierend – aktivierend
Drogen/Wirkstoffe/ »Streetnames«	Amphetamine	Methamphetamin, »Speed«, »pepp«, »Ice«
	Ecstasy	z. B. 3,4-methylendioxymethamphetamin (MDMA) u. a
	Kokain, Crack	»Koks«, »Schnee«
Klinik	Kardiovaskulär	Tachykardie, Hypertonie, tachykarde Rhythmusstörungen u. a.
	neurologisch	Mydriasis, Zittern, Tremor u. a.
	psychisch	Euphorie, Unruhe, Agitation, (Halluzinationen)
Risiken/ Komplikationen	kardiovaskulär	Kreislaufdepression, Lungenödem, Schock, Gefäßspasmen, maligne Rhythmusstörungen
	neurologisch	Bewusstseinstrübung, Koma, Krampfanfälle
	psychisch	akute Psychosen
	andere	Organinfarkte (insbes. Kokain: Myokardinfarkt), Rhabdomyolyse
	Ecstasy	Serotonin-Syndrom: extreme Dehydratation bzw. »Hitzschlag« bei Verwendung als »Tanzdroge«
»Downers«		
Eigenschaften	somatisch	überwiegend zentrale Dämpfung
	psychisch	euphorisierend – sedierend
Drogen/Wirkstoffe/ »Streetnames«	Opiate	Heroin, Opium u. a.
	GHB	Gammaaminobuttersäure, »Liquid Ecstasy«
	(Cannabinoide)	Tetrahydrocannabinol, »Haschisch«, »Marihuana«
Klinik	kardiovaskulär	Hypotonie, Kreislaufdepression u. a.
	neurologisch	Miosis, Bewusstseinstrübung, verminderter Atemantrieb
	psychisch	Euphorie bis Sedierung (Halluzinationen)
Risiken/ Komplikationen	kardiovaskulär	Hypotonie, Lungenödem, Schock
	neurologisch	Koma, Atemstillstand
	andere	Rhabdomyolyse
Halluzinogene		
Eigenschaften	somatisch	unterschiedliche Effekte
	psychisch	echte Halluzinationen
Drogen/Wirkstoffe/ »Streetnames«	LSD	Lysergsäurediethylamid
	PCB	Phencyclidin, »Angle dust«, Sernyl
	Psilocybe spec.	Psilocybin, »magic mushrooms«, »Zauberpilze«
	Datura species	Scopolamin, Hyoscyamin, Atropin, Engelstrompete, Stechapfel, Tollkirsche
Klinik	kardiovaskulär	unterschiedlich
	neurologisch	Exzitation bis Bewusstseinstrübung
	psychisch	echte Halluzinationen
Risiken/ Komplikationen	alle	Psychosen, »Horrortrips«, Eigen- und Fremdgefährdung
	Datura spec.	Typisches Anticholinerges Syndrom
	PCP	Gefäßspasmen, Sympathomimetik, Krampfanfälle

Beobachtung/Überwachung für einige Stunden zur Erfassung einer möglichen Dynamik erfolgen.

Eine **Magenentleerung** ist bei den gängigen Drogenintoxikationen **meist nicht sinnvoll**, da die Applikation entweder *parenteral* (nasal, inhalativ, intravenös) erfolgt ist oder bei *oral applizierten Drogen* mit überwiegend guter und rascher oraler Bioverfügbarkeit bei Eintreten einer zum »Notarztruf« veranlassenden Symptomatik die Resorption meist schon abgeschlossen ist. Eine **primäre Giftelimination mit Gabe von Aktivkohle** kann jedoch bei den **oral applizierten Drogen** wie auch bei parenteral applizierten **Opiaten** (enterohepatischer Kreislauf) nach den gegebenen Richtlinien durchaus noch **sinnvoll sein**. Eine **sekundäre Giftelimination** bei Drogenintoxikationen ist **nicht sinnvoll**.

Die **Therapie von Drogenintoxikationen** ist überwiegend **rein symptomatisch** und richtet sich nach den gegebenen Erfordernissen und Möglichkeiten der Intensivtherapie.

Besondere therapeutische Aspekte ergeben sich bei Intoxikationen mit:

- **Kokain, Crack:** Bei **hypertensiver Krise** Nitroprussidnatrium oder periphere α_1-Blocker (z. B. Ebrantil). Bei **supraventrikulären Tachykardien** reicht oft leichte Sedierung (z. B. Diazepam), ggf. Kalziumantagonisten (Verapamil) oder β_1-selektive Betablocker (Esmolol). Bei **akutem Koronarsyndrom** übliches Prozedere (vgl. ▶ Kap. 19), jedoch *kein* Propranolol oder andere nicht kardioselektive Betablocker, da hierbei durch β_2-Blockade unter Umständen Aufhebung der Kokain mitbedingten Koronardilatation [Braunwald et al. 2002].
- **Ecstasy:** Im Falle einer **erheblichen Dehydratation** ist eine oft *erhebliche Flüssigkeitssubstitution* (mehrere Liter!) bei gleichzeitiger Kontrolle und Korrektur des *Elektrolyt- und Säure-Basen-Haushaltes* notwendig. Die Therapie des sog. »Serotonin-Syndroms« und seiner Folgen kann nur rein *symptomatisch* erfolgen.
- **Opiate:** der Einsatz des **Antidots Naloxon** (Narcanti) sollte *nur überbrückend* bei protrahierter Ateminsuffizienz und *fehlender Möglichkeit für eine Intubation* eingesetzt werden (vgl. ◘ Tab. 40.8). Aufgrund der nur recht kurzen Wirkdauer (15–60 min) kann ein plötzlich wacher und sich der weiteren Behandlung entziehender Patient im Intervall erneut unkontrolliert eine bedrohliche Symptomatik entwickeln. Bei Patienten mit chronischem Abusus besteht des Weiteren die Gefahr eines *akuten Entzugssyndromes* (Tachykardie, Schwitzen, Delir, Krampfanfälle u. a.).
- **Halluzinogene:** bei außerordentlich starker psychischer Exzitation mit Halluzinationen oder auch *psychotischem Charakter* ist für ein adäquates Management und zum Schutz vor einer Eigen- oder Fremdgefährdung bei Ineffektivität eines »*Talking down*« oft eine *Sedierung* notwendig. Es eignen sich Benzodiazepine (Diazepam, Midazolam), ggf. kann auch der Einsatz von Haloperidol oder sogar Disoprivan notwendig sein.
- **Engelstrompete, Stechapfel:** bei **typischem Anticholinergen Syndrom** in jedem Fall *EKG-Monitoring* und *symptomatische Maßnahmen*. Einsatz des **Antidot Physostigmin** (Anticholium) *nur bei anders nicht beherrschbaren* Krampfanfällen oder malignen Rhythmusstörungen, da bei seinem Einsatz durchaus die Gefahr von hämodynamisch wirksamen Bradykardien bis hin zur Asystolie gegeben ist (vgl. ◘ Tab. 40.8).

▪▪▪ Bodypacker und Bodystuffer

Bodypacker haben Drogen – meist handelt es sich hierbei um Heroin oder Kokain – zum Zwecke des Tarnsports bzw. des Schmuggelns verschluckt. Die Drogen sind dabei in der Regel in Kondomen oder Plastiksäckchen zu mehreren kleinen Portionen recht reinen Wirkstoffes verpackt. Solange die Verpackungen halten, ist dabei keine Symptomatik zu erwarten, platzt jedoch eines der Päckchen oder tritt Wirkstoff durch die eventuell »permeable« Hülle aus, so kann es insbesondere bei Kokain wegen der guten Resorption sehr rasch zu einer lebensgefährlichen Symptomatik kommen. **Bodystuffer** haben hingegen, z. B. wegen plötzlicher polizeilicher Präsenz, die Drogen in »unzureichend« verpackter Form (Aluminiumfolie u. ä.) rasch verschluckt, hierbei ist häufiger und rascher mit einer plötzlichen Symptomatik zu rechnen.

▪▪ Management

Auch wenn noch keine Symptomatik aufgetreten ist, müssen die Patienten bis zur vollständigen Bergung der Päckchen *überwacht* werden, optimal sogar mit kontinuierlichem EKG-Monitoring, um eine Symptomatik frühzeitig erkennen zu können. Mit einer Röntgenaufnahme des Abdomens und des kleinen Beckens kann versucht werden, die Päckchen im Magen-Darm-Trakt zu lokalisieren und bei Bedarf auch im Verlauf der Passage zu verfolgen (je nach Material manchmal röntgendicht, ansonsten evtl. »Aussparungen« erkennbar). Die prophylaktische Gabe von **Aktivkohle** zur Adsorption eventuell austretender Wirkstoffe wird derzeit kontrovers diskutiert, da es im Falle einer notwendigen operativen Entfernung zu Komplikationen kommen kann (Kohleübertritt in den Peritonealraum). Eine vorsichtige **Beschleunigung der Darmpassage** mit Laxanzien ist sinnvoll, eine direkte medikamentöse Darmstimulation sollte jedoch vermieden werden. Im Weiteren Verlauf fortlaufende *Kontrolle des Stuhlgangs* und *Bergung der Päckchen (Zählen!)*; in aller Regel sind diese Maßnahmen bei Bodypackern ausreichend und erfolgreich. Eine retrograde Entfernung der Päckchen aus dem Magen mittels Endoskopie sollte wegen der Gefahr einer iatrogenen Beutelruptur *nicht* regelhaft erfolgen. Nur falls die Päckchen wegen ihrer Größe nach mehreren Stunden trotz Laxanzien den Pylorus nicht passiert haben sollten oder bei Zeichen einer Beutelruptur oder eines Darmverschlusses ist eine *chirurgische Entfernung* zu diskutieren. Der Versuch einer endoskopischen Entfernung aus dem Magen (*Fangkörbchen! keine Zangen wegen der Gefahr einer Beutelruptur!*) kann früh bei intakten Päckchen und Verbleib im Magen in Erwägung gezogen werden.

Literatur

AACT (American Academy of Clinical Toxicolgy), EAPCCT (European Assaciation of Poison Centres an Clinical Toxicologists) (2004) Position Papers: »Whole Bowel Irrigation« J Toxicol 42: 843–854; »Cathartics« J Toxicol 42: 243–253; »Gastric Lavage« J Toxicol 42: 933–944; »Ipepac Syrup« 133–143

AACT (2005) Position paper »Single-Dose Activated Charcoal« Clin Toxicol 43: 61–87

Angle CR (Hrsg) (1997) American Academy of Clinical Toxicology (AACT) and European Association of Poisons Centres and Clinical Toxicologists (EAPCCT) Position Statements on Gastrointestinal Decontamination. Journal of Toxicology – Clinical Toxicology; 35: 699–762

Bundeskriminalamt (2003) Polizeiliche Kriminalstatistik 2002 der Bundesrepublik Deutschland (www.bka.de)

Braunwald E et al. (2002) ACC/AHA 2002 guideline update for the management of patients with unstable angina and non-ST-segment elevation myokardial infarction. Approved by the American College of Cardiology and American Heart Association; www.acc.org; www.americanheart.org.

Brockstedt M et al. (2003) Jahresbericht 2001/2002 der Beratungsstelle für Vergiftungen und Embryonaltoxikologie, Giftnotruf Berlin, Spandauer Damm 130 Haus 10 B, 14050 Berlin (www.giftnotruf.de)

Kahl GF et al. (2003) Jahresbericht 2002 des Giftinformationszentrums Nord der Länder Bremen, Hamburg, Niedersachsen und Schleswig-Holstein, Universität Göttingen, Robert-Kochstr. 40, 37075 Göttingen (www.giz-nord.de)

Kraus L, Bauernfeind R (1998) Repräsentativerhebung zum Gebrauch psychoaktiver Substanzen bei Erwachsenen in Deutschland 1997. Sucht, Jahrgang 44, Sonderheft 1; Neuland-Verlag, Geesthacht

Mühlendahl KE, Oberdisse U, Bunjes R, Ritter S (1995) Vergiftungen im Kindesalter, 3. Aufl., Enke, Stuttgart

Weilemann LS (1997) Behandlung von Vergiftungen mit Blutreinigungsverfahren. In: Franz HE und Hörl WH (Hrsg) Blutreinigungsverfahren – Technik und Klinik. 5. Aufl., Thieme, Stuttgart S. 542–550

Weilemann LS (2000) Primäre und sekundäre Giftelimination. Internist 41: 1071–1076

Weilemann LS et al. (2004) Jahresbericht 1999-2003 des Giftinformationszentrums der Länder Rheinland-Pfalz und Hessen, II. Medizinische Universitätsklinik Mainz, Langenbeckstr. 1, 55131 Mainz (www.giftinfo.de)

Weilemann LS, Reinecke HJ (1996) Notfallmanual Vergiftungen. Thieme, Stuttgart

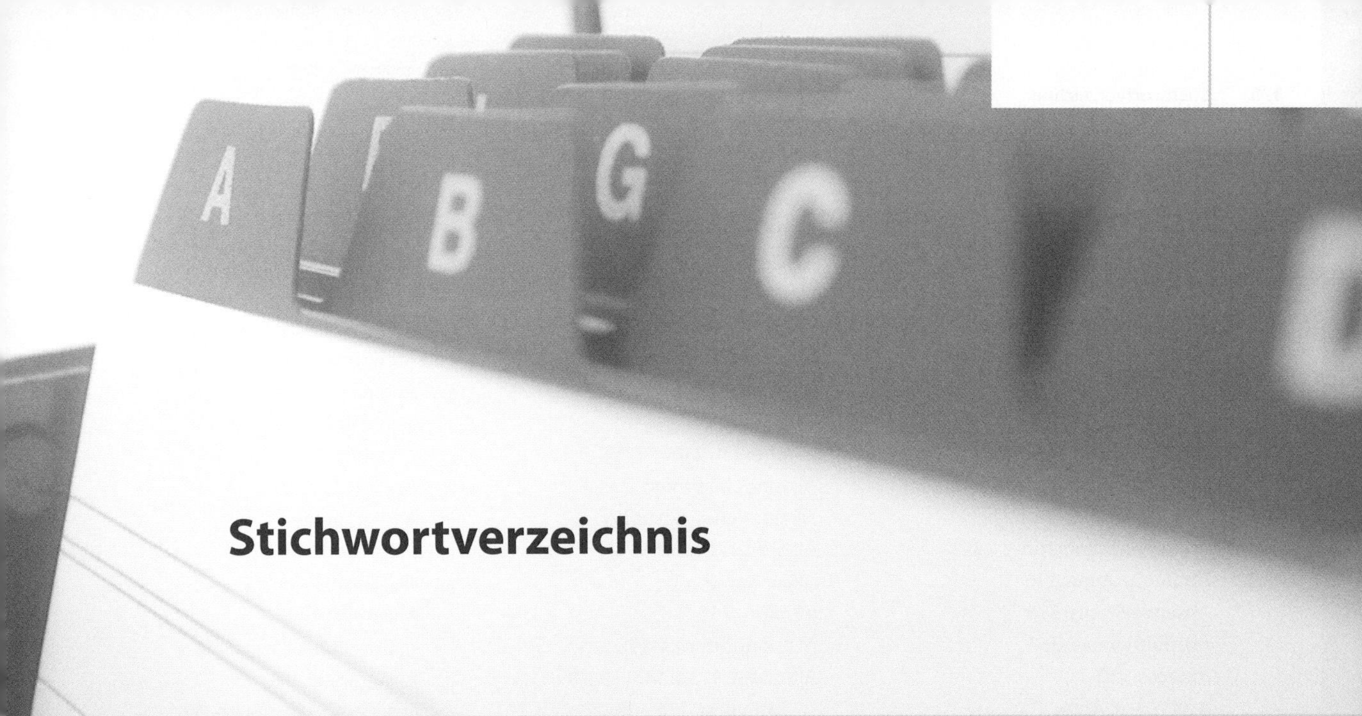

Stichwortverzeichnis

Symbole

A

B

C

D

E

F

G

H

I

J

K

L

M

N

O

P

Q

R

S

T

Z